# 中华医学百科全书

## 公共卫生学

### 环境卫生学

国家出版基金项目
NATIONAL PUBLICATION FOUNDATION

中国协和医科大学出版社

图书在版编目 (CIP) 数据

环境卫生学／周宜开主编 . —北京：中国协和医科大学出版社，2017.3
（中华医学百科全书）
ISBN 978-7-5679-0627-3

Ⅰ.①环… Ⅱ.①周… Ⅲ.①环境卫生学 Ⅳ.① R12

中国版本图书馆 CIP 数据核字 (2017) 第 045011 号

**中华医学百科全书·环境卫生学**

主　　编：周宜开

编　　审：郭亦超

责任编辑：王　霞

出版发行：**中国协和医科大学出版社**
　　　　　（北京东单三条九号　邮编 100730　电话 010-6526 0431）

网　　址：www.pumcp.com

经　　销：新华书店总店北京发行所

印　　刷：北京雅昌艺术印刷有限公司

开　　本：889×1230　1/16 开

印　　张：41.75

字　　数：1170 千字

版　　次：2017 年 3 月第 1 版

印　　次：2017 年 3 月第 1 次印刷

定　　价：458.00 元

ISBN 978-7-5679-0627-3

# 《中华医学百科全书》编纂委员会

总顾问　吴阶平　韩启德　桑国卫

总指导　陈　竺

总主编　刘德培

副总主编　曹雪涛　李立明　曾益新

编纂委员（以姓氏笔画为序）

| | | | | | |
|---|---|---|---|---|---|
| B·吉格木德 | 丁　洁 | 丁　樱 | 丁安伟 | 于中麟 | 于布为 |
| 于学忠 | 万经海 | 马　军 | 马　骁 | 马　静 | 马　融 | 马中立 |
| 马安宁 | 马建辉 | 马烈光 | 马绪臣 | 王　伟 | 王　辰 | 王　政 |
| 王　恒 | 王　硕 | 王　舒 | 王　键 | 王一飞 | 王一镗 | 王士贞 |
| 王卫平 | 王长振 | 王文全 | 王心如 | 王生田 | 王立祥 | 王兰兰 |
| 王汉明 | 王永安 | 王永炎 | 王华兰 | 王成锋 | 王延光 | 王旭东 |
| 王军志 | 王声湧 | 王坚成 | 王良录 | 王拥军 | 王茂斌 | 王松灵 |
| 王明荣 | 王明贵 | 王宝玺 | 王诗忠 | 王建中 | 王建业 | 王建军 |
| 王建祥 | 王临虹 | 王贵强 | 王美青 | 王晓民 | 王晓良 | 王鸿利 |
| 王维林 | 王琳芳 | 王喜军 | 王道全 | 王德文 | 王德群 | |
| 木塔力甫·艾力阿吉 | 尤启冬 | 戈　烽 | 牛　侨 | 毛秉智 | 毛常学 |
| 乌　兰 | 文卫平 | 文历阳 | 文爱东 | 方以群 | 尹　佳 | 孔北华 |
| 孔令义 | 邓文龙 | 邓家刚 | 书　亭 | 毋福海 | 艾措千 | 艾儒棣 |
| 石　岩 | 石远凯 | 石学敏 | 石建功 | 布仁达来 | 占　堆 | 卢志平 |
| 卢祖洵 | 叶冬青 | 叶常青 | 叶章群 | 申昆玲 | 申春悌 | 田景振 |
| 田嘉禾 | 史录文 | 代　涛 | 代华平 | 白春学 | 白慧良 | 丛　斌 |
| 丛亚丽 | 包怀恩 | 包金山 | 冯卫生 | 冯学山 | 冯希平 | 边旭明 |
| 边振甲 | 匡海学 | 邢小平 | 达万明 | 达庆东 | 成　军 | 成翼娟 |
| 师英强 | 吐尔洪·艾买尔 | 吕时铭 | 吕爱平 | 朱　珠 | 朱万孚 |
| 朱立国 | 朱宗涵 | 朱建平 | 朱晓东 | 朱祥成 | 乔延江 | 伍瑞昌 |
| 任　华 | 华　伟 | 伊河山·伊明 | 向　阳 | 多　杰 | 邬堂春 |
| 庄　辉 | 庄志雄 | 刘　平 | 刘　进 | 刘　玮 | 刘　蓬 | 刘大为 |
| 刘小林 | 刘中民 | 刘玉清 | 刘尔翔 | 刘训红 | 刘永锋 | 刘吉开 |
| 刘伏友 | 刘芝华 | 刘华平 | 刘华生 | 刘志刚 | 刘克良 | 刘更生 |
| 刘迎龙 | 刘建勋 | 刘胡波 | 刘树民 | 刘昭纯 | 刘俊涛 | 刘洪涛 |
| 刘献祥 | 刘嘉瀛 | 刘德培 | 闫永平 | 米　玛 | 许　媛 | 许腊英 |

| | | | | | | |
|---|---|---|---|---|---|---|
| 那彦群 | 阮长耿 | 阮时宝 | 孙 宁 | 孙 光 | 孙 皎 | 孙 锟 |
| 孙长颢 | 孙少宣 | 孙立忠 | 孙则禹 | 孙秀梅 | 孙建中 | 孙建方 |
| 孙贵范 | 孙海晨 | 孙景工 | 孙颖浩 | 孙慕义 | 严世芸 | 苏 川 |
| 苏 旭 | 苏荣扎布 | 杜元灏 | 杜文东 | 杜治政 | 杜惠兰 | 李 龙 |
| 李 飞 | 李 东 | 李 宁 | 李 刚 | 李 丽 | 李 波 | 李 勇 |
| 李 桦 | 李 鲁 | 李 磊 | 李 燕 | 李 冀 | 李大魁 | 李云庆 |
| 李太生 | 李日庆 | 李玉珍 | 李世荣 | 李立明 | 李永哲 | 李志平 |
| 李连达 | 李灿东 | 李君文 | 李劲松 | 李其忠 | 李若瑜 | 李松林 |
| 李泽坚 | 李宝馨 | 李建勇 | 李映兰 | 李莹辉 | 李继承 | 李森恺 |
| 李曙光 | 杨 凯 | 杨 恬 | 杨 健 | 杨化新 | 杨文英 | 杨世民 |
| 杨世林 | 杨伟文 | 杨克敌 | 杨国山 | 杨宝峰 | 杨炳友 | 杨晓明 |
| 杨跃进 | 杨腊虎 | 杨瑞馥 | 杨慧霞 | 励建安 | 连建伟 | 肖 波 |
| 肖 南 | 肖永庆 | 肖海峰 | 肖培根 | 肖鲁伟 | 吴 东 | 吴 江 |
| 吴 明 | 吴 信 | 吴令英 | 吴立玲 | 吴欣娟 | 吴勉华 | 吴爱勤 |
| 吴群红 | 吴德沛 | 邱建华 | 邱贵兴 | 邱海波 | 邱蔚六 | 何 维 |
| 何 勤 | 何方方 | 何绍衡 | 何春涤 | 何裕民 | 余争平 | 余新忠 |
| 狄 文 | 冷希圣 | 汪 海 | 汪受传 | 沈 岩 | 沈 岳 | 沈 敏 |
| 沈 铿 | 沈卫峰 | 沈华浩 | 沈俊良 | 宋国维 | 张 泓 | 张 学 |
| 张 亮 | 张 强 | 张 霆 | 张 澍 | 张大庆 | 张为远 | 张世民 |
| 张志愿 | 张丽霞 | 张伯礼 | 张宏誉 | 张劲松 | 张奉春 | 张宝仁 |
| 张建中 | 张建宁 | 张承芬 | 张琴明 | 张富强 | 张新庆 | 张潍平 |
| 张德芹 | 张燕生 | 陆 华 | 陆付耳 | 陆伟跃 | 陆静波 | |
| 阿不都热依木·卡地尔 | | 陈 文 | 陈 杰 | 陈 实 | 陈 洪 | 陈 琪 |
| 陈 锋 | 陈 楠 | 陈士林 | 陈大为 | 陈文祥 | 陈代杰 | 陈红风 |
| 陈尧忠 | 陈志南 | 陈志强 | 陈规化 | 陈国良 | 陈佩仪 | 陈家旭 |
| 陈智轩 | 陈锦秀 | 陈誉华 | 邵 蓉 | 邵荣光 | 武志昂 | |
| 其仁旺其格 | 范 明 | 范炳华 | 林三仁 | 林久祥 | 林子强 | 林江涛 |
| 林曙光 | 杭太俊 | 欧阳靖宇 | 尚 红 | 果德安 | 明根巴雅尔 | 易定华 |
| 易著文 | 罗 力 | 罗 毅 | 罗小平 | 罗长坤 | 罗永昌 | 罗颂平 |
| 帕尔哈提·克力木 | | 帕塔尔·买合木提·吐尔根 | | | 图门巴雅尔 | 岳建民 |
| 金 玉 | 金 奇 | 金少鸿 | 金伯泉 | 金季玲 | 金征宇 | 金银龙 |
| 金惠铭 | 郁 琦 | 周 兵 | 周 林 | 周永学 | 周光炎 | 周灿全 |
| 周良辅 | 周纯武 | 周学东 | 周宗灿 | 周定标 | 周宜开 | 周建平 |
| 周建新 | 周荣斌 | 周福成 | 郑一宁 | 郑家伟 | 郑志忠 | 郑金福 |
| 郑法雷 | 郑建全 | 郑洪新 | 郎景和 | 房 敏 | 孟 群 | 孟庆跃 |
| 孟静岩 | 赵 平 | 赵 群 | 赵子琴 | 赵中振 | 赵文海 | 赵玉沛 |

| | | | | | | |
|---|---|---|---|---|---|---|
| 赵正言 | 赵永强 | 赵志河 | 赵彤言 | 赵明杰 | 赵明辉 | 赵耐青 |
| 赵继宗 | 赵铱民 | 郝 模 | 郝小江 | 郝传明 | 郝晓柯 | 胡 志 |
| 胡大一 | 胡文东 | 胡向军 | 胡国华 | 胡昌勤 | 胡晓峰 | 胡盛寿 |
| 胡德瑜 | 柯 杨 | 查 干 | 柏树令 | 柳长华 | 钟翠平 | 钟赣生 |
| 香多·李先加 | | 段 涛 | 段金廒 | 段俊国 | 侯一平 | 侯金林 |
| 侯春林 | 俞光岩 | 俞梦孙 | 俞景茂 | 饶克勤 | 姜小鹰 | 姜玉新 |
| 姜廷良 | 姜国华 | 姜柏生 | 姜德友 | 洪 两 | 洪 震 | 洪秀华 |
| 祝庆余 | 祝蔯晨 | 姚永杰 | 姚祝军 | 秦 川 | 袁文俊 | 袁永贵 |
| 都晓伟 | 粟占国 | 贾 波 | 贾建平 | 贾继东 | 夏照帆 | 夏慧敏 |
| 柴光军 | 柴家科 | 钱传云 | 钱忠直 | 钱家鸣 | 钱焕文 | 倪 鑫 |
| 倪 健 | 徐 军 | 徐 晨 | 徐永健 | 徐志云 | 徐志凯 | 徐克前 |
| 徐金华 | 徐建国 | 徐勇勇 | 徐桂华 | 凌文华 | 高 妍 | 高 晞 |
| 高志贤 | 高志强 | 高学敏 | 高健生 | 高树中 | 高思华 | 高润霖 |
| 郭 岩 | 郭小朝 | 郭长江 | 郭巧生 | 郭宝林 | 郭海英 | 唐 强 |
| 唐朝枢 | 唐德才 | 诸欣平 | 谈 勇 | 谈献和 | 陶·苏和 | 陶广正 |
| 陶永华 | 陶芳标 | 陶建生 | 黄 峻 | 黄 烽 | 黄人健 | 黄叶莉 |
| 黄宇光 | 黄国宁 | 黄国英 | 黄跃生 | 黄璐琦 | 萧树东 | 梅长林 |
| 曹 佳 | 曹广文 | 曹务春 | 曹建平 | 曹洪欣 | 曹济民 | 曹雪涛 |
| 曹德英 | 龚千锋 | 龚守良 | 龚非力 | 袭著革 | 常耀明 | 崔 蒙 |
| 崔丽英 | 庾石山 | 康 健 | 康廷国 | 康宏向 | 章友康 | 章锦才 |
| 章静波 | 梁铭会 | 梁繁荣 | 谌贻璞 | 屠鹏飞 | 隆 云 | 绳 宇 |
| 巢永烈 | 彭 成 | 彭 勇 | 彭明婷 | 彭晓忠 | 彭瑞云 | 彭毅志 |
| 斯拉甫·艾白 | | 葛 坚 | 葛立宏 | 董方田 | 蒋力生 | 蒋建东 |
| 蒋澄宇 | 韩晶岩 | 韩德民 | 惠延年 | 粟晓黎 | 程 伟 | 程天民 |
| 程训佳 | 童培建 | 曾 苏 | 曾小峰 | 曾正陪 | 曾学思 | 曾益新 |
| 谢 宁 | 谢立信 | 蒲传强 | 赖西南 | 赖新生 | 詹启敏 | 詹思延 |
| 鲍春德 | 窦科峰 | 窦德强 | 赫 捷 | 蔡 威 | 裴国献 | 裴晓方 |
| 裴晓华 | 管柏林 | 廖品正 | 谭仁祥 | 翟所迪 | 熊大经 | 熊鸿燕 |
| 樊飞跃 | 樊巧玲 | 樊代明 | 樊立华 | 樊明文 | 黎源倩 | 颜 虹 |
| 潘国宗 | 潘柏申 | 潘桂娟 | 薛社普 | 薛博瑜 | 魏光辉 | 魏丽惠 |
| 藤光生 | | | | | | |

# 《中华医学百科全书》学术委员会

主任委员　巴德年

副主任委员（以姓氏笔画为序）

汤钊猷　　　吴孟超　　　陈可冀　　　贺福初

学术委员（以姓氏笔画为序）

| | | | | | | |
|---|---|---|---|---|---|---|
| 丁鸿才 | 于是凤 | 于润江 | 于德泉 | 马遂 | 王宪 | 王大章 |
| 王文吉 | 王之虹 | 王正敏 | 王声湧 | 王近中 | 王邦康 | 王晓仪 |
| 王政国 | 王海燕 | 王鸿利 | 王琳芳 | 王锋鹏 | 王满恩 | 王模堂 |
| 王澍寰 | 王德文 | 王翰章 | 乌正赉 | 毛秉智 | 尹昭云 | 巴德年 |
| 邓伟吾 | 石一复 | 石中瑗 | 石四箴 | 石学敏 | 平其能 | 卢世璧 |
| 卢光琇 | 史俊南 | 皮昕 | 吕军 | 吕传真 | 朱预 | 朱大年 |
| 朱元珏 | 朱家恺 | 朱晓东 | 仲剑平 | 刘正 | 刘耀 | 刘又宁 |
| 刘宝林（口腔） | | 刘宝林（公共卫生） | | 刘桂昌 | 刘敏如 | 刘景昌 |
| 刘新光 | 刘嘉瀛 | 刘镇宇 | 刘德培 | 江世忠 | 闫剑群 | 汤光 |
| 汤钊猷 | 阮金秀 | 孙燕 | 孙汉董 | 孙曼霁 | 纪宝华 | 严隽陶 |
| 苏志 | 苏荣扎布 | 杜乐勋 | 李亚洁 | 李传胪 | 李仲智 | 李连达 |
| 李若新 | 李济仁 | 李钟铎 | 李舜伟 | 李巍然 | 杨莘 | 杨圣辉 |
| 杨宠莹 | 杨瑞馥 | 肖文彬 | 肖承悰 | 肖培根 | 吴坤 | 吴蓬 |
| 吴乐山 | 吴永佩 | 吴在德 | 吴军正 | 吴观陵 | 吴希如 | 吴孟超 |
| 吴咸中 | 邱蔚六 | 何大澄 | 余森海 | 谷华运 | 邹学贤 | 汪华 |
| 汪仕良 | 张乃峥 | 张习坦 | 张月琴 | 张世臣 | 张丽霞 | 张伯礼 |
| 张金哲 | 张学文 | 张学军 | 张承绪 | 张洪君 | 张致平 | 张博学 |
| 张朝武 | 张蕴惠 | 张震康 | 陆士新 | 陆道培 | 陈子江 | 陈文亮 |
| 陈世谦 | 陈可冀 | 陈立典 | 陈宁庆 | 陈尧忠 | 陈在嘉 | 陈君石 |
| 陈育德 | 陈治清 | 陈洪铎 | 陈家伟 | 陈家伦 | 陈寅卿 | 邵铭熙 |
| 范乐明 | 范茂槐 | 欧阳惠卿 | 罗才贵 | 罗成基 | 罗启芳 | 罗爱伦 |
| 罗慰慈 | 季成叶 | 金义成 | 金水高 | 金惠铭 | 周俊 | 周仲瑛 |
| 周荣汉 | 赵云凤 | 胡永华 | 钟世镇 | 钟南山 | 段富津 | 侯云德 |
| 侯惠民 | 俞永新 | 俞梦孙 | 施侣元 | 姜世忠 | 姜庆五 | 恽榴红 |
| 姚天爵 | 姚新生 | 贺福初 | 秦伯益 | 贾继东 | 贾福星 | 顾美仪 |
| 顾觉奋 | 顾景范 | 夏惠明 | 徐文严 | 翁心植 | 栾文明 | 郭定 |
| 郭子光 | 郭天文 | 唐由之 | 唐福林 | 涂永强 | 黄洁夫 | 黄璐琦 |
| 曹仁发 | 曹采方 | 曹谊林 | 龚幼龙 | 龚锦涵 | 盛志勇 | 康广盛 |

章魁华　　梁文权　　梁德荣　　彭名炜　　董　怡　　温　海　　程元荣
程书钧　　程伯基　　傅民魁　　曾长青　　曾宪英　　裘雪友　　甄永苏
褚新奇　　蔡年生　　廖万清　　樊明文　　黎介寿　　薛　森　　戴行锷
戴宝珍　　戴尅戎

# 《中华医学百科全书》工作委员会

# 公共卫生学

总主编

　　李立明　　北京大学公共卫生学院

本类学术秘书

　　王　波　　北京协和医学院

# 本卷编委会

主　编

　　周宜开　　华中科技大学同济医学院公共卫生学院

副主编

　　杨克敌　　华中科技大学同济医学院公共卫生学院

　　金银龙　　中国疾病预防与控制中心

学术委员

　　罗启芳　　华中科技大学同济医学院公共卫生学院

编　委（以姓氏笔画为序）

　　王　琳　　华中科技大学同济医学院公共卫生学院

　　杨　旭　　华中师范大学生命科学学院

　　杨克敌　　华中科技大学同济医学院公共卫生学院

　　吴　峰　　武汉大学资源与环境科学学院

　　谷康定　　华中科技大学同济医学院公共卫生学院

　　宋　宏　　中山大学公共卫生学院

　　宋伟民　　复旦大学公共卫生学院

　　张遵真　　四川大学华西公共卫生学院

　　罗启芳　　华中科技大学同济医学院公共卫生学院

　　金银龙　　中国疾病预防与控制中心

　　周宜开　　华中科技大学同济医学院公共卫生学院

　　周敦金　　武汉市疾病预防控制中心

夏世钧　　华中科技大学同济医学院公共卫生学院

原福胜　　山西医科大学公共卫生学院

徐兆发　　中国医科大学公共卫生学院

郭新彪　　北京大学医学部公共卫生学院

蒋义国　　广州医科大学公共卫生学院

鲁文清　　华中科技大学同济医学院公共卫生学院

鲁生业　　华中科技大学同济医学院公共卫生学院

学术秘书

陈建伟　　华中科技大学同济医学院公共卫生学院

# 前　言

《中华医学百科全书》终于和读者朋友们见面了！

古往今来，凡政通人和、国泰民安之时代，国之重器皆为科技、文化领域的鸿篇巨制。唐代《艺文类聚》、宋代《太平御览》、明代《永乐大典》、清代《古今图书集成》等，无不彰显盛世之辉煌。新中国成立后，国家先后组织编纂了《中国大百科全书》第一版、第二版，成为我国科学文化事业繁荣发达的重要标志。医学的发展，从大医学、大卫生、大健康角度，集自然科学、人文社会科学和艺术之大成，是人类社会文明与进步的集中体现。随着经济社会快速发展，医药卫生领域科技日新月异，知识大幅更新。广大读者对医药卫生领域的知识文化需求日益增长，因此，编纂一部医药卫生领域的专业性百科全书，进一步规范医学基本概念，整理医学核心体系，传播精准医学知识，促进医学发展和人类健康的任务迫在眉睫。在党中央、国务院的亲切关怀以及国家各有关部门的大力支持下，《中华医学百科全书》应运而生。

作为当代中华民族"盛世修典"的重要工程之一，《中华医学百科全书》肩负着全面总结国内外医药卫生领域经典理论、先进知识，回顾展现我国卫生事业取得的辉煌成就，弘扬中华文明传统医药璀璨历史文化的使命。《中华医学百科全书》将成为我国科技文化发展水平的重要标志、医药卫生领域知识技术的最高"检阅"、服务千家万户的国家健康数据库和医药卫生各学科领域走向整合的平台。

肩此重任，《中华医学百科全书》的编纂力求做到两个符合：一是符合社会发展趋势。全面贯彻以人为本的科学发展观指导思想，通过普及医学知识，增强人民群众健康意识，提高人民群众健康水平，促进社会主义和谐社会构建；二是符合医学发展趋势。遵循先进的国际医学理念，以"战略前移、重心下移、模式转变、系统整合"的人口与健康科技发展战略为指导。同时，《中华医学百科全书》的编纂力求做到两个体现：一是体现科学思维模式的深刻变革，即学科交叉渗透/知识系统整合；二是体现继承发展与时俱进的精神，准确把握学科现有基础理论、基本知识、基本技能以及经典理论知识与科学思维精髓，深刻领悟学科当前面临的交叉渗透与整合转化，敏锐洞察学科未来的发展趋势与突破方向。

作为未来权威著作的"基准点"和"金标准"，《中华医学百科全书》编纂过程中，制定了严格的主编、编者遴选原则，聘请了一批在学界有相当威望、具有较高学术造诣和较强组织协调能力的专家教授（包括多位两院院士）担任大类主编和学科卷主编，确保全书的科学性与权威性。另外，还借鉴了已有百科全书的编写经验。鉴于《中华医学百科全书》的编纂过程本身带有科学研究性质，还聘请了若干科研院所的科研管理专家作为特约编审，站在科研管理的高度为全书的顺利编纂保驾护航。除了编者、编审队伍外，还制订了详尽的质量保证计划。编纂委员会和工作委员会秉持质量源于设计的理念，共同制订了一系列配套的质量控制规范性文件，建立了一套切实可行、行之有效、效率最优的编纂质量管理方案和各种情况下的处理原则及预案。

《中华医学百科全书》的编纂实行主编负责制，在统一思想下进行系统规划，保证良好的全程质量策划、质量控制、质量保证。在编写过程中，统筹协调学科内各编委、卷内条目以及学科间编委、卷间条目，努力做到科学布局、合理分工、层次分明、逻辑严谨、详略有方。在内容编排上，务求做到"全准精新"。形式"全"：学科"全"，册内条目"全"，全面展现学科面貌；内涵"全"：知识结构"全"，多方位进行条目阐释；联系整合"全"：多角度编制知识网。数据"准"：基于权威文献，引用准确数据，表述权威观点；把握"准"：审慎洞察知识内涵，准确把握取舍详略。内容"精"："一语天然万古新，豪华落尽见真淳。"内容丰富而精炼，文字简洁而规范；逻辑"精"："片言可以明百意，坐驰可以役万里。"严密说理，科学分析。知识"新"：以最新的知识积累体现时代气息；见解"新"：体现出学术水平，具有科学性、启发性和先进性。

《中华医学百科全书》之"中华"二字，意在中华之文明、中华之血脉、中华之视角，而不仅限于中华之地域。在文明交织的国际化浪潮下，中华医学汲取人类文明成果，正不断开拓视野，敞开胸怀，海纳百川般融入，润物无声状拓展。《中华医学百科全书》秉承了这样的胸襟怀抱，广泛吸收国内外华裔专家加入，力求以中华文明为纽带，牵系起所有华人专家的力量，展现出现今时代下中华医学文明之全貌。《中华医学百科全书》作为由中国政府主导，参与编纂学者多、分卷学科设置全、未来受益人口广的国家重点出版工程，得到了联合国教科文等组织的高度关注，对于中华医学的全球共享和人类的健康保健，都具有深远意义。

《中华医学百科全书》分基础医学、临床医学、中医药学、公共卫生学、军事与特种医学和药学六大类，共计144卷。由中国医学科学院/北京协和医学院牵头，联合军事医学科学院、中国中医科学院和中国疾病预防控制中心，带动全国知名院校、科研单位和医院，有多位院士和海内外数千位优秀专家参加。国内知名的医学和百科编审汇集中国协和医科大学出版社，并培养了一批热爱百科事业的中青年编辑。

回览编纂历程，犹然历历在目。几年来，《中华医学百科全书》编纂团队呕心沥血，孜孜矻矻。组织协调坚定有力，条目撰写字斟句酌，学术审查一丝不苟，手书长卷撼人心魂……在此，谨向全国医学各学科、各领域、各部门的专家、学者的积极参与以及国家各有关部门、医药卫生领域相关单位的大力支持致以崇高的敬意和衷心的感谢！

《中华医学百科全书》的编纂是一项泽被后世的创举，其牵涉医学科学众多学科及学科间交叉，有着一定的复杂性；需要体现在当前医学整合转型的新形式，有着相当的创新性；作为一项国家出版工程，有着毋庸置疑的严肃性。《中华医学百科全书》开创性和挑战性都非常强。由于编纂工作浩繁，难免存在差错与疏漏，敬请广大读者给予批评指正，以便在今后的编纂工作中不断改进和完善。

刘德培

# 凡　例

一、《中华医学百科全书》（以下简称《全书》）按基础医学类、临床医学类、中医药学类、公共卫生类、军事与特种医学类、药学类的不同学科分卷出版。一学科辑成一卷或数卷。

二、《全书》基本结构单元为条目，主要供读者查检，亦可系统阅读。条目标题有些是一个词，例如"环境"；有些是词组，例如"人群健康效应谱"。

三、由于学科内容有交叉，会在不同卷设有少量同名条目。例如《环境卫生学》《营养与食品卫生学》都设有"碘缺乏病"条目。其释文会根据不同学科的视角不同各有侧重。

四、条目标题上方加注汉语拼音，条目标题后附相应的外文。例如：

huánjìng wèishēng
**环境卫生**（environmental sanitation）

五、本卷条目按学科知识体系顺序排列。为便于读者了解学科概貌，卷首条目分类目录中条目标题按阶梯式排列，例如：

六、各学科都有一篇介绍本学科的概观性条目，一般作为本学科卷的首条。介绍学科大类的概观性条目，列在本大类中基础性学科卷的学科概观性条目之前。

七、条目之中设立参见系统，体现相关条目内容的联系。一个条目的内容涉及其他条目，需要其他条目的释文作为补充的，设为"参见"。所参见的本卷条目的标题在本条目释文中出现的，用蓝色楷体字印刷；所参见的本卷条目的标题未在本条目释文中出现的，在括号内用蓝色楷体字印刷该标题，另加"见"字；参见其他卷条目的，注明参见条所属学科卷名，如"参见□□□卷"或"参见□□□卷□□□□"。

八、《全书》医学名词以全国科学技术名词审定委员会审定公布的为标准。同一概念或疾病在不同学科有不同命名的，以主科所定名词为准。字数较多，释文中拟用简称的名词，每个条目中第一次出现时使用全称，并括注简称，例如：甲型病毒性肝炎（简称甲肝）。个别众所周知的名词直接使用简称、缩写，例如：B超。药物名称参照《中华人民共和国药典》2015年版和《国家基本药物目录》2012年版。

九、《全书》量和单位的使用以国家标准GB 3100～3102—1993《量和单位》为准。援引古籍或外文时维持原有单位不变。必要时括注与法定计量单位的换算。

十、《全书》数字用法以国家标准GB/T 15835—2011《出版物上数字用法》为准。

十一、正文之后设有内容索引和条目标题索引。内容索引供读者按照汉语拼音字母顺序查检条目和条目之中隐含的知识主题。条目标题索引分为条目标题汉字笔画索引和条目外文标题索引，条目标题汉字笔画索引供读者按照汉字笔画顺序查检条目，条目外文标题索引供读者按照外文字母顺序查检条目。

十二、部分学科卷根据需要设有附录，列载本学科有关的重要文献资料。

# 目 录

huánjìng wèishēngxué

# 环境卫生学（environmental health，environmental hygiene）

研究自然环境和生活环境与人群健康关系的学科。是预防医学的一门主干学科，也是环境科学的主要组成部分。学科研究的任务是充分利用环境有益因素、控制环境有害因素，提出卫生要求和预防对策，以增进人体健康、提高人群整体健康水平。

**简史**　在人类发展的历史中，人类改变自身的结构和功能以适应自然环境，并不断改造自然环境以适合自身的生存和发展。古人认识到机体与环境之间存在着辩证统一关系。《黄帝内经》提出"人与天地相参、与日月相应"的观念，认为自然界是人类生命的源泉，人与自然界有着密不可分的联系。后人进一步强调"顺四时而适寒暑，和喜怒而安居处，节阴阳而调刚柔"（《灵枢·本神》）。四千多年前人们已认识到水源清洁与否、水质好坏与人体健康关系非常密切，并开凿水井饮用净水，两千多年前已有定期淘井和清洁净水的措施。《管子》记载"当春三月，……抒井易水，所以去兹毒也"。《吕氏春秋》对水质成分与健康的关系更有深刻地阐述："轻水所，多秃与瘿人；重水所，多尰与躄人；甘水所，多好与美人；辛水所，多疽与痤人；苦水所，多尪与伛人"。古代人民对城市规划布局、住宅与健康的关系也有较深刻的认识。周代都城采用"左祖右社，前朝后市"的布局，已具有按照功能分区的概念。《左传》载有"土薄水浅，其恶易觏，……土厚水深，居之不疾。"西晋张华《博物志》指出"居无近绝溪、群冢、狐蛊之所，近此则死，气阴匿之处

也"。古希腊医学家希波克拉底（Hippocrates，约前460～前370年）也著有《论空气、水和地点》一书，内容涉及外界环境因素对人体健康的影响和疾病的预防。18世纪末至19世纪初，一些国家发生了工业革命，工人的劳动环境和生活环境条件十分恶劣，车间、矿井毒气弥漫，粉尘飞扬，居住拥挤，饮食低劣，疾病蔓延，对工人健康有很大的危害。工业化带来的人口聚集、生活条件恶劣、饮水安全无保障而造成传染病流行，也引发了严重的环境卫生问题。1804年英国用砂滤法净化自来水，1905年将加氯消毒作为饮水消毒的常规方法。从此水质得到保证，介水传染病发生率大大减少。1848～1854年，英国著名内科医生约翰·斯诺（John Snow）对伦敦宽街的霍乱流行及不同供水区居民的死亡率进行了调查分析，首次提出霍乱经水传播的科学论断，并采取了积极的干预措施成功控制了霍乱的进一步流行。

19世纪末20世纪初，社会生产和科学技术进步，扩大了原料和能源的利用范围，也增加了废气、废水、废渣的排放量，造成明显的环境污染，使环境卫生问题更加复杂化。1962年，美国海洋生物学家蕾切尔·卡森（Rachel Carson），出版了标志着人类首次关注环境问题的著作《寂静的春天》，在世界范围内引起人们对野生动物的关注，唤起了人们的环境意识，促使联合国1972年6月5～16日在斯德哥尔摩召开了"人类环境大会"，并由各国签署了《人类环境宣言》，开始了环境保护事业。1987年通过保护臭氧层的《关于消耗臭氧层物质的蒙特利尔议定书》（简称《蒙特利尔

议定书》），1990年通过该议定书的修正案，规定了5类、20种臭氧消耗物质为受控物质，并列出了34种含氢氯氟烃类物质为过渡性物质。自1980年代以来，在联合国的组织下，多次召开国际会议，讨论气候变暖问题，形成两个重要决议：《联合国气候变化框架公约》和《京都议定书》。《生物多样性公约》是一项保护地球生物资源的国际性公约，于1992年6月1日由联合国环境规划署发起的政府间谈判委员会第七次会议在内罗毕通过，于1993年12月29日正式生效。2001年5月22日在瑞典斯德哥尔摩通过了《关于持久性有机污染物的斯德哥尔摩公约》，于2004年5月17日生效。2012年6月26日在美国纽约联合国总部成立了国际健康与环境组织。该组织旨在致力于解决影响人类健康的各种因素，如环境恶化、不健康生活方式等，创造健康的自然和社会环境，实现人自身的健康发展和人与自然的和谐统一。

世界卫生组织（WHO）制订多项环境安全相关准则等，例如：①2005年制订《空气质量准则》，首次提出针对四种主要污染物颗粒物、臭氧、二氧化氮和二氧化硫的全球空气质量标准建议值。②发布《饮用水水质准则》，是世界各国制订本国饮用水水质标准的参考依据。2004年WHO公布了《饮用水水质准则》（3版）第1卷，该卷提出指示微生物指标8项、具有健康意义的化学指标148项。③2009年制订了针对潮湿与真菌的室内空气质量准则。欧盟环境与健康战略目标：减少欧盟内由环境因素导致的疾病负担；识别并预防环境因素引起的新的健康威胁；加强欧盟在这一

领域的政策制定能力。欧盟的环境立法始终以健康、监测系统和控制威胁人类健康的因素（主要为化学品，如多氯化物、内分泌干扰物、农药、环境污染物等）为基础，开展健康立法的行动和计划，包括《污染物疾病控制》《健康保护和监测》等及健康影响评价原则、放射物控制法规等，为健康提供完整的法律保障。2004 年欧盟制定了《欧洲环境与健康行动计划》（2004—2010），该行动计划制定了 3 个行动步骤：改善信息链，增强对污染源及其产生的健康影响之间关系的理解；加强对环境与健康问题的研究并鉴别突出的问题；评估政策并加强交流，通过提高认识、风险交流等，给居民提供必要的信息。2008 年，韩国颁布了世界上首部"环境与健康法"，并于 2009 年 5 月生效。韩国环境部制订环境与健康政策的基本出发点有二：一是"使处于环境风险的人群数量减至最小"，并计划从 2005 到 2015 年将处于环境风险中的人群降低 50%；二是通过对环境相关疾病的预防和监督，为民众提供健康美好的社区环境。这是世界上第一部也是迄今为止唯一的环境与健康法。

美国学者开展了许多环境因素与人群健康关系的大型队列研究。例如，波普（Pope）等使用死亡专率研究大气污染的长期健康效应，克里斯廷·米勒（Kristin A. Miller）等对美国 36 个大城市地区的 65 893 名绝经后妇女平均 6 年的追踪研究，对于保护人群健康具有重要的科学意义和应用价值。在开展环境与健康关系的研究中，时常发现人类对环境暴露的易感性在不同个体中存在遗传背景的差异。1997 年美国科

学家肯尼思·奥尔登（Kenneth Olden）提出了具有划时代意义的环境基因组计划（environmental genome project，EGP）。该计划已经筛选出 600 多种候选环境应答基因。

中国环境卫生工作以"预防为主"，大力开展爱国卫生运动、除害灭病，结合创建卫生城市和农村改水、改厕、改灶，城乡卫生面貌发生了显著变化。城市全部实现集中式供水，生活饮用水合格率达 95% 以上，70% 以上的农村人口用上了较清洁卫生的饮用水。2004 年，全国农村改水收益率达到 93.8%，介水传染病的发病率和死亡率显著降低。全国城乡居民的生活居住条件、室内卫生设施和卫生状况明显改善。20 世纪 50 年代中国部分医学院校中设立公共卫生专业，环境卫生学是公共卫生专业的一门学科。50 年代后期，一些城市率先开展大气污染监测。各地卫生防疫站依据相关标准对城镇集中式供水开展经常性卫生监督工作。60 年代以来各地对全国主要水系、湖泊、近海等连续进行了多年的调查检测。国家组建了环境保护总局，各级成立环境监测中心，监测工作步入经常化轨道。室内空气污染和公共场所卫生监督及城镇集中式供水和农村分散式供水的卫生监督工作仍是环境卫生工作的重要内容。环境污染的健康效应研究也取得了重大成果。例如，云南宣威肺癌高发是当地居民生活燃用烟煤造成室内空气中致癌物苯并[a]芘等多环芳烃严重污染所致；贵州、湖北、陕西等省的一些山区流行的煤烟污染型地方性氟中毒、地方性砷中毒的发病类型和病因等，都是中国环境卫生工作者发现的。此等研究

成果既丰富了环境卫生学的理论知识，也为相关疾病防治策略的制定提供了科学依据。环境卫生标准体系的建立标志着环境卫生监督工作已进入法制化、科学化和规范化管理的阶段。国家级环境卫生标准包括卫生监督服务标准如公共场所卫生标准类、化妆品卫生标准类、生活饮用水及涉水产品的标准类，以及为保护公众健康的卫生标准类如室内外空气污染物卫生标准类、各类工业企业卫生防护距离标准类、污染物所致健康危害判定标准类、住宅卫生标准类、环境射频辐射卫生标准类、土壤及固体废弃物卫生标准类、医院污水排放标准类和生物监测技术规范等。

**研究对象** 以人类及其周围的环境为研究对象，阐明环境对人体健康的影响及人体对环境作用所产生的反应，即环境与机体的相互作用。环境由多种环境介质和环境因素构成。人体接触各种污染物造成的危害是通过多种环境介质综合作用的结果。环境卫生学研究的环境通常限定于自然环境和生活环境。前者如大气圈、水圈、土壤-岩石圈和生物圈；后者主要是指人类为从事生活活动而建立的居住、工作和娱乐环境及有关的生活环境因素等。自然环境和生活环境是各种环境因素组成的综合体，人类生存的必要条件，其组成和质量的优劣与人体健康关系密切（见环境污染因素与健康）。

人类赖以生存的自然环境和生活环境中的各种因素，按其属性可分为物理性、化学性、生物性三类。物理因素主要包括小气候、噪声、振动、非电离辐射、电离辐射等，大多为人类生存所必需，但这些因素强度过高对人

体健康有害。化学因素主要是指存在于空气、水、土壤乃至动植物体内的各种无机和有机化学物质，其中许多成分的含量适宜时是人类生存和维持身体健康必不可少的。但在人类的生产生活中将大量的化学物质排放到环境中可造成严重的环境污染，对人类健康构成危害。生物因素主要包括细菌、真菌、病毒、寄生虫、生物性变应原等。在正常情况下，环境介质中存在大量微生物，对维持生态系统平衡具有重要作用。但当环境中的生物种群发生异常变化或环境受生物性污染时，可对人体健康造成直接、间接或潜在的危害。生物性污染危害是严重威胁人类健康的重要环境问题。

**研究方法**　主要是现场调查和实验研究。现场调查从宏观角度开展环境污染物对空气、水、土壤和食品污染情况的采样监测，以及对污染地区人群健康危害的流行病学调查研究，揭示环境有害因素对人群健康的影响及其剂量-反应关系。实验研究从微观的角度，以实验动物为主要研究对象，运用毒理学、病理学、生物化学、分子生物学、基因组学等方法，研究环境有害因素对机体健康影响的作用机制及其影响因素。分子流行病学和分子遗传学的方法在环境与健康关系的研究中得到广泛应用。

**研究内容**　①环境与健康关系的基础理论研究：是解决环境与健康问题的基石。其所取得的任何进展和突破都会对揭示环境因素与机体相互作用的奥秘提供重要的理论基础。环境基因组计划采用先进的细胞生物学和分子生物学技术，研究环境污染物在细胞水平、蛋白质水平和基因水平的相互作用，有助于揭示环境相关疾病的发病原因、环境因素的致病机制及人群易感性的差异。②环境因素与健康关系的确认性研究：环境因素对人体健康影响的模式十分复杂，有的环境因素由于对机体作用的强度和频率不同而呈现出其生物学效应的双重性。环境污染物对人体健康的影响是长期、低剂量、持续作用，其健康效应的因果关系往往不易甄别。各种污染物的生物学效应多种多样，同一污染物对不同个体可产生不同效应，不同污染物对同一个体也可产生相同或类似效应。因此，在确证环境因素与健康的关系时，既要考虑单因素又要考虑多因素；既要重视急性作用又要重视慢性影响；既要揭示早期效应又要揭示远期影响。还应及时发现反映机体接触污染物的暴露生物标志、反映污染物对机体影响的效应标志和反映机体对污染物反应差异的易感性生物标志。③创建新技术和新方法：应用基因组学、毒理基因组学、蛋白质组学等的研究技术和方法，研究环境因素对机体的基因、蛋白质及细胞结构和功能的作用，建立环境污染对人体健康危害的预警体系，对于揭示环境污染对健康危害的内在本质有重要价值。④研究环境卫生监督体系的理论依据：环境卫生监督属于公共卫生行政执法，执法人员按照国家的法律、法规、条例、规定、办法、标准等对相关企事业和生产经营单位进行卫生监督和管理。执法人员必须懂得环境卫生相关知识，环境卫生学为其提供科学的理论依据，如环境卫生法规、环境卫生标准的制订和实施都需要环境卫生学提出具体的卫生要求和环境卫生基准作为监督工作中技术规范的依据，使环境卫生监督工作人员真正做到执法有据、判断准确。

**同邻近学科的关系**　环境卫生学与许多学科有密切联系。例如，应用流行病学和卫生统计学的方法，研究生活环境中各种因素和环境条件对人群健康的影响及其作用规律，研究如何利用环境有益因素、控制和消除有害因素，为制订环境卫生标准、环境卫生监督法规提供理论依据。又如，应用毒理学、生物化学、分子生物学等方法研究环境因素对人体健康的作用机制，揭示环境有害因素的生物标志，提出环境有害因素的限量标准和预防措施。再如，应用卫生学的原理，研究生活环境中的住宅、居室、公共场所的卫生问题及对城乡建设规划、设计、布局等提出合理的卫生要求。

**有待解决的重要课题**　创造良好的健康环境提高居民健康水平已成为全球性重大课题和挑战。影响人类健康的多种因素，如自然环境、社会环境、人自身的行为、生活习惯等，特别是近百年传统的工业发展模式造成的大气、水、土、粮的污染和破坏，严重恶化了人类生存发展的环境。环境健康问题凸显出区域性和全球性特征。大气污染的扩散、水体污染的流动迁移，不安全食品的全球贸易等，都使得地区环境健康问题更具复杂性。

中国随着经济建设的快速发展，环境污染日趋严重，环境污染事件时有发生，对人民群众的健康构成严重威胁。研究环境污染与健康的关系、环境污染作用于人体健康的规律、环境污染引起健康危害的早期效应、保护人群健康的措施和进行环境卫生监督与评价，已成为环境卫生学的重要任务和工作内容。

（杨克敌）

huánjìng

**环境**（environment） 围绕着地球上人类的空间及其中可直接、间接影响人类生活和发展的各种物质因素及社会因素的总体。环境为人类的社会生产和生活提供了广泛的空间、丰富的资源和必要的条件。

**自然环境与社会环境** 习惯上将环境分为自然环境和社会环境，环境卫生学研究主要涉及自然环境。它是环绕于人类周围的自然界，由生命物质和非生命物质构成。以地球为核心，大致分为大气圈、水圈、土壤-岩石圈、生物圈等圈层。各个环境圈层均与人类的生存和发展具有十分密切的关系。社会环境属于非物质环境，是人类通过长期有意识的社会劳动，所创造的物质生产体系、积累的文化等所形成的环境。它由社会的政治、经济、文化、教育、宗教信仰、风俗习惯等社会因素构成。

**大气圈** 环绕地球周围的空气层。按其温度垂直变化特征自下而上可划分为对流层、平流层、中间层、热成层和逸散层（外层大气）。在地心向上的垂直方向，大气呈不均匀分布，距地面越远密度越低。在距地面 50km 以上，大气质量不足大气圈总质量的 0.1%。对流层的平均厚度仅约 12km，却集中了整个大气圈质量的 75%。人类活动和排放的污染物绝大部分集中于此，与人类关系最为密切。大气是混合气体，氮、氧和氩气约占总体积的 99.9%，其余成分之和不足 0.1%。大气的正常组成是数十亿年地球和生物演化的结果，对保

障人类健康和生物生存有重要的意义。

**水圈** 地球上的水以气态、液态和固态形式存在于空气、地表和地下，形成大气水、海水、陆地水（包括河流、湖泊、地下水和冰雪水），构成水圈。水圈中水的总量约 14 亿立方千米，海水占 97.41%，覆盖了地球表面积的 71%。地球上淡水储量约 3500 万立方千米，占总储量的 2.53%。易开发利用、与人类生产生活关系最密切的河流、湖泊和浅层地下水等淡水仅占水圈总量的 0.3% 左右。中国是全世界人均水资源最贫乏的国家之一，仅为世界平均水平的 1/4。

**土壤-岩石圈** 地壳主要由岩石组成。地壳岩石经过长期风化作用形成土壤母质，后者经微生物和植物的作用形成了土壤。土壤是覆盖于地球表面、具有肥力的疏松层，含有矿物质、有机质、微生物、水和空气，为植物生长、生物活动提供有利的空间和物质。土壤处于大气圈、水圈、岩石圈和生物圈之间的过渡地带，是联系无机界和有机界的重要环节，是陆地生态系统的核心及其食物链的首端，又是许多有害废弃物处理和容纳的场所。土壤作为自然体和环境介质，是人类生活宝贵的自然资源，是人类生存和发展的物质基础。

**生物圈** 地球上有生命活动的领域及其居住环境的整体。其范围包括大气圈的下层、岩石圈的上层、整个土壤圈和水圈，指从海平面以下约 12km 和海平面以上约 10km 高度的范围。大部分生物都集中在地球陆地地面以上100m 到海洋洋面以下 100m 的范围内，是生物圈的核心。它具备生物生存的基本条件：可获得来

自太阳的足够光能，作为生命活动的能量；含有大量可为生物利用的液态水；适当的温度；能为生物提供所需的营养元素。地球生物是生物圈的主体，其种类多，数量庞大，结构复杂。据估计，可能有 500 万至 1 亿种生物生存于地球上，但能为科学家确定的仅约 200 万种。生物多样性是生物圈最重要的特征。

自然环境不断赐予人类维持生命的必需物质，为人类提供保持健康的诸多自然环境条件，如适时的日照、清洁的空气、适宜的气候、洁净的饮水、足量的有益元素和满足机体需要的天然生物活性物质等，对控制人体生物节律、维持正常代谢过程、调节体温、增强免疫功能、促进生长发育、生殖繁衍等具有重要作用。大自然赐予人类优美的环境条件，例如，秀丽的山川、茂密的植被、茫茫的原野、浩瀚的海洋等美景奇观，使人轻松愉快，得到舒适、满足和美的享受，对人的心理和精神健康具有重要意义。

自然环境中也存在诸多对健康不利和有害的因素，包括物理性、化学性和生物性因素。自然环境物理因素对人类健康的危害包括地震、火山爆发、气象灾害、滑坡和泥石流等。这些以自然态物理形式的地质灾难多为突发事件，常造成严重的生命、财产和健康损失。如 1976 年中国唐山大地震造成 24 万多人死亡，2004 年印度洋大地震引发海啸导致 29 万多人罹难，2008 年中国汶川大地震造成居民死亡和失踪近 10 万人。火山爆发可造成直接的快速的人身伤害。火山喷发的有害气体和有害化学物质可对人群造成健康危害，如非洲西部喀麦隆的尼奥斯湖火山爆发产生的气体造

成居住在附近的 1700 村民死亡。常见的气象灾害包括台风、龙卷风、暴雨洪涝、干旱、高温酷暑、冰冻严寒、冰雹雪灾、沙尘暴等。许多气象灾害可直接引起人员死亡、严重破坏人类生活环境、恶化人类生存条件，造成饥荒和疫病流行。地球化学因素对人类健康的影响，主要是地壳表面化学元素分布的不均匀性使某些地区的水和（或）土壤中某些元素过多或过少，当地居民通过饮水、食物等途径摄入这些元素过多或过少，而引起某些特异性疾病，称为生物地球化学性疾病，如碘缺乏病、地方性氟中毒、地方性砷中毒等。自然环境中的许多生物均具有对其接触的动物或人产生毒性反应的能力。人们了解较多、危害严重的主要有动物毒素和植物毒素。动物毒素最常见的来自于毒蛇、蝎、蜂、蜈蚣、蜘蛛、某些水生动物等。动物毒素按其毒作用性质可分为神经毒素、心脏毒素、细胞毒素、血液毒素等。植物毒素天然存在于某些植物花、茎、叶、果或其代谢产物中。较为常见的植物毒素主要有生物碱、糖苷、毒蛋白、多肽、胺类、真菌毒素、藻类毒素等。自然环境中的生物因素还包括诸多病原体，如细菌、病毒、立克次体、螺旋体、真菌、寄生虫等。

**原生环境和次生环境**　按照人类对环境的影响程度，可将环境分为原生环境和次生环境。

**原生环境**　自然环境中未受或少受人类活动干扰的环境，如人迹罕至的高山荒漠、原始森林、冻原地区及大洋中心区等。在原生环境中按自然界原有的过程进行物质转化、物种演化、能量和信息的传递。原生环境中存在诸多对机体健康有益的因素，例如，清洁并含有正常化学成分的空气、水、土壤，适宜的阳光照射和气候，以及秀丽的风光、茂密的植被等都是人体健康的有益因素。有些原生环境也会对人体产生不利的影响。随着人类活动范围的不断扩大，原生环境的范围日趋缩小。

**次生环境**　自然环境中受人类活动影响较多的环境，包括人为环境，如耕地、种植园、鱼塘、人工湖、牧场、工业区、城市、集镇等。次生环境是原生环境演变成的一种人工生态环境。人类在改造自然环境和开发利用自然资源的过程中，为自身的生存和发展提供了良好物质生活条件。中国古代最著名的水利工程四川都江堰是两千多年前中国劳动人民改造自然环境为人类造福的最好例证。世人瞩目的三峡工程是当今世界最大的水利工程之一，正逐渐发挥其效益。但人类在改造自然环境的同时也对原生环境施加了一定的影响。随着社会的进步和科学技术的发展，特别是18 世纪工业革命以来，人类开发利用自然资源的能力不断提高，燃料消耗急剧增加，地下矿藏被大量开采和冶炼，化学工业高度发达，促进了工农业的大发展，为人类带来了巨大的财富。自然资源遭受不合理的开采及工农业大发展而生产和使用大量农药、化肥和其他化学品，造成大量生产性废弃物（废水、废气、废渣）及生活性废弃物不断进入环境，特别是持久性污染物的存在严重污染大气、水、土壤等自然环境，使正常的生态环境遭受破坏，人的生活环境质量下降，直接威胁着人类的健康。

（杨克敬）

quánqiú huánjìng

## 全球环境（global environment）

地球大气圈中对流层的全部和平流层的下部、水圈、土壤-岩石圈和生物圈。又称地球环境。其中生物圈是人类生活和生物栖息繁衍的地方，是向人类提供各种资源的场所，也是不断受到人类改造和冲击的空间。20 世纪以来，人类对环境的干涉或影响急剧增大，致使地球的某些圈层如大气圈、水圈、生物圈发生了量或质的改变，对人类、生物界造成现实的危害和潜在的威胁。在自然环境和社会环境里已出现不少全球性的环境问题，这些问题所形成的危害常是相互联系或呈连锁反应的，甚至可以带来深远的后果，具体表现有大气二氧化碳含量增加、臭氧层削弱、海洋污染、生态系统失调等，这些问题不是较小的地区或一个国家能独立改善或克服，已经成为重大的科学上和政治上所关注的全球问题，必须从全球观点进行研讨，解决这些问题必须进行国际协作。

（金银龙）

rénlèi huánjìng

## 人类环境（human environment）

人类赖以生存和发展的天然和人工改造过的各种因素的综合体。人类赖以生存的环境由自然环境和社会环境（人工环境）组成。自然环境是人类生活和生产所必需的自然条件和自然资源的总称，即通常所称的自然界，是阳光、温度、气候、地磁、空气、水、岩石、土壤、动植物、微生物及地壳的稳定性等自然因素的总和。社会环境是人类在自然环境的基础上，为不断提高物质和精神生活水平，通过长期有计划、有目的地发展，逐步创造和建立起来的一种人工环境。社会环境是人类物质文明和精神文明发展的标志，它随经济和科学技术的发展而不断地变化。社会环境的发展受到自然规律、经济规律和社会发展规律的支配和制约。社会环境的质量对人类的生活和工作，对社会的进步都有极大的影响。人类环境既是人类生存与发展的终极物质来源，又承受着人类活动产生的废弃物的各种作用。人类环境按功能还可分为生活环境和生态环境，按照环境范围的大小可分为居室环境、车间环境、村镇环境、城市环境、区域环境、全球环境和宇宙环境等，按照环境要素的不同可分为大气环境、水环境、土壤环境、生物环境、地质环境等。

（金银龙）

Rénlèi Huánjìng Xuānyán

## 《人类环境宣言》（Declaration of Human Environment）

全称《联合国人类环境会议宣言》。又称斯德哥尔摩人类环境会议宣言。联合国人类环境会议于 1972 年 6 月 5~16 日在斯德哥尔摩召开，与会的 113 个国家共 1300 多名代表通过了《联合国人类环境会议宣言》，宣言包括七点共同看法和二十六项原则，呼吁各国政府、联合国机构和国际组织进行广泛的合作，采取具体措施保护和改善环境，解决各种环境问题。

**七点共同看法** ①人是环境的产物，也是环境的塑造者。由于当代科学技术突飞猛进的发展，人类已具有以空前的规模改变环境的能力。自然环境和人为环境对人的福利和基本人权都是必不可少的。②保护和改善人类环境关系到各国人民的福利和经济发展，是人民的迫切愿望，是各国政府应尽的责任。③人类总是不断地总结经验，有所发现，有所发明，有所创造，有所前进。人类改造（改变）环境的能力，如妥善地加以运用，可为人民带来福利；如运用不当，则对人民和环境造成不可估量的损失。④在发展中国家，多数的环境问题是发展迟缓引起的，因此首先应致力于发展，同时也要顾到保护和改善环境。在工业发达国家，环境问题一般是由工业和技术发展产生的。⑤应当采取适当的方针和措施解决由于人口的自然增长给环境带来的问题。⑥当今的历史阶段要求人们在计划行动时更加谨慎地顾及给环境带来的后果。为了在自然界获得自由，人类必须利用知识，同自然界取得协调，以便建设良好的环境。为当代和子孙后代保护好环境已成为人类的迫切目标。这同和平、经济和社会的发展目标完全一致。⑦为达到以上环境目标，要求每个公民、团体、机关、企业都负起责任，共同努力。各国中央和地方政府对大规模的环境政策和行动负有重大责任。对于区域性和全球性的环境问题，由各国进行广泛合作，国际组织应采取行动，以谋求共同的利益。

**二十六项原则** ①人类享有自由、平等、舒适的生活条件，有在尊严和舒适的环境中生活的基本权利。同时，负有为当代人类及其子孙后代保护和改善环境的庄严义务。在这方面，任何产生或保存种族隔离、种族歧视、不公平待遇和殖民主义的政策以及其他形式的压迫和外国支配均应受到严厉谴责并加以肃清。②地球上的各种自然资源，包括空气、水、土地、动物、植物以及其他各自然生态系统中有代表性的种群，应通过精心的规划及最适当的管理，为了当代人类及子孙后代的利益而加以保护。③应当维持地球生产重要的可再生资源的能力，并随时采取一切可行的办法保护及改善这种能力。④人类负有保护及全面管理野生生物这个世袭遗产和它们的栖息地的特殊义务。现在，这些栖息地正由于各种不良因素的综合作用而受到严重的危害。今后，在规划各种经济发展时应重视自然保护，其中包括野生生物的保护。⑤使用地球上不可再生资源时，必须防范将来耗尽的危险，并确保全体人类分享使用这些资源得到的收益。⑥为保护各生态系统不受到严重的和不可挽回的危害，应停止以超过环境净化能力的质量和浓度排放有害物质或其他物质和余热，应支持世界各国人民为反对污染而进行的正义斗争。⑦各国应采取一切必要的措施防止海洋被有害物质所污染，以致对人体健康、生物资源、海洋生物产生危害以及对海洋环境的舒适及其他正当用途产生损害。⑧经济和社会发展对于保证人类有良好的生活和工作环境是必要的，而且，对于为提高人的生活质量而在地球上创造各种条件来说也是必要的。⑨发展中国家由于不发达及各种自然灾害造成的各种环境缺陷产生了各种严重的问题，但是，是可以通过大量的财政和技术援助而加以解决的。这些援助是对发展中国家本国所做的各种努力的补充，且根据具体情况都需要及时援助。⑩对于发展中国家来说，由于在环境管理中要考虑各种经济因素，其中包括生态过程，因此，稳定各种初级产品和原料的价格以使之有较好的收益是十分必要的。⑪各国的环境政策应能促进发展中国家当前及以后的发展潜力的发挥而不应对它产生不良的影响，更不应妨碍所有国家获得更好的生活条件。各国和各国际组织应采取各种适当的措施以便达成协议，解决由于实施各种环境措施而产生的潜在的后果。⑫各种资源的使用应有利于保护和改善环境，考虑到发展中国家的各种条件和特殊要求，用于使环境保护措施具体化的各种资金可能被用于其发展规划和其他有益的需要，因此，应根据它们的要求为其环境保护提供额外的国际技术和财政援助。⑬为了达到更合理地管理各种资源并由此而改善环境的目的，各国应对环境规划采取统一的和协调的做法，以保证为了本国人民的利益而使各种发展与保护和改善人类环境的需要相协调。⑭合理规划是解决发展需要和保护、改善环境的需要之间的任何冲突的好办法。⑮应对人类居住区和城市化进行规划，以避免对环境产生不良影响，并使全体人民获得最大的社会、经济和环境效益。在这方面，应禁止任何殖民主义和种族隔离的规划项目。⑯在人口密度正在增长或人口已过密以致对环境或发展已产生了各种不良影响的地区，和人口密度较低以致不能改善人类环境和不发达的地区，都应实施对基本人权没有偏见且由有关政府认为是适当的人口及其统计政策。⑰应委托适当的国家机关对国家的环境资源进行规划、管理或控制，以改善环境质量。⑱作为对经济和社会发展所做的贡献的一部分，科学与技术也应用于查清、预防和控制各种环境危害和解决各种环境问题以及为人类的共同利益服务。⑲考虑到社会的情况，对青年一代，包括成年人有必要进行环境教育，以便扩大环境保护方面启蒙的基础以及增强个人、企业和社会团体保护和改善环境的责任感。有必要为对人们提出环境危害的劝告提供大量的宣传工具，而且，为使人类在各方面都得到发展，也有必要传播需要保护和改善环境的教育性质的情报。⑳必须在所有国家，尤其是发展中国家，开展环境问题的科学研究和发展。在这方面，应解决各种环境问题。各种环境技术的使用应对发展中国家有利，所花的费用应能鼓励其广泛地传播这些技术而不使其承担长期的经济负担。㉑根据联合国宪章和国际法原则，各国拥有按各自环境政策开发本国各种资源的主权，同时，有责任保证在他们所管辖或控制下的各项活动不致对别国的或超出其国家管辖范围外的地区的环境造成危害。㉒各国应在制定未来的上述国际规范中进行合作，在它们所管辖或控制的范围内进行活动所产生的超越辖区的污染，应对污染受害者及其他环境危害承担责任与损害赔偿。㉓对国际社会同意采纳的这些基本原则或各国规定的标准和最低允许量应一视同仁。因这些标准和最低允许量可能是各国在考虑了该国流行的评价系统后制订的，且在大多数发达国家是可行的，但由于发展中国家无力承担实施这些标准的社会负担而实行困难。㉔国际间关于环境保护和改善的事宜应本着所有国家不论大小一律平等的原则以互相合作的精神来解决。有必要通过多边或双边协议或者其他必要的适当的方式，在防止、限制、减少及有效地控制由各种活动产生的对环境的不良影响方面进行合作。在该合作过程中应考虑到所有国家的主权和各种利益。㉕各国应保护各种国际组织在保护和改善环境中发挥协调、积极的和能动的作用。㉖必须避免人类及其环境受各种核武器和其他大规模毁灭性武器的危害。各国应为在各有关国际组织中迅速达成限制和销毁这些武器的协议而努力奋斗。

（金银龙）

Jìjìng de Chūntiān

## 《寂静的春天》（Silent Spring）

世界上较早出版的一本环境科学普及读物。作者蕾切尔·卡森（Rachel Carson）是美国海洋生物学家，该书于1962年在美国波士顿出版，已被译成多种文字，中译本于1980年出版。

**写作背景**　20世纪50年代末，美国的环境问题开始突出，环境保护在那时并不是一个存在于社会意识和科学讨论中的概念。作者卡森1935～1952年间在美国联邦政府所属的鱼类及野生生物调查所工作，这使她有机会接触到许多环境问题。在此期间，她曾写过一些有关海洋生态的著作，如《在海风下》《海的边缘》和《环绕着我们的海洋》。这些著作使她获得了第一流作家的声誉。1958年1月，卡森接到她的一位朋友，原《波士顿邮报》的作家奥尔加·欧文斯·哈金斯（Olga Owens Huckins）寄的一封信。哈金斯在信中写到，1957年夏，马萨诸塞州政府租用的一架飞机为消灭蚊子喷洒了滴滴涕（DDT）归来，飞过她和她丈夫在达克斯伯里的两英亩私人禽鸟保护区上空。第二天，她的许多鸟儿都死了，她为此感到十分震惊。于是，哈金斯给《波士顿先驱报》写了一封长信，又给卡森写了这个便条，附上这信的复印件，请卡森在首都华盛顿寻求帮助，不要再发生这类事情。于是卡森把注意力转到她多年关注的一个问题——杀虫剂对环境的危害，她花了四年时间遍阅美国官方和民间关于使用杀虫剂造成危害情况的报告，在此基础上写成了《寂静的春天》一书。

**主要内容**　《寂静的春天》以一个"一年的大部分时间里都使旅行者感到目悦神怡"的虚设城镇突然被"奇怪的寂静所笼罩"开始，全方位地从陆地、海洋、天空揭示了化学农药对环境的危害。书中介绍了不断增加的农药使用量超过大自然自身有限的分解能力，致使撒向农田、森林和菜园里的农药长期地存在于土壤里，然后通过食物链传递，不断引起中毒和死亡的发生。农药还随地下水转移，使长期饮用井水的人发生慢性中毒。书中还分别介绍了无机农药、有机氯农药、有机磷农药的危害。许多农药属于持久性有机污染物，它们的降解速度缓慢，能够在环境中长期残留。还有一些脂溶性的化学农药，如DDT，能够在动物和人体的脂肪组织中贮存，即使每次摄入的量很少，长时间摄入也能蓄积到很高的浓度。人们短期大剂量接触或长期低浓度摄入可引起急性中毒或慢性中毒，表现为死亡、肝及肾等脏器损伤、神经系统损害、致癌、致突变等。

该书通过充分的科学论证，介绍了化学农药的使用对地表水和地下水、土壤、植物、鸟类等生态系统的影响，并指出杀虫剂不具有选择性，不能专一地杀死人们希望除去的某种昆虫，每种杀虫剂会毒害所有与之接触的生命。书中还介绍了化学农药的使用对人类的影响及几种可能使人暴露于化学杀虫剂的情况，例如：

氯化烃等脂溶性杀虫剂可以在人体的脂肪组织贮存累积，干扰机体各组织和器官的功能，造成肝损害；氯化烃和有机磷农药除了可能损害神经系统，还具有对神经组织产生后遗性损害的作用；DDT、甲氧氯、马拉硫磷、吩噻嗪和各种二硝基化合物杀虫剂能妨碍与氧化作用循环有关的一种或多种酶，阻止细胞线粒体内能量产生的整个过程，并剥夺细胞中可用的氧；DDT、六氯联苯、除草剂2,4-D等具有致突变作用，能够作用于遗传物质，不仅能影响到当代生物的生长发育，对其后代的生长发育也有明显的不利作用。

该书的结尾揭示了人类冒着极大的危险竭力改造大自然却未能达到目的。由于设计和使用化学药物时未曾考虑到复杂的生态系统，农药的大量使用不仅没有真正有效地控制昆虫，相反打乱了自然平衡，削弱了环境本身所固有的阻止昆虫发展的天然防线，结果导致了某些昆虫大量繁殖，某些昆虫通过遗传选择对化学药物产生了抗药性等一系列新的问题。利用自然界生物之间相互依赖、相互制约的关系，研发和采用生物学方法对昆虫进行控制，是唯一能保护地球的方式。

**重要意义**　《寂静的春天》播下了新行动主义的种子，它的出版被视为现代环境运动的肇始，当年即销售了50万册，成了轰动全美的畅销书，激起了公众的环境保护意识，并引起了广泛的国际反响，至今仍被认为是环境保护主义的奠基石。该书在当时引发了公众对环境问题的注意，促使环境保护问题被提到了各国政府面前，各种环境保护组织纷纷成立，促使联合国于1972年6月

5~16日在斯德哥尔摩召开了"人类环境会议"，并由各国签署了《人类环境宣言》，开始了环境保护的事业。

（周敦金）

qìhòu biànhuà

**气候变化**（climate change）　气候平均值和气候离差值或两者之一出现统计学意义上的显著变化。离差值越大，表明气候变化的幅度越大，气候状态越不稳定。气候变化的原因可能是自然的内部进程，或是外部强迫，或者是人为地持续对大气组成成分和土地利用的改变。《联合国气候变化框架公约》（United Nations Framework Convention on Climate Change, UNFCCC）第一条将气候变化限定为"在可比时期内所观测到的在自然气候变率之外的直接或间接归因于人类活动改变全球大气成分所导致的气候变化"。因此，UNFCCC对可归因于人类活动而改变大气成分后的气候变化与可归因于自然原因的气候变率做出了明确的区分。气候变率又称气候变异，是指在所有空间和时间尺度上气候平均状态和其他统计值（如标准偏差、出现极值的概率等）的变化，超出了单个天气事件变化的尺度。气候变率或许由气候系统内部的自然过程（内部变率），或由自然或人为外部强迫（外部变率）所致。

**现象**　全球范围内，气候平均状态统计学意义上的巨大改变或持续较长一段时间（典型的为10年或更长）的气候变动称为全球气候变化，主要包括全球变暖、臭氧层破坏和厄尔尼诺等现象。

**全球变暖**　在一段时间中，地球的大气和海洋因温室效应而造成温度上升的气候变化，其所造成的效应称为全球变暖效应。

全球变暖的主要原因是人类活动造成的大量温室气体向大气中排放，导致大气中温室气体的浓度不断增加和大气组成成分的改变。全球温度普遍升高，北半球较高纬度地区温度升幅较大，其中以北极温度升高最快，陆地区域的变暖速率比海洋快。大气中温室气体和气溶胶的浓度、地表覆盖率和太阳辐射的变化改变了气候系统的能量平衡，成为气候变化的驱动因子。这些变化影响大气和地表对辐射的吸收、散射和漫射。1750年以来，人类活动的影响已成为变暖的原因之一。20世纪中叶以来大部分已观测到的全球平均温度的升高可能源于观测到的人为温室气体浓度增加。所有大陆和多数海洋的观测证据表明：许多自然系统正在受到区域气候变化的影响，特别是温度升高的影响。对于积雪、冰和冻土（包括多年冻土层）中的变化，具有高信度的是，自然系统受到了影响。例如，冰川湖泊范围扩大，数量增加；在多年冻土区，土地的不稳定状态增大，山区出现岩崩；北极和南极部分生态系统发生变化，包括那些海冰生物群落的生态系统及处于食物链高端的食肉类动物的变化。基于不断增多的证据，具有高信度的是，水文系统正在受到如下影响：在许多由冰川和积雪供水的河流中，径流量增加和早春最大流量提前；许多地区的湖泊和河流变暖，同时对热力结构和水质产生影响。基于更广泛物种的证据，具有很高信度的是，最近的变暖强烈地影响着陆地生物系统，包括如下的变化：春季特有现象出现时间提前，如树木出叶，鸟类迁徙和产卵；动植物物种的地理分布朝两极和高海拔地区推移。基于大量的新证据，具有高信度的是，观测到海洋和淡水生物系统的变化，与升高的水温以及相关的冰盖、盐度、含氧量和环流变化有关。这些变化包括：高纬度海洋中藻类、浮游生物和鱼类的地理分布迁移并发生变化；高纬度和高山湖泊中藻类和浮游动物增加；河流中鱼类的地理分布发生变化并提早迁徙。区域气候变化对自然环境和人类环境的其他影响正在出现，虽然由于适应及非气候驱动因子的作用，许多影响还难以辨别。温度升高所造成的影响已表现在如下几个方面。中等信度：在北半球高纬度地区农业和林业管理的影响，如早春农作物播种，以及由于林火和虫害造成森林干扰体系变更；在人类健康的某些方面，如欧洲与热浪相关的死亡率、某些地区的传染病传播媒介，以及北半球中高纬度地区的花粉过敏；在北极的某些人类活动（如冰雪上的狩猎和旅行），以及对低海拔高山地区的某些人类活动（如山地运动）。海平面的上升和人类的发展，都在造成海岸带湿地和红树林的损失，增加了许多地区海岸带洪水造成的破坏。

引起全球气候变暖的因素是复杂的，有人为因素，也有自然因素。近100年来，人类活动的人为因素超过自然因素而成为主要因素。要缓解温室效应，防止全球变暖，需要通过调整人类的生产生活方式来实现，这需要世界各国取得共识，要承担应有的国际义务，主要的对策有两方面：首先要调整能源利用方式，努力控制能源消费规模，控制能源消费增长的速度，倡导和发展节能型的生产和生活方式，同时积极开发、应用新能源；其次要加强森林植被和草原的保护。这些措施需要在全球范围内开展，首先要在全球范围内达成共识并执行，相关的国际公约有《联合国气候变化框架公约》、《京都议定书》、《巴厘岛路线图》、《哥本哈根协议》等。

厄尔尼诺现象 赤道太平洋东部和中部海水温度持续异常升高引起的气候异常现象，是热带海洋洋流与大气互相作用的产物。基本特征是太平洋沿岸的海面水温异常升高，海水水位上涨，并形成一股暖流向南流动。它使原属冷水域的太平洋东部水域变成暖水域，结果引起海啸和暴风骤雨，造成一些地区干旱，另一些地区又降雨过多的异常气候现象。由于沿海水温上升在圣诞节前后最为激烈，最早发现这一现象的秘鲁居民将这一现象称为厄尔尼诺（厄尔尼诺为西班牙文音译，意为圣婴）。厄尔尼诺现象的成因尚不明确，比较普遍的看法是海洋和大气相互作用的结果。在正常状况下，北半球赤道附近吹东北信风，南半球赤道附近吹东南信风。信风带动海水自东向西流动，分别形成北赤道洋流和南赤道暖流。从赤道东太平洋流出的海水，靠下层上升涌流补充，使这一地区下层冷水上翻，水温低于四周，形成东西部海温差。一旦东南信风减弱，赤道东太平洋地区的冷水上翻减少或停止，海水温度就升高，形成大范围的海水温度异常增暖。此外地球自转、太阳活动、潮汐变化、地球圈层角动量交换和差异旋转对厄尔尼诺事件和拉尼娜事件都有影响。厄尔尼诺发生后，大气环流发生明显改变，使整个世界气候模式发生变化，极大影响了太平洋沿岸各国乃至全球的气候，造成一些地区干旱而另一些地区又降雨量过多，总的来看，它使南半球气候更加干热，使北半球气候更加寒冷潮湿，进而引发一系列自然灾害。20世纪80年代初世界气象组织、国际科学理事会和政府间海洋学委员会为研究气候变化而制定"世界气候研究计划"，最核心的子计划是"热带海洋和全球大气"，其目的是研究厄尔尼诺现象的发生及其对气候的影响，并提高其预测能力。对于海温和海冰开关的准两年周期和日食，厄尔尼诺系数理论有较好的预测效果。在厄尔尼诺现象预测中，现在所采用的方法有统计模式、简单动力模式、全球海气耦合模式、统计-动力模式以及集合预报等，但都存在明显的不足，其中美国哥伦比亚大学的简单海气耦合模式是世界第一个用于厄尔尼诺现象预测的动力模式。它曾成功地预测出了1986～1987年和1991～1992年的厄尔尼诺事件。

**拉尼娜现象**　与厄尔尼诺现象相反的现象，即赤道太平洋东部和中部海水温度持续异常偏冷的现象，又称反厄尔尼诺现象。一般拉尼娜现象随着厄尔尼诺现象而来，出现厄尔尼诺现象的第二年都会出现拉尼娜现象，有时拉尼娜现象会持续二三年。当东信风将表面被太阳晒热的海水吹向太平洋西部，致使西部比东部海平面增高将近60cm，西部海水温度增高，气压下降，潮湿空气积累形成台风和热带风暴，东部底层海水上翻，使东太平洋海水变冷，产生拉尼娜现象。拉尼娜现象可造成全球气候的异常，包括美国西南部和南美洲西岸异常干燥，澳大利亚和东南亚地区异常多的降雨量，以及非洲西岸及东南岸、日本和朝鲜半岛异

常寒冷。在西北太平洋区，热带气旋影响的区域会比正常偏南和偏西。测量太平洋塔希提岛和澳大利亚达尔文市之间每月气压差别的涨落情况，称作"南方涛动指数"或"南方震荡指数"。如果是负值高峰表示太平洋信风强度减弱，太平洋中部和东部变暖，澳大利亚北部降雨减少，发生厄尔尼诺现象。正值高峰则表示信风增强，澳大利亚北部海域温度增高，比往常更潮湿，发生拉尼娜现象。

**极端天气气候事件**　气候的状态严重偏离其平均态，在统计学意义上属于不易发生的事件。极端天气气候事件指的是50年或100年一遇的小概率事件，包括高温热浪、低温寒潮、强降水、干旱、热带气旋、沙尘暴等。2007年联合国政府间气候变化专门委员会的评估报告显示，过去50年中，极端天气事件特别是强降水、高温热浪等极端事件趋于增加，预计今后将更频繁。全球气候变暖是极端天气气候事件频发的大背景。

**原因**　主要有以下方面。

**气候敏感性**　有些物理因子能改变辐射能量平衡，引起气候变化，这些因子称为辐射强迫，其中最重要的就是温室气体浓度的变化。气候敏感性是气候对形成因子或影响因子的变化反应的灵敏程度，是在给定全球平均辐射强迫条件下（$W/m^2$），取大气$CO_2$浓度达到2倍时的辐射强迫所产生的全球平均温度变化。主要表现在：①平衡气候敏感性。气候系统或气候模式达到平衡态时，大气$CO_2$浓度加倍引起的辐射强迫所产生的全球平均温度变化。②有效气候敏感性。在特定时间的反馈强度的度量，可能随着强

迫和气候态的变化而改变。随着耦合模式积分到达新的平衡态，有效气候敏感性增加并逼近平衡气候敏感性。③瞬时气候响应。大气$CO_2$浓度每年增加1%的特殊情形，当$CO_2$浓度达到2倍时的全球平均温度变化。该方法用来衡量地表温度响应温室气体强迫的强度和速度。

**气候反馈**　气候系统中各种物理过程间的相互作用机制。一种初始物理过程触发了另一种过程中的变化，而这种变化反过来又对初始过程产生影响，这种相互作用被称为气候反馈。使最初物理过程增强的是正反馈，使之减弱的则为负反馈。一般气候系统中的反馈过程包括下列几种。

**大气的水气反馈**　水气是地球上最丰富的自然温室气体，也是最重要的温室气体。大气温度上升会使地表蒸发加强，增暖大气又有较高的水气饱和比，导致大气整体含水气增加。这些增加的水气将产生更强的温室效应，加剧气候变暖。计算表明，水气反馈可使由$CO_2$浓度加倍引起的全球平均温度升高额外增加60%（图1）。

**云的辐射反馈**　云覆盖了地

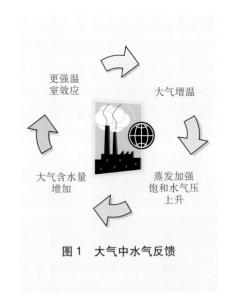

更强温室效应

大气增温

大气含水量增加

蒸发加强饱和水气压上升

**图1　大气中水气反馈**

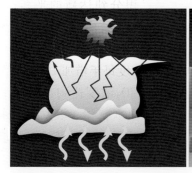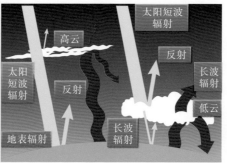

**图2 云辐射效应**

球约 2/3 面积，对辐射有强烈的吸收、反射或放射作用，对气候系统的辐射收支有重要影响。云与太阳辐射之间的反馈机制很复杂，大体分为两类：一是地表温度随着地面吸收的太阳辐射增多而升高，这将促使地面蒸发加剧，导致大气中水气含量增加，促使云得到发展，云量的增加将减少气候系统获得的太阳辐射，具有降温作用；二是云能有效地吸收云下地表和大气放射的长波辐射，起到保温的作用，减少地面向空间的热量损失，使云下大气层温度增加（图2）。

**冰雪反射率反馈** 冰雪表面对入射的太阳辐射有很大的反射作用，地球表面的冰雪覆盖的面积却大大的取决于气温。全球温度升高将导致地球表面冰雪融化，冰川覆盖面积减少，引起全球反射率降低，更少的太阳辐射被反射回太空，大气温度会进一步上升。据估算，冰雪反馈会使大气 $CO_2$ 加倍造成的增温再增加 20%（图3）。

**土壤湿度反馈** 土壤湿度可直接影响地面和大气间的热量交换。一般而言，土壤湿度偏低使地面温度增加，地表射出的长波辐射增加。干燥的土壤反射率大，

导致地面吸收的太阳辐射减少，地面失去的热能较多，地面温度将降低。较潮湿的土壤有利于增加大气的含水量，有利于降水的发生。在全球变暖背景下，风场变化导致全球降水重新分配。部分地区可能因此变得更加干燥，使局地增温更加明显。

**陆地生态系统** 全球变暖可使热带地区森林大火更加频繁，导致大气中二氧化碳浓度增加 10 ~ 100ppm（1ppm 为百万分之一）。此恶性循环是人类活动导致全球气温上升，更多的森林面积丧失，丧失的森林面积又转化成碳沉淀，成为新的碳源。

气候系统中反馈机制对气候变化有很大意义。整个气候系统中各个组成部分之间的相互作用和反馈过程是极其复杂的，不能

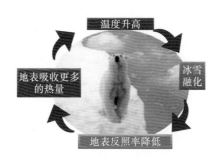

**图3 冰雪反射率反馈**

孤立考虑其中一个过程而忽略其他过程。

**对策** 以变暖为显著特征的全球气候变化，已对全球经济社会的可持续发展带来现实性的挑战。应对气候变化，包括减缓和适应两个方面，二者是并重的。减缓全球气候变化是长期、艰巨的挑战，适应气候变化是更为现实、紧迫的任务。为降低自然系统和人类对实际或预计的气候变化影响的脆弱性而提出的倡议和采取的措施，称为气候适应。存在各种类型的适应，包括提前适应和被动适应、私人适应和公共适应、自治适应和有计划地适应。例如：加高河堤或海堤、用耐温和抗热性强的植物取代对温度敏感的植物等。

中国政府始终高度重视应对气候变化，1990 年就成立了应对气候变化相关机构。1998 年成立了国家气候变化对策协调小组。2007 年 6 月，成立由时任国务院总理温家宝担任组长，相关部委和机构领导担任成员的国家应对气候变化及节能减排工作领导小组。2007 年 5 月 30 日，时任国务院总理温家宝主持召开国务院常务会议，强调要坚持以科学发展观为指导，把应对气候变化与实施可持续发展战略，加快建设资源节约型社会、环境友好型社会和创新型国家结合起来，纳入国民经济和社会发展总体规划和地区规划，努力控制温室气体的排放，不断提高适应气候变化的能力，促进中国经济发展与人口、资源、环境相协调，为国际社会做出积极贡献等。2007 年 6 月根据《联合国气候变化框架公约》，中国制定了《中国应对气候变化国家方案》，明确了到 2010 年中国应对气候变化的具体目标、基

本原则、重点领域及其政策措施，为了减缓和适应气候变化做出了积极的贡献。

中国在农业、森林与其他自然生态系统、水资源等领域，以及海岸带及沿海地区等脆弱区，制订并实施了相关的法律法规，并积极推进适应气候变化的政策和行动，取得了积极成效。①农业：国家制定并实施《农业法》、《草原法》、《渔业法》、《土地管理法》、《突发重大动物疫情应急条例》、《草原防火条例》等法律法规，努力建立和完善农业领域适应气候变化的政策法规体系。加强农业基础设施建设，开展农田水利基本建设，扩大农业灌溉面积、提高灌溉效率和农田整体排灌能力，推广旱作节水技术，增强农业防灾抗灾减灾和综合生产能力。实施"种子工程"，培育产量高、品质优良的抗旱、抗涝、抗高温、抗病虫害等的品种。②森林与其他自然生态系统：中国通过制定并实施《森林法》、《野生动物保护法》、《水土保持法》、《防沙治沙法》、《退耕还林条例》、《森林防火条例》、《森林病虫害防治条例》等相关法律法规，努力保护森林和其他自然生态系统。国家正在积极制定自然保护区、湿地、天然林保护等相关法律法规，推动全面实施全国生态环境建设和保护规划。③水资源：中国制定并实施《水法》、《防洪法》、《河道管理条例》等法律法规，编制完成了全国重要江河流域的防洪规划等水利规划，初步建立起适合国情的水利政策法规体系和水利规划体系，初步建成了大江大河流域防洪减灾体系、水资源合理配置体系和水资源保护体系。同时，大力推进水土流失综合治理，有效保护水土

资源，改善生态环境。④海岸带及沿海地区：依据《海洋环境保护法》、《海域使用管理法》，以及《海气相互作用业务体系发展规划（纲要）》等，国家确定了海洋领域应对气候变化业务体系的建设目标和内容，建立了综合管理的决策机制和协调机制，努力减缓与适应气候变化的不利影响。加强海岸带和沿海地区适应气候变化的能力建设。开展海气相互作用调查研究，深化海气相互作用的认识，初步建成海洋环境立体化观测网络，提高了海洋灾害防御能力。

（金银龙）

Liánhéguó Qìhòu Biànhuà Kuàngjià Gōngyuē

## 《联合国气候变化框架公约》

(*United Nations Framework Convention on Climate Change*, UNFCCC) 联合国大会 1992 年 6 月 4 日通过的一项公约。该公约规定发达国家为缔约方，应采取措施限制温室气体排放，同时要向发展中国家提供新的额外资金以支付发展中国家履行公约所需增加的费用，并采取一切可行的措施促进和方便有关技术的转让。该公约是世界上第一个为全面控制二氧化碳（$CO_2$）等温室气体排放，以应对全球气候变暖给人类经济和社会带来不利影响的国际公约，也是国际社会在对付全球气候变化问题上进行国际合作的一个基本框架。公约于 1994 年 3 月 21 日正式生效。2004 年 5 月，公约已拥有 189 个缔约国，截至 2009 年 12 月在丹麦首都哥本哈根举行的缔约方第 15 次会议为止，公约缔约国已增至 192 个。公约缔约国包括：①工业化国家。这些国家承诺要以 1990 年的排放量为基础进行削减，承担削减排放

温室气体的义务。如果不能完成削减任务，可以从其他国家购买排放指标。美国是唯一没有签署《京都议定书》的工业化国家。②发达国家。这些国家不承担具体削减义务，但承担为发展中国家进行资金、技术援助的义务。③发展中国家。不承担削减义务，以免影响经济发展，可以接受发达国家的资金、技术援助，但不得出卖排放指标。

**公约简介** 由序言和 26 条正文组成，是一个有法律约束力的公约，旨在控制大气中 $CO_2$、甲烷和其他造成温室效应的气体的排放，将温室气体的浓度稳定在使气候系统免遭破坏的水平。公约对发达国家和发展中国家规定的义务及履行义务的程序有所区别。要求发达国家作为温室气体的排放大户，采取具体措施限制温室气体的排放，并向发展中国家提供资金以支付他们履行公约义务所需的费用。发展中国家只承担提供温室气体源与温室气体汇的国家清单的义务，制订并执行含有关于温室气体源与温室气体汇方面措施的方案，不承担有法律约束力的限控义务。公约建立了一个向发展中国家提供资金和技术，使其能够履行公约义务的资金机制。

**建立历程** 1898 年，瑞典科学家斯万特·阿雷纽斯（Svante Arrhenius）警告，$CO_2$ 排放量可能会导致全球变暖。直到 20 世纪 70 年代，此警告才引起大众的广泛关注。为让决策者和一般公众更好地理解这些科研成果，联合国环境规划署和世界气象组织于 1988 年成立了政府间气候变化专门委员会（Intergovernmental Panel on Climate Change，IPCC）。IPCC 在 1990 年发布了第一份评估报

告。经过数百名科学家和专家的评议，该报告确定了气候变化的科学依据，对政策制定者和广大公众都产生了深远的影响，也影响了后续的气候变化公约的谈判。

20世纪80年代末至90年代初举行了一系列以气候变化为重点的政府间会议。1990年，第二次世界气候大会呼吁建立一个气候变化框架条约。会议由137个国家加上欧洲共同体进行部长级谈判，主办方为世界气象组织、联合国环境规划署和其他国际组织。经过艰苦谈判，最后宣言并没有制定任何国际减排目标，但它确定的一些原则为以后的气候变化公约奠定了基础。这些原则包括：气候变化是人类共同关注的公平原则，不同发展水平国家"共同但有区别的责任"，可持续发展和预防原则。广大公众已开始做出反应。在美国和其他一些地方的热浪和风暴虽然不是直接源于气候变化，但也导致了一系列对气候变化及其预期的新闻报道。1990年12月，联合国常委会批准了气候变化公约谈判。气候变化框架公约政府间谈判委员会在1991年2月至1992年5月期间进行了5次会议，参加谈判的150个国家的代表最终确定于1992年6月在巴西里约热内卢举行的联合国环境与发展大会签署公约。

公约为应对未来数十年的气候变化设定了减排进程。特别是建立一个长效机制，使政府间报告各自的温室气体排放和气候变化的情况。此信息将定期讨论以追踪公约的执行进度。此外，发达国家同意推动资金和技术转让，帮助发展中国家应对气候变化。还承诺采取措施，争取2000年温室气体排放量维持在1990年的水平。

**会议情况** 1995年3月28日首次缔约方大会在柏林举行以后，缔约方每年都召开会议。第2至第6次缔约方大会分别在日内瓦、京都、布宜诺斯艾利斯、波恩和海牙举行。1997年12月11日，第3次缔约方大会在日本京都召开。149个国家和地区的代表通过了《京都议定书》，并规定2008~2012年，主要工业发达国家的温室气体排放量要在1990年的基础上平均减少5.2%，其中欧盟将6种温室气体的排放削减8%，美国削减7%，日本削减6%。同时确立了三个实现减排的灵活机制，即联合履约、排放贸易和清洁发展机制。其中清洁发展机制同发展中国家关系密切，其目的是帮助发达国家实现减排，并协助发展中国家实现可持续发展，由发达国家向发展中国家提供技术转让和资金，通过项目提高发展中国家能源利用率，减少排放，或通过造林增加$CO_2$吸收，排放的减少和增加的$CO_2$吸收计入发达国家的减排量。根据《马拉喀什协议》的有关规定，发达国家通过清洁发展机制下造林和更新造林活动实现的年减排量不得超过其1990年排放量的1%。但是2000年11份在海牙召开的第6次缔约方大会期间，世界上最大的温室气体排放国美国坚持要大幅度折扣它的减排指标，使会议陷入僵局，大会主办者不得不宣布休会，并将会议延期到2001年7月在波恩继续举行。

2001年10月，第7次缔约方大会在摩洛哥马拉喀什举行。2002年10月，第8次缔约方大会在印度新德里举行。会议通过的《新德里宣言》，强调应对气候变化必须在可持续发展的框架内进行。2003年12月，第9次缔约方大会在意大利米兰举行。这些国家和地区温室气体排放量占世界总量的60%。2004年12月，第10次缔约方大会在阿根廷布宜诺斯艾利斯举行。2005年2月16日，《京都议定书》正式生效。已有156个国家和地区批准了该项协议。2005年11月，第11次缔约方大会在加拿大蒙特利尔市举行。2006年11月，第12次缔约方大会在肯尼亚首都内罗毕举行。2007年12月，第13次缔约方大会在印度尼西亚巴厘岛举行，会议着重讨论"后京都"问题，即《京都议定书》第一承诺期在2012年到期后如何进一步降低温室气体的排放。2007年12月15日，联合国气候变化大会通过了《巴厘岛路线图》，启动了加强公约和《京都议定书》全面实施的谈判进程，致力于在2009年年底前完成《京都议定书》第一承诺期，即2012年到期后全球应对气候变化新安排的谈判并签署有关协议。2008年12月，第14次缔约方大会在波兰波兹南市举行。2008年7月8日，八国集团领导人在八国集团首脑会议上就温室气体长期减排目标达成一致。八国集团领导人在一份声明中说，八国寻求与《联合国气候变化框架公约》其他缔约国共同实现到2050年将全球温室气体排放量减少至少一半的长期目标，并在公约相关谈判中与这些国家讨论并通过这一目标。

哥本哈根世界气候大会全称是《联合国气候变化框架公约》第15次缔约方会议暨《京都议定书》第5次缔约方会议，也被称为哥本哈根联合国气候变化大会，于2009年12月7~18日在丹麦首都哥本哈根召开。12月7日起，192个国家的环境部长和其他官员们在哥本哈根召开联合国气候会议，商讨《京都议定书》一期承诺到期后的后续方案，就未来应对气候变化的全球行动签署新的协议。这是继《京都议定书》后又一具有划时代意义的全球气候协议书，将对地球今后的气候变化走向产生决定性的影响。这是一次被喻为"拯救人类的最后一次机会"的会议。会议在现代化的贝拉中心举行，为期2周。

《联合国气候变化框架公约》的目标是减少温室气体排放，减少人为活动对气候系统的危害，减缓气候变化，增强生态系统对气候变化的适应性，确保粮食生产和经济可持续发展。为实现上述目标，公约确立了五个基本原则：①"共同但有区别"的原则，要求发达国家应率先采取措施，应对气候变化。②要考虑发展中国家的具体需要和国情。③各缔约国方应当采取必要措施，预测、防止和减少引起气候变化的因素。④尊重各缔约方的可持续发展权。⑤加强国际合作，应对气候变化的措施不能成为国际贸易的壁垒。

(金银龙)

wēnshì xiàoyìng

## 温室效应 (greenhouse effect)

煤炭、石油和天然气燃烧后放出大量二氧化碳（$CO_2$）等气体进入大气所致地球表面升温的效应。又称花房效应。是大气保温效应的俗称。大气能使太阳短波辐射到达地面，但地表向外放出的长波热辐射线却被大气吸收，使地表与低层大气温度增高，因其作用类似于栽培农作物的温室，故名温室效应。大气中能吸收地面反射的太阳辐射并重新发射辐射的一些气体，称为温室气体。重要的温室气体包括臭氧（$O_3$）、

$CO_2$、氧化亚氮（$N_2O$）、甲烷（$CH_4$）、氯氟碳化物类（CFC，HFC，HCFC）、全氟碳化物（PFC）及六氟化硫（$SF_6$）等。1997年于日本京都召开的联合国气候变化框架公约第三次缔约国大会中所通过的《京都议定书》，明确指出6种气体应当减排：$CO_2$、$CH_4$、$N_2O$、HFC、PFC及$SF_6$。工业革命以来，人类向大气中排入的温室气体逐年增加，大气的温室效应也随之增强。$CO_2$等气体具有吸热和隔热的功能，在大气中增多的结果是形成一种无形的玻璃罩。

**影响** 当地球表面大气中$CO_2$和其他有温室效应的气体含量增加，地表气温可能上升。据测算，到21世纪中叶，$CO_2$浓度可达到产业革命前的1倍，全球年平均气温可能要高1.5～4.5℃。温室效应会对环境和人类生活产生潜在的影响。

**对环境的影响** ①气候转变：温室气体浓度的增加会减少红外线辐射放射到太空外，地球的气候因此需要转变来使吸收和释放辐射的量达至新的平衡。这转变可包括"全球性"的地球表面及大气低层变暖，将过剩的辐射排放出外。地球表面温度的少许上升可能会引发其他的变动，如大气层云量及环流的转变。其中某些转变可使地面变暖加剧（正反馈），某些转变则可令变暖过程减慢（负反馈）。利用复杂的气候模式，政府间气候变化专门委员会第三份评估报告中，估计全球的地面平均气温会在2100年上升1.4～5.8℃。这预计已考虑到大气层中悬浮粒子倾向于对地球气候降温的效应与海洋吸收热能的作用（海洋有较大的热容量）。但是，还有很多未确定的因素会影

响这个推算结果。例如，未来温室气体排放量的预计、对气候转变的各种反馈过程和海洋吸热的幅度，等等。②地球上的病虫害增加：美国科学家发出警告，全球气温上升令北极冰层融化，被冰封十几万年的史前致命病毒可能会重见天日，导致全球陷入疫症恐慌，人类生命受到严重威胁。纽约锡拉丘兹大学的科学家在《科学家杂志》中指出，早前他们发现一种植物病毒TOMV，由于该病毒在大气中广泛扩散，推断在北极冰层也有其踪迹。于是研究人员从格陵兰采取4块冰龄有500～14万年的冰块，发现了TOMV。研究人员发现该病毒表面被坚固的蛋白质包围，可在逆境生存。这项新发现令研究人员相信，一系列的流行性感冒、脊髓灰质炎和天花等疫症病毒可能藏在冰块深处，人类对这些原始病毒没有抵抗能力，当全球气温上升令冰层溶化时，这些埋藏在冰层千年或更长时间的病毒便可能会复活，形成疫症。科学家表示，虽然他们不知道这些病毒的生存希望，或者其再次适应地面环境的机会，但肯定不能排除病毒卷土重来的可能性。③海平面上升：全球暖化使南北极的冰层迅速融化，海平面不断上升。世界银行的一份报告显示，即使海平面只小幅上升1m，也足以致5600万发展中国家人民沦为难民。全球第一个被海水淹没的有人居住岛屿即将产生，位于南太平洋国家巴布亚新几内亚的岛屿卡特瑞岛，岛上主要道路水深及腰，农地全变成烂泥巴地。④气候反常，海洋风暴增多。⑤土地干旱，沙漠化面积增大。

**对人类生活的潜在影响** ①经济影响：全球有超过一半人

口居住在沿海 100km 的范围以内，其中大部分住在海港附近的城市区域。海平面的显著上升对沿岸低洼地区及海岛会造成严重的经济损害。例如，加速沿岸沙滩被海水的冲蚀、地下淡水被上升的海水推向更远的内陆地方。②农业影响：在高浓度 $CO_2$ 的环境下，植物会生长得更快速和高大。但是，"全球变暖"的结果可影响大气环流，继而改变全球的雨量分布与各大洲表面土壤的含水量。由于未能清楚了解"全球变暖"对各地区性气候的影响，以致对植物生态所产生的转变亦未能确定。③海洋生态的影响：沿岸沼泽地区消失肯定会令鱼类，尤其是贝壳类的数量减少。河口水质变咸会减少淡水鱼的品种数目，相反该地区海洋鱼类的品种也可能相对增多。至于整体海洋生态所受的影响仍未能清楚知道。④水循环的影响：全球降雨量可能会增加，但地区性降雨量的改变则仍未知。某些地区可有更多雨量，但有些地区的雨量可能会减少。此外，温度的提高会增加水分的蒸发，这对地面上水源的运用带来压力。

**对策** ①全面禁用氯氟碳化物。②保护森林：停止森林破坏，实施大规模造林，力促森林再生。③提升能源使用效率，削减化石燃料消费。④倡导低碳，开发利用新能源。

（金银龙）

*Jīngdū Yìdìngshū*

**《京都议定书》**（*Kyoto Protocol*）　全称《联合国气候变化框架公约的京都议定书》，是《联合国气候变化框架公约》的补充条款，1997 年 12 月 11 日在日本京都由联合国气候变化框架公约参加国第三次会议制定。其目标是"将大气中的温室气体含量稳定在一个适当的水平，进而防止剧烈的气候改变对人类造成伤害"。

**背景**　1997 年 12 月，条约在日本京都通过，并于 1998 年 3 月 16 日至 1999 年 3 月 15 日间开放签字，共有 84 国签署，条约于 2005 年 2 月 16 日开始强制生效，到 2009 年 2 月，一共有 183 个国家通过了该条约（超过全球排放量的 61%），引人注目的是美国没有签署该条约。条约规定，它在"不少于 55 个参与国签署该条约并且温室气体排放量达到附件 I 中规定国家在 1990 年总排放量的 55% 后的第 90 天"开始生效，这两个条件中，"55 个国家"在 2002 年 5 月 23 日当冰岛通过后首先达到，2004 年 12 月 18 日俄罗斯通过了该条约后达到了"55%"的条件，条约在 90 天后于 2005 年 2 月 16 日开始强制生效。美国人口仅占全球人口的 3%～4%，而排放的二氧化碳却占全球排放量的 25% 以上，为全球温室气体排放量最大的国家。美国曾于 1998 年签署了《京都议定书》。但在 2001 年 3 月，布什政府以"减少温室气体排放将会影响美国经济发展"和"发展中国家也应该承担减排和限排温室气体的义务"为借口，宣布拒绝批准《京都议定书》。

**目标**　《京都议定书》的签署是为了人类免受气候变暖的威胁。发达国家从 2005 年开始承担减少碳排放量的义务，发展中国家则从 2012 年开始承担减排义务。《京都议定书》需要在占全球温室气体排放量 55% 以上的至少 55 个国家批准，才能成为具有法律约束力的国际公约。中国于 1998 年 5 月签署并于 2002 年 8 月核准了该议定书。欧盟及其成员国于 2002 年 5 月 31 日正式批准了《京都议定书》。2004 年 11 月 5 日，俄罗斯总统普京在《京都议定书》上签字，使其正式成为俄罗斯的法律文本。截至 2005 年 8 月 13 日，全球已有 142 个国家和地区签署该议定书，其中包括 30 个工业化国家，批准国家的人口数量占全世界总人口的 80%。

**减排方式**　《京都议定书》于 2005 年 2 月 16 日正式生效。这是人类历史上首次以法规的形式限制温室气体排放。为了促进各国完成温室气体减排的目标，议定书允许采取以下四种减排方式：①两个发达国家之间可以进行排放额度买卖的"排放权交易"，即难以完成削减任务的国家，可以花钱从超额完成任务的国家买进超出的额度。②以"净排放量"计算温室气体排放量，即从本国实际排放量中扣除森林所吸收的二氧化碳的数量。③可以采用绿色开发机制，促使发达国家和发展中国家共同减排温室气体。④可以采用"集团方式"，即欧盟内部的许多国家可视为一个整体，采取有的国家削减、有的国家增加的方法，在总体上完成减排任务。

（金银龙）

*chòuyǎngcéng pòhuài*

**臭氧层破坏**（*depletion of ozone layer*）　平流层中臭氧浓度降低甚至出现空洞的现象。臭氧层指大气层的平流层中臭氧浓度相对较高的部分，其主要作用是吸收短波紫外线。自然界中的臭氧层大多分布在距地表 10～50km 的高空。人们逐渐认识到平流层大气中的臭氧正在遭受越来越严重的破坏，大气臭氧浓度有减少的趋势。20 世纪 80 年代英国和美国南极考察队相继发现并证实在南极上空出现臭氧空洞，联邦德国北极考察队也在北极上空发现类似空洞，而且这种空洞尚在扩大。

**原因** 尽管大气臭氧层遭受破坏的原因及过程极为复杂，但环境化学污染物的作用是肯定的，含氯和含溴物质的排放是造成臭氧空洞的元凶。典型的是氯氟碳化物即氟利昂（CFC）和溴代氟烃（哈龙，Halon）。CFC在对流层中降解缓慢，进入平流层后，受到短波紫外线辐射作用，产生光降解而释放出游离氯。游离氯与臭氧反应而破坏臭氧层的平衡。溴与氯有协同作用，可加速臭氧的消耗。工业生产、飞机运行的废气排放和含氮化肥施用等都可能向大气释放氮氧化物，NO 和 $NO_2$ 对臭氧也有破坏作用。

**对人体健康的主要危害** 臭氧层耗减的直接影响是引起地球表面波长为 280~315nm 的紫外光（UVB）的辐射增加。据估计，在中纬度区，平流层臭氧减少 1%，UVB 到达地球表面的辐射量增加 2%。这种 UVB 辐射量增加到一定程度，可能产生不良影响。①皮肤癌增多：接触太阳光线与三种类型的皮肤癌——基底细胞癌、鳞状细胞癌（亦称非黑瘤皮肤癌）和皮肤黑素细胞瘤的发生是有关的。②大气光化学氧化剂增加：地球表面 UVB 辐射量的增加，加上全球变暖，会加速大气中的化学污染物的光化学反应速率，使大气中的光化学氧化剂的产量增加，大气质量恶化，污染区居民的呼吸道疾病和眼疾发病率可能升高。③免疫系统的抑制：UVB 可使免疫系统功能发生变化。引起这种变化的 UVB 辐射量，远小于使肿瘤发生率增高的量。UVB 是白内障的发病原因之一。估计臭氧减少 1%，白内障患者将会增加 0.2%~0.6%。

**保护大气臭氧层的行动** 高空逆温的存在使大气臭氧层耗竭物质的垂直扩散受阻，但在水平方向却弥散得较快。人为排出的废气大约 1 周就能在经向散布到全球，几个月可在纬向散布到全球。某国、某地区的单独行动不可能解决其上空的臭氧层耗竭问题，必须国际合作，共同努力。世界各国正在开展广泛的行动保护臭氧层。其中最重要的有 1987 年通过旨在控制臭氧层损耗物质（ozone depleting substances，ODS）的《蒙特利尔议定书》，1990 年通过该议定书的《修正案》。迄今已经签字的缔约国有 165 个。《修正案》规定了 5 类、20 种 ODS 为受控物质，并列出了 34 种含氢氯氟烃（HCFC）类物质为过渡性物质。对于 CFC、Halon、$CCl_4$ 等主要 ODS 物质，发达国家在 1996 年已经停用，发展中国家按规定也在 2010 年前全面禁用。除此，在寻找用以取代长寿命 ODS 物质方面也取得了一些进展，但绝大部分仍为过渡性替代产品，如 1,1,1,2-四氟乙烷（HFC-134a，冷冻剂，代替 CFC-12）、HCFC-141b（发泡剂，代替 CFC-11）、三氟二氯乙烷（HCFC-123，冷冻剂，代替 CFC-11）等。

**氯氟碳化物**（chlorofluorocarbon，CFC） 一组由氯、氟及碳组成的卤代烷。又称氟氯烃、氯氟烃类、氯氟化碳。因为低活跃性、不易燃烧及无毒，氯氟碳化物被广泛使用于日常生活中。氟利昂是氟氯甲烷的商标名称。CFC 由托马斯·米奇利（Thomas Midgley）为首的美国科学家于 1928 年人工合成，用作冷藏器的冷冻剂（雪种），因为过往的冷冻剂（如氨及二氧化硫）都易燃或有毒。其后，CFC 被广泛使用，直至 20 世纪末科学家意识到 CFC 的害处为止。

CFC 无味、无易燃性、无毒性、无腐蚀性及相当稳定，用途广泛。①压缩喷雾喷射剂：液态 CFC 通常被加进喷漆及杀虫剂等压缩喷雾的容器。当使用者使用压缩喷雾时，容器内的压力会降低，导致液态 CFC 气化，令内里的液体喷射出来。②清洁剂：CFC 能够溶解油脂，故被用作电子零件及金属用品的清洁剂。③冷冻剂：被用作冷冻剂的 CFC，被称为氟利昂。氟利昂气化时吸收大量内能，令附近环境变冷，所以成为冷藏器（如冰箱及空调）的冷冻剂。④发泡剂：在制造发泡胶的过程中，CFC 被混合于塑胶中，成为发泡胶的气泡。⑤抗凝剂：氯氟碳化物也被加进汽油中，防止汽油因低温而凝结。

部分使用后的 CFC 上升到平流层。其具有低活跃性、低生物降解性及不溶于水的特点，很难被分解，在太阳的紫外线照射下会分解出氯自由基，破坏臭氧。此等破坏是连锁反应，威力很大。一个氯原子可以破坏近十万个臭氧分子。鉴于 CFC 对臭氧层的破坏日益严重，多个国家于 1987 年 9 月于加拿大蒙特利尔签署《蒙特利尔议定书》，分阶段限制使用。1996 年 1 月 1 日起，CFC 正式被禁止生产。

**臭氧损耗潜势值**（ozone depression potential，ODP），表示大气中氯氟碳化物质对臭氧破坏的相对能力，以 R11 为 1.0。ODP 值越小，制冷剂的环境特性越好。ODP ≤ 0.05 的制冷剂是可以接受的。

（金银龙）

Méngtèlì'ěr Yìdìngshū

## 《蒙特利尔议定书》（*Montreal Protocol on Substances that Deplete the Ozone Layer*）

全名《蒙特利尔破坏臭氧层物质管制议定书》。是联合国为了避免工业产品中的氯氟碳化物（CFC）对地球臭氧层继续造成恶化及损害，承续1985年保护臭氧层维也纳公约的大原则，于1987年9月16日邀请所属26个会员国在加拿大蒙特利尔所签署的环境保护议定书。该议定书自1989年1月1日起生效。

**内容概要** 《蒙特利尔议定书》中对CFC-11、CFC-12、CFC-113、CFC-114、CFC-115等五项CFC及三项哈龙（Halon）的生产做了严格的管制规定，并规定各国有共同努力保护臭氧层的义务，凡是对臭氧层有不良影响的活动，各国均应采取适当防治措施，影响的层面涉及电子光学清洗剂、冷气机、发泡剂、喷雾剂、灭火器等。此外，议定书中亦决定成立多边信托基金，援助发展中国家进行技术转移。议定书中虽然规定将CFC的生产冻结在1986年的规模，并要求发达国家在1988年将其制造量减少50%，同时自1994年起禁止哈龙的生产。但是1988年的春天，美国国家航空航天局发表了"全球臭氧趋势报告"，指出全球遭破坏的臭氧层并不仅仅限于南极与北极的上空，也间接证实了《蒙特利尔议定书》对于CFC的管制仍然不足。据此，1990年6月联合国在英国伦敦召开《蒙特利尔议定书》缔约国第二次会议，并对议定书内容作了大幅修正，其中最为重要者即为扩大列管物质，除原有列管项目之外，增加CFC-13等10种物质、四氯化碳以及三氯乙烷，共计12种化学物质，并加速提前于2000年完全禁用上述物质。之后联合国又陆续修订管制范围，包括1992年的哥本哈根修正案、1997年的蒙特利尔修正案，以及1999年的北京修正案。其中最重要的为哥本哈根修正案，决议将发达国家的CFC禁产时程提前至1996年1月实施，而非必要之消费量均严格禁止。

**签订历程** 《保护臭氧层维也纳公约》签署2个月后，英国南极探险队队长法曼（J. Farman）宣布，自从1977年开始观察南极上空以来，每年都在9~11月发现有"臭氧空洞"，引起举世震惊。1985年9月，为制订具有实质性控制措施的议定书，联合国环境规划署（United Nations Environment Programme，UNEP）组织召开了专题讨论会。同年10月，决定成立保护臭氧层工作组，从事制订议定书的工作。1987年9月，由UNEP组织的"保护臭氧层公约关于含CFC议定书全权代表大会"在加拿大的蒙特利尔市召开。出席会议的有36个国家、10个国际组织140名代表和观察员，中国政府也派代表参加了会议。同年9月16日，24个国家签署了《蒙特利尔破坏臭氧层物质管制议定书》（以下简称《议定书》）。中国政府认为《议定书》没有体现出发达国家是排放CFC造成臭氧层耗减的主要责任者，对发展中国家提出的要求不公平，当时没有签订这个议定书。由于保护臭氧层形势发展的需要，加上《议定书》制订时未能充分反映发展中国家的意见，在1989年5月赫尔辛基缔约方第一次会议之后，80个国家代表齐聚赫尔辛基，开始了《议定书》的修正。其中，同意尽早将《蒙特利尔议定书》中列管的化学物质逐步替换，但是绝不能晚于2000年。

**影响** 工业界的影响：①冷媒中主要的臭氧层破坏者CFC-12或许可由HFC-134a取代，但化工工程师认为HFC-134a在制造上较为困难，价格也贵于CFC-12，而且较CFC-12更须常更换。而用作塑胶发泡剂的CFC-11，暂时所提出的替代品为HCFC-22，此化合物作为一般家庭的冷气机已有使用，但并没有CFC-11的热绝缘性质，所以其未来的应用将受到更多的限制。②关于清洗电路板环境安全溶剂，将研发一种新且优于CFC-113与其他含氯溶剂的产品。此项产品命名为BIOACT，它包含了一些可由天然植物如柑橘类果皮或树干中萃取物。只是用作新产品取代CFC-113则另外需要新的程序与清洗电路板的装置。③CFC-11、CFC-12和CFC-113的替代品，仍需长期的研发，因为很多替代品的工业性质均逊于CFC，亦不耐用，甚至还须设计更多的设备。这些替代品在低压下易分解，但对臭氧层不具威胁，但是，人类暴露在这些替代品中将有潜在危险性或引发其他环境问题（如酸雨），亟待研发一个完全安全的替代物，而不是另一种可能对人类有害或使气候突变的危险替代品。

个人的影响：①停用保丽龙餐具及其他制品，因为保丽龙制作过程所用发泡剂是CFC。②要求以CFC或哈龙制成的产品必须加上标示，以警告消费者此产品对臭氧层的危害。③终止不必要及浪费的使用。④避免购买含有CFC的物品。⑤要求国家对氟氯碳制造商征收特别税。⑥汽车、冰箱或冷气含有氟氯碳，应检查它们是否泄漏。如果必须重新添加，应找有冷媒回收设备的厂商。

(金银龙)

dàqì zōngsè yúntuán

## 大气棕色云团（atmospheric brown clouds，ABC）

大量污染物飘移汇集而成的棕色大气团。1995~1999年，"印度洋观测实验"在印度洋、南亚和东南亚的上空发现了厚约3千米、面积为900多万平方千米的棕色大气团。其主要成分为含碳颗粒物、有机颗粒物、硫酸盐、硝酸盐和铵盐等，主要来源于生物和化石燃料的燃烧、森林大火、火山爆发及沙尘暴等。大气棕色云团的发现开拓了人、气候与大气污染相互影响研究的新领域。日益增多的灰霾天气可能与棕色云团有关。棕色云团对气候变暖可能具有双重影响：一方面，云团中的颗粒可吸收太阳光而使地表变暖；另一方面，由于反射和散射作用，颗粒物可减少到达地表的太阳光而降低地表温度。研究表明，其综合效应是使气候变暖。联合国环境规划署的一项科学研究表明：棕色云团几乎使东亚和南亚地区的温室效应严重程度增加了50%。对棕色云团的研究尚处于起步阶段，亦缺乏专门针对棕色云团与健康影响的研究，只能通过大气棕色云团相关成分的健康影响来推测，棕色云团可能与呼吸系统疾病、心血管系统疾病及早死等有关。

(金银龙)

huāngmòhuà

## 荒漠化（desertification）

人为和自然因素的综合作用下，干旱、半干旱和一些半湿润地区，生态环境遭到破坏，造成土地生产力的衰退或丧失而形成荒漠或类似荒漠的过程。此为广义荒漠化。此过程包括风力作用下的沙丘和片状流沙侵袭，植被破坏造成的森林消失和草场退化，旱作农地生产量和潜力的衰退，灌溉农地的水渍化和次生盐渍化，流水侵蚀、地下水和地表水质与量的退化等。狭义荒漠化（即沙漠化）是指在脆弱的生态系统下，人为过度经济活动，破坏其平衡，使原非沙漠的地区出现了类似沙漠景观的环境变化过程。凡发生沙漠化过程的土地都被称为沙漠化土地。

**概念形成过程** "荒漠化"一词最早出现在路易·拉沃德（Louis Lavauden）1927年的一篇科学论文中，用"desertification"描述撒哈拉地区荒漠化的景观，指出这一地区的荒漠化完全是人为因素造成的。1949年法国科学家奥波维尔（Aubreville）提出"荒漠化"的概念。他在研究非洲热带森林地区的生态问题时，将该区域森林植被遭到破坏后，生态景观由森林演变为草原，进而退化演变为类似荒漠景观的环境变化过程，称之为"荒漠化"。20世纪60年代末至70年代初，非洲西部撒哈拉地区连年严重干旱，造成空前灾难，这一悲剧使国际社会更加密切地关注全球干旱地区的土地退化，"荒漠化"名词开始广泛运用。

《联合国关于在发生严重干旱和（或）荒漠化的国家（特别是在非洲）防治荒漠化的公约》，以下简称《联合国防治荒漠化公约》：1992年6月在巴西里约热内卢召开的世界环境与发展大会，首次把防治荒漠化列为国际社会优先发展和采取行动的领域，并纳入《21世纪议程》。1993年政府间开始《联合国防治荒漠化公约》的谈判并于1994年签订了该公约。公约从成因和发生范围对荒漠化做出了解释："包括气候和人类活动在内种种因素造成的干旱、半干旱和亚湿润地区的土地退化"。也就是由于大风吹蚀、流水侵蚀、土壤盐渍化等造成的土壤生产力下降或丧失，都称为荒漠化。1994年6月17日公约文本正式通过。

世界防治荒漠化和干旱日：1994年12月19日第49届联合国大会根据联大第二委员会（经济和财政）的建议，通过了49/115号决议，从1995年起把每年的6月17日定为"世界防治荒漠化和干旱日"，旨在进一步提高世界各国人民对防治荒漠化重要性的认识，唤起人们防治荒漠化的责任心和紧迫感。

**形成因素** 有自然因素和人为因素。自然地理条件和气候变化形成荒漠化的过程较缓慢，人类活动刺激并加速了荒漠化的进程，是导致荒漠化的主要原因。联合国曾对荒漠化地区45个点进行了调查，结果表明由自然变化（如气候变化）引起的占13%，其余87%均属人为因素所致。

自然因素主要指异常的气候条件造成植被退化，风蚀加快而导致荒漠化，包括干旱（基本条件）、地表松散物质（物质基础）、大风吹扬（动力）等。人为不合理的经营活动是荒漠化发生和发展的重要因素，主要有：过度垦植使土地衰竭；粗放型生产方式如过度放牧使地表植被退化；砍伐森林造成植被破坏和水土流失加速荒漠化进程；不良灌溉方式使土壤板结、盐碱化；水资源的过度利用及污染。人口过快增长也是荒漠化发生、发展的重要诱因。人口增长过快，对粮食的需求量增加，造成人口稠密区人为活动增强，垦植率增高，植被破坏严重，加速了荒漠化的形成。

两种因素综合地作用，其程度及在空间扩展受干旱程度和人畜对土地压力强度的影响。荒漠化也有逆转和自我恢复的可能性，其概率大小及逆转时间长短受自然条件（特别是水分条件）、地表情况和人为活动强度的影响。

**形成过程** 以风力作用下的荒漠化过程为例，包括三个阶段。①发生阶段：仅存在发生荒漠化的条件，如气候干燥、地表植被开始被破坏等，即潜在荒漠化。②发展阶段：地面植被已被破坏，出现风蚀、粗化、斑点状流沙和低矮灌丛沙堆。随风沙活动加剧，进一步出现流动沙丘或吹扬的灌丛沙堆，包括发展中的荒漠化（荒漠化土地占土地面积 20% 以下）和强烈发展的荒漠化（荒漠化土地占土地面积 20% ~ 50%）。③形成阶段：地表广泛分布流动沙丘或吹扬的灌丛沙堆，其面积占土地面积 50% 以上，为严重荒漠化。

**分类** 荒漠化土地分为下列几类。

**风蚀荒漠化** 沙质荒漠化，即沙漠化，是以风力为主要侵蚀营力造成的土地退化。主要指在干旱多风的沙质地表条件下，人为过度活动，叠加以空气动力为主的自然营力，使土壤及细小颗粒被剥离、搬运、沉积、磨蚀，造成地表出现风沙活动（风蚀和风积）为主要标志的土地退化。干旱多风和沙源丰富的沙质地表是产生风蚀沙漠化的条件和物质基础。特别是干旱大风在时间上同步的情况下，人为活动造成植被的破坏，为沙漠化的发生提供

了可能。中国风蚀荒漠化土地面积约有 160.7 万平方千米，主要分布在干旱、半干旱地区，在各类型荒漠化土地中面积最大、分布最广。其中分布在干旱地区的有 87.6 万平方千米，占风蚀荒漠化土地总面积的 54.5%；分布在半干旱地区 49.2 万平方千米，占 30.6%；在亚湿润干旱地区也有零散分布，总面积仅为 23.9 万平方千米，占 14.9%。

**水蚀荒漠化** 即狭义的水土流失，是指以水力（降水、流水）为主要侵蚀营力的地区，人类不合理的经济活动，破坏了地表原有的植被条件，加剧了降水、流水对地表的冲刷、侵蚀和破坏，造成地表水土资源强烈损失和破坏，地面裸露或发生破碎，土地生产力下降或丧失的土地退化现象。其表现形式有面状侵蚀、沟状侵蚀、泻溜、陷穴、滑坡、山洪、泥石流等。中国水蚀荒漠化总面积约 20.5 万平方千米，主要分布在黄土高原北部的无定河、窟野河、秃尾河等流域，东北地区主要分布在西辽河的中上游及大凌河的上游。

**冻融荒漠化** 在昼夜或季节性温差较大的地区，岩石或土壤由于剧烈的热胀冷缩造成结构的破坏或质量的退化。这些地区一般生物的生产力较低，是一种特殊的荒漠化类型，除中国之外，世界上其他地区或国家少见。中国冻融荒漠化土地的面积共约 36.6 万平方千米，主要分布在青藏高原。

**盐渍荒漠化** 在干旱、半干旱条件下，因不合理灌溉和管理措施不当所产生的可溶性盐类在地表的累积而造成的土地退化过程。中国盐渍化土地总面积约有 23.3 万平方千米。土壤盐渍化比

较集中连片分布的地区有柴达木盆地、塔里木盆地周边绿洲、天山北麓山前冲积平原地带、河套平原、银川平原、华北平原及黄河三角洲。

**其他因素形成的荒漠化** 除上述 4 种主导因素外，其他因素综合作用引起的荒漠化，荒漠化的程度一般以轻度为主。

据报道，风蚀荒漠化占全球土地退化总面积的 41.7%，水蚀荒漠化类型占总面积的 45.1%，二者合计占土地退化总面积的 86.8%；其他原因引起的土地退化面积占全球土地退化总面积的 13.2%。中国的风蚀荒漠化占荒漠化总面积的 61.3%，水蚀荒漠化占 7.8%，盐渍荒漠化占 8.9%，冻融荒漠化占 13.8%，其他占 8.2%。可见全球土地荒漠化的主要类型是风蚀和水蚀，中国则主要是风蚀。

（吴 峰）

tǔdì tuìhuà

**土地退化**（land degradation）土地受到人为因素和（或）自然因素干扰、破坏而改变土地原有的内部结构、理化性状，土地环境日趋恶劣，减少或失去其生产潜力的演替过程。土地退化包括沙漠外侵及不当开垦所致荒漠化、草原过牧或不当打草导致草场退化、水土流失造成土地退化、耕地施肥不足导致土壤肥力下降、不合理灌溉引起土壤盐渍化、污染造成土地退化。其结果是土地质量下降，甚至可能丧失使用价值。

**概念形成过程** "土地退化"的概念由联合国粮农组织于 1971 年发表的《土地退化》（*Land Degradation*）首次提出。后来，一些学者和国际学术组织又针对土地退化的类型和退化（荒漠化）的成因进行了深入探讨。博埃尔

斯（Boels，1992）、拉尔（Lal）和斯图尔德（Steward，1990）所著的《土壤退化》（Soil Degradation）等一系列专著的相继出版，标志着土地退化研究的活跃和日益成熟。约翰逊（Johnson）和刘易斯（Lewis）在考证了以往文献中"土地退化"一词的用法后，指出其中对土地退化的两个关键方面的看法一般是统一的：一是土地系统的生物生产力必须有显著下降，二是这种下降源于人类活动而非自然事件。1994年通过的《联合国防治荒漠化公约》中对土地退化的解释是：使用土地或由于一种营力或数种营力致干旱、半干旱和亚湿润干旱区雨浇地、水浇地或使草原、牧场、森林和林地的生物或经济生产力和复杂性的丧失，包括风蚀和水蚀致土壤物质流失、土壤物理化学和生物特性或经济特性的退化、自然植被长期丧失。

**类型**  ①土地侵蚀（水土流失）：自然界发生风力、洪水（水力）和机械重力及人为滥垦、滥伐、滥牧等原因所致。②土地沙漠化：主要发生在干旱、半干旱地区。③土地盐碱化：主要是灌溉不当和排水不畅所致。④土地次生潜育化：水田土地的退化形式，主要是排灌不当和不合理耕作制度所造成。⑤土地污染：主要由工业"三废"污染、化肥农药污染和生物污染（种子、产品污染）所造成。还有对土地的不合理利用造成的土地质量退化等。

**形成因素**  直接原因：一是退化土地生态系统抗干扰能力、稳定性和自我调节能力差；二是不合理的人类活动，如毁林开荒、陡坡开垦、过度放牧等。主要自然制约因子有三个方面：①地貌及其物质的不稳定性。处在中国

第二级地势阶梯东部，有一半以上区域为山地丘陵，地面斜坡不稳定。大面积的第四纪松散沉积物覆盖，特别是风成沙和黄土的连续、大片覆盖，使地表物质极不稳定。盐碱土分布广泛。②外营力多变，降水不稳定。处在东部季风区向西北干旱区的过渡区，是亚热带向寒温带过渡的位置。这一方面外营力表现出西北部风力侵蚀、东南部水力侵蚀、北部冻融侵蚀的地域差异，另一方面，外营力受季风强弱的影响，表现出水力侵蚀的强度和范围的多变性，以及由此产生的水力-风力复合侵蚀、水力-冻融复合侵蚀的叠加与变化。③气候演变，变干、变暖。北方整体呈现干旱化趋势，是此区草原整体呈现退化趋势的主要自然原因。气候变暖，加速土壤蒸发，改变局地大气环流，影响降水变化的区域分布，加剧区域干旱化，加速草地退化和风蚀沙化。风力作用为主的区域，具有风成沙和沙质土的地段是沙漠化发生的敏感区；水力作用为主的区域，具有斜坡（山地丘陵）的地段是水土流失发生的敏感区，其中黄土覆盖的丘陵最为敏感；盐碱性土分布区是盐渍化发生的敏感区；受气候变化影响，草地区最为敏感；三大外营力过渡地带与地貌斜坡不稳、物质不稳相交错地带在空间上吻合，也正是季风的尾闾区域，是土地退化发生最敏感的地带。

土地退化是自然因素与人为因素综合作用的结果，自然因素仅为条件，人类不合理的活动及其他有关社会经济因素才是主要原因。布莱基（Blaikie）和布鲁克菲尔德（Brookfield）认为，土地退化是多种力共同作用的产物，其中人和自然力都有各自的位置

或作用。

**危害与防治**  后果包括生产能力下降、人口迁移、粮食不安全、基本资源和生态系统破坏，以及物种和遗传方面的生境变化所致生物多样性遗失。其主要影响是土地生产力下降和农牧业减产，带来严重经济损失和社会恶果，甚至会产生大量生态难民。

根据《联合国防止荒漠化公约》的资料，全球有70%的干地（不包括极端干旱的沙漠及冰封地区的土地）已面临不同程度和类型的退化，总面积约达3600万平方千米，占全球陆地面积的1/4。地处热带亚热带地区的亚洲和其他洲，土壤退化尤为突出。根据康乃尔大学2006年的报告，全球土壤流失的速度比形成的速度快10~40倍，每年破坏的耕地面积逾9万平方千米。联合国环境规划署估计，每年由于土地沙漠化和土地退化造成的经济损失达420亿美元。亚洲损失最大，其次是非洲、北美洲、澳洲、南美洲、欧洲。放牧土地退化面积最大，损失也最大，灌溉土地和雨浇地受损失情况大致相同。中国每年因土地沙化造成的直接经济损失超过540亿元。

土地退化的防治应遵循自然规律，因地制宜。中国主要采用植树种草、围栏封育等生物措施与淤地坝、谷坊等工程措施及农业耕作的治理措施，人工恢复与人工促进自然修复相结合。加强科研监测，探索不同地区、不同类型土地退化的发生机制、发展趋势和防治对策，为防治土地退化提供科学依据。

（吴峰）

shāchénbào

**沙尘暴**（sand duststorm）  强风把地面大量沙尘物质吹起并卷入

空中，水平能见度<1km的严重风沙天气现象。沙尘暴，是沙暴和尘暴兼有的总称。沙暴是大风把大量沙粒吹入近地层所形成的携沙风暴，尘暴是大风把大量尘埃及其他细粒物质卷入高空所形成的风暴。

**概念形成过程**　沙尘暴是沙漠及其邻近地区特有的灾害性天气。此自然灾害并非始于现代。据科学家对深海岩芯和冰盖沉积物的测定，早在白垩纪末（距今7000万年）地球上就有沙尘暴出现，但人类对其研究却较晚，国外始于20世纪20年代，中国始于20世纪50年代。

**发生**　可分为分离、输送和沉积三个过程。风力达到使土壤颗粒运动时，土壤颗粒分离。分离的颗粒在风力作用下，在空中或沿着土壤表面输送移动。当风速降低时，飘移或滚动颗粒就会沉积。在沙尘暴发生的过程中，土壤颗粒的移动有三种类型。①跃移：在干旱的田间状况下，土壤表面1m高处，风速5m/s就能吹起土壤沙尘。②悬浮：直径<0.1mm的颗粒被风刮起，随风输送，是影响空气质量的最主要的成分。③滚动：直径0.5～1mm的大颗粒（多为沙粒），不能进入风中，其在土壤表面滚动使沙粒在地面沉积，淹埋植物。

**形成条件**　强风、强热力不稳定和沙源是沙尘暴形成的重要条件。沙源是物质基础；强风则是动力基础，也是沙尘暴能够长距离输送的动力保证；不稳定的空气状态是重要的局地热力条件，沙尘暴多发生于午后傍晚，也说明了局地热力条件的重要性；前期干旱少雨，天气变暖，气温回升，是特殊的气候背景；地面冷锋前对流单体发展成云团或强对流天气是沙尘暴发展并加强的中小尺度系统；有利于风速加大的地形是有利条件之一。

从沙尘暴形成过程所需的条件看，黄土高原、广袤的沙漠及人为因素的破坏正处于荒漠化过程中的土地，北方春末耕种的土地及处于施工过程中的基础设施（如高速公路等），为沙尘暴的发生提供了充分的物质源；而春季北方地区的干旱，又使沙尘暴发生的可能性增大；大风的产生是一种复杂的大气现象，主要是冷锋活动或经纬向环流调整作用的结果。可见沙尘暴的产生是多种复杂因素共同作用的结果，人类活动对自然界的破坏导致土地荒漠化的加剧，对沙尘暴发生产生了极其重要的作用。

**危害及防治**　危害方式：①强风。携带细沙粉尘的强风摧毁建筑物及公用设施，造成人畜伤亡。②沙埋。以风沙流方式造成农田、渠道、村舍、铁路、草场等被大量流沙掩埋，尤其是对交通运输造成严重威胁。③土壤风蚀。每次沙尘暴的沙尘源和影响区都会受到不同程度的风蚀危害，风蚀深度可达1～10cm。据估计，中国每年由沙尘暴产生的土壤细粒物质流失高达$10^6$～$10^7$吨，其中绝大部分粒径在10μm以下，对源区农田和草场的土地生产力造成严重破坏。④大气污染。在沙尘暴源地和影响区，大气中的可吸入颗粒物增加。

沙尘暴是一种危害极大的灾害性天气。沙埋、风蚀、狂风、降温霜冻和污染大气，使大片农田减产甚至绝收，加剧土地沙漠化，对生态环境造成巨大破坏，给国民经济和人民生命财产造成严重损失。强沙尘暴发生频数趋于增加，土地资源超载的局面短期内难以改善，随着全球气候变暖，水资源短缺的矛盾将日趋尖锐，沙尘暴对人类的危害也将随之增大。

沙尘暴的减灾防灾对策主要有：采取人身生命财产应急保护措施；在部分地区率先开展退耕还林还草等生态环境建设；在沙尘暴严重地区建立绿洲防护体系；采取在沙丘间低地造林，直接在流动沙丘上栽植固沙植物，以及在人工沙障防护下栽植固沙植物和飞播植物固沙等措施。

（吴　峰）

huánjìng wèishēng

**环境卫生**（environmental sanitation）　管控人类周围一切影响人体健康因素研究与活动的总体。其目的是改善环境质量，防止环境污染，预防或减少疾病，提高人群健康水平。是公共卫生的主要内容之一，政府负责组织全社会的力量共同开展。工作内容随社会发展和卫生服务需求而有所变化；工作重点是开展环境与健康关系的调查研究，揭示环境有害因素对人群健康影响的原因、发生发展规律及其影响因素，提出控制环境有害因素的卫生要求和防治对策，增进人群健康，具有一定阶段性和时效性。

随着社会的发展和科技的进步，给环境卫生工作者不断提出新的任务，要求环境卫生工作者不断学习新知识、认识新事物、探索新技术和新方法，深入开展为保护人群健康的新的工作内容。例如，环境内分泌干扰物、持久性有机污染物的健康危害问题，生物技术实验产物造成的环境污染问题，汽车尾气排放和居室装饰的空气污染问题，非电离辐射的健康影响问题，新材料如纳米颗粒的健康危害问题等，都需要环境卫生工作者努力探索、深入研究，阐明其危害及其作用机制，并提出相应的预防对策；及时引进新技术、新方法，并结合流行病学原理和方法，深刻揭示环境与健康关系的内在本质，确定能够预测预警环境污染危害的暴露标志物、效应标志物和易感性标志物等。环境卫生主要开展以下方面的工作。

**大气卫生**  大气污染即空气污染，源于天然污染和人为污染，前者如沙尘暴、火山爆发、森林火灾；后者来自生产和生活，主要是燃烧、工业生产、生活炉灶及交通运输工具排放的废气。大气卫生重点研究空气污染物的来源、种类，阐明空气污染物排放的规律和排放量及其对空气环境质量的影响和程度。燃烧排放的污染物主要有硫氧化物、颗粒物、氮氧化物、碳氢化物和一氧化碳等五大类。在弄清污染物对空气环境质量影响的基础上，进一步研究各种空气污染物对人体各器官系统特别是呼吸系统的急性和慢性危害如气道损害、肺细胞损害、炎症反应，呼吸系统防御功能损害等，以及远期危害如致癌作用等，阐释其发生发展规律和作用机制，找出污染物引起健康危害的安全耐受限量及早期监测指标，为制订空气质量标准和废气排放标准提供理论依据，并为配合相关部门采取必要的空气污染防护措施奠定基础。

**水体卫生**  水体污染主要来自工业废水、生活污水和农业污水。工业废水是世界范围内水污染的主要原因，因工业生产类型、产品种类、生产工艺和生产规模而不同，主要来自冶金、化工、电镀、造纸、印染、制革。生活污水含有大量有机物如纤维素、淀粉、脂肪、蛋白质及大量无机盐类。洗涤剂性生活污水中还含有大量的磷酸盐，其与污水中的磷、氮对水体造成的污染，是水体富营养化的主要原因。农业污水中的化肥、农药可进入附近水域，污染水体。城市地表径流和垃圾堆放的浸出液等也是水体污染的来源。水体卫生重点研究不同水体环境如海洋、河流、湖泊、水库及地下水的物理、化学和生物学性状的评价指标；揭示水体污染的来源和各种污染物的特点，阐明污染物在不同水体中的动态变化规律及其在水生物中的富集作用和对水生物的影响；研究水体污染的自净和污染物的转归；研究水体富营养化作用及其影响因素及消除水体富营养化的方法和措施；研究物理性污染因素如放射性污染和热污染对水体环境生态系统的影响。在此基础上，加强对水体污染物所致人体健康效应的研究，阐释水体污染所致公害病的发病原因、发病机制、病理特征、临床表现及流行病学特点等。研究污染物在水环境中对生态系统产生影响的最低浓度，为保护水环境和自然资源，制订水环境质量标准和工业废水排放标准提供科学依据。

**饮用水卫生**  人类疾病的80%与水有关，水质不良可引起许多疾病。水质被污染机会多，成分复杂。生物性污染和化学性污染是饮用水安全的主要问题。发展中国家以生物性污染最突出，发达国家以化学性污染为严重，工业性污染造成急性和慢性中毒及致癌、致畸等远期危害效应等。中国的饮用水质量受双重影响，但以生物性污染为主。饮用水卫生重点研究相关疾病的致病因素对人体健康的影响，阐明饮用水所致生物地球化学性疾病的发病原因和致病因素；揭示疾病的发生发展规律、作用机制、发病条件及影响因素，提出防治对策。研究饮用水生物性污染与介水传染病的关系，提出预防措施；采取切实有效的措施杜绝化学性污染饮用水引起的中毒事故发生；研究饮用水中有害物质如硝酸盐等的毒性作用及降低水中有毒物质的措施；研究饮用水氯化消毒过程中的副产物及其对人体健康的影响，探讨消除饮用水中氯化消毒副产物的措施或采取新的饮用水消毒处理的方法；研究瓶（桶）装饮用水在生产和应用过程中可能存在的卫生问题，提出切实可行的改进措施。研究制订生活饮用水水质卫生标准的理论依据、原则和方法，并保证在水源选择、水质净化设备和消毒剂的使用等方面均应符合卫生学要求。为确保居民的饮用水安全和健康，对生活饮用水开展预防性卫生监督和经常性卫生监督仍是一项重要的环境卫生工作。

**土壤卫生**  土壤是人类生存和发展的物质基础。土壤处于大气圈、水圈、岩石圈和生物圈之间的过渡地带，是联系无机界和有机界的重要环节，是结合环境各组成要素的枢纽。土壤与环境诸要素之间存在着物质、能量的交换和转化过程。土壤又是农业生产的客观实体，其环境质量直接关系到人类消费的农产品的卫生质量和毒物的存留量。空气、水和土壤是密切相关的环境三要素，污染物在这三者之间相互转化和迁移。土壤卫生工作的重点是研究污染物在土壤中的转化、迁移规律和动力学特点及其影响因素，土壤污染物对农作物不同生长阶段的影响及在可食部分中的存留量,以及受污染农作物对人体健康的影响,特别要研究难以降解的污染物如重金属、持久性有机污染物等引起的健康危害的发病机制、临床表现和流行病学特征及早期监测指标等。此外,还要研究生物性污染、污水灌田、城市生活垃圾和工业固体废弃物等造成的土壤污染危害问题。

**住宅与公共场所卫生** 住宅和居室是人们生活、休息、团聚的重要场所,与居民健康的关系非常密切。住宅卫生既要研究住宅的选址、合理配置、采光照明、室内小气候的卫生要求,也要研究室内空气污染的来源、种类、污染程度及其对健康的危害,制订室内空气质量的标准。随着人们生活水平的提高,室内装饰装修造成的污染(甲醛等挥发性有机化合物)、家用空调器的普遍使用带来的健康问题(空调病、军团病等),以及室内生物性污染危害(真菌、螨虫、植物花粉等),也都是环境卫生工作的重要内容。公共场所是大众工作、学习、社交、娱乐、体育活动、参观旅游、购物等的公用建筑和场所。在各种公共场所如商场、旅店、医院、书店、餐厅、歌舞厅、影剧院、公共交通、体育运动等场所均存在各种各样的物理、化学和生物性污染因素,揭示公共场所环境对人体健康有害的各种因素的性质和强度,阐明此等因素对人体的健康效应,提出对各类公共场所的卫生要求和卫生标准,制订相应的卫生措施,预防公共场所中有害因素对人群健康的影响,是环境卫生的又一重要工作内容(见公共场所卫生)。

**城乡规划卫生** 城乡规划应贯彻可持续发展战略和以人为本的指导思想,利用各种自然环境信息、人口信息、社会经济文化信息,以维持和恢复生态系统为宗旨,以人类与自然环境的和谐共处为目标,建立优良的人居环境,以获得人类生存所需的最佳环境质量。城乡规划卫生要考虑到与自然的生态平衡、人居环境的改善和提高、社会生态的合理和生存环境的相互适应,促使城乡生态环境向着良性循环发展,创造一个既满足居民生理、心理、社会、人文等多层次的需求,又安全、便捷、舒适、健康的人居环境,达到预防疾病、增进人民身心健康、延长寿命、提高生活质量的目的。中国城市化率已达47.5%,新农村建设也取得了巨大成就。城市已成为经济、文化和人民生活的中心,在国民经济、文教卫生等方面发挥越来越重要的作用。政府的惠农政策促进农村经济快速增长,乡镇企业的兴起也加快了农村建设的步伐。在城乡建设过程中,卫生部门应参与城乡建设规划的预防性卫生监督,对城镇建设进行合理布置和恰当的功能分区。充分利用充足的日照、新鲜的空气、适宜的气候、洁净充足的水源、优美的环境等有益自然因素,搞好城乡建设规划,为民众创造清洁、卫生、舒适、安静的生活环境。在充分利用有益环境因素进行城乡建设规划时,必须使各个方面都符合环境卫生学的要求。同时,对城乡建设规划中可能出现的环境污染问题应给予高度重视,避免环境有害因素对居民健康的影响。

**自然灾害环境卫生** 自然灾害后在灾区所采取的防止疫病流行、保护灾民健康的各种卫生防疫措施,以及为此目的所开展的各项卫生工作。自然灾害包括自然环境中对人类生命安全和财产构成危害的自然变异和极端事件,如洪涝、地震、海啸、火山爆发等。研究突发自然灾害如洪水泛滥、地震、泥石流、滑坡等发生后所带来的卫生问题及应急措施,配合有关部门做好灾后处理工作,使人民的生命、财产损失减少到最低限度。灾害发生后,环境卫生工作者要及时提出对受灾现场的卫生要求及预防疾病的具体措施。例如,洪灾发生后环境卫生工作者应考虑安置受灾群众过程中的有关卫生问题,及时清理受灾现场垃圾和废弃物,受灾现场的消毒处理、饮用水的净化消毒、食品安全,灾民临时安置点的粪便管理等;在灾后重建家园的过程中,配合有关部门做好重建规划,在建房选址时应充分利用自然环境中的诸多有益因素,保证有充足的水源供应等。

**家用化学品卫生** 化妆品、洗涤剂、消毒剂、黏合剂、油漆涂料、杀虫剂等已成为人们日常生活不可缺少的用品。化妆品种类繁多、成分复杂,某些成分对人类健康具有潜在危害。合成洗涤剂、化学消毒剂、黏合剂也对机体健康也有一定负面影响,环境卫生工作者应从保护人民的健康出发,深入研究各类家用化学品的主要成分和辅助成分可能对机体健康的影响,并按照相关法规加强监督与管理,避免其对人体健康可能造成的危害。

**环境相关性疾病研究与控制** 区域性地球化学构成异常及严重的环境污染引发的疾病,被称为环境相关性疾病。生物地球化学性疾病是指地壳表面化学元素分布不均匀而引起的疾病,如碘缺乏病、地方性氟中毒、地方性砷中毒等;环境污染性疾病是指人为因素造成当地环境严重污染而引起的地区性疾病，如慢性甲基汞中毒（水俣病）、慢性镉中毒（痛痛病）、中国云南宣威肺癌等。查明环境相关性疾病流行的地区分布、时间分布、人群分布的特征，研究疾病发生的原因、发病机制和影响因素，提出预防疾病的对策，保护居民健康，是环境卫生工作的重要内容。

**环境质量评价**　阐明各种环境因素对人体健康的影响，提出改善和提高生活环境质量的卫生要求和措施，是环境卫生的重要任务。从环境卫生和环境保护的角度，对某地区的环境质量进行科学、客观、全面、系统地定性和定量评价，主要借助于环境监测技术手段，查明当地的空气、水、土壤等的污染状况、污染范围和污染程度，参照相应的环境质量标准或环境卫生标准进行环境质量评价。环境质量评价是环境管理的主要内容与手段，通过开展污染源调查评价、环境质量调查评价和环境效应调查评价，可发现当地存在的环境问题，进行区域环境质量综合评价，提出区域环境污染的综合防治方案，以便有针对性地制定出改善和保护环境的规划和措施。鉴于环境保护的最终目的是保护人类，因此根据环境质量信息和环境流行病学调查资料，进行环境健康影响评价，预测区域环境质量变化对居民健康影响的评价显得格外重要。

（杨克敌）

rén yǔ huánjìng guānxì

# 人与环境关系（relationship of human and environment）

人体与环境的相互对立、相互制约又相互依存、相互转化的辩证统一关系。早在两千多年前《黄帝内经》就提出了"天人合一""人

与天地相参，与日月相应"的观点，认为自然界是人类生命的源泉，人类依靠天地之气和水谷精微而生存，随着四时寒热温凉、生长收藏的规律及地理环境的变迁而生活。客观环境的多样性和复杂性及人类特有的改造和利用环境的主观能动性，使环境和人体呈现出极其复杂的关系。

**人与环境的生态平衡**　人和环境之间不断进行物质循环、能量流动和信息传递，保持动态平衡，成为不可分割的统一体。人体从环境中不断摄取空气、水和食物，被机体摄入后，经过新陈代谢，组成机体细胞和组织的各种成分，并为机体提供所需能量，维持人体正常的生命活动，将摄入体内不需要的物质和代谢后产生的废物排入环境，在环境中又进一步发生变化，作为其他生物的营养物质，通过食物链的传递再次被人体所摄取。如此循环往复，实现人与环境之间的物质循环。环境和人体之间进行的物质循环和能量流动，以及环境中各种因素对人体的作用，保持着相对的稳定即人体与环境的生态平衡。这是一种动态平衡。这种平衡是实现人体经常处于健康状态的基本条件。若环境变化超过人体生理调节的范围，可引起体内某些功能和结构的异常或发生病理改变。在生物进化过程中，生命体与环境之间既相互适应又相互矛盾，在这种对立统一的法则下，生命不断发展，从低级到高级，从简单到复杂，从单一性到多样性，以至发展到当今多达数百万种生物和谐共存于同一环境之中。

人类在地球上生存已有300万年以上的历史，在这个漫长的历史进程中，人体也不断地调节

自身的适应性，保持与环境之间的平衡，这种平衡也体现在人与环境在物质上的统一性。有人研究了人体血液中60多种元素与海水、地壳岩石中这些元素含量之间的关系，发现两者之间存在着明显的丰度相关（图），表明机体与环境之间存在物质上的统一性。

**机体-环境的相互作用**　人类是地球演化和发展历史的产物。在人类300多万年的漫长历史进程中，人类不仅没有退化反而更加兴旺发达，其根本原因在于人类并非被动地依赖和适应环境，而是能够发挥其聪明才智充分利用环境中的有利因素、避免有害因素，主动地依赖环境、适应环境、改造环境，创造更加美好的环境条件，以利于自身更好地生存与发展。这是人类与其他生物最根本的区别。生存于环境中的人类，随着各种自然环境条件的改变，逐步形成自身的遗传学特征。例如，在北极圈内生存的因纽特人，为减少散热，其身材都比较矮小粗壮，眼睛细长，皮下脂肪很厚，粗矮的身材可抵御寒冷，而细小的眼睛可防止极地冰雪反射的强光对眼睛的刺激。这样的身体特征使他们有令人惊叹的抵御严寒的本领。长期生活在不同地区的人群，对各种异常的外环境有着不同的反应性和适应性，但任何外环境因素的变化只有通过机体内环境的改变才能产生相应的效应。

机体与环境的相互作用对每一个人都会产生一定的危险。如果人们能全面了解环境因素对机体的遗传易感性，就可准确地对引起疾病的环境因素进行识别、评价并采取积极措施避免有害因素的危害，也可帮助敏感个体较准确地认识他们所处的环境暴露

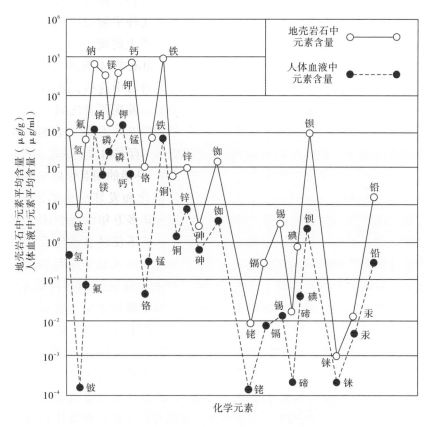

图　地壳和人体血液中化学元素丰度相关

可导致的健康危险度，更好地保护易感人群的身体健康。随着分子生物学理论和技术的发展，调控体内代谢酶、激素受体等的基因已相继被揭示，对人类疾病的发生与基因多态性（易感基因）关系的研究已成为当代环境与健康关系研究中的热点。

　　环境应答基因与疾病　健康、年龄、生活条件和营养状况相似的健康人群，对环境有害因素作用的反应仍有明显差别，即使在环境暴露的物质、剂量及时间都相同也会出现明显个体差异。人类所有的疾病都是由遗传的易感因素与可变的环境因素如生物、化学、物理、营养、行为等相互作用的结果。人类基因组计划（human genome project，HGP）的顺利实施，完成了人类 23 对染色体大约 60 亿个核苷酸的排列顺序

的测定，使人类基因组所包含的约 3 万个基因中与人的重要生命功能和重要疾病相关的基因不断被发现，6000 多种人类单基因遗传病和一些严重危害人类健康的多基因病有可能由此得到预防、诊断和治疗。人类基因组计划的实施，揭示了某些基因对环境因素的作用能产生特定的反应，可影响人体对环境有害因素的易感性。机体-环境相互作用在微观上的表现主要体现在基因-环境相互作用。环境基因组计划重点研究环境暴露与机体损伤、疾病的相互影响，其主要目标是鉴定出对环境因素应答的基因中有重要功能基因的多态性，并确定其在环境暴露致病危险度上的差异。人类基因组 DNA 包含 30 亿个碱基对和 3 万~4 万个基因，两个不同个体的两套染色体约有 1/1000 的

碱基对不同，称为单核苷酸多态性。列入环境基因组计划进行研究的基因主要是对环境因素起反应的基因即环境应答基因，包括外源性化学物在体内代谢和解毒基因、激素代谢基因、受体基因、DNA 修复基因、细胞周期相关基因、细胞死亡的控制基因、参与免疫和感染反应的基因、参与营养的基因、参与氧化过程的基因以及与信号转导有关的基因等十大类。已知环境应答基因的多态性是造成人群易感性差异的重要原因。人类健康、疾病、寿命都是环境因素与机体遗传因素相互作用的结果，更加强调环境因素暴露个体遗传背景的重要性，通过努力将不断鉴定出新的遗传表达标志。例如，CYP1A1 活性较高的个体在相同条件下更易罹患肺癌；N-乙酰基转移酶基因（NAT2）多态性与芳香胺暴露所致膀胱癌有密切关系。某些遗传性疾病如苯丙酮尿症、葡萄糖-6-磷酸脱氢酶缺乏症等的发病都是由于机体接触到某种环境化学物质所引发的。人们已认识到 DNA 修复基因单核苷酸多态性是决定机体肿瘤易感性的一个重要因素。已知人类参与 DNA 修复的基因有 130 余种，主要分为碱基切除修复基因、核苷酸切除修复基因、DNA 链断裂修复基因、错配修复基因和直接逆转损伤的修复基因等。人们更加关注环境因素与机体的交互作用在毒理学反应和人类环境暴露相关疾病中的重要性。美国学者朱迪思·斯特恩（Judith Stern）将机体-环境暴露与健康的关系形象地比喻为环境扣扳机效应。在研究环境有害因素的动物实验和人群调查中经常见到的敏感个体，其生物学本质就是由机体内在的特征性基因

决定的。

**个体携带基因与疾病** 个体携带的基因型不同而呈现出多态性，对体内的主要代谢酶活性起着决定性作用。它将影响有害因素的作用方式和作用环节，对化学物而言将影响其吸收、转运、分布、代谢、转化和排泄等过程的功能状态，影响外源化学物的作用性质、强度和持续时间，对所产生的有害效应起关键作用。例如，具有Ⅰ相代谢功能的细胞色素 P450 酶，可代谢多种致癌物，使之形成具有致癌活性的物质。CYP1A1 能活化苯并[a]芘及其他多环芳烃化合物为终致癌物；CYP1A2 能活化 2-乙酰氨基芴、4-氨基联苯、2-萘胺等前致癌物；CYP4A4 能活化 1-硝基芘、黄曲霉毒素 $B_1$ 等。研究发现，CYP1A1 * 2A 和 CYP1A1 * 2B 纯合型的个体可产生高诱导活性的 CYP1A1 酶，使致肺癌的多环芳烃类化合物活化速率加快，使该基因携带者成为肺癌的易患个体。CYP1A1 基因的多态性还与膀胱癌、乳腺癌、结肠癌、子宫肌瘤等的易感性有关。在人的肝内至少有 5 型乙醛脱氢酶（ALD），线粒体内的 ALD2 点突变 Glu487→Lys，使摄入乙醇后体内乙醛大量升高而导致面色潮红和呕吐。谷胱甘肽-S-转移酶（GST）是一组具有解毒功能的超基因家族，属于Ⅱ相代谢酶，能灭活外来化学物，促进其排泄。该酶在人群中也呈多态性分布，通过影响解毒能力而改变机体对某些环境化学物暴露的易感性。肿瘤的遗传易感性与代谢酶基因多态性有密切关系。但基因多态性只有在改变其所表达的蛋白质功能时才被认为是有效应的。外来化学物代谢酶系中有效应的基因多态性包括：

①编码区基因的点突变，导致氨基酸的替换，改变酶的催化活性、稳定性和底物特异性。②复制或多重复制基因。③完全或部分基因丢失，导致基因产物缺乏。④剪切位点变异。在基因调节区的基因多态性也可影响蛋白质的表达量，在其非编码区的突变可影响 mRNA 的稳定性或剪切功能。大多数致癌物的形成，通常首先通过Ⅰ相代谢酶如细胞色素 P450 酶的活化，而致癌物的灭活则主要通过Ⅱ相代谢酶如 GST 的解毒作用。因此，Ⅰ相代谢酶和Ⅱ相代谢酶的多态性往往决定着癌症的发生率和发生类型。CYP2E1 是能够被乙醇诱导的毒性相关酶，能使众多的环境化学物具有细胞毒性，并激活前毒物和前致癌物。人的 CYP2E1 由单基因调控，基因位于第 10 号染色体，其大小为 11.4kb，有 9 个外显子和 1 个典型的 TATA 盒，其全部序列及其上游 2 788bp 和下游 559bp 的序列都已清楚。CYP2E1 基因多态性存在明显的种族差异，c1/c1、c1/c2 和 c2/c2 基因型在欧美人中分别为 90%～98%、2%～9% 和 0%～1%，而在中国台湾、北京和广东的人群中分别为 54%～67%、29%～41% 和 1%～4%。CYP2E1 与环境化学污染物、致癌物等的关系密切，其基因多态性在决定环境污染物的毒性和致癌性中起关键作用。研究还发现，CYP2E1 在苯代谢活化引起血液毒性过程中起重要作用。进入体内的苯经肝 CYP2E1 作用，转化为环氧化物后生成苯酚，转化为水溶性的多羟基化合物如氢醌、邻苯二酚等。而人体的肝微粒体 CYP2E1 的催化能力有 8～19 倍的差别，这种差别可能导致部分接触者体内苯代谢过程失衡，使苯的慢性

毒性和致癌危险性增加。

在铅危害的流行病学研究中，发现铅暴露水平、年龄、营养状况等都大致相当的儿童，其血铅水平，有的很高，有的并不增高。同样血铅水平的儿童有的表现为明显的智能发育障碍，有的对智能的影响不明显。这说明，除环境暴露因素外，机体的易感性可能也是铅毒性作用的重要决定因素。研究表明，有 3 个多态性基因影响铅在人体内的生物蓄积和毒性作用：①δ-氨基酮戊酸脱氢酶（ALAD）基因，有两种多态形式，其同工酶可影响人群血铅含量及肾功能。②维生素 D 受体（VDR）基因，其多态性影响铅在骨骼中的蓄积。③血色素沉着病基因，突变后可导致其纯合子发生血色素沉着症，该基因的多态性还可能影响铅的吸收。但机体对铅毒性的敏感性主要取决于 ALAD 的遗传学特征。ALAD 基因在人群中有两个等位基因，即 ALAD1 和 ALAD2，它们又有 3 种不同的遗传表现型：ALAD1-1、ALAD1-2 和 ALAD2-2。儿童和职业性铅暴露人群表现为 ALAD1-2 杂合子和 ALAD2-2 纯合子者对铅中毒的易感性增高。这样的个体铅暴露时更易发生高铅血症和铅中毒。因此，在高水平铅暴露环境下 ALAD2-2 和 ALAD1-2 基因型可能是相对危险的基因型，而携带 ALAD2 等位基因的个体发生铅中毒的危险性更大。

**苯丙酮尿症**（phenylketonuria，PKU）也是典型的环境因素与机体相互作用而产生的疾病。它是常染色体隐性遗传病，又是先天性氨基酸代谢障碍病，患者体内缺乏将苯丙氨酸转化为酪氨酸的代谢酶（苯丙氨酸羟化酶），使苯丙氨酸在血液、脑脊液、各种组

肪引起内源性产热以维持体温。随着新生儿成长褐色脂肪消失，儿童和成人则以寒战代替产热，这种产热和散热功能可适应气候的变化。光适应则是指由暗处到亮处，特别是突然遇到强光时，在最初的一瞬间，人们几乎看不清任何外界物体，只有几秒钟之后才能逐渐看清的现象。机体的解毒排泄功能以清除进入体内的有毒物质，免疫功能以防御有害微生物侵入体内的危害，血脑屏障及胎盘屏障和皮肤黏膜的机械屏障等都具有防止有害物质进入体内的功能，以维持机体的健康。此外，环境的构成和状态的任何改变也会对人体的生理功能产生不同程度的影响。因此，人体对环境的适应是普遍存在的，任何外环境因素的变化都可能诱发机体内环境的改变进而产生相应的效应。

为了适应所处的环境，生物体的结构和功能均做出相应的反应和改变，这些改变的机制可涉及生物体组织器官、细胞及基因等多个水平。随着人类社会的进步和科技的发展，对于环境适应性的研究已深入到分子水平，基因多态性在阐明机体对环境的耐受性和适应性上起着重要的作用。研究提示表面活性蛋白-A基因可通过影响机体的免疫反应减轻氧化应激和炎症的损害，该基因的多态性则成为长期生活在喜马拉雅地区的夏尔巴人较平原汉族人群对高原低压低氧环境具有更加良好适应性的遗传基础。

人类对环境的适应并不是绝对的、完全的适应，而只是一定程度上的适应，这便是适应的相对性。环境适应性之所以具有相对性的特点，主要是由遗传基础的稳定性和环境条件变化相互作用的结果。例如，遗传的数量性状，包括个体的高矮、皮肤颜色的深浅等最容易受到环境因素的影响，通常表现为赤道附近的人群皮肤颜色较为黝黑，身材矮小，靠近极地的人肤色白皙，也相对高大；人种、血型等遗传质量性状，则几乎很难被环境因素所改变。适应的相对性还表现在它是一种暂时的现象，而不是永久性的。如果环境条件的变化异常剧烈（如气象条件的剧变，自然的或人为的大量污染等），超越了人类正常的生理调节范围，就会引起人体某些功能、结构发生异常反应，使人体产生疾病甚至造成死亡。长期食用受毒物污染的农作物，当体内的毒物含量明显超过人体的耐受限度时，可因毒物在体内蓄积而导致中毒。由此可见，人类对环境的适应也不是永久性的，它只是人与环境间暂时的统一。此外，适应的相对性还可表现为人类在适应环境的同时也能够影响环境，其中最为典型的案例便是人为因素所导致的全球气候变暖。

**适应性与应激性**　环境适应性是人类经过长时间进化形成的一种对于环境变化的适应能力，应激性则是指机体对外界各种刺激（如光、温度、声音、食物、化学物质、机械运动、地心引力等）所发生的即刻性反应，是在较短时间内完成的一个动态过程，意义在于使机体更加适应环境。不难看出，应激性是环境适应性的一种特殊表现形式。同时，应激性是随环境变化的刺激而发生相应反应的特性，若丧失这样的特性，生命活动便可能停止。

应激性和适应性的区别：①应激性表现在生命过程和功能上，而适应性表现在人类与环境之间的相互关系上。即机体的形态结构与功能和环境是相互联系、相互影响的，因为有了应激性，便能对周围的刺激发生反应，使人类与外界环境更协调一致，形成了适应性。②应激性是适应性的生理基础，只有在应激性的基础上，调节自身的生命活动及生理行为，才能适应环境的变化。应激性与适应性是相互联系的，应激性包括在适应性之中，但不等于适应性，它只是适应性的一种表现形式。③应激性是人体对环境中某一刺激做出的反应，适应性是人体形态结构和生活习性与环境大体相适应。应激性强调的是人体对刺激做出反应的具体过程，这个过程的结局是使机体对环境产生适应；而适应性强调的是人体对刺激做出反应的结果，不管其反应的过程如何，具体的反应形成怎样，其结果总是与环境相适应。应激性和适应性都是维持个体生存所必需的基本特征，可通过遗传的方式积累，由遗传性状决定。

（张遵真）

huánjìng jièzhì

**环境介质**（environmental medium/media）　介导环境因素与人体相互作用的物质。即自然环境中各个独立组成部分中所具有的物质，是人类赖以生存和发展的物质环境条件，是大气、水、土壤、岩石及包括人在内的所有生物体，以气态、液态和固态存在。环境因素则是指环境介质中的被转运或环境介质中各种无机和有机的组成成分，依赖环境介质的运载作用（如能量或物质转运），或参与环境介质的组成，直接与人体发生关系。环境介质与环境因素相辅相成，共同构成了环境系统。

**功能** 环境介质的三种物质形态在地球表面环境中很少以单一介质形式存在，而是相互包含、相互迁移和相互转化的。例如，在水中会含有少量的空气和固体悬浮物，在大气中有一定量的水蒸气和固体颗粒物，即使在土壤和密实的岩石中也会存在一定量的水分和气体物质。在一定条件下，三种物质形态可以相互转化，其承载的物质也随之相互转移。最典型的是持久性有机污染物（persistent organic pollutant, POP），从其发生源进入环境介质后，发生稀释扩散，进行跨环境介质边界迁移、传递和转化到达全球偏远的地区，造成全球性的污染。水体中 POP 主要以溶解在水中和吸附在悬浮颗粒物上两种状态存在，部分溶解在水中的 POP 可通过挥发作用进入大气，吸附在水中悬浮颗粒物上的 POP 则通过沉积作用沉降到底泥。土壤中的部分 POP 可通过挥发作用进入大气，还有部分 POP 能和土壤中的有机质和固体颗粒物紧密结合，通过植物的根、茎、叶和种子等的吸收进入到食物链。大气中的 POP 主要以气态和颗粒态两种形式存在，通过雨水冲洗和干、湿沉降向水体或土壤迁移。

**属性** 包括物质、运动、容量、动态演化属性及多介质环境。

**物质属性** 环境介质是不依赖于人的主观感觉而客观存在的实体，在一定条件下三种形态可以相互转化。例如，水在 0℃ 凝结成冰，在 100℃ 蒸发成气。在环境介质中，生物体是三种物态同时存在的集中体现。环境介质的这种物质属性，决定了它具有对其他物质的吸引力；也决定了它具有反抗外界对它的静止状态或运动状态作任何改变的性质，这种性质在物理学上称为惯性，在环境科学上称为自净能力。环境介质与宇宙间的其他所有物质一样，具有存在的广延性及运动的持续性和顺序性。

**运动属性** 环境介质能够容纳和运载各种环境因素，这决定了环境介质必然具有运动的属性，使环境因素可在单一介质内或不同介质间发生迁移，而使人体有机会暴露于各种环境因素。在空气中，环境因素的迁移主要依靠扩散和对流。因为空气的黏度较低，环境因素在空气中扩散较快，对于同一种物质，在空气中的扩散比在水中大约快 100 倍。空气对流的运动性最强，迁移作用亦最明显，在大气的对流层中，有规则的对流和无规则的湍流，直接影响环境因素的迁移。在水体中，环境因素的迁移是通过扩散、弥散和水流三种运动方式实现，主要依靠水的湍流和平流而迁移。土壤中环境因素的迁移则是靠其在液体内的扩散或水通过土壤颗粒间空隙的运动而实现。环境因素特别是环境化学物质，在生物间的迁移主要通过食物链和食物网进行。在迁移的过程中，化学物质可能在生物体内储存和蓄积，使生物体内的含量逐渐增加，尤其在高位营养级的生物增加更为明显。在通过食物链和食物网迁移的过程中，生物体内化学物质的浓度随着营养级的提高而逐步增大的现象称为生物放大作用。环境物质一旦进入环境介质，首先是在接纳物质的单一介质内发生迁移，然后再进入包括生物体在内的其他环境介质。在环境介质运动过程中，环境因素除发生迁移外，还可发生转化。环境因素在环境介质中的迁移和转化是相互影响和伴随进行的连续的复杂过程，两者共同影响着环境污染物在环境介质中的性质和浓度，最终影响人体的健康。环境介质的运动属性，使环境因素得以在其中发生迁移和转化，是环境自净的基本原理，环境因素特别是环境化学物（污染物）亦可通过迁移和转化改变人群暴露的范围、途径、剂量以及污染物的性质和毒性等而增强环境因素对人体的有害性。例如，雄黄（$As_2S_2$）和雌黄（$As_2S_3$）毒性很低，在土壤微生物的参与下能转化成有机砷，有机砷的溶解性和生物的可吸收性大大提高，其危害性也增加。不同介质间物理、化学和生物的作用是环境因素迁移分布、形态变化、污染效应、最终归宿的重要环节。环境化学物质在环境介质中迁移和转化的过程和规律，以及环境介质对环境化学物质作用途径、浓度、方式等暴露特征的影响已成为环境卫生学研究的重点。

**容量属性** 环境介质的相对稳定状态为协调人与环境的关系提供了必要的条件。这表明环境介质对外界的干扰具有一定的缓冲能力，称为环境容量。环境容量是有限的，外界干扰强度和频率超过环境介质容量承受限度时，环境结构、组成乃至功能都可发生难以恢复的改变，即系统内部的生态平衡受到破坏。环境介质所具有的环境容量与其自净能力密切相关，环境容量越大，所能容纳污染物越多；环境容量越小，所能容纳的污染物就越少。例如土壤，某地土壤中砷的自然本底值为 9mg/kg，土壤砷的卫生标准为 15mg/kg，则该土壤对砷的环境容量为 6mg/kg。不同土壤的环境容量不同，同一土壤对不同污染物的环境容量也不同，这与土壤的净化能力有关。土壤的环境容量是充分利用土壤环境的纳污能力，实现污染物总量控制，合理制定卫生标准和防护措施的重要依据。

动态演化属性 大气圈、水圈、土壤圈、岩石圈和生物圈组成的地球环境是逐步地，相继地发生、发展而形成的，演化还将永远进行下去。最初的地球经历着以其内部大量放射性元素进行裂变和衰变的原子演化过程，其所释放能量的积聚和迸发，陨星对地表的撞击，以及由于月球被地球捕获时引起的潮汐摩擦力等导致了地壳火山的剧烈活动，被禁锢在地壳内部的挥发性物质不断喷发出来，形成一个主要成分为水、一氧化碳、二氧化碳和氮等组成的还原性大气圈，水汽冷凝后在地表的低洼处汇集成河流、湖泊和海洋等水体。早期的地表环境没有氧气和臭氧层，太阳所发射的高能紫外线可直射到地面。在高能紫外线辐射下，还原大气圈的气体成分合成简单的有机化合物。由非生命物质合成的有机小分子在原始海洋里汇聚，经历了漫长的过程，逐渐形成生命前体，最后演化为原始生命。随着地表大气氧浓度的不断增加和臭氧层的形成，为生命的发展与保护提供了必备的条件，生命由水内发展到水面，进而由水面发展到陆地。陆地比水有更为多样的环境类型，促使了生物的分化与变异，出现了植物和动物，最终出现了人类。

多介质环境 从理论上讲，地球表面的环境不存在完全的单介质，但从宏观上还是把大气、水体、土壤、岩石和生物分别作为单介质来看待和加以研究。将具有其中两个以上的体系称为多介质环境。系统中复杂的物理、化学和生物的联合作用，使排放到环境的污染物会在多个环境介质之间进行分配。例如，金属汞在其排放地可污染土壤，汞的升华污染大气，随着水循环，土壤和大气中的汞均可进入水体，水中的无机汞在微生物的参与下能转化成甲基汞，甲基汞被水生生物吸收后，经食物链生物放大最终危害人类健康。这样，来自一个污染源的汞可在土壤、空气、水和生物（鱼、贝）体内出现，人体可经呼吸道、经口（饮用水或食鱼）、经皮肤三种途径暴露于汞，汞在人体内的浓度可经食物链逐级放大。这表明，人体对污染物的暴露接触过程常常是典型的多介质环境造成的。

（张遵真）

huánjìng bàolù

**环境暴露**（exposure to environment） 机体接触环境中有害物质的现象状况。存在于空气、水、土壤等环境介质中的环境有害因素（物理、化学和生物因素），可通过呼吸道、消化道、皮肤直接接触或经胎盘血液接触（母婴垂直传播）进入人体，经吸收、代谢、转运到作用的靶器官，产生有害效应。世界卫生组织关于暴露的定义是指一种及一种以上的化学、物理或生物因素与人体在时间和空间上的接触。全球疾病中有 24% 是由可避免的环境暴露造成的，世界卫生组织在 2006 年 6 月 16 日发表的一份报告中指出，全球每年约有 1300 万死亡可归因于环境暴露，在不发达的地区甚至有 1/3 的疾病和死亡归因于环境污染。环境暴露的测量及评价是环境卫生学研究环境与健康中的一个重要组成部分，主要涉及暴露人群、暴露途径、暴露测量及评价。

**暴露人群** 接触环境有害因素的人群。当人群暴露于环境因素时，暴露人群中每个个体的反应可以有很大的差异，即反应的"阈值"各有不同，表现为不同的亚人群对环境变化的易感性有所不同。通常按"阈值"的差异，把暴露人群分为一般人群和高危人群。一般人群对于环境的适应能力较强，环境变化对其影响较小。高危人群对环境暴露的健康效应出现较早、效应较显著、易感性较高，包括高暴露人群和高敏感人群。高暴露人群指与致病因子接触机会较多的人群，高敏感人群则是易受环境损伤的人群，也称易感人群。易感人群对环境有害因素作用的反应比一般人群更为敏感和强烈，即使健康状况、年龄、生活条件、营养状况和一般人群相近，其对于环境有害因素的反应也比一般人群明显，表现为某种不良反应的发生率明显高于一般人群。易感人群是高危人群的重要组成部分，研究易感人群对于深入认识环境暴露与健康危害的关系具有十分重要的意义。在疾病监测中，监测高危人群的暴露对于疾病的预防具有特殊的意义。

**暴露途径** 环境有害因素进入人体的途径。环境污染物从污染源排放入环境后常常会在大气、水体和土壤等环境介质中发生迁移和转化，使一种环境介质中同时存在多种污染物，或同一污染物同时存在于多种环境介质，并通过这些介质使环境污染物经呼吸道、消化道和皮肤进入人体。暴露途径的不同，产生的效应也就各异。①影响总暴露量：暴露的途径越多，总暴露量就越大，产生的效应也越明显。许多环境污染物都是通过多种途径进行暴露，如铅及其化合物可以通过饮用水和食物经口摄入，室内外空气经呼吸道吸入，暴露于尘土或接触涂料经皮肤吸收。为了准确反映个体总的暴露水平，必须考虑多种暴露途径。②影响吸收率：不同暴露途径吸收情况不同，吸收率高或吸收量大的环境污染物其生物学效应更强，危害也就更大，如金属汞，经口摄入时，由于消化道吸收量甚微，危害相对较小；若以汞蒸气的形式经呼吸道吸入，肺吸收快，毒性增加，毒作用发生的时间也越快。③改变作用的靶器官：污染物进入体内的途径不同，首先到达的器官和组织不同，作用的机制也不同，如硝酸盐经口摄入后在肠道菌的作用下，还原成亚硝酸盐，引起高铁血红蛋白症；经肝解毒的物质，经口摄入时比经呼吸道吸入毒性低。

**暴露测量**  测量人群接触某个环境因素的浓度或剂量的过程，它是暴露评价研究的主要内容和中心环节。在暴露测量中，被检测的剂量通常有三种。

**外暴露剂量测量**  测定人群接触的环境介质中某种环境因素的浓度或含量（外剂量），根据人体接触的特征（如接触的时间、途径等），估计个体的暴露水平。测量时，需在不同的环境暴露区域，按照研究计划和要求在不同的时间或空间进行抽样测量，然后依据实际测定的结果计算出平均值，用以代表人群接触的平均水平。环境暴露测量结果从宏观上可以为环境流行病学调查划分出高、中、低浓度区和对照区，是研究某一环境因素对人群健康影响的基础资料。例如，研究大气污染与肺癌的关系，可以通过

测量城市、郊区和农村大气中苯并[a]芘的浓度，并调查这些地区的肺癌死亡率，大致了解大气污染与肺癌死亡之间的关系。值得注意的是，在研究环境暴露与人群健康效应时，用外暴露剂量反映人群暴露水平具有很大局限性，且测量的准确性会不可避免地受到混杂因素的影响。因此，在实际工作中，为了避免混杂因素影响造成测量结果偏倚，可采取以下措施：①采取较精确的采样方式。如在调查空气污染时，采用个体空气采样器，能够较精确地估计个体暴露量；又如放射科医生佩戴的个体剂量计用于监测放射性累积暴露剂量。②综合考虑多种暴露途径，估计总的暴露量。个体的暴露途径实际上是多样的，在环境流行病学调查中，应考虑到多种暴露途径，估计总的暴露量。③加大样本量，减少测量误差，增加样本代表性。

**内暴露剂量测量**  在过去一段时间内机体已吸收入体内的污染物的量，可通过测定生物材料（血液、尿液、头发等）中污染物或其代谢产物确定。例如，以血铅的含量代表铅的内暴露剂量。与外暴露剂量相比，内暴露剂量能更真实地反映暴露水平，它不仅可以避免由环境的外暴露剂量测量时个体吸收率差异的影响，而且能准确反映多种途径暴露的总水平。内暴露剂量的测定已被广泛用于环境污染物对人体的暴露评估，《中华人民共和国职业病防治法》对工业上常见的一些环境污染物就是采用内暴露剂量测量作为接触指标，制定了职业性中毒诊断标准。自2001年《斯德哥尔摩公约》发布以来，内暴露剂量的测量被广泛用于监测持久性有机污染物的人体内剂量，借

以评价其潜在危害。

**生物有效剂量测量**  经吸收、代谢活化、转运最终到达器官、组织、细胞、亚细胞或分子等靶部位或替代性靶部位的污染物量称生物有效剂量。生物有效剂量一般采用生物有效剂量的生物标志测定。用于反映生物有效剂量的生物学标志物一般都是大分子的加合物，如致癌物或其活化的产物与DNA或血红蛋白形成的加合物含量。采用生物有效剂量反映暴露具有很多优点：①直接反映环境污染物产生的有害效应，可获得人群对不同外源性化合物的总负荷和暴露量的资料。②既能说明污染物的"体内负荷"，同时也能代表人体暴露的水平。③可用于比对和校正内、外暴露剂量测量的不确定性和误差。生物有效剂量测量也有局限性：①在检测方法和样品采集上有更多的困难，如甲醛在体内代谢过程复杂，在采样时很难确定靶器官。②生物有效剂量的测定一般需要采集人体的血液和组织，对人体具有一定的损伤性。因此，在环境流行病学研究中，生物有效剂量应用相对较少。

**暴露评价**  健康危险度评价过程中的重要部分。暴露评价可估计出人群对某化学物暴露的强度、频率和持续时间。在暴露评价中，环境污染物的浓度、暴露水平和内剂量是暴露评价的主要内容和过程。完整的暴露评价包括五个基本要素。①暴露特征：包含暴露途径、暴露间隔、人群分布和个体暴露水平。暴露途径指环境污染物进入机体的方式和频率；暴露间隔是反映环境暴露的时间长短和间隔；人群分布则是对于不同暴露特征人群的暴露百分比、均数、标准差的描述和

分析。②体内剂量水平：体内剂量不但与人群分布和个体水平的差异有联系，还与暴露途径、暴露类型和暴露量相关。③污染来源：包括主要的污染来源、主要的环境介质、传输路径及进入人体的主要方式。④暴露差异性：暴露的差异是多样的，主要有体内的暴露差异、个体间的暴露差异、不同人群组的暴露差异、空间分布的暴露差异。⑤不确定性分析：数据不足或缺乏可导致危害确认和因果判定的不准确。评价过程除上述五个基本要素，还要特别注意混杂因素的控制和因果关系的判断，仔细探讨评价过程的不确定性，根据具体情况全面综合分析，最后做出科学评判。一个好的暴露评价研究首先应明确调查目的及选择正确的统计学方法，如样本采集、测定和质量控制要求等；其次是资料的收集和分析过程，包括人群对环境污染的暴露量、暴露持续时间、人群暴露时间模式等资料；最后根据人群样本选择合适的流行病学调查方法，采用直接或间接的暴露测量方法进行暴露评价，识别和确定不同的暴露人群，并整合环境监测、个人问卷和时间-活动日记资料，准确估计不同污染浓度水平、不同污染地区、不同行为模式和不同污染接触时间的人群的暴露差异。

**暴露-效应关系与暴露-反应关系**　环境暴露是环境因素产生健康有害效应的决定因素。环境暴露作用于机体可以引起代谢改变、生理功能障碍、死亡等多种生物学效应，按是否可以定量测量分为暴露-效应关系与暴露-反应关系。

**暴露-效应关系**　效应，即生物学效应，指机体在接触一定剂量的化学物后引起的生物学改变。生物学效应具有强度性质，是量化效应或称计量资料，以均数表示。"效应"仅涉及个体。随着环境有害因素剂量的增加，它在机体内所产生的有害生物学效应也随之增强，这种关系称为剂量-效应关系。它表示进入机体的剂量与该机体所呈现出的生物效应强度间的关系，如接触有机磷农药与血液胆碱酯酶活性下降的关系。

**暴露-反应关系**　反应指接触一定剂量的化学物后，表现出某种生物学效应并达到一定强度的个体在群体中所占的比例，一般用百分率或比值表示，生物学反应常以"阳性""阴性"及相应的"阳性率""阴性率"等表示，这类效应的量度值在统计学上属于定性资料。若干组动物，分别接触同一环境有害物质，各组死亡率出现差异，这种接触量与死亡率之间的关系即为暴露-反应关系。环境有害因素对人群健康影响的暴露-反应关系类型可以分为两种，即无阈值的暴露-反应曲线和有阈值的暴露-反应曲线。前者一般表示致癌物的暴露-反应关系，其暴露-反应曲线就是一条过原点的简单的直线。而对大量有阈值的外环境物质，其暴露-反应关系曲线一般呈S形，包括低暴露水平时的代偿适应期、高暴露水平时的敏感反应期和过高暴露时的饱和适应期三个反应阶段。暴露-反应关系是环境流行病学的一个非常重要的概念，研究剂量-反应关系对于定量评估环境因素对人群健康的影响、确认环境病因、制定环境卫生标准和预防措施具有十分重要的意义，亦是安全性评价和危险性评价的重要内容。

(张遵真)

gāowēi rénqún

**高危人群**（high risk group）　易受到环境有害因素影响或出现某种特定健康效应风险较高的人群。又称高风险人群。包括高暴露人群和易感人群，是环境流行病学研究的重点人群，也是制定环境卫生标准时应首先考虑的对象。

个体对环境暴露的反应取决于暴露剂量、暴露时间以及个体易感性。对某种环境因素有较高接触概率的高暴露人群，其不良健康效应的风险较高，属高危人群。暴露于职业有害因素的劳动者是最典型的高危人群。例如，2009年12月17日，中国卫生部下发了《狂犬病暴露预防处置工作规范（2009年版）》，要求狂犬病高暴露风险者进行暴露前免疫。狂犬病暴露是指被狂犬、疑似狂犬或不能确定健康的狂犬病宿主动物咬伤、抓伤、舔舐黏膜或者破损皮肤处，或者开放性伤口、黏膜接触可能感染狂犬病病毒的动物唾液或者组织的情况。狂犬病研究的实验室工作者、接触狂犬病患者人员、兽医等人群，接触狂犬病病毒的概率较大，也属高暴露人群，即使未发生暴露，也应进行免疫预防。环境有害因素在人群中引起的健康效应呈现从生理负荷增加到疾病状态甚至死亡的人群健康效应谱，即使环境暴露剂量和时间相同，个体对环境有害因素的反应仍然存在着差异，尽管多数人在环境有害因素作用下只出现轻度的生理负荷增加和代偿功能状态，仍有少数人处于病理状态，呈现出各种疾病症状，甚至出现死亡。那些对环境暴露的健康效应出现较早、效应更加显著、易感性更高的人群被称为易感人群，这类人群对环境有害因素的反应比一般人群更为敏感和强烈，出现某种不良反应的反应率明显高于一般人群，也是高危人群的重要组成部分。

**形成因素** 与遗传缺陷、性别、种族和环境应答基因的多态性等遗传因素以及年龄、营养状态、生活方式、健康状况、暴露史、心理状态、保护性措施等非遗传因素有关。

**遗传因素** 遗传因素决定了参与机体构成和具有一定功能的核酸、蛋白质、酶、生化产物以及它们所调节的核酸转录、翻译、代谢、过敏反应、组织相容性等差异，在很大程度上影响环境毒物的活化、转化与降解、排泄过程以及机体对损伤的修复能力。因此，遗传因素是影响人群易感性的重要因素。

**遗传缺陷** 人体染色体或染色体所携带的遗传物质异常所致，是某些个体对特定的作用因素易感的重要原因。例如，着色性干皮病、共济失调性毛细血管扩张和先天性全血细胞减少症与DNA损伤修复缺陷有关，带有这类遗传缺陷的人群对紫外线、烷化剂和某些致癌物的作用敏感性增高。

**环境应答基因的基因多态性** 人类的某些基因对环境因子具有特定的反应，这些反应影响人体对有害环境因子（特别是环境化学物）的易感性，这样的基因被称为环境应答基因（environmental response gene）或环境易感基因。人类基因组计划发现个体间基因组99.9%以上是相同的，不同个体对环境因素应答的差异是由人类基因组中微小的部分造成的，这种基因的微小变异被称为基因多态性（gene polymorphism），它是个体对于相同环境暴露产生不同效应的基础。美国国立环境卫生科学研究所早在

1997年提出了环境基因组计划，并将DNA修复基因、外源性代谢和解毒酶基因、激素代谢酶基因、受体基因、细胞周期基因、细胞内药物敏感基因、介导免疫和炎症反应调节基因、介导营养因素调节基因、参与氧化过程的基因和信号传递基因列为十大环境应答基因，用于鉴定环境相关性疾病的人群易感性。环境应答基因的多态性是造成人群易感性差异的重要原因，环境-基因交互作用已成为各学科研究的热点。人体许多功能基因都有可能是环境因素作用的靶，这些基因结构上的多态性，导致相应蛋白功能或酶活性的变化，最终表现为应答反应的多样性，产生易感性差异。体内主要代谢酶催化的外源性化学物的生物转化，决定着外源性化学物作用性质、强度和持续时间，对产生有害效应起着关键作用。人体Ⅰ相代谢酶中，细胞色素P450（CYP）酶既可使亲脂性化合物带上某些极性基团，从而更适合于Ⅱ相反应，完成解毒过程，也可对前致癌物和前毒物起到活化作用，使其变成活化物或终致癌物从而发挥相应的毒作用。细胞色素P450为一类亚铁血红素-硫醇盐蛋白的超家族，至少包括14个家族成员，每个家族又分若干亚家族，呈现高度多态性，对很多化学物的代谢转化产生明显影响，从而影响化学物的生物学效应。乙醛脱氢酶（ALDH2）基因也存在遗传多态性，亚洲人种约50%因发生点突变而使ALDH2的活性降低，从而导致个体对乙醇毒性的敏感性增高；而δ-氨基酮戊酸脱氢酶（ALAD）基因多态性则是产生个体间铅中毒易感性差异的重要因素。Ⅱ相代谢酶的基因多态性主要通过影响

解毒能力而改变机体对某些环境化学物暴露的易感性，N-乙酰基转移酶（NAT）是最早发现在人群中呈多态性分布的代谢酶，显性慢乙酰化状态的个体，由于乙酰化作用慢而增加芳香胺类化合物诱导膀胱癌发生的危险度。此外，谷胱甘肽-S-转移酶（GST）的基因多态性与氯化消毒副产物引起的肝癌易感性有关。

**性别** 不同性别人群对化学物的感受性相似，但因男女性激素及与之密切相关的其他激素不同，机体生理活动可能表现出一定差异。例如，女性对铅、苯、镉等环境毒物的敏感性均较男性高。当大气中可吸入颗粒物浓度上升达$10\mu g/m^3$时，女性的死亡率上升1.08%，而男性仅上升0.74%，这与颗粒物在肺内沉积情况依性别不同有关。女性的生理特点及妊娠等因素，也使某些环境有害因素对女性可能产生特殊的危害。

**种族** 不同种族个体代谢酶活性的不同是形成种族间易感性差异的基础。地中海地区，意大利和希腊的白种人及葡萄牙和西班牙来自库尔德斯坦的犹太人中约53%有葡萄糖-6-磷酸脱氢酶缺乏症的遗传性状，美洲和非洲黑人该比例仅为5%~10%，中国广东省为8.6%（主要在粤西），新加坡的华裔则为2.5%。

**非遗传因素** 包括年龄、营养状况、病理状态、暴露史以及生活方式。

**年龄** 儿童和老人对环境有害因素的反应较成年人更敏感。在多起急性环境污染事件中，老人和儿童出现病理性改变，症状加重，甚至死亡等的人数比普通人群高出很多倍。1952年伦敦烟雾事件期间，年龄在45岁以上的

居民死亡人数为平时的 3 倍，1 岁以下的婴儿死亡数比平时增加了 1 倍。导致儿童和老人对环境有害因素更加易感的因素很多，如体内免疫系统未发育成熟、代谢酶活性降低、器官系统功能衰退等都可导致易感性增高。由于婴幼儿血脑屏障的发育和肾排泄功能的发育均不完善，对铅、甲基汞、吗啡、乙醇等的中枢神经系统毒作用易感，从而对主要经肾排泄的化学物的易感性较成年人高，而老年人的肾排泄功能下降也是易感性增高的原因之一。幼年时肠道对铅的吸收能力为成年人的 4~5 倍，对镉的吸收为成年人的 20 倍，这种吸收的差异可能与乳汁蛋白和金属结合使吸收增加有关。生物转运和生物转化能力以及代谢酶活性的差异也可导致年龄易感性的差异，新生儿和老年人的血浆总蛋白和血浆白蛋白含量均低于普通成年人，这降低了与外来化学物结合的能力，从而使化学物游离的部分增高，导致机体对化学物感受性增高。另外，新生儿血浆 pH 值较低，也在一定程度上影响了化学物与血浆蛋白的结合、分布和排泄；胎儿和新生儿的代谢酶活性一般低于成年人，而老年人的代谢酶活性则随着年龄的增长有所下降，尤其是一些解毒酶。

**营养状态** 营养不均衡可使某些环境污染物对暴露人群的危害加重，高血脂、高血糖、低蛋白或维生素 A、C、$B_1$ 和 E 的缺乏都可影响化学物质的毒性，如缺铁性贫血儿童对铅的吸收更多，产生的危害效应更大。大量资料也显示营养缺乏与生物地球化学性疾病的患病率增加密切相关。化学物质在机体内的生物转化主要是通过微粒体混合功能氧化酶

系（mixed-functional oxidase，MFO）予以催化，当机体营养状况欠佳，缺乏必需的脂肪酸、磷脂、蛋白质及某些维生素或微量元素时，常常使微粒体 MFO 活性降低，从而影响化学物在体内的生物转化过程，导致机体对环境有害因素的易感性或产生不良健康效应的风险增高，尤其是一些需要代谢解毒的化学物，如巴比妥、环己烯巴比妥、氨替比林等，当微粒体 MFO 活性受抑制时，其毒性增加。

**病理状态** 个体健康可影响毒性反应和对环境有害因素的易感性，尤其是当外来化学物选择性损害的靶器官处于病理状态时，机体对该化学物造成的损伤就更加敏感，例如 1952 年英国伦敦烟雾事件 80% 以上的死亡者患有心脏或呼吸系统疾病。胃肠道有营养吸收不良综合征时，可能因某方面的营养不足而对特定外来化学物的感受性提高。皮肤出现血管扩张症状时，皮肤对化学物的吸收加快。无论何种原因引起的血浆蛋白含量或白蛋白含量改变，都将影响对特定外来化学物的结合能力，提高其游离部分的比例，使得易感性增高。肝脏疾病对代谢有很大的影响，肝硬化时乙酰化作用和葡萄糖醛酸结合都受影响，使这种作用底物的半衰期延长；肝细胞坏死可使外来化学物代谢速度减慢，导致化学物在体内的半衰期延长 2~4 倍；对于肝硬化和阻塞性黄疸的患者，因肝血流下降可以引起肝廓清率降低，同时还可干扰葡萄糖醛酸和硫酸的结合，影响化学物在肝内的解毒过程；血液中胆红素浓度增高时可与外来化学物竞争与血浆蛋白的结合或使已结合的外来化学物释放出来，导致易感性增高。

肾处于病理状态时，主要由肾排泄的外来化学物及其代谢物的半衰期延长，影响环境毒物的生物转化及排泄过程，导致机体对其敏感性增加，而慢性肾病对生物转化的影响则不一定是肾内的生物转化改变所致，而是间接损害肝的生物转化能力。心脏衰竭可改变肝血流从而影响肝代谢，有时即使没有心衰的急性心脏病发作也影响肝代谢，间接影响肝的生物转化能力。另外，甲状腺功能亢进、甲状腺功能减退、生长激素过多和糖尿病等影响激素水平的疾病也可抑制某些代谢途径，如糖尿病时即使细胞色素 P450 的水平不变，但其中的某些酶谱有所改变，特别是微粒体 MFO 的活性降低，有可能对某些特定外来化学物的易感性增高。

**生活习惯** 世界卫生组织有关数据显示，全球 60% 的死亡原因可以归为不良行为和生活方式。在中国人群死亡前十位疾病的病因中，行为生活方式占 37.7%。缺乏锻炼、睡眠不足、不合理或不科学的膳食、心理负荷过重等均与慢性病的发生有关，具有这些不良行为和生活方式的人群自然成为心脑血管疾病和糖尿病等慢性疾病的高危人群。

**职业暴露** 特定职业人群对环境毒物或有害因素的接触机会增加，罹患相关疾病的概率增大。例如，采煤工人易患硅沉着病，职业暴露于重金属铅、汞、镉、砷等易发生重金属中毒。

**研究意义** 高危人群是环境流行病学的主要目标人群，对高危人群的筛查、监测和疾病预防具有重要的意义。在暴露于环境污染物的人群中，常随暴露量，暴露时间及个人健康状况而不同，出现从污染物的体内负荷增加到

出现组织器官病理损害与疾病、死亡等不同水平的效应。环境卫生学从保护人群健康的角度出发，除了患病率以外，还应当选择在个体中仅产生体内负荷增加或出现轻微生理、生化代谢改变的指标作为健康效应调查、测量和评价的依据。在同一污染环境中，高危人群的暴露-反应关系曲线一般比较陡峭而灵敏，是最早出现健康效应的人群，选择高危人群为观察对象，测试其健康效应，是早期发现环境有害因素危害的重要途径。在健康效应测量中，调查对象复杂，涉及面广，工作量大，为能达到更好的预期效果，调查人群的选择除了抽样调查，最有效的就是筛选出高危人群，可以用较小样本的特定人群进行研究，如需调查甲基汞污染对居民健康的危害，应选择食用含甲基汞的鱼数量多或者头发甲基汞含量高的居民作为调查对象。另外，高危人群的健康效应比其他人群更为复杂和严重，对该人群的早期发现和保护就是对全人群的保护，以高危人群作为研究对象可以获得最大的流行病学和卫生经济学效益，是环境流行病学研究的最佳策略。

（张遵真）

huánjìng yǒuhài yīnsù liánhé zuòyòng

## 环境有害因素联合作用（joint action among environmental harmful factors）

两种以上环境有害因素对机体的交互作用。包括多种外源性化学物对机体的联合作用及化学因素与物理因素、化学因素与生物因素、生物因素与物理因素抑或化学、物理和生物因素三者之间的联合作用。

"联合作用"的概念最早出现在 1939 年布利斯（Bliss）的"毒物联合使用时的毒性"一文，明确提出化学毒物之间存在"拮抗、独立、相加和协同四类作用"。1952 年伦敦烟雾事件使人们更加清楚地认识到毒物联合作用的重要性，当时大气中 $SO_2$ 平均浓度仅为 $4.85mg/m^3$（$SO_2$ 阈限值为 $14.28mg/m^3$），但出现了广泛的呼吸道危害。进一步研究发现，$SO_2$ 与空气中的铁、锰、钒等可溶性盐形成气溶胶颗粒物，这些气溶胶颗粒再与 $SO_2$ 联合作用于机体造成了更为严重的后果，这就是颗粒物与 $SO_2$ 具有联合作用的最好例证。随后，全球众多学者致力于环境毒物联合作用的研究，并于 1980 年 12 月在世界卫生组织总部召开了包括中国代表在内的 17 位专家研讨会，专题讨论了生产环境中多种有害因素的联合作用对健康的影响。早期研究的重点在于化学毒物之间的相互作用，后来人们注意到多种物理因素的存在，又提出了化学因素与物理因素的相互作用，多种物理因素之间的相互影响。生活环境中，不可避免地暴露于多种环境有害因素，如食品中的残留农药、污染的重金属和微生物，食物加工贮存使用的防腐剂和防霉剂，治疗用的各种药物，水中有机物和氯化消毒副产物，大气污染物和室内空气中的厨房油烟、香烟烟雾，室内装饰不当产生的放射性氡浓度增加，治疗接触的各种放射线，日常生活中的噪声、紫外线、微生物等多种物理、化学和生物因素，这些有害因素通过多种环境介质进入人体，造成对健康的联合作用危害。

### 环境中化学毒物的联合作用

这是最为常见也是研究最多的联合作用。公认的分类方法是按照世界卫生组织 1981 年提出的量效关系，将环境毒物对人体的联合作用分为独立作用、相加作用、协同作用和拮抗作用，其中相加作用和独立作用又被称为非交互作用，协同作用和拮抗作用则被称为交互作用。大部分刺激性气体的刺激作用呈现相加作用，如一氧化碳和氟利昂、丙烯腈和乙腈、$NO_2$ 和 $SO_2$ 等。大多数碳氢化合物（汽油、乙醇、乙醚等）在麻醉效应方面也表现为相加作用。有机磷农药对胆碱酯酶的抑制作用、醛类的诱变性或急性致死毒性都呈相加作用。香烟烟雾与重金属、刺激性气体及有机溶剂等多种环境毒物均有协同作用，能显著增加其他环境毒物对呼吸系统的毒性效应。长期追踪研究发现，不吸烟的石棉接触者肺癌 RR 为 12.2，而接触石棉的吸烟者肺癌 RR 高达 32.1，吸烟和石棉暴露的协同指数为 2.2。烟尘中的三氧化二铁、锰等重金属是 $SO_2$ 氧化成 $H_2SO_4$ 的良好触媒，它们凝结在烟尘上形成硫酸雾，其毒性比 $SO_2$ 大 2 倍。油漆工同时接触二氯甲烷和甲醇时，体内碳氧血红蛋白形成量多且作用时间长。四氯化碳和乙醇导致的肝坏死大于两者单独作用时产生的效应之和。多种环境毒物之间发生联合作用的机制十分复杂，一般认为与环境毒物之间影响吸收速率、促使吸收加快、排出延缓、干扰体内降解过程和在体内的代谢动力学过程的改变等有关。如马拉硫磷与苯硫磷的联合作用为协同作用，其机制是由于苯硫磷抑制了肝降解马拉硫磷的酯酶；有机磷化合物通过对胆碱酯酶的抑制而增加了其他环境毒物的毒性效应；胺类化合物通过对联氨氧化酶的抑制而产生增毒作用；同样，烃类化合物都是由于对微粒体酶的抑制而发生增毒作用；某些可与巯基结合的金属在体内与含巯基酶结合，使通过这些酶催化的毒物代谢减慢而产生增毒作用，镉离子（$Cd^{2+}$）、汞离子（$Hg^{2+}$）对人体红细胞内卤代甲烷的代谢抑制作用便是如此。另外，有些环境毒物共同存在时又可降低其中一种物质的毒性效应。如硒对镉的抑制作用，日本富山县的痛痛病已证实是慢性镉中毒，但在神通川流域除了富山县以外的其他镉污染区则未发现痛痛病，这与该地区环境中硒和镉共存产生的拮抗作用有关，提示硒和镉的共同暴露，可以拮抗由镉引起的健康危害，这样的拮抗作用可能是环境毒物在体内对共同受体产生竞争作用的结果。

**物理因素与化学因素的联合作用** 在实际生产和生活环境中，物理因素和化学毒物同时存在，对人体产生多因素的联合作用。高温、低温、噪声、振动及辐射等物理因素与化学毒物共同作用于机体时，均可能影响化学物对机体的毒性效应，同时，这些物理因素之间也有可能产生联合影响。在物理因素与化学因素的研究中，报道较多的是温度对于化学毒物毒效应的影响。在高温或低温条件下接触化学毒物时，由于机体的代谢率、耗氧量、血管通透性、免疫功能、体温调节中枢的兴奋性等改变，影响了化学毒物对机体的作用或机体对毒物作用的反应。高温环境机体排汗增加，盐分损失增多，胃液分泌减少，影响化学物经消化道吸收的速率和量，同时大大增加皮肤对化学毒物的吸收。据报道，常见的 55 种毒物在 36℃ 时毒性比 26℃ 时大 2~17 倍。低温环境，机体代谢速率降低，化学物吸收减少，化学毒性反应减弱，但是

化学物经肾排泄减少，化学物或代谢物在体内存留时间延长。放射性氡是确定的人类致癌因素，职业性氡照射的流行病学调查已证实，矿井下高浓度的氡可诱发肺癌，并与吸烟具有协同作用。氡水平的地理分布与白血病的发生也存在相关性，香烟可以增加白血病发生的风险，同时外周血淋巴细胞次黄嘌呤-鸟嘌呤磷酸核糖基转移酶基因的突变频率增加，从分子水平上提供了氡和吸烟致白细胞突变的证据。此外，全身辐照可增加中枢神经系统兴奋剂的毒性，降低中枢神经系统抑制剂的效应。噪声和振动也能与化学毒物产生联合作用。研究显示，噪声特异性地损害耳蜗，而某些化学毒物不仅破坏耳蜗结构还影响中枢神经系统结构与功能，两者同时存在便可能加重对受害者听觉系统的危害，例如噪声能增加耳毒性药物如卡那霉素对耳蜗的损害作用，噪声与汞、四氯化碳、一氧化碳、硼酸气溶胶，振动与铅、汞、氟、钴等常常有协同作用。作业工人同时接触高温和噪声比单独接触噪声对心血管系统的影响要大，提示高温和噪声在影响心血管系统方面有一定的协同作用。也有报道，紫外线可加强氯化镉诱导的体液免疫抑制作用。

**生物因素与化学因素的联合作用** 生物是感染性疾病的独立因素，在其他类型疾病，特别是致癌、致畸和致突变的作用也日益受到重视。研究最多的是乙型肝炎病毒与黄曲霉毒素和藻毒素联合致肝癌的作用，以及人乳头瘤病毒（papillomavirus，HPV）和化学物在致宫颈癌中的作用。多种因素与肝癌发生相关，其中，乙型肝炎病毒感染和黄曲霉毒素

暴露是肝癌发生的重要病因，两者具有协同致肝癌的作用。环境污染造成的水体富营养化可能使饮用水中藻毒素含量增加，有明显的促肝癌作用。这一领域的研究现在已深入到分子水平，如在广西乙型肝炎病毒/黄曲霉毒素 $B_1$ 的双暴露肝细胞癌中，PTEN（phosphatase and tensin homolog deleted on chromosome 10，抑癌基因）mRNA 的表达下调是一个常见的分子生物学事件，该事件主要与 HBV 感染有关，再一次表明黄曲霉毒素 $B_1$ 对 PTEN mRNA 的表达下调具有协同作用。自从 1976 年提出 HPV 是宫颈癌的致病因素以来，HPV 感染与宫颈癌关系的研究成为肿瘤病毒病因研究的热门课题。现已明确，HPV 有很多亚型，其中 HPV16 和 18 与宫颈癌最相关。有关 HPV 感染状况研究，由于检测标本的来源、使用的 HPV 检测技术、检测 HPV 的型别以及研究地区人群差异等各有不同，各研究报道的 HPV 感染阳性率高低不一。据报道，中国妇女 HPV 感染率为：宫颈癌患者 53.5%，癌前病变患者 25.1%，而健康女性仅为 4.1%。

**联合作用的评价** 物理、化学和生物因素的联合作用远比单独的化学毒物联合作用复杂，尚有许多环节不清楚，制定联合作用时各因素的卫生标准更是广大学者关注的难点和重点。多因素联合作用的研究在未来的一段时间仍然是各学科研究的重点。

（张遵真）

shēngwù biāozhì

**生物标志**（biomarker） 生物体与环境中的各种因素相互作用所产生的并可检测的生理、生化、免疫和遗传变化指标。又称生物标志物。"生物标志物"概念于

20 世纪 70 年代首次在污染生态学中出现，指的是指示生物。随着分子生物学、流行病学以及毒理学等学科的发展，生物指示物的应用范围逐渐扩大至不同领域的诸多层次。在健康与疾病研究领域，生物标志特指可供客观测定和评价、反映生理、病理状态或治疗过程中的某种特征性的指标，通过对它的测定可以获知机体当前所处的生物学过程及其进程。测定一种疾病的特异性生物标志，对于疾病的预防、早期诊断、治疗及鉴定的全过程都有着积极的作用和意义。寻找和发现有价值的生物标志已经成为很多领域研究的热点。

**分类** 国内外尚无统一的分类方法，通用的是 1989 年美国国家科学院按外源性化学物与机体的关系及其表现形式进行的分类。这种分类模式依照反映暴露到疾病各个阶段的连续变化关系，将生物标志从功能上分为三类：暴露生物标志、效应生物标志和易感性生物标志。

**暴露生物标志** 机体内部可测量的外源性物质及其代谢产物，或者外源性物质及其代谢产物与靶分子、靶细胞相互作用的产物。例如，非吸烟者处于吸烟环境，可吸收环境香烟烟雾中的一些成分，体液中尼古丁及其代谢物可替宁（cotinine）便是被动吸烟的暴露生物标志。通过对暴露生物标志的检测，能够获得生物材料中外源性化学物或其代谢产物的含量，这就比通过询问所得到的暴露情况或通过环境监测得到的外暴露水平更加精确。暴露生物标志又可以分为体内剂量标志和生物有效剂量标志两个亚类。体内剂量标志是指细胞、组织或体液（如血、尿、粪便、乳液、羊水、汗液、唾液、毛发以及指甲等）中可测定到的外源性化学物及其代谢产物的浓度，反映被人体吸收的外源性化学物的量。生物有效剂量标志是指外源性化学物质进入人体后，与靶组织细胞内 DNA 或蛋白质产生相互作用的有效剂量或者其反应产物的含量。如大气颗粒物中所含的致癌物苯并[a]芘（BaP），进入人体后可与 DNA 形成加合物（DNA-BP-DE），因此只有外周血淋巴细胞中能与 DNA 形成加合物的那部分 BaP 才是暴露的生物有效剂量，外周血中的 BaP 浓度则只是其暴露的体内剂量。化学物质在生物体内的代谢率和代谢途径存在个体差异，生物有效剂量标志比体内剂量标志能够更准确地反映暴露发生的情况。

**效应生物标志** 环境暴露产生的在体内可测定的一切生理、生物化学或行为的改变。环境污染物及其代谢产物结合到靶细胞后会进一步引起一系列的生物化学变化，包括潜在的健康损害，不可逆转的病理改变以及某些确定的疾病状态，这些改变都对应着不同的效应生物标志。例如，机体处于氧化应激状态时超氧化物歧化酶（SOD）、过氧化氢酶（CAT）等抗氧化酶活性增加。又如，肝细胞损害时血清谷草转氨酶和谷丙转氨酶升高，心肌损害时肌酸激酶同工酶和肌酐激酶（CK）等特异性升高，血清甲胎蛋白（AFP）浓度的异常增加被认为与肝癌密切相关，而癌胚抗原（CEA）的显著升高是胃肠道肿瘤的标志。

值得一提的是反映 DNA 损伤效应的分子标志。DNA 是遗传信息的载体，环境污染物诱导的 DNA 损伤与致癌、致畸和致突变密切相关。在众多环境污染物引发的生物学效应中以低剂量、长时间导致的慢性潜在性致癌、致畸、致突变作用最受人们的关注。反映遗传学改变的检测终点较多，主要包括 DNA 链断裂、染色体畸变、基因突变和 DNA 加合物等。2000 年，国际化学安全规划署在其制订的《人类致癌剂遗传毒性效应监测指南》中明确列出了六种监测手段：DNA 加合物检测、彗星试验、hgprt 基因突变试验、染色体畸变分析、微核试验和姐妹染色单体互换试验。DNA 加合物是致癌物或其代谢产物与 DNA 分子的亲核位点形成的共价结合物，属于 DNA 损伤的一种特殊形式，是一种重要的暴露生物标志，也是遗传毒性的效应生物指标。

**易感性生物标志** 关于个体对外源性化学物的生物易感性的指标，包括反映机体先天具有或后天获得的对接触外源性物质产生反应能力的指标。易感性生物标志虽然不包括在从暴露到疾病的任何一个阶段，但在任何一个发展阶段中都有重要作用，是决定某种状态是否发生的主要因素。遗传易感性有差异的个体能够通过各自的 DNA 编码出结构不同或者数量有别的蛋白，使生物体表现出对某种环境暴露反应程度的差异，因此，易感性标志可鉴定筛选易感个体和易感人群，保护高危人群。例如，缺乏某种 DNA 损伤修饰蛋白的着色性干皮病患者暴露于紫外线时，比 DNA 损伤修饰蛋白正常表达的人群发生皮肤癌的危险性增加。又如，先天性红细胞葡萄糖-6-磷酸脱氢酶缺乏症者，对氧化剂、芳香族氨基和硝基化合物的氧化应激作用的抵抗力下降、红细胞溶血的易感性增高。遗传决定的易感性因素大部分稳定，而获得性易感因素，则随环境和时间而变化。基因多态性是典型的易感性生物标志，将具有多态性的基因作为生物标志可监测机体对同一环境暴露所产生的反应状况差异。例如，药物或毒物代谢酶的基因多态性直接影响到外源性化学物在体内的去向和结局以及与细胞和大分子的相互作用。

**特征**　理想的生物标志应具备以下几点共性。①相关性：与生物化学机制和毒作用过程有关。例如，水体中的有机污染多环芳烃（PAH）、多氯联苯（PCB）能专一性地诱导细胞色素P450，激活P4501A1酶，通过一系列代谢反应最终使7-乙氧基-异吩噁唑（ERF）脱去乙氧基生成荧光性的7-羟基-异吩噁唑（RF）。RF是这些有机污染物产生毒性效应的中间产物，与其接触剂量真实相关，RF作为暴露于PAH、PCB的生物有效剂量标志是合理的。②定量性：理想的生物标志可通过实验手段定量检测。例如，DNA加合物可用$^{32}$P-后标记法定量分析。③灵敏度：理想的生物标志敏感度应高于一般生物检测指标，低剂量就可检出。例如，由于胆碱酯酶能专一性与有机磷农药结合，丧失催化靛酚乙酸酯（红色）水解为靛酚（蓝色）和乙酸的能力。仅有微量的有机磷农药暴露，采用乙酰胆碱作为生物标志也能检测到明显的颜色变化。④特异性：理想的生物标志特异性强，反应灵敏。8-羟基脱氧鸟苷（8-OHdG）是常用的DNA氧化损伤的生物标志。⑤预警作用：理想的生物标志可指示暴露的早期效应，如尿中生物标志苯巯基尿酸（SPMA）在低浓度苯暴露时就可检测到。⑥广泛性：理想的生物标志可广泛用于各类生物，并且可同时用于实验室研究和现场实际监测，既可用于体外研究，还可用于体内研究。

**应用**　生物标志有广阔应用前景。①环境卫生标准的制定：通过正确的选择生物标志，研究其毒代动力学，建立动力学数学模型，便可推算出外源性化学物的生物接触限值（生物材料中规定的最高容许量），为环境卫生中相关标准的制定提供重要的科学依据。②环境危险度评价：危险度评价是利用现有资料评估特定化学物暴露对人群的有害效应，包括危害鉴定、剂量-反应关系评定、暴露评定和危险度特征分析四个步骤。暴露生物标志、效应生物标志和易感性生物标志在这四个关键步骤中均有重要作用。生物标志是评估个体接触量最直接、最理想的方法，不但有助于在评价中降低外暴露评价产生的不确定因素和其他因素的影响，还有助于将化学物暴露的剂量-效应关系精确量化。③环境流行病学调查：暴露、效应和易感性生物标志的联合运用可以从吸收、代谢、分布、排泄等外源性化学物体内过程解释暴露与效应之间的相关性，不仅可以反映外源性化学物进入机体的后果，还能揭示产生损害的原因。因此，生物标志是确定环境化学物暴露与毒性效应之间的因果关系所必需的，在环境流行病学因果推断中具有重要作用。④环境健康监测：灵敏、特异的生物标志，不仅能够识别出现不良反应的个体，特别是那些隐匿、轻微的早期改变，同时还能筛选出对环境暴露易感的个体和人群，减少危害暴露。对现场干预前后的生物标志进行比较，有助于检验干预措施的效果。分子生物标志的运用使环境健康监测进入崭新的阶段。⑤环境相关性疾病的诊断：环境相关性疾病与特殊的环境暴露有关。生物标志可阐明环境暴露对细胞生命代谢、信号传导和网络调控的动态变化过程及疾病的进程，为环境相关性疾病的早期诊断提供有力的依据。

（张遵真）

huánjìng wēiliàngyuánsù yǔ jiànkāng
**环境微量元素与健康**（trace elements and health）　维系机体生长发育、生命活动及生命繁衍不可或缺的元素。人体内化学元素正常含量小于体重0.01%的，称为微量元素，根据其作用分为必需微量元素、非必需微量元素及人体有害微量元素。公认的必需微量元素有14种，是人体内的生理活性物质、有机结构中的必需成分，必须通过食物摄入，当从饮食中摄入的量减少到某一低限值时，导致某一种或某些重要生理功能的损伤；非必需微量元素是指有的可能对人体有影响，有的存在与否与人体无关系；人体有害微量元素是一些特殊元素在体内无论含量多少，均对人体有害。人体每天对微量元素的需要量在100mg以下。此条重点介绍必需微量元素。

**特性**　必需性体现在：①饮食中去除此类元素，机体就可出现生理性缺乏状态。②补充这一特殊元素后这种缺乏状态将得到缓解。③一种特殊元素的生化功能不能被其他元素完全代替。机体离开这种元素则既不能生长，又不能完成它的生命周期。必需微量元素还具有几个特点：①这种元素以相似的浓度存在于不同哺乳动物的组织内。②不论动物的种类，去除这种元素后会出现相似的生理生化异常。③补充这种元素时能减轻或预防上述异常。④这种异常改变在缺乏得到控制时也能被治愈。

**生理功能** ①参与酶的构成和酶的激活，影响酶的活性。在人体内 50%～70% 酶含有微量元素，它们在酶蛋白结构中起着特异活化中心的作用。锌与 80 多种酶的活性有关，它的缺乏或摄入量不足会引起体内多种酶活性丧失或受到影响。铜、锰、钼、硒、硅等也与 10 多种酶活性有关。②参与某些蛋白质的合成，发挥特殊功能。如血浆铜蓝蛋白是体内铜贮存的主要形式，人体血浆中 90% 以上的铜以结合态存在于铜蓝蛋白内。铜蓝蛋白具有氧化酶作用，参与铁代谢，同时参与需铜的酶类（如细胞色素 C 氧化酶、酪氨酸酶）的合成。③参与激素及其辅助因子的合成，与内

分泌活动密切相关。如碘是甲状腺素的重要组成成分，锌对体内胰岛素的合成、贮藏、分泌及其活性具有重要的影响。④维持正常的生殖功能：锌、铜、硒和锰等微量元素对维持正常生殖和生育功能都有重要作用（表）。

**常见微量元素** 人体对每一种元素都有一个安全和适宜的需要量范围，在此范围内维持机体正常生命活动的各种正常生理功能得以充分发挥，使机体处于最佳健康状态。

**铁** 主要存在于血红蛋白、肌红蛋白、辅助因子等，用于合成血红蛋白、肌红蛋白、细胞色素血红素氧化酶或活化的某些金属酶和它的辅助因子，已知机体有数十多种铁酶或铁依赖酶，如细胞色素、血红素氧化酶、过氧化氢酶、过氧化物酶、单胺氧化酶等。缺铁时，最常见的临床表

现是缺铁性贫血。

**铜** 体内多种蛋白和酶的组成成分，如铜蓝蛋白、超氧化物歧化酶、赖氨酰氧化酶、半乳糖氧化酶、单胺氧化酶、酪氨酸酶、多巴胺 β-羟化酶、抗坏血酸氧化酶、细胞色素 C 氧化酶等，并诱导金属硫蛋白的合成。

**锌** 很多金属酶的组成成分，锌参与碳酸酐酶、胸腺嘧啶核糖核苷激酶、醇脱氢酶、超氧化物歧化酶、碱性磷酸酶、血管紧张素转化酶、δ-氨基酮戊酸脱水酶、胰羧肽酶等多种人类重要酶的酶活性中心的构成。参与核酸合成和降解有关酶是锌依赖酶。缺锌时，许多酶活性显著降低，影响细胞 DNA 的合成，使细胞增殖分化受抑制，造成身体发育停滞，性发育落后，显著影响人类的生殖功能。

**锰** 以含锰酶和含锰蛋白的

表　微量元素的功能和缺乏症

| 元素 | 日需要量（mg） | 作用部位 | 功能 | 缺乏症 |
|---|---|---|---|---|
| 锌 | 10～15 | 碳酸酐酶、肽酶、醇脱氢酶、碱性磷酸酶、多聚酶等 | 细胞分裂、核酸代谢、各种辅酶因子 | 生殖力低下、侏儒、味觉、嗅觉低下等 |
| 铁 | 10～15 | 细胞色素、过氧化氢酶、血红素酶 | 氧和电子传递 | 贫血、智力和行为异常 |
| 铜 | 1.0～2.8 | 单胺氧化酶、铜蓝蛋白、酪氨酸酶 | 血红素合成、结缔组织代谢等 | 贫血、毛发及动脉异常、脑障碍、骨骼等异常 |
| 铬 | 0.29 | 葡萄糖耐量因子 | 促进胰岛素的调节和糖代谢、脂肪代谢 | 葡萄糖耐受性低下、生长发育障碍、寿命缩短 |
| 碘 | 0.1～0.14 | 甲状腺素 | 细胞氧化过程 | 甲状腺肿大、功能低下 |
| 钴 | 0.02～0.16 | 维生素 $B_{12}$、造血 | 甲基化等 | 恶性贫血 |
| 硒 | 0.03～0.06 | 谷胱甘肽过氧化物酶、磷脂氢过氧化物、谷胱甘肽过氧化物酶等 | 细胞内过氧化物分解谷胱甘肽氧化 | 人类克山病、动物白肌病、肝坏死等 |
| 钼 | 0.1 | 黄嘌呤氧化酶、醛氧化酶等 | 黄嘌呤、次黄嘌呤代谢 | 生长迟缓、尿酸代谢障碍 |
| 锰 | 2.5～5.0 | 精氨酸酶、丙酮酸羧化酶、超氧化物歧化酶等 | 生化代谢 | 生长发育、糖和类脂障碍 |
| 氟 | 0.5～1.7 | 碱性磷酸酶 | 钙、磷代谢 | 生长发育迟缓、龋齿 |
| 镍 | 0.05～0.08 | 核糖核酸 | 稳定 DNA、RNA | 生育低下、磷脂、糖原代谢异常 |
| 硅 | 3.0 | 黏多糖代谢 | 维持结缔组织结构、骨钙化 | 结缔组织异常、骨形成不全 |
| 锡 | 不清楚 | 脂肪组织 | 氧化还原触媒 | 生长发育障碍 |
| 钒 | <4.5 | $Na^+$、$K^+$-ATP 酶、$Ca^{2+}$-ATP 酶 | 氧传递、胆固醇、CoA 代谢、膜电解质 | 生长发育不全、骨、脂质代谢异常 |

病易感性的基因。大多数疾病是多种环境因素和遗传体质共同作用的结果。不利健康的遗传体质所对应的与疾病发生相关的基因型，称易感基因（表）。疾病易感基因的易感性是一个相对概念，即拥有这种基因类型的个体比普通人容易患病。普通人的疾病相关基因虽然属于正常人的范围，也并非一定不会患病。环境基因组研究有助于寻找环境因素易感基因，遗传和物理图谱的建立以及测序工作的进展促使了大批基因的发现和分离。随着基因组上各种作用坐标的密集和已测序基因的增多，克隆特定基因日趋容易和精确，比如"候选基因"克隆法已发展成为"定位候选基因"克隆法，这些进展使得寻找基因组中负责对辐射和化学物易感型的基因变得切实可行。

DNA 多态性　EGP 的核心是环境与基因的交互作用。DNA 的多态性与疾病易感性密切相关。人类基因组所含基因个体差别很小，但却引起诸如身高、肤色、指纹、血型等表型上的显著差异。研究基因组差异从大规模全序列比较难以办到，但可以从均匀分布于基因组的具有代表性差别的微点开始，密度不断增加，最终找到存在于所有人中的各种 DNA 序列差别。GeneSNPs 数据库：最常见的序列变异是单核苷酸多态性（single nucleotide polymorphism，SNP）。NIEHS 与美国犹他州大学的犹他州基因组中心共同创建了单核苷酸多态性数据库网页，即 GeneSNPs。这一网上资源所包含的人类基因均是在环境暴露易感性方面起着一定作用的基因，它将 NIEHS 发起的 EGP 涉及的基因、序列及多态性资料融为一体。GeneSNPs 搜寻整理 GenBank 中有关的 cDNA、基因组及单核苷酸多态性序列的信息，为 SNP 的发掘及分析提供资料。

研究意义　外源化合物暴露的危险性评价虽有许多方法，但没有涉及个体基因多态性对暴露危险性的影响。掌握易感环境应答基因的特点、意义及分布，才能对暴露性进行准确分析。研究多态性如何改变个体对环境因素的反应，才能预测特定环境暴露对健康的危险度，帮助政府制定科学合理的能保护携带易感基因个体的环境政策，实施有效的预防措施，因而具有重大的公共卫生意义。EGP 研究的环境暴露的人群易感性，似是把疾病的预防从群体转向个体，但此个体非彼个体，在医学发展的螺旋式上升过程中，这种个体预防的意义已与早期个体预防的意义完全不同，是建立在全社会人口素质提高的基础之上，是以群体预防为基础、以群体预防与个体预防相结合为宗旨、以"健康为人人，人人为健康"为目的、以提高全人类健康水平为最终目标的。通过 EGP 筛选易感个体，采取有力的医学和行为干预措施，制定有效的预防方案，能更好保护易感人群。EGP 的启动和实施，将有利于我们掌握环境诱导疾病的分子和遗传机制，最终使人类环境相关性疾病的"基因预防"成为可能。环境基因组研究必将推动分子毒理学、分子流行病学等学科乃至整个预防医学的发展。

研究的疾病及候选基因
EGP 研究的与环境相关的疾病和缺陷有七类。①癌症：肺癌、膀胱癌、乳腺癌及前列腺癌。②呼吸系统疾病：哮喘、纤维囊性肿。③神经系统变性疾病：阿尔茨海默病、帕金森病、肌萎缩侧索硬化。④发育紊乱：智力低下、注意缺陷障碍。⑤先天缺陷：唇裂、腭裂。⑥生殖功能缺陷：不育、子宫肌瘤、子宫内膜异位、青春期早熟。⑦自身免疫病：系统性红斑狼疮、多发性硬化。EGP 确定研究的候选基因有十类：DNA 修复基因、外源化合物代谢及解毒基因、代谢基因、信号传导基因、受体基因、介导免疫和感染反应的介质基因、参与氧化过程的基因、介导营养因素的基因、细胞循环控制基因、细胞内药物敏感基因。拟分析 200 多个基因，其中有 100 个左右的代谢及解毒基因，它们调控细胞色素 P450、NAT、谷胱甘肽-S-转移酶、葡糖醛酸糖苷酶、磺基转移酶、甲基转移酶、金属硫蛋白酶、二乙基对硝基苯磷酸酯酶等；约 50 个

### 表　疾病相关易感基因实例

| 多态性 | 分类 | 环境暴露 | 相关联疾病 |
| --- | --- | --- | --- |
| CYP1A1 | 激活 | 吸烟 | 肺癌 |
| NAT2 | 解毒 | 吸烟 | 膀胱、乳腺癌 |
| GSTT1 | 解毒 | 氯化消毒溶剂 | 癌症、毒性 |
| 对氧磷酶 | 解毒 | 神经性杀虫剂 | 神经系统损伤 |
| HLA-H | 营养因子 | 饮食中的铁 | 血色沉着病 |
| TCG-α | 生长因子 | 母亲吸烟 | 唇裂、腭裂 |
| 小鼠 17 号染色体位点 | 免疫/炎症反应 | 新鲜空气 | 肺部感染 |
| HLA-DP 标志 | 免疫反应 | 铍 | 慢性铍性肺病 |
| ALAD | 生物合成 | 铅 | 铅中毒 |

DNA 修复基因及 50 个毒物受体基因，DNA 修复基因可纠正 DNA 匹配、核酸切除、碱基切除及重组过程中发生的错误，毒物受体基因包括那些可改变毒性反应途径的基因，如芳烃受体、雌激素受体、孕激素受体等基因；约 25 个基因涉及营养介质或营养代谢；另 25 个基因涉及雌激素、孕激素及睾丸激素合成的类固醇代谢。

**研究策略** 对环境相关基因的全面系统的研究一般遵循四阶段研究策略。①再测序：对所研究的基因进行再测序，建立环境应答基因多态性名录。再测序是指对一个已知序列基因所在位点上的所有其他等位基因进行序列分析，获得该位点上基因多态性资料。环境基因组计划的第一个阶段是选择再测序的靶基因，依靠人类基因组计划发展起来的高效快速的测序技术进行序列分析，利用建立的样本库样本分析美国人中基因序列的改变，并建立一个统一的数据库向科学界提供环境应答基因多态性序列资料。②多态性功能分析：等位基因序列明确后，分析等位基因的功能，研究其生物学意义及基因结构与功能之间的联系。EGP 第二阶段是确定具有重要功能的多态性，可与第一阶段后期交叉进行。③流行病学实践：掌握了基因多态性在人群中分布的规律和特点，筛选出带有易感等位基因的亚群，才能对其采取有针对性的保护措施。④改进预防和保护措施：根据上述阶段的新发现，改进环境暴露的危险性评估与控制方法，采取有力的医学和行为干预措施，制定有效的预防方案，更好地保护易感亚群，尽可能使更多的易感个体得到照顾，最终提高群体的健康水平。

**研究内容** 主要包括下列几个方面。

**DNA 序列分析** EGP 资助的 DNA 序列分析项目包括 DNA 多态性位点的识别、基于生物信息学的序列分析、DNA 序列变异体的鉴定、比较基因组学、基因剪接分析和基因调控序列分析。个体易感性与基因组中 DNA 序列变异相关，最常见的 DNA 序列变异是 SNP。比较两个单倍体基因组后发现，平均 1300 个碱基对中就出现 1 个 SNP，每个基因编码区出现 4 个或 5 个 SNP。由此推测，在人群中约有 11 000 000 个 SNP。识别 SNP 的方法主要有两种，一种是分析数据库中已有的 DNA 序列，但它不能提供 SNP 出现频率的信息。另一种方法是对群体样本进行大规模测序，鉴定人群 SNP 和评估 SNP 出现频率，这种方法适用于整体基因组、特定基因组合以及目标亚群的特定基因的序列分析，如果群体样本和特定基因组合适，所获得信息还有助于环境-基因相互作用的临床流行病学研究。

**多态性功能分析** 人类普遍存在多态性，功能分析是环境基因组计划的重点，涉及结构与功能研究、酶学、细胞内定位蛋白质结构、组织-器官特异性基因表达模型、功能基因组学、转基因与其他动物模型以及体外分析与细胞培养等。二乙基对硝基苯磷酸酯酶（paraoxonase，PON1）与体内脂质代谢有关，在多种有机磷酸酯杀虫剂的解毒中起重要作用。PON1 对水解对硫磷、毒死蜱、二嗪农等杀虫剂的毒性代谢产物及神经毒物甲氟磷酸异己酯、甲氟磷酸异丙酯（沙林）表现出底物依赖多态性。此酯酶缺乏者对上述有机磷化合物产生易感性。

华盛顿大学弗朗（Furlong）领导的项目"人类 PON1 多态性的结构与功能"的 3 个研究目标：①显现 PON1 多态性的分子结构基础。②建立小鼠模型，在体内对 PON1 的功能基因组进行研究。③探索导致不同个体间 PON1 表达水平广泛不同的基因表达调控机制。纽约州立大学格罗尔曼（Grollman）领导的"DNA 加合物的分子毒理学"项目从外源化合物对 DNA 氧化损伤、化学致突变以及 DNA 加合物的修复、真核 DNA 多态性（α，β，ε）对 DNA 损伤的反应、被损伤 DNA 的结构、蛋白识别以及动力学等多个方面进行系统研究。微粒体的环氧化物水解酶（microsomal epoxide hydrolase，mEH）是重要的生物转化酶，对许多外源化合物的代谢起重要作用，由于在环氧化物代谢能力上存在遗传差异，对某一环境化学物暴露毒性的易感性或危险性不同，推测人类 mEH 基因及其调控存在着多态性。华盛顿大学柯蒂斯（Curtis）教授领导的"环氧化物水解酶的分子毒理学"项目用分子毒理学的技术鉴定 mEH 的遗传等位基因及其结构，研究各型等位基因对酶活性的影响，描绘控制被诱导的转录水平所必需的人类 mEH 基因的 5′ 端区域结构，鉴别影响 mEH 在人细胞表达水平的转录后调控途径。

**方法研究** 为了更好更快地分析基因多态性，有必要进一步发展基因研究分析的方法，需优先发展的高效率的基因/蛋白质功能分析技术涉及 DNA 微阵列（基因芯片）、质谱、毛细管电泳、变性高效液相色谱法等。

**人群研究** 将遗传学的理论及概念与流行病学方法相结合大大扩展了流行病学的研究领域，

分子流行病学对公共卫生的最大贡献是更好地认识常见慢性病及肿瘤的遗传病因，认识基因与环境相互作用的分子机制。流行病学与分子毒理学的结合更拓展了流行病的应用前景，使分子流行病学将在疾病危险性评估、发展卫生政策等方面起到中心作用。

生物统计学与生物信息学研究 环境基因组研究需要发展和改良生物统计学方法，探索分析及准确描述基因环境相互作用。生物信息研究主要涉及与环境作用有关的细胞大分子 DNA、RNA、蛋白质的数据库的建立，这也包括 Web 网上有关资源的发展与利用。NIEHS 的昂巴克（Umbach）负责的"基因环境相互作用及遗传易感性的统计学方法"项目探索发展新的评估基因环境相互作用及遗传易感性的新统计工具，从两个方面着手研究评估基因环境相互作用及遗传易感性的新统计工具：①改进与探索基因型和环境暴露独立作用的流行病学的研究设计。②建立兼顾基因型与环境因素两方面参数相互作用的统计模型。受环境基因组计划资助的生物统计与生物信息学方面的项目还有"药物遗传学网络系统的设计与实施"等三项。

中国研究概况 王军彩等研究广东健康 12 人及 4 个少数民族人群中脱嘌呤核酸内切酶（HAPl）基因多态性分布，为建立中华民族特色的 DNA 修复基因多态性数据库提供了基础资料。中国学者也已开始运用 PCR 技术检测遗传多态性，如聚合酶链反应-限制性片段长度多态性、等位基因-聚合酶链反应和两对引物-聚合酶链反应等技术。陈琨等利用基因芯片技术研究中国人群细胞色素 P450 2C9 基因多态性。

此法较传统 PCR-RFLP 技术操作简便，可同时检测多个变异位点。在基因多态性功能研究方面中国已经有许多报道，张志等研究二磷酸腺苷核糖转移酶（ADPRT）和 X 线修复交叉互补基因 1（XRCC1）遗传变异与胃癌发病风险关系，发现 ADPRT762 位缬氨酸向丙氨酸突变是胃癌的遗传易感因素，XRCC1 的 399 位精氨酸向谷氨酰胺变异有促进 ADPRT762 位缬氨酸向丙氨酸突变的作用。王雨等研究与前致癌物亚硝胺类代谢活化有关的细胞色素 P450 2El（CYP2E1）基因多态性与胃癌易感性的关系，探讨环境与遗传因素在胃癌发生中的作用，发现 CYP2E1 基因 Rsa I 位点等位基因 c1 和某些饮食因素与胃癌发生有关。在基因多态性人群研究上，许多学者已经研究了癌症如肺癌、胃癌、前列腺癌、膀胱癌、白血病等与基因多态性的关系。席淑华等研究谷胱甘肽硫转移酶（GST）M1 和 T1 基因多态与大气污染的交互作用对哮喘发病的影响，为哮喘的预防、诊断和治疗提供了理论依据。王德军等研究了肿瘤坏死因子 α（TNF-α）基因的 308 和 238 位点多态与中国西南地区汉族人硅沉着病（矽肺）的发生及其严重程度的关系。中国在神经变性疾病与基因多态性方面的研究报道较少。虽然 EGP 发现很多基因，但引起人类复杂疾病的基因多态性与环境因素的关系知之尚少。中国开展 EGP 研究有许多优势：人口众多，存在大量罕见或常见疾病的个体；很多地区保留有相对异质性人群；城市乡村的地理环境因素和疾病发生的情况相差很大；家系成员相对集中。

EGP 推动了整个预防医学的发展，对预防人类疾病、提高人口素质都发挥极大推动作用，对预防医学宏观与微观研究的有机结合起促进作用。但 EGP 是一项复杂的工程，需多学科共同参与，很多薄弱环节需继续开发和发展。与人类基因组计划一样，EGP 研究也会引起相应的伦理、法律与社会问题，涉及基因隐私权、不同基因携带者的平等权益、基因资源的保护与开发利用等许多方面，鼓励此相关问题讨论与探索。EGP 的研究成果应尽快社会化，以早日制定有效的预防措施和方案，保护易感个体并加强环境的治理和保护。

（蒋义国）

huánjìng yōushēngxué

## 环境优生学（environmental aristogenics）

以改善环境、预防出生缺陷、提高人口素质为目标，研究环境因素对人类生殖影响的学科。属预防医学范畴。环境和人口是当今世界的重大问题。中国是人口大国，环境污染问题突出，生育、胎儿、婴儿健康危害是人们关注的焦点。以城市为中心的环境污染不断向农村地区蔓延、生态环境破坏加剧，已确认的人类致畸物有 30 多种，使出生缺陷发生率和婴儿死亡率增高。一些经济发达、人口稠密的地区环境污染尤为严重。环境污染的远期效应如对胎儿、儿童生长发育和智力发育的影响，将严重影响人类的身体素质，并可引起灾难性的后果。中国还有 95% 的婴儿从母乳中摄入超出允许水平的有机氯农药，对儿童的发育有潜在危害。环境内分泌干扰物污染除可引发生殖系统肿瘤外，其对出生缺陷的影响也已引起了人们的高度重视。环境铅污染使人体内铅蓄积和血铅水平升高，可严重威胁儿童智力发育，其中不少与妊娠期接触铅有关。中国每年有80万～100万出生缺陷儿，除部分死亡外，出生缺陷导致的残疾给家庭、社会造成了沉重的负担，所致寿命缩短分别为肿瘤和心脏病的8倍和5倍。

**简史** 古希腊的柏拉图（Plato，约前427～前347年）被认为是倡导优生的先驱，主张应对婚姻关系进行控制，多生育体格健壮的后代。中国古籍《诗·周南·关雎》载有"窈窕淑女，君子好逑"，是择优婚配的最早文字记载。唐代医学家孙思邈（581～682年），认识到诸多环境因素可对胎儿产生有害影响，并在《备急千金要方》中指出，"妊娠期间要忌毒药，避诸禁的原因是，儿在胎，日月未满，阴阳未备，脏腑骨节皆未成定，故自初论于将产，饮食居处皆有禁忌"。1883年英国人高尔顿（F. Galton）明确提出了"优生学"的概念，20世纪20～30年代，优生学概念被美国和德国的极端种族主义者歪曲和利用，作为法西斯随意杀人的理论依据。环境优生学源于1941年，澳大利亚眼科医生格雷格（Gregg）发现先天性白内障乳儿剧增，并多伴有先天性心脏病、先天性聋哑等，与母亲妊娠期感染风疹病毒有关。20世纪50年代在日本发生的水俣病和先天性水俣病，60年代末近两年里在西德、英国、日本等国家发生的海豹肢畸形，70年代美军在越南战场上大量使用脱叶剂，使当地出现许多先天畸形儿，均充分证明，环境有害因素与出生缺陷和儿童发育异常有非常密切的关系，逐步形成了环境优生学。

**研究内容** 主要包括：①环境有害因素所致出生缺陷的群体监测。分析出生缺陷发生的原因，找出有关环境因素对人群出生缺陷发生率的影响，揭示某种有害因素与特异出生缺陷之间的关联性，为政府决策者制订防制策略和措施提供科学依据。②开展环境有害因素与生殖危害和胎儿、婴儿发育异常关系的识别研究。环境有害因素种类繁多、性质各异，其对生殖和胎儿、婴儿发育危害的表现多种多样，且有害因素的浓度一般较低，在不同环境介质中又可发生迁移转化，有害因素对生殖和胎儿、婴儿危害的表现极其复杂多变，有时用常规的方法还不易发现其危害的因果联系。可通过经常性的出生缺陷监测和自然流产监测、病例调查、专题研究，以及生殖和发育毒理学研究等手段，开展环境有害因素与生殖危害和胎儿、婴儿发育异常关系的确认性研究。③基础研究。所涉及的范围包括环境有害因素对育龄男女的配子发生、成熟、释放及内分泌、性周期和性行为、受精至受精卵发育成为新生个体性成熟影响的整个过程。环境有害因素致出生缺陷的机制研究主要借助生殖毒理学和发育毒理学的理论和方法，研究各种有害因素对生殖过程和胚胎发育及出生后发育等各个方面多个环节上的作用及其机制，揭示环境有害因素与生殖功能异常、胎儿出生缺陷、不良妊娠结局及出生后生长和行为发育异常等。④引进和创建适宜于环境优生学研究的新技术和新方法。除传统的流行病学、生殖毒理学、发育毒理学的研究方法外，随着科学的发展和环境因素与优生关系研究的深入，在环境优生学研究领域还有很多方面急需引进或创建新的研究方法，如免疫学、基因组学、蛋白质组学、代谢组学等。⑤保护环境，促进生殖健康，开展优生咨询，预防出生缺陷。控制环境有害因素对生殖健康和胎儿、婴儿健康的危害，要从环境保护做起，要采取一切手段和措施严格控制污染物的排放。同时，要制订各种环境有害因素暴露限量标准，确保对生殖功能和胚胎发育的安全性。同时，要做好围婚期和孕产期保健和优生咨询工作。

**研究方法** 主要包括流行病学与毒理学研究方法。

*流行病学研究方法* 以育龄男女为主要研究对象，揭示生殖危害和胎儿/婴儿发育异常的频率和强度，探索发生生殖危害和胎儿/婴儿发育异常相关环境因素，提出预防控制此等危害发生和流行的对策。通常采用描述性研究、分析性研究和实验性流行病学的研究方法，根据不同地区不同生殖发育异常发生率的差异等探寻其危险因素，提出预防和控制生殖危害和胎儿/婴儿发育异常的对策和措施。研究根据不同情况采取相应的研究策略：①已知暴露因素，拟研究其对人群生殖危害及胎儿/婴儿发育的影响及其程度，可采用现况研究和定群研究及实验研究。进行流行病学调查时，应根据该有害因素的人群健康效应谱，选择相应的观察测定指标，并尽量选择能反映机体生殖功能、胚胎发育、出生后婴幼儿生理功能和生化代谢等轻微改变的敏感而特异的指标。②出现健康危害或异常临床表现后探索环境有害因素，可采用现况研究和病例-对照研究。找出暴露因素与生物学效应及生殖发育危害之间的内在联系，再选用定群研究或实验研究加以证实。

*毒理学研究方法* 多种环境

有害因素可作用于生殖和发育全过程，其中任何一个环节出现问题都有可能造成不孕、不育、出生缺陷、出生后发育异常等不良后果。在开展毒理学研究时，应根据环境有害物质的特性确定毒理学实验研究的具体内容和观察指标，大致包括：①对睾丸、卵巢功能（配子发生）的影响，如精母细胞染色体畸变、精子畸形实验，卵母细胞、间质细胞和支持细胞功能测定等。②生殖内分泌激素水平，如雌激素、雄激素、孕激素、促卵泡激素、黄体生成素、促性腺激素释放激素等的检测。③致畸胎实验。④多代繁殖实验。⑤行为致畸实验。⑥体外全胚胎培养毒性实验等。也可应用 RNA/DNA 定量定位检测技术、原位杂交技术、PCR 技术等研究环境有害物质对胚胎的影响。

**工作任务**　包括下列方面。

开展出生缺陷监测，及时发现和控制危害胎婴儿健康的环境有害因素。要充分利用现有的出生缺陷监测网络，及时掌握一个地区或国家人群中各种出生缺陷的发生水平及动态变化，为探寻病因提供线索，为研究减少出生缺陷策略和措施及其效果评价提供基础资料。

开展环境有害因素的危险度评价。可采用定性评价和定量评价，预测环境有害物质对暴露人群可能产生的有害效应的概率。开展危险度评价必须借助于毒理学、流行病学、卫生统计学等多学科的研究资料。评价包括：①危害鉴定，其目的是确认该有害物质是否对机体健康、生殖和发育产生危害。②暴露评价，确定所接触有害物质的来源、类型、数量和持续时间，并根据不同暴露途径等情况计算机体的总暴露量。③剂量-反应关系评定，确定某有害物质的剂量/浓度与其生物学效应之间的定量关系，用于该物质的危险度特征分析，此资料多来自动物实验。④危险度特征分析，其目的是在对前三个阶段的评价结果进行综合、分析、判断的基础上确定有害物质暴露人群中有害效应发生率的估计值（即危险度）及其可信程度。

大力开展健康教育和优生咨询，降低出生缺陷的发生。向育龄人群宣传优生优育的重要性，普及环境优生知识，使人们了解环境有害因素已成为出生缺陷的重要原因，其对胎婴儿造成的危害比遗传因素更为严重，并强调环境有害因素对胎儿/婴儿发育造成的危害是可以预防的。经常开展优生咨询，包括婚前、妊娠前和妊娠期健康咨询等。通过采取综合性措施减少出生缺陷的发生，达到优生优育的目的。

积极开展围婚期和孕产期保健。围婚期保健的目的在于保护生殖健康、控制生殖危害，保证健康的性生活和健全配子的相互结合而孕育出健康的后代。妊娠前保健包括受孕年龄、夫妇双方的身心状况和营养状态等都应处于最佳状态，尽量避免或减少环境有害因素的暴露。孕产期保健是控制人类生殖危害的重要措施之一，对于提高胎儿质量、预防出生缺陷的发生、保护母婴健康、降低围生期死亡率都具有重要的意义。

（杨克敬）

huánjìng zhì'ái

**环境致癌**（environmental carcinogenesis）　与环境相关能诱发癌症的因素。包括自然因素（化学、物理和生物因素）和社会因素（行为方式和生活习惯），环境因素导致的癌症统称为环境肿瘤。

在世界范围内，尤其是工业发达国家居民的死因顺位中，恶性肿瘤位居第二位，仅次于心血管系统疾病，是人类死亡构成的重要病因。世界卫生组织发布的《全球癌症报告 2014》报告，2012 年新增癌症病例约 1400 万人，死亡约 820 万人。有近一半出现在亚洲，其中大部分在中国，中国新增癌症病例高居第一位。在肝、食管、胃和肺等四种恶性肿瘤中，中国新增病例和死亡人数均居世界首位。报告预测全球癌症病例将呈现迅猛增长态势，2025 年新增癌症病例 1900 万人，2035 年将达到 2400 万人。报告还显示，非洲、亚洲和中南美洲的发展中国家癌症发病形势最为严峻。其中，中国新增 307 万癌症患者并造成约 220 万人死亡，分别占全球总量的 21.9% 和 26.8%。全国肿瘤登记中心发布的 2012 年数据显示，中国每年新增癌症病例约 350 万，约有 250 万人因此死亡，略高于世界卫生组织的统计。大量研究显示，吸烟、大气污染、饮用水污染、职业暴露和不良生活方式等是增加癌症风险的主要因素。

**认识**　16 世纪中期，德国人帕拉塞尔苏斯（Paracelsus）发现雄黄矿（主要含有 $As_2S_2$）可引起矿工的肺癌。1700 年意大利学者贝尔纳迪诺·拉马齐尼（Bernardino Ramazzini）首次报道职业因素与肿瘤发生的关系，认为修女中乳腺癌的患病率较高与其独身生活方式有关。1761 年英国医生约翰·希尔（John Hill）报告因长期吸用鼻烟而发生鼻黏膜息肉和鼻癌的病例。1775 年英国外科医生珀西瓦尔·波特（Percival Pott）指出伦敦烟囱清扫工高发的阴囊癌和皮肤癌与他们接触烟囱中的煤烟尘和煤焦油有关。到19世纪，人们越来越认识到某些工业化学物质是人类癌症的重要病因，如砷暴露（1822年），石蜡油或煤焦油接触均可引起皮肤癌（1875年），生产染料的德国工人膀胱癌患病率增加（1895年）等。至20世纪，越来越多职业和环境接触的致癌物被确定，并建立了一系列短期生物试验，筛选出了大量的潜在致癌物，同时，人类肿瘤发生与环境因素的关系也获得了更多流行病学研究的支持，认为80%~90%的癌症可能是由环境因素引起。

**致癌物**　环境中存在的并能在人类或哺乳动物的机体诱发癌症或肿瘤的物质。经国际癌症研究机构（International Agency for Research on Cancer，IARC）认证，发现的环境致癌物已有1700多种，按其化学性质、作用方式、作用机制以及对人的致癌危险性分类。

**按物质性质分类**　①物理致癌物：包括紫外线、电离辐射等，对人体组织细胞产生的电离和激发作用能引起细胞病变和恶性增殖，最终形成恶性肿瘤。物理因素占人类肿瘤病因的5%~10%，其致癌机制与异物刺激、慢性炎性和创伤有关。②生物致癌物：包括病毒、寄生虫、细菌。乙型肝炎病毒与肝细胞性肝癌密切相关，华支睾吸虫感染与胆管癌关系密切，人乳头瘤病毒（HPV）感染与人宫颈癌高度相关。生物因素占肿瘤病因的5%左右。③化学致癌物：此类致癌物数量最多，分布最广，占肿瘤病因的80%。化学致癌物主要包括烷化剂、多环芳烃、芳香胺、亚硝胺、脂肪烃类等。芥子气、环氧乙烷、苯

及氯乙烯等都属于烷化剂。多环芳烃类以苯并[a]芘（BaP）研究最多。亚硝胺类，如常用作为着色剂、防腐剂的硝酸盐和亚硝酸盐，发生仲胺反应后生成的亚硝胺等。脂肪烃类，主要来自人工合成的化学物品，如双氯甲醚和聚氯乙烯单体等。无机物，如石棉、结晶硅以及砷、铬、镍、铍等金属及其某些金属化合物也是常见环境致癌物。

**按致癌作用方式分类**　①直接致癌物：不经过体内代谢活化即具致癌作用，如各种致癌性烷化剂和金属致癌物等。②间接致癌物：又称前致癌物或致癌原，需经过体内代谢活化才具有致癌作用，其在体内经过初步代谢转变为化学性质活泼但作用短暂的间接致癌物称为次级致癌物，次级致癌物进一步代谢活化成为终致癌物而诱发癌症，如多环芳烃类、芳香胺类、亚硝胺类等。③促癌物：本身并无致癌性，但可使各种致癌因素诱发突变细胞的克隆扩增，与致癌物共同作用，或在致癌物作用之后，反复作用于细胞，具有促进癌的发生或加速癌细胞发展成为癌瘤的间接致癌作用，如佛波酯、巴豆油、激素等。

**按致癌作用机制分类**　①诱变性致癌物：又称遗传毒性致癌物，进入细胞后与DNA共价结合，引起基因突变或染色体结构和数目的改变，最终导致癌变。②非诱变性致癌物：又称非遗传毒性致癌物，该类物质不直接与DNA反应，而是通过诱导宿主体细胞内某些关键性损伤和可遗传的改变从而导致肿瘤，如促进细胞的过度增殖或抑制细胞凋亡，通过增加细胞对内源性致癌物的敏感性和促进已发生基因型改变

的细胞的克隆扩增而发挥致癌作用。常见有免疫抑制剂、石棉和某些促癌剂等。遗传毒性致癌物和非遗传毒性致癌物的区分并不绝对，有些化学物达到一定剂量时，既具有启动剂（遗传毒性）的作用同时也具有促癌剂（非遗传毒性）的活性。

**按对人的致癌危险性分类**　IARC按对人的致癌危险性将致癌物分为四大类。第一类：对人是肯定的致癌物（含混合物）。确证人类致癌物的要求是：有设计严格、方法可靠、能排除混杂因素的流行病学调查；有剂量-反应关系；另有调查资料验证，或动物实验支持。第二类：分为A、B两组，A组是对人很可能致癌的物质（含混合物），对人类致癌性证据有限，对实验动物致癌性证据充分；B组是对人可能致癌的物质（含混合物），对人类致癌性证据有限，对实验动物致癌性证据并不充分；或与A组一致。第三类：对人的致癌性尚无法分类，即可疑对人致癌的物质（含混合物），对人及动物的致癌性证据均不足。第四类：对人很可能不致癌的物质（含混合物），对人及动物的致癌性证据缺乏。IARC的分类并非固定不变。

**致癌因素**　主要有化学、物理、生物因素。

**化学因素**　与肿瘤发生密切相关的环境化学性因素主要有：①多环芳烃（PAH）。主要来源于人类活动，包括焦化、煤气、煤油等工厂排出的废气、废水和汽车、飞机等交通工具以及采暖锅炉和家庭炉灶排气中；少部分来源于森林火灾、火山活动、动植物内源性合成等自然过程。PAH中的许多化合物有强致癌性和诱变性，已发现的有400多种，以

苯并[a]芘（BaP）的致癌性最强也最具代表性（见环境多环芳烃污染）。从1775年英国外科医生波特报道烟囱清扫工罹患阴囊癌与其职业煤烟暴露有关开始，到1915年日本学者山极胜三郎与市川厚一用煤焦油多次涂抹兔耳，诱发皮肤癌成功，直至1933年库克等人从煤焦油中分离出PAH并最终确认煤烟中的致癌物质最主要的成分是BaP。已知长期接触富含PAH的沥青、煤焦油的工人容易罹患职业性皮肤癌；云南省宣威市长期通过呼吸道和消化道暴露于源自劣质燃煤的PAH，特别是BaP的人群是肺癌高发人群。②二噁英。主要来源包括含氯芳香族化合物的工业品及农药杀虫剂、除草剂等生产过程中的副产品或杂质和化学品污染物、废弃品、甚至城市垃圾的焚烧过程。二噁英是迄今所知毒性最强的有机化合物之一，其致癌性比黄曲霉毒素高10倍，比BaP、多氯联苯和亚硝胺高数倍。③石棉。天然纤维状硅酸盐类矿物质的总称，主要来自于岩石层的风化、滑坡、火山爆发等以及人类生产生活过程中使用的石棉及其制品，可致硅沉着病、肺癌和间皮瘤。中国石棉污染区居民肺癌发病率是一般居民的6.23倍；石棉污染区居民间皮瘤发病率高达85/10万，是一般人群的85倍，接触石棉的工人其胃肠道肿瘤死亡率显著高于一般人群（见石棉污染）。④重金属。主要是指汞、镉、铬、铅、镍，以及有重金属特性的类金属砷等元素。重金属污染在环境中常见，既可造成环境介质的直接污染，也可以在环境介质中相互迁移造成更大范围的危害。铬主要来自冶炼、制造、印染和制革工艺的工业污染，六价铬化合物

具有免疫毒性、神经毒性、生殖毒性、肾毒性及致癌性等。长期接触铬化合物的工人中肺癌发病率高于一般人群（见铬污染）。镍的主要污染来源是镍矿开采和冶炼、合金钢的生产和加工、化石燃料燃烧排放的烟尘和电镀、镍镀的生产过程。镍是一种已知的致癌剂和致突变剂，是人类呼吸系统重要致癌物，可诱发鼻咽癌和肺癌。砷是分布极广的类金属元素，世界各地的地方性砷中毒病区绝大多数属于饮用水型。中国贵州省的地方性砷中毒病区是世界上独有的燃煤型。砷是确认的人类致癌物，与皮肤癌、膀胱癌、肺癌、肝癌、胃癌、前列腺癌以及直肠癌的发生密切相关（见砷污染）。

物理因素　与肿瘤发生有关的环境物理因素主要有：①紫外线。紫外线（UVR）辐射主要来源于日光辐射和人工紫外线辐射，其暴露方式分为急性暴露和累积暴露。根据波长范围紫外线分：A段（UVA，315～400nm），B段（UVB，280～315nm）和C段（UVC，100～280nm）。日光UVR暴露增加患非黑色素皮肤癌的风险；累积暴露于UVB与鳞状细胞癌的发生有关联。黑色素瘤与日光UVR或人为UVR均有明显关联性。IARC综合评价认为，日光UVR对人类具有致癌性，人工UVR对人类致癌性则证据不足。②电离辐射。能对其穿过的物质产生电离的高能辐射，包括X射线、γ射线和亚原子粒子。环境中最大的电离辐射暴露来源于天然存在的放射源，其次是医疗诊断、治疗中运用的X射线、γ射线和放射性药物，核作业人群暴露的中子等。

生物因素　常见的人类致癌

生物因素主要有：①病毒。IARC认为对人类肯定致癌的病毒有：乙型肝炎病毒（HBV）、丙型肝炎病毒（HCV）、HPV 16型和18型、EB病毒（EBV）、人类免疫缺陷病毒1型（HIV-1）和人T淋巴细胞病毒1型（HTLV-I）。慢性HBV感染与肝细胞癌的发病密切相关。HPV-16与宫颈癌、重度宫颈上皮肉瘤样变有密切的联系（OR>20）。EB病毒与伯基特淋巴瘤、非霍奇金淋巴瘤、霍奇金病、鼻咽癌、肺癌、胃癌及涎腺癌的相关关系也被证实。②寄生虫和细菌。与人类肿瘤有关的细菌主要有幽门螺杆菌（Hp），Hp与人类胃癌、胃部淋巴瘤密切相关，也与肝脏和肠道肿瘤有关。埃及血吸虫与膀胱癌存在病因学联系，曼氏血吸虫感染与肝癌、结肠癌、直肠癌、巨滤泡性淋巴瘤相关。麝猫后睾吸虫与泰国东北地区胆管癌发病率具有高度一致性，中国、日本和朝鲜的华支睾吸虫感染与肝癌之间也存在相关性。

**预防**　肿瘤的发生是一个漫长的过程，只要阻断其中的一个环节，就可预防癌症。从这个意义上说，癌症是可以预防的。在肿瘤学领域，预防医学、临床医学和康复医学融为一体，形成了三级预防的体系。一级预防也称病因预防，以预防癌症发生为目标，主要包括两个方面，一是减少环境致癌物的暴露；二是培养良好的生活方式和习惯，促进健康。二级预防也称临床前预防，将肿瘤扼杀在萌芽状态，早发现、早诊断和早治疗，阻止或减缓癌症发展。具体措施包括参加肿瘤普查、定期健康体检，高度警惕肿瘤早期危险信号等。有肿瘤家族史的人群应主动到医院进行遗传学咨询和检测，以确定自己的

遗传易感性。三级预防指临床治疗，防治病情恶化、解除痛苦和促进功能恢复。对已诊断的癌症患者采取积极的医学治疗，争取最佳疗效。即便是晚期肿瘤患者，也可通过医学手段，帮助他们减轻痛苦，改善生活质量，延长生存期。

（张遵真）

shēngtài xìtŏng

# 生态系统（ecosystem）

特定区域环境内所有生物体及其物质交换与能量传递的非生物组分构成的有机整体。是生物与环境之间进行能量转换和物质循环的基本功能单位。

1935年英国生态学家阿瑟·乔治·坦斯利（Arthur George Tansley）提出了"生态系统"的概念，他认为，"生态系统的基本概念是物理学上使用的'系统'整体。这个系统不仅包括有机复合体，也包括形成环境的整个物理因子复合体。必须从根本上认识到，有机体不能与它们的环境分开，而是形成一个自然系统，这种系统是地球表面上自然界的基本单位，它们有各种大小和种类。"生态系统作为生态学上一个主要的结构和功能单位，极大地促进了生态学的研究与发展。在整个生态系统中，生物及其非生物环境是互相影响、彼此依存的统一整体，其内部的自我调节能力随着生态系统结构复杂性与物种多样性的增加而增强，拥有能量流动与物质循环两大功能，是一个动态的系统。生态系统类型众多，一般可分为自然生态系统和人工生态系统。自然生态系统还可进一步分为水域生态系统和陆地生态系统。人工生态系统则可以分为农田、城市等生态系统。地球最大的生态系统就是生物圈。

**组成**　生态系统的组成成分非常复杂，主要包括生物和非生物两大类。非生物部分主要指除生物以外的一切无生命物质的非生物环境，是生物赖以生存的必需条件，主要包括无机物质（$O_2$、$CO_2$、无机盐等）、有机物质（腐殖质等）、环境条件（阳光、温度、水等）和基质（岩石、砂、泥等）。这些条件直接决定生态系统的复杂程度和其中生物群落的丰富度。生物成分则是由生产者、消费者和分解者三大功能类群组成。

**生产者**　主要指绿色植物、蓝绿藻和一些能进行光合作用或化能合成作用的细菌，是指能利用简单的无机物质制造食物的自养生物，又称为自养有机体，是生态系统的主要成分。绿色植物通过光合作用把$CO_2$、$H_2O$和无机盐类转化成有机物，以化学能的形式固定太阳能，进行初级生产，是生态系统中其他生物的食物来源。

**消费者**　以其他生物为食的各种动物。分为初级消费者，主要以植物的叶、枝、果实、种子为食的食草动物；次级消费者，以初级消费者为食的食肉动物；三级消费者，是以次级消费者为食的大型食肉动物；依次类推。有许多动物是既吃植物又吃动物的杂食性动物，可能是初级消费者，也可能是次级消费者，人是最后一级（高级）消费者。

**分解者**　细菌和真菌，也包括某些以有机碎屑为食的动物，如原生动物和蚯蚓、白蚁、秃鹫等大型腐食性动物，又叫还原者。它们能分解生产者和消费者的尸体，以动植物的残体和排泄物中的有机物质作为维持生命活动的食物来源，将生产者和消费者利用过的物质再还原到环境中去，构成生态系统中的物质循环，在生态系统也占有重要地位。大约有90%的陆地初级生产者都需要分解者的分解功能归还给无机环境，供生产者再吸收。

**结构**　是指构成生态系统的要素及其时空分布和物质、能量循环转移的路径，不同的结构之间既相互独立，又相互联系，是生态系统的功能基础。

**形态结构**　不同生物种类、种群大小及其在空间上的垂直分布和水平分布、物种种类和数量的时间分布共同构成了生态系统的形态结构。在各种类型的生态系统中，森林生态系统中的动植物及微生物的种类和数量都是稳定的，具有非常典型的垂直结构。生态系统的形态结构包括空间和时间。时间上：某一个生态系统在不同时期或者季节会体现出不同的形态特征。例如，森林生态系统，春天到处充满绿色，秋季金黄色的树叶，冬季白雪皑皑等。各种鱼类昼夜之间的垂直迁移也属于形态随时间的改变而改变。空间上：生态系统在垂直方向和水平方向上存在较明显的结构特征。以森林生态系统为例，地下部分主要包括根系，微生物等，地上部分自上而下是乔木层、灌木层、草本植物层和苔藓地衣层。动物往往会根据自身需求选择最佳的空间位置（最有利的环境因素）生存、繁殖。水平结构上：形态层次可能没有那么的明显和富有规律性，但因湿度、光照、土壤成分的影响也会表现出相应的形态特征。正常稳定生态系统中的动物和植物都会寻找最有利于自身生长繁殖的空间和时间段，呈现不同的形态特征。

**营养结构**　食物链和食物网

间上看，具有跨世纪的特点，即全球生态环境问题产生于 20 世纪，现在存在并在 21 世纪内仍不会完全消除；从范围上看，具有普遍性和跨国性；从程度上看，具有严重性，表现在现实和潜在影响大、强度大、作用时间长的特点。

**形成原因** 主要是资源分布不平衡、各国利益不平衡、国际公约执行不严格、环境资源无偿论和价格政策等问题。

**全球生态资源分布不均** 主要指森林资源和湿地资源分布不均。热带雨林仅分布在赤道附近北纬 22.5°到南纬 22.5°的一小块陆地区域，或称南北回归线之间。有 3 个区域：南美洲的亚马逊盆地、非洲热带雨林区和印度-马来西亚热带雨林区，往北可延至中国西双版纳和海南岛。全世界湿地约有 5.14 亿公顷，约占陆地总面积的 6%。北半球多于南半球。加拿大湿地面积居世界首位，为 1.27 亿公顷，约占全球世界湿地面积的 24%；美国 1.11 亿公顷；中国湿地面积约 5360 万公顷，约占世界湿地面积的 10%，居亚洲第一位，世界第四位。某些国家资源稀缺。生态资源丰富的国家，资源对全球生态环境具有很大的调节作用，但其浪费可导致全球生态环境破坏。

**经济发展模式的失衡** 在经济现代化发展中，普遍存在着追求经济增长、忽视以至牺牲生态环境保护目标、忽视宏观调控和全球协调的倾向。生态环境污染是商品经济和社会生产力发展中改造自然过程的全球性普遍现象，发展中国家问题更加突出，既源于经济发达水平的严重差距，又与发达国家向发展中国家转嫁环境污染密切相关。每年从北美和西欧输出到亚、非发展中国家的有毒废弃物多达 200 万吨。片面追求经济增长，忽视生态环境的短期行为也是不分社会制度区别的，发展中国家主要依赖粗放经济追求经济增长。长期以来，环境政策被置于次要的或附属的地位，只讲治理经济环境，不讲治理生态环境；在国际关系上往往各自为政甚至以邻为壑，很少协调对策；在治理环境的对策上不是经济、社会、环境的协调发展，而是先主动污染后被动治理，从而造成严重问题。

**后果** 全球生态环境问题日益突出，特别是全球气候变暖、臭氧层耗竭、酸雨、水资源状况恶化、土壤资源退化、全球森林危机、生物多样性减少、有毒有害物质污染与越境转移等八大问题，正严重威胁着人类的生存。

**全球气候系统破坏** 人类生产生活方式的变化，石油、煤炭等矿物燃料和农用化肥被大量使用，大气中的温室气体浓度急剧增加。过多的温室气体使地球表面温度不断上升。据联合国《1996~1997 年度世界资源报告》预测，到 2020 年，全球能源消耗将同比增长 50%~100%，造成二氧化碳等温室气体排放量将增加 45%~90%，未来 100 年中，全球气温可能再升高 1~3.5℃。气候变暖引起极地冰川融化，海平面上升。20 世纪海平面上升 25 厘米。科学家们预估海平面以每年 3 毫米的速度上升，且有加速趋势。海平面上升 1 米以上将对主要的沿海城市、岛国和人口密集的三角洲造成破坏性的影响。气候变暖可能会扩大疟疾等热带传染病的病原生物和传播媒介昆虫等的栖息域。随气候变暖而加重的大气污染，可能会加重因一般环境恶化引起的疾病。全球气候变暖对关系人类生存的农业、水源等方面都会产生影响。

**太阳紫外辐射增强** 1985 年 10 月，英国考察队在南极的南纬 60°观察站发现上空出现巨大的臭氧"空洞"（臭氧浓度极低区），引起人们对臭氧层破坏问题的关注。大量排放的氯氟碳化物造成臭氧层的耗竭，导致患眼疾和皮肤癌的概率升高。据估计，臭氧层每减少 1%可使有害的紫外线增加 2%，皮肤癌的发病率提高 2%~4%。臭氧减少对生态系统还有潜在的影响。

**水资源状况恶化** 人类在现有条件下，可利用的淡水资源仅占全球水资源总量的 0.003%。20 世纪以来，全球淡水用量随着人口膨胀与工农业生产规模的迅速扩大而增长。1900~1975 年，世界农业用水量增加 7 倍，工业用水量增加 20 倍；用水量以每年 4%~8%的速度持续增加。陆地淡水资源主要来自降雨。地球水资源分布不均，有的国家洪灾不断，有的则干旱无雨。水资源既短缺又污染，导致水质恶化。全世界每年排放污水约为 4260 亿吨，造成 55 000 亿立方米水体污染，占全球径流量的 14%以上。另据联合国调查统计，全球河流的稳定流量的 40%左右已被污染。

**土地退化** 按照联合国环境规划署的全球土壤退化评价分类标准，全球面积约达 12 亿公顷的有植被覆盖的土地发生了中等程度以上土地退化，其中 3 亿公顷严重退化，其固有的生物功能完全丧失。美国农业部推测，世界上表土流失的比例为每年 0.7%，总流失量达 230 亿吨。土壤流失正向世界扩展，如北非的表土通过风力越过大西洋到达美洲。夏威夷的冒纳罗亚，每年3~5月可以观测到从中国南部飘来的尘沙。土壤流失最直接的后果是农作物减产，甚至造成饥荒。

**有毒有害物质的污染加剧** 大量化学用品生产为人类生产生活提供了便利，也对生存环境产生了严重的危害。研究表明，人类癌症有80%源于化学用品。尽管发达国家对于传统的农药、重金属等污染物有了越来越严格的管理与污染控制措施，但新型污染物不断涌现，威胁无处不在。

**保护和治理** 虽然技术因素对于防治生态环境破坏非常重要，但更需要宏观的管理策略。

**调整经济结构** 生态环境破坏的主因之一是经济发展与资源利用模式缺乏可持续性，要从社会经济的主体结构进行调整。例如，开发和利用新能源，这是解决生态环境问题的根本出路。还必须合理控制人类对能源的需求总量，节约能源、变粗放的发展模式为集约型发展模式。

**制定环境政策** 旨在保护环境，遏制对环境进行污染和破坏的行为。利用经济杠杆保护生态环境是较有效的政策。国家对高耗能产业、高污染产业征收用于环境保护的能源税、碳税、化肥农药税、汽车购置税等。环境税的征收既能遏制人类生产对环境造成的破坏，也能收取资金用于环境治理，改善人类的居住环境。发达国家对环境税收政策较严格，发展中国家也逐步意识到环境保护的重要性。联合国等一系列国际组织通过国际合作来保护全球生态，节能减排，保护地球环境。

**完善环境立法** 环境立法重在惩治环境犯罪、打击环境破坏者，引导和鼓励人们爱护环境保护生态。20世纪40年代末以来，许多国家纷纷制定法律来保护生态环境，环境问题也开始出现国际化趋势、成为国际组织会议的重要议程。国际组织通过了国际环境法和区域环境法，通过国际的监督与合作来保护生态环境。

**加强环境管理** 这是保护生态环境的常规性行为，是保护生态环境的重要措施。不单要把治理作为重要任务或征收环境税的重要手段，更重要的是将环境的可持续发展作为行为指南。联合国为督促相关行业建立环境保护体制，制定了ISO14000系列标准来规范和制约企业以及社会集团等的工业生产、集团活动等行为。

（吴　峰）

shēngwù duōyàngxìng

**生物多样性**（biodiversity） 一个区域中基因、物种和生态系统的总和。1980年，美国学者托马斯·洛夫乔伊（Thomas E. Lovejoy）提出"biological diversity"的概念。1986年，美国昆虫学家爱德华·威尔逊（Edward O. Wilson）在美国国家研究委员会举办的首次美国生物多样性论坛报告中提出"biodiversity"一词，更加明确了生物多样性的内涵。正如《生物多样性公约》指出，生物多样性"是指所有来源的形形色色的生物体，这些来源包括陆地、海洋和其他水生生态系统及其所构成的生态综合体，包括物种内部、物种之间和生态系统的多样性。"

生物多样性包括遗传多样性、物种多样性和生态系统多样性。①遗传多样性：物种内基因的不同，包括物种内显著不同的种群间和同一种群内的遗传变异，亦称基因多样性。基因多样性代表构成物种基因序列的遗传信息特征的多样性。②物种多样性：物种水平的生物多样性，指一个地区内物种的多样化，主要从分类系统学和生物地理学角度对一定区域内物种的状况进行研究。③生态系统多样性：生物圈内生物群落和生态过程的多样化，以及生态系统内生境差异、生态过程变化的多样性。生物多样性常常用生物多样性指数描述。

**指数** 生物多样性包括α、β、γ三个空间尺度。

**α多样性** 主要关注局域均匀生境下的物种数目，也被称为生境内的多样性。常用的指数包括香农-威纳指数（Shannon-Weiner index）、均匀度指数（Pielou index）和辛普森指数（Simpson's index，优势度指数）。

香农-威纳指数：

$$H = -\sum_{i=1}^{5} Pilog_2Pi$$

均匀度指数：

$$E = H/\ln S$$

优势度指数：

$$D = 1 - \sum_{i=1}^{5} (Ni/N)^2$$

其中，$Ni$为种$i$的个体数，$N$为群落中全部物种的个体数。$S$为物种数目，$Pi$为属于种$i$的个体在全部个体中的比例。

**β多样性** 沿环境梯度不同生境群落之间物种组成的相异性或物种沿环境梯度的更替速率，也称生境间的多样性。常用的指数包括索伦森指数（Sorensen index）、雅卡尔指数（Jaccard index）和科迪指数（Cody index）。

索伦森指数：

$$SI = \frac{2c}{a+b}$$

雅卡尔指数：

$$Cj = \frac{c}{a + b - c}$$

科迪指数：

$$\beta c = \frac{g(H) + l(H)}{2} = \frac{a + b - 2c}{2}$$

其中，$a$、$b$ 为两群落的物种数，$c$ 为两群落共有的物种数，$g(H)$ 为沿生境梯度 $H$ 增加的物种数，$l(H)$ 为沿生境梯度 $H$ 失去的物种数。索伦森指数和雅卡尔指数反映群落或样方间物种的相似性。科迪指数则反映样方物种组成沿环境梯度的替代速率。

$\gamma$ 多样性　描述区域或大陆尺度的多样性，指区域或大陆尺度的物种数量，也称区域多样性。其测定沿海拔梯度具有两种分布格局，即偏锋分布和显著的负相关格局。

**分布**　生物多样性并非均匀分布。动植物多样性取决于气候，海拔高度，土壤类型和周围的其他生物数量与种类。热带地区和其他局部地区如南非的开普省区的多样性高，极地区域多样性则较低。尽管陆地生物多样性随着地球纬度的增大而降低，但该规律不适用于水生态系统，尤其是海洋生态系统。一些研究发现，高纬度地区多样性非常高。陆地生物多样性是海洋生物多样性的26倍。英国环境学家诺曼·迈尔斯（Norman Myers）于1988年提出"生物多样性热点区域"的概念，指本地物种数量很高的地区。很多多样性热点区域附近具有频繁的人类活动，大多数集中在热带地区，且多为森林。

**进化**　生物多样性经历了35亿年的进化，在地球形成几百万年以后，就已有生命存在，直到大约6亿年前，地球上所有的生命形式只包括古细菌、细菌、原生动物和简单的单细胞有机体。在寒武纪大爆发时期，地球上首次出现了多细胞生命有机体，随后，地球生命经历多次大灭绝事件。到了四亿年前，生物的地球分布规律渐具雏形，并形成趋势。化石记录显示，在过去的几百万年间，地球上生物多样性达到最大，并且在没有自然选择的情况下，生物多样性持续增加。生物不断进化也伴随部分物种死亡、灭绝。物种灭绝主要是人类改变环境的结果。据判断，当前的物种灭绝速率足以在100年内让地球上所有的物种消失。新的物种也在不断被发现。每年大概有 5000~10 000 个新物种被发现，多为昆虫，还包括未鉴别分类的，如90%以上的节肢动物未被分类。

**锐减**　物种栖息环境改变和破坏、人类滥捕和过度开发、环境污染及外来物种不当引入都可能造成生物多样性破坏，物种减少，已成为全球环境问题。20世纪以来，生物多样性明显减少。据综合评估，现在物种灭绝速度比史前化石记录的速度快100倍。到20世纪末，全球已有100多万种生物灭绝。2007年，德国联邦环境部长西格马尔·加布里尔（Sigmar Gabriel）预测，到2050年将约有30%的动植物从地球上消失，其中，约1/8的已知植物种都濒临灭绝，估计每年将有 140 000 种物种灭绝。人类所致物种灭绝的速度比历史上任何时候都快，鸟类和哺乳动物现在的灭绝速度可能是它们在未受干扰的自然界中的100~1000倍。生物多样性受到多方面的威胁。

哈佛大学教授爱德华·威尔森用五个字母"HIPPO"表示不同的威胁方式，分别是生境破坏、生物入侵、污染、人口数量快速增长、过度开发利用。生物多样性锐减主要源于森林滥砍乱伐及草场超载，动植物资源过度开发，城市发展及工业兴起所致环境污染，外来物种的侵入使原有的生态系统稳定性破坏，无序的旅游、采矿、围垦湿地等人类其他活动。温室效应被认为是全球生物多样性的主要威胁。按趋势发展，珊瑚将在20~40年后消失。联合国环境署的评估报告对生物多样性丧失提出了预警，并认为全球第6次物种大规模灭绝即将开始。一旦生物多样性丧失达到一定阈值，可导致不可逆转的锐减。

**价值**　生物多样性是人类社会赖以生存和发展的基础，既有直接使用价值，也有间接使用价值，更有潜在使用价值。①农业价值：生物多样性对农作物生产和物种保护起重要作用。农业产量增加与丰富的物种和基因多样性有直接关系，复杂多样的物种可降低传染性疾病对生物的威胁，种类繁多的基因也可保证物种的进化和有效繁殖，对外界不利环境因素有很高的抵抗能力。尽管人类超过80%的食物来自于大约20种植物，但是人类总共利用了约4万种物种。②人类健康价值：生物多样性为人类提供了丰富的药材来源。美国市场上超过50%的药物均由自然界中的动植物、微生物加工制造而成。生物多样性衰减与温室效应有关，温室效应会对人类健康不利。③工业与商业价值：生物多样性给人类提供了加工材料，生物多样性降低可影响经济发展。④休闲娱乐、文化、美学价值：生物多样性给人类提供了文化休闲娱乐的重要场所，给艺术家带来创作灵感，优美风景极具观赏美学价值。

**保护**　20世纪中期兴起的保

护生物学就是研究如何应对全球生物多样性衰减，核心思想就是通过倡导有效管理自然资源来保护生物多样性，范围小到社区，大到生态系统，将人文与自然资源统一，共同促进整个地球系统的良好运转。栖息地保护被认为是最有效的保护生物多样性的手段。通过移除外源物种保证区域内的物种恢复原有生境。一旦区域内内源生物保护确定，遗失的物种可重新引进。科学家还通过建立基因库，将濒临灭绝物种的基因信息保存下来，再依靠物种培育、基因克隆等技术重新获得该物种。另外，减少农药使用以及在适宜的区域使用合适的农药将会使更多的物种得以良好的生存下去。生物多样性的锐减，引起了全球的关注，"21世纪议程"和《生物多样性公约》都呼吁世界各国采取相应的措施保护生物多样性。

《生物多样性公约》，1992年6月1日联合国政府间谈判委员会第七次会议在内罗毕通过，并在5日由签约国在巴西里约热内卢举行的联合国环境与发展大会上签署，1993年12月29日正式生效，并定12月29日为"国际生物多样性日"。2001年5月17日，根据第55届联合国大会第201号决议，国际生物多样性日改为每年5月22日。常设秘书处设在加拿大蒙特利尔。联合国《生物多样性公约》缔约国大会是全球履行该公约的最高决策机构。该公约规定，"发达国家将以赠送或转让的方式向发展中国家提供新的补充资金以补偿它们为保护生物资源而日益增加的费用，应以更实惠的方式向发展中国家转让技术，从而为保护世界上的生物资源提供便利；签约国应为本国境内的植物和野生动物编目造册，制定计划保护濒危的动植物；建立金融机构以帮助发展中国家实施清点和保护动植物的计划；使用另一个国家自然资源的国家要与那个国家分享研究的成果、盈利和技术。"

(吴峰)

shēngtài gōngyè

## 生态工业 (ecological industry)

以节约资源、清洁生产和废弃物多层次循环利用等为特征，以现代科学技术为依托，运用生态规律、经济规律和系统工程的方法经营和管理的综合工业发展模式。生态工业是模拟生态系统的功能，建立起相当于生态系统的"生产者、消费者、分解者"的工业生态链，以低消耗、低或无污染、工业发展与生态环境协调为目的的工业。工业结构生态化，就是通过法律、行政、经济手段，把工业系统的结构规划成"资源生产""加工生产""还原生产"三大工业部分构成的工业生态链。其中，资源生产部门相当于生态系统的初级生产者，主要承担非再生资源、可再生资源的生产和资源可持续利用，并以可再生资源逐渐取代非再生资源为目标，为工业生产提供初级原料和能源；加工生产部门相当于生态系统的消费者，以生产过程无浪费、无污染为目标，将资源生产部门提供的初级资源加工转换成满足人类生产生活需要的工业品；还原生产部门将各副产品再资源化，或无害化处理，或转化为新的工业品。

**原理** 以生态工业理论为指导，进行生态链和生态网的建设，最大限度地提高资源利用率，从工业源头上将污染物排放量减至最低，实现区域清洁生产。其遵循的是"回收—再利用—设计—生产"的循环经济模式。它仿照自然生态系统物质循环方式，使不同企业之间形成共享资源和互换副产品的产业共生组合，使上游生产过程中产生的废物成为下游生产的原料，达到相互间资源的最优化配置。

生态工业要求综合运用生态规律、经济规律和一切有利于工业生态经济协调发展的现代科学技术。①宏观上使工业经济系统和生态系统耦合，协调工业的生态、经济和技术关系，促进工业生态经济系统的人流、物质流、能量流、信息流和价值流的合理运转和系统的稳定、有序、协调发展，建立宏观的工业生态系统的动态平衡。②微观上做到工业生态资源的多层次物质循环和综合利用，提高工业生态经济子系统的能量转换和物质循环效率，建立微观的工业生态经济平衡，实现工业的经济效益、社会效益和生态效益的同步提高，走可持续发展的工业发展道路。

**与传统工业区别** ①追求的目标不同：传统工业发展模式以片面追求经济效益目标为己任，忽略了对生态效益的重视，导致"高投入、高消耗、高污染"的局面发生；生态工业将工业的经济效益和生态效益并重，从战略上重视环境保护和资源的集约、循环利用，有助于工业的可持续发展。②自然资源的开发利用方式不同：传统工业由于片面追求经济效益，只要有利于在较短时期内提高产量、增加收入的方式都可采用，资源过度开采、单一利用，引发资源短缺、能源危机、环境污染等一系列问题；生态工业从经济效益和生态效益兼顾的目标出发，在生态经济系统的共生原理、长链利用原理、价值增值原理和生态经济系统的耐受性原理指导下，对资源进行合理开采，使各种工矿企业相互依存，形成共生的网状生态工业链，达到资源的集约利用和循环使用。③产业结构和产业布局的要求不同：传统工业由于只注重工业生产的经济效益，而且是区际封闭式发展，导致各地产业结构趋同、产业布局集中，与当地的生态系统和自然结构不相适应。资源过度开采和浪费、环境恶化严重，不利于资源的合理配置和有效利用；生态工业系统是一个开放性的系统，其中的人流、物流、价值流、信息流和能量流在整个工业生态经济系统中合理流动和转换增值，这要求合理的产业结构和产业布局，以与其所处的生态系统和自然结构相适应，以符合生态经济系统的耐受性原理。④废弃物的处理方式不同：传统工业实行单一产品的生产加工模式，对废弃物一弃了之。生态工业从环保的角度遵循生态系统的耐受性原理而尽量减少废弃物的排放，充分利用共生原理和长链利用原理，改"原料—产品—废料"的生产模式为"原料—产品—废料—原料"的模式，通过生态工艺关系，尽量延伸资源的加工链，最大限度地开发和利用资源，既获得了价值增值，又保护了环境，实现了工业产品的"从摇篮到坟墓"的全过程控制和利用。⑤工业成果在技术经济上的要求不同：各种生态产品，无论作为生产资料还是消费资料，都强调其技术经济指标有利于经济的协调，有利于资源、能源的节约和环境保护；传统的工业产品对此没有要求。⑥工业产品的流通控制不同：只要是市场所需的

工业产品，传统工业一律放行；生态工业却加入了环保限制，只有那些对生态环境不具有较大危害性，而且符合市场原则的工业产品才能流通。

生态工业园是继经济技术开发区、高新技术开发区之后，中国的第三代产业园区。它与前两代的最大区别：是可持续发展，绝不是高投入、高消耗、高污染的粗放型发展。

**典型生态工业园区** 美国、奥地利、瑞典、荷兰、法国、英国、丹麦和日本等国家都在规划和建设本国的生态工业园区，其中丹麦的凯隆堡生态工业园最为著名，公认是生态工业园的成功典范。它的主体是发电厂、炼油厂、制药厂、石膏板生产厂。以4个企业为核心，通过贸易方式利用对方生产过程中产生的废弃物和副产品，不仅减少了废弃物产生量和处理的费用，还产生了较好的经济效益，形成了经济发展与环境保护的良性循环。著名的丹麦凯隆堡镇的一家生态工业园的流程见图。

**工作任务与目标** 中国面临着既要发展经济，又要保护环境的双重挑战。实现环境与经济"双赢"是正确处理经济发展和环境保护关系的重要方针，也是实现可持续发展的基本要求。在理论和实践上都已初步探索出避免"先污染后治理"、实现可持续发展的政策措施。"十二五"期间，通过经济结构的战略性调整，大力发展以工业为主导的生态特色经济，从根本上解决结构性污染的难题，减轻环境污染和生态破坏的压力。工业实行清洁生产，建立生态工业园区，农业发展有机农业、生态农业，企业实行ISO14000管理，产品推行环境标志产品和有机食品、绿色食品；区域建设生态县市和生态乡村，城市和城镇创建生态城市，在环境保护与经济建设之间找到"最佳"结合点，在此基础上大力实施循环经济发展战略，在生产和消费的过程中，建立生态链，把上游产品产生的废物，作为下游产品的原料，充分利用资源和能源，最大限度地减少污染排放量，

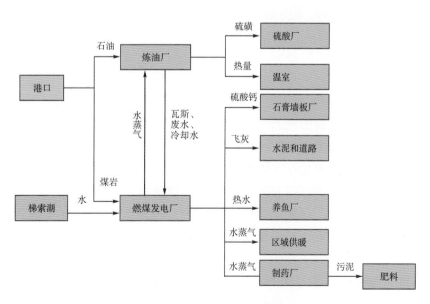

**图 丹麦凯隆堡生态工业流程**

促进环境与经济之间达到相互协调的最高境界。实现这样的目标和要求，才能建起以工业为主导的生态特色经济模式。

（鲁生业）

shēngtài nóngyè

## 生态农业（ecological agriculture）

用现代科学技术成果和现代管理手段，以及传统农业的有效经验建立可获较高经济效益、生态效益和社会效益的现代化农业。随着全球的人口飞速增长，解决粮食问题，摆在传统农业生产面前。20 世纪后半叶，美国率先掀起农业现代化，展示出光明前景。以石油为动力的经济曾带来农业的高产丰收，有人把它归结为"石油农业"。随着全球性石油危机和生态环境的不断恶化，暴露出"石油农业"在经济、技术、生态方面均存在一定弊端或潜在威胁，必须对这种实际情况给以重视，解决粮食问题，应当探索新的路径。

生态农业也是古老学科，因地制宜地充分利用自然资源，使农、林、牧、渔、加工各业得到协调发展来提高农业生产力，获得更多的粮食和其他农副产品，以满足人们日益增长的物质需要，达到可持续发展。从 1970 年美国就有一批科学家投入生态农业研究，已建立 2 万多个生态农场。德国也建立起各种类型和不同规模的生态农业园区。中国 1980 年以后，也广泛地开展生态农业的研究，1985 年 6 月，国务院环境保护委员会发表了《关于发展生态农业、加强农业生态环境保护工作的意见》推动各地生态农业的研究和建设，据 1990 年统计，中国已有 700 多个生态农业试验点，较好的达 227 个。2010 年统计全国试点已有 2100 个。

**原理** 在环境与经济协调发展思想的指导下，按照农业生态系统内物种共生，物质循环，能量多层次利用的原理，因地制宜地利用现代科学技术与传统农业技术相结合，充分发挥地区资源优势，依据经济发展水平及"整体、协调、循环、再生"原则，运用系统工程方法，全面规划，合理组织农业生产，实现农业高产优质高效持续发展，达到生态和经济两个系统的良性循环和"三个效益"的统一。它不单纯着眼于单年的产量，单年的经济效益，而是追求经济、社会、生态效益的高度统一，使整个农业生产步入可持续发展的良性循环轨道。把人类梦想的"青山、绿水、蓝天，生产出来的都是绿色食品"变为现实。中国生态农业是具有中国特色的可持续的现代化农业。农业作为人类最古老的产业，经历了原始农业、传统农业、现代农业的发展历程。在现代农业的发展过程中，又经历了由"产量型"农业转向"质量效益型"农业，现在又开始迈进向生态型农业探索的历史发展新时期。

**基本内容** 从 20 世纪 80 年代开始，世界上一些发达国家出现了生态农业。它坚持"三个效益"的统一，是农业理论和农业生产上的一大突破。现代生态农业的主要内容：①在现代食物观念引导下，确保国家食物安全和人民健康。②进一步依靠科技进步，以继承中国传统农业技术精华和吸收现代高新科技相结合。③以科技和劳力密集相结合为主，逐步发展成技术，资金密集型的农业现代化生产体系。④注重保护资源和农村生态环境。⑤重视提高农民素质和普及科技成果应用。⑥切实保证农民收入持续稳定增长。⑦发展多种经营模式，多种生产类型，多层次的农业经济结构，有利引导集约化生产和农村适度规模经营。⑧优化农业和农村经济结构，促进农、牧、渔、种养加工，贸工农有机结合，把农业和农村发展联系在一起，推动农业问题向产业化、社会化、商品化和生态化方向发展。

**类型** 主要有三种。

时空结构型 根据生物种群和生物学，生态学特征和生物之间的互利共生关系而合理组建的农业生态系统，使处于不同生态位置的生物种群在系统中各得其所，相得益彰，更加充分的利用太阳能、水分和矿物营养元素，是在时间上多序列、空间上多层次的三维结构，其经济效益和生态效益均佳。具体有林地立体间套模式、农田立体间套模式、水域立体养殖模式、农户庭院立体种养模式等。

食物链型 按照农业生态系统的能量流动和物质循环，规律而设计的一种良性循环的农业生态系统。系统中一个生产环节的产出是另一个生产环节的投入，使得系统中的废弃物多次循环利用，从而提高能量的转换和资源利用率，获得较大的经济效益，并有效地防止农业生态环境的污染。具体有种植业内部物质循环利用模式、养殖业内部物质循环利用模式、种养加工三结合的物质循环利用模式等。

时空食物链结合型 时空结构型和食物链型的有机结合，使系统中的物质得以"高效产业"和多次利用，是一种适度投入、高产出、少废物、无污染、高效益的模式类型。

**中国模式** 有独特的类型。

北方"四位一体" 在一个

150m²的塑料膜日光温室一侧，建一个8~10m²的地下沼气池，其上建一个约20m²的猪舍和一个厕所，形成一个封闭的能源生态系统。它把厌氧消化的沼气技术和太阳能热利用技术结合起来，充分利用太阳辐射和生物能资源。以辽宁省为例，其主要的技术特点是：①圈舍的温度在冬天提高了3~5℃，为禽畜提供了适宜的生长条件，使猪的生长期从10~12个月减少到5~6个月，存栏猪8~10头，这样年出栏率可达到18~20头。饲料量的增加，又为沼气池提供了充足的原料。②猪舍下的沼气池由于得到了太阳热能而增温，解决了北方地区在寒冷冬季的产气技术难题，年产沼气提高了20%~30%，总量超过300m³，高效有机肥也增加了60%以上，年提供16m³。③猪呼出大量二氧化碳，使日光温室的二氧化碳浓度提高了4~5倍，大大改善了温室内蔬菜等农作物的生长条件，再考虑到使用优质沼肥，因而获得产量可增加20%~30%，质量也明显提高，成为绿色无污染的农产品。

南方"猪-沼-果"　基本内容是"户建一口沼气池，人均年出栏2头猪，人均种好一亩果"。通过沼气的综合利用，可创造可观的经济效益。用沼液加饲料喂猪，毛光皮嫩，增重快，猪可提前出栏，节省饲料约20%，大大降低饲养成本，激发了农民养猪的积极性。施用沼肥的脐橙等果树，要比未施沼肥的年生长量高0.2m，多长5~10个枝梢，而且植株抗旱、抗寒和抗病能力明显增强，生长的脐橙等水果的品质提高1~2个等级。另外，每个沼气池每年还可节约砍柴工150个。作为南方"猪-沼-果"能源生态

农业模式的发源地。江西赣州和广西恭城县给全国提供了发展小型能源生态农业，特别是庭院式能源生态农业模式的思路。

西北"五配套"　能源生态农业模式是解决西北干旱地区的用水，促进农业持续发展，提高农业收入的重要模式。其主要内容是，每户建一个沼气池、一个果园、一个暖圈、一个蓄水窖和一个看营房。"五配套"模式以农户庭院为中心，以节水农业、设施农业与沼气池和太阳能的综合利用作为解决当地农业生产、农业用水和日常生活所需能源的主要途径，并以发展农户房前屋后的园地为重点，以塑料大棚和日光温室等为手段，以增加农民经济收入，实现脱贫致富奔小康。这种模式的特点是以土地为基础，以沼气为纽带形成以农带牧（副）以牧促沼，以沼促果，果牧结合的配套发展和良性循环体系。据陕西省的调查统计，推广使用"五配套"模式技术以后，可使农户以每公顷的果园中获得增收节支3万元左右的效益，多年的实践证明，各种能源生态农业模式为各地农业和农村经济的可持续发展带来了广泛的综合效益，增加了农民收入，繁荣了城乡市场，日益恶化的农业环境得到改善。

**德国生态农业**　其模式有可借鉴经验。

要求　德国生态农业的要求是不使用化学合成的除虫剂、除草剂，而是使用有益天敌或机械的除草方法；不使用易溶的化学肥料，而是用有机肥或长效肥，利用腐殖质保持土壤肥力，采用轮作或间作等方式种植，不使用化学合成的植物生长调节剂，控制牧场载畜量，动物饲养采用天然饲料，不使用抗生素，不使用

转基因技术。

规定　作为生态产品必须符合"国际生态农业协会"标准，如产品怎样生产，哪些物质允许使用，哪些物质不可使用等。生态产品在生产过程中，其原料必须是生态的。所采用的附加料如在生产过程中必须使用，则允许部分附加料来自传统农业，但不得高于25%。一旦使用了传统农业附加料，则应在产品中标明使用的比例。只有95%以上的附加料来自生态的，才可作为纯生态产品出售。某一企业欲加入"生态农业协会"，将其产品作为生态产品销售，必须经过3年的完全调整方可。并由国家授权的检测中心对申请转入生态农业生产的企业进行检查，检查至少每年进行一次，此外也不定期进行抽查。如检查不合格，则要延长调整期。

标识　所有符合欧盟生产规定（注：德国生态农业协会的标准高于欧盟的生产规定）的产品，允许标以生态标识。统一的生态印章提高了德国生态食品的信任度和透明度，给消费者提供了巨大的便利，也为经营者带来了很好的收益。对150家生态企业的收益状况调查表明，由于生态企业不使用化肥和农药，产品产量虽有所下降，但生态产品价格远高于传统农产品，故企业总利润及人均收入仍高于传统农业企业。生态农业不使用化肥和农药，土壤一直施用有机肥，并且采用轮作，间作种植方式，这样不仅提高了土壤肥力，从长远利益看，生态企业产品产量会逐渐高于传统农业。

（鲁生业）

shēngwù nóngyào

**生物农药**（biological pesticide）
利用生物活体或其代谢产物针对

农业有害生物进行杀灭或抑制的制剂。生物活体包括真菌、细菌、昆虫、病毒、转基因生物、天敌。代谢产物包括信息素、生长素、萘乙酸、2,4-二氯苯氧乙酸。生物农药范畴尚无准确统一的界定。按照联合国粮农组织的标准，生物农药一般是天然化合物或遗传基因修饰剂，主要包括生物化学农药（信息素、激素、植物调节剂、昆虫生长调节剂）和微生物农药（真菌、细菌、昆虫、病毒、原生动物或经遗传改造的微生物）。中国生物农药按照其成分和来源可分为微生物活体农药、微生物代谢产物农药、植物源农药、动物源农药。按照防治对象可分为杀虫剂、杀菌剂、除草剂、杀螨剂、杀鼠剂、植物生长调节剂。就其使用对象而言，生物农药一般分为直接利用生物活体和利用源于生物的生理活性物质两大类，前者包括细菌、真菌、线虫、病毒及拮抗微生物等。后者包括农用抗生素、植物生长调节剂、性信息素、摄食抑制剂、保幼激素和源于植物的生理活性物质等。但是，在中国农业实际应用中，生物农药主要泛指可以进行大规模工业化生产的微生物源农药。

**发展历程**　中国是最早应用杀虫剂、杀菌剂防治农业害虫的国家之一，早在 1800 年前就会应用汞、砷制剂和藜芦等。20 世纪 40 年代有机化学农药的发明，极大地增强了人类控制病虫害的能力，为农业丰产做出重大的贡献。然而，长期和大量使用有机合成化学农药，带来了环境污染、生态平衡破坏和食品安全等诸多问题，对农业经济可持续发展带来严重影响。

生物农药的发现和生物防治技术的改进，逐渐取代了化学农药的应用范围。英国学者阿戈斯蒂诺·巴西（Agostino Bassi）于 1853 年首次报道白僵菌能感染家蚕患上"白僵病"，证实该寄生菌在家蚕幼虫体内能生长发育，采用接种、接触或污染饲料的方法可传播白僵病。俄国的梅契尼可夫于 1879 年应用绿僵菌防治小麦金龟子幼虫；1901 年日本石渡从家蚕中分离出致病芽胞杆菌——苏云金杆菌；1926 年有学者使用拮抗体防治马铃薯疮痂病。这些早期生物农药研究，虽然未生产出产品，但是，为解决 20 世纪 60 年代后农业"公害"问题指明了前进的方向。1972 年，中国制定了新农药的发展方向：发展低毒高效的化学农药；进行科学总结，加以推广应用。20 世纪 70~80 年代中国生物农药蓬勃发展。因宣传群众不到位，再加化学农药高效快速，一度漠视对生物农药研制和应用。进入 90 年代，国家加大环境保护工作，把保护人类生存环境当作头等大事来抓，减少化学农药使用范围和量数，广泛开发利用生物农药防治农作物病虫害，提倡保护生态环境与社会发展相协调，生物农药的研究开发也开始出现新的局面，生物农药在病虫害综合防治中的地位和作用显得愈来愈重要。

**类型**　主要有三种类型。

植物源农药　又称植物性农药，利用植物资源开发的农药，包括从植物中提取的活性成分，植物本身和按活性结构合成的化合物及可利用的衍生物。其类别有植物毒素、植物激素、植物源昆虫激素、拒食剂、引诱剂、驱避剂、绝育剂、增效剂、植物防卫素、异株克生物质等。按有效成分、化学结构及用途，分为生物碱、萜烯类、黄酮类、光活化

毒素等。

动物源农药　主要有两类：①直接利用繁殖培养的活动物体，如寄生蜂、草蛉、食虫、食菌瓢虫及某些专食害虫害草的昆虫，以杀死农作物上的害虫。②利用动物体的代谢物或其体内所含有的具有特殊功能的生物活性物质，如昆虫所产生的各种内、外激素，可以调节昆虫的各种生理过程，以此来杀死害虫或使其丧失生殖能力、功能等。按性能分有：动物毒素、昆虫激素和天敌动物。

微生物源农药　包括农用抗生菌和活体微生物农药，有选择性强，对人、畜、农作物和自然环境安全，不伤害天敌，不易产生抗药性等特点。包括细菌、真菌、病毒或其代谢产物，例如苏云金杆菌、白僵菌、井冈霉素、C 型肉毒梭菌外毒素等。

**特点**　生物农药更适合扩大在未来有害生物综合治理策略的应用比重，有如下优点。

选择性强，对人畜安全　市场上销售并大范围应用成功的生物农药产品，它们只对病虫害有作用，一般对人畜及各种有益生物，包括动物天敌、昆虫天敌、蜜蜂、传粉昆虫及鱼虾等水生物，都是比较安全的。

生态环境影响小　生物农药控制有害生物的作用，主要是利用某些特殊微生物或微生物的代谢产物所具有的杀虫、防病、促生功能。其有效活性成分完全存在和来源于自然生态系统。最大特点是极易被日光、植物或各种土壤微生物分解，是一种来于自然，归于自然正常的物质循环方式，对自然生态环境安全，没有污染。

诱发害虫流行病　一些生物农药品种（昆虫病原真菌、昆虫病毒、昆虫孢子虫、昆虫病原线

虫等），具有在害虫群体中保持一定水平或经卵垂直传播能力，在野外一定条件下，具有定植、扩散和发展流行的能力。控制当年当代的有害生物，抑制后代或者翌年的有害生物种群。

**利用农副产品生产加工** 中国生产加工生物农药，一般主要利用天然可再生资源（如农副产品的玉米、豆饼、鱼粉、麦麸或某些生物体等），来源广泛，生产成本比较低廉。生产生物农药的原材料，一般不需动用不可再生资源（如石油、煤、天然气等）。

**使用技术** 生物农药发展迅速，具有不可替代的使用价值及发展潜力，包括四个方面。①生物农药有着传统农药不可比拟的作用：化学农药使用时间长，害虫产生了抗药性，常规用量已难以奏效。而生物农药的特性是指药剂的适用范围，作用途径，有效成分和作用机制等，例如苏利菌、菌杀敌、敌宝等，它们的有效成分都是苏云金杆菌，应用范围都是对鳞翅目幼虫有毒杀作用，对蚜、螨、蚧类害虫无效；作用途径是胃毒杀，作用机制是死亡后的虫体足可感染其他未接触过农药的同类害虫。②生物农药可与生物杀虫或杀菌剂混配使用：化学杀虫剂大多数呈酸性、生理中性，对细菌、真菌没有抑杀作用和中和反应，可以充分混配。生物杀菌剂可以和多数化学药剂、生物药剂混配；但不能与碱性药剂混配，还有少数药剂不可与酸性药剂混配，如木霉素类药剂可以与多数生物杀虫剂和化学杀虫剂同时混用。③生物农药低毒，无残留，作用缓慢，持效期长，对人、动物及植物无害，也不会对环境造成污染。④生物药剂的使用条件和事项：提倡两种和两

种以上药剂配合使用，预防期和持续用药情况下也可以单独使用一个药种，但在病虫害高发期不宜单独使用。用药前应把施药器具清洗干净方可配制和使用，施药时应尽量避免强光、高温以防影响药效。

（鲁生业）

*zìrán bǎohùqū*

## 自然保护区（nature reserves）

对有代表性自然生态系统，珍稀、濒危野生物种群的天然生境地、有特殊意义的自然遗迹的陆地、陆地水体或者海域依法特殊保护和管理的区域。

**形成过程** 世界各国划出一定的范围来保护珍贵的动、植物以及其栖息地已有很长的历史渊源。19世纪初，德国博物学家洪堡首创建立天然纪念物以保护自然生态，1872年经美国政府批准建立的第一个国家级公园黄石公园被看作是世界上最早的自然保护区。从20世纪开始，自然保护区事业发展很快，特别是第二次世界大战后，在世界范围内成立了许多国际机构，从事自然保护区的宣传、协调和研究等，如"国际自然及自然资源保护联盟"、联合国教科文组织的"人与生物圈计划"等。

中国古代就有朴素的自然保护思想。《逸周书·大聚篇》就有"春三月，山林不登斧，以成草木之长。夏三月，川泽不入网罟，以成鱼鳖之长"的记载。官方有过封禁山林的措施，民间也经常自发地划定一些不准樵采的地域，并制定出若干乡规民约加以管理。中华人民共和国成立后，在建立自然保护区方面发展得很快。1956年，建立了第一个具有现代意义的自然保护区——鼎湖山自然保护区。到2014年，中国自然

保护区数量已达到2729个，总面积147万平方千米，其中，国家级428个，占保护区总数的15.68%，初步形成类型较齐全，布局较合理，功能较健全的全国自然保护区网络。吉林长白山自然保护区、广东鼎湖山自然保护区、四川卧龙自然保护区、贵州梵净山自然保护区、福建武夷山自然保护区和内蒙古自治区锡林郭勒自然保护区，被联合国教科文组织的"人与生物圈计划"列为国际生物圈保护区。

**类型** 按保护对象分为六种类型。①以保护完整的综合自然生态系统为目的的自然保护区，例如，以保护温带山地生态系统及自然景观为主的长白山自然保护区；以保护亚热带生态系统为主的武夷山自然保护区和保护热带自然生态系统的云南西双版纳自然保护区等。②以保护某些珍贵动物资源为主的自然保护区，如四川卧龙和王朗等自然保护区以保护大熊猫为主；黑龙江扎龙和吉林向海等自然保护区以保护丹顶鹤为主；四川铁布自然保护区以保护梅花鹿为主等。③以保护珍稀孑遗植物及特有植被类型为目的的自然保护区，如广西花坪自然保护区以保护银杉和亚热带常绿阔叶林为主；黑龙江丰林自然保护区及凉水自然保护区以保护红松林为主；福建万木林自然保护区则主要保护亚热带常绿阔叶林等。④以保护自然风景为主的自然保护区和国家公园，如四川九寨沟、缙云山自然保护区、江西庐山自然保护区、中国台湾玉山国家公园等。⑤以保护特有的地质剖面及特殊地貌类型为主的自然保护区，如以保护近期火山遗迹和自然景观为主的黑龙江五大连池自然保护区；保护珍贵

地质剖面的天津蓟县地质剖面自然保护区；保护重要化石产地的山东临朐山旺古生物化石国家级自然保护区等。⑥以保护沿海自然环境及自然资源为主要目的的自然保护区，主要有台湾淡水河口保护区，兰阳、苏花海岸等沿海保护区；海南省的东寨港保护区和清澜港保护区（保护海涂上特有的红树林）。

由于建立了一系列的自然保护区，中国的大熊猫、金丝猴、坡鹿、扬子鳄等一些珍贵野生动物已得到初步保护，有些种群并得以逐步发展。例如，安徽的扬子鳄保护区繁殖研究中心在研究扬子鳄的野外习性、人工饲养和人工孵化等方面取得了突破，2016 年 3 月报道，该区扬子鳄存栏数超过 15 000 条，并具备了年增 2000 条的繁育生产能力。又如，曾经一度从故乡流失的珍奇动物麋鹿已重返故土，并在江苏省大丰市、湖北省石首市和北京南苑等地建立了保护区，以便得到驯养和繁殖，现在大丰市麋鹿保护区拥有的麋鹿群体居世界第三位。

**作用** ①为人类提供研究自然生态系统的场所。②提供生态系统的天然"本底"，对人类活动的后果，提供评价的准则。③是各种生态研究的天然实验室，便于进行连续、系统的长期观测以及珍稀物种的繁殖、驯化的研究等。④是宣传教育的活的自然博物馆。⑤保护区中的部分地域可以开展旅游活动。⑥能在涵养水源、保持水土、改善环境和保持生态平衡等方面发挥重要作用。

**管理方式** 1956 年，中国全国人民代表大会通过一项提案，提出了建立自然保护区的问题。同年 10 月林业部草拟了《天然森林区（自然保护区）划定草案》，并在广东省肇庆建立了中国的第一个自然保护区——鼎湖山自然保护区。《中华人民共和国自然保护区条例》（1994 年 10 月 9 日中华人民共和国国务院令第 167 号发布）第十一条规定："其中在国内外有典型意义，在科学上有重大国际影响或者有特殊科学研究价值的自然保护区，列为国家级自然保护区"。第十二条规定："国家级自然保护区的建立，由自然保护区所在的省、自治区、直辖市人民政府或者国务院有关自然保护区行政主管部门提出申请，经国家级自然保护区评审委员会评审后，由国务院环境保护行政主管部门进行协调并提出审批建议，报国务院批准"。

中国人口多，自然植被少。保护区不能像有些国家采用原封不动、任其自然发展的纯保护方式，而应采取保护、科研教育、生产相结合的方式，在不影响保护区自然环境和保护对象的前提下，还可和旅游业相结合。中国的自然保护区内部大多划分成核心区、缓冲区和外围区 3 个部分。核心区是保护区内未经或很少经人为干扰过的自然生态系统的所在地，或是虽然遭受过破坏，但有希望逐步恢复成自然生态系统的地区。该区以保护种源为主，又是取得自然本底信息的所在地，而且还是为保护和监测环境提供评价的来源地。核心区内严禁一切干扰。缓冲区是指环绕核心区的周围地区，是试验性和生产性的科研基地，如饲养、繁殖和发展本地特有生物；是对各生态系统物质循环和能量流动等进行研究的地区；也是保护区的主要设施基地和教育基地。外围区位于缓冲区周围，是多用途的地区。

除开展与缓冲区相类似的工作外，还包括有一定范围的生产活动，可有少量居民点和旅游设施。

（鲁生业）

huánjìng wūrǎn
**环境污染**（environment pollution） 人类直接或间接地向环境排放超过其自净能力的物质或能量，使环境的质量降低，对人类的生存与发展、生态系统和财产造成不利影响的现象。是一个从量变到质变的发展过程。产业革命后，工业生产迅速发展，人类排放的污染物大量增加，超过了当地的环境容量从而引发了污染事件。例如，1850 年起英国伦敦附近泰晤士河中生物大量死亡，1873 年的伦敦烟雾事件等。20 世纪 50 年代以来，在世界一些地区，先后发生重大的环境污染事件，人们才逐渐将注意力放在环境污染问题上来。以全球十大公害事件为首的环境污染事件向人类敲响了环境保护的警钟。

环境污染有两种规模，局部性污染和全球性污染。过去人们的注意力只放在局部性污染上，但最近几十年，科学研究发现污染会造成全球效应，如化石燃料燃烧产生的二氧化碳排放会造成剧烈的温室效应，引起全球气候的异常变化。在全球范围都出现了环境污染问题，具有全球影响的有大气环境污染、海洋污染、城市环境问题等。随着经济和贸易的全球化，环境污染也日益呈现国际化趋势。环境污染按环境要素可分为：环境物理性污染、环境化学性污染及环境生物性污染。

（吴峰）

huánjìng wùlǐxìng wūrǎn
**环境物理性污染**（environmental physical pollution） 自然环境中由物理因素如声、光、热、电含量过高或过低时造成的污染。其污染程度由声、光、热、电等在环境中的量决定。

**分类** 包括下列几种。

**噪声污染** 噪声分为工业噪声、交通噪声、建筑噪声和社会噪声。①工业噪声：主要有空气动力噪声如鼓风机、空压机、锅炉排气等；有机械噪声如织布机、球磨机、电锯和车床等；电磁噪声如发电机、变压器等。②交通噪声：是伴随着城市化进程和交通事业发展而出现的噪声源，机场、汽车和火车交通干线附近受其影响最明显。③建筑噪声：主要是各种打桩机、推土机、挖掘机、吊车和灌浆机发出的。④社会噪声：则是各种商场、歌厅、餐厅等产生的，其显著特点是无后效性，噪声停止污染即消失，主要危害人类听觉。

**放射性污染** 人类的生产、生活活动排放的放射性物质产生的电离辐射超过环境标准时，产生放射性污染而危害人类健康。放射性污染很难消除，射线强度只能随时间的推移而减弱。

**光污染** 逾量的光辐射对人类生活和生产环境造成不良影响，包括可见光、红外线和紫外线造成的污染，如白亮污染、人工白昼、彩光污染等。

**电磁污染** 人类使用产生电磁波的器具而泄露的电磁能量传播到室内外空间中，其含量超过环境本底值，且性质、频率、强度和持续时间等综合影响周围人群，使人体健康和生态环境受到损害。影响人类生活环境的电磁污染可分天然电磁污染和人为电磁污染两大类。天然的电磁污染是某些自然现象引起的，对短波通信的干扰极为严重。人为的电磁污染包括脉冲放电、工频交变

电磁场、射频电磁辐射。

**热污染** 包括城市热岛效应和水体热污染。水体热污染使一些水生生物在热效力作用下发育受阻或死亡。河水水温上升造成致病微生物滋生、泛滥，引起疾病流行，危害人类健康。

**振动污染** 振动作用于人体，频率在 35Hz 以上即可引起振动病，以 100~250Hz 的致病作用最大。分为局部振动和全身振动两种。局部振动如使用机床、驾驶拖拉机等，全身振动如机器开动时产生的地板振动作用于人体。

**特点** 污染是无形的，涉及面广；危害具有长期的遗留性；引起物理性污染的物质本身无害，但其在环境中的量过高或过低时就会造成污染；污染具有局部性，不会迁移或扩散，区域性或全球性污染现象较少见。

**危害** 包括人体健康危害与环境危害。

**人体健康危害** 噪声致听觉器官和非听觉器官损伤。长期接触噪声可引起持续性症状，如高血压和局部缺血性心脏病，还影响记忆力，降低工作效率。光污染造成视觉器官损伤。电磁辐射危害源于电磁波能量，而超量的电磁辐射可造成神经衰弱、食欲减退、心悸胸闷、头晕目眩等电磁波过敏症。电磁波的致病效应随磁场振动频率增大而增大，频率超过 10 000Hz 可对人体造成潜在威胁。受到较强或较久电磁波辐射可造成人体异常，主要反映在神经系统和心血管系统，如乏力、记忆衰退、失眠、易激惹、月经紊乱、胸闷、心悸、白细胞与血小板减少或偏低、免疫功能降低等。

**环境危害** ①热污染造成水体温度升高，使部分水生生物无

法适应生存环境而死亡。②促进致病微生物繁殖。③造成城市热岛效应，使城市环境温度升高等。

**防治** ①污染源头控制：对噪声源从源头进行控制，并在传播途径中采取降噪措施。②合理规划管理：如放射性污染的产生，首先在核电站的建立选址上应挑选人口密度较低，气象和水文条件有利于废水和废气扩散稀释，以及地震强度较低的地区，以保证在正常运行和出现事故时，居民所受的辐射剂量最低。光污染的防治，应加强城市规划管理，加强对玻璃幕墙和其他反光系数大的装饰材料的管理，减少其对城市环境的负面影响。③个体防护：对处在污染下的人群采取防护措施，减少其因接触物理性污染而产生对健康的危害。

**噪声污染防护** 世界上许多国家都通过立法颁布了噪声控制标准。例如，工厂、工地的噪声应不超过 90dB（A）；居民居住区，白天不能超过 50dB（A），夜间不能超过 40dB（A）。控制噪声包括降低噪声源的噪声，控制噪声传播途径和个人防护。①声源控制：运转的机器设备和各种交通运输工具是主要的噪声源，控制它们的噪声有两条途径：一是改进结构，提高各个部件的加工精度和装配质量，采用合理的操作方法等，降低声源的噪声发射功率；二是利用声波的吸收、反射、干涉等特性，采用吸声、隔声、减振、隔振等技术，以及安装消声器等，控制噪声的辐射。因此大力发展科学技术，开发新材料、新技术、新工艺，推广使用低噪声设备，是控制噪声污染的长远战略。②控制噪声的传播途径：在城市建设中合理布局，按照不同的功能区规划，使居住

区与噪声源尽量远离。在车流量大并且人口密集的交通干道两侧，建立隔声屏障，或利用天然屏障（土坡、山丘），以及利用其他隔声材料和隔声结构来阻挡噪声的传播。应用吸声材料和吸声结构，将传播中的噪声声能转变为物体的内能等。③个人防护：减少在噪声环境中的暴露时间，在工厂或工地工作的人可以佩戴护耳器（耳塞、耳罩等），以减小噪声的影响。

**放射性污染防护** 主要是控制放射性物质的来源。放射性物质的来源主要是核试验与核工业（如核电站以及放射性矿物的开采、提炼、储存、运输）。主要措施：①核电站（包括其他核企业）一般应选址在周围人口密度较低，气象和水文条件有利于废水和废气扩散稀释，以及地震强度较低的地区，以保证在正常运行和出现事故时，居民所受的辐射剂量最低。②工艺流程的选择和设备选型要考虑废物产生量和运行安全。③废气和废水需作净化处理，并严格控制放射性元素的排放浓度和排放量。含有 α 射线的废物和放射强度大的废物要进行最终处置和永久贮存。④在核企业周围和可能遭受放射性污染的地区建立监测机构。

**光污染防护** ①加强城市规划和管理，加强对玻璃幕墙和其他反光系数大的装饰材料的管理，减少其对城市环境的负面影响；改善工厂的照明条件，减少光污染来源。②对有红外线和紫外线污染的场所采取必要的安全防护措施。③个人防护，主要是戴防护眼镜和防护面罩。

**电磁污染防护** ①保持距离：与电视机的距离应为视屏尺寸乘以 6，与微波炉的距离应为

2.5~3m，离高压输电线 5000V/m 以外一般视为安全区。②减少接触：经常使用计算机的人，每工作 1 小时应休息 15 分钟。③改善环境：注意空气流通，温度、湿度应适中，家用电器最好不要摆放在卧室里。④个体防护：孕妇、儿童、体弱多病者、对电磁波辐射过敏者、长期处于电磁波污染超标环境者，应选择使用适合自己的防护用品。⑤采用屏蔽物减少电磁波污染：对产生电磁污染的设施，可采用屏蔽、反射或吸收电磁波的屏蔽物，如铜、铝、钢板、高分子膜等。

（吴峰）

huánjìng huàxuéxìng wūrǎn

**环境化学性污染**（environmental chemical pollution） 化学物质引起的环境污染。污染源有工业化学品、农用化学品、包装材料和工业废弃物等所含的汞、镉、铅、氰化物、有机磷及其他有机或无机化合物。历史上重要的环境公害事件都是环境化学性污染所致。

**分类** 环境化学性污染物种类繁多，通常分为无机污染物与有机污染物。无机污染物按照元素划分，主要包括各类金属、重金属、无机氮、无机磷、无机硫化物、卤素化合物等；有机污染物按照元素划分，主要包括有机卤化物（有机氯化物与有机溴化物）、有机磷化合物、有机硫化物、有机金属化合物等。有的按照污染物的来源与特性划分，包括重金属、营养盐、农药（见农药污染）、持久性有机污染物、环境内分泌干扰物（见环境内分泌干扰物污染）等。

**危害** ①影响全球气候变化：温室气体二氧化碳、甲烷等化学物质污染大气，导致大气中温室

气体浓度升高，使地表平均气温上升。②导致臭氧层破坏：氟利昂等臭氧层破坏气体的污染导致平流层臭氧浓度下降，极端情况下，导致严重的臭氧层空洞。③导致空气质量恶化，引发呼吸系统疾病：例如，二氧化硫与氮氧化物的污染，导致酸雨，危害人体健康与生态系统健康。④导致水环境质量降低：危害水生生物及生态系统安全，影响人体健康，如废水排出的重金属，即使浓度小，也可在藻类和底泥中积累，被鱼和贝的体表吸附，通过食物链富集，造成健康损害。⑤导致土壤污染：破坏土壤生态系统，危害农作物生长，影响食品安全。例如，农药的不合理使用，导致土壤有益微生物的死亡，土壤生态系统破坏，质量下降，同时使得农作物农药残留量超标。

**防治** ①污染预防的方法：包括污染源的源头削减、过程控制以及废物资源化。源头控制主要是从产品生产的原材料与生产工艺的选择上进行污染预防。例如，采用无毒无害的原材料替代产生污染的原材料；使用污染物含量较低的原料，如含硫量低的煤；过程控制主要是采用清洁生产与绿色化学的工艺等方法进行产品生产。废弃物资源化主要是通过循环利用技术变废为宝，减少废弃物的排放。②污染源的末端控制：在现有工艺条件下，很多产品生产与人类生活过程中难以避免的会产生污染物。污染物在排放到环境前要经过不同方法的处理。例如，大气污染物的处理方法包括吸附法、吸收法、催化氧化法、生物处理方法等；水污染物的处理方法包括生物处理、混凝法、吸附法、膜处理法、催化氧化法、还原法等；固体废弃

物的处理方法包括焚烧法、填埋法、堆肥法等。

（吴　峰）

huánjìng shēngwùxìng wūrǎn

## 环境生物性污染（environmental biological pollution）

有害微生物、寄生虫及其变应原等对水、大气、土壤和食品产生的污染。鉴别是否存在环境生物性污染的指标主要有大肠菌类指数、细菌总数等。环境中天然存在大量的微生物和低等生物，大部分是非致病性。某些情况下致病生物体在环境中繁殖，并直接侵入人体或通过动植物侵入人体，可传播疾病。生物性污染可发生在空气、水体、土壤。不同致病生物、不同污染物、不同侵入途径，其危害不同。生物性污染的污染物是活的生物，能够逐步适应新环境，不断增殖并占据优势，危害其他生物的生存。

**来源**　大气、水、土壤和食品中的有害生物主要来源于生活污水、医院污水、屠宰及食品加工厂污水、未经无害化处理的垃圾和人畜粪便，以及大气中的漂浮物和气溶胶。它们主要损害消化系统、呼吸系统、皮肤系统，引起相应疾病，还有花粉、毛虫毒毛、真菌孢子等变应原。其危害程度主要取决于致病生物病原性、生物的感受性以及环境条件。

**分类**　按污染物性质分：①动物污染，有害昆虫、寄生虫、原生动物、水生动物。②植物污染，杂草、树木、藻类等。③微生物污染，病毒、细菌、真菌等。

按污染介质分：①大气生物性污染，人及动物从呼吸道、消化道、皮肤及其他途径排出的微生物及皮屑，植物花粉及真菌孢子，土壤中的微生物，水体中微生物，发酵工厂微生物溢出，处理污水与垃圾时大量微生物进入大气。②土壤生物性污染，未经处理的粪便、垃圾、城市生活污水、饲养场和屠宰场的污物等，其中危险性最大的是传染病医院未经消毒处理的污水和污物。③水体生物性污染，进入水体的细菌、钩端螺旋体、病毒、寄生虫、昆虫等。

**危害**　①危害人体健康：致病生物污染空气、水、土壤及其他物品，均可通过相应途径，进入人体，引起各种疾病，种类繁多。②影响生产：农作物传染病80%由真菌引起，大部分通过大气传播。许多家畜、家禽的疾病如口蹄疫、禽流感等都经空气传播。③对生态系统造成威胁：地面微生物、大气中漂浮的微生物均可进入水体。水体中还有致病微生物和寄生虫，直接污染水体，间接污染土壤威胁人体健康和工农业生产。著名的危害事例如紫茎泽兰、加拿大一枝黄花、米草的生物入侵，还有澳大利亚引进兔子事件等，给当地生态系统造成了巨大的破坏和损失。人类活动使氮、磷等营养物质大量进入湖泊、河口、海湾等缓流水体，引起藻类及其他浮游生物迅速繁殖，水体溶解氧下降，水质恶化，鱼类及其他生物大量死亡的水体富营养化，也对生态系统造成了巨大危害。

**防治**　①水体生物性污染防治：加强医院、畜牧场、屠宰场、禽蛋厂等部门的污水处理；加强对饮用水源地的保护与饮用水处理，保证安全供水；采用辐射杀菌法、高温堆肥法灭菌、微生物发酵等方法对粪便、垃圾和生活污水进行无害化处理；生活污水经二级生化处理后能去除大部分致病细菌；去除病毒，可采用紫外线、高级氧化等技术进行深度处理。②大气生物性污染防治：对空气的微粒进行有效滤除；保持通风排除空气中可能累积的微生物；合理使用紫外线屏障；合理采用消毒液喷雾消毒、控制污染来源。③土壤生物性污染防治：加强污染源管理，加大对污染土壤的末端治理。例如，改变土壤的理化性质和水分条件控制病原微生物的传播；加强地表覆盖抑制扬尘，切断致病菌的空中传播途径；采用密封发酵法、药物灭卵法和沼气发酵法等无害化灭菌法处理粪肥；直接对土壤施药灭菌和杀毒；合理使用高效低毒低残留农药；加强感染动物管理；利用土壤中的有益微生物、植物根系分泌物等进行土壤生物性污染的生物防制。

（吴　峰）

huánjìng wūrǎnwù

## 环境污染物（environmental pollutant）

人类生产、生活中产生的和自然界释放的各种污染物的总称。

**分类**　①按受污染物影响的环境介质分类：大气污染物、水体污染物、土壤污染物等。大气中的主要污染物有二氧化硫、氮氧化物、多环芳烃、颗粒物等；水体中的主要污染物有酚类、氰化物、重金属和石油污染物等；土壤中则以重金属、农药化肥、持久性有机污染物（persistent organic pollutants，POP）为主。②按污染物形态分类：气态污染物、液态污染物和固态污染物。燃煤释放的二氧化硫是最广泛的大气污染物，工业废水、医院污水则是常见的液体污染物，生活垃圾、工业废渣等属于固体污染物。③按污染物性质分类：化学性污染物、物理性污染物和生物性污染物。化学性污染物，根据是否含碳氢元素又可分为有机污染物和无机污染物，其中无机污染物包括金属类和非金属类，有机污染物则包括脂肪烃、芳香烃、卤代烃、醛、酮、醚、酯等。重金属和POP是环境卫生学家关注的重点。④按污染物在环境中物理、化学性状变化分类：一次污染物和二次污染物。一次污染物又称原生污染物，污染源直接排放到环境中；二次污染物又称次生污染物，污染源排放到环境中，与空气的组分发生反应或污染物之间相互作用生成的新污染物，其毒性常大于一次污染物。洛杉矶光化学烟雾事件是一个典型的由二次污染物引起的健康危害。⑤按特殊毒害作用分类：致癌物、致畸物、致突变物、环境内分泌干扰物、神经毒物、生殖毒物等。

**来源** 包括工业、农业、生活、交通及其他污染源。

**工业污染源** 废水、废气和废渣等是环境中污染物的最主要来源。废水产生于生产的各环节，如冷却水、洗涤废水、生产浸出液等；废水数量和性质与所生产产品的工艺流程、原料、药剂、生产用水的质量等条件密切相关。钢铁厂、焦化厂排出的废水大多含有苯酚和氰化物；造纸厂排出的废水含有大量有机物；化工、化肥和农药生产等企业排放大量含砷、汞、铬、农药等物质的废水；而来自动力工业的高温冷却水则会造成热污染。废气主要来源于燃料的燃烧和工业生产过程。煤的杂质主要是硫化物，石油的主要杂质是硫化物和氮化物。煤和石油完全燃烧时，$CO_2$、$SO_2$、$NO_2$、水气和灰分是主要污染物；当不完全燃烧时，还产生 CO、硫氧化物、氮氧化物、醛类、碳粒、多环芳烃等污

染物。工业企业在从原料到产品的生产过程中，各个环节都可能排放出一定的环境污染物；这些污染物的种类与原料种类和生产工艺密切相关。废渣可引起邻近土壤污染物蓄积，并通过食物链向动植物体内转移。

**农业污染源** 化肥、农药、其他农用化学品和残留于土壤中的农用地膜等是主要环境污染物。施用化肥不合理和施用含铅、汞、镉、砷农药是主要农业环境污染源。含大量化肥的农业污水还可引起湖泊、水库和海湾水体富营养化；大量农药的施用还会造成土壤中重金属和有机物的残留和污染；不可降解的农用地膜属广义的农业环境污染物。环境内分泌干扰物和POP多属有机氯农药，其健康危害引起了世界范围的关注。

**生活污染源** 生活废气主要来源于生活炉灶和采暖锅炉。不论燃料是否燃烧完全，都会产生空气污染物。生活废水主要是洗涤废水和粪尿污水，它们含大量有机物、无机物和致病生物。生活废物主要是电子垃圾和生活垃圾，含相当多的环境污染物。2010年联合国环境规划署发布报告，中国年产电子废弃物230万吨，是世界第二大产生国，仅次于美国。电子垃圾中含有铅、镉、汞、铬、聚氯乙烯、溴化阻燃剂等大量有毒有害的环境污染物。

**交通污染源** 主要是各类交通运输工具排放的污染物，以废气为主。公路、铁路两侧土壤中还可出现以铅、锌、铬、镉、钴、铜为主的重金属污染。

**其他污染源** 诸如工厂爆炸、火灾、核泄漏等灾害、事故可产生大量环境污染物；海上石油开采、运输船泄漏事故时也会引起

严重环境污染；武器弹药或除草剂等也是危害严重的环境污染物。

**危害** 由于环境污染物来源的多样性及其产生有害作用机制的复杂性，环境污染物可对机体产生不同性质和不同程度的危害。

**急性危害** 环境污染物在较短时间内大量进入环境介质，使得暴露人群在短时间内出现不良反应、急性中毒甚至死亡。①大气污染的烟雾事件：大气中的某种或某些环境污染物短期内急剧增多可引起当地人群因吸入大量污染物而急性中毒。例如，发生多次的伦敦烟雾事件造成了肺和心血管系统疾患的患者病情急剧加重、死亡。又如多次发生的美国洛杉矶、纽约和日本大阪、东京的光化学烟雾事件，可引起暴露人群的眼和上呼吸道刺激症状，呼吸功能障碍。②过量排放、事故性排放引起的急性危害：设计缺陷、生产负荷过重、管理疏漏或意外事故，使工业"三废"或事故性泄漏的有毒有害物质大量进入大气、水体等环境介质并在其中快速迁移和扩散，导致暴露人群发生各种急性中毒。例如，1984年印度博帕尔异氰酸甲酯泄漏灾难；20世纪70年代以来在苏联、美国、日本都先后发生过的核电站核泄漏事故，放射性核素不仅能够对暴露人群产生急性危害，还能够漂浮于大气中扩散到很远的区域，造成致癌、致畸等严重的远期危害。③生物性污染引起的急性传染病：水体污染传播肠道传染病，空气污染传播呼吸道疾病。例如，美国的威斯康星州密尔沃基超过40万人因饮用含隐孢子虫卵的自来水而暴发肠道传染病，中国江浙地区1988年春因养殖毛蚶的水体污染导致40万人患甲型病毒性肝炎。

慢性危害 进入环境介质的各种环境污染物以低浓度、长时间反复作用于人体所产生的危害称为慢性危害，是环境污染物危害人群健康的主要形式。慢性危害与其暴露剂量、暴露时间、生物半衰期、化学性质以及机体的反应特性等有关。①非特异性反应：环境污染物所引起的非特异性反应是导致慢性疾病的一个临床前期表现。人体生理功能、免疫功能、对环境有害因素作用的抵抗力等均明显减弱，对生物感染的敏感性增加，表现为患病率和死亡率增加，儿童生长发育迟缓。②引起慢性疾病：长期暴露于低剂量的环境污染物，可直接引起机体某种慢性疾病。例如，慢性镉污染引起的多系统肿瘤和日本富山县神通川流域曾经一度泛滥的痛痛病，水体甲基汞污染并通过食物链传递进入人体而引起的水俣病。③持续性蓄积危害：持续性蓄积危害的环境污染物主要有两类，一类是铅、镉、汞等重金属及其化合物，另一类是脂溶性强、不易降解的POP。④环境内分泌干扰物危害：环境内分泌干扰物类似激素作用，干扰内分泌功能，影响机体或后代健康效应的外源性物质，有上百种，包括有机氯杀虫剂、多氯联苯类、双酚化合物类等环境污染物。它与生殖障碍、出生缺陷、发育异常、代谢紊乱以及某些生殖系统肿瘤（如乳腺癌、睾丸癌、卵巢癌等）的发生发展有关。

致癌危害 ①空气污染与肺癌：流行病学调查证明，肺癌死亡率城市高于郊区，郊区高于农村。大气中致癌物多环芳烃的浓度变化同此规律。1973～1975年进行的全国肿瘤死亡情况调查表明：云南省宣威市是中国肿瘤高发区，女性肺癌死亡率居全国之首，村民的肺癌死亡率为厂矿、机关职工及家属的8.9倍，与职业接触无关。当地人群吸烟率，特别是女性吸烟率的高低与肺癌死亡率并不吻合，不能解释女性肺癌高死亡率的原因。环境监测证实，当地农民以自产煤为燃料，室内空气中的苯并[a]芘（BaP）浓度高达6.26μg/m³，超过中国大气卫生标准值626倍，室内空气中BaP浓度与肺癌死亡率之间存在剂量-反应关系，这说明室内空气污染是肺癌高发的主要原因。②水污染与肿瘤：水体中环境污染物暴露与某些消化系统肿瘤的危险度增加有相关性。中国江苏某肝癌高发区，当地居民有的饮用水水源是水质很差的宅沟水和泯沟水，有的饮用水质相对较好的河水和井水。队列研究显示，饮用不同水源水的村民，肝癌发病率有明显差异；水源水质量越好，肝癌年发病率越低。

致畸危害 某些环境污染物对生殖细胞遗传物质的损伤、对胚胎发育过程的干扰和对胚胎的直接损害对出生缺陷的发生具有重要作用。①空气污染与出生缺陷：国内外报道，在空气污染的工业区，新生儿及婴儿死亡率明显高于对照地区。1978～1980年山西省在全省11个地区52个县随机抽取48 381例新生儿进行调查，发现先天畸形发生率为27.52‰，分析结果认为环境污染是先天畸形发生率升高的重要因素。在山西省工业较为集中的太原、大同、长治等市，工业区和受污染的邻近郊区畸形率也比对照居民区及邻近市县明显升高。②水污染与出生缺陷：慢性甲基汞中毒所致的先天性水俣病是世界上首次报道的因水体污染而导致的出生缺陷。

防治 ①优化调整产业结构，减少污染物产生：环境污染物主要来自于工业企业的生产过程。对已经建成投产的工业企业，应严格进行环境监测、加快技术升级革新，大力推行清洁生产，从源头上减少环境污染物的产生。所有新建、扩建和改建项目必须符合环保要求，做到增产不增污，努力实现增产减污，科学合理的严格控制污染物排放总量。②加强从严环境执法：对污染物排放超标的企业应该从严进行环境执法，并帮助其改进生产工艺和技术以减少污染物的排放。③普及环境保护意识：环境保护并不仅仅是政府的职责，也与广大人民群众切身利益密切相关，应大力加强环境保护意识的培养以及环境保护知识、法律法规的培训和宣传。

（张遵真）

chíjiǔxìng yǒujī wūrǎnwù

**持久性有机污染物**（persistent organic pollutant, POP） 在环境中持久存在并能通过食物网积聚，严重危害环境及人类健康的有机化学污染物质。它具有半挥发性、长距离迁移性及难降解性，并随着食物链逐级放大。其危害包括致癌性、生殖毒性、神经毒性和内分泌干扰特性等。这些持久性有机污染物也被列为持久性生物蓄积性有毒物质（persistent bioaccumulative and toxic pollutants, PBT）或有毒有机微污染物（toxic organic micro pollutant, TOMP）。

问题由来 农药、多氯联苯（PCB）等有机氯化合物的合成与生产可以追溯到19世纪末和20世纪初。20世纪40年代，工业生产与使用日益普遍，并开始显现危害健康与环境污染的副作用。1962 年，美国作家蕾切尔·卡森在《寂静的春天》一书中写到由于大量使用以滴滴涕（DDT）为代表的农药导致鸟类及其他动物数量急剧减少。随着一些国际著名的污染公害事件的爆发（如 1968 年日本九州和 1979 年中国台湾多氯联苯（PCB）污染的米糠油事件等），美国、欧洲和日本等发达国家纷纷制定一些控制法规，禁止或限制生产与使用包括农药 DDT 和 PCB 在内的一些有机氯化学品。20 世纪末和 21 世纪初，随着垃圾焚烧处置的普及与广泛争议，二噁英污染问题成为国际最热门的公众关注的环境问题之一。

这些有机氯化合物易于生物富集，通过食物链在各级生物体内蓄积并且表现出生物放大作用，在环境中常常难以被物理分解、化学氧化或生物降解，可长期存在于环境介质，表现出危害的持久性。POP 还可长距离迁移，使人迹罕至的地区（如极地地区）的生物受暴露。1995 年，联合国环境规划署呼吁全球应针对 POP 采取必要的行动。其后，政府间化学品安全论坛和国际化学品安全方案编写了一份专门评估，其中涉及 12 种严重危害环境的化学品。

**斯德哥尔摩国际公约**　为推动 POP 的淘汰和削减、保护人类健康和环境免受危害，在联合国环境规划署主持下，2001 年 5 月 22~23 日包括中国在内的 127 个国家和区域经济一体化组织签署了《斯德哥尔摩公约》，即《关于持久性有机污染物的斯德哥尔摩公约》，又称 POP 公约。规定：签约国家将在 25 年之内停止或限制使用三大类 12 种 POP。第一类是有机氯农药，它们是艾氏剂（aldrin）、氯丹（chlordane）、滴滴涕（DDT）、狄氏剂（dieldrin）、异狄氏剂（endrin）、七氯（heptachlor）、灭蚁灵（mirex）、毒杀芬（toxaphene）和六氯苯（HCB）；第二类是工业化学品，主要是多氯联苯（PCB）；第三类是副产物，主要是二噁英（PCDD）与多氯二苯并呋喃

（PCDF），它们是化工产品的杂质衍生物和含氯废物焚烧所产生的次生污染物。

2004 年 5 月 17 日，公约正式生效，并同意如果有新的化学品符合某些持续性和跨界威胁的标准，可以审查和补充该公约。2004 年 11 月 11 日，该公约在中国正式生效。2009 年 5 月 8 日，在日内瓦的公约会议上，公约增加了 9 种新的有机污染物，它们分别是全氟辛基磺酸及其盐类、全氟辛基磺酰氟、商用五溴联苯醚、商用八溴联苯醚、开蓬、林丹、五氯酚、α-六氯环己烷、β-六氯环己烷和六溴联苯。其中，全氟辛烷磺酸由于没有任何替代品，暂时只被限制而非禁用，而其余 8 种必须在 1 年之内彻底停产、停用。2011 年 4 月、2013 年 5 月分别增补硫丹（杀虫剂）、六溴环十二烷（阻燃剂）列入 POP 受控名单。随着研究的深入，可能会有更多的有机污染物被列入持久性有机污染物。公约涉及的 POP 类物质的结构式如表 1 所示。

**表 1　21 种（类）持久性有机污染物的结构式**

| 名称 | 英文名称 | 结构式 | 备注 |
|---|---|---|---|
| 艾氏剂 | aldrin | | |
| 氯丹 | chlordane | | |
| 滴滴涕 | DDT | | |

| 名称 | 英文名称 | 结构式 | 备注 |
|------|----------|--------|------|
| 狄氏剂 | dieldrin | | |
| 异狄氏剂 | endrin | | |
| 七氯 | heptachlore | | |
| 灭蚁灵 | mirex | | |
| 毒杀芬 | toxaphene | | |
| 六氯苯 | HCB | | |
| 多氯联苯 | PCB | | 仅以 2, 2′, 5, 5′-四氯联苯为例 |
| 二噁英 | PCDD | | PCDD 的苯环上 8 个 H 被 1~8 个 Cl 取代形成 75 种异构体 |
| 多氯二苯并呋喃 | PCDF | | PCDF 的苯环上 8 个 H 被 1~8 个 Cl 所取代形成 135 种异构体 |

**续 表**

| 名称 | 英文名称 | 结构式 | 备注 |
|------|----------|--------|------|
| γ-六氯环己烷（林丹） | gamma hexachlorocyclohexane | | |
| α-六氯环己烷 | alpha hexachlorocyclohexane | | |
| β-六氯环己烷 | beta hexachlorocyclohexane | | |
| 十氯酮 | chlordecone | | |
| 六溴联苯 | hexabromobiphenyl | | |
| 六溴联苯醚 | hexabromodiphenyl ether | | 以 2, 2′, 4, 4′, 5, 6′-六溴联苯醚为例 |
| 七溴联苯醚 | heptabromodiphenyl ether | | 以 2, 2′, 3, 4, 5, 5′, 6-七溴联苯醚为例 |
| 五氯酚 | PCP | | |
| 全氟辛基磺酸 | perfluorooctanesulfonic acid | | |

| 名称 | 英文名称 | 结构式 | 备注 |
|------|----------|--------|------|
| 全氟辛基磺酸盐 | perfluorooctane sulfonate | | 以全氟辛基磺酸钾为例 |
| 全氟辛基磺酰氟 | perfluorooctanesulfonyl fluoride | | |
| 四溴联苯醚 | tetrabromodiphenyl ether | | 以 2, 2′, 4, 4′-四溴联苯醚为例 |
| 五溴联苯醚 | pentabromodiphenyl ether | | 以 2, 2′, 4, 4′, 5-五溴联苯醚为例 |

**来源** POP 既有天然的也有人工合成的,主要是后者,有机氯农药是重要的来源,如艾氏剂、氯丹、DDT、狄氏剂、异狄氏剂、七氯、灭蚁灵、毒杀芬。中国是农业大国,20 世纪 60 ~ 80 年代曾大量生产和使用 DDT、毒杀酚、六氯苯和氯丹,仍保留 DDT 农药登记和六氯苯生产。PCB 主要用于制造电力行业使用的电容器的浸渍剂和阻燃剂。发展中国家仍在使用含多氯联苯的电器,报废的电器设备也没有得到妥善管理,其造成的环境污染问题依然严峻。1965 ~ 1981 年,在中国生产的多氯联苯的历史累计产量约 1 万吨,20 世纪 70 年代末到 80 年代初从法国、比利时等国进口过含多氯联苯的变电设备,总量为 40 万 ~ 45 万台,多氯联苯带入量为 4000 ~ 4500 吨。二噁英和呋喃类化合物是化工生产的副产物,在氯碱、造纸、金属冶炼、有机化工及垃圾不完全燃烧和热解等过程中都会产生该类化合物。α-六氯环己烷、β-六氯环己烷是合成杀虫剂过程中的副产物,十氯酮和林丹是杀虫剂,五氯酚则是合成杀虫剂的中间体,六溴联苯醚、七溴联苯醚、四溴联苯醚、五溴联苯醚等多溴联苯醚是阻燃剂,全氟辛烷磺酸、全氟辛烷磺酸盐和全氟辛基磺酰氟可用作表面活性剂,一般用在皮革、纺织品、纸制品等的保护涂层上。全氟辛基磺酰基化合物(PFOS)包括全氟辛基磺酸及可降解为全氟辛基磺酸的一类物质,作为一类氟碳表面活性剂,广泛应用于工农业生产和日常生活中,可作为灭火剂助剂、感光材料表面处理剂、航空航天工业惰性液体、纸张表面处理助剂、工业和日用清洁剂助剂、农药助剂、采矿浮洗助剂、玻璃制造助剂等。

**污染现状** POP 在水体、底泥、沉积物等环境介质以及农作物、家畜家禽、野生动物、人体组织、乳汁和血液中被检出的报道很多,甚至北极的一些动物体内的 PCB 浓度超过最低可见负面影响水平,其生殖系统可能遭到了破坏。1997 ~ 2008 年国内外部分地区 POP 污染情况见表 2。

中国 2001 年水体环境污染调查,POP 有机物:长江黄石段 100 多种,松花江哈尔滨段 264 种,第二松花江吉林段 417 种,珠江 241 种,上海市黄浦江水源中有 400 多种,太湖 74 种,沱江 175 种。中国 44 个城市地下水调查,42 个城市地下水已经受到污

表2 1997~2008 年国内外部分地区 POP 污染情况

| POP | | 地点 | 时间 | 浓度 |
|---|---|---|---|---|
| 有机氯农药 OCP | 艾氏剂 | 北京东南郊区 | 2008 | 土壤有检出 |
| | | 北京东南郊区 | 2008 | 水体 400~1940pg/L |
| | 氯丹 | 美国新泽西州 | 1997~1999 | 大气 6.1~481pg/m³ |
| | | 印度 | 2006.7~2006.9 | 大气 9~921pg/m³ |
| | DDT | 南京 | 2004 | 土壤 6.30~1050.70mg/kg |
| | | 天津 | 2002 | 土壤 0.07~972.24mg/kg |
| | | 黄河 | 2005.11 | 表层沉积物 0.05~5.03mg/kg |
| | | 墨西哥 | 2002~2004 | 大气 15~2360pg/m³ |
| | | 印度 | 2006.7~2006.9 | 大气 16~2950pg/m³ |
| | | 安大略湖 | | 底泥（max）586mg/kg |
| | 七氯 | 北京东南郊区 | 2008 | 水体 650~49440pg/L |
| | | 北京东南郊区 | 2008 | 土壤 未检出~0.1046mg/kg |
| | 灭蚁灵 | 伊利湖 | | 底泥（max）8.62mg/kg |
| | | 密歇根湖附近 | | 大气 10~980pg/m³ |
| | 毒杀芬 | 北京东南郊区 | 2008 | 深层土壤≤5.5m 未检出~0.00091mg/kg |
| | 六氯苯 | 北大西洋和北冰洋靠近欧洲 | 2004 | 表层海水 1~2pg/L |
| | | 北大西洋和北冰洋北极 | 2004 | 表层海水 4~10pg/L |
| | | 内雷特瓦河 | | 40~140pg/L |
| 多氯联苯 | PCB | 内雷特瓦河 | | 未检出~120pg/L |
| | | 印度 | 2006.7~2006.9 | 大气 120~1080pg/m³ |
| | PCDD/DF | 日本琵琶湖 | | 鸬鹚肝 TEQs 0.00036~0.05mg/kg 胸肌 TEQs 0.00031~0.012mg/kg |
| | PCDD | 新泽西州 | 2006 | 公共饮用水系统 5000~39000pg/L |
| HCH | α-HCH | 上海城区 | | 土壤 未检出~0.03404mg/kg |
| | β-HCH | 上海城区 | 2007.3 | 土壤 未检出~0.00182mg/kg |
| | γ-HCH | 北京东南郊区 | 2008 | 土壤 未检出~0.00044mg/kg |
| | | 北京东南郊区 | 2008 | 水体 1970~6080pg/L |
| | | 南京 | 2004 | 土壤 2.70~130.60mg/kg |
| | | 天津农区 | 2002 | 土壤 1.30~1094.60mg/kg |
| | | 黄河 | 2005.11 | 表层沉积物 0.00009~0.01288mg/kg |
| | | 印度 | 2006.7~2006.9 | 大气 66~5400pg/m³ |
| | | 上海城区 | 2007.3 | 土壤 未检出~0.01476mg/kg |
| 多溴联苯醚 | PBDE | 珠江二大水系北江 | 2006.3 | 沉积物 0.000019~0.00091mg/kg |
| | | 北美安大略湖 | | 4~13pg/L |
| | | 印度 | | 大气 1~181pg/m³ |
| | | 上海市城区 | 2007.3 | 土壤 0.16~40.25μg/kg |
| | | 北京东南郊区 | 2008 | 土壤 未检出~0.02003mg/kg |
| 全氟辛基磺酸 | PFOA | 日本东京湾 | 2004~2006 | 海水 12000pg/L |
| | | 日本东京湾 | 2004~2006 | 底泥 0.00020mg/kg |
| 全氟辛基磺酸盐 | PFOS | 日本东京湾 | 2004~2006 | 海水 3700pg/L |
| | | 日本东京湾 | 2004~2006 | 底泥 0.00061mg/kg |

染，并检出数百种有毒有机物，几种有机氯农药尽管已经停止生产多年，但在污水及河水中仍有残留。各种 POP 在各地环境介质中的浓度，有机氯农药中，艾氏剂、七氯在水体中浓度比较大，最大浓度分别是 1940pg/L 和 49 400pg/L。DDT 在土壤中积累的较多，在南京、天津最大浓度均有 1000mg/kg 左右。多氯联苯在大气中含量较高。

**危害**　大部分 POP 有高急性毒性和水生生物毒性，其残留持久性及亲脂疏水性可在生物体内积累，并沿食物链逐步富集，污染环境介质，最终进入野生动物和人体体内。POP 具半挥发性，可随大气、水等环境介质实现长距离迁移，导致全球性污染。POP 有致畸致癌及致突变作用；可破坏人体内分泌系统、影响生殖与发育；可致人或动物记忆力下降，学习、行动能力减弱；可影响精神发育和免疫功能，导致免疫抑制或过度反应。POP 对人体造成的伤害，并非一种或一族单独影响，而是某几族 POP 协同作用的结果。

**防治**　由于其稳定性和难降解性，POP 的治理比较困难。主要有物理法、化学法、生物修复法。物理法包括混凝沉淀、吸附、萃取、蒸馏等技术。化学法有光催化氧化法、超临界水氧化法、湿式氧化法及电化学氧化法。生物修复是利用植物或微生物的作用，使持久性有机污染物降解或分解。所有方法均受外界条件制约，严格控制 POP 使用和排放是最有效的方法。中国政府要求自 2014 年 3 月 26 日起，禁止生产、流通、使用和进出口 α-六氯环己烷、β-六氯环己烷、十氯酮、五氯酚、六溴联苯、四溴联苯醚和

五溴联苯醚、六溴联苯醚和七溴联苯醚。自 2014 年 3 月 26 日起，禁止林丹、全氟辛基磺酸及其盐类和全氟辛基磺酰氟、硫丹除特定豁免和可接受用途外的生产、流通、使用和进出口。农业方面，当务之急是逐步控制各类杀虫剂并加快无毒无害替代物的研制和应用；工业方面，应逐步加大对企业的环境管理力度，大力推行清洁生产，淘汰落后工艺和产品，研发和推广替代品、替代技术和低污染物排放技术，控制"三废"实施生活垃圾和医疗垃圾无害化处理，采取必要的法律和技术措施，削减、控制和淘汰 POP，妥善处理库存 POP 及废弃物。

(吴峰)

chíjiǔxìng shēngwù xùjīxìng yǒudú wùzhì
## 持久性生物蓄积性有毒物质
（persistent bioaccumulative and toxic pollutants，PBT）　人类活动不断排放、被食物链积累富集、对健康和生态环境造成了严重威胁的难降解性有机毒物。20 世纪 50 年代以来，随着化学工业的发展，为数众多的人工合成的难降解有机物质被广泛应用于人们的生产和生活中，在生产运输和使用过程中经各种途径进入自然环境。由于它们在环境中难以降解，并通过食物链在生物体内传递、积累和富集，对人体的健康和生态环境造成了严重威胁。2001 年 5 月，《关于持久性有机污染物的斯德哥尔摩公约》的签订使持久性有机污染物（POP）的概念逐渐为人们熟悉。实际上国际社会对持久性有毒化学物质的控制范畴是比 POP 更广泛的概念，即 PBT，POP 只是其所包括的部分有机物质。PBT 的概念更全面更确切地反映了持久性有毒化学物

质的特征，涵盖了包括斯德哥尔摩公约所界定的 POP 在内的更多引起关注的有毒化学品，更全面地代表了当前国际社会对持久性有毒化学品控制的范畴。《五大湖水质协议（GLWQA）》指出，应消除持久性有毒物质（PTS）向五大湖排放，主要有滴滴涕、多氯联苯、氯丹、二噁英和某些有机重金属化合物等。这类化学品或污染物引人关注的共同特征有三项，即"环境持久性、生物蓄积性和生理生态毒性"。1995 年加拿大推出的"有毒物质管理政策（TSMP）"较早显现出了 PBT 的概念，将有毒化学物质分为两类，其中首要控制的第一类受控有毒物质界定为"持久性、生物蓄积性、毒性的和人为产生的物质"。1995 年欧洲北海国家保护北海环境的《埃斯比约宣言》提出，人工有毒物质控制的中间目标中逐渐减少和消除"有毒的、持久性和易于生物蓄积的物质（尤其是有机氯物质）"。1997 年美国和加拿大两国签订的"美加双边有毒物质控制战略（BNS）"首先明确提出"PBT"这一名词。美国随后于 1998 年又进一步提出了"PBT 综合控制战略"，目标是识别和降低人类和生态环境对现存和将来优先性 PBT 污染物的暴露风险，主要内容包括开发并实施国家行动战略、评估筛选现有潜在 PBT 污染物、防止新 PBT 产生和进行跟踪监测。PBT 概念逐渐被广泛地接受和应用。例如，1998 年由 17 名科学家撰写的科学综述中明确采用了 PBT 概念；在 2000 年"政府间化学品安全论坛"大会上提出的"2000 年后全球化学品安全优先行动"中明确采用了 PBT 概念，将 PBT 列为未来全球化学品优先行动中"特别

关注"的控制对象。

**来源** PBT 的污染来源很多，既有天然的也有人工合成的，但主要来源是人工合成，其中有机氯农药是一个非常重要的来源。农药在杀虫的同时也带来了一系列的环境问题，虽然许多国家现在已经停止使用持久性有机氯农药，但这些污染物质在环境中可以存留几十年甚至几百年，至今在水果、蔬菜、农作物及土壤中检出率仍相当高，其对环境的影响没有消失。PBT 还来源于工业生产过程中，多氯联苯主要用于制造电力行业使用的电容器的浸渍剂和油漆添加剂。二噁英、多环芳烃和呋喃是燃料燃烧过程中的副产品，主要来源于精细化工行业如氯碱化工、有机氯化工、染料化工、农药化工、纸浆漂白等。汽车尾气也是二噁英来源之一。汞、镉、铅及其化合物等金属污染物主要来自矿山开采、金属冶炼和加工过程的工业"三废"。现代建筑、家具、包装及电气等领域常用的 PVC（聚氯乙烯）材料等将成为二噁英污染新的来源。

**分类** PBT 被认为是 21 世纪影响人类生存与健康的重要环境问题。无论是《斯德哥尔摩公约》中确定的 12 类 POP；还是美国环境保护署确定的 12 类 PBT；以及环境内分泌干扰物的研究都与PBT 有关。联合国环境规划署制定的 PBT 研究清单包括 27 种有毒化学污染物：艾氏剂、氯丹、滴滴涕、狄氏剂、异狄氏剂、七氯、六氯代苯、灭蚁灵、毒杀芬、多氯联苯、二噁英、多氯代苯并呋喃、十氯酮、六溴代二苯、六六六、多环芳烃、多溴代二苯醚、氯化石蜡、硫丹、阿特拉津、五氯酚、有机汞、有机锡、有机铅、

钛酸酯、辛基酚、壬基酚。常见的 PBT 还有环氧七氯、三氯苯酚、五氯硝基苯、硝草胺、四溴双酚 A、氟乐灵、硝基苯、苯酚、三卤甲烷、二氯乙烷、三氯乙烷、二氯代苯、三氯代苯、四氯苯、五氯苯、溴苯肼、六氯丁二烯、邻苯二甲酸酯、邻苯二甲酸丁酯苯甲酯、砷、铅、汞、铬、镉、铍、铜、硒、锌、锑。一些新的PBT 已经引起各国科学家的注意，如电子垃圾、阻燃剂多溴联苯醚、全氟辛酸铵等在生物体内的蓄积及毒理研究已成为迫切需要开展的工作。

**特点** ①难以降解性：PBT对于自然条件下的生物代谢、光降解、化学分解等有很强的抵抗能力。一旦排放到环境，难被分解，在水体、土壤和底泥中存留数年甚至数十年或更长的时间。②生物蓄积性：PBT 分子结构中一般含有卤素原子，具低水溶性、高脂溶性特征，能够在脂肪组织中发生生物蓄积，导致 PBT 从周围媒介物质中富集到生物体，并通过食物链的生物放大作用达到中毒浓度。③半挥发性和长距离迁移性：PBT 能从水体或土壤以蒸气形式进入大气环境或吸附在大气颗粒物上，远距离迁移。这一适度的挥发性又使它们不会永久停留在大气中，可重新沉降到地球上并反复发生，使全球范围的大陆、沙漠、海洋和南北极地区都可能监测出 PBT 的存在。④高毒性：包括致癌性、生殖毒性、神经毒性、内分泌干扰特性，严重危害生物体。PBT 能造成婴儿和儿童免疫功能降低、大脑发育异常、神经功能损坏。

**危害** PBT 在水体中的半衰期大多在几十天至 20 年，个别长达 100 年；在土壤中半衰期大多

在 1~12 年，个别长达 600 年，而且它们的生物富集因子高达4000~70 000。PBT 对人类的影响主要是通过消化道，其次是呼吸道和皮肤接触进入人体内。PBT 首先被植物、海洋微生物及昆虫所吸收，然后以上生物又被食物链高端生物捕食，PBT 随着其在食物链中的循环最终污染粮食、蔬菜、水果、鱼、肉、奶及乳等食品。受污染食品被人类食用后，PBT 富集于不同组织中，通过胎盘和哺乳传给婴儿，对健康产生危害。各种 PBT 的毒性作用机制现在并不完全清楚，其伤害作用是某几种 PBT 联合作用的结果。

**急性中毒** PBT 可以通过呼吸道、皮肤和消化道进入人体。有些 PBT 的毒性很强，如二噁英1g 可杀伤万人，其毒性是氰化钾的 50~100 倍，是砒霜的 900 倍。农药也是毒性很大的有害物质，生产和生活中引起的急性中毒事件屡有发生。其急性中毒途径主要是环境、饮食和职业暴露。多在吸收毒性物质后半小时发病，轻者头痛、头晕、视物模糊、恶心、呕吐、流涎、腹痛、四肢无力；重者可见大汗淋漓、震颤、抽搐、昏迷等。

**慢性毒性作用** 环境中的PBT 通过胃肠道进入机体，一部分可随尿、便和乳汁等排出体外；一部分在体内蓄积引起慢性中毒。不同PBT 的蓄积和作用器官不同，主要蓄积在脂肪组织和中枢神经系统，其次在肝、肾、脾和脑，血液中的量较少。有些 PBT 蓄积和作用于特定的组织器官。环境中的PBT 浓度较低、长期反复作用于人体，可使机体抵抗力低下，人群中慢性疾病的发病率和死亡率均增加。例如，日本水俣病就

是人群长期暴露于被汞污染的环境，食用被甲基汞污染的鱼贝类等食物所引起的慢性甲基汞中毒。

**对免疫系统的危害** 包括抑制免疫系统正常反应，影响巨噬细胞活性，降低生物体对病毒的抵抗能力。例如，二噁英可以同时抑制体液免疫和细胞免疫，可长期抑制辅助性 T 淋巴细胞的功能。对骨髓、胸腺、肝、肺中的淋巴干细胞、自然杀伤细胞都有毒性作用。

**对内分泌系统的危害** 不少 PBT 物质有内分泌干扰作用，能够从多个环节上影响体内天然激素正常功能，影响和改变免疫系统和内分泌系统的正常调节功能，引发女性的乳腺癌、子宫内膜异位症等，男性发生睾丸癌、前列腺癌、性功能异常、生精功能障碍、精子数量减少、生育障碍等。隐睾症、尿道下裂、子宫内膜异位症、两性同体、发育不全等发病率的上升，女孩青春期的提前等，都被认为与环境内分泌干扰化学物质的环境污染有关。

**对生殖和发育的危害** PBT 及其代谢物和几类化学物质对动物及人类生殖能力的影响有协同作用，生物体暴露于 PBT 会产生生殖障碍、畸形、器官增大、机体死亡等现象。如鸟类暴露于 PBT，会引起产卵率降低，使鸟的种群数目不断减少。

**致癌作用** PBT 有较强的致癌作用，如二噁英与人类乳腺癌、睾丸癌、白血病的发生有关。苯并[a]芘是引起肺癌的主要毒物，并可增加口腔癌、喉癌、膀胱癌的危险性。国际癌症研究机构（IARC）对 PBT 的致癌性进行了分类：二噁英和苯并[a]芘为Ⅰ类（人体致癌物），多氯联苯混合物为ⅡA类（较大可能的人体致癌

物）、氯丹、滴滴涕、七氯、六氯苯、灭蚁灵、毒杀芬、镉、铅为ⅡB类（可能的人体致癌物）。

**其他毒性** PBT 还会引起其他一些器官组织的病变。例如，二噁英暴露可致慢性阻塞性肺疾病的发病率升高；引起肝纤维化以及肝功能的改变，出现黄疸、转氨酶升高、高脂血症；还可引起消化功能障碍。PBT 还会导致表皮角化、色素沉着、多汗症和弹性组织病变等症状。一些 PBT 还可能引起精神心理疾患症状。

**防治** ①广泛开展公众宣传教育，提高全社会对控制和消除 PBT 的认识和自觉性，宣传其对环境和健康的不利影响，提高公民对控制和消除 PBT 重要性、必要性和紧迫性的认识，自觉参与到控制和消除 PBT 的各项活动中。②加强对 PBT 物质的基础性研究，包括高灵敏的可靠分析技术、先进处理方法、污染状况调查、PBT 预测模型、迁移和毒性等，形成一个全国性 PBT 数据信息支持系统和监控网络。③制定受控 PBT 的生产、使用、库存、废弃、进出口及场地、工艺和残留的相应标准，从根本上控制 PBT 物质。④逐渐加大对 PBT 排放企业的环境管理力度，大力推行清洁生产，淘汰一些落后工艺和产品，积极研发和推广替代品、替代技术和低污染物排放技术，实现"以环境保护优化经济增长"的目标，控制有关行业"三废"污染物的排放，堵住源头，以免后患。⑤开展国际合作，共同解决 PBT 造成的全球污染问题。

（原福胜）

tǔrǎng zìjìng zuòyòng

**土壤自净作用**（self-purification of soil） 经吸附、分解、迁移、转化等自然作用使土壤中污染物

的浓度降低直至消失的过程。土壤中含有各种各样的微生物和土壤动植物，可对外界进入土壤的各种物质分解转化；土壤中存在复杂的有机和无机胶体体系，通过吸附、解吸、代换等过程使污染物发生形态变化；土壤中植物的吸收作用，能转化和转移土壤中的污染物质。其他性质不同的污染物在土体中可通过挥发、扩散、分解以及水循环等作用，逐步降低污染物的浓度，减小毒性或被分解成无害的物质（见土壤卫生）。

污染物进入土壤系统后常因土壤的自净作用而发生数量和形态上的变化，毒性降低甚至消失。但对相当一部分种类的污染物如重金属、固体废弃物的毒害很难被土壤自净消除，可不断积累导致土壤污染。

**类型** ①微生物降解作用：微生物能够降解有机物，参与生态循环。自然界生活的微生物常处于营养缺乏状态。污染物进入土壤，形成刺激作用，导致微生物的数量比未污染的土壤多。随着土壤有机污染物逐渐被清除，微生物数量随之减少。②植物的吸收与代谢：不同的植物对某种元素的吸收都是有一定容纳程度的，吸收量大的植物是该元素的积累者。根据土壤中特殊的有毒元素，选用一些超级积累的植物作为植被，能够提高土壤处理污染的能力。土壤-植物系统的净化功能主要有：植物根系的吸收、转化、降解和合成作用；土壤中真菌、细菌微生物区系的降解、转化和生物固定；土壤中动物区系的代谢作用。③理化反应：土壤作为一个物质库，有些矿物有天然的自净能力，如元素的拮抗作用，能减少某些污染物有效浓

度；土壤又是理化反应的载体，时刻进行着复杂的反应。污染物与土壤物质间发生离子交换、化合分解、氧化还原、吸附解吸、同化异化等反应。土壤通过理化反应降低了有效污染物的浓度或毒性，或使有效污染物逐渐转化为不可逆吸附形式固定在土壤的物质库中，退出生物小循环，不再对土壤植物系统造成危害从而达到土壤自净的目的。

**影响因素** 土壤自净能力与土壤自身理化性质如土壤黏粒、有机物含量、土壤温湿度、pH值、阴阳离子的种类和含量等因素有关，也受土壤系统中微生物的种类和数量制约。一旦污染物超过土壤最大容量，将引起不同程度的土壤污染，影响土壤中生存的动植物，通过食物链危害牲畜及人体健康。

增加土壤有机质含量、增加或改善土壤胶体的种类和数量、改善土壤结构，可增大土壤环境容量；发现、分离和培育新的微生物品种引入土体，增强生物降解作用，也是提高土壤自净能力的一种重要方法。

（吴 峰）

shuǐtǐ zìjìng zuòyòng

# 水体自净作用 （self-purification of water body）

广义指受污染水体经物理、化学与生物作用，污染物浓度恢复到污染前水平；狭义指水体中的微生物氧化分解有机物而使水体净化。

有机物自净过程分为三个阶段。第一阶段是易被氧化的有机物氧化分解，几小时内完成。第二阶段是有机物在水中微生物作用下的氧化分解，数天内完成。第三阶段是含氮有机物硝化，这个过程最慢，需要约一个月。影响有机物自净过程的因素有河流、

湖泊、海洋等水体的地形和水文条件；水中微生物的种类和数量；水温和复氧状况；污染物的性质和浓度等。

水体自净分为相互作用的三个过程。①物理自净：稀释、扩散、混合、挥发和沉淀，降低水体污染物浓度。其作用机制是：可沉性固体经沉降逐渐沉至水底形成污泥；悬浮物、胶体和溶解性污染物混合稀释导致浓度降低。污水排入河流须经相当长的距离才能达到完全混合。达到完全混合的时间受以下因素影响：稀释比（污水可被稀释的程度）；河流的水文条件；污水排放口的位置和形式；湖泊、海洋中的水流方向、风向和风力、水温潮汐等。②化学自净：污染物通过氧化还原、酸碱反应、分解合成、吸附、凝聚（属物理化学作用），使其存在形态发生变化及浓度降低，其中氧化还原起主要作用。水体中的溶解氧可与某些污染物产生氧化反应，如铁、锰等重金属离子可被氧化成难溶性的氢氧化铁、氢氧化锰而沉淀，硫离子可被氧化成硫酸根随水流迁移。还原反应则多在微生物的作用下进行，如硝酸盐在水体缺氧条件下，被反硝化菌还原成氮而被去除。③生物自净：生物吸收、降解而使污染物浓度降低或消失。其作用机制是：有氧时，需氧微生物将水体中有机污染物氧化分解成为简单稳定的无机物；缺氧时，厌氧微生物将水体中有机污染物分解为二氧化硫、甲烷。影响水体生物净化的因素有污染物性质、水中溶解氧含量、水体中生物群落结构、水热状况等。水体中生物群落结构及溶解氧的变化反映水体生物净化进程。

（吴 峰）

dàqì zìjìng zuòyòng

# 大气自净作用 （self-purification of air）

大气中污染物经过自然稀释、扩散、氧化转化为无害物的过程。主要有物理、化学、生物作用。

**物理作用**：①扩散作用。气象因素有利于污染物扩散，且污染物的排出量并不非常大时，扩散作用的效果很好，能将污染物稀释或转移。②沉降作用。依靠污染物本身的重力。直径大的颗粒自行降落，直径小的颗粒或气态污染物吸附在大颗粒上降落或聚集成大颗粒而降落。分为干沉降和湿沉降。干沉降是指气溶胶及其他酸性物质直接沉降到地表，其中的气态酸性物质（如二氧化硫、二氧化氮、硝酸、盐酸等）可被地表物体吸附或吸收，硫酸雾、含硫含氮的颗粒状酸性物质经扩散、惯性碰撞或受重力作用最后降落到地面；湿沉降是指高空雨滴吸收酸性物质降下时再冲刷酸性物质降到地面。

**化学作用**：①氧化作用。大气中的氧化合物或某些自由基可以将某些还原性污染物氧化成毒性小或无毒的化合物，如 $CO$ 能被氧化成 $CO_2$。②中和作用：例如大气中的 $SO_2$ 可以与氨或碱性灰尘发生中和作用，降低污染物的毒性。

**生物作用**：主要是植物吸收作用。绿色植物净化大气的途径主要有：吸收二氧化碳，放出氧气；对降尘和飘尘有滞留过滤作用；通过吸收减少空气中二氧化硫、氟化氢、氯气等有害物质的含量；减轻光化学烟雾污染；有杀菌作用；对某些金属有吸收净化作用。例如，柏树的圆柏、侧柏等树木对二氧化硫、氟化氢、氯气、氯化氢等多种有害气体都

有较强的抗性和吸收能力；松类、柏类以及枇杷、合欢、紫薇、臭椿、荷花玉兰等具有很好的防尘作用。

（吴　峰）

fēidiǎnyuán wūrǎn

# 非点源污染（non-point source pollution）

各种没有固定排污口或地点的环境污染。又称面源污染。大气、地面和土壤中溶解性或固体污染物质从非特定的地点，在降水的冲淋下，径流流入受纳水体，引起水体富营养化或其他形式的污染。"点源"概念的提出主要是针对工业污染和生活污水排放，它们都有明显的排污口，称为点源污染。非点源污染来自不能确定为具体离散点的污染源，例如作物生产区、林木区、露天开采、垃圾处理和建筑物等。发达国家20世纪60年代起开始关注非点源污染，20世纪70年代起付诸管理实践。

**分类**　分为两大类。

**农业非点源污染**　包括落后的动物饲养管理、过度放牧、过度耕作、杀虫剂施用、农田灌溉及施肥。化肥、农药是最主要来源。粉剂农药仅有约10%附着在植物体上，液体农药也仅有约20%附着于植物，40%～60%降落到地面，剩余5%～30%悬浮在大气中，直接污染土壤，并通过径流污染地表水。污染物主要有以下几类。①沉积物：农业水污染最普遍的污染源是田间流失的土壤。农业耕作活动加剧水土流失，灌溉过程盐分的增加降低了土壤的结合力。土壤颗粒（或沉积物）被雨水带走并冲入附近的湖泊或溪流。过多的沉积物提高水体浊度，减少照射到水生植物上的日照量。其他污染物如肥料、杀虫剂和重金属也常附着在土壤颗粒上被冲刷进入水体，造成水华和水体缺氧。②氮、磷等营养物质：化肥和粪肥超出植物需要或在降雨前施用，营养物质被冲入水生生物系统，导致水体富营养化、湿地生态系统破坏、地下水硝酸盐污染等。③盐分：来源于土壤风化、灌溉、蒸发等，增高水体的盐度，影响水生生态环境，提高地下水总溶解固体和硬度等。④杀虫剂：通过直接渗入、径流和大气沉降污染水体，毒害鱼类等野生生物，污染食物来源，破坏动物栖息地。

**城市非点源污染**　主要来源于大气干湿沉降、地表垃圾和尘埃物质以及下水道系统的污染物。①物理性污染物：主要指大气颗粒物、城市径流中夹带的悬浮物等，主要来自交通工具锈蚀性碎屑物质、机动车废气、大气干湿沉降以及居民烟囱释放出的烟尘。②化学性污染物：重金属是城市面源污染中最典型的污染物，还有生活垃圾及有机废弃物，城市径流中常携带的耗氧性有机污染物，包括杀虫剂、多氯联苯和多环芳烃。③生物性污染物：主要指病源性微生物。例如，城市径流中粪大肠杆菌数量要比游泳池健康标准高20～40倍。细菌主要来自下水道溢流，宠物以及城市中的野生生物等。

**特点**　①来源和排放点不固定，排放具有间歇性，发生具有随机性。②进入地表水体或下渗到地下水之前，主要产生在广阔的地面上并在地面上迁移。③很难或不可能在其起源处监测。④范围与不可控的气候事件和地质地理条件相关，污染负荷的时间变化和空间变化幅度大。⑤集中在土地利用和径流管理措施而不是污水处理。⑥严重危害多发生在暴雨之后。

城市非点源污染除上述特点外，还具有一些特点：①地面多为不透水地面，增加了洪涝发生的可能。②下水道及其相关设施以及低于水位的建筑的排水设施都会降低地下水水位，使地下水基流中含有未稀释的下水道污水和废水。③降雨径流中包含了大量的污染物质，主要来源于大气干湿沉降、地表垃圾和尘埃物质以及下水道系统，污染物形态更为复杂。

**成因**　影响农业非点源污染形成的因素包括土地利用类型、土壤类型、气候、管理措施、地质地貌特性、水文过程。其发生的强度与水文循环相关，其他因素也直接影响地表的产流过程。水文过程是非点源污染研究与控制的重点。污染负荷与降雨量、降雨强度、流域下渗和蓄水特征及其他水文参数密切相关。最高污染负荷和最高污染浓度出现在大流量排泄和发生洪水时。污染的形成与强度也与污染物本身的特性有关，农药、化肥与土壤间的吸附、硝化、挥发、生物降解，植物吸收等作用对污染负荷与浓度都有影响。非点源污染物随地表和地下径流进行复杂的迁移和转化。迁移方式因污染物类型而有所不同，固体颗粒物、磷和农药主要经地表径流进入湿地，氮主要经地下径流进入湿地。

**危害**　①增加水体中的悬浮物：降雨产生径流，携带泥沙汇入水体，形成了水体悬浮物，导致水体悬浮物含量增加，水体浊度增加。②导致湖泊、水库发生富营养化：中国的水体富营养化现象十分严重，太湖、滇池的富营养化是典型实例。化肥、农药过量使用和水土流失是水库富营养化加快的主要因素。③造成地下水污染：造成地下水污染的原因比较复杂，但与生活污水及农业生产活动有密切关系，主要是降雨径流携带可溶性污染物下渗所致。

**防治** 多采取"源头控制"，因其经济可行性高而被推广，其采取的各种控制方法及其他被认为有效的措施，被称为"最佳管理措施"。

**控制沉积** 为了控制沉积污染，可采用控制侵蚀减少径流排放和保持水土的方法。主要技术有等高耕作、作物覆盖、轮作、种植多年生作物和设置河岸缓冲带等。

**肥料管理** 富营养物质（氮和磷）通常作为化学肥料和畜肥，通过喷洒市政、工业废水或污泥改良土壤的方式应用于农田。也可以通过作物残体、灌溉用水、野生动植物和大气排放的方式进入径流。通过实施肥料管理计划，评价土壤中磷、钾等各种养分含量的高低，以指导科学施肥来减少肥料的过量使用。

**杀虫剂控制** 使用害虫综合治理技术来管理、控制害虫，减少对化学杀虫剂的依赖，保护水环境质量。

**采用恢复方法** 使用人工湿地处理农业废水。利用土壤、人工材料、植物、微生物的物理、化学、生物三重协同作用，对污水与污泥进行处理。

（吴峰）

yōuxiān kòngzhì wūrǎnwù

**优先控制污染物**（priority pollutants） 水体中对环境和人体健康有严重危害，需要优先监测、控制的有毒物质。这些物质性质稳定，不易生物降解，残留时间长，容易致癌、致畸、致突变，而且在水中含量低，一般为 μg/L 数量级，甚至 ng/L 数量级。各国根据自身情况制定优先污染物的种类。美国、欧盟、世界卫生组织、日本和中国都先后提出了水（体）中"优先控制污染物名单"，俗称"黑名单"。美国 1977 年公布了优先污染物名单（表 1），并且要求环境保护部门对于水体中这些污染物的浓度限值以国内水质标准为参考，对排污水体中这些污染物的限制浓度的制定要以最佳的技术可行性、经济性为准则。前联邦德国 1980 年公布了 120 种水中有害物质名单，其中毒性最强的有 16 种。1986 年底，日本环境厅公布了 1974～1985 年对 600 种优先有毒化学品的环境安全性综合调查，其中检出率高的有毒污染物为 189 种。

**筛选** 主要依据：难降解性，在环境中有一定残留水平，出现频率高，具有生物积累性，属致癌、致畸、致突变物质，毒性较大以及现在已有检出方法。筛选环境优先控制污染物有两类系统方法：一是定量评分系统。如基于多介质环境目标值的模式法、基于暴露毒性与可降解性的公式计算法等。二是实用半定量的模式评分系统。这种方法强调从实际出发，在环境调查基础上，结合毒性效应、产品产量、专家经验等确定筛选原则。

**分类** 中国 1989 年提出初筛名单 249 种，中国根据国情，提出了水中优先控制污染物名单，包含了 14 类 68 种有毒化学污染物（表 2）。

**来源** 主要来自工业与农业生产。①工业来源：大多优先控制污染物中的有机污染物来自工业化学品生产与使用。例如，挥发性氯代烃与苯系物大量来自工业用溶剂与清洗剂。氯代苯、酚类、硝基苯、苯胺类有机污染物等多为农药、化工产品原料与产品。煤气、焦化、石油化工、制药、油漆等行业大量排放的工业废水中主要含有苯酚。多氯联苯主要用于制造电力行业使用的电容器的浸渍剂和阻燃剂。在中国，仍有很多含有多氯联苯的电器在使用，且已经报废的电器设备没有得到妥善管理，问题依然严峻。多环芳烃主要来源于煤、石油化工产品的生产过程，还有化石燃料、木材、烟草、有机高分子化

**表 1　美国国家环境保护署重点控制的水环境污染物**

| 类别 | 种类 |
| --- | --- |
| 可吹脱的有机物（31 种） | 挥发性卤代烃类 26 种（氯仿、溴仿、氯甲烷、溴甲烷、氯乙烯、三氯乙烯、四氯乙烯、氯苯等），苯系物 3 种（苯、甲苯、乙苯）及丙烯醛、丙烯腈 |
| 酸性、中性介质可萃取的有机物（46 种） | 二氯苯、三氯苯、六氯苯、硝基苯类、邻苯二甲酸酯类、多环芳烃类（䓛、荧、蒽、苯并[a]芘）、联苯胺、N-亚硝基二苯胺 |
| 碱性介质可萃取的有机物（11 种） | 苯酚、硝基苯酚、二硝基苯酚、二氯苯酚、三氯苯酚、五氯苯酚、对氯间甲酚等 |
| 杀虫剂和多氯联苯（26 种） | α-硫丹、β-硫丹、α-六六六、β-六六六、γ-六六六、δ-六六六、艾氏剂、狄氏剂、4,4′-滴滴涕、七氯、氯丹、毒杀酚、多氯联苯、2,3,7,8-四氯二苯并对二噁英等 |
| 金属（13 种） | 锑、砷、镉、铬、铜、钯、汞、镍、硒、铊、锌、银、铍 |
| 其他（2 种） | 总氰、石棉（纤维） |

### 表2　中国优先控制污染物分类名单

| 类别 | 物质名称 |
| --- | --- |
| 挥发性氯代烃（10种） | 二氯甲烷、三氯甲烷、四氯化碳、1,2-二氯乙烷、1,1,1-三氯乙烷、1,1,2-三氯乙烷、1,1,2,2-四氯乙烷、三氯乙烯、四氯乙烯、三溴甲烷 |
| 苯系物（6种） | 苯、甲苯、乙苯、邻二甲苯、间二甲苯、对二甲苯 |
| 氯代苯类（4种） | 氯苯、邻二氯苯、对二氯苯、六氯苯 |
| 多氯联苯类（1种） | 多氯联苯类 |
| 酚类（6种） | 苯酚、间甲酚、2,4-二氯酚、2,4,6-三氯酚、五氯酚、对硝基酚 |
| 硝基苯类（6种） | 硝基苯、对硝基甲苯、2,4-二硝基甲苯、三硝基甲苯、对硝基氯苯、2,4-二硝基氯苯 |
| 苯胺类（4种） | 苯胺、二硝基苯胺、对硝基苯胺、二氯硝基苯胺 |
| 多环芳烃类（7种） | 萘、荧蒽、苯并[b]荧蒽、苯并[k]荧蒽、苯并[a]芘、茚并[1,2,3-cd]芘、苯并[ghi]芘 |
| 酞酸酯类（3种） | 酞酸二甲酯、酞酸二丁酯、酞酸二辛酯 |
| 农药（8种） | 六六六、滴滴涕、敌敌畏、乐果、对硫磷、甲基对硫磷、除草醚、敌百虫 |
| 丙烯腈（1种） | 丙烯腈 |
| 亚硝胺类（2种） | N-亚硝基二乙胺、N-亚硝基二正丙胺 |
| 氰化物（1种） | 氰化物 |
| 重金属及其化合物（9种） | 砷、铍、镉、铬、铜、铅、汞、镍、铊 |

合物等有机物的不完全燃烧，其中的部分物质因为具有挥发性造成空气污染。大部分重金属则来源于矿物采掘、冶炼、电镀工厂的废水排放，水中重金属的形态，含量和种类随着企业的不同而不同。②农业来源：主要是广泛使用的农药渗透进入土壤，可长期存在于土壤，随着降雨进入各种水体并在水体沉积物蓄积或发生生物积累。

**监测**　过去使用生化需氧量、化学需氧量、总磷、总氮等综合指标，无法反映每种优先污染物的实际浓度。现在采用单物质监测，主要方法包括：①现代仪器分析技术，主要有光谱分析、电化学分析和色谱分析技术。例如，对农药，比较常用的有气相色谱法和液相色谱法，分析方法快速准确，能够一次性检测出多种农药含量。对于多氯联苯，可用高分辨率气相色谱和高分辨率质谱（色谱-质谱联用技术）对不同多氯联苯进行检测。对于金属及其化合物，应用比较广泛的是原子吸收光谱与原子荧光光谱，可以检测出浓度非常低的金属元素污染物。对某些金属，往往采用多种检测方法，如六价铬离子既可以采用比色法在分光光度计上测量，也可以采取原子吸收法测量，实际工作中根据自身需求与条件选择合适的方法进行监测。②生物监测技术，如利用指示生物监测水体的污染情况。③现代信息技术，如遥感技术、地理信息系统和全球定位系统技术，均为运用计算机进行的实时监测模拟方法，这些技术与现代仪器分析技术的联合使用往往使得大空间尺度的优先污染物监测形成网络。

**防治**　从管理层面和技术层面进行。①管理层面：严格执行污染物排放标准，制定严格的监测与处理排污制度和法规；大力推行清洁生产，环保材料，对废弃化学品尤其是危险废弃物进行严格管理，淘汰落后的生产工艺等。②技术层面：加大对相关科学研究工作的资金投入，开发高效、低毒、低残留的农药及化工材料，提高原料的利用效率，同时推广新型高效污染控制技术的应用。

（吴　峰）

chéngshì rèdǎo xiàoyìng

**城市热岛效应**（urban heat island effect，UHIE）　城市内温度高于外围郊区的现象。在近地面温度分布图上可以看到城市区域就像突出的岛屿一样，因此这种现象被形象地称为城市热岛。1833年，英国气候学家赖克·霍华德（Lake Howard）首次研究伦敦城市中心温度比郊区高的现象。1958年高顿·曼雷（Gordon Manley）首次提出"城市热岛"概念。从20世纪60年代开始，城市热岛效应成为世界各大城市中普遍出现的一个区域性气候现象。联合国政府间气候变化专门委员会指出，城市热岛效应造成城市温度比郊区高，夜间温差比白天更显著。历史上曾有城市气温比郊区高6℃的现象。白天，沥青路面和屋顶的温度可以高出气温8~17℃，此时与大气下层直接接触的地球表面即下垫面层的热量主要以湍流形式传导，推动周围大气上升流动，形成"涌泉风"；夜间城市下垫面层主要通过长波辐射，使近地面大气层温度上升。由于城市热岛效应，市区中心空气受热并不断上升，四周郊区相对较冷的空气向城区辐合补充，而在城市热岛中心上升的空气又在一定高度向四周郊区辐散下沉以补偿郊区低空的空缺，这样就形成了一种局地环流，称为城市热岛环流。

**成因** ①城市下垫面性质的变化：城市内大量建筑物的表面材料以及道路、屋顶的建成材料如混凝土、沥青等改变了下垫面的热力属性（包括热容量和热导率）和表面辐射性能（包括反射率和发射率），这些材料的特性与周围农村地区建筑物材料特性有很大的不同，吸热快而热容量小，在相同的太阳辐射条件下，它们比自然下垫面如绿地、水面等升温快，因而其表面温度明显高于自然下垫面的温度。周围农村地区以自然下垫面为主，导致城市地区与农村地区的能源平衡的改变，城市地区出现较高的温度。②"几何效应"：城市的高楼大厦为阳光反射和吸收提供更多界面，增加了对太阳能的吸收效率，被称为城市峡谷效应。③城市中大量人工热源：机动车等交通运输排放的尾气、空调的使用、工业生产的燃料燃烧都向外排放大量热量。④散热能力削弱：城区的建筑群、道路与桥梁阻碍风的形成，使风速变小，散热能力减弱。城市中绿地和水体减少使缓解热岛效应的能力减弱。⑤大气污染：大气中污染物的存在改变了大气的特性，大气颗粒物、$SO_2$、$NO_x$、$CO$等诸多污染物可吸收下垫面的热辐射，引起温室效应强化。

**影响** ①浪费能源：夏天环境温度升高会增大降暑所需要的能源。据估计，在 $20 \sim 25℃$ 的温度范围内，大气温度每升高 $0.6℃$，降暑所需要的电量就增加 $1.5\% \sim 2.0\%$。整个社区所用电力的 $5\% \sim 10\%$ 用于抵消城市热岛效应所带来的影响。热岛效应也会增加高峰时期的用电量。②加重空气污染：电力需求增大时，化石燃料的燃烧量增加，$SO_2$、$NO_x$ 及 $CO_2$ 排放量增加，空气质量下降。③干扰气候：影响城市空气湿度、云量和降水。所提供的额外高热量导致热空气上升运动加剧，形成更多的降雨，甚至形成雷雨天气。④对人体健康和舒适感造成不利影响：大气污染物通过呼吸道进入人体或者与皮肤相接触，危害人们的身体健康甚至生命。高温容易导致烦躁、中暑、精神紊乱等症状，特别是使心脏、脑血管和呼吸系统疾病的发病率上升，死亡率明显增加。

**防治** 减少城市整体排放的热量和城市热量的大量堆积是根本。①控制人口密度：人口密集交通工具增多使排热量增加，建筑物增多不利于热量扩散。②合理设计布局：城市风是缓解城市热岛效应的有效因素，改造旧城时应考虑空气流通，引导和促进城市风的形成。③加强绿化建设：绿色植物对减弱城市热岛效应有显著作用。绿化覆盖率越高，热岛强度越低，覆盖率>30%，热岛效应明显减弱；覆盖率>50%，绿地对热岛的削减作用极其明显。城市规划要强调绿化，重视种植结构的合理性、绿地分布的均匀度。④制定相关政策减少人为排放热量：要求工厂减少生产过程中向环境排放的废热量；鼓励使用液化气、天然气，减少煤燃料的使用量；发展公共交通，减少车辆使用量。

（吴 峰）

àiguó wèishēng yùndòng

## 爱国卫生运动（patriotic health movement）

新中国成立后政府倡导并组织全民参加的一种卫生工作方式。它是社会科学和自然科学等多学科渗透的结果。目标是不断改善人民生活卫生状况，解决社会卫生问题。它已经成为中国卫生管理资源一部分，也为解决现代卫生工作中的边缘问题开辟了一个很好的途径。

**历程** 第二次国内革命战争时期，中国共产党就组织军民开展群众卫生运动，搞好卫生防病工作。1933年，毛泽东在《长冈乡调查》一文中指出："疾病是苏区中一大仇敌，因为它减弱我们的力量。如长冈乡一样，发动广大群众的卫生运动，减少疾病以至消灭疾病，是每个乡苏维埃的责任"。抗日战争和解放战争时期，陕甘宁边区政府把开展全地区卫生运动列为施政纲领，在战争中总结了"一分预防，胜于十分治疗"的思想。1941年陕甘宁边区成立了防疫委员会，开展以灭蝇、灭鼠，防止鼠疫、霍乱为中心的军民卫生运动。

中国爱国卫生运动的内容随时代不断扩展，水平不断提高。大致可分为下列几个阶段。

1949~1952年，为改变旧中国不卫生状况和传染病严重流行的现实，在全国普遍开展了群众性卫生运动，广大城乡的卫生面貌有了不同程度的改善。1950年召开的第一届全国卫生工作会议，确定了新中国卫生工作的方针：面向工农兵，预防为主，团结中西医。1952年抗美援朝战争中，美国当局为扰乱中朝两国社会秩序、寻求战场胜利，在朝鲜和中国东北地区进行细菌战。面对美军细菌战的威胁，中央人民政府决定成立"中央防疫委员会"，具体组织和领导全国反对细菌战的工作。同年3月19日，"中央防疫委员会"向全国各级政府发布反细菌战的指示，按照地理位置，把全国划分为紧急防疫、防疫监视区和防疫准备区。同时号召各级政府应按照要求发动群众，订

腐败；农药、化肥、工业废物等化学剂冲入水中，并可能有剧毒物质存在。在诸多问题中，致病微生物污染、水质感官性状恶化和有毒物质污染是洪涝等灾害期间影响饮用水卫生的主要因素。自然灾害时的饮用水安全问题主要是微生物污染，可采取含氯消毒剂进行消毒。此外，应加强对水源的保护措施：禁止人或动物进入水源地区；设置隔离墙和保卫人员；保证垃圾、粪便处理场距离水源有一定的安全防护距离；在河流或溪水取水点上游，禁止洗浴、游泳、清洗、饲养动物；为保证水源不被污染，提高水井的质量，溢水的排泄及渗水坑等，应与水井保持一定的安全距离。

**食品安全与饮食餐具消毒** 加强对学校、工厂、灾民安置点、避难所或宿营地等集体饭堂的食品卫生监督工作。饮食餐具须洗净，采用煮沸消毒或用消毒液浸泡消毒；加强对食品从业人员的个人卫生的监督；加强食品卫生的宣传工作，严把食品卫生关。

**尸体的处理** 自然灾害引起的死亡，应尽可能安排火葬或埋葬，特大灾害造成大量死亡，可采用深埋处理，但必须按规定选择地点及进行消毒。在埋葬或火化之前，尸体必须鉴定并有记录，尸体运送应用塑料袋装后才能进行。对甲、乙类传染病死亡者，应按相关要求做好卫生消毒，以最快速度运出火化。畜禽和其他动物尸体应用漂白粉或生石灰处理后进行深埋。

**厕所卫生与粪便处理** 在聚集点选择合适地点、合理布局、因地制宜、就地取材，搭建应急临时厕所，要求做到粪池不渗漏（或用陶缸、塑料桶等作为粪池），并及时处理清运粪便。同时，尽量利用现有的储粪设施储存粪便，如无储粪设施，可将粪便与泥土混合泥封堆存，或用塑料膜覆盖，四周挖排水沟以防雨水浸泡、冲刷。在应急情况下，于适宜的稍高地点挖坑，用防水塑料膜作为土地的衬里，把薄膜向坑沿延伸20cm，用土压住，粪便倒入池内储存，加盖密封，发酵处理。也可采用较大容量的塑料桶、木桶等容器收集粪便，装满后加盖，送至指定地点暂存，待水灾过后运出处理。有条件时用机动粪车及时运走。

**垃圾的收集和消毒处理** 合理设置垃圾收集点，可用砖砌垃圾池、金属垃圾桶（箱）或塑料垃圾袋收集生活垃圾。由专人负责清扫、运输，做到日产日清。将垃圾运送到地势较高处进行垃圾堆肥处理，用塑料薄膜覆盖。四周挖排水沟，同时用药物消毒杀虫，控制蚊蝇滋生。受传染病污染的垃圾要按相关的卫生消毒要求处理或直接采用焚烧法处理。

**环境和物品消毒** 自然灾害发生时对当地生态环境的破坏，可使当地环境和相关物品受到生物性污染，应及时开展相应的消毒工作，包括环境空气、物体表面、家用物品、运输工具、生活污水、畜禽圈舍等的消毒。

**建设灾区永久性住房的规划** 在灾后重建过程中，卫生部门应做好预防性卫生监督工作，对新建村居民点，可按照国家《村镇规划标准》和《农村住宅卫生标准》，做好规划设计卫生审查并提出建议，使新建的村庄和住宅符合卫生要求，在地址选择、水源选择、功能分区、卫生设施和房屋建筑方面，要适合居民生产、生活的需要。

（杨克敬）

huánjìng wèishēng guīhuà

**环境卫生规划**（environmental health planning） 把"社会-经济-环境"作为一个复合生态系统，依据社会经济规律、生态规律和卫生学原理，对其发展变化趋势进行研究，进而对人类自身活动和环境所做的时间和空间的合理规划。聚居是人类生存的需要，它包括两方面：一是适应人居生活的建筑物；二是适应群居生活的聚居地，发展为建设人居环境。人居环境包括城市、集镇和村庄，是人类聚居、生活的环境，也是人类文明发展到一定阶段的产物。人居环境建设的目标是充分运用规划手段，建设可持续发展的、宜人的居住环境，使人类达到作为生物的人在生物圈内生存的多种条件的满足，即生态环境满足。

根据人居环境建设的目标要求，环境规划已不再局限于形态建设规划或设计，应当将人类发展和环境发展放在生物圈的广阔范畴下加以考虑，不但要注重社会、经济、人口、资源、环境的相互协调发展，而且应该注重历史、文脉的延续，使文化、生态、环境三者有机结合，保证环境可持续发展。环境卫生规划应遵循生态学原理和环境规划原则，对各项开发和建设做出科学合理的决策，从而能动地调控人类与环境的关系，从自然生态和社会心理两方面去创造一种充分融合技术的、与自然和谐的人居环境。

**历程** 环境问题日益突出、人们认识不断深化，使人居环境受到重视。20世纪60年代以来，美国、日本等国家先后在环境规划管理上采取了一系列行动，建立环境卫生规划委员会，指导环境卫生规划。1973年1月，联合国环境规划署正式成立，为保护地球环境和区域性环境，举办了多次国际性的专业会议及学术讨论会，协调签署了多项有关环境保护的国际公约、宣言、议定书，并积极敦促各国政府对这些宣言和公约的兑现，促进了环境卫生规划的全球统一步伐。中国把环境卫生规划列入国民经济和社会发展规划始于20世纪60年代末。社会发展与环境破坏的矛盾日益加剧，引起了社会的广泛重视，人们逐步认识到控制环境污染和破坏，首先应该从一个地区的全局上采取综合性预防措施，污染治理措施应摆在第二位。中国的环境卫生规划就此提上议事日程。其发展过程历经四个阶段。

孕育阶段（1973~1980年）：在1973年召开的第一次全国环境保护会议上，提出对环境保护和经济建设要实行"全面规划、合理布局"，中国的环境卫生规划开始发展。但由于刚刚起步，缺乏足够经验，规划处于零散、局部、不系统的状态。除了一些地区开展了环境状况调查、环境质量评价等工作外，大规模和较深入的环境卫生规划工作尚未开展。

探索阶段（1981~1985年）：此阶段的显著特征是环境保护计划开始纳入国民经济和社会发展计划，并提出了计划和要求达到的具体指标。在一些地区和部门，把环境卫生规划的理论和方法作为科研课题进行研究，取得了一些有价值的成果。作为环境卫生规划的重要基础工作，环境影响评价和环境容量研究逐渐普遍开展起来。

发展阶段（1986~1991年）：此阶段在理论和实践上都有很大发展。"七五"环境保护规划规模较大、普及较广，对当时的环境保护计划工作起到了重要指导作用。从1989年起，编制"八五"环境保护规划的准备工作全面开展。其制订原则是：从中国国情分析出发，以总量控制为技术路线，以纳入国民经济与社会发展计划为支持保证手段。"八五"环境保护计划无论在科学性和可操作性上都有较大发展。

成熟阶段（1992年~）：联合国于1992年，在巴西里约热内卢召开了环境与发展大会，世界环保事业进入一个新纪元，中国的环境卫生规划也进入一个新的时期。在这一阶段，中国的环境卫生规划在可持续发展思想的指导下，逐步形成较完善的科学体系，在理论基础、规划程序、编制内容、规划模式等方面进行了深入的研究和探讨，形成了以环境质量评价、环境信息统计等基础工作作为环境卫生规划的基础条件，以功能区划分和总量控制的方法为技术路线，以环境卫生规划与国民经济和社会发展计划的紧密结合为实施的根本保证，以环境卫生规划与环境政策协调统一为发挥作用的重要途径等特点，构建了较为成熟的环境卫生规划理论和实践系统。

**规划内容** 包括对污染控制、国民经济、国土的规划。

**污染控制规划** 这项规划针对环境污染引起的环境问题，主要是对工农业生产、交通运输、城市生活等人类活动对环境造成的污染而规定的防治目标和措施。内容包括工业污染控制规划、城市污染控制规划、水域污染控制规划、农业污染控制规划。

**国民经济整体规划** 包含在国民经济发展规划中，遵照有计划、按比例的原则，纳入到国民经济和社会发展规划之中，随着国民经济计划的实现达到保护和改善环境的目的。中国实行这种规划，东欧一些国家也多采用这类规划。

**国土规划** 使国土的开发、利用、治理和保护符合全局利益和长远利益。这种规划确定资源合理开发利用的战略布局，确定生产力配置和人口配置的原则，为国民经济长远规划提供依据。①区域规划：在城市规划的基础上扩大范围的一种规划，可在一个更大范围内统筹安排经济、社会和环境的发展关系，做到合理布局。②流域规划：以合理开发利用水资源为主体的规划。③专题规划：如沙漠治理规划、植树造林规划、珍贵稀有生物资源保护利用规划等。在国际上虽然对国土规划评价很高，但真正全面实行的并不多。中国已开始进行这种规划。

**发展趋势** 环境卫生规划是集社会科学和自然科学为一体的综合学科，它不仅涉及规划学、建筑学、地理学、工程学、生态学、环境科学、卫生学，还涉及社会学、经济学、政策学、行为心理学、历史学、美学等多门学科，其内容也与诸多部门相联系。在经过几十年的发展和探索后，理论和实践都得到了极大的丰富和发展，但是以往的研究多集中在方法的探索上，在真正理论层面的成果却不多，缺乏对环境规划体系的完整论述和深化，理论体系尚未形成。其学科发展将在以下方面体现。

**建立新的环境规划体系** 规划体系是规划工作内部各技术层次递进关系的概括。随着经济的快速发展，当前的环境规划体系已难以适应快速发展的需要，暴露出种种弊端，如：法制不够健全、政府职能不够完善、环境规划质量不高以及环境规划与管理脱节。改革旧的环境规划体系，建立新的科学的环境规划体系必然是环境规划的发展趋势。

加强环境规划理论研究 环境规划理论研究较缺乏，环境规划编制基本上都是沿用以前的模式，对一些新出现的环境问题考虑不够，规划中所用的方法也都比较落后，对规划中所包含的大量不确定因素未能进行系统分析，许多较先进的规划方法没有推广。

加强环境规划与环境管理的结合 加强环境规划的管理和实施是环境管理的首要职能，担负着从战略、整体和统筹规划上研究和解决环境问题的任务。但环境问题的最终解决还是依靠环境规划管理，依靠环境规划的具体实施，让规划在社会生活中变成现实是规划工作的重点。必须加强环境规划理论方法的研究，尤其是规划实施方面的理论研究，从理论方法、原则、工作程序及支撑手段等方面建立一套动态的环境规划管理体系，以适应环境规划不断更新调整修订的要求。

完善环境规划法制建设 国家法律及各项相关法规、制度、条例、标准等是制定实施环境规划的依据。环境规划只有纳入法制化轨道，才能规范化、程序化运作。为此，法制建设必须同环境规划发展相适应，把规划申请、授权许可、公众参与、规划上诉等各个过程以法律的形式固定化，形成全面的环境规划法规体系，做到依法编制、依法行政。

（周敦金 石斌）

huánjìng dúlǐxué

**环境毒理学**（environmental toxicology） 研究自然环境和生活环境污染物及其转化产物对生物有机体损害的学科。此学科是毒理学的一个分支。广泛存在于人类环境中的化学污染物如二氧化硫、一氧化碳、挥发性有机化合物、颗粒物、光化学烟雾、重金属、农药、氰化物、有机毒物及持久性有机污染物等，可以通过不同途径和方式直接影响生物和人的健康；也可以通过受污染的空气、水和土壤进入陆生和水生生态系统，经食物链途径进入人体；还可以相互迁移，使全球范围内受到污染。

**研究内容和任务** ①环境污染物的毒性大小、毒作用的靶器官和靶组织。②机体暴露环境污染物后在体内的吸收、分布、代谢和排泄过程，机体对污染物的应答、损伤及修复等过程及其机制。③污染物毒作用的基本特征，包括是否具有明显的蓄积性、耐受性和致癌、致畸、致突变性等。④污染物在体内反应中出现的特异敏感的生物标志。⑤环境污染对机体产生危害的作用条件及影响因素。⑥环境污染物安全性评价，剂量-效应关系和剂量-反应关系确定。

环境污染物影响生物体和人群健康的特点：①环境污染的广泛性。一旦发生环境污染，涉及的范围广，受暴露人数量大甚至可罹及当地全体居民。②环境暴露的长期性。污染物可较长时间存在于环境中，生活在该环境中的人群暴露通常为低水平、多途径、长时间甚至是终生暴露。③环境因素的复杂性。环境中可同时存在多种有害因素，化学污染物还会在环境中发生迁移转化，并可形成二次污染物；通过多种途径进入生物体内的污染物可发生生物富集，通过食物链逐级放大，致使食物链顶端的生物体内污染物的水平比环境中的水平高出千倍、万倍甚至数十万倍。④有害效应的多样性。各种有害因素对机体既可产生单独作用，又可产生联合作用，产生急性毒性、慢性毒性、致癌性、致畸性、变态反应性等多种危害，甚至同一种污染物对不同个体或在不同暴露水平所产生的损害都有较大差别。⑤研究目标的长远性。环境污染物大多为低水平、长时间、持续暴露，其健康效应具有明显的滞后性，有的环境污染物不仅可影响受暴露的个体，还会因损伤暴露个体生殖细胞而影响下一代或多代。

**研究方法** 归纳为下列几种。

一般研究方法 ①急性毒性试验：研究化学毒物大剂量一次染毒或24小时内多次染毒动物后所引起的毒作用试验，了解该毒物的毒性大小和特征。②蓄积毒性试验：采用固定剂量法、递增剂量法或20天试验法，了解毒物在体内的蓄积性和机体的耐受性。③亚急性/亚慢性毒性试验：亚急性毒性试验是在一定时期（通常为28天）内反复多次经口染毒，明确毒物在动物体内的蓄积性、靶器官。亚慢性毒性试验是连续染毒为90天，确定未观察到有害效应剂量，确认毒作用的特异靶器官。④慢性毒性试验：检测在较长时间内小剂量反复染毒后所引起损害作用，试验期持续动物生命期的大部分时间（6个月至终生），确定其慢性毒作用的阈剂量和最大无作用剂量。

遗传毒性试验方法 按其检测终点可分为反映DNA损伤的试验、反映基因突变的试验、反映染色体结构改变的试验和反映非整倍体性改变的试验。最常用的有彗星试验、埃姆斯试验（Ames test）、微核试验、染色体畸变试验、姐妹染色单体交换试验。聚合酶链反应、单细胞凝胶电泳、荧光原位杂交、转基因小鼠突变试验、基因芯片技术等使遗传毒性检测更加精确、灵敏，作用机制阐释更加深刻。

**致癌性试验** 包括哺乳动物长期致癌试验和体外短期筛检试验。前者是最可靠的鉴定化学致癌物的方法，染毒期限小鼠和仓鼠 18 个月，大鼠 24 个月。后者主要用于对化学物质的致癌性筛选及致癌机制研究。

**致畸性试验** 最常用的方法是在动物（常用大鼠）整个怀孕期或怀孕期的某段时间给予受试物，观察胎仔畸形发生情况等。对于可能会对发育中的胚胎中枢神经系统产生影响的毒物，则需要对胎仔出生后的行为功能进行检测，即行为致畸试验；现发展了胚胎培养、器官培养和细胞培养等体外致畸试验方法。

**其他** 方法很多，如用于检测对神经系统影响的迟发型神经毒性试验、检测对免疫系统影响的迟发型变态反应试验、检测对后代生殖发育影响的发育毒性试验及多代繁殖试验等。

（杨克敌）

huánjìng liúxíngbìngxué

# 环境流行病学（environmental epidemiology）

流行病学研究方法在环境与健康领域中的应用和发展形成的交叉学科。应用传统流行病学的理论和方法，结合环境与人群健康关系的特点，研究环境中自然因素和人为因素危害人群健康的流行规律，尤其是研究环境因素与人群健康之间的相互关系及相互影响，达到探讨病因、预防疾病、促进健康的目的。

**简史** 环境流行病学在 19 世纪是作为生物因素引起传染性疾病病因研究的一种工具出现，英国医生约翰·斯诺（John Snow）在 1848~1854 年进行的伦敦宽街霍乱的流行病学调查被公认为是环境流行病学调查的早期经典案例。该研究体现了环境流行病学的基本特点：提出了推论的假设，通过收集数据和控制偏倚使研究结果尽量接近真实，最后获得了环境暴露（饮用水）和效应（霍乱发生）之间的关联。后来，环境流行病学又被用于自然环境因素引起的生物地球化学性疾病的研究，如地质原因导致的环境中碘缺乏和氟过量引起的地方性甲状腺肿和地方性氟中毒等。20 世纪 50 年代以来，世界工业发展引起的环境污染日益突出，水俣病、痛痛病和四日市哮喘等公害病相继出现，环境流行病学调查被广泛用于不明原因的疾病病因探讨。1974 年在法国巴黎举行的环境污染物对健康影响评价的国际会议上，与会学者一致认为暴露-效应关系是环境流行病学研究的主要议题，也是决定污染控制和政策制定的主要依据。2006 年 9 月在巴黎召开的国际环境流行病学学会和国际暴露分析学会联合年会上，各国学者展示了环境流行病学的研究成果，讨论的内容从传统的环境介质扩展到气候变化、大气棕色云团，从生物标志的测量到暴露效应的分析，从易感人群到儿童期暴露的长期效应观察，从环境与遗传的相关分析到暴露-反应关系的评价模型拟合等。这些成果充分显示出环境流行病学研究的内容正在向更加广泛和深入的方向发展，体现了相关学科的交叉融合和互补渗透，提出了环境与遗传的交互作用、环境基因组计划及相关研究对疾病的影响将成为环境流行病学的研究热点。

**研究内容和特点** 传统流行病学研究注重疾病在时间、空间和不同人群中的分布，探讨疾病发生的原因或影响疾病在人群中流行的主要因素，进而提出控制疾病流行的措施。环境流行病学是运用传统流行病学的方法，结合环境与健康关系的特点，从宏观上研究外环境因素与人群健康的关系。

特点：①研究疾病前状态。环境流行病学不仅研究疾病的分布规律，而且研究疾病前的状态，描述其健康效应的构成（健康效应谱）及其在空间（不同地区）、时间（趋势）和人群（不同年龄、性别、职业、生活条件等特征）中的分布。人群暴露于环境有害因素时，个体暴露水平和暴露时间上差异，个体年龄、性别、生理代谢状态以及对有害因素的遗传易感性不同，呈现不同健康效应。因此，环境流行病学除研究疾病的发生，还应注重研究亚临床状态人群的健康效应，充分揭示环境有害因素或自然环境因素引起的不同级别的效应在整个人群中的分布。②研究多种环境因素。传统流行病学主要研究生物暴露因素，环境流行病学研究则包括生物、物理和化学暴露因素，且特别关注环境理化因素。环境流行病学关注的理化因素可以是环境污染引起的，也可以是地质原因导致的；研究的理化因素改变可以是水平的增加，也可以是含量的降低。通常有两种情况：已知暴露因素，研究其对健康的影响；出现健康异常，探索引起异常的环境有害因素。③特别注意剂量-效应关系和剂量-反应关系。剂量-反应关系的存在是暴露与效应依存性的重要依据，是对暴露剂量和所产生的效应之间的一种定量描述，可为制订环境卫生标准、环境卫生法规及进行环境危险度评价提供重要的依据。④最终目的是明确病因、改善环境、保护居民健康。通过对环境因素和健康效应的监测，及时发现有害的环境因素及其对健康的损害，采取措施，将可能引发疾病的因素降到最低水平，最终达到减少疾病、保护人民健康的目的。

**研究方法**　主要有环境流行病学调查和因果关系评价。

**环境流行病学调查**　是一种宏观研究方法。"宏观"是相对于环境毒理学研究的"微观"而言。如果某种环境毒物已被广泛生产和使用，应首先分析其对人类的健康影响，发现损害迹象，然后用微观实验手段探讨其危害的机制和作用的靶器官，为宏观研究提供所需观察的指标。最后，将这些研究结果在人群流行病学调查中予以验证，确定其因果关系。

**目的**　①一种或多种环境有害因素被广泛生产、使用并排放到环境中，通过环境监测发现其环境负荷增加，在此基础上阐明这些有害因子的人群健康效应。②凭借一些特异性健康指标，查明某因子的人体效应，并进一步探讨暴露与效应之间的剂量-效应关系。③已发现人群的某种健康损害（疾病或亚临床症状），需通过调查获知环境病因。

**原则**　①调查样本的代表性和数量：环境污染物或某种有害因素特点是低浓度、长时间的慢性危害，调查时样本量越大，越能反映真实的情况，但人力、物力及时间耗费太大很难做到。一般采用抽样调查，需抽取有一定

代表性的样本（群体或个体）。如仍有一些问题不清楚，则需要进行固定人群"从因到果"（前瞻性）或"从果到因"（回顾性）的追踪调查。前瞻性调查是将一个范围明确的居民区的居民划分为某一环境因素的暴露组和非暴露组（对照组），在一定期间随访观察和比较两组居民的健康差异、发病或死亡情况。回顾性调查是追溯人群中已经发生的某种健康状况或疾病过去有无可疑的共同病因和发病的性质。综合运用这两种调查方法，辅以各种实验，有助于病因的阐明。②有效性：环境因素的多因素与复合性，使研究单一因素极其困难，这就要求设计的有效性。通常选取对环境有害因素最敏感的人群。如研究颗粒物对肺功能的影响，可以选择常住民的老年群体为敏感对象。③对比性：设计必须设置对照组。暴露组和非暴露组除了研究因素不同外，其余特征应尽量相同，以期所获结果差异有可比性和说服力。④分组原则：通过年龄的分组、暴露水平的分组、香烟消费量的分组、营养摄入分组等多种分组研究分析，暴露-效应关系及其暴露水平与效应之间的剂量-反应关系才能揭示。

**方法**　理论上，凡是传统流行病学上采用的横断面研究、生态学研究、病例-对照研究、队列研究以及定群研究都可应用。横断面调查主要用于已知环境有害因素，获知当前环境负荷水平下人群的健康效应，其收集的描述性资料既不是过去的暴露史，也不是随访调查的结果，而是客观反映调查当时或一个短时期内的疾病或健康状况，故又称现况研究。环境暴露因素和人群健康效应同在一个时间断面，难分先后，

仅能提供病因线索，不能推论出因果关系。生态学研究是在群体水平上研究环境暴露水平与疾病或其他相关事件之间的关系，用于产生和探索病因假说，描述和估计环境因素对健康影响的变化趋势，评价人群干预试验和现场试验的效果。它不能将环境暴露和健康效应在个体水平上相联系，故该方法最大的缺陷是生态学谬误问题，避免和减少此谬误是该研究深入探讨的方向。病例-对照研究是一种常用的探索病因的设计，病例-对照设计中的暴露常指外环境暴露因素。队列研究主要用于研究环境暴露因素与健康结局的关系，验证疾病病因假说。定群研究逐步成为环境流行病学研究设计的新类型，特别适用于解释人群健康效应的短期变化与环境暴露因素之间的动态关系。

无论哪种环境流行病学调查，最终目的都涉及对暴露剂量-效应关系的描述。环境负荷的调查和人群健康效应的调查是最基本、也是最重要的研究内容。只有通过合理的设计和采用适当的手段，测量出污染物在环境中的负荷和人群健康效应后，才能够将暴露与健康效应联系起来进行分析判断，最后得出正确的、符合逻辑的科学结论。

**因果关系评价**　获得调查资料后，应做环境暴露与健康效应因果关系评价。评价时只有在排除虚假的联系和间接的联系后，真正有联系的因素才有可能是因果联系。判断两种因素之间的因果联系必须符合一些判断准则，这几项标准最初由美国公共卫生署用于判定吸烟是肺癌的病因所采用，1965年奥斯汀·布拉德福德·希尔（Austin Bradford Hill）对此加以发展，现已成为世界公

认的因果关系判断准则。

关联的时序性 "因"一定先于"果",这是判断因果关系的一个必要条件。对于环境暴露而言,环境有害因素作用在前,观测到的有害效应发生在后。例如,德国发生的海豹状短肢畸形儿童出生数增加是在反应停销售量上升后8~9个月。如果某可疑病因确实作用于某病发生之后,可以否定其为该病的病因。此点在前瞻性队列研究中比较容易判定,而在病例-对照研究或横断面研究中则常常难于判断。当病因是一个有不同水平的暴露因素时,只有达到足够水平的暴露才会发生疾病,只有通过多次、不同地点的测定才可能加强此证据。

关联的强度 这里的强度指的是有害效应在人群中的发生率,通常以相对危险度(RR)表示。RR值越大,表明暴露的效应越大,暴露与结局关联的强度越大,表明该因素与该病存在因果联系的可能性愈大。而弱的联系可能受混杂及偏倚的影响,一般在RR>2可以认为有关联。如吸烟与若干种疾病有联系,与肺癌的联系的RR可达4~20;吸烟与急性心肌梗死联系的RR约为2。

关联的稳定性 若多次独立研究得到类似阳性结果,则表明结果的一致性很好。若干研究者应用不同的设计方案得到相同结果,更支持其为因果联系的可能。因为,许多研究者犯同样错误,出现同样偏倚的可能性不大。在研究吸烟与肺癌的联系时,用病例-对照研究、队列研究方法,在男性、女性、医生、其他职业人群观察,都得到吸烟与肺癌有联系的结果。这种高度的一致性更支持这样的联系是因果联系。但是,没有取得一致的结果不能排除因果联系的推论,因为,有时暴露水平不足或其他情况可能在某些研究中减弱了此种联系。当将这些研究结果汇总时,对于设计良好且论证强度较大的研究结果应当给以较高的权重。

关联的合理性 研究中的暴露因素的分布,应与疾病的分布符合或基本符合,且这种关联能够用现有的医学和其他自然科学知识进行合理的解释。如实验室研究发现此暴露因素作用后可引起同样的结果,则此暴露因素很可能与结果存在因果联系。但是,一时找不到合理的解释时,也可能是相关学科知识尚未发展到一定水平,当进一步发展后可能是合理的。所以,如果没有生物学上的合理性,不能贸然否定因果联系。

剂量-反应关系的存在 随着暴露剂量增高(或减低)或时间延长(或缩短),联系强度(或发病率、患病率)也随之升高(或降低),称为剂量-反应关系。在无偏倚的研究中发现明显的剂量-反应关系,则强有力地支持因果联系。吸烟与肺癌有明显的剂量-反应关系,随着吸烟量增多,比值比(OR值)显著增加;随着被动吸烟时间的延长,其OR值也明显增加。

(张遵真)

huánjìng wēishēngwùxué

## 环境微生物学 (environmental microbiology) 研究微生物与环境之间相互关系、相互作用规律,为防治污染和保护环境提供理论、技术和方法的学科。

简史 20世纪中叶,人口增长及人类生产生活迅速发展,导致人类生存环境污染加重,累现重大环境污染事件和公害病,促进了环境科学的兴起与发展。环境微生物学约于20世纪70年代形成,由初期的一般污水生物处理发展到研究微生物在各种自然环境中产生的有益、有害作用及本质规律,再应用到改善人类环境与保持生态平衡实践过程中等内容。

研究内容与方法 具体包括下列内容。

微生物活动规律 研究不同自然环境中微生物的种群、组成、种类和数量,研究微生物的作用和功能、特别是微生物对不同生态环境中的物质转化以及能量变迁的作用与机制等。它们可为环境质量综合评价提供微生物学参数,也可将其中有益微生物菌种开发利用为人类服务。

微生物对环境污染物的防治 人类生产生活中产生并排放大量废水、废渣、废气。微生物能很快适应和对抗各种化学污染物,使之发生降解或转化成为无毒害化学物,这是微生物对环境产生的最为首要的有利影响。

微生物降解转化污染物的基础性研究 首先要查明微生物对特定污染物生物降解的可能性,参与降解的微生物类群及种类,筛选优良降解菌或人工培育高效降解菌、基因重组构建高效基因工程降解菌等;研究该菌的降解作用机制与原理、降解所需适宜条件、代谢途径与代谢产物;研究菌株分类学、生理生化、遗传变异。

微生物学在污染治理中的应用性研究 ①废水生物处理:处理方法繁多,其共同把握的关键是努力满足微生物的需要,最大限度地发掘其清除污染的巨大潜力。处理对象扩展到各种废水,由易生物分解利用的污染物到人工合成的难降解、甚至有毒有害污染物。微生物对抗的有机物浓度向两极发展，低至 5 日生化需要量（BOD$_5$）几十毫克每升，高达 BOD$_5$ 几万毫克每升。微生物处理已由有机污染到处理无机污染，由一般的生物营养性无机物到处理非生物需要的金属甚至更难对付的重金属。环境微生物处理废水工程不断发展新工艺、新方法。例如，厌氧－需氧联合（A/O 法），缺氧－厌氧－需氧联合（A/A/O 法），硝化－反硝化联合脱氮等。生物膜法工艺中为了防止细胞脱落、延长微生物使用期及提高处理效果，有针对性筛选并繁殖高效菌群，开发固定化酶和固定化细胞的新技术与新方法。生物处理中最关键的是微生物菌种，已不限于常规驯化的活性污泥和生物膜中的菌群，补充了以特定筛选并培育出的高效降解菌。在降解菌类群的选取上，除较多应用的细菌外已扩大至其他类群微生物。②废渣与废气的生物处理：环境微生物学研究生活垃圾处理中的微生物学。研究参与的微生物种群及其作用原理与条件；对垃圾高温堆肥处理中快速升温、充分杀死致病菌等有害生物、缩短腐熟期、提高垃圾堆肥肥效和堆肥产生的热能利用问题，对卫生填埋处理中沼气生物能的产生和利用及填埋场渗滤液的污染防治问题，提出微生物学处理措施与方法。③生物修复：环境微生物学研究不同大面积污染环境如土壤、地下水、富营养化湖水等生物修复的可能性及可行性，选育可能施用的高效降解菌株，调节其所需通气、营养等生活条件，并在修复期间跟踪考查该污染区的微生物活动及污染物去除情况，及时解决出现的问题。

环境微生物制剂的开发研究

①环保型微生物制剂：先后开发了多种有益微生物制剂，取代或补充化学品的使用。例如，生物农药、生物肥料、生物降解剂（即降解菌）以及用以减少化学塑料"白色污染"的生物塑料等。在致力于筛选并培育高效优良菌株时，针对微生物制剂"活体"的特点，研究其大规模繁殖生产与保持活性的存贮条件，使用方法与要求。着重研究该制剂施入环境后能较好保持遗传稳定性以充分发挥人们所需的有益生理活性。要考查并保证菌剂对环境的安全性；特别对于通过分子遗传学手段构建的基因工程菌，更要严格慎重。②废物资源化中的微生物产品：某些微生物在降解或转化污染物后，可生成含丰富营养的菌体细胞以及各种有益的代谢产物，开发成产品，作为人类或动物的食品或饲料，如酵母菌处理含糖废水生成大量单细胞蛋白。有的可开发利用为新能源，如厌氧微生物分解有机质生成大量沼气；厌氧发酵积累大量有机酸、醇类等有机物，经化学分离、提取浓缩后，可以供人类生产生活之用。

微生物对环境的有害影响及其防治　自然环境可因传染病患者、病畜等的排泄物、皮毛或尸体受到污染，通过患者→环境→易感者实现循环。

病原微生物　人类生产生活过程排出的污水废物中可带有大量病原微生物。它们在一定条件下会造成环境污染、随环境传播而致疾病流行。环境微生物学针对空气、土壤、水体、食品等环境，研究其中病原微生物类群和种类及其在环境中的行为与活动规律，包括存活、繁殖、休眠和死亡的条件与动态规律，

它们在环境中迁移及传播至人的条件、途径与媒介，对人体及人群可能引起的危害和不良影响，研究并提出有效可行的预防对策和措施。

微生物代谢物　微生物活动可产生常见简单的化学物如硫化氢、氮氧化物、甲烷、强酸等，它们在特定条件下可能积累于环境中形成危害；微生物活动还可能产生某些特殊的化学物，是毒性物质甚至是致癌、致突变物，积累于环境中严重威胁人体健康。例如，具有毒性的甲基汞化合物、致癌性的亚硝胺类化合物、可能致肝癌的黄曲霉毒素等的产生与积累，均与环境中的微生物代谢有关。

富营养化水体中的微生物　研究富营养化水体微生物类群的特征，特别是赤潮与水华发生时的优势藻类基本情况与变化规律，查明引起其恶性增殖的生态条件以及因其旺盛活动而带来的危害和影响，其中包括藻类毒素的产生条件、毒性及危害，探索预防对策。

环境监测中的微生物学技术与方法　微生物是生物界中首选并广泛应用的检测材料。它快速、经济、灵敏、有效，是环境监测中的主要项目与重要支柱。①建立直接测定环境中致病微生物及产毒素微生物的方法。②研究并应用微生物作为环境污染指示菌，如细菌总数、真菌总数可指示环境一般污染；大肠菌群与粪大肠菌群用以指示粪便污染。20 世纪 70 年代以来，开发了多种利用微生物快速检测环境污染物的生物急性毒性以及生物遗传毒性的方法。利用发光细菌检测污染物急性毒性，应用鼠伤寒沙门菌组氨酸营养缺陷型菌株检测污染物遗

传毒性。分子生物学技术的广泛应用极大地推动了环境微生物检测技术的发展。

**与邻近学科的关系** 环境微生物学从其母体学科微生物学脱颖而出，利用微生物学理论与技术，研究有关环境现象、环境质量及环境问题，成为一门独立学科。它与微生物生态学有着密切联系但绝不能等同。环境微生物学是一门实用性极强的学科，与微生物学中其他应用性分支如土壤微生物学、水处理微生物学、卫生微生物学、工业微生物学等，以及环境科学中其他分支如环境化学、环境地学、环境工程学等学科互相影响、互相渗透、互为补充，并联合起来共同发挥作用，解决环境问题。

**存在问题** 环境微生物学起源于 20 世纪中叶正当环境污染成为世界日益关注的焦点时期，因寻求用微生物学方法解决环境污染问题而产生，是环境科学与微生物学相结合而成的一门新型交叉边缘学科。有关该学科的定义、研究对象、主要内容和范围仍存在不同解释。利用微生物学理论与方法消除污染、保护环境，维护人类健康，是获得共识与发展的基础。环境微生物学面临的挑战之一，是如何快速高效处理环境中众多的难降解物以及"不可降解物"，以适应人类急速发展的要求。过去数十年，该学科兴起和蓬勃发展，随着人类认知范围的不断拓展，人类所处的环境也在不断扩大，不仅地球，以后太空星际环境的微生物（人类带出或带进来的微生物）与环境及机体的相互关系、相互影响也会成为环境微生物学者关注的问题。

(谷康定)

shēngtài dúlǐxué

## 生态毒理学 (ecotoxicology)

研究有毒有害因素对生态环境有机生命体及其生态系统损害作用及其防护的学科。有专著与教材将生态毒理学定义为：研究有毒有害因素对生态环境中非人类生物及生态系统的损害作用及其防护的科学。将人类排除而单独列入环境毒理学研究范畴。环境毒理学是从医学及生物学的角度，利用毒理学方法研究环境中（化学的、物理的、生物的）有害因素对人体健康影响极其机制的学科。实际上生态毒理学与环境毒理学二者存在交叉覆盖，生态毒理学只是从微观与宏观上覆盖面更为广阔，其研究对象小至微生物，大至整个生态系统。

生态毒理学的主要任务是揭示有毒有害因素对种群、群落及陆地、水系生态系统损害作用的规律，并为保护生态系统的健康提供策略和措施。具体内容包括研究生态系统中有毒有害因素对动物、植物及微生物在分子、细胞、器官、个体、种群及群落等不同生命层次的损害作用，环境污染物与生态效应之间是否存在剂量-效应关系；阐明这些因素在土壤圈、水圈、大气圈和生物圈生态系统中的迁移转归，为控制和治理环境污染、环境管理决策、保护濒危物种、促进绿色国民经济发展提供科学依据。

(谷康定)

dàqì wèishēng

## 大气卫生 (atmospheric health)

应用环境卫生学的理论和技术，研究大气所存在的环境卫生问题与人体健康的关系。大气是人类赖以生存的外界环境因素之一。人体通过呼吸与外界进行着气体交换，摄取氧气，呼出二氧化碳，以保持生命活动的正常进行。

**大气特征及其卫生学意义**
大气层的厚度为 2000～3000km，没有明显的上界大气；总质量约 $5.3 \times 10^{18}$kg，约占地球总质量的百万分之一，其中 99.9% 集中在距离地面 48km 以下。大气是以氮气和氧气为主要成分的多成分混合气体，在标准状况下重约 1.293g/L。大气层的垂直结构、不同的物理和化学组分对人类健康具有重要的影响。

**大气垂直结构的卫生学意义**
随着距离地面高度的不同，大气的卫生学特性也随之改变，大气圈按照气温的垂直变化特点可划分为五层，包括对流层（上界为 10km 左右）、平流层（上界为 55km 左右）、中间层（上界为 85km 左右）、热成层（上界为 800km 左右）和逸散层（没有明显上界）。其中对流层与人类关系最为密切，人类的社会活动及其排放的大部分污染物主要存在于对流层中；且在此层中，气流的运动对污染物的扩散和转归有着明显的影响，有规则的对流和无规则的湍流直接影响物质的迁移，大气稳定度直接影响着湍流的强度，因此也影响大气中垂直混合的程度。大气的稳定性越差，垂直混合越强烈，污染物的扩散速率就越大，相反则引起污染物的聚集，进而对人类健康产生不利影响。其他层与人类健康的关系相比对流层较为间接，但仍不可缺少，如平流层的臭氧层能吸收太阳的短波紫外线和宇宙射线，使地球上的生物免受这些射线的危害。

**大气物理性状的卫生学意义**
在大气的物理性状中，太阳辐射、空气离子和气象因素与人类健康的关系最为密切。太阳辐

3……364。

太阳倾角 $\sigma$ 用上述公式计算每日值，由于公式繁琐，有学者曾提出 $\sigma$ 可每 10 日取一概略值，统计发现由计算法和取值法获取的 $\sigma$ 值确定的大气稳定度结果精确地吻合。

（郭新彪　魏红英）

kōngqì wūrǎn qìxiàngxué

## 空气污染气象学（air pollution meteorology）

用气象学原理和方法研究气象因子对空气污染物散布的支配作用和影响，预测空气污染物的散布及其变化规律的学科。旨在及时找到处理空气污染问题的正确途径，保护大气环境。其核心问题是大气湍流扩散，其范围从几百米的小尺度到中远距离的中尺度和大尺度。大气污染物对大气的热平衡、气候变化的影响也属此学科的内容之一。

**简史** 英国从 1921 年开始进行大气扩散实验。其后，随着工业经济的发展，尤其与能源利用伴随而来的空气污染问题，以及二次世界大战的防化学武器和后来和平利用原子能和核气象学的发展需要，空气污染气象学作为一个分支学科开始发展。

煤消耗量日益增加引起严重硫化物污染后，空气污染的严重性才首次被认识到。其中最著名的事例是 1952 年的伦敦烟雾事件。4 年后，类似情况又导致了伦敦 1000 多人死亡。20 世纪 60 年代后，核试验和高空飞行使污染范围扩展到平流层，空气污染由局部地区转为区域性和全球性，至此人们开始了对城市的、区域的和全球范围的大气污染变化规律、模式和预报的研究。这些内容不但和大气边界层、大气湍流、大气湍流扩散有关，而且还涉及中尺度和天气尺度的大气运动规律，以及平流层和对流层之间的污染物交换过程、大气的物理和化学过程的相互影响等。由此，逐渐形成了空气污染气象学。

20 世纪 70 年代初至 80 年代中期，主要研究和应用是适应因突破有限条件而带来的对高斯模型必需的修正和应用。这期间边界层气象学研究进展和大量成果被引入并有效地推进局地空气污染物扩散计算与应用。这是此时期空气污染气象学发展的重要特点之一。

20 世纪 80 年代后期至 90 年代初期，随着大气边界层气象学实验和理论研究的发展，电子计算机技术的大力推进，三维数值模拟技术长足发展，空气污染气象学的研究和应用处理进入了全面实施数值模拟阶段，即空气污染模拟研究的阶段。

为了促进气象学与大气环境科学研究的发展，世界气象组织（World Meteorological Organization，WMO）制定了长期的大气科学和环境研究计划，包括全球大气监测和世界天气研究计划。WMO 于 2007 年制定了 2008～2015 年全球大气监测战略性计划。其目的是监测分析和评价大气的化学成分和有关物理特性的变化，设计并布设全球环境污染的监测和研究系统。其中包括全球臭气观测系统，全球大气成分背景监测，污染物的输送与扩散，大气中污染物与环境其他部分的交换和综合监测。中国也先后制定了 2000 年和 2020 年大气化学和大气边界层的发展规划。随着探测技术的发展，计算机能力的提高，不但要进一步完善小尺度的污染物在复杂地形和不同温度层结下湍流扩散的基本规律，而且还要建立大中尺度的污染物监测站网，进一步开展对中远距离的污染物的扩散和输送问题的研究工作。

**研究内容** ①空气污染源及污染物的种类和特性。②各种气象条件下空气污染物的发展规律，包括污染物排放后的输送、湍流扩散、清除过程和这些条件下空气污染物浓度的计算分析。③不同区域范围，不同下垫面条件和不同尺度大气过程支配与影响评估所需的定性与定量分析。④各种大气环境规划与管理所需的科学依据和局地工程大气环境影响评价分析。

空气主要污染物及其污染源见表。

### 表　空气主要污染物及其来源

| 污染物 | 成分及来源 |
| --- | --- |
| 颗粒污染物 | 主要有飘尘、降尘，总悬浮颗粒物（TSP），来源复杂 |
| 碳氧化合物 | 主要有 $CO_2$、$CO$ 等 |
| 氮氧化物 | 主要有 $NO$ 和 $NO_2$ 等气体污染物及由此产生的二次污染物；主要来自石油的燃烧尤其是机动车的废气排放 |
| 卤化物 | 主要有 $HF$、$Cl_2$ 和 $HCl$ 等 |
| 硫化物 | 最主要是 $SO_2$，来自于含硫煤炭的大量燃烧、自然界的火山爆发等，可能被氧化为 $SO_3$，溶解于水中形成酸雨，此外还有 $H_2S$ 等酸性污染物 |
| 碳氢化合物 | 主要包括烷烃、烯烃和芳烃类复杂的含碳含氢化合物 |
| 氧化剂 | 空气中具有高度氧化性质的化学物质，如臭氧及其他过氧化物 |
| 放射性物质 | 如核装置中反应物外泄导致等 |

**研究方法** 可采用理论研究和实验研究的方法，以实验研究为主，基本手段有三种。①现场观测：试验是最为重要的研究手段，可提供实际变化的观测数据，包括环境污染状况和同时的气象条件及其变化的资料。例如，采用施放烟体、搜集空气样品和用摄影等方法研究污染物浓度的时空分布以及传播和扩散规律，不仅可直接了解并认识研究对象，还可对理论研究和数学模式的研究结果进行分析验证，并对理论模型和数学模式予以检验。②数学模式：包括经验统计模式如湍流统计理论得到的统计模式。虽然统计模式的使用条件和范围受到建立模式时所进行的简化、假定等条件的限制，但精度较高具有相当可行性。通常建立在一定的物理模型和一些基本假定的基础上，与实际问题间有一定的模拟误差。但其条件易控制，运算周期短、花费代价小。③室内流体物理模拟：借助一定的实验模拟装置如风洞、水槽和对流室等手段，运用相似原理把大气实际原型搬至室内实施模型研究。它不受试验条件限制，易再现或设置一定试验条件，周期短花费少，适于做机制性探索并为理论研究和观测试验提供线索或试验布置依据。

**应用及意义** 主要是它将大气湍流运动与扩散的基本理论引入来处理空气污染物的散布问题。空气污染气象学研究与应用范围的扩展，尤其需要处理非均匀、非定向和较大尺度天气过程的作用和影响，也由于大气湍流和大气边界层研究领域取得了进展，于是在对流边界层扩散、稳定边界层扩散和中远距离大气输送与扩散，以及大气化学转换、干湿迁移和清除等研究领域有更为重大的理论和实际意义。①在规划设计中为发展经济保护环境提供污染气象学条件的分析和科学依据：例如，城市建设和工业区规划——如何使城市建设与工业区规划布局对居民和农作物、城市环境的污染影响及危害减到最小；厂址选择与工程环境影响的评价——通过污染气象学测试对拟建厂址地区提供有关通风稀释和扩散能力的分析，从大气环境和空气质量角度做出选址结论和评论；烟囱高度设计——加高烟囱可以减少邻近地区地面污染物浓度，但需增加投资并造成较远距离和长远的污染影响，因此需确定合理烟囱高度。②发展大气污染预测，实施多环境多尺度的污染物浓度预测：例如，区域预测——预测尺度在几百公里以上，时间为1～2天的区域污染状况；城市空气质量预测——预测尺度在10～100km，几小时到1～2天；局地空气污染和特定污染源污染物排放的预测——预测范围在几十米到数千米，几小时到1天的局地污染物浓度分布；大气环境质量评价——对大气环境从空气质量角度评价其污染状况；监视全球环境变化。这是空气污染气象学确立的一个新的研究领域，即空气污染而产生的酸性沉积物、微量气体及二氧化碳的增加，带来全球环境变化的可能性和发展趋势。

（吴 峰）

qìtuán

**气团**（air mass） 气象要素（温度、湿度等）水平分布比较均匀的大范围空气团。从地表广大区域来看，气团水平范围常可达几百到几千千米，垂直范围可达几千米到十几千米，水平温度差异小，1000千米范围内的温度差异小于15℃。

**形成条件** ①大范围性质比较均匀的下垫面，如辽阔的海洋、无垠的大沙漠、冰雪覆盖的大陆和极地等都可成为气团形成的源地。下垫面向空气提供相同的热量和水汽，使其物理性质较均匀，因而下垫面的性质决定着气团属性。在冰雪覆盖的地区往往形成冷而干的气团；在水汽充沛的热带海洋上常常形成暖而湿的气团。②能使大范围空气较长时间停留在均匀的下垫面上的环流条件，以使空气能有充分时间和下垫面交换热量和水汽，取得和下垫面相近的物理特性。例如，亚洲北部西伯利亚和蒙古等地区，冬季经常为移动缓慢的高压所盘踞，该地区空气从高压中心向四周流散，使空气性质渐趋一致，形成干、冷的气团，成为中国冷空气的源地；中国东南部的广大海洋上，比较稳定的太平洋副热带高压，是形成暖湿热带海洋气团的源地；较长时间静稳无风的地区，如赤道无风带或热低压区域，风力微弱，大块空气也能长期停留，形成高温高湿的赤道气团。上述条件通过辐射、湍流和对流、蒸发和凝结，以及大范围的垂直运动等物理过程，将下垫面的热量和水分输送给空气，使空气获得与下垫面性质相适应的比较均匀的物理性质，形成气团。这些过程有的发生于大气与下垫面之间，有的发生于大气内部。

**气团的变性** 气团在源地形成并取得与源地大致相同的属性后，要离开它的源地移到新的地区，其性质随下垫面性质以及大范围空气的垂直运动等情况的改变而相应改变，这个过程称为气团的变性。

不同气团的变性快慢不同，即使是同一气团，其变性的快慢还和它所经下垫面性质与气团性质差异的大小有关。冷气团移到暖的地区变性较快，低层变暖，趋于不稳定，湍流和对流容易发展，能很快将低层的热量传到上层；相反，暖气团移到冷的地区则变冷较慢，因为低层变冷趋于稳定，湍流和对流不易发展，其冷却过程主要靠辐射作用进行。从大陆移入海洋的气团容易取得蒸发的水汽而变湿，从海洋移到大陆的气团则要通过凝结及降水过程才能变干，所以气团的变干过程比较缓慢。

气团在下垫面性质比较均匀的地区形成，又因离开源地而变性。气团总是在或快或慢地运动着，其性质也随之变化。气团的变性是绝对的，而气团的形成只是在一定条件下获得了相对稳定的性质。中国大部分地区处于中纬度，冷暖空气交替频繁，缺少气团形成的环流条件，同时地表性质复杂，很少有大范围均匀的下垫面作为气团的源地，故活动在中国境内的气团严格来说都是从其他地区移来的变性气团。

**分类和特性**　为了分析气团的特征、分布移动规律，常常对地球上的气团进行分类。

**热力分类法**　气团按其热力学特性可分为冷气团和暖气团两大类。气团的冷、暖，均是比较而言，温度没有绝对数量界限。一般形成在冷源地的气团是冷气团，形成在暖源地的气团是暖气团。两气团相遇，温度低的是冷气团，温度高的是暖气团。

**暖气团**　气团移出源地后进入新的地区，其温度高于下垫面温度的气团称为暖气团。这种气团使它所经之地变暖，而其本身逐渐变冷，气层趋于稳定，通常具有稳定的天气特点。气团水汽含量多时，常形成层云、层积云，并下小雨（雪），有时还会形成平流雾。气象要素（温度、湿度等）水平分布比较均匀的大范围空气团，在大范围性质比较均匀的温暖下垫面下（如水汽充沛的热带海面），还必须有使大范围空气能较长时间停留在均匀下垫面上的环流条件，使得空气能有充分时间交换下垫面的热量和水汽，取得和下垫面相近的物理特性，形成暖气团。而且交换热量和水分需要通过一系列的物理过程，主要有辐射、乱流和对流、蒸发和凝结，以及大范围的垂直运动等。

**冷气团**　气团形成之后，因大气环流条件改变，离开源地而到达新地域时，如气团本身的温度比到达区域的地面温度低，称为冷气团。冷气团移行至另一较温暖地区不仅会使该地区变冷，且由于热量的交换气团底部增暖，气温直减率增大，气层往往趋于不稳定，有利于对流的发展，产生不稳定天气。低层的能见度一般较好。冬、春两季，由于冷气团中湿度较小，常是干冷天气；夏季，若冷气团中水汽含量多，常形成积云和积雨云，产生雷阵雨天气。冷气团指相对温度低，有时即使其温度较高，但只要比到达地地面温度低就仍是冷气团。

暖气团在运动过程中若与冷气团相遇，则两气团交界处形成锋。锋是冷暖气团之间的狭窄、倾斜过渡地带。因为不同气团之间的温度和湿度有很大的差别，此差别可以扩展到整个对流层，性质不同的两个气团在移动过程中相遇时，它们之间就会出现一个交界面，称为锋面。锋两侧的气团性质上有很大差异，所以锋附近空气运动活跃，在锋中有强烈的升降运动，气流极不稳定，常造成剧烈的天气变化。

锋面在移动过程中，若暖气团起主导作用，推动锋面向冷气团一侧移动，形成的锋称为暖锋。暖气团沿冷气团徐徐爬升，其中水汽冷却凝结产生云、雨。暖锋降水多发生在锋前，多为连续性降水。暖锋过境后，暖气团占据了原来冷气团的位置，气温上升，气压下降，天气转晴。锋面在移动过程中，若冷气团起主导作用，推动锋面向暖气团一侧移动，这种锋面称为冷锋。暖气团、较冷气团和更冷气团相遇时先后构成的两个锋面，称准静止锋。在其中一个锋面追上另一个锋面时，形成锢囚。

**地理分类法**　根据气团形成源地的地理位置，对气团进行分类，分成北极气团、温带气团、热带气团、赤道气团四大类。由于源地地表性质不同，又将前三种气团分为海洋气团和大陆气团两种。赤道气团的源地主要是海洋，一般不再分为海、陆型。各气团的主要特性及其源地见表。

（吴峰）

kōngqì lízǐhuà

**空气离子化**（air ionization）　空气中某些原子外层电子离开轨道成为自由电子，呈负电极性，失去电子的原子呈正电极性，形成带电荷的正负离子过程。与人体健康有重要关系。空气离子主要由呼吸道进入人体，通过神经、体液机制发挥作用，对人体健康及某些疾病的防治具有影响作用，是有关生物–气象学领域的研究内容之一，也是环境卫生学的一项重要工作。

**原理**　空气中的离子一般是中性的，空气中的气体分子或原

**表　气团地理分类**

| 名称 | 符号 | 主要特征 | 主要分布地区 |
| --- | --- | --- | --- |
| 冰洋（北极、南极）大陆气团 | Ac | 气温低、水汽少，气层很稳定 | 南极大陆，以及北纬65°以北冰雪覆盖的极地地区 |
| 冰洋（北极、南极）海洋气团 | Am | 性质与Ac相近，夏季从海洋获得热量和水汽 | 北极圈内海洋，南极大陆周围海洋 |
| 极地（中纬度）大陆气团 | Pc | 低温、干燥、天气晴朗，气团低层有逆温层，气层稳定 | 北半球中纬度大陆的西伯利亚、蒙古、加拿大、阿拉斯加一带 |
| 极地（中纬度）海洋气团 | Pm | 夏季同Pc相近，冬季比Pc气温高，湿度大，可能出现云和降水 | 主要在南半球中纬度海洋，以及北太平洋、北大西洋 |
| 热带大陆气团 | Tc | 高温、干燥、晴朗少云，低层不稳定 | 北非、西南亚、澳大利亚和南美一部分 |
| 热带海洋气团 | Tm | 低层温暖、潮湿，不稳定，中层常有逆温层 | 副热带高压控制的海洋 |
| 赤道气团 | E | 湿热不稳定，天气闷热，多雷暴 | 南、北纬10°之间 |

子在紫外线、宇宙射线、地壳表面和大气中的放射元素、中子流、闪电及瀑布、喷泉、浪花等喷筒电效应（水喷溅时形成离子）的作用下，外层电子脱离，失去电子的气体分子或原子形成带正电荷的阳离子，脱离的电子与中性气体分子结合形成带负电荷的阴离子。在空气离子的形成过程中，正负离子成对出现。在自然情况下，空气离子化产生离子对为 $5\sim10/（cm^3\cdot s）$。空气中的离子可与异性电荷结合或被固体、液体表面吸附而消失。

**空气负离子**　空气中游离的自由电子与其他中性分子相结合，使得到多余电子的气体分子呈负电极性，称为空气负离子，有负氧离子 $O_2^-(H_2O)_n$、负氢氧离子 $OH^-(H_2O)_n$、负四氧化碳离子 $CO_4^-(H_2O)_n$、负羟离子 $H_3O_2^-(H_2O)_n$ 等。组成空气的各种气体分子中，氧气和二氧化碳分子捕获自由电子的能力较强，而氧气在空气中所占的比例较大，空气电离产生的自由电子大部分被氧气分子捕获，形成带负电的氧分子，带负电的氧分子与若干水分子结合形成负离子群：$O_2^-(H_2O)_n$，即通常所说的负氧离子。

**产生机制**　空气由无数分子组成，一般呈中性。大气中的分子或原子在机械、光、静电、化学或生物能作用下发生电离反应，即原子外层的电子运动提高到一定的速度，就会脱离运动轨道，与其他中性原子相结合。逃逸电子被原子捕获后，承载的负电荷量越来越多，就成为空气负离子。在自然环境中，空气负离子无处不在，其产生受到滴水、放射性衰变、紫外线、冠状放电和闪电等因素的影响。①大气分子的电离：大气分子受紫外线、宇宙射线、放射性物质、雷电、风暴影响发生电离，而后自由电子附着在氧气或水分子上便形成了空气负离子。分子电离的同时还伴随着复合过程，即正离子与电子结合成中性分子。在大自然中，空气电离与复合为动态平衡过程，空气中负离子的浓度基本不变。②水的喷筒电效应：又称雷纳德效应。瀑布的冲击、海浪的推卷及暴雨的跌失等自然过程中的水在重力作用下自上而下高速运动时，水滴在外力作用下形成水雾（细小的水滴），水雾从水滴表面脱离时带上负电荷，电子在水雾表面形成偶极层，易被空气流带

走，形成空气负离子，这就是瀑布附近负离子浓度高的原因（地面瀑布附近的空气负离子浓度最高，每立方厘米达万个）。喷泉开启时明显感到空气清新，也是空气负离子浓度增大的缘故。③植物的尖端放电及光合作用：植物叶顶部一般比较尖、曲率半径较小，容易积累电荷，使附近电场大到足以把空气击穿而产生放电，即"尖端放电"，电离出的自由电子与氧气分子或水分子结合就形成了空气负离子。绿色植物在光合作用中也会向大气释放一些电子。三大机制中，水的喷筒电效应产生的空气负离子在空气中的寿命比由大气分子电离产生的空气负离子的寿命要长得多，是自然界中自发产生空气负离子的主要途径。

**浓度**　自然界中空气正、负离子是在紫外线、宇宙射线、放射性物质、雷电、风暴、瀑布、海浪冲击下产生，既不断产生，又不断消失，保持某一动态平衡状态。因地面对大气电离层形成的静电场，地面为负极，结果空气负离子受地面排斥，空气正离子则受地面吸引。在一般情况下，地表正离子多于负离子，正、负

离子浓度比值大于1，正、负离子浓度各为 $400 \sim 700/cm^3$。山林、树冠、叶端的尖端放电及雷电、瀑布、海浪的冲击下，形成较高浓度的空气负离子，其浓度达到数千个每立方厘米，甚至上万，空气清新，令人心旷神怡。人口稠密的大都市、工业污染地区、密闭的空调间、电视机和电脑附近所产生的污染物及污染物的液体、固体和各种生物体与空气形成的气溶胶，使大量的小空气离子结合成大离子而沉降、失去活性，小的空气负离子浓度降低，并出现正、负离子很不平衡的状态，空气负离子急剧下降至每立方厘米几十个。

**对人体的作用** ①使大脑皮层功能及脑力活动加强，精神振奋，工作效益提高，能使睡眠质量得到改善。②解除动脉血管痉挛，达到降低血压的目的，负离子对于改善心脏功能和改善心肌营养也大有好处，有利于高血压和心脑血管疾病患者的病情恢复。③使血流变慢、延长凝血时间，有利于血氧输送、吸收和利用。④通过呼吸道进入人体，提高人的肺活量。浓度$>10^4/cm^3$时，负离子对人体健康呈良好作用。一般认为，正离子有不良作用，但当离子浓度不大时，正离子作用于交感神经，负离子作用于副交感神经。适量的正、负离子联合作用，对维持人体正常生理功能有良好作用。

**应用** 可用于治疗或改善症状，如流行性感冒、原发性高血压、支气管哮喘、风湿性关节炎、神经性皮炎等，即空气负离子疗法。还可用于卫生保健，如在空调室或空气不流通的工作环境中，能消除或减轻人体的不良感觉。脑力劳动者和易出差错的工作人员可利用空气负离子发生器使头脑清醒，提高工作效率。可和空气中的尘埃、细菌、病毒等结合，使之下沉，有净化空气的作用。厂矿、医院、学校和公共场所可用以改善环境卫生，预防疾病，特别是减少呼吸系统疾病及传染病的发病率，粉尘多的厂矿可用之预防硅沉着病。

**空气清洁度评价** 根据空气离子化状况，可从卫生学角度评价大气环境中空气质量的清洁程度，如重离子数与轻离子数的比值<50 为清洁空气，>50 为污染空气。可单用轻离子数做指标，郊区绿化带的轻离子总数高于城市中心。居室内空气清洁度也可用空气离子数说明。还可用空气离子舒适度（英国）、空气离子相对密度（德国）、空气离子评议系数（日本）等评价指数对空气清洁度进行评价。国际上比较通用的是日本学者提出和发展的单极性系数和空气离子评议系数法。单极性系数 $q = n^+/n^-$，其中 $n^+$、$n^-$为正负离子浓度。有的学者认为$q \leq 1$ 才能给人以舒适感。安倍空气离子评议系数 $CI = n^-/1000q$，$1000/cm^3$为人体生物学效应最低负离子浓度，CI 值$\geq 0.7$，空气才属清洁。

（吴 峰）

qìwēn nìzēng

## 气温逆增（temperature inversion）

大气温度随高度升高而增加的现象。又称逆温。当存在逆温时，空气绝对稳定。近地面有逆温层时，易形成雾或低云等天气而导致空气污染。逆温层的存在，仿佛一个盖子，能抑制对流运动，阻挡水汽和尘埃等向上传送。当逆温层由于某些原因被破坏时，水分的对流会爆发形成强烈的暴风雨。当逆温层存在于高空时，被抬升的气流很难突破它，而在它的下方形成平坦广宽的云顶，出现毛毛雨等稳定性天气。逆温现象在寒冷气候条件下还会形成冻雨。

**形成** 因对流层与平流层的不同而不同。

**对流层的气温逆增** 冬天夜间，接近寒冷地面的气层，由于本身的热量向地面传导与辐射，气温迅速降低，但此层以上的大气，因为距地面较远，热量散失较少，温度较下层的大气高，形成逆温现象。超过某一高度后，温度又继续下降，恢复正常状态。此现象最常出现在冬季，因冬季夜长昼短，地面向天空所进行的辐射，在时间上大于昼间太阳向地面所进行的辐射，若冬夜晴朗，风力微弱，地面散热较易，不久即可形成寒冷的地面，接近地面的气层散热较快速，高空的气层散热较缓慢，造成逆温。这种现象在冬夜中时常发生在山谷或盆地。如果地面积雪，气温逆增在昼间亦可发生。大气层容易发生上下翻滚即"对流"运动，将近地面层的污染物向高空乃至远方疏散，使城市上空污染程度减轻。但在逆温现象影响下，上下层空气减少了流动，阻碍近地面层大气污染物扩散，造成大气污染物累积加重大气污染。

**平流层的气温逆增** 逆温是平流层中气温垂直分布的一种特殊现象。从对流层顶到离下垫面55km 高度的一层称为平流层。从对流层顶到距地表约35km，气温几乎不随高度而变化，故有同温层之称。从这以上到平流层顶，气温随高度升高而上升，形成逆温层，有暖层之称。由于平流层基本是逆温层，故没有强烈的对流运动，空气垂直混合微弱，气流平稳。水汽、尘埃少，很少有云出现，大气透明度好。造成此现象是因为平流层中离地面15～35km处分布有较高浓度的臭氧，称为臭氧层。臭氧可强烈吸收太阳所照射的紫外线，转换成较长波段的辐射。此紫外辐射对于人类会有极大的伤害，但经臭氧的吸收而转变成热能消失，故气温并未因高度增加而降低，反而上升。臭氧的存在可使平流层内的温度升高80～90℃，此温度的改变也间接影响对流层的大气过程和气候要素。

**影响** ①出现多雾和晴干天气：早晨多雾的天气大多与逆温有密切的关系，能见度降低，出行不便，甚至可能引发交通事故。而深厚的、大范围的逆温层在某地长期维持，又会造成晴干少雨，甚至出现旱情。②加剧大气污染：由于逆温的存在，空气垂直对流受阻，造成近地面污染物不能及时扩散，有利于雾的形成并使能见度变差，大气污染更严重。盆地内此情况更严重。③对航空造成影响："逆温"现象如出现在低空，多雾的天气会给飞机起降带来麻烦，出现在高空则对飞机飞行极为有利。

**分类** 按其形成原因可分为五类（表）。

根据形成条件不同，常见的逆温有：①辐射逆温。在无云（或少云）的夜晚，风速比较小时，地面因强烈的有效辐射而很快冷却，近地面的气温随之下降。离地面越近空气受地表的影响越大，降温就越快，形成了自地面开始的逆温。之后，逆温逐渐向上扩展，黎明时到达最强。日出以后，太阳辐射逐渐增强，地面很快增温，逆温逐渐自下而上消失。辐射逆温在大陆上常年可见，以冬季最强；中纬度冬季的辐射逆温层厚度常达200～300m，有时可达400m。冬季逆温层厚，持续时间长；夏季逆温层较薄，持续时间也较短。在山谷或盆地，地形对气流的作用可使辐射逆温加强、变厚、持续时间延长。辐射逆温最常出现，故与大气污染关系最密切。②下沉逆温。空气下沉压缩增温形成的逆温称为下沉逆温（图）。高空中有一空气ABCD，厚度为$h$，下沉时周围大气对它的压力逐渐加大和空气的水平辐射，使气层的厚度变薄，成A′B′C′D′，厚度为$h'$（$h'<h$）。气层在下降过程中是绝热的，顶部CD下降到C′D′的距离比底部AB下降到A′B′的距离大，造成顶部的绝热增温大于底部。如气层下沉的距离很大，可能出现顶部的气温高于底部，形成逆温层。下沉逆温很多出现在气层高压区，范围很广，厚度也大，可达数百米。因为下沉气流到达一定高度

即停止，下沉逆温多发生在高层大气中。

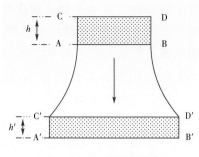

图 大气下沉逆温形成

（吴　峰）

**dàqì wūrǎn**

# 大气污染（atmospheric pollution）

大气中各种污染物浓度超过大气的自净能力的现象。大气污染可使某些环境要素发生变化，生态环境受到冲击而失去平衡，导致环境系统的结构和功能变化，对人群健康也产生危害。历次世界重大污染事件中，有7件源于大气污染，如马斯河谷烟雾事件、多诺拉烟雾事件、伦敦烟雾事件、洛杉矶光化学烟雾事件、四日市哮喘、印度博帕尔异氰酸甲酯泄漏灾难和切尔诺贝利核电站爆炸事件等。

**形成** 大气污染形成的三大要素是污染源、大气状态和受体（环境和人体）。进入大气中的污染物有化学性（如有机物、无机物）、物理性（如光、声、磁、热等）和生物性（如花粉和病原微生物），它们进入大气后会发生物理、化学和生物的复杂变化，表现出多种环境行为和生物效应。大气污染还与气象因素（如风速、风向、大气稳定度等）及地形条件有密切关系。在一定的地形、气象条件下，大气污染物扩散、稀释的速度，对是否形成大气污

**表　逆温的分类及其形成原因**

| 分类 | 特征 |
| --- | --- |
| 辐射逆温 | 由于地面强烈辐射而使近地层形成气温上高下低的逆温层。日出后逆温自下而上逐渐消失 |
| 平流逆温 | 暖空气流到冷地面发生接触冷却，使下层空气降温多而上层空气降温少，从而产生逆温 |
| 锋面逆温 | 冷暖气团接触产生锋面，锋面附近温差较大形成逆温 |
| 湍流逆温 | 由低层空气的湍流混合形成 |
| 下沉逆温 | 由空气下沉压缩增温形成 |

染有决定性作用。

**来源** ①按排放的位置分为高架源排放（如百米以上的烟囱或排气筒）、低空面源排放（如小型采暖锅炉、食堂炉灶、居民生活炉灶等）和线源排放（如飞机、机动车、轮船、蒸汽机和内燃机车等）。②按排放方式分为有组织排放（如烟囱、排气管）和无组织排放（如工业生产设备老化或管理不善引起的废气外泄）。③按排出物组分种类多少分为单一组分排放或混合组分排放（如煤烟等）。④按污染物的运动特性分为固定源和流动源：固定源是指污染物由固定地点排出；流动源是指各种交通工具行驶过程中散发的有害物质，其特点是小型分散、数量大、流动频繁。⑤按污染源排放的时间长短分为连续源、脉冲源和间隔时间源。⑥按排放源性质分为天然污染和人为污染两大类。

天然污染主要由自然原因形成。人为污染是人们的生产和生活活动所致，可来自固定污染源和流动污染源。全球各地的大气污染主要是人为污染，污染来源多，范围广。①工农业生产：工业企业排放的污染物主要来源于燃料的燃烧和工业生产过程的排放，农业生产排放主要是化肥、农药及秸秆焚烧。2006 年，中国的工业企业二氧化硫（$SO_2$）排放量为 2588.8 万吨，烟尘排放量为 1078.4 万吨，其中工业粉尘排放量为 807.5 万吨。②交通运输：其主要燃料是汽油、柴油等石油制品，燃烧后产生大量颗粒物、一氧化氮（NO）、一氧化碳（CO）、多环芳烃（PAH）和挥发性有机污染物（VOC）等。交通运输事业的迅速发展使得机动车辆不断增加，21 世纪全球大气污染的主要特征是机动车尾气污染将成为主要的污染来源。③生活炉灶和采暖锅炉：是采暖季节大气污染的重要原因。如果燃烧设备效率低，燃烧不完全，烟囱高度低或无烟囱，可造成大量污染物低空排放。④地面尘土飞扬或土壤及固体废弃物被大风刮起，均可将铅、农药等化学性污染物以及结核杆菌、粪链球菌等生物性污染物转入大气。水体和土壤中的挥发性化合物也易进入大气；车辆轮胎与沥青路面摩擦可以扬起 PAH 和石棉。⑤意外事件：工厂爆炸、火灾、核泄漏均能严重污染大气，少见但危害严重。主要大气污染物来源分类见表1。

**类型** 以燃料的性质和大气污染物的组成和反应为依据，大气污染可分为三种类型。①煤炭型污染：代表性污染物是煤炭燃烧时放出的烟气、粉尘、$SO_2$ 等构成的一次污染物，以及由这些污染物质发生化学反应而产生的硫酸、硫酸盐类气溶胶等二次污染物。此类污染源主要是工业企业烟气排放物，其次是家庭炉灶等取暖设备的烟气排放。主要污染物 $SO_2$、CO 和颗粒物，在低温、高湿度、风速小的阴天，出现污染物的扩散受阻，容易在低空进行聚积，生成还原性烟雾，如伦敦烟雾事件。②石油型污染：主要污染物是机动车排放、石油冶炼及石油化工厂的排放。包括氮氧化物（$NO_x$）、烯烃、链烷、醇等化合物，在太阳紫外线的照射下发生光化学反应，生成二次污染物如臭氧、醛类、过氧酰基硝酸酯类（PAN）。有极强的氧化性，对人的眼睛、口腔等黏膜有强刺激性作用，典型代表是洛杉矶光化学烟雾事件。③混合型污染：包括以煤为燃料的污染物及工厂排出的化学物质。

**危害** 不同的污染物及发生因素对健康的影响不同，可分为急性危害和慢性危害。

**急性危害** 大气污染物的浓度在短期内急剧升高，暴露人群因吸入大量污染物而急性中毒，分为两种。①大气烟雾事件：根据烟雾形成的原因，烟雾事件可以分为煤烟型烟雾事件和光化学烟雾事件，比较见表2。前者主要是燃煤产生的大量污染物排入大气，在不良气象条件下不能充分扩散所致。自 19 世纪末开始，世界各地曾经发生过多起烟雾事件，如马斯河谷烟雾事件、多诺拉烟雾事件以及伦敦烟雾事件等。在这类烟雾事件中，引起人群健康

表 1　主要大气污染物的来源

| 物质 | 人为源 | 自然源 |
| --- | --- | --- |
| $SO_2$ | 煤和油燃烧 | 火山活动 |
| $H_2S$ | 化学工程、污水处理 | 火山活动、沼泽中的生物作用 |
| CO | 机动车尾气和其他燃烧废气 | 森林火灾、海洋 |
| $CO_2$ | 燃烧过程 | 生物腐烂、海洋释放 |
| $NO/NO_2$ | 燃烧过程 | 土壤中的细菌作用 |
| $N_2O$ | 农业施用化肥、化学工业 | 土壤中的生物作用 |
| $NH_3$ | 废物处理 | 生物腐烂 |
| HC | 燃烧和化学过程 | 生物作用 |
| 颗粒物 | 燃料燃烧、工农业生产 | 火山活动、森林火灾、风沙 |

**表 2　煤烟型烟雾事件与光化学烟雾事件的比较**

| 项目 | 煤烟型烟雾事件 | 光化学烟雾事件 |
| --- | --- | --- |
| 污染来源 | 煤制品燃烧和工业废气排放 | 石油制品燃烧 |
| 主要污染物 | 颗粒物、$SO_2$、硫酸雾 | HC、$NO_x$、$O_3$、$SO_2$、CO、PAH |
| 发生季节 | 冬季 | 夏秋季 |
| 发生时间 | 早晨 | 中午或午后 |
| 气象条件 | 气温低（$1\sim4℃$）、气压高、风速很低、湿度85%以上、有雾 | 气温高（$24\sim33℃$）、风速很低、湿度70%以下、天气晴朗、紫外线强烈 |
| 逆温类型 | 辐射逆温 | 下沉逆温 |
| 地理条件 | 河谷或盆地易发生 | 南北纬60°以下地区易发生 |
| 症状 | 咳嗽、咽喉痛、胸痛、呼吸困难，伴恶心、呕吐、发绀等，死亡原因多为支气管炎、肺炎和心脏病 | 眼红肿流泪、咽喉痛、咳嗽、喘息、呼吸困难、头痛、胸痛、疲劳感和皮肤潮红，严重者可出现心肺功能障碍或衰竭 |
| 易感人群 | 老人、婴幼儿及心肺疾病患者 | 心肺疾病患者 |

危害的主要大气污染物是烟尘、$SO_2$以及硫酸雾。后者主要是机动车尾气中的氮氧化物和碳氢化物在日光紫外线的照射下，发生光化学反应生成的刺激性很强的氧化性烟雾所致，其主要成分是臭氧、醛类和过氧酰基硝酸酯类。光化学烟雾的形成和健康影响见二次污染。②事故性排放事件：虽不常发生，但一旦发生其危害极为严重。此类事件的代表性事件有印度博帕尔异氰酸甲酯泄漏灾难、重庆开县井喷事件和切尔诺贝利核电站爆炸事件。

慢性危害　大气污染物的长期暴露，可对眼和呼吸系统产生长期慢性刺激，使呼吸系统产生慢性危害，如咽炎、慢性气管炎、肺气肿、哮喘、肺源性心脏病（简称肺心病）等，并使相关疾病的人群发病率和死亡率显著增加。城市居民的呼吸系统疾病患病率和死亡率与大气污染程度密切相关。大气污染的长期作用，还可造成肺部疾患，使肺功能下降，肺动脉压升高，继发肺心病。某些污染物如CO、二氧化氮等能使血红蛋白携氧能力下降而造成组织缺氧，加速动脉粥样硬化形成，

加重心脏负担，诱发心肌梗死、心绞痛等疾病。$SO_2$、大气颗粒物等大气污染物与人群心血管疾病的发生关系密切。大气污染还可引起机体免疫功能下降，在大气污染严重的地区，居民涎液溶菌酶和分泌型免疫球蛋白A（IgA）含量明显下降。大气污染物中的很多有害物质如镉、铅、酚、砷、汞等可引起慢性中毒。大气污染物特别是可吸入颗粒物中含有多种已经证实或可能的人类致癌物如苯并[a]芘、砷、致癌性多环芳烃等，人群长期暴露可能引起肺癌。大气中生物性污染物可引起个体的过敏反应。抵抗力强的病原微生物如结核杆菌、炭疽杆菌等可传播相应疾病。放射性物质污染大气，其中半衰期长的放射性元素可对人体产生重要的远期影响，包括引起癌变、不育、遗传异常及疾病。

大气污染对人体健康的影响是多方面的，主要是低浓度长时间的大气污染对健康的影响，在严重污染事件中，需要确定起主要作用的污染物。主要进行的研究工作有：①运用环境毒理学和环境流行病学的方法，研究大气

中各种污染物在低浓度和长时间条件下的作用，以及它们的联合作用，以探明污染物对人群、特别是易感人群带来的慢性和潜在性的生物学效应，找出污染物的剂量-反应关系，提出大气污染物影响健康的早期指标，制定和修定污染物的卫生标准。②研究大气污染物与癌症（特别是肺癌）、心血管疾病等发病率和死亡率之间的关系，进行病因学和发病机制等的探讨。③研究大气中重金属污染物在机体内的代谢、蓄积，以及同其他环境重金属污染物的综合影响等。④依据大气污染对健康的影响，开展大气质量综合评价指标和评价内容的研究。

**全球性大气污染问题**　主要是温室效应、臭氧层耗竭和酸雨。

温室效应　大气中某些气体对来自太阳的短波辐射吸收很少，对地面向太空辐射的长波则吸收强烈，使地面及低层大气变暖，称为温室效应，这些气体即温室气体。已发现的主要有$CO_2$、氟利昂（含氯氟烃化合物）、氧化亚氮和甲烷。其中煤、石油和天然气燃料用量的增加，使大气中的$CO_2$增多；又因植被、森林的破坏日益严重，光合作用对$CO_2$的消耗减少，造成大气中$CO_2$的浓度快速增高，出现全球性的气候变暖，影响人类生存环境。例如，海平面上升增加洪涝灾害和自然风暴；气候变暖有利于病原体和传染病媒介生物的迅速繁殖，使传染病发病率上升。

臭氧层耗竭　人类活动产生大量氮氧化物排入大气，超音速飞机在臭氧层高度内飞行，特别是人们生活活动产生大量氟利昂进入低层大气后溶入臭氧层，与臭氧发生化学反应而降低臭氧浓度，称为臭氧层耗竭，如南极上

空出现"臭氧空洞"。臭氧层破坏将使过量的紫外线辐射到达地面，造成健康危害，如人群皮肤癌和白内障等疾病的发病率上升；使大气平流层温度发生变化，导致地球气候异常。

**酸雨**　pH<5.6 的降水称为酸雨。大气降水酸化主要是煤炭、石油、天然气燃烧向大气排放大量的硫氧化物、氮氧化物所致。酸雨成分复杂，中国的酸雨主要由大气中 $SO_2$ 造成。出现酸雨时空气中酸雾增多，可对人体健康造成直接或间接危害。例如，酸雾侵入肺部，可诱发肺水肿或导致死亡；酸雨通过食物链促使汞、铅进入人体；长期生活在含酸沉降物环境，可诱使机体产生大量过氧化脂质，导致动脉粥样硬化、心肌梗死。酸雨对水生与陆地生态系统也产生有害影响，例如，损害新生的叶芽，影响其生长发育，导致森林生态系统的退化；改变营养物质和有毒物循环，使有毒金属溶解到水中，并进入食物链，使物种减少和生产力下降；抑制有机物的分解和氮的固定，淋洗钙、镁、钾等营养元素，使土壤贫瘠化；腐蚀建筑物、文物和其他设施。

**防治措施**　主要包括大气污染源控制和污染物排放总量控制。前者是运用技术、经济、法律和其他管理手段及措施，对污染源的排放量进行监督和控制，按照有关标准或控制指标，对污染源排放量进行控制及促使生产工艺改革和清洁生产。后者是综合考虑经济、技术和社会等条件，在制定时期内，向各污染源分配允许的污染物排放量，使环境中一定范围内的污染物量，控制在环境质量容许的限度。

（郭新彪　魏红英）

dàqì wūrǎnwù
## 大气污染物（atmospheric pollutants）

一定范围大气中出现原来没有，数量和持续时间都可能对生物和其他物质产生不利影响和危害的微量物质。

**影响因素**　有害物质浓度越高，污染就越重，危害越大。污染浓度除了取决于排放的总量外，还同排放源高度、气象和地形因素有关。污染物的地面最大浓度与污染源的排放量、排放方式及与污染源的距离有关，也受气象因素和地形的影响。

**排放量**　决定大气污染物浓度最基本的因素。单位时间内从污染源排出的污染物量越大，污染程度越严重。燃料燃烧产生的污染物排放量与燃料的种类、消耗量、燃烧方式、燃烧是否充分有关；工业企业污染物的排放量受工业企业的数量，生产性质，生产规模、工艺过程、净化设备及其效率的影响。机动车尾气的排出量则与单位时间在路机动车数量及其类型、道路条件等有关。

**排放方式**　①有组织排放：经过烟囱或排放筒，把污染物排到一定高度和方位的大气中。烟气自烟囱排出后，向下风侧逐渐扩散稀释，然后接触地面，接触地面的点被称为烟波着陆点。一般认为有害气体的烟波着陆点是烟囱有效排出高度的 10～20 倍。②无组织的排放：污染物由门窗或直接排入大气。排放高度低，扩散动力小，排放扩散距离较短，距污染源越近的地区其污染物浓度越高。

**与污染源的距离**　颗粒物直径越大，距烟囱越近，越易着落，细颗粒物的烟波着陆点距烟囱较远。有害气体的烟波着陆点更远。近地面大气中污染物的浓度以烟波着陆点最大，也是实际对人群产生危害最大的地点。下风侧大气污染物的浓度随着距离的增加而下降，在烟波着陆点和烟囱之间的区域常没有明显的污染。

**有效排出高度**　污染物通过烟囱等排放时烟囱本身的高度和烟气抬升高度之和，即烟囱的有效排出高度（图），用烟波中心轴

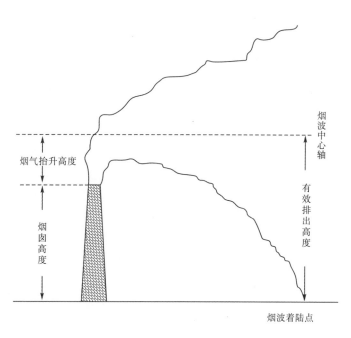

图　烟气排出高度

到地面的距离表示。其他条件相同时，排出高度越高，烟波断面越大，污染物的稀释程度就越大，烟波着陆点的浓度就越低。污染源下风侧的污染物最高浓度与烟波的有效排出高度的平方呈反比，即有效排出高度每增加 1 倍，烟波着陆点处断面污染物的浓度可降至原来的 1/4。

**分类及危害**　大气污染物种类多，物理和化学性质复杂，毒性也各不相同，主要来自矿物燃料的燃烧和工业生产。前者产生二氧化硫（$SO_2$）、氮氧化物（$NO_x$）、碳氢化合物（HC）和烟尘等，后者因所用燃料和工艺不同而排出不同有害气体和固体颗粒，常见的有氟化物和各种金属及其化合物。大气污染物按其属性，一般分为物理性、化学性和生物性三类，化学性污染物种类最多、污染范围最广。大气污染物按其存在状态可分为气态污染物和颗粒污染物。按其形成过程可分为一次污染物和二次污染物。

**大气颗粒物**　悬浮于空气中固体、液体颗粒的总称。颗粒物按粒径可分为总悬浮颗粒物、可吸入颗粒物、细颗粒物和超细颗粒物。因为颗粒物的粒径不同，沉积部位不同，可吸入颗粒物本身含有多种有毒有害物质，颗粒物同时又是其他污染物的载体，所以可吸入颗粒物对人体的危害多种多样（见大气颗粒物）。

**气溶胶**　大气中存在的各种固态和液态微粒均匀地分散在气体中形成相对稳定的悬浮体系，其本质上也是颗粒物，包括液体颗粒和固体颗粒。气溶胶的含量、种类及化学成分都是变化的。①根据颗粒物的物理状态分为固态气溶胶（烟、尘等）、液态气溶胶（雾等）和固液混合气溶胶（烟雾）。②根据形成过程的差异分为粉尘、烟气、烟和轻雾等。③根据对能见度的影响以及颜色的差异气象学上分为轻雾、浓雾、霾和烟雾等。④根据粒径分为总悬浮颗粒物、可吸入颗粒物、细颗粒物和超细颗粒物。自然状态下的气溶胶主要来源于岩石的风化、火山爆发、宇宙落物、海水溅沫及土壤颗粒等。人为来源主要包括化石和非化石燃料的燃烧、交通运输以及各种工业排放的烟尘等。液体气溶胶微粒一般呈球形，固体微粒则形状不规则，其半径一般为 $10^{-3} \sim 10^2 \mu m$。小粒径气溶胶的浓度受凝聚作用所限制，大粒子的浓度则受沉降作用所限制。微粒在大气中沉降的过程受到阻力和重力的作用而达到平衡时，各种粒子的沉降速度不同。气溶胶的消除主要依靠大气的降水、小粒子间的凝聚、聚合和沉降过程。

**形成机制及特征**　见表 1。

**化学组成**　气溶胶化学组成十分复杂，它含有各种微量金属、无机氧化物、硫酸盐、硝酸盐和含氧有机化合物。气溶胶来源不同，形成过程也不同，故其成分不一，特别是城市大气受污染源的影响，气溶胶的成分变动较大。但是非城市大气气溶胶的成分比较稳定，大体上与该地区的土壤成分有关。大气中 $SO_2$ 转化形成的硫酸盐，是气溶胶的主要成分之一。其转化过程尚未完全清楚，已知 $SO_2$ 可在均相条件下（在气相中），或在水滴、碳颗粒和有机物颗粒表面等多相条件下（在液相或固相表面上）转化成三氧化硫（$SO_3$），$SO_3$ 与水反应生成硫酸，并与金属氧化物的微尘反应而生成硫酸盐。气溶胶中硝酸盐和有机物的形成机制，尚待研究。气溶胶中有铵离子存在时，铵离子能与硫酸根离子和硝酸根离子生成铵盐。气溶胶中的有机物，是许多种类有机物的复杂混合物，包括烯烃、烷烃、芳烃、多环芳烃、醛、酮、酸、醌和酯，以及有机氮化物和有机硫化物。气溶胶来源于土壤的各种元素（如铕、钠、钾、钡、铷、镧、铈、硅、钐、钛、钍、铝等），其含量在地区之间差别不大；来源于工业区的各种元素（如氯、钨、银、锰、镉、锌、锑、镍、砷、铬等），有较大的地区差别。

**表 1　几种气溶胶的形成机制及其特征**

| 名称 | 物理性质 | 粒径（$\mu m$） | 形成机制 | 主要效应 |
|------|----------|----------------|----------|----------|
| 霾 | 液滴、固体微粒 | <0.1 | 凝聚过程、化学过程 | 湿度小时有吸水性，降低能见度，影响人体健康 |
| 烟雾 | 固体微粒、液滴 | <1 | 冷凝、化学反应 | 降低能见度，影响人体健康 |
| 烟 | 固体微粒 | <1 | 升华、冷凝、燃烧 | 降低能见度，影响人体健康 |
| 烟气（尘） | 固、液微粒 | <1 | 蒸发、凝集、升华 | 影响能见度 |
| 粉尘 | 固体粒子 | >1 | 机械粉碎、扬尘、煤燃烧 | 能形成水核 |
| 浓雾 | 液滴 | <10 | 雾化、蒸发、凝结和凝聚 | 降低能见度，有时影响人体健康 |
| 轻雾 | 水滴 | >40 | 雾化、冷凝 | 净化空气 |

效应　根据其物理状态和种类而不同，主要有：①将太阳光反射到太空中，冷却大气，并影响大气的能见度。②通过微粒散射、漫射和吸收一部分太阳辐射，减少地面长波辐射的外逸，使大气升温。③悬浮于空气中可吸附大气中的有害物质，对人体健康产生损害。④传播感染性疾病。

气溶胶与全球变暖　气溶胶微粒对阳光有反射效应，可减缓全球变暖的影响。虽然硫酸盐和有机碳反射太阳辐射，黑碳在很大程度上却吸收太阳辐射。气溶胶对气候的影响还包括改变云层、增加大气中液滴浓度和增加云量。

气态污染物　包括气体和蒸气，气体是某些物质在常温、常压下所形成的气态形式。蒸气是固态物质升华或液态物质挥发，形成的物质如汞蒸气等。气态污染物可分为五类。①含硫化合物：主要有 $SO_2$、$SO_3$ 和硫化氢（$H_2S$）等，其中 $SO_2$ 的数量最大，危害也最严重。②含氮化合物：主要有一氧化氮（NO）、二氧化氮（$NO_2$）和氨（$NH_3$）等。③碳氧化合物：主要是一氧化碳（CO）和二氧化碳（$CO_2$）。④碳氢化合物：包括烃类、醇类、酮类、酯类以及胺类。⑤卤化物：主要是含氯和含氟化合物，如氯化氢（HCl）、氟化氢（HF）和硅氟酸（$SiF_4$）等。又可以分为一次污染物和二次污染物。一次污染物是直接从污染源排到大气中的原始污染物质；二次污染物是由一次污染物与大气中已有组分，或几种一次污染物之间经过一系列化学或光化学反应而生成的与一次污染物性质不同的新污染物质。在大气污染控制中，受到普遍重视的气态污染物有一次污染物中的硫氧化物、氮氧化物、碳氧化

物、有机化合物和二次污染物中的硫酸烟雾和光化学烟雾。

二氧化硫　是大气中最常见的污染物，对人的结膜和上呼吸道黏膜有强烈刺激作用，当其进入肺部时常引起肺气肿；有促癌作用（见二氧化硫污染）。

氮氧化物　对呼吸器官有刺激作用，可引起急慢性中毒。NO 进入人体后能引起高铁血红蛋白血症及中枢神经损害，$NO_2$ 毒性能引起肺气肿和慢性支气管炎等（见氮氧化物污染）。

碳氧化物　呼吸道吸入 CO 极易与血红蛋白结合形成碳氧血红蛋白，阻碍氧与血红蛋白结合，血液携带氧的能力降低，产生头痛、耳鸣和呕吐。长期吸入过量 CO 可引起以损害中枢神经系统和心脏为主的疾病（见一氧化碳污染）。$CO_2$ 浓度增加，可产生温室效应。

臭氧　是氧气的同素异形体，光化学烟雾的主要成分，刺激性强并有强氧化性，属于二次污染物。挥发性有机污染物（VOC）和氮氧化物（$NO_x$）的持续增加，为大气中臭氧等光化学氧化剂的形成提供了条件。臭氧可刺激眼和呼吸系统，高浓度时可引起头痛、肺水肿并诱发哮喘等；可对淋巴细胞功能产生影响；长期吸入会影响细胞新陈代谢、加速人体衰老等。

有机化合物　包括碳氢化合物、含氧有机物以及含有卤素的有机物。小分子量有机化合物极易挥发到大气中，又称为挥发性有机污染物。其主要有害物质有苯并[a]芘、蒽和菲及其衍生物、多氯联苯、乙烯、氯乙烯、氟氯烃和二噁英。对人体的健康损害主要是致癌作用，其中有些属于环境内分泌干扰物。甲醛、氨等

挥发性有机污染物可以引起头痛、头昏、眼胀和上呼吸道刺激等，与病态建筑物综合征（SBS）有很大关系。

硫酸烟雾　大气中的 $SO_2$ 等硫氧化物，在有水雾、含有重金属的悬浮颗粒物或氮氧化物存在时，发生一系列化学或光化学反应而生成的硫酸烟雾或硫酸盐气溶胶。受害者以呼吸道刺激症状为主，咳嗽、胸痛、呼吸困难，严重者可引起气管炎、支气管炎和心脏病等。对老年人、婴幼儿和患慢性呼吸道疾病和心血管疾病的敏感人群的危害更大。

（郭新彪　魏红英）

dàqì kēlìwù

## 大气颗粒物（atmospheric particulate matter, ambient air particulate matter, APM）

悬浮于大气中固体、液体颗粒的总称。是重要的大气污染物，颗粒物的大小、形态和组成与人体健康密切相关。

来源　可分为自然来源和人为来源。自然来源是自然因素产生的颗粒，如火山爆发、森林火灾、风沙尘土、宇宙灰尘、海盐溅渍以及土壤颗粒等；人为来源主要是人类活动所产生的颗粒，如燃料燃烧所产生的颗粒、机动车飞机等交通工具排放的颗粒、工业生产产生的颗粒等。煤炭、液化石油气、煤气、天然气和石油燃烧是 APM 的重要来源。钢铁厂、有色金属冶炼厂、水泥厂和石油化工厂等生产过程也会造成颗粒物大量排放，常含有特殊有害物质，如铅、氟、镍、钒、砷等。机动车排放已成为城市 APM 等污染物的主要来源。

分类　根据颗粒物的形成来源，大致可分为三类。①尘：各种机械作用粉碎而成的颗粒，其化学性质与母体材料相同。②烟：

燃烧产物，是炭粒、水汽、灰分等燃烧产物的混合物。③雾：空气中的细小液体颗粒。各种颗粒物在大气中可以独自运动，也可以吸附其他小颗粒或与某些气体共同运动，可直接或通过载体作用吸附其他有害物质进入人体。不同化学组分的颗粒物，毒性有很大差别。粒径是颗粒物最重要的性质，影响颗粒物在空气中的持续时间和进入人体呼吸道的部位，还可反映颗粒物来源的本质，并可影响光散射性质和气候效应。颗粒物的许多性质如体积、质量和沉降速度都与颗粒物的大小有关。颗粒物因来源和形成条件不同，形状多样，有球形、菱形、方形等。在实际工作中常使用空气动力学等效直径表示颗粒物的大小。在气流中，如果所研究的颗粒物与一个有单位密度的球形颗粒物的空气动力学效应相同，则这个球形颗粒物的直径就定义为所研究颗粒物的空气动力学等效直径（Dp）。这种表示法可直接表达出颗粒物在空气中的停留时间、沉降速度、进入呼吸道的可能性以及在呼吸道的沉积部位等。颗粒物按粒径可分为总悬浮颗粒物、可吸入颗粒物、细颗粒物和超细颗粒物。

**总悬浮颗粒物（TSP）** 空气动力学直径≤100μm的颗粒物，包括液体、固体或两者结合存在的、并悬浮在空气介质中的颗粒。TSP是大气质量评价的常用指标之一。沙尘暴期间TSP的浓度急剧升高，如1999年春季的沙尘暴期间，北京地区的TSP浓度高达$1000\mu g/m^3$，远离沙尘源的南京和杭州的TSP浓度也分别达$829\mu g/m^3$和$690\mu g/m^3$。TSP是大气环境中的主要污染物，中国的《环境空气质量标准》（GB 3095-2012）按不同功能区分为二级，规定了TSP年平均浓度限值和日平均浓度限值。

**可吸入颗粒物（PM$_{10}$）** 空气动力学直径≤10μm的颗粒物，能进入人体呼吸道，又因其能够长期漂浮在空气中，也被称为飘尘。其中空气动力学直径>2.5μm而<10μm的颗粒物为粗粒子。

**细颗粒物（PM$_{2.5}$）** 空气动力学直径≤2.5μm的颗粒物。PM$_{2.5}$在空气中悬浮的时间更长，可直接被吸入人体呼吸道深部，易于滞留在终末细支气管和肺泡中，其中某些较细的组分还可穿透肺泡进入血液。PM$_{2.5}$更易于吸附各种有毒的有机物和重金属元素，对健康的危害极大。

**超细颗粒物（PM$_{0.1}$）** 细颗粒物中的超细成分，即空气动力学直径≤0.1μm的APM，可直接通过肺泡进入血液循环，对肺外系统产生直接的毒害作用。PM$_{0.1}$属纳米级粒径物质，有不同于微米级粒子的特殊理化特征，其引起的潜在的生物学效应引起了人们极大的关注。PM$_{0.1}$的来源主要是交通废气或者大气中的二次污染物。

**组成** 受气象条件、排放源和地理位置等因素的影响，颗粒物的组成容易发生变化。无机成分可有氧化硅、石棉、金属微粒及其化合物。含碳物质的不完全燃烧产生碳粒，可吸附无机物、烃类化合物（尤其是多环芳烃）、甲醛以及病原微生物。颗粒物的化学组成实际上取决于其本身所吸附的大气污染物的特征，后者又直接决定其对人体健康的危害。一般把APM表面吸附的物质分为无机成分、有机成分和生物质成分，无机成分主要有各种金属元素（铅、砷、汞、镍、钒、锌、铁等）、无机离子（硫酸根离子、硝酸根离子、钠离子、铵离子、钾离子、氯离子等）；有机成分有苯系物、多环芳烃（PAH）、持久性有机污染物（POP）；生物质包括细菌、花粉、孢子、内毒素等。

**危害** APM粒径和沉积部位均不同，本身又是其他污染物的载体，PM$_{10}$对人体的危害是多方面的。

**呼吸系统** 进入呼吸道的PM$_{10}$可以刺激和腐蚀肺泡壁，在长期持久作用下，可使呼吸道防御功能受到破坏，发生慢性支气管炎、肺气肿、支气管哮喘等疾病。经常暴露于颗粒物浓度高的大气环境，呼吸系统症状如咳嗽、咳痰、喘息等发生率增加；长期吸入PM$_{10}$可损害儿童肺功能的正常发育；颗粒物暴露与儿童哮喘与过敏性疾病的发生也有关系。一次大剂量（1.5mg/ml）注入PM$_{10}$悬液，可引起动物肺细胞损伤，引起肺部急性炎症，中性粒细胞大量渗出，肺水肿和肺出血，肺巨噬细胞吞噬功能降低。

**心血管系统** APM与心血管疾病死亡率、住院率和急诊率增高以及相关疾病恶化等有密切的关系。颗粒物引起的心血管系统事件主要涉及心肌缺血、心肌梗死、心律失常、动脉粥样硬化等。APM的长期暴露还与心力衰竭、心脏骤停的风险升高有关。颗粒物暴露影响心率和血压；促进动脉粥样硬化的发生，影响斑块的不稳定性；颗粒物的急性暴露还可以对心率变异性等自主神经功能产生影响。其可能的作用机制有：①刺激呼吸道产生炎症并释放细胞因子，引起血管损伤，导致血栓形成，影响斑块的稳定性。②干扰心脏自主神经功能的调节。③直接进入循环系统而诱发血栓形成。

其他系统　APM 还可对机体的免疫、神经和生殖系统功能产生影响。①免疫功能：长期暴露于颗粒物污染的环境下（0.5mg/ml），儿童的免疫功能受到抑制；影响局部淋巴细胞和巨噬细胞的功能，增加动物对细菌的敏感性。②神经系统功能：影响血脑屏障的通透性，影响神经系统，脑血管病的发病和死亡增加。体外实验表明，颗粒物可引起脑部神经元细胞离子通道改变、神经元形态结构异常以及神经递质含量变化。③生殖系统：降低生育能力，引起胎儿畸形；烟雾中有毒金属元素可干扰卵母细胞成熟分裂；$PM_{10}$ 内含有各种直接或间接致突变物，损害遗传物质和干扰细胞正常分裂，破坏机体的免疫监视功能，引起癌症和畸形发生；颗粒物的化学组分（砷、多环芳烃、苯等）或活性氧直接损害遗传物质而导致癌基因激活、抑癌基因失活、遗传物质改变，进一步可能导致肺癌。

作为大气污染物的载体 $PM_{10}$ 在大气中停留时间长，表面积大，可吸附很多无机和有机污染物，并将其带入机体，造成各种危害。此时主要表现为其吸附成分的毒性作用。

对太阳辐射的影响　$PM_{10}$ 能吸收和阻挡太阳辐射，减少太阳辐射的强度，并能影响紫外线辐射强度，从而使儿童所受的紫外辐射量减少，妨碍了体内维生素 D 的合成，使钙磷代谢处于负平衡状态，造成骨骼钙化不全。

**毒理学机制**　颗粒物成分复杂，毒性效应也并非一种机制能够解释。$PM_{10}$ 及 $PM_{2.5}$ 的毒性机制主要有：①颗粒物进入肺内后，首先与肺泡巨噬细胞、肺上皮细胞作用，刺激释放各种细胞因子，导致肺部炎性反应。②颗粒物刺激肺部产生的炎性反应可进一步引起系统炎性反应，改变机体循环状态，该变自主神经功能，进而引起心血管系统及其他系统的损害。③较小的颗粒物沉积在肺部，可连同一些可溶性组分通过气血屏障进入血液循环，对心血管系统等产生直接损害作用。④颗粒物与细胞作用后，释放活性氧和自由基，氧化损伤组织细胞和遗传物质并引起细胞增生和分裂紊乱，最后可能导致恶变。$PM_{10}$ 和 $PM_{2.5}$ 可能通过氧化刺激、炎症反应及遗传物质改变等多种机制引起机体各部分的损伤，而这些损伤又是相关的。如颗粒物损害了免疫系统，更易造成其他系统的损害；对血液循环状态的影响，可同时引起心肺系统和神经系统的损害。

颗粒物成分所起的作用：颗粒物上携带着数百种化学物质，包括一些元素（如硫、硅、碳）、金属（如钒、铬、镍、铜、锌、铅、铝、钙、铁、锰、钴等）、无机离子（硫酸根离子、硝酸根离子、钠离子、铵离子、钾离子、氯离子等）、有机化合物和内毒素等。在颗粒物所引起的氧化应激和炎性损伤中，颗粒物表面吸附的金属成分在其中起关键作用。在模式颗粒的研究中发现，锌、铁、铜、镍等在体内外均可引起活性氧的产生和炎性因子的释放，并存在颗粒物与金属成分之间的协同作用。使用金属离子螯合剂去铁胺等对颗粒物进行前处理可有效地降低颗粒物引起的氧化损伤和炎性反应。颗粒物的有机提取物可刺激细胞产生活性氧，导致氧化应激和其他损害，有机酸类和强极性化合物还有很强的辅助致敏效应。此外，内毒素是强有力的导致炎性损伤的物质，可造成致炎基因的表达及活性氧释放，诱导气道高反应性、促进肿瘤坏死因子-α（TNF-α）、中性粒细胞趋化因子-2（MIP-2）和白介素-6（IL-6）等多种细胞因子的释放。

**环境空气质量标准**　中国《环境空气质量标准》（GB 3095-2012）对 $PM_{2.5}$、$PM_{10}$ 和 TSP 各规定了二级标准（表）。

**防治措施**　①控制污染：改

表　大气颗粒物环境质量标准（$\mu g/m^3$）

| 国家/组织 | 标准名称 | 颗粒物类型 | 限值时间 | 一级标准 | 二级标准 |
|---|---|---|---|---|---|
| 中国 | 环境空气质量标准 | $PM_{2.5}$ | 24 小时平均 | 35 | 75 |
| | | | 年平均 | 15 | 35 |
| | | $PM_{10}$ | 24 小时平均 | 50 | 150 |
| | | | 年平均 | 40 | 70 |
| | | TSP | 24 小时平均 | 120 | 300 |
| | | | 年平均 | 80 | 200 |
| 世界卫生组织 | 空气质量准则 | $PM_{2.5}$ | 24 小时平均 | 25 | |
| | | | 年平均 | 10 | |
| | | $PM_{10}$ | 24 小时平均 | 50 | |
| | | | 年平均 | 20 | |
| 美国 | 大气质量标准 | $PM_{2.5}$ | 24 小时平均 | 35 | |
| | | | 年平均 | 15 | |
| | | $PM_{10}$ | 24 小时平均 | 150 | |
| | | | 年平均 | — | |

善以燃煤为主的能源结构，发展水电、风能、太阳能、核能等清洁能源。改革生产工艺，采用新的除尘设备，倡导清洁生产的理念。重视 $PM_{2.5}$ 和 $PM_{0.1}$ 的污染问题，研发对燃煤烟气中 $PM_{2.5}$ 和 $PM_{0.1}$ 的脱出技术，减少 $PM_{2.5}$ 和 $PM_{0.1}$ 的排放。采取有效的措施控制机动车尾气排放。②加强监测：加强环境监测和人群健康监测，掌握 APM，尤其是 $PM_{2.5}$ 和 $PM_{0.1}$ 的污染状况和健康危害。③加强绿化：植物对颗粒物的阻挡和吸附作用能有效降低大气中的颗粒物的含量，改善空气质量。

（郭新彪　魏红英）

yīcì wūrǎn

## 一次污染（primary pollution）

污染物由污染源直接排入环境所引起的污染。环境污染主要是一次污染物造成的，其来源清楚，可以控制。一次污染物又称原生污染物，指进入环境后物理、化学性质不发生变化的污染物，包括直接从各种排放源进入大气的各种气体、蒸气和颗粒物。二氧化硫（$SO_2$）、碳氧化合物（$CO_x$）、氮氧化物（$NO_x$）、碳氢化合物（HCs）和颗粒物等都是主要的一次污染物。对人体健康影响较大的主要有 $SO_2$、一氧化碳（CO）、二氧化氮（$NO_2$）和颗粒物等（见二氧化硫污染、氮氧化物污染、一氧化碳污染和大气颗粒物）。

一次污染是相对于二次污染而言的。二次污染物又称次生污染物，通常比一次污染物对环境和人体的危害更为严重，如硫酸雾、硝酸雾、光化学烟雾等。污染物按一次污染物和二次污染物的分类见表。

（郭新彪　魏红英）

èrcì wūrǎn

## 二次污染（secondary pollution）

一次污染物进入大气后受物理、化学、生物或光化学作用，转变成毒性比一次污染物更大的二次污染物所致环境污染。例如，二氧化硫（$SO_2$）、二氧化氮变为硫酸盐、硝酸盐气溶胶；机动车尾气中的氮氧化物（$NO_x$）和碳氢化合物（HCs）形成光化学烟雾。此外的一次污染物再次进入空气、水体等形成的污染也属于二次污染。二次污染物对环境和人体的危害比一次污染物严重。

**光化学烟雾**　一次污染物在阳光的作用下发生光化学反应，生成臭氧（$O_3$）、醛类和过氧酰基硝酸酯（PAN）等二次污染物，引起更严重的大气污染，即二次污染。参与光化学反应过程的一次污染物和二次污染物的混合物所形成的烟雾污染现象称光化学烟雾。光化学反应中生成的 $O_3$、醛、酮、醇、PAN 等统称为光化学氧化剂，其中，$O_3$ 约占 90% 以上，PAN 约占 10%，其他物质的比例很小。PAN 中主要是过氧乙

酰硝酸酯，其次是过氧苯酰硝酸酯。醛类化合物主要有甲醛、乙醛和丙烯醛，故光化学烟雾污染的标志是 $O_3$ 浓度的升高。

**形成过程**　20 世纪 50 年代，美国加利福尼亚大学的阿里·哈根斯米特（Arie Haggen-Smit）初次提出了光化学烟雾形成的机制，认为洛杉矶光化学烟雾是由机动车尾气中的 $NO_x$ 和 HCs 在强太阳光的作用下，发生光化学反应而形成的；确定空气中的刺激性气体为 $O_3$。世界卫生组织和美国、日本等许多国家把臭氧或光化学烟雾剂（$O_3$、$NO_2$、PAN 等）的水平作为判断大气质量的标准之一，并据此来发布光化学烟雾的警报。

光化学烟雾的形成过程复杂，主要有：①污染空气中 $NO_2$ 的光解是光化学烟雾形成的起始反应。②HCs 被氢氧、氧等自由基和 $O_3$ 氧化，导致醛、酮、醇、酸等产物以及重要的中间产物 $RO_2$、$HO_2$、RCO 等自由基的生成。③过氧自由基引起 NO 向 $NO_2$ 的转化，并导致 $O_3$ 和 PAN 等的生成。

**表现特征**　烟雾弥漫，大气能见度降低。一般发生在大气相对湿度较低、气温为 24~32℃ 的夏季晴天，污染高峰出现在中午或稍后。光化学烟雾的形成是一个循环过程，白天生成，傍晚消失。一次污染物 HCs 及 NO 的最大值出现在早晨交通繁忙时段，随着 NO 浓度的下降，$NO_2$ 浓度增大。二次污染物随着阳光增强和 $NO_2$、HCs 浓度降低而积累。其峰值比 NO 峰值出现迟 4~5 小时。PAH 浓度随时间的变化与 $O_3$ 和醛类相似。

**健康效应**　引起人体危害的主要是 $O_3$、PAN 和丙烯醛、甲醛等二次污染物。这些物质的强氧

### 表　一次污染物和二次污染物的分类

| 污染物 | 一次污染物 | 二次污染物 |
| --- | --- | --- |
| 含硫化合物 | $SO_2$、$H_2S$ | $SO_3$、$H_2SO_4$、$MSO_4$ |
| 含氮化合物 | NO、$NH_3$、$NO_2$ | $NO_2$、$HNO_3$、$MNO_3$ |
| 碳氢化合物 | $C-C_5$ 化合物 | 醛、过氧酰基硝酸酯、酮类 |
| 碳氧化合物 | CO、$CO_2$ | — |
| 卤化物 | HF、HCl | — |

化性使其有强烈的刺激性，造成居民发生眼、鼻、咽喉及呼吸道刺激，表现为眼结膜充血、流泪、眼痛、喉痛、喘息、咳嗽，甚至呼吸困难。1955年美国洛杉矶发生烟雾事件持续一周多，引发人群哮喘和支气管炎的发病率急速增加，老年人群死亡率明显升高。大气中 $O_3$ 浓度达到 $0.16mg/m^3$ 即可引起鼻和喉头的刺激；$0.21\sim1.07mg/m^3$ 引起哮喘发作，上呼吸道疾病恶化，视觉敏感度和视力降低；$2.14mg/m^3$ 以上可引起头痛、肺气肿和肺水肿等。$O_3$ 还能阻碍血液输氧功能，造成组织缺氧；甲状腺功能受损，骨骼早期钙化；可引发潜在的全身影响、诱发淋巴细胞染色体畸变、损害某些酶的活性和产生溶血反应等。甲醛是致敏物质，在环境中可形成半抗原。能引起流泪、喷嚏、咳嗽、呼吸困难、哮喘等过敏反应。

**控制** 控制光化学烟雾首先要控制污染源。主要是控制机动车尾气排放和改进燃料供给，以及管控火车油工业及焚烧炉。预防光化学烟雾必须采取综合性措施，包括制定法规，检测废气的排放，改善机动车排气系统和提高燃油质量等。

**硫酸雾和硫酸盐气溶胶** $SO_2$ 氧化为硫酸盐气溶胶的机制大体可归为三种。①光化学氧化：在阳光照射下，$SO_2$ 氧化为三氧化硫，随即与水蒸气结合成硫酸，形成硫酸盐气溶胶。大气中的 $NO_x$ 和 HCs 相互作用产生的氧化型自由基，也可氧化 $SO_2$，称为间接光化学氧化，其氧化速率显著高于前者。②液相氧化：$SO_2$ 溶解在微小水滴中再氧化为硫酸。有锰、铁、钒等其催化作用的金属离子或强氧化剂 $O_3$、$H_2O_2$ 存在

时，氧化速率增大。③颗粒物表面反应：$SO_2$ 被颗粒物吸附后再氧化，这种反应受温度、pH 值、金属离子等的影响。$SO_2$ 氧化成的硫酸雾和硫酸盐称为二次颗粒物，其粒径大都在 $2\mu m$ 以下。空气中硫酸雾和硫酸盐气溶胶的增多，可使大气降水酸化，形成酸雨，可对人体健康造成直接或间接危害，引发肺水肿、心肌梗死等疾病的发生，还可对生态系统和建筑物产生影响。

**相互作用** $SO_2$、$NO_x$ 和 HCs 相互作用有两个方面。①$NO_x$ 和 HCs 加速 $SO_2$ 氧化：空气中含有的 $NO_x$ 和 HCs 在太阳光照射下会产生 HO、$CH_3O_2$、$HO_2$ 以及 $O_3$ 和 $H_2O_2$ 等物质。其中 HO、$CH_3O_2$、$HO_2$ 等自由基大大加速 $SO_2$ 的均相氧化。$O_3$ 和 $H_2O_2$ 等将在云、霾、雾和颗粒物表面的水膜中对溶解于其中的 $SO_2$ 起强烈的液相氧化作用，加速 $SO_2$ 的氧化。②$SO_2$ 促进 $NO_x$ 和 HCs 体系中颗粒物的形成：二烯烃或环烯烃与 $NO_2$ 的混合物在太阳光照射下产生大量有机颗粒物。烷烃和直链单烯烃与 $NO_2$ 混合物即使在太阳光下也很少生成有机颗粒物，$SO_2$ 进入直链单烯烃和 $NO_2$ 混合体系，在太阳光照射下可产生大量颗粒物，其生成量随烃类含碳数而增加。

（郭新彪　魏红英）

dàqì biànyìngyuán wūrǎn

**大气变应原污染**（allergen pollution of atmosphere） 可激发变态反应的抗原物质所致环境污染。花粉、真菌孢子、尘螨、毛虫毒毛、宠物皮毛均属此类抗原。它们在大气中随风悬浮飘移，引起易感人群的过敏反应。是大气生物性污染的一种。大气生物性污染指空气中有害微生物、生物性尘埃使大气质量下降，危害生

物生存和人体健康的现象，分为大气微生物污染、大气变应原污染和大气生物性尘埃污染。

**发生机制** 人体内广泛分布的肥大细胞和嗜碱性粒细胞含有组胺、白三烯、5-羟色胺、激肽等致敏介质。它们在环境因子刺激下产生大量自由基，若未能及时清除，将破坏细胞膜，导致细胞不稳定。若不稳定细胞遇到变应原，抗原和抗体发生特异反应，导致细胞膜脱离，释放出致敏介质。后者可引起平滑肌收缩、毛细血管扩张、通透性增强，黏液分泌及组织损伤，导致过敏反应发生。变应原是过敏病症发生的外因，大量自由基对肥大细胞和嗜碱性粒细胞的氧化破坏是过敏发生的内因。大气变应原污染环境，可经呼吸、饮食及直接接触进入机体，刺激机体产生免疫球蛋白 E(IgE)，IgE 具有亲细胞性，可与组织中肥大细胞及血液中的嗜碱性粒细胞结合，使机体处于致敏状态。变应原再次侵入机体时，此种抗原即可与相应的 IgE 结合，使激活的肥大细胞、嗜碱性粒细胞释放出组胺及"过敏性迟缓反应物质"等，各种介质随血流散布至全身，作用于皮肤、黏膜、呼吸道等效应器官，引起小血管及毛细血管扩张，毛细血管通透性增加，平滑肌收缩，腺体分泌增加，嗜酸性粒细胞增多、浸润，致皮肤黏膜过敏症（荨麻疹、湿疹、血管神经性水肿），呼吸道过敏反应（变应性鼻炎、支气管哮喘、喉头水肿），消化道过敏症（食物过敏性胃肠炎），全身过敏症（过敏性休克）。变应原引起全身性过敏反应较少，多为局部接触部位的过敏反应。

**常见大气变应原及其危害** 真菌孢子、花粉、尘螨、毛虫毒

毛以及宠物皮毛等污染大气，均有可能引起人类过敏性疾病。

真菌孢子　真菌的种类很多，分布广泛，自然界中约有 10 万种。受到地理、气候等因素的影响，大气中真菌的种类和含量变化很大，受到生活条件和生活习俗的影响，室内真菌的浓度也有很大的差异。致敏性强，且空气中飘散数量大的真菌种类有数百种，引起人体致敏的主要是室内真菌。致敏真菌主要是一些植物病原菌和腐生菌。常见的有青霉属、曲霉属、格孢属、丛梗孢属、色串孢属等。真菌孢子对大气的污染无明显的季节性。真菌的主要抗原有效成分存在于菌丝和孢子，真菌诱发变态反应的过程与结核菌诱发变态反应的过程相似。气传真菌种类繁多、分布广泛，是诱发支气管哮喘的重要变应原之一。真菌变应性哮喘是支气管哮喘中比较常见的一种类型，主要是特应性体质患者由于吸入或食入真菌变应原后引起气道高反应性和气道变应性炎症而导致的广泛的可逆性呼吸道阻塞综合征。

真菌孢子进入气道后，完整气道黏膜上皮对其有重要防御功能，气道内的巨噬细胞也对清除吸入的真菌及其孢子起重要作用，因此真菌很少能够成为病原体，血液循环中针对真菌的特异性 IgE 水平通常较低。对特应性体质者，气道反复接触真菌孢子或菌丝时，巨噬细胞吞噬真菌的同时，免疫系统还将其作为外来抗原进行提呈处理，产生针对真菌的特异性 IgE 而导致气道的致敏，诱发呼吸道的变态反应致使哮喘发作。这种真菌的侵入是非感染性的，真菌在气道内的逗留时间较短且可被气道内的巨噬细胞等吞噬，症状常为一过性和可逆性。真菌性

哮喘发病季节性不如花粉过敏明显，前驱症状可为鼻痒、喷嚏、清涕、咳嗽、胸闷等，如处理不及时，可出现哮喘发作。

预防措施是保持居室或工作环境内空气干燥、洁净、阳光充足及通风良好。治疗措施主要有：①拟肾上腺素类药物，β 肾上腺素能受体兴奋剂有极强的支气管扩张作用。②茶碱类药物，可解除支气管痉挛。③抗胆碱能类药物，有较持久的解痉效果。④糖皮质激素，可预防和抑制气道炎症反应，降低气道反应性和抑制迟发型哮喘反应。

花粉　臭蒿、艾蒿、茵陈蒿和豚草属等花粉是常见的变应原。花粉直径一般为 $30\sim50\mu m$，在空气中飘散时，极易被吸进呼吸道。花粉过敏者吸入后，可产生花粉症。能引起花粉症流行的植物必须具备的条件有：花粉具有较强的抗原性；花粉的数量必须多；花粉必须小而轻，可以随风飘散；植物有较强的适应能力，可以广泛生长。风媒花植物大多符合以上条件，是花粉症的主要原因。患者主要症状为打喷嚏、流鼻涕、流眼泪，鼻、眼及外耳道奇痒，严重者诱发气管炎、支气管哮喘和肺源性心脏病。

花粉内所含某些蛋白质是主要致敏原。过敏症状是皮肤红斑、丘疹、细小鳞屑，瘙痒或灼热感。在花粉症发病季节，患者的临床主要指征有鼻腔黏膜苍白、水肿，有浆液性或黏液性分泌物，眼球结膜充血，严重者可以出现水肿。鼻腔分泌物涂片可以查到嗜酸性粒细胞。

花粉症的临床表现与上呼吸道感染和变应性鼻炎相似，在下呼吸道则与支气管哮喘相似，约有半数的患者两者可以同时存在。

一般变应性鼻炎在前，支气管哮喘症状则多发生在变应性鼻炎发生数年之后，其主要不同点有：①有明显季节性，每年如期发生，过期自愈，发病时间的长短主要取决于致敏花粉的授粉期和在空气中存留时间的长短。花粉症患者发病主要是春秋两季。②有明显地区性，主要集中在新疆、西藏、福建、内蒙古等省区，无致敏花粉的地区一般不发生。③有明显眼部症状，如眼痒、眼球结膜充血、流泪。④有明显鼻部症状，如鼻干、鼻痒、流清涕、打喷嚏和鼻腔红肿。⑤常见的口腔症状，有口干、干咳、咽部充血甚至发生喘息等。⑥可并发花粉性皮炎，多发生于颜面四肢等暴露的部位。⑦其他症状，进入花粉发生的地方，哮喘、鼻炎等患者的症状加重。

防治花粉症最理想的方法是在花粉播散季节避免接触花粉，但实际上难以做到，大多数患者需药物治疗，如使用抗组胺药、肥大细胞稳定剂、激素类药物等。症状不严重的花粉症者，经中医药调理治疗大多数可控制症状或完全治愈。经常复发的花粉症可诱发过敏性喉炎、过敏性哮喘，应及时治疗或迁移到非花粉症发生地区。预防的措施主要有：①脱离变应原，搬离容易感染的地区，或改变工作环境。②未发病可选择中药进行预防性治疗。③脱敏治疗。④不穿化纤、粗毛服装，衣服要进行防静电处理，以穿棉质服装为宜。⑤参加预防花粉症的知识学习。⑥注意饮食忌口，避免食用易发生过敏反应的食物。

尘螨　是强烈的变应原，能引起人体尘螨过敏。主要滋生于家庭卧室，可隐藏在动、植物性

纤维物品中。动物身上和其活动场所也有尘螨。螨体细小，可在空气中悬浮飘移，造成空气污染。螨体及其分泌物和排泄物可引起吸入型哮喘、变应性鼻炎、变应性湿疹等。粉尘螨虽致敏性强，但寄生环境所限，引起的过敏病例极少。屋尘螨是引起人体过敏的主要根源。过敏体质者在变应原刺激下，产生特异性变应原抗体，随后出现变态反应。尘螨过敏一般不受年龄限制，但以青年人居多。其症状主要有吸入型哮喘、变应性鼻炎及遗传过敏性皮炎，以哮喘为主，此外是皮肤过敏，皮肤奇痒难忍，出现皮疹、荨麻疹等。尘螨过敏引起的支气管哮喘的发病机制主要与Ⅰ型变态反应有关。

脱离接触是预防尘螨过敏性哮喘的主要措施。减少室内尘螨密度的方法主要有：①改善家庭卫生，保持空气流通、房屋保持干燥、清洁除尘，降低室内尘螨的数量。②易过敏者或患者应减少室内活动时间，减少暴露于屋内变应原的环境，有利于预防尘螨过敏的发生。③使用杀螨剂杀螨，也是一种防止尘螨过敏的必要措施。④药物性预防，预防尘螨过敏性哮喘的药物主要包括肥大细胞膜稳定剂和免疫治疗两大类，以脱敏为主，其他对症方法为辅。

**毛虫毒毛** 毛虫体表毒刺刺伤皮肤可引起毛虫皮炎，常见的有桑毛虫、刺毛虫、松毛虫，以桑毛虫皮炎最为多见。刺毛虫为接触虫体而致病，桑毛虫和松毛虫则接触虫体、受毒毛污染的衣物、草木等均可致病。好发于5～10月，干燥、大风季节易流行。毛虫身上的毒毛数量多，毛腔内充满毒液，接触皮肤后可断折，毛腔内的毒液便注入皮内，引起中毒或过敏反应，皮肤出现许多水肿性红斑、丘疹或风团，偶尔也出现水疱，瘙痒难忍以及烧灼样痛。少数迁延不愈者可成为慢性皮炎。有的患者导致肌肉萎缩、骨质坏死，甚至局部关节畸形，功能障碍而丧失劳动力，严重者还有发生死亡的危险。毛虫毒毛引起的皮炎多发生于暴露部位。

治疗原则是尽可能去除毒毛，止痒、消炎、防止继发感染。可用氧化锌橡皮膏或透明胶带反复粘贴皮损部位以粘除毒毛。接触毛虫及其污染物后应立即用肥皂、草木灰等碱性溶液擦洗干净。局部外擦止痒、保护性药物，皮损剧痒者可内服抗组胺药物，严重者可内服糖皮质激素。松毛虫所致骨关节炎治疗以抗炎镇痛、防止关节残疾为主。

**宠物过敏** 猫、狗等的皮毛、分泌物等细屑飘浮在空气中，容易吸入气道。对宠物皮毛过敏的人，在吸入或皮肤接触宠物变应原后，可出现变应性鼻炎、变应性哮喘、变应性结膜炎、荨麻疹以及特应性湿疹等。衣物是宠物变应原的主要载体。变应原可被饲养者从家庭带到学校、办公室等，飘散于这些公共场所的空气中，引发对猫、狗过敏的其他人出现症状。在整个人群中都有宠物过敏的发生，但以小儿居多。所致疾病以变应性鼻炎和特应性哮喘较多，发病常较突然，且反复发作。疾病初期阶段经过控制可以完全恢复，且多数不伴感染发热，如反复持续发作则易合并感染，造成呼吸道结构的改变，引起肺气肿。

预防宠物过敏常用的方法：①防止与变应原接触。②每周给宠物洗澡可减轻其致敏性。③应用空气净化器，减少空气中的宠物皮屑。④彻底清除家庭环境中的变应原。⑤减少与宠物变应原接触。变态反应可用抗组胺药物治疗。

（郭新彪 魏红英）

**一氧化碳污染**（carbon monoxide pollution） 一氧化碳所致大气污染。含碳物质不完全燃烧产生一氧化碳（CO）。CO无色、无臭、无刺激性，吸入时不被察觉，是空气污染的常见污染物。主要危害是组织缺氧，导致急慢性中毒甚至死亡。大气对流层中的CO本底浓度为0.125～2.5mg/m³。

**来源** 包括自然因素和人为因素。森林火灾、火山爆发可引起大气CO显著增高。人类活动是CO更重要的污染来源。后者主要来自机动车发动机、炼钢炉、炼铁炉、炼焦炉、煤气发生站、采暖锅炉、民用炉灶、固体废弃物焚烧等排出的含CO的气体。机动车尾气排放已成为城市大气中CO的主要来源。运输频繁的交通枢纽地区CO大气含量可比对照高几倍。吸烟也是CO的污染来源，吸一支烟约排出100mg CO。

**危害** CO是一种无色、无臭、无味、无刺激性的有毒气体，比重为0.967。几乎不溶于水。在大气中比较稳定，不易与其他物质产生化学反应。是一种血液、神经毒物。对健康的危害通常发生在局部地区浓度增高的情况下，如特殊作业环境、因取暖不当造成的室内浓度过高等。

**毒性机制** CO容易通过肺泡、毛细血管以及胎盘屏障；被吸收入血以后，80%～90%与血红蛋白结合形成碳氧血红蛋白

（HbCO）。与血红蛋白的亲和力比氧大200～250倍，形成HbCO后其解离速度比氧合血红蛋白慢3600倍，影响血液的携氧能力。HbCO还影响氧合血红蛋白的解离而阻碍氧的释放，引起组织缺氧。暴露于高浓度的CO时，吸收入血的CO还可与肌红蛋白、细胞色素氧化酶以及P450结合。血中HbCO含量与空气中CO的浓度呈正相关，正常人的HbCO饱和度为0.4%～2.0%，贫血者略高。急性CO中毒以神经系统症状为主，其严重程度与血中HbCO的含量有关。

CO对人体的危害主要取决于空气中的浓度和接触时间。接触者血液中HbCO饱和度与空气中CO浓度成正比。空气中CO浓度和血液中HbCO的饱和度与人体反应之间存在密切的相关关系。CO引起血液缺氧主要影响呼吸及心、肺功能。心、脑是对缺氧最敏感的器官。接触者HbCO饱和度等于2%时就可引起时间辨别能力障碍和行动迟缓。大气中CO的浓度在24mg/m³时，HbCO饱和度略低于5%，可使视觉和听觉器官的细微功能发生障碍。HbCO饱和度10%以上出现中毒症状，包括眩晕、头痛、恶心、疲乏、记忆力降低等神经衰弱综合征，并有心前区紧迫感和针刺样疼痛。因为CO积累在肌肉组织，所以虽然停止吸入CO，肌无力也仍将持续数天。CO对大脑皮质和苍白球损害最严重。缺氧还会发生脑软化和坏死，视野缩小、听力丧失等。

**对心肌的损害** 正常心脏冠状动脉有一定代偿功能，HbCO饱和度5%时冠状动脉血流量代偿增加，10%时冠状动脉血流量增加25%。HbCO饱和度更大或患有冠状动脉硬化者，则丧失其代偿性，引起心脏摄氧量减少，某些细胞内氧化酶系统失去活性。

**对神经系统的影响** 血中HbCO含量轻微升高即可引起行为的改变，工作能力下降。饱和度2%时，时间辨别能力受到障碍，3%时警觉性降低，5%时光感敏锐度下降，听力警觉性和理解力都会受到抑制。吸入高浓度CO可引起脑水肿，并继发脑血液循环障碍，导致脑组织发生缺血性软化病变。CO可影响中枢神经系统内单胺类神经递质的含量及代谢，影响神经系统调节功能。HbCO含量达到25%～30%时，显示中毒症状。CO中毒对大脑皮层的伤害最为严重，常导致脑组织软化、坏死，出现视野缩小、听力丧失等。深度中毒者出现惊厥，脑部出现水肿，如抢救不及时，极易导致死亡。

**对胎儿的影响** 正常胎儿血中HbCO浓度为0.7%～2.5%，比母亲血中高10%～15%，血液中达到平衡时的CO浓度比母亲高，胎儿对CO的毒性比母亲更敏感。孕妇若发生急性CO中毒，幸存后其胎儿可以致死或出生后遗留神经功能障碍。吸烟孕妇的胎儿出生时体重轻于非吸烟孕妇，并有智力发育迟缓的现象，与CO的影响有相关关系。

**慢性毒性** 长时间接触低浓度CO，是否会造成慢性中毒尚有争论。多数学者认为，长期暴露于低浓度CO会对人群健康产生危害，特别是对神经系统和心血管系统有一定功能性的损害，与相关疾病的发病和死亡呈正相关，机制可能是CO的功能性蓄积所致。但仍有学者认为CO是非蓄积性毒物，在血液中形成的HbCO可以逐渐解离，只要浓度未超过健康影响的CO阈值，脱离暴露后CO毒作用即可清除，而且暴露于低浓度CO者，对CO可以产生某种适应性，故认为不存在慢性中毒。

**环境空气质量标准** 中国及国际制定的CO环境空气质量标准见表。

**防治措施** ①改进城市交通运输工具，改进燃烧装置和机动车发动机，控制机动车尾气的排放，积极推行机动车尾气达标上路的政策。②改革工业生产工艺，提倡区域集中性供暖，改进燃烧设备，提高燃料燃烧效率，推广使用清洁能源，降低一氧化碳的排放。③加强管理，减少工业装置泄漏和逸散等；在冬季取暖季节应加强通风换气，室内避免吸烟。④扩大绿化面积，提高大气自净能力（见大气自净作用）。

（郭新彪　魏红英）

yǒuhài qìtǐ páifàng

# 有害气体排放（emission of harmful gas）

大气中各种有害气体的含量急剧升高。随着工农业

表　大气一氧化碳环境质量标准（mg/m³）

| 国家/组织 | 标准名称 | 取值时间 | 一级标准 | 二级标准 |
|---|---|---|---|---|
| 中国 | 环境空气质量标准（GB 3095-2012） | 1小时平均 | 10 | 10 |
| | | 24小时平均 | 4 | 4 |
| 世界卫生组织 | 空气质量准则 | 1小时平均 | 30 | |
| | | 8小时平均 | 10 | |
| 美国 | 大气质量标准 | 8小时最大 | 10 | 10 |
| | | 1小时最大 | 40 | 40 |

生产、交通运输事业的发展及煤炭、石油等能源利用的不断增长，各种废气排放量明显增加。各种工农业生产、生活活动均可向大气环境中排放二氧化碳（$CO_2$）、二氧化硫（$SO_2$）、二氧化氮（$NO_2$）、氯化氢（HCl）等有害气体，对环境和人体健康造成危害。

**来源** 自然原因和人类活动，煤炭和石油燃烧排放的有害气体尤为严重。

**工业企业** 工农业生产是有害气体的主要来源。来自燃料燃烧和自生产过程排放。中国的主要工业燃料是煤和石油，排放有害气体最严重的企业主要有电力、冶金、化工、造纸和建材等行业。燃料燃烧时产生的有害气体主要有 $CO_2$、$SO_2$、$NO_2$ 等；燃料燃烧不充分可产生一氧化碳（CO）、硫氧化物（$SO_x$）、醛类和多环芳烃（PAH）等。从原材料到产品，工业生产的各个环节都可能有污染物排出。污染物的种类与原料种类和生产工艺有关。燃煤排放出的主要有害物质见表。

**交通运输** 主要指飞机、机动车、火车、轮船和摩托车等交通运输工具排放的污染物。其主要燃料是汽油、柴油等石油制品，燃烧后可产生大量氮氧化物（$NO_x$）、CO、醛类和 PAH 等。随着机动车数量的增加，机动车尾气排放的有害气体越来越多。在中国的主要大城市中，已有约80%大气污染来源于机动车尾气，有害气体来源于机动车尾气的比例也相应增加（见机动车尾气污染）。

**生活炉灶和采暖锅炉** 生活炉灶采暖锅炉主要使用煤，其次是液化石油气、煤气和天然气。由于燃点分散、燃烧设备效率低、燃烧不完全、烟囱高度低或无烟囱，大量燃烧产物低空排放，尤其在采暖季节，用煤量增加，造成大量有害气体排放，污染居住区环境。

**垃圾焚烧** 城市生活垃圾的主要处理方法有填埋、堆肥和焚烧。垃圾成分复杂，其焚烧过程中会形成酸性气体，主要有氯化氢气体（HCl）、$SO_x$、$NO_x$。HCl源于垃圾中含氯有机物（如聚氯乙烯等）燃烧。$SO_x$垃圾中含硫化合物焚烧，大部分为 $SO_2$。$NO_x$ 主要是垃圾焚烧时高温氧化所致。

**其他** 一些自然事件如火山爆发、森林火灾等可瞬时产生大量有害气体。一些毒性气体泄漏事故、火灾、化学战争等也可造成有害气体的大量排放。

**分类** ①含硫化合物：主要有 $SO_2$、三氧化硫（$SO_3$）和硫化氢气体（$H_2S$），其中 $SO_2$ 数量最大。②含氮化合物：主要有一氧化氮（NO）、$NO_2$ 和氨气（$NH_3$）。③碳氧化合物：主要是 CO 和 $CO_2$。④碳氢化合物：包括烃类、醇类、酮类、酯类以及酰胺类。⑤卤素化合物：主要是含氯和含氟化合物，如 HCl、HF 和 $SiF_4$ 等。

**危害** 较大的有害气体主要有 $SO_2$、$NO_x$、CO、PAH 和光化学烟雾。①$SO_2$急性中毒：呼吸道损伤导致窒息死亡；人们长期吸入引发慢性阻塞性肺疾病；二氧化硫与颗粒物有协同作用，$SO_2$ 有促癌作用，可增强 BaP 的致癌作用（见二氧化硫污染）。②$NO_x$：可侵入呼吸道深部细支气管和肺部，对肺组织产生强烈的刺激和腐蚀作用，引起肺水肿；入血后与血红蛋白结合可引起组织缺氧（见氮氧化物污染）。③CO：吸收入血后与血红蛋白结合形成碳氧血红蛋白（HbCO），使血液携带氧的能力降低，引起机体缺氧，产生头痛、耳鸣和呕吐等症状；急性 CO 中毒以神经系统毒性为主，长期接触低浓度的 CO 可对心血管系统、神经系统、血液系统等产生不良影响（见一氧化碳污染）。④光化学烟雾：包括臭氧、醛类、过氧酰基硝酸酯（PAN）等二次污染物，具有强氧化性，可以引起眼睛和黏膜受刺激、头痛、呼吸障碍、慢性呼吸道疾病恶化、儿童肺功能异常等（见二次污染）。

**全球大气污染问题** 有害气体的大量排放，不仅造成大气局部地区的污染，而且影响到全球性的气候变化以及大气成分的组成，即出现所谓的全球环境问题。全球性大气污染问题主要表现在温室效应、臭氧层耗竭（见臭氧层破坏）和酸雨三个方面。

**排放标准** 根据对人体的危害程度，并考虑到中国现实情况，国家制订了《中华人民共和国大气污染物综合排放标准》（GB 16297），对有害物质的排放标准做了规定。针对不同的排放来源国家还制定有具体的标准，如《恶臭污染物排放标准》《锅炉大气污染物排放标准》《工业炉窑大气污染物排放标准》《炼焦炉大气污染物排放标准》《火电厂大气污染物排放标准》等。

**治理** 减少有害气体的危害

表　燃烧一吨煤排出的有害气体的重量（kg）

| 有害气体 | 电厂锅炉 | 工业锅炉 | 采暖锅炉 |
|---|---|---|---|
| $SO_2$ | 60 | 60 | 60 |
| CO | 0.23 | 1.4 | 22.7 |
| $NO_2$ | 9.1 | 9.1 | 3.6 |
| 碳氢化合物（HCs） | 0.1 | 0.5 | 5 |

主要从减少有害气体排放和做好大气卫生防护两方面进行。减少排放主要是对其排放来源进行处理，在污染物产生的各个阶段针对有关工艺、过程、部件、设置等采取措施控制污染物的排放总量，包括排放后的净化处理以及回收处理，减少有害气体对人体健康的影响。具体措施：①改善能源结构，大力降低能耗。②控制机动车尾气污染。③改革生产工艺，对废气进行治理。④合理安排工业布局和城市功能分区。⑤统筹规划，集中多样化解决城市供热。⑥加强城市绿化。

（郭新彪　魏红英）

jīdòngchē wěiqì wūrǎn

## 机动车尾气污染（vehicle exhaust pollution）

机动车排放的废气所致环境污染。主要污染物为碳氢化合物（HCs）、氮氧化物（$NO_x$）、一氧化碳（CO）、二氧化硫（$SO_2$）、含铅化合物、苯并[a]芘、固体颗粒物及其形成的光化学烟雾等。

**现状**　2015 年底，中国机动车拥有量达 2.79 亿辆，小型载客机动车达 1.36 亿辆，到 2030 年中国的机动车拥有量将赶上美国。中国机动车的排污水平是日本的 10～20 倍，美国的 1～8 倍。中国达到国Ⅲ及以上排放标准的机动车占机动车总保有量的25.4%，国Ⅱ机动车占 31.8%，国Ⅰ机动车占 25.7%，其余17.1% 的机动车还达不到国Ⅰ排放标准。机动车量迅速增加，又缺乏净化排放污染的有效措施，危害日益严重。

2010 年中国国家环保部公布，113 个环保重点城市中 1/3 空气质量不达标，大中城市空气污染已经呈现出煤烟型和机动车尾气复合型污染的特点。中国一些地区

酸雨、灰霾和光化学烟雾等区域性大气污染问题频繁发生，部分地区甚至出现每年 200 多天的灰霾天气，与机动车排放的 $NO_x$、细颗粒物（$PM_{2.5}$）等污染物直接相关。主要大城市约 80% 大气污染源于机动车尾气。2009 年，中国机动车排放污染物 5143.3 万吨，其中 CO 4018.8 万吨，HCs482.2 万吨，$NO_x$ 583.3 万吨，颗粒物 59.0 万吨。

生活水平的提高使人们的出行距离和出行时间变长，刺激机动车化出行方式增长。据预测，到 2020 年，中国城市人口的年出行量将达到 9517 亿人次，其中2557 亿人次通过公共交通和机动车完成，1998～2020 年的年平均增长率为 9%。

机动车的浓度分担率高于排放分担率，机动车是近地面排放，在街道环境中不易扩散，易造成道路沿线的污染，直接形成较高污染物浓度的大气污染。机动车尾气污染排放的人体吸入比例比工业污染高。

**主要污染物**　机动车废气中有 150～200 种不同的化合物，其主要有害成分包括：未燃烧或燃烧不充分的 HCs、$NO_x$、CO、二氧化碳（$CO_2$）、$SO_2$、硫化氢（$H_2S$）及微量的醛、酚、过氧化物、有机酸和含铅、磷汽油所形成的铅、磷污染和颗粒物等，主要是 CO、HCs 和 $NO_x$，大气分担

率分别达到 71.8%，72.9% 和33.8%，固体颗粒物贡献率也接近大气总量的 10%。对人体危害最大的有 CO、HCs、$NO_x$、含铅化合物以及颗粒物。HCs 和 $NO_x$在强烈阳光照射下可产生光化学烟雾，严重影响大气质量和人体健康。有些物质含量很低，但毒性很大，如醛类（甲醛、乙醛等）、苯类和多环芳烃（PAH）等。不同类型燃油机动车尾气中主要污染物含量见表。

**危害**　机动车所产生的大气污染物最高浓度靠近人体呼吸带。长期呼吸这种被污染的空气，会对人体健康造成严重危害。

**一氧化碳**　CO 是烃类燃料燃烧的中间产物，在局部缺氧或低温条件下烃不能完全燃烧而产生，混在内燃机废气中排出。CO 由呼吸道进入人体后，易与血红蛋白亲和形成碳氧血红蛋白，削弱血红蛋白向人体组织输送氧的能力，导致心血管和中枢神经系统损害，严重者甚至引起死亡。孕妇急性CO 中毒可致胎儿死亡或出生后神经功能障碍（见一氧化碳污染）。

**碳氢化合物**　HCs 成分复杂，含有多种烃类。机动车尾气中的HCs，约 60% 来自内燃机废气排放，20%～25% 来自曲轴箱泄漏，其余 15%～20% 来自燃料系统蒸发。尾气中 HCs 种类达 200 多种，包含饱和烃、不饱和烃及大部分含氢化合物，以及 3,4-苯并[a]

表　机动车尾气污染物含量

| 污染物 | 汽油为燃料的机动车（g/L） | 柴油为燃料的机动车（g/L） |
|---|---|---|
| CO | 169.00 | 27.00 |
| HCs | 33.30 | 4.44 |
| $NO_x$ | 21.10 | 44.40 |
| $SO_2$ | 0.295 | 3.24 |
| 含铅化合物 | 1.56 | 1.56 |

低灰分燃料，逐步以无烟煤取代产烟燃料，以气态燃料取代固态燃料，减少燃煤和二氧化硫的排放；改造锅炉，提高燃烧效率，减少燃烧不完全产物的排出量；因地制宜地开发水电、地热、风能、海洋能、核电站以及太阳能等新能源。

**控制机动车尾气污染** 在建立、健全机动车污染防治的法规体系以及配套管理措施的基础上，采取措施在机动车的生产和使用中节能降耗、减少污染物排放；可以采取机内净化、机外净化以及燃料的改进与替代等措施。机内净化是指在机动车的设计和生产过程中，通过改进发动机结构和燃烧方式，使新车的污染物排放达到国家的要求。机外净化一般是通过安装尾气催化净化装置，使机动车尾气达标排放。车用燃料燃烧是产生污染物的主要根源。因此，燃料的改进与替代是减少机动车的尾气对大气污染的重要措施。

**改革生产工艺，对废气进行治理** 通过改革生产工艺，以无毒或低毒的原料代替毒性大的原料，减少污染物的排出。生产过程中加强管理，消灭跑、冒、滴、漏和无组织排放，严防事故性排放；适当增加烟囱高度，利于废气的稀释和扩散；采用消烟除尘、废气净化措施，减少废气的排放。①颗粒物治理技术：通过除尘器从废气中将颗粒物分离，捕集和回收。②气态污染物治理技术：采用吸收、吸附、催化、冷凝和燃烧等处理方法。控制工艺过程中的二氧化硫排放，防治酸雨和二氧化硫的污染，如改进或淘汰各类二氧化硫污染严重的生产工艺和设备、燃料脱硫、在生产工艺过程中加强硫的回收并使之资源化等。

**净化措施** 积极坚持净化设备与生产建设同时设计、同时施工、同时使用的"三同时"方针，减少污染物的排放。大气颗粒物的控制与电除尘器、袋式除尘器等的普及应用关系很大，从1995~2008年，中国火电装机容量增加了4倍多，但火电厂的粉尘排放量仍然能够控制在400万吨/年以下，是电除尘器在火电厂的污染治理中发挥的重要作用。不同性质的有害气体的控制技术各异，发展综合净化处理措施有利于大气污染的综合治理，如发展除尘脱硫一体化技术可以在除尘的同时进行脱硫，在烟气排放达标的前提下，实现二氧化硫污染物总量的控制。

（郭新彪　魏红英）

dàqì wèishēng guǎnlǐ

# 大气卫生管理（atmospheric health management）

为防止大气污染物对人体或环境造成危害，相关行政部门依据大气污染监测数据及相关法律、法规，对影响大气污染的各种因素进行监督和管理。

大气污染的危害性引起了人类社会的广泛关注，各国政府加强了对大气污染的监控力度，并适时出台了各项大气污染防治法案，如：欧盟国家制订的《欧洲空气质量标准》、美国的《清洁大气法》、日本的《大气污染防治法》等。经过几十年发展，世界各国在大气卫生管理工作上取得了长足的进步，各项建设性的策略陆续提出，例如，签订国际公约协议限制污染物排放量，实施大气污染的综合防治和控制；减排同时，提倡节能，增加可再生能源资源的利用，提倡环保"绿色"概念；提出"排污权交易"概念，以协调经济发展和环境保护之间的冲突，促进环保和经济的双赢；提出大气污染物总量控制制度和排污许可证概念，为发展中国家经济发展和大气污染控制提供新的思路。

**发展历程** 自20世纪30年代以来，工业发达国家相继出现了大气污染相关的公害事件，如比利时的马斯河谷烟雾事件（1930年）、美国宾夕法尼亚州的多诺拉烟雾事件（1948年）、英国的伦敦烟雾事件（1952年）。这些公害事件引起广泛关注，许多国家不得不采取措施治理大气污染。1956年，英国颁布了《清洁大气法》，做出了污染企业远离居民区、加高烟囱使污染物扩散到远离居民密集区的地方等规定。其他工业化国家也制定了一些相关法规。这一时期的污染属于煤烟型污染，人们开发了大量消烟除尘技术和脱硫技术，试图治理工业排放引起的大气污染问题，但仍局限于控制污染物排放浓度的被动末端治理。

20世纪50年代，随着发达国家机动车拥有量的迅速增加，氮氧化物和碳氢化合物排放量日趋增长，空气中氮氧化物、有机污染物浓度随之增长。在美国洛杉矶发生了多起由空气中的氮氧化物、有机污染物导致的光化学烟雾事件，标志着发达国家的城市进入了机动车尾气污染（或石油型污染）时代，相关研究得以开展，机动车尾气治理技术和低氮燃烧技术得到开发，但氮氧化物和碳氢化合物的排放引起的石油型污染始终未能得到有效遏制。

20世纪60年代，随着世界各国燃煤数量日益猛增，大气中$SO_2$以及氮氧化物浓度升高，挪威、瑞典等北欧国家先后出现了

pH<5.65 的酸性降水（酸雨），并由北欧扩展到中欧和东欧，直至覆盖整个欧洲。到了 20 世纪 80 年代初，整个欧洲的降水 pH 4.0~5.0，雨水中的硫酸盐含量明显升高。1975 年赫尔辛基的全欧安全保障会议，提出了东西欧协作环境问题提案，大量的酸雨对策公约应运而生。分别于 1979、1985、1994 和 1999 年签署了一系列控制跨国污染物传输的协议，遏制了欧洲酸雨的进一步加重。

发展中国家因经济、技术等原因，大气污染防治工作进行相对缓慢，能耗高、利用率低、低空排放等污染情况普遍存在。1980 年后，在国际环保组织的推动下，发展中国家根据本国国情纷纷制订了相应的环境保护法案，如南非的《国家环境保护法》、中国的《大气污染防治法》等。经过历年发展，取得了一定的成果。在中国，环境法真正得以发展是在 1973 年以后，此时比较完整的工业体系已经建立，环境污染也日趋严重，通过国际上重大大气污染事件，初步认识到大气污染的危害性，特别是联合国 1972 年召开的第一次人类环境会议上，对中国的环境保护工作起了警示和促进作用。1973 年中国召开了第一次全国环境保护会议，把环境保护提上了国家管理的议事日程。此后又颁布了一系列“三废”以及其他污染物的排放标准。1978 年修订的《宪法》首次将环境保护写入了国家根本大法，为中国的环境保护立法提供了宪法基础。1979 年《中华人民共和国环境保护法（试行）》的颁布，标志着中国的环境保护工作进入了法制阶段，也标志着中国的环境法体系开始建立。进入 20 世纪

80 年代以后，中国的法制建设发展较快，环境保护也经历了第一次立法高潮，几个重要的污染防治法律法规先后颁布实施，中国的污染防治法逐步从零星分散走向有序和体系化。

**方式及内容**　各国大气卫生管理机构虽名称各异，但大气卫生管理方式大体一致。

大气卫生监测：通过各种仪器对污染物进行采集、分析，描述污染源特点，描绘污染变化趋势，为实现监督管理、控制污染提供技术依据。按其监测目的可分为监视性监测、特定目的监测和研究性监测。通过各种仪器对居民居住区内土壤、水体、大气等进行监测，并将结果及时反馈到相关行政部门，为大气监督提供技术支撑。内容包括：①环境卫生监测，随时监控居住区内或附近的水体、土壤以及其他各类污染源的卫生状况，发现危害人体健康的有毒、有害气体时，通过应急机制及时向卫生行政部门反馈。②健康监测，对社区居民的健康状况定期统计分析，建立健康档案，密切关注空气污染源附近居民的健康状况，保护高危人群。

大气卫生监督：国家行政部门，依据国家卫生法律、法规，为维护大气质量、控制污染源、保护人民群众健康和权益的行政执法行为（见大气卫生监督）。

（周敦金　石　斌）

dàqì wèishēng jiāndū

# 大气卫生监督（atmospheric hygiene surveillance）

环境保护行政主管部门依据国家法律、法规，维护大气质量，保护公众健康及相关权益，对特定的公民、法人和其他组织所采取的能直接产生法律效果的行政执法行为。根据

《中华人民共和国大气污染防治法》规定，中国大气污染监管部门是以“县级以上人民政府环境保护行政主管部门”为主体，“各级公安、交通、铁道、渔业管理部门”为辅助的一个综合执法体系，其监督执法依据主要包括：《中华人民共和国大气污染防治法》、《大气污染物综合排放标准》（GB 16297-1996）、《大气中有害物质的最高容许浓度》和《轻型汽车污染物排放限值及测量方法（I）》（GB 18352.1-2001）等相关法规、标准。执法手段包括：现场勘察、资料查阅、图纸审议、许可证管理、工程验收等。处罚手段包括训诫、罚款、吊销许可证等。

**发展历程**　中国最早意义上的大气卫生监督始于 1953 年，此时的科研工作者逐步开展了对居民区、厂矿为主的大气污染物研究，期间的研究成果对大气卫生监督的形成起到了推动作用。

1956 年，中国国家城建部、卫生部共同批准发布了《工业企业设计暂行卫生标准》（标准 101-56），是中国第一部涉及大气环境质量的国家标准，规定了居住区大气中有害物质最高容许浓度 19 项。经试用、修改后，1979 年修改为《工业企业设计卫生标准》（TJ 36-79），增加了居民区大气中一氧化碳、二氧化硫、氧化氮、飘尘、降尘等有害物质的最高容许浓度。

1973 年颁发的《工业“三废”排放试行标准》（GBJ 4-73），暂定了 13 类有害物质的排放标准，将大气污染物排放首次纳入国家标准范畴。

1982 年，国务院环境保护领导小组发布《大气环境质量标准》，根据各地区地理、气候、生

态、政治、经济和大气污染程度级进行分区管理,对总悬浮颗粒物、飘尘、SO₂、NOₓ、CO、光化学氧化剂制订了浓度限值,且每个污染物的标准均分为三级。1996年,国家对《大气环境质量标准》进行了修订。修订以后的标准改称《环境空气质量标准》(GB 3095-96)。在原有6种污染物限值的基础上,增加了NO₂、铅、苯并[a]芘、氟化物的浓度限值,并将飘尘改为可吸入颗粒物,光化学氧化剂改为O₃。

1996年以后,中国大气环境保护力度逐步加大,陆续出台了《大气污染物综合排放标准》(GB 16297-1996)、《炼焦炉大气污染物排放标准》(GB 16171-1996)、《锅炉大气污染物排放标准》(GB 13271-2001)、《水泥工业大气污染物排放标准》(GB 4915-2004)、《汽油运输大气污染物排放标准》(GB 20951-2007)等大气法规标准,特别是2000年《大气污染防治法》的颁布实施,标志着中国污染防治机制和环境管理方式的重大变革:大气污染防治从单项污染物的点源控制转变为区域综合防治;从重浓度控制转变为浓度控制与总量控制相结合;从以污染物的末端治理为重点转变为预防为主、全过程防治、推行清洁生产的新型治理模式,体现了中国环境污染防治策略发生了根本性变化,既有利于改善环境质量,又有利于经济和社会的可持续发展。

**分类** 包括预防性大气卫生监督和经常性大气卫生监督。

**预防性大气卫生监督** 主要是执行"三同时"的监督审查,体现了"预防为主"的方针,以确保项目投产后符合大气卫生要求,保障周围群众的安全与健康。

依据《中华人民共和国大气污染防治法》,"新建、扩建、改建向大气排放污染物的项目,必须遵守国家有关建设项目环境保护管理的规定""建设项目的环境影响报告书,必须对建设项目可能产生的大气污染和对生态环境的影响做出评价,规定防治措施,并按照规定的程序报环境保护行政主管部门审查批准""建设项目投入生产或者使用之前,其大气污染防治设施必须经过环境保护行政主管部门验收,达不到国家有关建设项目环境保护管理规定要求的建设项目,不得投入生产或者使用"。环境保护行政主管部门依据法规对城乡规划、工矿企业、住宅建筑和公共建筑等新建、改建、扩建的建设项目的设计方案(包括任务书和图纸资料)进行卫生学审核,做出卫生学评价,竣工后进行验收,发现卫生问题及时研究解决。通过设计卫生审查,督促各有关单位在规划、选址、设计、施工时切实贯彻国家的有关卫生标准、条例和法规,防止工程建成后污染环境,影响居民健康;保证各项工程建设符合卫生学要求。

**经常性大气卫生监督** 主要以日常监督为主,体现的是常规化管理,以确保潜在大气污染事件能够早发现,早消除。"环境保护行政主管部门和其他监督管理部门有权对管辖范围内的排污单位进行现场检查,"通过检查发现各项大气污染隐患,及时监督治理,保障人群健康。通过定期监督、不定期监督、专题或专项卫生审查等手段,对面源、点源和线源的大气污染源进行大气质量监督,了解居民的反映,监测污染源周边水体、土壤等相关污染状况,积累各种有关资料,进行

动态观察。对主要大气污染源,建立重点档案,并制定出发生紧急事故的处理措施。对社区居民的健康状况定期统计分析,建立健康档案,内容包括社区人口统计资料、个人健康记录、出生登记、死亡登记,传染病、慢性病的发病率和患病率及大气污染记录等。密切关注空气污染源附近居民的健康状况,保护高危人群。

(周敦金 石 斌)

shuǐtǐ wèishēng

**水体卫生**(water body sanitation) 应用环境卫生学的理论和技术,研究水体所存在的卫生问题与人体健康的关系。是环境卫生学学科的重要组成部分。

水体卫生涉及的内容主要包括下列方面。①水资源的种类及其卫生学特征:主要有地球上天然水资源的分类(降水、地表水、地下水),各类水资源的主要卫生学特征。②水质的性状和评价指标:主要有水质物理性状、化学性状和微生物学性状及评价指标。③水体的污染源和污染物:主要有水体污染的三大主要来源(工业、生活、农业污染源),水体污染物的种类(物理性、化学性和生物性污染物),污染物进入水体的方式(点污染和面污染)。④水体的污染和自净:主要有各种水体(河流、湖泊和水库、地下水、海洋)污染的特点,水体自净的基本特征、机制和影响因素。⑤水体污染物的转归:主要有水体污染物的迁移和转化,水生食物链、生物富集作用、生物放大作用的概念和意义。⑥水体污染的危害:主要包括水体生物性(病原体、藻类毒素)、化学性(酚、多氯联苯、邻苯二甲酸酯类)和物理性(放射性)污染对健康造成的直接和间接危害。

⑦水环境标准：主要包括中国水环境标准体系及制定的法律依据，水环境质量标准和水污染物排放标准，地表水环境质量标准的制定原则、主要指标、制订依据和主要研究方法。⑧水体卫生防护：主要包括水体卫生防护的意义，工业废水处理、废水深度处理、生活污水的利用和处理（见中水回用）、医疗机构污水处理。⑨水体污染的卫生调查：主要包括水体污染源调查，水体污染状况调查，水体污染对居民健康影响的调查。⑩水体污染的监测和监督：主要包括各种水体（江河、湖泊和水库、海域、地下水）的监测方法和内容，水体的卫生监督和管理（卫生部门协同环境保护部门实施卫生监督和管理）。

(鲁文清)

shuǐzīyuán

**水资源**（water resource） 以固态、液态和气态的形式存在于地球表面和地球岩石圈、大气圈、生物圈中的水的总体。此为广义的水资源的定义。狭义的水资源是指人类可利用的水资源，通常指比较容易开发利用、可逐年恢复和更新，并与人类生活生产关系最为密切的湖泊、河流和浅层地下淡水资源。水是构成自然环境的基本要素，是人类维持生命的必要条件，是地球上不可替代的自然资源。

地球上的水覆盖地球表面71%以上面积，总储量约13.8亿立方千米，其中，海洋水储量占97.41%，淡水储量仅占2.53%。地球上的水并不都能为人类利用，人类可利用的淡水资源仅占到地球水总储量的约0.3%。受开发困难或技术经济限制，深层地下淡水、冰雪固态淡水、盐湖水、净化代价过高的海水等还很少被作

为水资源直接利用。

**种类** 地球上的天然水资源分为降水、地表水和地下水三类。

**降水** 云中落到地面的液态水或固态水，如雨、雪、雹，由大气中水蒸气遇冷凝结而成。降水含矿物质、杂质和细菌均较少，质量较好，但水量无保证。在降水过程中，大气中的一些物质可进入雨水中，各地区的环境条件和大气中的化学成分不同，降水的化学组成也有差别。内陆地区雨雪中钙离子、重碳酸盐和硫酸盐较高，沿海地区氯化物较高。空气清洁的山区，每毫升雨雪水中只有几个细菌，而在城市，每毫升雨雪水中的细菌数可达数百至上千个。大气污染时，灰尘、煤烟、有害金属、有害气体、放射性物质等可溶解或悬浮于雨雪水中，使水质变坏，大气中的酸性污染物（主要为二氧化硫和氮氧化物）遇水可形成酸雨。在中国一些干旱地区和沿海岛屿，居民常收集降水以供生活饮用。降水是地表水和地下水的最终补给来源。

**地表水** 降水在地表径流和汇集后形成的水体，除降水为主要补给源外，地表水与地下水也有相互补给关系。地表水的水量和水质受流经地区地质状况、气候、人为活动等因素的影响较大。可以作为水源的地表水主要有江河水、湖泊水、水库水、海水。

**地下水** 降水经土壤地层渗透或地表水通过河床或湖床渗入到地下，聚集在地壳岩石裂缝或土壤空隙中而成。地下水分布广泛、水量稳定、很少受到气候影响、水质良好，是农业灌溉、工矿企业以及城市生活用水的重要水源，尤其是在干旱、半干旱地区，常为当地主要水源。分为浅

层地下水、深层地下水和泉水。中国一些淡水短缺和紧张的地区，由于过度开采和不合理利用，地下水使用超出天然补给而造成水位下降，形成地下水下降漏斗，在地下水用量集中的城市地区，还会引起地面发生沉降，有的地方甚至因地下水抽取速度大于恢复再生速度，致使无水可取。地下水更新周期长（30~50年），一旦受到污染，水质也不易恢复。

**中国水资源概况** 总量不算少，淡水资源总量为2800立方千米，占全球水资源的6%，仅次于巴西、俄罗斯和加拿大，居世界第四位。中国的人均水资源量为2300立方米，仅为世界平均水平的1/4，是全球人均水资源最贫乏的国家之一。在中国600多座城市中，有400多座存在供水不足的问题，比较严重的缺水城市达104座。中国水资源的特点是：地区分布不均，水土资源组合不平衡；年内分配集中，年际变化大；连丰连枯年份比较突出；河流的泥沙淤积严重。这造成中国容易发生水旱灾害，水供需矛盾整治任务十分艰巨。

中国水资源存在的主要问题：①北方资源性缺水。中国水资源的分布南多北少，长江流域及其以南地区人口占全国人口的54%，水资源约占全国水资源总量的80%，长江以北地区人口占全国人口的46%，水资源占有量仅为全国的19%，南北差异非常明显。②全国水质性缺水。城市污水和废水大量排放污染水体，使水质恶化，影响水资源的有效性，有水不能用。水质性缺水常发生在丰水区，尤其是南方城市。③中西部工程性缺水。中国的水资源时间和空间分配的不均匀性，使中西部地区需要依靠水库调节，

水库工程滞后可造成用水地区的工程性缺水。④年内年际分配不均，旱涝灾害频繁。受大陆季风气候的影响，中国水资源季节分布极不均匀，年际变化存在明显的连续丰水年和连续枯水年，年内分布则是夏秋季水多、冬季水少。大部分地区年内连续 4 个月降水量可达全年的 70% 以上，短期内径流过于集中，易于引发洪水灾害。水资源时间分布不均匀严重影响有限水资源的合理利用。

（鲁文清）

shuǐshēngtài xìtǒng

## 水生态系统（aquatic ecosystem）

以水为基质的生态系统。该系统中绝大多数生物终生不离开水。

**分类** 包括淡水生态系统和海洋生态系统。

**淡水生态系统** 由淡水中不同生物群落及其生存的淡水环境所构成的自然系统。分为流水生态系统和静水生态系统，前者包括江河、溪流和水渠等，后者包括淡水湖泊、池塘和水库等。淡水生态系统中动植物种类较多，结构稳定，一旦破坏则难以恢复。淡水生态系统是重要的环境因素，有调节气候、净化污染及保护生物多样性等功能。

**海洋生态系统** 由海洋中不同生物群落和海洋环境所构成的自然系统。包括沿海及内湾生态系统、藻场生态系统、珊瑚和红树林生态系统、外海生态系统、上升流生态系统、深海生态系统。前三者统称为沿海生态系统，后三者为大洋生态系统。广义而言，全球海洋是一个大的生态系统，其中包含许多不同等级的次级生态系统。每一级水域生态系统都各占有一定的空间，包含有相互作用的生物和非生物组分，通过

物质循环和能量流、信息流的作用，构成具有一定结构与功能的统一体。

**组成** 由五部分组成。①生产者：有绿色素、能进行光合作用的水生植物，包括浮游植物、底栖藻类和水生种子植物，以及能进行光合作用的细菌。②消费者：以其他生物或有机碎屑为食的水生动物，分为初级消费者和次级消费者。初级消费者主要指以浮游植物为食的小型浮游动物及少数以底栖藻类为食的动物，与生产者共同杂居在水体上层；次级消费者指水生肉食性动物，包含较多的营养级次。较低级次者多为大型浮游生物，其中许多种类有昼夜垂直移动性，分布不限于水体上层；较高级次者（如鱼类）具有很强游泳能力，分布于水域各个层次。此外还包括一些杂食性浮游动物（兼食浮游植物和小型浮游动物），它们对初级生产者和初级消费者的数量变动有某种调节作用。③分解者：主要指细菌和真菌等微生物，它们将已死生物的各种复杂物质分解为可供生产者和消费者吸收利用的有机物和无机物，本身也是许多动物的直接食物。④有机碎屑：来源于未被完全摄食或消化的食物残余、浮游植物在光合作用的过程中所产生的一部分低分子有机物以及从陆地随雨水输入的颗粒性有机物，也是水生生物的重要营养来源。⑤非生物成分：包括生物生活的介质（水体和水底），水文物理状况如水温、水深、水流、盐度、光照等，参加物质循环的无机物质如碳、氮、硫、磷、二氧化碳等，以及联系生物和非生物的有机化合物如蛋白质、碳水化合物、脂类、腐殖质等。

（鲁文清）

dìbiǎoshuǐ

## 地表水（surface water）

地壳表面、暴露于大气的水。又称陆地水。包括河流、冰川、湖泊、沼泽四种水体。地表水由经年累月自然降水累积而成。降水量大进入江河水量最大时段，称丰水期。一年中水量最小、水位最低时段称枯水期。地表水与地下水有相互补给关系。

**分类** 根据水源特征，地表水可分为封闭型和开放型。封闭型水体四周封闭，水流极为缓慢，水体自净能力较弱，如湖水、水库水等；开放型水体四周未完全封闭，依靠水位的落差，水自高处向低处流动，水流较快，水体自净能力相对较强，如江水、河水等。可以作为水源的地表水主要有：①江河水，主要来源于降水，水质较软，流量大，稀释能力强，含溶解氧高，自然净化能力较强，且取用方便，是人类生活用水的重要来源之一，也是水资源的主要组成部分。②湖泊水、水库水，主要来源于江河水、融化的冰雪水、降水或地下水补给，水质较软，流速较慢，悬浮物易沉淀，浑浊度和细菌数较江河水低。但湖泊和水库相对封闭，水体更新期长，自净能力较弱，易滋生水生生物，容易发生水体富营养化。③海水，是地球上最大的水源，但含盐量高，味苦咸，不能作饮水水源。有些地区地处沙漠，十分缺水，也有靠海水淡化做水源的。海水淡化经济代价高，技术上也较困难。

**中国地表水概况** 中国的河流总长度约为 42 万千米，径流总量达 27 115 亿立方米，占全世界径流量的 5.8%。一部分注入海洋，另一部分流入不与海洋沟通的内流流域和封闭的湖沼，或消失于沙

漠。地区分布很不均匀，径流总量的 96% 集中在外流流域。中国的冰川总面积约为 5.65 万平方千米，总储水量约 29 640 亿立方米，年融水量达 504.6 亿立方米。冰川多分布于江河源头，冰川融水是中国河流水量的重要补给来源。中国的湖泊总面积约为 8 万平方千米，其中淡水湖泊的面积为 3.6 万平方千米，占湖泊总面积的 45% 左右。湖泊分布很不均匀，多集中于青藏高原和长江中下游平原地区。中国的沼泽分布很广，三江平原和若尔盖高原是中国沼泽最集中的两个区域。

**地表水污染** 人类活动排放的污染物大量进入地表水水体，使地表水的理化特性和水环境中的生物特性、组成等发生改变，影响使用价值，造成水质恶化，乃至危害人体健康或破坏生态环境的现象（见水体污染）。

来源 主要有工业废水、生活污水、农业污水、医院污水以及其他污水（废物堆放、掩埋和倾倒、垃圾处理等形成的污水、船舶污水等）。

地表水污染物 进入地表水水体的污染物种类繁多，一般分为物理性、化学性、生物性三类。

物理性污染物：引起水体感官性状改变、热污染和放射性污染的污染物。①热污染：主要来源于火力发电厂、核电站、冶金、石油、化工等工业的冷却水。②放射性污染物：主要来源于核试验沉降物、核工业"三废"、核研究和核医疗等单位排放的废水，水体中常见的人工放射性核素有 $^{131}I$、$^{137}Cs$、$^{90}Sr$。③引起水体感官性状改变的污染物：主要来源于食品、印染、造纸、制革等工业废水，以及生活污水和农田排水。水感官性状发生变化不仅降低水

的使用价值，影响水体的生态环境，使人产生厌恶感，还提示水体可能存在对人体有害的化学物质和致病菌。

化学性污染物：种类繁多，可分为有机性和无机性两种。①有机性污染物：主要来源于化工、石化、造纸、食品和纺织等工业部门排放的高浓度有机废水以及大量未经处理的城市生活污水，雨水还可将大气以及地面垃圾中的有机物经地表径流带入水体。地表水中较为重要的有机污染物主要有酚类化合物、卤烃类化合物以及多环芳烃类。②无机性污染物：主要来源于工矿企业的废水和生活污水，微量金属还可来源于岩石的化学风化和土壤的沥滤。水体中无机污染物的种类很多，危害较大的主要有汞、砷、镉、铬、氰化物等。

生物性污染物：地表水中的生物性污染物主要有病原微生物和藻类。①病原微生物：主要来源于生活污水、医院污水、畜牧和屠宰场的废水、地表径流等。病原微生物污染地表水可引起接触人群介水传染病的发生和流行。②藻类：化肥、化工、食品等工业废水，以及生活污水排放的磷、氮物质引起水体富营养化可导致藻类的污染，水体中藻类及其毒素不仅会危害水的生态环境，某些藻毒素还可引起人畜中毒，甚至死亡。

根据 2014 年中国环境状况公报，中国的地表水污染依然较重。七大水系总体为轻度污染，其中珠江、长江水质良好，松花江、淮河为轻度污染，黄河、辽河为中度污染，海河为重度污染。湖泊（水库）富营养化问题突出，61 个监测湖泊（水库）中，贫营养 10 个，中营养 36 个，轻度富

营养 13 个，中度富营养 2 个。为防治地表水污染，保障人体健康，中国制定了《地表水环境质量标准》（GB 3838-2002）。

（鲁文清）

dìxiàshuǐ

**地下水**（ground water） 降水和地表水经土壤地层渗透到地面以下的水。地层由砂、岩石、黏土等组成，按透水性能不同分为透水层与不透水层。透水层由颗粒较大的砂、砾石组成，能渗水并能存水，又名含水层。不透水层由颗粒细密的黏土及岩石等组成，不能渗水。

分类 根据所处的地层分为浅层地下水、深层地下水和泉水。

浅层地下水 位于地表下第一个不透水层之上，深度多在离地表几米和几十米之间，水量直接由地表水补给，受降水量和蒸发量影响较大。水质与土壤的卫生状况和土壤性质密切相关。水质物理性状较好，细菌数较地表水少，但在流经地层和渗透过程中，可溶解土壤中各种矿物盐类使水质硬度增加，水中溶解氧被土壤中的生物化学过程消耗，故水中氧含量较低。水井是浅层地下水被利用的主要方式，是中国农村最常用的水源。

深层地下水 位于第一个不透水层以下，水量由降水和地表水补给。深层地下水距地表较深，上面有不透水层覆盖，不易受到来自地表的污染，水质透明无色，水温恒定，细菌数很少，但矿化度高，硬度较大。深层地下水水质较好，水量较稳定，常被用作城镇或企业的集中式供水水源。

泉水 地下水通过地表缝隙自行涌出的地下水。分潜水泉和自流泉，前者是浅层地下水由于地层的自然塌陷或被溪谷截断而

起。据报道，美国地表水源隐孢子虫污染率达65%。1993年，美国威斯康星州某地发生过一次涉及40.3万人的经自来水传播的隐孢子虫病大暴发，引起全世界的关注。

（鲁文清）

## shuǐtǐ wūrǎnyuán

**水体污染源**（sources of water pollution） 向水体排放污染物的场所、设备和装置。也包括污染物进入水体的途径。

**生活污水** 日常生活产生的废水，包括粪尿污水和洗涤污水。主要含病原生物（病原菌、病毒、寄生虫卵）、有机物（纤维素、淀粉、糖类、脂肪、蛋白质等）和无机物（氯化物、硫酸盐、磷酸盐、铵盐、亚硝酸盐、硝酸盐等）。降水洗淋城市大气污染物和冲洗建筑物、地面、废渣、垃圾而形成的城市地表径流也是生活污水的组成部分，含悬浮物、胶体颗粒、不溶性固体及有害物质等。生活污水所含生物可降解的有机物多为需氧污染物，可造成水中溶解氧减少，影响鱼类和其他水生生物的生长。水中溶解氧耗尽后，有机物进行厌氧分解，产生硫化氢、氨和硫醇等难闻气味，使水质恶化。医疗单位污水（包括患者生活污水和医疗废水）含大量病原体及各种医疗、诊断用废物，是一类特殊的生活污水。大量使用合成洗涤剂，使生活污水中磷含量显著增加，是水体富营养化的主要原因。

全球城市人口密度不断增加，城市范围不断扩大，生活污水排放量迅速增加，污水处理设施不能满足需要，导致城市生活污水成为水体污染的一个重要来源。农村大量生活污水无序排放也是重要的水体污染源。

**农业污水** 农牧业生产排出的污水、降水或灌溉水流过农田或经农田渗漏排出的水。主要含化肥、农药、各种病原体、悬浮物、难溶性固体物和盐分等。随着农业生产的规模化和现代化，农业污水数量剧增，影响面增大，污染现象已普遍存在。

现代化农业的一个特点是为追求效益，大量使用化肥及杀虫剂、杀菌剂、除草剂、植物生长调节剂，在雨水或灌溉用水的冲刷及土壤的渗透作用下，残存的化肥和农药经农田径流进入地表水，成为农业污水的重要来源。20世纪60~70年代，大量使用农药滴滴涕（DDT，双对氯苯基三氯乙烷）、六六六（六氯环己烷），由于其化学稳定性、进入水体后在自然环境中难以分解而发生长距离广泛迁移，导致此类农药的污染遍及全球，造成对人、畜，特别是水生生物（如鱼、虾）的危害。化肥中的氮、磷营养元素进入河流、湖泊、内海等水域容易形成水体的富营养化。中国农村习惯用未经消毒的人畜粪尿浇灌农作物，被雨水径流冲到地表水中，形成以生物性污染为主要污染物的传统水体污染源。

**工业废水** 工业生产过程中排放的废水。种类繁多、成分复杂。按所含主要污染物分为无机废水、有机废水、兼含无机物和有机物的混合废水、重金属废水、含放射性物质的废水和仅造成热污染的冷却水。按产生废水的企业分为造纸废水、

纺织废水、制革废水、农药废水、电镀废水、冶金废水、炼油废水等。对水体污染影响较大的工业废水主要来自冶金、化工、电镀、造纸、印染、制革等企业。

不同工业，其废水污染物不同，造成的污染性质也不同，主要有化学毒物污染、重金属污染、有机需氧物质污染、无机固体悬浮物污染、酸污染、碱污染、植物营养物质污染、热污染、病原体污染等。常见工业企业废水主要有害物质见表。

工业废水的水质和水量因生产品种、工艺和规模而不同。例如，冶金、造纸、石油化工用水量及废水量均大。即使同厂，各车间甚至不同阶段也有很大差异。例如，氧气顶吹转炉炼钢，同一炉钢的不同冶炼阶段，废水的pH值可在4~13，悬浮物可在250~25000mg/L。生产同类产品的企业，其废水的质和量也因工艺过程、原料、药剂、生产用水的质量等条件而不同。例如，有的炼钢厂炼1吨钢排出废水200~250吨，而循环率高的钢铁厂炼1吨钢外排废水量只有2吨左右。工业废水污染量大，排放集中，容易形成公害事件。例如，2005年11月13日，中国石油吉

**表 主要工业废水中的有害物质**

| 工厂种类 | 废水中的主要有害物质 |
|---|---|
| 石油化工厂 | 油、氰化物、砷、酸、碱、吡啶、酮类、芳烃 |
| 钢铁厂 | 酚、氰化物、吡啶 |
| 电镀厂 | 氰化物、铬、锌、铜、镉、镍 |
| 电池厂 | 汞、锌、酚、焦油、甲苯、锰、氰化物 |
| 人造纤维厂 | 二硫化碳、硫化氢、硫酸、硫化钠 |
| 造纸厂 | 木质素、纤维素、酸、碱、二硫化碳、硫化氢 |
| 制革厂 | 大量畜毛皮屑、硫化物、砷化物 |
| 氮肥厂 | 硫酸、砷化物、硫化物、氰化物、酚 |
| 农药厂 | 乐果、有机磷、无机磷、硫化物、苯、氯仿、氯苯 |

林石化公司双苯厂苯胺装置发生严重爆炸，致使苯、苯胺和硝基苯等有机物流入松花江，造成重大水污染事件。2005 年 12 月 15 日，韶关冶炼厂设备检修期间，超过 1000 吨的高浓度含镉污水直接排入北江，致使沿江部分城市饮用水水源严重污染。

为控制污水排放对水体的污染，中国制定了多项相应标准，如《污水综合排放标准》（GB 8978-1996）、《城镇污水处理厂污染物排放标准》（GB 18918-2002）、《医疗机构水污染物排放标准》（GB 18466-2005）和系列标准如《造纸工业水污染物排放标准》《钢铁工业水污染物排放标准》等。

(鲁文清)

## 水体富营养化（water eutrophication）

shuǐtǐ fùyíngyǎnghuà

磷、氮等植物营养物质大量进入水体，引起藻类及其他浮游生物恶性繁殖的水体污染现象。多发生于水流较缓的湖泊、池塘、水库、内海或海湾河口。自然条件下，湖泊也会从贫营养过渡到富营养状态，但过程极缓。人为排放氮、磷营养物质所引起的水体富营养化，在水温、盐度、日照、降雨等合适的水文和气象下可在短时间内出现。彼时，以藻类为主的浮游生物大量繁殖。藻类主要有绿藻、蓝绿藻、甲藻、硅藻等，优势藻类，颜色不同，水面呈现红、绿、棕、乳白等色，称水华；发生在海水中叫赤潮。

**来源** ①生活污水：生活污水中含有丰富的氮、磷。人体排泄物含有一定量的氮。含磷洗涤剂和食物污物则富含磷。合成洗涤剂污水排入水体可带入大量含磷物质，有的国家已禁止出售含磷洗涤剂。氮主要来自食物中蛋白质代谢。②工业废水：食品加工企业、化肥生产企业等工业废水中含有较高浓度的氮，若这些工业废水未经处理或处理不充分，都将导致大量含氮物质进入水体。含磷工业主要是磷化工行业，其排放的污水中含有磷酸盐。③农业废水：农田施用大量含氮、含磷的化肥，农田地表径流可将大量的氮、磷物质带入地表水。饲养业中排出的畜禽粪便也是水体磷、氮的重要来源。

**危害** ①恶化水的感官性状：藻类与浮游生物大量繁殖，使水体透明度下降。藻类还能够散发出腥臭，直接影响水体的观赏价值。②降低水体的溶解氧：藻类的旺盛生长和不断死亡，水中有机负荷日益加重，水体溶解氧量不足，水质恶化，特别是水底，缺氧现象更严重，有时甚至发生厌氧分解，产生硫化氢、甲烷等气体，使得需氧生物难以生存致使水体自净作用减弱，导致水生态系统破坏。③破坏水产资源：水华和赤潮发生，均伴生物毒素产生，使鱼类等水生动物中毒和死亡，造成严重经济损失。④危害人类健康：富营养化水体中藻类的种类往往由以硅藻和绿藻为主转为蓝绿藻为主，蓝藻能释放促癌剂微囊藻素，对人类健康构成威胁。水体富营养化的最后结局：藻类死亡残体沉入水底，代代堆积，湖泊逐渐变浅，直至成为死湖或沼泽。

水体富营养化是湖泊、水库污染的主要现象，中国的太湖、滇池等大型湖泊都发生过较严重的水体富营养化，近海部分水域也曾多次发生赤潮。

(鲁文清)

## 水华（water bloom）

shuǐhuá

淡水水体中藻类大量繁殖的自然生态现象。又称水花、藻华。是水体富营养化的一种特征。蓝藻、绿藻、硅藻是淡水水体中的优势种群，水华发生时，藻类大量繁殖，聚集成团块，在湖泊水表面形成一层"绿色浮渣"，或使江河水体变色。中国的太湖、滇池、巢湖、洪泽湖都有"水华"现象，就连流动的河流，如长江最大支流——汉江下游汉口江段中也出现过"水华"。

主要危害：①水质异味异臭，一些藻类可散发腥味异臭，加之死亡的藻细胞在厌氧条件下被微生物分解产生硫化氢。②水体严重缺氧，藻类大量生长和不断死亡，通过细菌分解，不断消耗水中溶解氧，使水中溶解氧消耗加剧，水体缺氧现象严重，甚至呈现厌氧状态，导致水生生态系统的破坏。③一些藻类能产生或分泌黏液，黏液附在鱼类等水生动物的鳃上，影响其呼吸，使之窒息死亡。④某些藻类分泌和释放的毒素，可直接致死养殖水生生物，引起人体中毒，甚至死亡。⑤水源中含有大量藻细胞时，可堵塞自来水厂的滤池，影响混凝沉淀效果，为杀死藻细胞，需增加消毒剂用量，不仅提高了制水成本，含氯消毒剂还能与水中的有机前体物反应，生成更多的致突变和致癌物质。

(鲁文清)

## 赤潮（red tide）

chìcháo

海洋浮游生物暴发性急剧繁殖造成海水颜色异常的现象。又称红潮。赤潮是一个历史沿用名。发生赤潮的海水并不都是红色。根据浮游生物种类颜色和数量的不同，海水有时呈黄、绿和褐色等不同颜色，如夜光藻形成的赤潮呈红色，绿色鞭毛藻形成的赤潮呈绿色，一些硅藻大量繁殖可使海水呈褐色。发生赤潮的海区，赤潮生物主要分布在离水面几十厘米到 1 米左右的海水表面，其浓度因生物种类的不同有很大差异。夜光藻引起的赤潮，每毫升海水中该藻数量超 1000 个；绿色鞭毛藻引起的赤潮，每毫升海水中该藻数量可高达几十万个。

主要危害：①破坏海洋的正常生态结构，威胁海洋生物的生存。②赤潮生物大量繁殖，覆盖海面，或附着在鱼类的腮上，使其呼吸困难。③有些赤潮生物体内及其代谢产物含有生物毒素，如链状膝沟藻产生的石房蛤毒素就是一种剧烈的神经毒素，海洋生物摄食含有毒素的赤潮生物可以发生中毒死亡，人类食用含有毒素的海产品，也会造成类似的后果。④赤潮生物在生长繁殖的代谢过程中，以及死亡的赤潮生物被微生物分解的过程中，大量消耗海水中的溶解氧，使海水严重缺氧，引起虾、贝类大量窒息死亡。

（鲁文清）

zǎo yǔ zǎodúsù

## 藻与藻毒素（algae and algal toxin）

藻是单细胞植物或缺乏维管组织的多细胞低等植物。藻毒素是藻类产生的可毒害其他生物的活性物质。藻类植物种类繁多，已知有 3 万种左右。大多数藻类都是水生的，有产于海洋的海藻，也有生于陆水中的淡水藻。藻类分布的范围极广，对环境条件要求不高，适应性强，在只有极低的营养浓度、极微弱的光照强度和相当低的温度下也能生活，生长在江河、溪流、湖泊和海洋，也能生长在短暂积水或潮湿地。水体的化学性质是藻类出现及其种类组成的重要因素。例如，蓝

绿藻、裸藻容易在富营养水体中大量出现，并时常形成水华，绿球藻类和隐藻类在小型池塘中常大量出现，红藻绝大部分生长于海洋中。藻类是典型的氯化消毒副产物前体物质，在自来水消毒过程中可与氯作用生成三氯甲烷等多种有害副产物，增加水的致突变活性。

藻毒素是水体富营养化时，以藻类为主的浮游生物大量生长繁殖，某些藻类产生和分泌。最主要的藻毒素由三类藻产生。①淡水中引起水华的藻类：主要有蓝藻门的微囊藻属、鱼腥藻属、束丝藻属和颤藻属，它们产生的藻毒素主要有 3 种化学结构，包括环肽、生物碱和脂多糖，可导致肝损害、神经损害、胃肠功能紊乱和一系列免疫反应。②甲藻：常见于北纬或南纬 30℃ 的海水，体内含有光合色素，使细胞呈现深褐、橙红、黄绿等颜色，海水发生赤潮时，甲藻繁殖旺盛，可使局部海水变成红、赤、褐；甲藻产生的毒素对人类最具毒性，可在贻贝和蛤体中富集，人食入含此毒素的贝类，可发生麻痹性贝类中毒；有 4 种甲藻产生的毒素可致死，其中 3 种为膝沟藻属，赤潮发生时常见。③金藻：能在盐浓度超过 0.12% 的水中生长，其所产生的毒素可引起盐湖中鱼群大量死亡。

（鲁文清）

lán-lǜzǎo

## 蓝绿藻（blue-green algae）

含光合色素的原核生物。又称蓝藻、藻青菌、蓝细菌。蓝绿藻光合作用的方式不同于光合细菌，与植物和真核藻类相似。蓝绿藻有约 2000 种，分布在各种环境，以淡水中最多。日照、气候温暖、水流平缓与富营养状态促进其生长。

在富营养化的水体大量繁殖的仅约 20 种。蓝绿藻含藻胆素（藻红素、藻蓝素和别藻蓝素的总称），含有较多藻蓝素的藻细胞，藻体多呈蓝绿色；含有较多藻红素的藻细胞，藻体多呈红色，如生长于红海中的红海束毛藻，由于含的藻红素量多，藻体呈红色，大量繁殖时，使海水也呈红色，称为赤潮。蓝绿藻是富营养化淡水湖泊中生长的优势藻类，夏季蓝绿藻常大量繁殖，可在水面形成一层蓝绿色而有腥臭味的浮沫，称水华，大规模蓝绿藻暴发，称绿潮（和海洋发生的赤潮对应），引起水质恶化，严重时耗尽水中氧而造成鱼类死亡。

蓝绿藻可以产生 3 种毒素：淡水中微囊藻属、颤藻属、鱼腥藻属以及在含盐水体中的节球藻属产生的肝毒素；鱼腥藻属、颤藻属、念珠藻属、柱孢藻属和束丝藻属中的某些种类产生的神经毒素；多种藻类产生的脂多糖毒素。它们可导致肝和神经损害、胃肠道功能紊乱和一系列免疫反应。藻毒素类结构各异，它们可存在于细胞内，也可释放进入水体中。已知蓝藻产毒种属有 40 多种，其中铜绿微囊藻产生的微囊藻素和泡沫节球藻产生的节球藻毒素是富营养化水体中含量最多、对人体危害最大的两类毒素。不同蓝绿藻属产生的毒素见表。

（鲁文清）

wēinángzǎosù

## 微囊藻素（microsystin，MC）

蓝藻的微囊藻属、鱼腥藻属、颤藻属、念珠藻属等产生的次生代谢物。是 N-甲基脱氢丙氨酸及两个 L-氨基酸残基 X 和 Z 组成的一类环状七肽化合物。根据 1988 年制定的微囊藻素命名法规定，X 和 Z 两残基的不同组合由代表氨

表　蓝绿藻产生的毒素

| 有毒藻种 | 蓝藻毒素 |
| --- | --- |
| 微囊藻（Microcystis spp.） | 微囊藻素，鱼腥藻毒素 a（少量） |
| 鱼腥藻（Anabaena spp.）（潜在的） | 鱼腥藻毒素 a（S），鱼腥藻毒素 a，微囊藻素，石房蛤毒素 |
| 束丝藻（Aphanizomenon spp.） | 鱼腥藻毒素 a，石房蛤毒素，柱孢藻毒素 |
| 柱孢藻（Cylindrospermum spp.） | 柱孢藻毒素，石房蛤毒素，鱼腥藻毒素 a |
| 鞘丝藻（Lyngbya spp.） | 鞘丝藻毒素，石房蛤毒素 |
| 念珠藻（Nostoc spp.） | 微囊藻素 |
| 米伦项圈藻（Anabaenopsis millenii） | 微囊藻素 |
| 颤藻（Oscillatoria spp.） | 微囊藻素，鱼腥藻毒素 a |
| 浮颤藻（Planktothrix spp.） | 微囊藻素，鱼腥藻毒素 a，类毒素同系物 |
| 节球藻（Nodularia spp.） | 节球藻毒素 |
| 弯形尖头藻（Raphidiopsis curvata） | 柱孢藻毒素 |
| 梅崎藻（Umezakia natans） | 柱孢藻毒素 |

基酸的字母后缀区分。

微囊藻素结构稳定，能抵抗极端 pH 值和 300℃ 高温，加热煮沸不易丧失毒性。有明显的肝毒性，急性中毒主要引起肝肿大，肝细胞骨架破坏，肝出血坏死；微囊藻素是迄今发现的最强的肝肿瘤促进剂，是蛋白质丝氨酸/苏氨酸磷酸酶 1/2A 的强抑制剂，可致细胞生长周期调节紊乱，促进肿瘤发生。已经鉴定出 80 多种微囊藻素，其中只有少数几种经常存在，且浓度较高，包括微囊藻素-LR、微囊藻素-RR 和微囊藻素-YR，微囊藻素-LR 是同系物中毒性最强的一种，L、R 和 Y 分别代表亮氨酸、精氨酸和酪氨酸。

微囊藻素是淡水中出现频率最高和产量最大的蓝藻毒素，主要存在于蓝绿藻的活细胞内，蓝绿藻死亡、细胞破裂（即溶菌）时，微囊藻素释放到周围水体中。鱼类和水鸟等水生生物可因饮用含此毒素的水而中毒死亡。人饮用含此毒素的水可引起头晕、头痛、肠胃炎、肝损伤等。直接接触含有毒素的水体，如在发生水华的湖泊、河流、水库中游泳或其他水上活动，会引起皮肤和眼过敏、急性肠胃炎，严重者发生中毒性肝炎。饮用水源中微囊藻素的污染与肝癌、大肠癌的发病率有关。微囊藻素对动物也具有一定毒性，家畜及野生动物饮用含微囊藻素的水会出现腹泻、乏力、厌食、呕吐，甚至死亡。微囊藻素有较强的热稳定性，一旦进入水体，常规供水净化处理和家庭煮沸均不能消除和减轻其毒性，增加水处理难度，提高制水成本，也降低供水的安全性。

人主要通过饮水暴露蓝藻毒素。饮水中藻毒素含量标准一般都以微囊藻素-LR 的含量为主。世界卫生组织《饮用水水质准则》第 3 版中推荐饮水中微囊藻素-LR 限值为 0.001mg/L。中国《生活饮用水卫生标准》（GB 5749-2006）和《地表水环境质量标准》（GB 3838-2002）均参照此限值。

（鲁文清）

róngjiěyǎng

**溶解氧**（dissolved oxygen，DO）

溶解在水中氧的含量。以每升水中氧气的毫克数表示。溶解氧含量与空气中的氧分压、水温、盐度、水生生物的活动和耗氧有机物浓度有关。

水温是影响溶解氧含量的主要因素，水温越低，水中溶解氧含量越高。清洁地表水的溶解氧含量接近饱和状态。水层越深，溶解氧含量越低，尤其是湖、库等静止水体更为明显。水中有大量藻类植物生长时，其光合作用释出的氧可以使水中溶解氧呈过饱和状态。悬浮和溶解于水体中的有机污染物，在有溶解氧时会因需氧微生物作用，氧化分解为简单的无机物，如二氧化碳、水、硝酸盐和磷酸盐等，使水体得到净化，该过程需要消耗一定量的溶解氧。溶解氧除水体中原有的以外，主要来自水体复氧和水体中水生植物的光合作用。在这个过程中，复氧和耗氧同时进行，水中溶解氧含量反映了耗氧与复氧相互作用的结果，水体复氧过程直接影响水中有机污染物的迁移、扩散、降解直至整个水体的自净过程。若消耗氧的速度大于空气中的氧通过水面溶入水体的复氧速度，则水中溶解氧持续降低，使水体处于厌氧状态，此时水中厌氧菌对有机物进行厌氧分解，产生硫化氢、甲烷等，水质严重恶化、变黑发臭。因此，溶解氧含量可作为评价水体受有机性污染及其自净程度的间接指标。水中溶解氧小于 3~4mg/L 时，鱼类难以生存。

**氧垂曲线**　在水体有机物污染过程中，溶解氧变化可用氧垂曲线表示，如图所示。图中，曲线 a 为有机物分解的耗氧曲线，曲线 b 为水体复氧曲线，曲线 c 为氧垂曲线，氧垂曲线上的最低点 Cp 为最大缺氧点（溶解氧的最

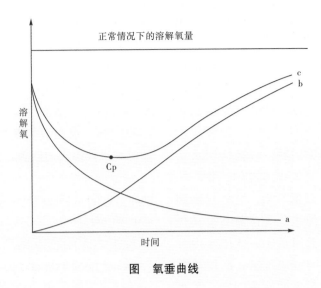

正常情况下的溶解氧量

溶解氧

Cp

c
b

a

时间

**图　氧垂曲线**

低点），在此点之前，耗氧作用大于复氧作用，水中溶解氧逐渐降低，水质逐渐恶化，Cp 点以后，复氧作用大于耗氧作用，溶解氧逐渐恢复，水质逐渐好转。Cp 点溶解氧含量大于地表水卫生标准规定的数值，表明污水中耗氧有机物的排放未超过水体的自净能力；若排入的有机物过多，超过河流的自净能力，则 Cp 点低于卫生标准规定的最低溶解氧含量，甚至在排放点下游的某一河段会出现无氧状态，此时氧垂曲线中断，水体失去自净能力。

**氧亏**　水体中饱和溶解氧和现存溶解氧之差可用氧亏表示，氧亏亦称"缺氧量"，计量单位为 mg/L。耗氧越多，氧亏越大，同时由大气补充水中的氧量也越多。氧亏值可由斯特里特-菲尔普斯公式计算而得：

$$D_t = K_1 L_a / (K_2 - K_1) \times (10^{-k_1 t} - 10^{-k_2 t}) + D_a \times 10^{-k_2 t}$$

式中，$D_t$ 为污染物分解 t 日后水中溶解氧不饱和的量，即 t 日时的亏氧量（mg/L）；$L_a$ 为排放点污水和河水混合液中有机污染物浓度（mg/L）；$D_a$ 为污水排放点的亏氧量；$K_1$ 为耗氧系数（常用对数表示）；$K_2$ 为复氧系数（常用对数表示）。

根据公式，可计算出下游任意时间（或距离）上的氧亏值。

（鲁文清）

shuǐtǐ xiāosuānyánlèi wūrǎn

**水体硝酸盐类污染**（nitrate pollution of water）　水体中硝酸盐类浓度超过限制量所造成的污染。硝酸盐是有氧环境中最稳定的含氮化合物形式，也是含氮有机物经无机化作用分解的最终产物。硝酸盐广泛存在于自然界，水、土壤和农作物中都含有硝酸盐。水体中硝酸盐的含量可因地质条件及不同程度的污染而异，清洁地表水中硝酸盐含量较低，受污染的水体和深层地下水中硝酸盐含量一般较高，硝酸盐污染是地下水的主要污染类型之一。

**来源**　水体中的硝酸盐除了来自地层外，主要来源于生活污水和工业废水、农田排水、施肥后的径流和渗透、大气中的硝酸盐沉降以及土壤中含氮有机物的生物降解等。在农业地区，农田施用的化肥、养殖场牲畜的粪便、含氮矿石堆场、大气沉降是氮的主要来源。施入土壤的氮肥、处置不当的牲畜粪便和露天矿石中的氮进入土壤中被降水或灌溉水淋滤后，在土壤中很容易反应变成硝酸盐，硝酸盐易溶于水，随径流进入地表水中或直接渗入地下水中。在城市地区，水体中的硝酸盐主要来源于未经处理或处理不完全的含氮工业废水、城市生活污水、城市暴雨径流等。城市地区的草地、园林、高尔夫球场等处也会因施入的大量化肥的流失而污染地下水。大型电厂、汽车和其他交通工具产生的氮化合物排入大气中，与大气中的凝结水或雨水反应生成硝酸盐并随降雨或霜、露等沉降进入地表水或渗入地下水中。

**危害**　硝酸盐易被生物体吸收和排泄，对哺乳动物不构成直接危害。但硝酸盐摄入后，在胃肠道某些细菌作用下，可还原成亚硝酸盐，亚硝酸盐与血红蛋白结合形成高铁血红蛋白，后者不再有输氧功能，因而可造成机体缺氧，严重时可引起窒息死亡。婴幼儿特别是 6 个月以内的婴儿摄入含高浓度硝酸盐的饮水（如用以冲调奶粉）易患高铁血红蛋白血症，也称蓝婴综合征。原因是婴幼儿胃液酸度低，某些细菌易于生长，在其作用下将硝酸盐还原为亚硝酸盐；婴幼儿体内的血红蛋白也较敏感，易在亚硝酸盐的作用下转化为高铁血红蛋白；体内缺乏使高铁血红蛋白还原成血红蛋白的酶系统。血中 10% 左右的血红蛋白转变为高铁血红蛋白时，婴儿可出现发绀等缺氧症状，大于 50% 时，极易窒息死亡。亚硝酸盐还能透过胎盘进入胎儿体内，对胎儿产生致畸作用。

硝酸盐在自然界中也可转化为亚硝酸盐，后者极易与胺合成亚硝胺或在胃肠道酸性环境中转化为亚硝胺。亚硝胺为致癌物质，且有明显的亲器官性，如二甲基亚硝胺、二乙基亚硝胺、二丙基亚硝胺、二丁基亚硝胺、二戊基亚硝胺经口摄入可引起肝癌；二乙基亚硝胺可引起肾癌、食管癌；二丁基亚硝胺可引起膀胱癌。人类的某些癌症，如胃癌、食管癌、肝癌、结肠癌和膀胱癌的发病率都可能与亚硝胺有关。亚硝胺的前体物硝酸盐，尚未确证其与人类癌症有关。

**饮水标准** 硝酸盐在水中经常被检出，含量过高可诱发人工喂养婴儿的高铁血红蛋白血症，虽然对较年长人群无此问题，但硝酸盐是致癌物亚硝胺的前体物，过多摄入会对人体健康造成危害。所以，需对饮用水中的硝酸盐的含量加以限制。

中国 1985 年的《生活饮用水卫生标准》规定，饮用水硝酸盐氮不得超过 20mg/L。参照世界卫生组织《饮用水水质准则》（第三版）的建议值，中国 2006 年的《生活饮用水卫生标准》对硝酸盐的含量做了更为严格的规定，规定饮用水中硝酸盐含量不得超过 10mg/L。在特殊情况下（某些地区地下水硝酸盐含量高），地下水源受限制时为 20mg/L。世界卫生组织在其制定的《饮用水水质准则》中指出，硝酸盐的准则值是针对一组特殊和易感人群（即人工喂养的婴儿），远高于大龄儿童和成年人的保护水平。

(鲁文清)

yǐnyòngshuǐ wèishēng

# 饮用水卫生 (sanitation of drinking water)

应用环境卫生学的理论和技术，研究饮用水所存在的卫生问题与人体健康的关系。是环境卫生学学科的重要组成部分。

饮用水卫生涉及的内容：①饮用水污染与疾病，包括饮用水生物性污染导致的介水传染病（介水传染病的病原体、发生的原因和流行特点）；饮用水化学性污染导致的中毒（化学污染物的来源、作用机制与危害）。②饮用水的其他健康问题，包括饮用水消毒副产物（氯化消毒副产物、二氧化氯消毒副产物、臭氧消毒副产物）与健康危害；藻类及其代谢产物与健康危害；饮用水内分泌干扰物与健康危害；高层建筑二次供水污染的健康问题。③生活饮用水卫生标准，包括中国生活饮用水卫生标准制定的原则、依据和项目分类；饮用水卫生标准中各项指标（微生物指标、毒理指标、感官性状及一般化学指标、放射性指标、消毒剂指标）的卫生学意义及其应用；世界卫生组织制定的饮用水水质标准简介。④生活用水量标准，包括中国生活用水量标准的种类和卫生学意义。⑤集中式供水，包括饮用水水源选择的原则；饮用水水源卫生防护的有关规定；水的净化（混凝沉淀和过滤的原理、影响因素）；饮用水氯化消毒（各种氯化消毒方法及主要的消毒剂、消毒原理和影响消毒效果的因素）；饮用水的二氧化氯消毒、臭氧消毒和紫外线消毒（消毒原理和优、缺点）；饮用水的深度处理；水质的特殊处理；配水管网和供管水人员的卫生要求。⑥分散式给水，包括水井卫生、泉水卫生、地表水卫生、新型饮用水（桶装水、直饮水、淡化水）卫生。⑦涉及生活饮用水安全产品卫生要求，包括涉水产品的种类（水质处理器、生活饮用水输配水设备、涂料、水质处理剂）及其存在的卫生问题；涉水产品的卫生监督和评价；涉水产品的卫生毒理学评价程序。⑧饮用水卫生的调查、监测和监督，包括集中式给水的卫生调查、监测和监督（水源卫生调查、水厂调查和水质监测）；农村供水的卫生调查、监测和监督（水源卫生调查、水质监测和水性疾病的监测）。

(鲁文清)

shèjí shēnghuó yǐnyòngshuǐ ānquán chǎnpǐn wèishēng

# 涉及生活饮用水安全产品卫生 (product health related to drinking water)

生活饮用水生产和供水过程中与饮用水接触的各种材料与化学物质的卫生要求。涉及生活饮用水安全产品包括连接止水材料、管材、管件、防护涂料、水处理剂、除垢剂、水质处理器及其他新材料和化学物质。

**产品类型** 包括下列几种。

水质处理器 又称饮用水处理器，是指以市政自来水为进水，经过进一步处理，以改善水质、降低水中有害物质或增加水中某种对人体有益成分的饮用水处理装置，按功能可分为：一般水质处理器、矿化水器、反渗透水器和特殊净水器（如除氟、除砷净化器）等。水质处理器的主要组成部分是与饮用水接触的成型部件和过滤材料，若成型部件的化学稳定性差，与水接触后，一些化学成分会逐渐溶解到饮用水中。过滤材料主要以活性炭为主，其吸附效果好，但作用一定时间后，活性炭上易繁殖细菌，增加出水中细菌数。

饮用水输配水设备 饮用水供水系统的输配水管（包括连接止水材料、塑料及有机合成管材、管件）、蓄水容器、供水设备和机械部件（如阀门、加氯设备、水处理剂加入器等），此类产品常用

性、印染、染料、炼焦、炼油及其他有严重污染的企业,已建成的要限期治理,转产或搬迁;禁止设置城市垃圾、粪便和易溶、有毒有害废弃物堆放场和转运站,已有的上述场站要限期搬迁;禁止利用未经净化的污水灌溉农田,已有的污灌农田要限期改用清水灌溉;化工原料、矿物油类及有毒有害矿产品的堆放场所必须有防雨、防渗措施。

(鲁文清)

**jízhōngshì gōngshuǐ**

## 集中式供水（central water supply）

从水源集中取水,统一净化处理和消毒后,通过输配水管网送到用户或公共取水点的供水方式。包括自建设施供水,称为"自来水"。为用户提供日常饮用水的供水站和为公共场所、居民社区提供的分质供水也属于集中式供水。

集中式供水的优点:①有利于饮用水水源选择,水源可不限于接近用水处,有条件和可能时可选择远地的较好水源。②水源集中,有利于饮用水水源卫生防护。③易于集中采取改善水质的措施,保证水质良好。④用严密的管道送水,用户不必至水源取水,能防止水质在运输过程中受到污染。⑤供水系统集中,便于卫生监督和管理。⑥用水方便,可提高居民的生活卫生水平。集中式供水由于供水范围广,如果水处理不当或供水设备的设计和管理不当使水质下降或恶化,可能引起大范围的疾病流行或中毒,造成严重后果。

为保证集中式供水的水质,原水需经过净化处理（见饮用水处理技术）,一般采用常规净化处理工艺,包括混凝沉淀、过滤和消毒。混凝沉淀和过滤主要是利用机械和重力作用,除去原水中的悬浮物质和胶体颗粒,改善水的透明度,也可除去水中的一部分细菌和溶解性物质。消毒则用于杀灭水中的病原微生物。若原水中含铁、锰、氟等,则需特殊处理。为提供优质饮用水,还可对常规水厂的水质进行深度净化处理。经过净化处理的水通过输配水管网送到用户。

(鲁文清)

**shū-pèishuǐguǎnwǎng**

## 输配水管网（water distribution networks）

水经净化和消毒输送给用户的密闭引水管网。当水净化、消毒达到生活饮用水水质卫生标准时,密闭的配水管网输送可保证安全饮用。到达用户的末梢水除受出厂水质影响外,还与输配水管的材质、使用年限和施工等因素有关。

**管材**　主要有钢管、铸铁管、钢筋混凝土管、玻璃钢管、塑料管等。管材选择应考虑:管材应有足够的强度,能承受设计所需的内外压力和机械作用力而不会出现爆裂现象;管材应有稳定的化学性能,防腐蚀性强,保证供水水质不被污染和维持一定的管道使用年限。钢管和铸铁管是使用比例较大的给水管材,但管道使用年限过长时,其腐蚀现象较为严重,渗出物质（铁、铅、锌等）可对水质造成污染。塑料管材是一类较新型的给水管材,其主要原料为合成树脂,添加了适量的增塑剂、抗氧化剂、稳定剂等助剂,重量轻,运输和安装均较方便;使用时应注意塑料本身、助剂、未聚合物及裂解产物等的毒性和接触饮用水后有害物质向饮用水迁移等问题。

**设计和施工**　应注意:①管网宜采用环状铺设,不使水流停滞产生沉淀而使水质恶化,并可维持在修理某段管道时不致中断供水。②管道埋设应避免穿过垃圾和毒物污染区,否则应加强防护措施。③给水管道与污水管道交叉时,给水管道应埋设在污水管道上方,如污水管道必须在给水管道上面通过,给水管应加套管,给水管与污水管平行铺设时,要保证足够的垂直间距和水平间距。④管网内必须保持足够的水压力,以保证高层住宅用水,应按最高日、最高时用水量所需要的水压设计。⑤给水管道埋设深度应在当地冻结线以下。⑥安装管网时,应先将水管内部洗刷清洁,对清水池等设备,也应在进水前彻底清洗并消毒。⑦盲端管道可装设公共给水栓,以便定期放水,保持管内水流不断。⑧企事业单位自备的供水系统,不得与城镇生活饮用水管网直接连接。⑨管网附属的储存、调节水量的水塔、水箱和水池应远离污染源,内壁要求光滑,顶部应设盖和装有纱网的换气孔,周围应有防护措施,防止闲人接近。凡有积垢和"死水"的管段,都必须定期冲洗;管线过长时应中途加氯;管道检修后也应冲洗消毒。

**管网水二次污染**　正常情况下,自来水厂的出厂水符合国家《生活饮用水卫生标准》。进入管网的自来水,在某些情况下若受到再次污染,会影响管网末梢水的卫生质量。与管网水二次污染相关的因素有:①出厂水水质的稳定性,包括化学稳定性和生物稳定性。化学不稳定会腐蚀管道或产生管垢,保持水质一定的 pH 范围是化学稳定的重要条件;生物不稳定则会使细菌繁殖,水中的某些无机物和有机营养物是微生物繁殖的培养基,其含量增加可导致管网中的生物性污染。②输配水管道的材质和使用年限。管材选用不当会产生管材内含物的外渗以及防腐衬里层脱落，造成对管网水的污染；未做防腐处理或防腐处理较差的管道，使用年限越长，腐蚀越严重，水质状况越糟。③管道施工不规范，如未保证与其他管道（尤其是排水管道）交叉时的最小间距、新管道未按照规范要求冲洗消毒、树状管道铺设过长造成末端滞水、直接用泵从管网上抽水造成负压时的污水侵入等，均可对管网水造成不同程度的污染。④二次供水设施管理不善，如输送管道老化、水箱污染等。

管网水出现二次污染时，游离氯易被耗尽，故管网末梢水中游离氯余量可作为预示有无再次污染的信号。

(鲁文清)

xiǎoxíng jízhōngshì gōngshuǐ

## 小型集中式供水（small central water supply）

农村日供水在1000m³以下（或供水人口在1万以下）的集中式供水。小型集中式供水水质应符合中国《生活饮用水卫生标准》（GB 5749-2006）（见生活饮用水卫生标准）。考虑到农村部分地区受经济和技术条件限制，小型集中式供水要执行《生活饮用水卫生标准》（GB 5749-2006）规定的全部指标尚有困难，因此"标准"规定，小型集中式供水因条件限制，水质部分指标可暂按照表执行。

(鲁文清)

mòshāoshuǐ

## 末梢水（tap water）

统一净化处理和消毒后，通过输配水管网送到终端用户或者公共取水点的水。又称生活饮用水。末梢水直接与人接触，与人体健康密切相关，应加强对末梢水水质的管理。其水质除应达到《生活饮用水卫生标准》（GB 5749-2006）的要求外（见生活饮用水卫生标准），还应定期进行监测。城市集中式供水单位水质检测的采样点选择、检验项目和频率、合格率计算按照《城市供水水质标准》（CJ/T 206）的要求执行（见城市供水水质标准）。村镇集中式供水单位水质检测的采样点选择、检验项目和频率、合格率计算按照《村镇供水单位资质标准》（SL 308）的要求进行。村镇供水单位应定期对管网末梢水进行水质检验，水质采样点应选在水源取水口、水厂（站）出水口、水质易受污染的地点和管网末梢等部位。采样点数应按供水人口每2万人设1个，人口在2万以下时，应不少于1个；检验频率每月2次（Ⅴ类供水单位为每月1次），检验项目包括pH值、感官性状指标（浑浊度、肉眼可见物、色、嗅和味）、细菌学指标（细菌总数、总大肠菌群）和消毒控制指标（用氯消毒时为余氯，用氯胺消毒时为总氯，用二氧化氯消毒时为二氧化氯余量，用其他消毒措施时为相应检验消毒控制指标）。对全分析检验项目，视供水单位类别而用不同检验频率，Ⅰ类供水单位每季1次，Ⅱ类供水单位每年2次（丰水期和枯水期各1次），Ⅲ类和Ⅳ类供水单位每年1次（枯水期），Ⅴ类供水单位则视具体情况而定。

(鲁文清)

fēnsànshì gōngshuǐ

## 分散式供水（non-central water supply）

分散居户直接从水源取水。无任何设施或仅有简易设施的供水方式。多见于农村供水。

**取水方式**　最常见的方式是井水，其次为地表水、泉水和雨雪水。

表　小型集中式供水部分水质指标及限值

| 指标 | 限值 |
| --- | --- |
| 微生物指标 | |
| 　菌落总数（CFU/ml） | 500 |
| 毒理学指标 | |
| 　砷（mg/L） | 0.05 |
| 　氟化物（mg/L） | 1.2 |
| 　硝酸盐（以氮计，mg/L） | 20 |
| 感官性状和一般化学指标 | |
| 　色度（铂钴色度单位） | 20 |
| 　浑浊度（散射浊度单位）/NTU | 3，水源与净水技术条件限制时为5 |
| 　pH | 不小于6.5且不大于9.5 |
| 　溶解性总固体（mg/L） | 1500 |
| 　总硬度（以$CaCO_3$计，mg/L） | 550 |
| 　耗氧量（$COD_{Mn}$法，以$O_2$计，mg/L） | 5 |
| 　铁（mg/L） | 0.5 |
| 　锰（mg/L） | 0.3 |
| 　氯化物（mg/L） | 300 |
| 　硫酸盐（mg/L） | 300 |

**井水** 由水井供水，如普通水井、手压机井、陶管小口井等。

**井址选择** 应考虑水量、水质及便于防护和使用方便。为防污染，应尽可能设在地下水污染源上游，地势高燥，不易积水，周围20~30m内无渗水厕所、粪坑、垃圾堆、牲畜栏等污染源。

**井的构造** ①井壁：井壁材料应坚固耐久，不发生腐蚀剥脱，没有毒物融入水中，可选用砖、石等材料砌成；井底以上高约1m的井壁，外周应充填厚30~60cm的砂砾，以利地下水渗入；离地面1~3m的井壁，周围应以黏土或水泥填实，防污水渗入井内。②井台：应用不透水材料建成，半径1~3m，井口向外1~2m范围内的地面略向四周倾斜，并在井台四周修排水沟。③井栏：应坚实、不透水、与井台密切连接，一般高出地面0.3~0.5m，以防止污水溅入和地面垃圾尘土等被风吹入井内，并保证取水方便和安全。④井底：用卵石和粗砂铺垫，厚约0.5m，上放多孔水泥板或木板，以便定期淘洗。⑤井盖：井口最好设盖，如能修井棚或围墙，则可防止禽畜接近水井。⑥取水设备：公用井应设公用桶，保持桶底清洁，防止水桶和所系绳索污染井水；应尽可能做成密封井，装置手压或脚踏式或电动式抽水泵，既方便取水，又可防止污染。

**井水消毒** 一般用漂白粉消毒。新建水井或修理、淘井后，应将整个井身加氯消毒。先吸干井水，清扫井底和井壁，待井水恢复上涨后加漂白粉溶液，使水含有效氯10~15mg/L，静止10~12小时，再吸水至水中氯臭消失。肠道传染病流行季节，应加强对井水的消毒，每天早晨、午后各1次。如用水量大或需控制肠道传染病流行，消毒次数应增加。为延长消毒时间，可采用持续消毒的方法，将装有漂白粉糊的各种开孔容器（竹筒、塑料袋和广口瓶等）以绳悬吊于井水中，容器内的消毒剂借取水时的振荡由小孔不断渗出，使井水经常保持适量的有效氯，可持续消毒10~20天。

**地表水** 直接利用江河、湖塘或水库水供水。

**水源选择** 以江河为水源时，宜采用分段用水，将饮用水取水点设在河段上游，其下游设洗衣点、牲畜饮用水点等。池塘多的地区，可分塘用水；仅有一个水塘的，应禁止在塘内洗澡、养鸭或其他可能污染塘水的活动；污染严重或很小的池塘不可作饮用水源。较大的湖或水库，可分区使用，禁止可能污染饮用水水源的一切活动。

**净化消毒** 地表水难以完全避免污染，在选择地表水做分散式供水时，应根据情况，加强净化和消毒，以下办法可供参考。①岸边砂滤井：原水由进水管引入砂滤井，过滤后进入清水井。砂滤井底部铺15cm厚的卵石，其上铺70cm厚的砂层。砂滤井和清水井均应设盖。清水井中的水，采用漂白粉澄清液消毒。②砂滤缸（桶）：自下而上铺卵石10~15cm、棕皮两层、砂40cm、棕皮两层和卵石5cm。砂滤缸（桶）主要靠砂层滤水。上层卵石主要用于防止原水倒入时将砂层冲散，也可改用多孔板。使用期间，应使砂层上面经常保持一层水，以防止空气进入滤层，影响过滤效果。砂滤缸使用一段时间后，砂层会逐渐堵塞，应进行清洗。③缸水混凝沉淀：常用明矾做混凝剂。将明矾放入竹筒，制成加矾筒，在缸水中搅拌，使其溶解，并通过加矾筒四周的小孔流出，与水混匀，待出现矾花时取出加矾筒，静置30~60分钟后，再用吸泥筒吸出缸底污泥。原水经沉淀和过滤后，还需用漂白粉消毒，其用量以接触30分钟后能嗅到轻微的氯臭为宜。

**泉水** 水质良好、水量充沛的泉水，如取水方便，是农村饮用水的适宜水源。利用时，可考虑便于使用、防止污染，在泉水涌出处修建集水池。如集水池位置高，可用引水道送水。泉水出口处土坡侧应修雨水排水沟，防止地表径流污染。必要时可在集水池中加氯消毒，防止污染危害。

**雨雪水** 在缺水地区，常用水窖收集和贮存雨雪水。水窖由集水区和窖身组成。集水区可利用屋顶和场院，但要有足够的汇水面积，且无污染源。窖身容积可按每人每日需水10L、饮用水人数和贮存天数计算。屋顶以水泥被覆的平顶为佳，雨前将屋顶上的尘土扫净，初雨时收集的水是不够清洁的，应弃去，待流下清洁水时再收集到水窖内。水窖以修建在地下或半地下为宜，应设有严密的盖和通气管。比较长时期储存水要有防腐消毒措施。

**水质卫生标准** 中国的《生活饮用水卫生标准》（GB 5749-2006）（见生活饮用水卫生标准）适用于城乡各类集中式供水的生活饮用水，也适用于分散式供水的生活饮用水。"标准"规定，农村小型集中式供水和分散式供水因条件限制，水质部分指标可暂放宽限值。

（鲁文清）

nóngcūn gōngshuǐ

**农村供水**（water supply for rural area） 向乡镇区、村庄居民点和分散农户供水。在中国，大部分农村地区人们的生活水平不高、环境状况不佳，许多农村饮用水的水质达不到生活饮用水的卫生标准。

中国农村供水面临的问题主要有：①供水设施简易。集中式供水大多为简易自来水，水处理工艺简陋，多数供水设施只有水源和管网，饮用水消毒率比较低，这往往是导致农村饮用水微生物指标超标的主要原因。②水源污染严重。除了由于经济发展导致的水体污染外，农村生活饮用水质量受地区或地域环境的限制也存在着较大的差异；有些农村居民饮用的是苦咸水、高氟水、高砷水、微生物污染严重的水；水资源短缺的矛盾也很突出，尤其在黄河下游和部分北方地区存在水质性缺水和水资源不足而引起的水量缺乏。中国农村供水面临着"三重"污染（生物性、地球化学性和化学性污染）的威胁，生物性污染仍是中国农村饮用水最突出的问题。

为改善农村饮用水供应的卫生状况，保证饮用水水质达到安全卫生的目标，2012 年，中国国家发展改革委员会、水利部、卫生部、环境保护部共同编制了《全国农村饮水安全工程"十二五"规划》，中国国务院批准了此规划，要求"十二五"期间解决全国 2.98 亿农村人口的饮用水安全问题和 11.4 万所农村学校师生的饮用水安全问题，使全国农村集中式供水人口比例提高到 80%左右。

(鲁文清)

èrcì gōngshuǐ

## 二次供水（secondary water supply）

集中式供水在入户之前经再度贮存、加压和消毒或深度处理，通过管道或容器输送给用户的供水方式。是高层建筑供水的唯一选择方式。

二次供水设施指饮用水经储存、处理、输送等方式来保证正常供水的设备及管线，包括储水设备、水处理设备和供水管线。自来水进入低位水箱，通过水泵输送到高位水箱，再通过重力作用供给高层建筑的各住户。在供给住户前还需二次消毒。二次供水设施是否按规定建设、设计及建设的优劣直接关系到二次供水水质、水压和供水安全。

二次供水被污染既与水本身性质和与水接触的截面性质有关外，还与众多外界条件相联系。①供水设施设计和施工不合理：如储水箱（池）容积过大，水箱储水量过多，超过用户正常需水量而滞留时间过长，导致余氯耗尽，微生物繁殖，影响饮用水水质；水箱（池）底部未设计坡度，某些微生物或有机物易于沉积；进出水管的位置不合适，出水口高出水箱（池）底平面，使储水箱（池）中的水不能完全循环，形成死水，致使杂质沉淀，微生物繁殖，还可滋生藻类及蚊虫等；泄水管与下水管连接不合理，停电、停水导致水管内形成负压，下水被吸入自来水管进入供水系统；只设一个通气管或不设通气管；水箱（池）的通风孔、入孔密闭性差，导致尘、虫、鼠入内；水池的溢流管、排水管直接与市政排水检查井相连，容易造成污水倒流或间接污染；水箱（池）位置设置不当，与排水检查井、化粪池距离太近，周围卫生环境差，极易受污染。②储水设备内表面涂层渗出有害物质：如金属储水设备防锈漆的脱落致使某些元素含量升高，混凝土和钢筋混凝土储水设备水泥沙浆抹面中的有害渗出物、管道内壁防腐涂料等不符合要求，防腐衬里渗出物的溶出等。③储水设备的配套不完善：如通气孔无防污措施，入孔盖板密封不严，埋地部分无防渗漏措施，溢、泄水管出口无网罩等。④二次供水系统卫生管理不善：如未定期进行水质检验，未按规范进行清洗和消毒，蓄水箱（池）孔盖破损或无盖、无排水孔等。

二次供水污染的直接结果是使饮用者感到恶心、呕吐、腹胀、腹泻，严重的甚至发病。其危害取决于污染来源及污染物的性质，生物性污染可致介水传染病流行，输配水设备和防护材料中的有害物质（如铅、砷、汞、镉等）含量过高致慢性危害。

(鲁文清)

èrcì gōngshuǐ shèshī wèishēng guīfàn

## 二次供水设施卫生规范（hygienic specification for facilities of secondary water supply）

对从事建筑二次供水设施的设计、生产、加工、施工、使用和管理单位规定的二次供水设施的卫生要求和水质检验方法。"规范"由中国卫生部 2007 年发布，编号 GB 17051-1997。旨在保证向居民提供符合卫生要求的饮用水，防止水质二次污染，确保二次供水的卫生质量和使用安全，加强对二次供水设施的监督管理，保证居民身体健康。

**设施的卫生要求** ①设施周围应保持环境整洁，应有很好的排水条件，供水设施应运转正常。②设施与饮用水接触表面必须保证外观良好，光滑平整，不对饮用水水质造成影响。③通过设施所供给居民的饮用水感官性状不应对人产生不良影响，不应含有危害人体健康的有毒有害物质，不引起肠道传染病发生或流行。

**设施设计的卫生要求** ①设计水箱或蓄水池：饮用水箱或蓄水池应专用，不得渗漏，设置在建筑物内的水箱其顶部与屋顶的距离应大于80cm，水箱应有相应的透气管和罩，入孔位置和大小要满足水箱内部清洗消毒工作的需要，入孔或水箱入口应有盖（或门），并高出水箱面5cm以上，并有上锁装置，水箱内外应设有爬梯；水箱必须安装在有排水条件的底盘上，泄水管应设在水箱的底部，溢水管与泄水管均不得与下水管道直接连通，水箱的材质和内壁涂料应无毒无害，不影响水的感观性状；水箱的容积设计不得超过用户48小时用水量。②设施不得与市政供水管道直接连通，特殊情况下需要连通时必须设置不承压水箱；设施管道不得与非饮用水管道连接，如必须连接，应采取防污染措施；设施管道不得与大便口（槽）、小便斗直接连接，须用冲洗水箱或用空气隔断冲洗阀。③设施：有安装消毒器的位置，有条件的单位设施应设有消毒器。④设计中使用的过滤、软化、净化、消毒设备、防腐涂料，必须有省级以上（含省级）卫生部门颁发的"产品卫生安全性评价报告"。⑤蓄水池周围10m以内不得有渗水坑和堆放的垃圾等污染源；水箱周围2m内不应有污水管线及污染物。

**设施的水质卫生标准** ①必测项目：包括色度、浊度、嗅味及肉眼可见物、pH、大肠埃希菌、细菌总数和余氯，其卫生标准见《生活饮用水卫生标准》（GB 5749-2006）。②选测项目：包括总硬度、氯化物、硝酸盐氮、挥发酚、氰化物、砷、六价铬、铁、锰、铅、紫外线强度，其卫生标

准见《生活饮用水卫生标准》（GB 5749-2006），紫外线强度>70μW/cm$^2$。③增测项目：包括氨氮、亚硝酸盐氮、耗氧量。增测项目标准采用最高容许增加值：氨氮0.1mg/L；亚硝酸盐氮0.02mg/L；耗氧量1.0mg/L。

**日常使用的卫生要求** ①设施的管理部门负责设施的日常运转、保养、清洗、消毒。②管理单位对设施的卫生管理应制定设施的卫生制度并予以实施，管理人员每年进行1次健康检查和卫生知识培训，合格才上岗。③管理单位每年应对设施进行1次全面清洗，消毒，并对水质进行检验，及时发现和消除污染隐患，保证居民饮用水的卫生安全。④发生供水事故时，设施和管理单位必须立即采取应急措施并报告当地卫生部门，协其调查处理。

（鲁文清）

fēnzhì gōngshuǐ

**分质供水**（water supply by different quality） 根据用户对水质的需要分开供给相应用水的供水形式。主要是管道分质供水，以市政提供的自来水为原水，采用特殊工艺将自来水进行深度净化处理，使其达到优质生活饮用水标准，可直接饮用，并通过独立封闭的循环管网系统（食品卫生级的管道）输送到户。分质供水将饮用水和生活用水分质和分流，优质优用、低质低用，也称管道直饮水。

**方式** 主要有分散式和集中式两种。分散式是指在居住小区、宾馆、写字楼等地内设优质饮用水处理站，将自来水进一步深度处理、加工和净化，在原有的自来水管道系统上，再增设一条独立的优质供水管道，将符合直接饮用水标准的自来水通过优质输

水管道输送至用户，供居民直接饮用。集中式是指在一个城市内采用集中处理和分质供水的模式，在城市自来水厂中增加深度处理工艺，采用两套供水设备和两套供水管网进行分质供水，由原市政集中供水管道输送一般水质的自来水，另外敷设一套专门管网供应优质饮用水。

**特点** 与自来水、瓶（桶）装饮用水相比，管道直饮水具有以下特点：①去除了水中残留的微量有机物、重金属、病菌等杂质，保留对人体有益的微量元素和矿物质。②用户在家中打开水龙头即可饮用，使用方便。③采用优质管材设立独立循环式管网，避免了二次污染，水质稳定。④对终端用户经济实惠，一般家庭能接受。⑤建设周期长，技术要求较高。⑥净水设备需有专人值守和维护。

**深度处理技术** ①机械过滤技术：常采用砂滤、无烟煤或煤、砂双层滤料过滤，去除水中铁锈和较大颗粒杂质、改善水质并保证后续关键技术的正常运行和处理效果。②活性炭处理技术：活性炭可去除色、嗅和其他微量有害物质，但单独活性炭处理容易导致出水中细菌总数和亚硝酸盐浓度升高，主要作为辅助处理单元与其他方法结合使用。③膜分离技术：通过膜的微孔筛分作用，将物质进行严格分离。常用于饮用水深度处理的膜分为四类：微滤膜、超滤膜、纳滤膜和反渗透膜。各种膜均有明确的使用范围，应根据水源的水质特点，结合具体情况选用。一般在膜处理前，应有较好的预处理过程，防止滤膜堵塞，出水量降低、运行费用增加、膜使用寿命缩短。

**消毒方法** ①臭氧消毒：杀

菌能力强，但抑菌作用时间短，并会对管道产生氧化作用，易形成新的污染物和消毒副产物。②紫外线消毒：杀菌快，成本较低，但不具备抑菌作用，单独使用时管网末梢水中细菌学指标一般达不到卫生标准，系统中易形成生物膜。③二氧化氯消毒：杀菌能力强，并有持续杀菌能力，但设备成本较高，应用受到限制。

**卫生标准**　为规范现有分质供水的水质和统一水质标准，中国建设部于1999年颁布了一项行业标准《饮用净水水质标准》（CJ 94-1999），2005年修订为 CJ 94-2005。适用于以符合生活饮用水水质标准的自来水或水源水为原水，经再净化后可供给用户直接饮用的管道直饮水，其饮用净水水质应达到标准规定的限值。标准规定感官性状指标4项（色、浑浊度、嗅和味、肉眼可见物）、一般化学指标13项（pH、硬度、铁、锰、铜、锌、铝、挥发性酚类、阴离子合成洗涤剂、硫酸盐、氯化物、溶解性总固体、耗氧量）、毒理学指标15项（氟化物、硝酸盐氮、砷、硒、汞、镉、铬（六价）、铅、银、氯仿、四氯化碳、亚氯酸盐、氯酸盐、溴酸盐、甲醛）和细菌学指标6项（细菌总数、总大肠菌群、粪大肠菌群、余氯、臭氧、二氧化氯）。

（鲁文清）

yǐnyòngshuǐ shēndù jìnghuà

**饮用水深度净化**（advanced purification of drinking water）　对市政供水原有常规净化的水质进行再净化，获得优质饮用水。饮用水常规净化处理对水中溶解性有机物去除能力不足，饮用水深度处理可提高和保证饮用水质。其较广泛使用的方法有：活性炭吸附、氧化技术、膜分离技术和

生物预处理技术等。

**活性炭吸附**　活性炭对水中多种有机污染物有广泛的去除作用，如引起臭味的物质、腐殖质、天然和合成的溶解性有机物、总有机碳、总有机卤化物和总三卤甲烷等。此工艺是去除有机污染物的首选技术。主要用粒状活性炭、粉状活性炭和生物活性炭。

**氧化技术**　利用强氧化剂的氧化作用分解水中的有机污染物。常用的有氯、二氧化氯、臭氧和高锰酸钾，其中臭氧有最高的氧化还原电位，具最强氧化性。但仅能氧化分解含不饱和键或部分芳香类的有机污染物，稳定性有机物（如农药、卤代有机物和硝基化合物等）难被氧化分解。臭氧可致水中可生物降解物质增多，引起供水管网中细菌繁殖，使水厂出水的生物稳定性降低，故很少单独使用。高锰酸钾也是去除水中微量有机污染物的一种氧化剂，可控制氯酚、三卤甲烷的生成，去除色、嗅、味，但其氧化性远低于臭氧。

**膜分离技术**　通过膜的微孔筛分作用将物质进行严格分离的技术。常用的膜有微滤膜、超滤膜、纳滤膜和反渗透膜。微滤膜孔径为零点几微米到几微米，能够滤除水中的悬浮颗粒、胶体物质和细菌；超滤膜的孔径为 $5\sim100nm$，能去除分子质量 $>500$ 道尔顿的大分子化合物、胶体颗粒、细菌和病毒；纳滤膜的孔径为几个纳米，可对小分子有机物和无机盐等进行分离；反渗透膜的孔径为 $2\sim3nm$ 以下甚至更小，除了水分子外，其他所有杂质颗粒（包括离子）均不能通过反渗透膜，其分离得到的是纯水。膜分离技术要求对原水进行严格的各种预处理和常规处理，其投资

和运行费用也较高，难以大规模应用。

**生物预处理技术**　在常规给水处理工艺流程之前或在处理过程中利用生物膜上的微生物摄取、分解水中的有机物和氮、磷等营养物质。生物预处理可部分地去除水中的有机污染物、氨氮、亚硝酸盐氮以及三氯甲烷前驱物质（如富里酸、苯酚、苯胺等），减轻后续工艺的负担，提高整个工艺流程的处理效率。

（鲁文清）

píng（tǒng）zhuāng yǐnyòngshuǐ

**瓶（桶）装饮用水**（bottled drinking water）　以符合《生活饮用水卫生标准》（GB 5749）的水为原料，经适当的深度处理方法制得的密封于塑料、玻璃等容器中可直接饮用的水。瓶装水的包装容器体积较小，携带方便，常为旅游、野外作业等移动人群选用，尤其适用于军队，以及矿难、洪涝灾害、水污染事故等现场受困人员的饮用水补给。桶装水使用方便、冷热随意和健康卫生而广为大众接受，在公共场所和众多家庭普遍使用。但其生产环节和使用过程中存在二次污染。造成桶装水二次污染的常见原因：①容积大，存放时间较长，易致含氧量下降。②饮水机的储水胆、水道如未及时清洗造成污垢沉积甚至成为病原体滋生温床。③开启用的桶装饮用水一经与饮水机组合使用，细菌可随空气进入桶中。桶装饮用水本身无任何杀菌作用，难以保证其水质，常存在电导率、亚硝酸盐、高锰酸钾消耗量、游离氯和菌落总数、真菌等微生物超标等卫生问题。

**种类**　①饮用纯净水：以符合生活饮用水卫生标准的水为原料，通过离子交换法或去离子法、

反渗透法、蒸馏法及其他适当的加工方法制得的、密封于容器中且不含任何添加物且可直接饮用的水。加工可除去对人体有害的微生物、有机成分和矿物质，以及钾、钙、镁、铁、锶、锌等矿物元素。②饮用矿物质水：以符合生活饮用水卫生标准的水为原料，采用适当加工，特意加入一定量的矿物质而制成的制品。③其他包装饮用水：以符合生活饮用水卫生标准的水为原料，采用适当的加工方法，不经调色处理而制成的制品，如添加适量香精（料）的调味水。④饮用天然矿泉水：从地下深处自然涌出或经钻井采出的、含有一定量的矿物质、微量元素或其他成分、在一定区域内未受污染或采取预防措施避免污染的水，其化学成分、流量、水温等动态指标在天然周期波动范围内相对稳定。⑤饮用天然泉水：用从地下自然涌出的泉水或经钻井采集的、未受污染的地下泉水，且未经过公共供水系统的水源制成的制品。⑥其他天然饮用水：采用未受污染的水井、水库、湖泊或高山冰川等的水，且未经过公共供水系统的水源制成的制品。

**卫生标准** 根据中国国家质量监督检验检疫总局发布的《瓶（桶）装饮用水产品质量监督抽查实施规范》（CCGF 120.1-2010），饮用矿物质水、饮用纯净水、其他包装饮用水、饮用天然泉水、其他天然饮用水需按照《食品安全国家标准 包装饮用水》（GB 19298-2014）的要求进行检验（表），原料用水均应符合《生活饮用水卫生标准》（GB 5749-2006），感官指标、理化指标、微生物指标均应符合规定。饮用天然矿泉水需按照《饮用天然矿泉水》（GB 8537-2008）的要求进行检验。

（鲁文清）

yǐnshuǐ shuǐzhì tèshū chǔlǐ
**饮水水质特殊处理**（special treatment for drinking water quality） 针对饮用水中不同物质采用不同措施处理以提升水质的方法。

**除氟** 饮用水中氟含量偏高可导致饮用水型地方性氟中毒，在无低氟水源可供利用而技术和经济条件可行时，可采用物理、化学的方法将水中过量的氟除去。

**活性氧化铝法** 主要方法，能处理含氟在10mg/L以下的水。活性氧化铝是将颗粒状的氧化铝经400~600℃灼烧而成，是一种多孔吸附剂，有较大的比表面积，对氟有吸附及交换作用，将其作为滤料装成滤床，使高氟水经滤床过滤除氟，水与滤料接触时间应保持在15分钟以上，除氟容量为1.2~1.6mgF$^-$/g；是两性物质，等电点约9.5，水pH<9.5时可吸附阴离子，>9.5时可去除阳离子，在酸性溶液中是阴离子交换剂，对氟有极大的选择性。除氟能力达到饱和时，可用1%~3%浓度硫酸铝溶液再生。可制成家庭除氟罐，装活性氧化铝2kg可交换2.4g氟，每小时可处理10~12L水。

表 包装饮用水的卫生要求

| 项目 | 要求 | |
|---|---|---|
| | 饮用纯净水 | 其他饮用水 |
| 感官指标 | | |
| 色度（铂-钴标准比色法，度） | ≤5 | ≤10 |
| 浑浊度（NTU） | ≤1 | ≤1 |
| 状态 | 无正常视力可见外来异物 | 允许有极少量的矿物质沉淀，无正常视力可见外来异物 |
| 滋味、气味 | 无异味、无异嗅 | |
| 理化指标 | | |
| 余氯（游离氯，mg/L） | ≤0.05 | |
| 四氯化碳（mg/L） | ≤0.002 | |
| 三氯甲烷（mg/L） | ≤0.02 | |
| 耗氧量（以O$_2$计，mg/L） | ≤2.0 | |
| 溴酸盐（mg/L） | ≤0.01 | |
| 挥发性酚（以苯酚计，mg/L）[a] | ≤0.002 | |
| 氰化物（以CN$^-$，mg/L）[b] | ≤0.05 | |
| 阴离子合成洗涤剂（mg/L）[c] | ≤0.3 | |
| 总α放射性（Bq/L） | ≤0.5 | |
| 总β放射性（Bq/L） | ≤1 | |
| 微生物指标 | | |
| 大肠菌群（CFU/ml） | 0 | |
| 铜绿假单胞菌（CFU/250ml） | 0 | |

a，仅限于蒸馏法加工的饮用纯净水、其他饮用水；b，仅限于蒸馏法加工的饮用纯净水；c，仅限于以地表水或地下水为生产用源水的包装饮用水

骨炭法　磷酸钙法,有效的、经济简便的除氟方法。骨炭的主要成分是羟基磷酸钙,与氟的反应式为: $Ca_{10}(PO_4)_6(OH)_2 + 2F^- \rightleftharpoons Ca_{10}(PO_4)_6F_2 + 2OH^-$,当水中含氟量升高时,反应向右进行,氟被骨炭吸收而去除。再生时,加1%NaOH溶液浸泡,水中OH$^-$浓度升高,反应向左进行,然后再用0.5%硫酸溶液中和。水的最适pH值为7,过酸过碱均有影响,水与滤料接触时间为10分钟,除氟容量为3~4mgF$^-$/g。

混凝沉淀法　除氟原理及过程与饮用水水质净化的混凝沉淀法相同。常用的混凝剂有硫酸铝、氯化铝、碱式氯化铝等。方法简单但混凝剂使用剂量较大,需100~300mg/L或更高,可以使水中铝的含量增高,有时可以使水带涩味。

电渗析法　在直流电场的作用下,原水中可溶解性离子迁移,通过离子交换膜达到分离。此方法除氟效果好,不用投加药剂,除氟的同时可降低高氟水的总含盐量。

**除砷**　饮用水中砷含量偏高可导致饮用水型地方性砷中毒。可采用物理、化学的方法将水中过量的砷除去。需一定设备和技术条件,使用较费事。在无低砷水源地区可采用。

混凝沉淀法　利用混凝剂将水中溶解性胶体及悬浮颗粒物形成沉淀,再经过滤而去除。通过改变混凝剂种类或剂量,使絮凝体表面化学电位产生变化,还可促使水中部分离子(包括砷离子)被吸附去除。它是饮用水除砷应用最广泛的方法。最常见的混凝剂是铁盐(如三氯化铁、硫酸亚铁、氯化铁)、铝盐(如硫酸铝、碱式氯化铝、聚铝)、硅酸盐、碳

酸钙等。铁盐的除砷效果好于铝盐,对五价砷的去除效果好于三价砷,将水中三价砷氧化成五价砷可提高效果。投加混凝剂可以促使溶解状态砷转变为不溶解的,经沉淀或者上浮使砷从水中去除。缺点:需要大量的混凝剂,产生大量含砷的废渣无法利用,且处理困难,长期堆积容易造成二次污染;加入混凝剂后,饮用水中氯化物、硫酸根、铁离子等含量升高。

吸附法　简单易行,适合于处理量大、砷含量较低的水。以具有高比表面积、不溶性的固体材料作吸附剂,通过物理吸附作用、化学吸附作用或离子交换作用将水中的砷固定在自身的表面上,达到除砷目的。主要有活性氧化铝、活性炭、骨炭、沸石以及天然或合成的金属氧化物及其水合氧化物等。吸附剂吸附砷的能力与所用吸附剂的表面积有关,吸附剂表面积越大,吸附能力越强。同时,吸附能力也与吸附条件,如溶液的pH值、温度、吸附时间和砷浓度等有关。

其他　离子交换法、膜分离法、微生物法等。

**脱氮**　饮用水中硝酸盐含量升高可引起婴幼儿易患高铁血红蛋白血症,甚至死亡。对受硝酸盐污染的饮用水可进行脱氮处理。主要方法有物理化学法和生物反硝化法两大类。生物脱氮处理是通过微生物的降解作用将氨氮去除,包括硝化和反硝化两步,一般的生物脱氮对亚硝酸盐氮均有很好的处理效果,工艺也比较成熟。生物反硝化分为自养反硝化和异养反硝化,由于自养菌生长繁殖较慢,脱氮速率低,所需的反应器容积要求较大,脱氮成本也较高;异养反硝化工艺在投资

和运行费用方面优于自养反硝化。由于饮用水源水中可降解的有机物含量较低,传统的异养反硝化通常需要投加甲醇、乙醇、乙酸、葡萄糖等可溶性碳源,增加外加液体碳源易过量的风险。固相反硝化是有效去除原水中硝酸盐的一种新工艺,该工艺利用不溶于水的固体有机物作为反硝化菌的碳源和附着生长的载体,避免了常规异养反硝化工艺中存在的甲醇、乙醇等液体碳源易投加过量而影响出水水质的风险。

**除藻**　水中藻类繁殖可产生臭味和毒素,是典型的氯化消毒副产物的前体物,在自来水消毒过程中可与氯作用生成三氯甲烷等多种有害副产物,增加水的致突变活性。若水源取自富营养化水域,净化时应加强对藻类的去除措施。若一般工艺处理不能去除藻类,需用特殊方法去除。①物理除藻法:气浮技术除藻率可达70%~80%,但气浮法产生的藻渣难以处理,气浮池附近藻的腥臭味道重。还可用水网藻除藻,水网藻是大型的网片或网袋绿藻,其繁殖能力比蓝绿藻更强,在其生长过程中可大量吸收水中的磷、氮,使蓝绿藻无法在水中大量繁殖而除藻。②化学除藻法:用化学药剂控制藻类,可在水源地和水厂进行,常用的除藻剂有硫酸铜、氯气和二氧化氯等,可去除大部分藻类,但使用不当会使水中增加新的有害化学物质。还可利用铁盐除藻,铁盐能与水形成较重的矾花,增加混凝效果,提高藻类的去除率。③生物除藻法:用噬藻细菌或病毒、食藻生物等控制水体中氮、磷等营养物质和藻类数量。

**除臭**　自来水中可产生臭味的物质很多,水中的臭味来源不

同，去除方法亦不同。有机污染物产生的臭味可用臭氧和二氧化氯加以处理；水中挥发性物质如硫化氢等产生的臭味可用曝气法去除；藻类引起的臭味可采用硫酸铜杀藻而去除；酚和氯酚产生的臭味可用二氧化氯去除；原因不明的臭味或用上述方法处理效果不佳，可用活性炭吸附处理。

（鲁文清）

yǐnshuǐ xiāodújì

## 饮水消毒剂（drinking water disinfectant）

用于杀灭水中病原微生物，使饮用水达到国家《生活饮用水卫生标准》的制剂。包括化学消毒剂和物理消毒剂。

**化学消毒剂** 主要有氯气、氯胺、二氧化氯、臭氧等氧化剂。

氯气（$Cl_2$） 常态下为黄绿色气体，压缩后储存于钢瓶内，称为"液氯"。常压下氯的液化温度为$-31℃$，打开钢瓶阀门时，液氯立即气化成有强烈刺激性和窒息的气体，溶于水中很快水解成次氯酸和次氯酸盐，次氯酸是一种强氧化剂，能有效杀灭水中各种微生物（见氯化消毒）。液氯对微生物杀灭能力强、消毒作用持续性好、使用操作方便，余氯测定简单，消毒成本不高，是使用最广泛的饮用水消毒剂。用液氯消毒可产生多种有遗传毒性和（或）致癌性的氯化消毒副产物，采用可替代氯的消毒剂成为趋势。

氯胺 氯和氨或胺反应生成。在水加氯前按一定的比例先加氨或铵盐，如液氨、硫酸铵或氯化铵，再加入氯使之生成氯胺，主要有一氯胺和二氯胺。氯胺的杀菌作用比次氯酸弱，故要求保持较长的接触时间和较高的余氯量。氯胺能避免或减缓氯与水中有机污染物的某些化学反应，使消毒后水中三卤甲烷的生成量显著降低，被广泛认为是控制氯化消毒副产物形成的有效手段。

二氧化氯（$ClO_2$） 又名亚氯酸酐、氯酸酐，常温下为橙黄色气体，带有刺激性的辛辣味，遇热水分解成次氯酸、氯气、氧气。易溶于水，溶解度远大于氯气，但在水中极易挥发，稍一曝气即从溶液中逸出。对光、热敏感，温度升高、曝光或与有机质相接触，会发生爆炸。空气中$ClO_2$浓度$>10\%$或水中浓度$>30\%$时，都具有爆炸性。性质活泼极不稳定，难用钢瓶压缩贮存，一般多在使用地点现用现制备。是极有效的饮水消毒剂，对细菌、病毒及真菌孢子的杀灭能力均强。对水中残存有机物的氧化作用比氯优越，经氧化的有机物多降解为含氧基团（羧酸）为主的产物，可减少水中三卤甲烷等氯化消毒副产物的形成（见二氧化氯消毒）。除有消毒作用外，还可选择性地与一些无机物和有机物反应，如与氰化物、硫化物、铁、锰、酚类反应，有效去除酚臭和其他有机物引起的异味，有脱色、除臭、除味等净水功能，是一种有前景的可替代氯的消毒剂。

臭氧（$O_3$） 现场用空气或纯氧通过臭氧发生器制取而成。常温常压下为淡蓝色有刺激性气体，在水中不稳定，易分解产生氧化能力极强的新生态氧，可氧化细菌细胞膜而使其渗透性增加，细菌细胞溶解死亡；可影响病毒衣壳蛋白导致病毒死亡；对芽胞有强大杀灭能力。比氯和$ClO_2$的氧化能力强，杀菌效果好，用量少，接触时间短，pH $6\sim8.5$内均有效，且不影响水的感官性状，还有除臭、色、铁、锰、酚等多种作用。可将氰化物、酚等有毒有害物质氧化为无害物质；可氧化臭味和致色物质，减少臭味和色度；可氧化溶解性铁、锰，形成不溶性沉淀易于过滤清除；可将生物难分解的大分子有机物氧化分解为易于生物降解的小分子有机物。缺点是：生产设备庞大，流程复杂，需要较高的运行管理水平，电能消耗大，基建设备投资较大，成本高；水中臭氧不稳定，在室温下，水中臭氧的半衰期约为30分钟，单独采用难保证持续杀菌效果。

对饮用水使用臭氧消毒，不会产生三卤甲烷和卤代乙酸等有机卤代消毒副产物。但原水含溴化物可产生无机消毒副产物溴酸盐，后者有致癌性，国际癌症研究机构将其列为对人可能致癌的化学物（2B类），饮用水中终生过量致癌风险增量为$10^{-4}$、$10^{-5}$、$10^{-6}$时其对应的溴酸钾浓度分别为30、3、0.3 $\mu g/L$。参照世界卫生组织《饮用水水质准则》的建议值，中国2006年的《生活饮用水卫生标准》首次规定饮用水中溴酸盐的含量不得超过0.01 mg/L。

**物理消毒剂** 主要为紫外线。利用特殊设计的高效率、高强度和长寿命的波段（$110\sim280$ nm）紫外光发生装置产生紫外辐射，用以杀灭水中的细菌、病毒、寄生虫、藻类。紫外线对病原微生物杀灭作用的原理是：透入微生物体内作用于核酸、原浆蛋白与酶，使其发生化学变化而造成微生物死亡。优点是：接触时间短、杀菌效率高、不影响水的嗅味；不需向水中投加任何化学药剂，产生的消毒副产物少；不存在剩余消毒剂所产生的味道，管理相对简单。主要问题是消毒后的水中无剩余氧化剂，缺乏持续灭菌能力，一般需与其他消毒方法联合使用。单纯紫外线消毒一般用于小水量或处理后的水立刻被使用或原水有机物含量极低，或配水管网不存在二次污染的场合。

（鲁文清）

**氯化消毒**（chlorination disinfection） 用氯或氯制剂对饮用水进行消毒的方法。供饮用水消毒的氯制剂主要有氯气（$Cl_2$）、漂白粉 $[Ca(OCl)Cl]$ 和有机含氯消毒剂等。

**基本原理** 通过次氯酸的氧化作用杀灭细菌。氯溶于水后迅速水解成次氯酸（HOCl），次氯酸在水中电离成次氯酸根（$OCl^-$）：$Cl_2+H_2O \rightarrow HOCl+H^++Cl^-$，$HOCl \rightarrow H^++OCl^-$；漂白粉和漂白粉精在水中均能水解成次氯酸：$2Ca(OCl)Cl+2H_2O \rightarrow Ca(OH)_2+2HOCl+CaCl_2$，$Ca(OCl)_2+2H_2O \rightarrow Ca(OH)_2+2HOCl$。次氯酸分子小，电荷中性，可与表面带负电荷的一般细菌接触，穿过细胞壁，渗入细菌体内。次氯酸是一种强氧化剂，能损害细胞膜，使蛋白质、RNA 和 DNA 等物质释出，并影响多种酶系统，使细菌死亡，但对水中的病毒、寄生虫卵杀灭效果较差，需要较高的消毒剂浓度和较长的接触时间。次氯酸根离子带负电荷，发挥消毒作用较困难。水中含氨或有机氮化合物时，次氯酸与水中的氨氮发生可逆反应，形成一氯胺（$NH_2Cl$）和二氯胺（$NHCl_2$）。氯胺是弱氧化剂，有缓慢的杀菌作用，杀菌作用不如次氯酸强，需要较高浓度和较长接触时间。

**影响因素** 对氯化消毒效果有影响的因素包括下列方面。

**加氯量和接触时间** 用氯及含氯化合物消毒饮用水时，氯不仅与水中细菌作用，还要氧化水中的有机物和还原性无机物，故加氯量必须超过水的需氯量，使在氧化和杀菌后还能剩余一些有效氯，称为"余氯"。余氯包括游离余氯（HOCl 和 $OCl^-$）和化合余氯（$NH_2Cl$ 和 $NHCl_2$）。氯加入水中后还需保证与水有一定的接触时间。为保证效果，《生活饮用水卫生标准》中规定了游离氯余量和加氯后的接触时间。含氯制剂与水接触时间达 30 分钟，游离氯在 0.3mg/L 以上，对肠道致病菌、钩端螺旋体、布鲁杆菌等均有杀灭作用。《生活饮用水卫生标准》规定，用氯气及游离氯制剂消毒时，接触 30 分钟后，出厂水游离氯余量应不低于 0.3mg/L，管网末梢水中游离氯余量应不低于 0.05mg/L。用氯胺消毒时，接触时间应不少于 120 分钟，出厂水总氯余量应不低于 0.5mg/L，管网末梢水中总氯余量应不低于 0.05mg/L。由于肠道病毒对氯消毒的耐受力比肠道病原菌强，在怀疑水源受肠道病毒污染时，应加大氯消毒剂量和接触时间，保证饮用水安全。集中式供水管网末梢水的游离氯余量可作为预示有无再次污染的信号。

**水的 pH 值** 次氯酸是弱电解质，在水中的离解程度与水温和 pH 值有关。pH < 5.0 时，水中HOCl 达 100%。随着 pH 值的增高，HOCl 逐渐减少，$OCl^-$ 逐渐增多。pH = 7.5 时，HOCl 和 $OCl^-$ 大致相等；pH > 9 时，$OCl^-$ 接近100%。根据对大肠埃希菌的实验，HOCl 的杀菌效率比 $OCl^-$ 高约80 倍。消毒时应注意控制水的 pH值不宜太高。

**水温** 高温下次氯酸易透过细胞膜，杀菌效果好。水温每提高 10℃，病菌杀灭率提高 2~3 倍。

**水的浑浊度** 用氯消毒时，必须使 HOCl 和 $OCl^-$ 直接与水中细菌接触，方能达到杀菌效果。水的浑浊度高、悬浮物质较多时，细菌多附着在悬浮颗粒上，氯的作用被阻隔，杀菌效果降低，消毒前需对水进行混凝沉淀和过滤处理。

**水中微生物的种类和数量** 不同微生物对氯的耐受性不同，大肠杆菌抵抗力较低，病毒次之，原虫包囊抵抗力最强。水中微生物数量过多时消毒后水质较难达到卫生标准的要求。

**消毒方法** 水厂加氯一般用液态氯或漂白粉，用液态氯需使用液氯钢瓶，将瓶中的氯通至少量水中溶解后加入需要消毒的水中。在使用氯瓶过程中要防止氯气泄漏引起中毒。用漂白粉消毒时，先将漂白粉溶于水，吸取上清液作消毒用，溶液底层杂质需定期清除。根据加氯顺序和加氯量，氯化消毒法可分为下列 4 种。

**普通氯化消毒法** 在混凝沉淀及砂滤后加氯消毒，常用于水的浊度低、有机物污染轻、水中不含酚（氯能与酚形成有嗅味的氯酚）时，加入少量氯即可达到消毒目的，产生的主要是游离氯。优点：所需接触时间短，效果可靠。缺点：若原水为地表水，卤代有机物含量较多，可产生三卤甲烷等多种氯化消毒副产物，使饮用水具有致突变性；水中含有酚类物质时，加氯消毒会产生氯酚臭。

**氯胺消毒法** 氯衍生物的消毒方法之一，用于含酚水源水的消毒，在水中加入氨，使加氯后生成一氯胺和二氯胺完成氧化和消毒。优点：氯胺能避免或减缓氯与水中有机污染物的某些化学反应，使消毒后水中三卤甲烷类氯化消毒副产物的生成量显著降低；先加氨后加氯，可防止产生氯酚臭；化合氯较稳定，在管网中可维持较长时间，使管网末梢水中的余氯量得到保证，而能有效抑制管网中残余的细菌再繁殖。缺点：消毒作用不如次氯酸强，接触时间长，费用较高；需加氨而使操作复杂；对病毒的杀灭效果较差。

折点氯消毒法 一种过量氯消毒的特殊方法。由于液氯能与水中的氨起反应，增加耗氯量而使消毒效果下降，故当水中氨氮含量较高时可采用折点加氯法。用超过折点的加氯量，使水中形成过量的游离余氯。加氯量与余氯的关系见图。图中 OA 表示水中余氯量等于加氯量（需氯量为零），OB 是水中还原性无机物和有机物所消耗的氯量（需氯量），BC 是游离余氯和氯与水中氨形成氯胺（化合余氯），CD 是过量氯作用下氯胺分解使余氯下降，达 D 点（折点）时，氯胺分解过程结束，如加氯超过 D 点，则余氯量又重新上升（DE），这时形成的余氯为游离氯。优点：消毒效

果可靠；能明显降低锰、铁、酚和有机物含量；可降低水的臭味和色度。缺点：耗氯多，能产生较多的氯化消毒副产物；需事先求出折点加氯量，操作麻烦。

过量氯消毒法 适用于严重污染的水源水。水源受有机物和细菌污染严重，或野外工作、行军需在短时间内达到消毒效果时，可加过量氯（5～10mg/L）于水中，使余氯达 1～5mg/L。消毒后的水用亚硫酸钠、亚硫酸氢钠、硫代硫酸钠或活性炭脱除过高的余氯。

氯化消毒方法操作和使用简单，便于控制，消毒持续性好，余氯容易检测且氯消毒剂的价格不高，在饮用水行业被广泛应用。但氯不仅可起氧化反应，还可与水中天然存在的有机物起取代或加成反应产生各种氯化消毒副产物，有致癌性和遗传毒性。常规处理工艺对氯化消毒副产物不能有效去除。氯化消毒时应尽量降低氯化消毒副产物的生成，如采用生物活性炭法除去或降低有机前体物含量；通过混凝沉淀和活

性炭过滤等净化措施来降低或除去氯化消毒副产物；改变传统氯化消毒工艺，如避免预氯化和折点氯消毒；用替代氯的饮水消毒剂，如氯胺、二氧化氯或臭氧等，以减少氯化消毒副产物形成。

（鲁文清）

èryǎnghuàlǜ xiāodú

**二氧化氯消毒**（chlorine dioxide disinfection） 用二氧化氯对饮用水进行消毒的方法。二氧化氯又名亚氯酸酐、氯酸酐，是极有效的饮水消毒剂，对细菌、病毒及真菌孢子的杀灭能力均很强。对微生物细胞壁有很强的吸附和穿透能力，可有效氧化细胞内含巯基的酶；可与半胱氨酸、色氨酸和游离脂肪酸反应，快速抑制微生物蛋白质的合成，使膜的渗透性增高；并能改变病毒衣壳，导致病毒死亡。

二氧化氯对饮用水消毒有其独特的优点：①杀菌能力强。有低浓度下高效杀菌和杀病毒能力，杀死水中的病毒、细菌、原虫、藻类、真菌和各种孢子及孢子形成的菌体，杀菌能力比臭氧和氯都强，消毒后水中余氯稳定持久，防止再污染的能力强。②受温度、pH 值的影响小。低温和较高温度杀菌效力基本一致，pH 2～10 均有很高杀菌效率，适用于碱度较高的水源水消毒。③受氨影响小。水中含氨时不与氨反应，其氧化和消毒作用不受影响。④有较强的氧化作用。对水中残存有机物的氧化作用比氯优越，二氧化氯以氧化反应为主，氯则以亲电取代为主。经氧化的有机物多降解为含氧基团（羧酸）为主的产物，无氯代产物出现，可减少水中三卤甲烷等氯化消毒副产物的形成，降低水的致突变性。腐殖酸等也可被氧化降解，而且氧化降解产

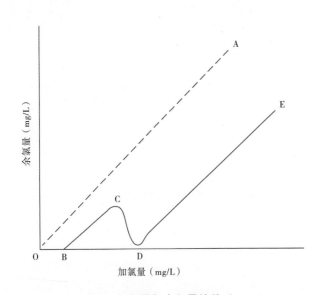

图　加氯量与余氯量的关系

物不以三氯甲烷出现，在消毒的同时，可去除水中的多种有害物质。⑤可除去水中的色和味。不与酚形成氯酚臭，对铁、锰的除去效果较氯强，可用于除臭、去色、除氧化铁、锰等物质。

二氧化氯作为饮用水消毒剂，不仅灭菌效果优于液氯，且不与水中的腐殖酸等有机前体物反应生成卤代烃类副产物，自 20 世纪 90 年代以来，已被许多国家应用于饮用水消毒。二氧化氯在净水过程中也会产生消毒副产物，主要有亚氯酸盐和氯酸盐。世界卫生组织没有建立二氧化氯的准则值是因为在饮用水中它很快还原为亚氯酸盐，用亚氯酸盐的限值已经可以表达二氧化氯的毒性。

(鲁文清)

xiāodú fùchǎnwù

## 消毒副产物 (disinfection by-product, DBP)

消毒剂与水中天然有机物及特定污染物相互反应产生的化合物。在水中的含量仅为 μg/L 水平。饮用水中已发现的消毒副产物超过 600 种，一些消毒副产物有遗传毒性和（或）致癌性，或生殖发育毒性。氯、氯胺、二氧化氯、臭氧均能在水中产生相应的消毒副产物。生成量和种类与下列因素有关：消毒剂的类型和用量，水中的有机前体物和无机物（主要是溴化物）的含量和性质，消毒剂接触的时间，水温、pH 值等参数，水源水的污染状况。根据所使用的消毒剂和消毒方法不同，饮用水中消毒副产物主要有下列类型。

**氯化消毒副产物** 最初主要指在氯化消毒过程中所产生的副产物，包括挥发性的三卤甲烷类和非挥发性的卤代乙酸类、卤代乙腈类、卤代醛类、卤代呋喃酮类，其中三卤甲烷类和卤代乙酸类是在氯化消毒后的饮用水中分布最广的消毒副产物，二者含量之和占全部氯化消毒副产物的 80% 以上。三卤甲烷有挥发性，暴露途径有饮用水摄入和淋浴时经呼吸吸入、经皮肤接触。用氯胺消毒可使消毒后水中三卤甲烷类和卤代乙酸类副产物的生成量比液氯消毒大大降低，但却使含氮的氯化副产物生成增多。后者（如卤代乙腈类）比含碳氯化副产物（如卤代乙酸类）的毒性强。

**二氧化氯消毒副产物** 主要有两部分：被其氧化而生成的有机副产物和二氧化氯本身被还原而生成的无机副产物。有机副产物主要包括一些酮、醛或羰基类的物质，种类和数量与水体的水质情况、pH 值等条件以及二氧化氯的投加量密切相关。无机副产物主要有亚氯酸盐和氯酸盐，由二氧化氯和水中天然有机物、无机物接触时分解产生。亚氯酸盐能与血红蛋白起反应，形成高铁血红蛋白。氯酸盐对动物和人的影响方面尚无足够的数据。已有的研究数据未见二氧化氯和亚氯酸盐具有致癌性。世界卫生组织《饮用水水质准则》对亚氯酸盐在饮用水中的临时指导值为不得超过 0.7mg/L，中国《生活饮用水卫生标准》（GB 5749-2006）规定，饮用水中亚氯酸盐（使用二氧化氯消毒时）的含量不得超过 0.7mg/L，饮用水中氯酸盐（使用复合二氧化氯消毒时）的含量也不得超过 0.7mg/L。二氧化氯无机副产物的形成与二氧化氯的投加量直接相关，控制二氧化氯投加量能够控制亚氯酸盐副产物的浓度。

**臭氧消毒副产物** 臭氧能生成甲醛、溴酸盐等具有潜在毒性的消毒副产物。甲醛主要由天然有机物（腐殖质）在臭氧化和氯化中的氧化过程形成，在臭氧化的饮用水中曾发现高达 0.03mg/L 的甲醛。国际癌症研究机构（International Agency for Research on Cancer, IARC）将甲醛归类为对人类很可能的致癌物（2A），吸入甲醛对人类可致癌。中国《生活饮用水卫生标准》（GB 5749-2006）和世界卫生组织《饮用水水质准则》均规定饮用水中甲醛的限值为 0.9mg/L。一般情况下水中不含溴酸盐，原水含溴化物并经臭氧消毒可生成溴酸盐。饮用水用浓次氯酸盐消毒时也能生成溴酸盐。水中溴酸盐的浓度取决于水源水中溴化物的浓度、臭氧剂量、溶解性有机碳浓度及水的 pH 和酸碱度。溴酸盐有明显的遗传毒性，对人的致癌作用还不能肯定。IARC 将溴酸盐归类为对人可能的致癌物（2B）。世界卫生组织推荐的饮用水中溴酸盐的临时指导值为 0.01mg/L，相对应的致癌风险为 $10^{-5}$；中国《生活饮用水卫生标准》（GB 5749-2006）规定饮用水中溴酸盐的限值为 0.01mg/L。

许多国家和国际机构，如中国、美国和世界卫生组织都对一些健康风险较高的消毒副产物在水中的含量规定了限值。但对已在饮用水中鉴定出的数百种消毒副产物，尤其是一些新发现的消毒副产物，尽管其检出量日益增加、研究也表明其具有极强的致突变性或遗传毒性，但由于毒理学资料的有限，尚无法对其在饮用水中的含量进行限定。

(鲁文清)

lǜhuà xiāodú fùchǎnwù

## 氯化消毒副产物 (chlorination disinfection by-product, CDBP)

氯化消毒时氯与水中有机物反应

产生的卤代烃类化合物。

**分类** 分为两大类。

**挥发性卤代有机物** 主要有三卤甲烷类，包括三氯甲烷、一氯二溴甲烷、二氯一溴甲烷和三溴甲烷。

**非挥发性卤代有机物** ①卤代乙酸类：如一氯乙酸、二氯乙酸、三氯乙酸、一溴乙酸、二溴乙酸、三溴乙酸、一溴二氯乙酸、二溴一氯乙酸等。②卤代乙腈类：如一氯乙腈、二氯乙腈、三氯乙腈、二溴乙腈、溴氯乙腈等。③卤代醛类：主要为三氯乙醛（又名水合氯醛）。④卤代呋喃酮类：主要为3-氯-4-二氯甲基-5-羟基-2（5氢）呋喃酮（MX）及其同系物。

三卤甲烷由美国学者1974年在饮用水中发现，是最早被发现的氯化消毒副产物。1975年美国环境保护署在全美80个城市进行的一项调查发现，在所有采用氯消毒的城市饮用水中，普遍存在4种三卤甲烷。中国疾病预防控制中心对北京、天津、郑州、大庆、长沙和深圳饮用水中氯化消毒副产物的调查也发现，6个城市的饮用水中均检出有三卤甲烷和卤代乙酸。挥发性三卤甲烷和非挥发性卤代乙酸是氯化消毒饮用水中最常见的两大类氯化副产物，占氯化消毒副产物的80%。

**生成影响因素** 氯化消毒副产物形成的量和类型与下列因素有关。

**有机前体物的含量** 通常把水中能与氯形成氯化消毒副产物的有机物称为有机前体物，主要是一些天然有机物，如腐殖酸、富里酸、藻类及其代谢物、蛋白质等。腐殖酸是天然水中有机物的主要成分，其水溶液经氯化后所产生的副产物与天然水氯化副产物相似，常将腐殖酸作为水中有机前体物的主要模型化合物。水中天然有机物的浓度和类型对氯化消毒副产物的形成有重要影响，一般取自地表水做水源的自来水三卤甲烷的产生量较高，富含腐殖质的水要比含富里酸的水产生的副产物要多。水中氯化致突变物主要由氯与腐殖酸反应生成。在中国，除天然有机物外，由于水源普遍受到污染，排入水中的污染物也是消毒副产物前体物的重要来源。

**加氯量、溴离子浓度及pH等因素** 有机前体物的含量一定时，投氯量越大，接触时间越长，生成的三卤甲烷越多。原水溴化物浓度较高时，会生成各种溴代三卤甲烷（三溴甲烷、一氯二溴甲烷和二氯一溴甲烷），其含量往往高于三氯甲烷。三卤甲烷的生成还与水的pH值有关，随着pH升高，三卤甲烷生成量增大，但卤乙酸生成量降低。在加氯或者氯胺消毒处理工艺前，进行臭氧预处理会增加三氯乙醛的生成。在水的氯胺化和氯化时可产生氯化氰。

**危害** 许多氯化副产物有遗传毒性和（或）致癌性，有的还有致畸性和（或）神经毒性作用。继1974年美国科学家首次报道在饮用水中发现三卤甲烷后，1979年美国国立癌症研究所报道，三氯甲烷能引起雄性大鼠肾小管细胞腺癌和雌性小鼠的肝细胞癌。不仅三氯甲烷，其余三种挥发性三卤甲烷也均能引起实验动物的肿瘤，二氯一溴甲烷能引起小鼠的肝、肾肿瘤和大鼠的肝、肾、肠道肿瘤，一氯二溴甲烷能引起小鼠的肝肿瘤，三溴甲烷能引起大鼠的肠道肿瘤。非挥发性卤代乙酸类的二氯乙酸、三氯乙酸、二溴乙酸也被证实能诱发小鼠肝肿瘤，二溴乙酸还能引起大鼠白血病和小鼠的肺肿瘤。二氯一溴甲烷和二氯乙酸已被作为有致癌性的物质列在世界卫生组织《饮用水水质标准》中，并被确定了致癌危险性水平的限值。国际癌症研究机构（International Agency for Research on Cancer, IARC）将三氯甲烷、二氯一溴甲烷和二氯乙酸归类为对人类可能的致癌物（2B）。

卤代呋喃酮是芬兰学者20世纪80年代在氯化消毒的饮用水中检出的一类氯化副产物，包括3-氯-4-二氯甲基-5-羟基-2（5氢）呋喃酮及其同系物。3-氯-4-二氯甲基-5-羟基-2（5氢）呋喃酮在氯化消毒的饮用水中浓度很低，仅处于纳克每升水平，但却是造成氯化饮用水致突变性的重要成分。埃姆斯试验即细菌回复突变试验（Ames test）中，其所诱发的致突变性占氯化饮用水有机提取物总致突变性的20%～50%，对TA100的致突变性达到了2800～10 000个/nmol回变菌落，被认为是最强的诱变物之一。鉴于该物质的强诱变性以及当时尚无成熟的分析方法尽早对它的化学结构做出确切的鉴定，故将其名为"Mutagen X"或"MX"，在发现MX的强诱变性大约1年以后，芬兰科学家分析鉴定MX为3-氯-4-二氯甲基-5-羟基-2（5氢）呋喃酮。MX可引起实验动物的甲状腺癌、肝癌、肾上腺癌、胰腺癌、乳腺癌、淋巴瘤、白血病等，MX的致癌性是所有氯化消毒副产物中最强的。除MX外，氯化消毒饮用水还有几种氯化羟基呋喃酮（CMCF、MCA、MCF），为MX的同分异构体，其诱变性弱于MX。世界卫生组织已将MX列在其所制订的《饮用水水质标准》，但尚缺乏确定推荐的健康指导值。IARC 将 MX 归类为对人类可能的致癌物（2B）。

氯化饮用水的有机提取物有遗传毒性。饮用氯化水与人群癌症有关联，在长期饮用氯化自来水的地区，人群中膀胱癌、胃癌、结肠癌、直肠癌的发病率比对照组高，但还未证明它们之间的剂量-反应关系或因果关系。饮用氯化水对生殖结局有影响，可引起自然流产、死胎和早产以及出生缺陷。饮用氯化水对生长发育也有一定影响，可使新生儿体重减轻、早熟或胎儿生长延迟等。

**标准** 鉴于氯化消毒副产物对健康的潜在危害，许多国家和国际机构对饮用水中一些氯化消毒副产物的含量制定了限值。中国《生活饮用水卫生标准》（GB 5749-2006）中规定 7 种氯化消毒副产物在饮用水中的含量限值（见生活饮用水卫生标准），包括 4 种三卤甲烷（三氯甲烷、一氯二溴甲烷、二氯一溴甲烷、三溴甲烷）、2 种卤代乙酸（二氯乙酸和三氯乙酸）和三氯乙醛，其标准值分别为：三氯甲烷 0.06mg/L、一氯二溴甲烷 0.1mg/L、二氯一溴甲烷 0.06mg/L、三溴甲烷 0.1mg/L、二氯乙酸 0.05mg/L、三氯乙酸 0.1mg/L 和三氯乙醛 0.01mg/L。三卤甲烷中的 4 种化合物通常一起存在，标准中还规定总三卤甲烷中各化合物的实测浓度与其各自限值的比值之和不超过 1。世界卫生组织发布的《饮用水水质准则》中，规定几种氯化消毒副产物的指导值：三氯甲烷 0.2mg/L、一氯二溴甲烷 0.1mg/L、二氯一溴甲烷 0.06mg/L、三溴甲烷 0.1mg/L 和总三卤甲烷≤1。还规定二氯乙酸

和三氯乙酸的指导值，分别为 0.05mg/L 和 0.2mg/L；二溴乙腈和二氯乙腈的指导值分别为 0.07mg/L 和 0.02mg/L。美国发布的《国家饮用水水质标准》（2006），对几种氯化消毒副产物的最高允许浓度为：三氯甲烷 0.08mg/L、一氯二溴甲烷 0.08mg/L、二氯一溴甲烷 0.08mg/L、三溴甲烷 0.08mg/L、总三卤甲烷 0.08mg/L、一氯乙酸 0.06mg/L、二氯乙酸 0.06mg/L、三氯乙酸 0.06mg/L、总卤代乙酸（包括一氯乙酸、二氯乙酸、三氯乙酸、一溴乙酸和二溴乙酸）0.06mg/L。

部分氯化消毒副产物在水中的浓度、遗传毒性、致癌性和标准见表。

（鲁文清）

---

shuǐwūrǎn fángzhì

**水污染防治**（water pollution control） 用综合措施预防和治理水体质量下降与恶化的过程。中国 2008 年修订通过的《中华人民共和国水污染防治法》表述为："水污染，是指水体因某种物质的介入，而导致其化学、物理、生物或者放射性等方面特性的改变，从而影响水的有效利用，危害人体健康或者破坏生态环境，造成水质恶化的现象"。水从化学组成看，由氢、氧元素构成，除在实验室能制得由此两种元素构成的纯水外，自然界只有溶解许多杂质的天然水，没有天然纯水。天然水有自净作用。人类活动和特殊地质影响可使天然水品质遭受破坏，即水污染，随着工农业发

表 部分氯化消毒副产物在水中的浓度、遗传毒性、致癌性和标准

| 氯化消毒副产物 | 水中的浓度 | 遗传毒性 | 动物致癌性 | 中国标准 | 美国、世界卫生组织标准 |
|---|---|---|---|---|---|
| 三卤甲烷类 | | | | | |
| 三氯甲烷 | * * * * * | - | + | + | + |
| 一氯二溴甲烷 | * * * * | + | + | + | + |
| 二氯一溴甲烷 | * * * * | + | + | + | + |
| 三溴甲烷 | * * * * | + | + | + | + |
| 卤代乙酸类 | | | | | |
| 一氯乙酸 | * * * | + | - | - | + |
| 二氯乙酸 | * * * * * | + | + | + | + |
| 三氯乙酸 | * * * * * | - | + | + | + |
| 一溴乙酸 | * * * | + | 未见报道 | - | + |
| 二溴乙酸 | * * * * * | + | + | - | + |
| 卤代乙腈类 | | | | | |
| 一氯乙腈 | * * * | + | 未见报道 | - | - |
| 二氯乙腈 | * * * | + | 未见报道 | - | + |
| 三氯乙腈 | * * * | + | 未见报道 | - | - |
| 二溴乙腈 | * * * | + | 未见报道 | - | + |
| 溴氯乙腈 | * * * | + | 未见报道 | - | - |
| 卤代醛类 | | | | | |
| 三氯乙醛 | * * * * | + | + | + | + |
| 卤代呋喃酮类 | | | | | |
| MX | * * | + | + | - | - |

* * 每升几纳克至几十纳克；* * * 每升几十纳克至几百纳克；* * * * 每升几百纳克至几十微克；* * * * * 每升几十微克至几百微克。

展，人口增多，水污染日益严重，全世界每年排放的污水达 4000 多亿吨，造成 5 万多亿吨水体被污染，数百万人死于饮用水不洁所引起的疾病。防治水污染成为人类与环境可持续发展最迫切任务之一。

水污染防治必须采取综合科学技术手段、行政措施、国家与地方法规法令齐头并进，相互配合，才能取得成效。其路径一是从污染源头抓起，减少污染；二是治理和综合利用污染资源，减少排放。

**策略** 20 世纪 60 年代以前，水污染防治措施主要是防治点源污染，即将一个个企业看成一个个污染发生单位，在废水排放口或工艺流程末端，阻截废水加以处理，达标后排放。之后，企业越来越多，废水量越来越大，性质越来越复杂，对废水处理的资金、技术和能源的要求越来越高。特别是农业广泛使用化肥、除草剂、杀虫剂和各种农业机械等，加上城市、农村雨水径流，非点源污染日益加重，单纯的点源治理已经不能缓解和阻止水体的进一步污染。

从区域和水系的整体出发，综合运用各种措施防治水体污染成为必然选择。其内容包括：人工处理和自然净化相结合，无害化处理和综合利用相结合，推行循环重复用水，发展少或无废水工艺等。减少废水和污染物排放量，发展区域性水污染防治系统，运用系统工程方法，选择适当的污水处理措施，发展效率高，能耗小的新处理技术，研究闭路的工业和生活用水系统，按区域或流域单元，制定统一的区域水质管理规划。

从国家法规政策层面，制定、完善一系列相关标准与准则，编制防治规划，实行排污许可制度。例如，为了保护地表水，在国家地表水环境质量标准中，依据水域功能高低将地表水划分为五类，成为判断水质好坏和保护水体的重要标杆。又如，在 1996 年国家颁布的污水综合排放标准中，按照污水排放去向，分年限规定了 69 种水污染物最高允许排放浓度及部分行业最高允许排水量。中国政府对重点水污染物排放实施总量控制制度，要求各省、自治区、直辖市人民政府按照国务院的规定削减和控制本行政区域的重点水污染物排放总量，敦促国家相关部门、各省、自治区、直辖市加紧编制流域水污染防治规划。2007~2008 年 5 月，国务院陆续批复了淮河、海河、辽河、松花江、三峡库区及上游、丹江口库区及上游、黄河中上游、滇池、巢湖流域水污染防治规划（2006~2010 年）和太湖流域水环境综合治理总体方案，从治污项目、环境准入、饮用水安全等方面提出了全面要求，为进一步做好重点流域水污染防治工作提供了依据和保证。

在具体操作层面，要完善加强水污染防治的监督管理，对新建、改建、扩建直接或者间接向水体排放污染物的建设项目和其他水上设施，应当依法进行环境影响评价，对建设项目的水污染防治设施，应当与主体工程同时设计、同时施工、同时投入使用。

**措施** 要根据不同类型水体污染源，有针对性制定防治措施。

**工业水污染防治** 造成水污染的企业要进行技术改造，采取综合防治措施，提高水的重复利用率，减少废水和污染物排放量。对严重污染水环境的落后工艺和设备实行淘汰制度。禁止新建不符合国家产业政策的小型造纸、制革、印染、染料、炼焦、炼硫、炼砷、炼汞、炼油、电镀、农药、石棉、水泥、玻璃、钢铁、火电以及其他严重污染水环境的生产项目。企业应当采用原材料利用效率高、污染物排放量少的清洁工艺，并加强管理，减少水污染物的产生。

**城镇水污染防治** 城镇污水应集中处理。要组织建设城镇污水集中处理设施及配套管网，提高各行政区域城镇污水的收集率和处理率，并加强对城镇污水集中处理设施运营的监督管理。建设生活垃圾填埋场时，应当采取防渗漏等措施，防止造成水污染。

**农业和农村水污染防治** 使用农药，应符合国家有关农药安全使用的规定和标准。应采取措施，指导农业生产者科学、合理地施用化肥和农药，控制化肥和农药的过量使用，防止水污染。积极鼓励支持畜禽养殖场、养殖小区建设畜禽粪便、废水的综合利用或者无害化处理设施。畜禽养殖场、养殖小区应当保证其畜禽粪便、废水的综合利用或者无害化处理设施正常运转，保证污水达标排放，防止污染水环境。

从事水产养殖应保护水域生态环境，科学确定养殖密度，合理投饵和使用药物，防止污染水环境。向农田灌溉渠道排放工业废水和城镇污水，应保证其下游最近的灌溉取水点的水质符合农田灌溉水质标准。利用工业废水和城镇污水进行灌溉，应当防止污染土壤、地下水和农产品（见污水灌溉卫生）。

**船舶水污染防治** 船舶排放含油污水、生活污水，应符合船舶污染物排放标准。从事海洋航运的船舶进入内河和港口的，应遵守内河的船舶污染物排放标准。船舶的残油、废油应回收，禁止排入水体。禁止向水体倾倒船舶垃圾。船舶装载运输油类或者有毒货物时，应采取防止溢流和渗漏的措施，防止货物落水造成水污染。

饮用水水源和其他特殊水体保护　饮用水水源保护区分为一级保护区和二级保护区；必要时，可以在饮用水水源保护区外围划定一定的区域作为准保护区。在饮用水水源保护区内，禁止设置排污口。禁止在饮用水水源一级保护区内新建、改建、扩建与供水设施和保护水源无关的建设项目。禁止在饮用水水源一级保护区内从事网箱养殖、旅游、游泳、垂钓或者其他可能污染饮用水水体的活动。禁止在饮用水水源二级保护区内新建、改建、扩建排放污染物的建设项目。在饮用水水源二级保护区内从事网箱养殖、旅游等活动的，应按规定采取措施，防止污染饮用水水体。禁止在饮用水水源准保护区内新建、扩建水体污染严重的建设项目；改建建设项目，不得增加排污量。应当根据保护饮用水水源的实际需要，在准保护区内采取工程措施或者建造湿地、水源涵养林等生态保护措施，防止水污染物直接排入饮用水水体，确保饮用水安全。

县级以上人民政府可以对风景名胜区水体、重要渔业水体和其他具有特殊经济文化价值的水体划定保护区，并采取措施，保证保护区的水质符合规定用途的水环境质量标准。在风景名胜区水体、重要渔业水体和其他具有特殊经济文化价值水体的保护区内，不得新建排污口。在保护区

附近新建排污口，应保证保护区水体不受污染。

**海洋水污染防治与保护**　中国有 1.8 万千米的大陆海岸线，高度重视海洋环境污染防治，已采取一切措施防止、减轻和控制陆上活动和海上活动对海洋环境的污染损害。为了保护和改善海洋环境，保护海洋资源，防治污染损害，维护生态平衡，保障人体健康，促进经济和社会的可持续发展，中华人民共和国还专门制定颁布了海洋环境保护法。

（谷康定）

tǔrǎng wèishēng

**土壤卫生**（soil hygiene）　应用环境卫生学的理论和技术，研究土壤环境与人体健康的关系。土壤卫生从卫生学观点来认识土壤，运用土壤学、土壤生物地球化学和土壤生态学的知识，揭示土壤环境因素变化对人体健康的影响及可能产生的后果，是环境卫生学的组成部分。

土壤是由固体、液体和气体组成的能够容纳各种污染物质的多孔疏松系统，是一个具有吸附和交换作用的胶体系统，是一个有络合作用、螯合作用和氧化还原作用的化学反应系统，还是一个充满各种微生物活动的陆地生态系统。土壤处于大气圈、水圈、岩石圈和生物圈之间的过渡地带，是联系无机界和有机界的重要环节，是结合环境各要素的枢纽，是陆地生态系统的核心及其食物链的首端；同时又是许多有害废弃物处理和容纳的场所。土壤作为自然体和环境介质，是人类生活的一种极其宝贵的自然资源，它承载一定的污染负荷，具有一定的环境容纳量。但是，污染物一旦超过土壤的最大容量将会引起不同程度的土壤污染，进而影

响土壤中生存的动植物，最后通过生态系统食物链危害人体健康。土壤具有独特的发生和发展过程、组成特点和形态特征，从卫生学角度研究土壤的各种特征，是研究土壤对健康的影响、土壤卫生标准和土壤卫生防护的基础。

**物理特征**　从物理学的观点看，土壤是一个极复杂的、三相物质的分散系统。三相物质的组成和它们之间强烈的相互作用，表现出土壤的各种物理特征。

**质地**　颗粒是组成土壤的基础物质。土壤颗粒的大小和排列状态决定土壤的孔隙率、透气性、渗水性、容水性和毛细管现象，影响土壤的卫生状态。根据颗粒粒径大小将土壤颗粒分为若干组，称为粒级。各粒级所占的相对比例或重量百分数，称为土壤质地。主要继承成土母质的类型和特点，是土壤的一种十分稳定的自然属性，其黏、砂程度对土壤中物质的吸附、迁移和转化均有很大影响，常是考察土壤污染物环境行为的首要因素之一。根据土壤质地，分为砂土（粒径 0.05～1mm 的颗粒占 50% 以上）、黏土（粒径<0.01mm 的颗粒占 30% 以上）和壤土（介于两者之间）三大类，不同质地反映不同的土壤性质。砂土透气性好，排水能力强，有机物分解快，卫生学上优点较多。黏土透气性差，容水性强，有机物分解缓慢。壤土卫生学特性介于二者之间，既能通气透水，又能蓄水。

**孔性和结构性**　土壤孔隙性质（简称孔性）是指土壤孔隙总量及大、小孔隙分布。其好坏决定于土壤的质地、松紧度、有机质含量和结构等。土壤结构性是指土壤固体颗粒的结合形式及其相应的孔隙性和稳定度。土壤孔

性是土壤结构性的反映，结构好则孔性好，反之亦然。结构体的划分主要依据其形态、大小和特性，可划分为块状和核状、棱柱状和柱状、片状、团粒等结构。团粒结构包括团粒和微团粒，团粒为近似球形的较疏松的多孔小土团，直径 $0.25 \sim 10mm$，$0.25mm$ 以下的则为微团粒。它常在表土中出现，有水稳性（泡水后结构体不易分散）、力稳性（不易被机械力破坏）和多孔性等良好的物理性能，是农业土壤的最佳结构形态。伴随农用薄膜的大量使用，土壤结构造成极大破坏。农业薄膜是一种高分子碳氢化合物，在自然环境条件下不易降解。随着地膜栽培年限的延长，耕层土壤中残留膜量不断增加，形成阻隔层，日积月累，造成农田"白色污染"。土壤中残留的薄膜碎片，改变或切断了土壤孔隙的连续性，增大了孔隙的弯曲性，致土壤重力水移动受到的阻力增大，重力水向下移动缓慢，可明显降低土壤的渗透性能。

**通气性** 气体透过土体的性能，它反映土壤特性对土壤空气更新的综合反应。土壤通气性的好坏，主要取决于土壤的总孔度特别是空气孔度的大小。土壤通气性对于保证土壤空气的更新有重大意义。如果土壤没有通气性，土壤空气中的 $O_2$ 在很短时间内被全部消耗，$CO_2$ 含量过高的增加。土壤通气性好坏直接与植物的生长、微生物群落组成和活性以及溶解氧等相关，影响土壤中养分元素、污染元素、有机化学品等众多物质的环境行为。通气性良好的土壤中，植物根生理活动旺盛，根分泌作用强，好气性微生物数量增加、活性增强，土壤中溶解氧浓度高。

**水分特征** 土壤孔隙中的水分主要来源于地面的雨、雪水和灌溉水。通过土壤表层渗入地下，进入滤过层，此层充满水分后，剩余的水向下滤过，直到不透水层上方形成地下水层。地下水位高，容易引起地面潮湿，形成沼泽，不利于土壤中有机物的无机化。①土壤容水量：一定容积的土壤中含有水分的量。土壤颗粒越小，孔隙也越小，其孔隙总容积越大，容水量也越大。土壤腐殖质多，其容水量也大。土壤容水量大，其渗水性和透气性不良，不利于建筑防潮和有机物的无机化。②土壤渗水性：水分渗透过土壤的能力。土壤颗粒越大，渗水越快，土壤容易保持干燥。若渗水过快，地面污染物容易渗入地下水中，不利于地下水的防护。③土壤的毛细管作用：土壤中的水分沿着孔隙上升的作用。土壤孔隙越小其毛细管作用越大。建筑物地面和墙壁的潮湿现象等都和土壤的毛细管作用有关。

**化学特征** 构成土壤的化学元素主要与地壳各部分成土母岩成分有密切的关系。以沉积岩为主形成的土壤中含人类生命必需的元素；以火成岩为主形成的土壤则缺少某些必需的微量元素，以致对健康产生不利影响。人体内的化学元素和土壤中化学元素之间保持着动态平衡。常量元素在一般情况下不会缺乏，微量元素的分布却存在地区差异。地球化学元素的变化超出人体的生理调节范围，就会对健康产生影响，甚至引起生物地球化学性疾病。主要特征有下列方面。

胶体特性及吸附性 土壤胶体是指土壤中粒径 $<2\mu m$ 的颗粒，是土壤颗粒最细小但最活跃的部分。可分为无机胶体、有机胶体

和有机无机复合胶体。土壤胶体由微粒核及双电层两部分构成，使土壤胶体产生表面特性及电荷性，有较大表面积并带有电荷，能吸附各种重金属污染元素，有较大的缓冲能力，对土壤中元素的保持、忍受酸碱变化以及减轻某些毒性物质的危害有重要作用。受其结构的影响，土壤胶体还有分散、絮凝、膨胀、收缩等特性。土壤胶体特性影响污染元素、有机污染物等在土壤固相表面或溶液中的积聚、滞留、迁移和转化，是土壤自净作用和土壤环境容量的基本原因。

土壤是永久电荷表面与可变电荷表面共存的体系，可吸附阳离子，也可吸附阴离子。胶体表面能通过静电吸附的离子与溶液中的离子进行交换反应，也能通过共价键与溶液中的离子发生配位吸附。土壤固相和液相界面上离子或分子的浓度大于整体溶液中该离子或分子的浓度被称为正吸附。在一定条件下也会出现与正吸附相反的现象叫负吸附，是土壤吸附性能的另一种表现。土壤吸附性是重要的土壤化学性质之一。它取决于土壤固相物质的组成、含量、形态和溶液中离子的种类、温度、水分状况等条件及其变化，影响土壤中物质的形态、转化、迁移和有效性。按产生机制分为交换性吸附、专性吸附、负吸附和化学沉淀。土壤胶体特性及吸附性的环境意义在于它影响重金属和农药等污染物在土壤中的迁移、转化、累积、降解及调控污染物的生物有效性和生物毒性。

酸碱性 用土壤溶液的 pH 值表示。土壤 pH 值常被看作土壤性质的主要变量，它对土壤的许多化学反应和化学过程都有很大影

响，对土壤中的氧化还原、沉淀溶解、吸附、解吸和配位反应起支配作用。土壤 pH 值对植物和微生物所需养分元素的有效性有显著影响。pH>7 时，一些元素特别是微量金属阳离子如 $Zn^{2+}$、$Fe^{3+}$ 的溶解度降低，植物和微生物会受此类元素缺乏所致负面影响；pH 5.0~5.5 时，锰及众多重金属的溶解度提高，对许多生物产生毒害；更极端的 pH 值预示着土壤中将出现特殊的离子或矿物。例如，pH>8.5，一般会有大量的溶解性 $Na^+$ 或交换性 $Na^+$ 存在，pH<3 则有金属硫化物存在。

土壤酸碱性对土壤微生物的活性、矿物质和有机质分解起重要作用。可通过对土壤中进行的各项化学反应的干预作用而影响组分和污染物的电荷特性，沉淀-溶解、吸附-解吸和配位-解离平衡，改变污染物的毒性，还通过土壤微生物的活性改变污染物的毒性。土壤溶液中的大多数金属元素（包括重金属）在酸性条件下以游离状态或水化离子态存在，毒性较大，在碱性条件下易生成难溶性氢氧化物沉淀，毒性显著降低。土壤酸碱性有缓和酸碱度发生剧烈变化的能力，可保持土壤反应的相对稳定。有机污染物在土壤中的积累、转化、降解也受土壤酸碱性的影响和制约。例如，有机氯农药在酸性条件下性质稳定，不易分解，只有在碱性条件下才能加速代谢；持久性有机污染物五氯酚，在中性及碱性土壤环境中呈离子态，移动性大，易随水流失，在酸性条件下呈分子态，易为土壤吸附而降解半衰期增加；有机磷和氨基甲酸酯农药虽然大部分在碱性环境中易于水解，但地亚农则更易于发生酸性水解反应。

氧化还原性　土壤中有许多有机和无机的氧化性或还原性物质，使土壤具氧化还原特性。主要的氧化剂有 $O_2$、$NO_3^-$ 和高价金属离子如 $Fe^{3+}$、$Mn^{4+}$、$V^{5+}$、$Ti^{6+}$ 等。主要还原剂有有机质和低价金属离子。植物的根系和土壤微生物也是土壤发生氧化还原反应的参与者。氧化还原反应影响土壤形成过程物质的转化、迁移和土壤剖面的发育，控制土壤元素的形态和有效性，制约土壤中某些污染物的形态、转化和归趋。氧化还原能力的大小可用土壤的氧化还原电位（Eh）衡量，其值是以氧化态物质与还原态物质的相对浓度比为依据，主要以实际测量的土壤 Eh 衡量土壤的氧化还原性。应特别注意污染物在土壤中因参与氧化还原反应所造成的迁移性与毒性的影响。例如，有机氯农药大多在还原环境条件下才能加速代谢，分解 DDT 适宜的 Eh 值为 $-250~0mV$，艾氏剂也只有在 Eh<$-120mV$ 时才能快速降解。大多数重金属污染元素是亲硫元素，在农田厌氧还原条件下易生成难溶性硫化物，降低了毒性和危害。当土壤转为氧化状态，难溶硫化物逐渐转化为易溶硫酸盐，其生物毒性增加。

**生物学特征**　土壤生物是土壤形成、养分转化、物质迁移、污染物降解、转化和固定的重要参与者。其中土壤微生物（包括细菌、真菌、藻类和原虫等）是土壤中重要的分解者，对土壤自净具有重要的卫生学意义。

微生物特性　土壤中分布着数量众多的微生物，分为需氧、厌氧和兼性厌氧三类。需氧微生物是指在生活中必须有游离氧的微生物，土壤大多数细菌如芽胞杆菌、假单胞菌、根瘤菌、固氮菌、硝酸化细菌等，以及真菌、放线菌和藻类等属需氧微生物；厌氧微生物是指在生活中不需要游离氧气而能还原矿物质、有机质的微生物，如梭菌、产甲烷细菌和脱硫菌等；兼性微生物在有氧条件下进行有氧呼吸，在微氧环境中进行无氧呼吸，这类微生物对环境变化的适应性较强，最典型的是酵母菌和大肠杆菌。土壤中存在的反硝化假单胞菌、某些硝酸还原细菌、硫酸还原细菌是一类特殊类型的兼性细菌。在有氧环境中，与其他需氧细菌一样进行有氧呼吸；在微氧环境中，能将呼吸基质彻底氧化，以硝酸或硫酸中的氧作为受氢体，使硝酸还原为亚硝酸或分子氮，使硫酸还原为硫或硫化氢。

土壤微生物参与污染物的转化，对土壤自净过程及减轻污染物危害有重要作用。例如，氨化细菌对污水、污泥中蛋白质、含氮化合物的降解、转化作用，可较快消除蛋白质腐烂过程产生的污秽气味。微生物对农药的降解可使土壤对农药进行彻底的净化，其净化的途径有以下几种：①通过微生物作用把农药的毒性消除，变有毒为无毒。②微生物的降解作用，把农药转化为简单的化合物或转化成 $CO_2$、$H_2O$、$NH_3$、$Cl_2$ 等。③微生物的代谢产物与农药结合，形成更为复杂的物质而失去毒性。微生物也会使某些无毒的有机分子变为有毒的物质。

土壤受人畜排泄物和尸体等污染则可含有病原菌，如肠道致病菌、炭疽芽胞杆菌、破伤风梭菌、产气荚膜杆菌、肉毒杆菌等，分别引起肠道传染病、炭疽、破伤风、气性坏疽、肉毒中毒。许多病原菌在土壤中可存活数十天，细菌芽胞可在土壤中存活数年。

**酶特性** 土壤中的酶是最活跃的有机成分之一，驱动着土壤的代谢过程，对土壤圈中养分循环和污染物质的净化有重要作用。土壤酶活性值的大小可较灵敏地反映土壤中生化反应的方向和强度，其特性是重要的土壤生物学性质之一。土壤中的各种生化反应，受微生物活动的影响，也是相应酶参与完成的。酶活性大小还可综合反映土壤理化性质和重金属浓度的高低，特别是脲酶的活性可用于监测土壤重金属污染。土壤酶主要来自微生物、土壤动物和植物根，但微小动物对土壤酶的贡献有限。植物根能分泌胞外酶，并刺激微生物分泌酶。已发现的土壤酶有 50~60 种。20 世纪 70 年代，国内外学者将土壤酶应用到土壤重金属的研究领域，提出的重金属污染的土壤酶监测指标主要有土壤脲酶、脱氢酶、转化酶、磷酸酶。

土壤酶活性的变化可用于表征受农药等有机物污染的土壤质量的演变。农药对土壤酶活性的影响取决于农药的性质和用量、酶的种类、土壤类型及施用条件。其结果可能是正效应，也可能是负效应，同时也可能生成适于降解某种农药的土壤酶系。除杀真菌剂外，正常剂量的农药对土壤酶活性影响不大。土壤酶活性可能被农药抑制或激发，但其影响一般只能维持几个月。

**藻类** 含有叶绿素的低等植物。藻类能进行光合作用，合成自身的有机物质。主要分布在土壤表面及以下几厘米的表层土壤中。主要是绿藻和硅藻，其次是黄藻。有些土壤藻类可溶解某些岩石和矿物，向环境释放其中的营养元素。藻类形成的有机质较容易分解，是各种土壤微生物的

有效营养物质。固氮菌如伴藻类存在下，可提高固氮能力。

**动物** 有上千种，多为节肢动物。主要有螨类、蜈蚣、马陆、跳虫、白蚁、甲虫、蚂蚁等。非节肢土壤动物主要有线虫和蚯蚓。土壤动物特征也是土壤生物学性质之一，包括土壤动物组成、个体数或生物量、种类丰富度、群落的均匀度、多样性指数等，是反映环境变化的敏感生物学指标。作为生态系统物质循环中的重要消费者，在生态系统中有重要作用，积极同化各种有用物质以建造其自身，又将其排泄产物归还到环境中不断改造环境。它们同环境因子之间存在相对稳定、密不可分的关系。当前多侧重于应用土壤动物进行土壤生态与环境质量的评价，如依据蚯蚓对重金属元素有很强富集能力这一特性，已普遍采用蚯蚓作为目标生物，将其应用到土壤重金属污染及毒理学研究。对于通过农药等有机污染物质的土壤动物监测、富集、转化和分解，探明有机污染物质在土壤中快速消解途径及机制的研究，虽然刚刚起步，但却备受关注。有些污染物的降解是几种土壤动物以及微生物密切协同的结果，土壤动物对环境的保护和净化作用将会受到更大的重视。

（原福胜）

*tǔrǎng zīyuán*

**土壤资源**（soil resource） 具有农、林、牧生产性能的土壤类型总称。是人类生产和生活最基本、最广泛、最重要的自然资源，属地球上陆地生态系统的重要组成部分。

陆地表面的土壤资源数量有限，其统计、分类和评价分级等历来受到人们的重视。早在春秋

战国时期，中国的《尚书·禹贡》中就对土壤生产力的评价和土地利用方法进行了论述。17 世纪后，在西欧出现了土壤分类法。19 世纪中叶，俄国沙皇为了征收土地税，曾对其境内的黑钙土进行了分类和分级，以此作为制定税收等级的依据。20 世纪 30 年代末，美国政府颁布 8 级制地力分类系统，根据土壤适宜范围的宽窄、适宜程度的高低和限制因素的类型划分出土地潜力级、潜力亚级和潜力单位，为世界各国广泛采用。70 年代以来，联合国粮农组织提出了标准化的土地评价体制。其特点是，在美国制的基础上，扩大地力分类系统，增加一级单元，成为 4 级系统。还在基本概念和评价程序方面，提出许多新的建议。中国全国范围内的土壤资源调查和编制全国 1∶1 000 000 土地资源图的工作也已进行。

**特点** ①有一定生产力：通过人的劳动可在其上生产出人类必需的各种有机物质产品。生产力的高低很大程度上取决于人类生产科学技术水平，不同种类和性质土壤对农林牧具有不同适宜性。②面积（数量）有限：土壤是自然历史的产物，其形成发展受自然规律的支配。人类通过劳动可提高土壤的质量和生产力，但不能增加新的土地面积，也不能用其他生产资料代替。③可更新性和可培育性：土壤在合理的经营管理之下，注意用地与养地相结合，使农业生态系统协调地发展，土壤肥力可以得到周期性恢复，生产力可不断提高。反之，在掠夺式的经营管理之下，只用不养，可导致生产力下降，甚至衰竭。④严格的地域性和季节性变化：土壤资源不可随意调拨和转移，有固定空间位置和明显区

域性特点，并受外界水热条件季节变化影响，其利用只能在一定的时空范围内进行。

**类型** 中国的土壤资源极为丰富，类型多样，可分46个土类，130多个亚类。不但有世界上主要的森林土壤，而且有肥沃的黑土、黑钙土及其他草原土壤，还具有世界上特有的青藏高原土壤，对发展农、林、牧业有广泛应用价值。

**农业土壤资源** 包括耕地和宜垦地。主要分布于东半部的大平原和三角洲。地形平坦、雨量充沛、冷热适宜、土壤养分储量和土层厚度均能满足作物或经济林木生长的需要。东部平原地区的土壤类型多属由草甸土或沼泽土起源的耕种土壤；东部丘陵和山地的土壤类型，自北而南为黑土、棕壤、褐土、黄棕壤、黄褐土、红壤、砖红壤等，大多经开垦熟化而成各种耕种土壤，肥力较高。在秦岭-淮河一线以北地区，农业土壤资源的利用类型以旱地为主；该线以南地区则水田居多。中国西半部除四川盆地和陕西渭河谷地、汉中盆地耕地比较集中外，一般分布极分散。但在云贵高原地区，某些山间小盆地却常是农业土壤资源高度集中的地方。农业土壤资源在很大程度上决定所能获得的生物产品的种类、质量和数量，在一定程度上影响整个国民经济的发展。中国的宜垦荒地多集中于高纬度寒冷的东北地区和干旱缺水的西北地区，土壤生产力较低，疏干沼泽、排除盐碱、防止水土流失或防风固沙需要较大投资。农业土壤资源的利用仍以提高现有耕地的单位面积产量为主，措施包括重视养地，不使土壤肥力下降，以及加强水土保持，防止土壤侵蚀等。

**林业土壤资源** 包括林地及宜林地。主要分布于暗棕壤为主的东北地区大、小兴安岭和长白山地，以红壤、砖红壤为主的江南丘陵地和云南高原，以及以棕壤、黄棕壤为主的川西、藏东高原边缘山地。2014年，中国第八次全国森林资源清查结果，森林覆盖率21.63%，全国森林面积为2.08亿公顷。许多地方由于森林植被破坏，气候干燥，土壤缺水，侵蚀严重，抗旱、涝灾害的能力降低。加强对现有森林的经营管理，合理采伐，做好林木的抚育更新工作，并在宜林的荒地大力造林，是保护和发展林业土壤资源的主要途径。

**牧业土壤资源** 指牧场和草地。占国土总面积的近40%。主要分布在以黑钙土、栗钙土、灰钙土为主的内蒙古、宁夏、甘肃、青海等地，以及以高山、亚高山草甸土、草原土为主的青藏高原东部、川西高原和新疆地区山地。在新疆地区的低平区域，黑钙土、栗钙土、棕钙土、灰钙土、灰漠土、风沙土以及草甸土、沼泽土等也是重要的牧业土壤资源。绝大部分有优良的草原，适宜放牧多种畜群。在条件较好的地区，已采取草场灌溉、施肥、培育人工牧草和改善天然牧草组成等改良措施，以提高牧业土壤资源的生产力。

**问题** 世界性土壤资源的开发利用取得显著成就也带来诸多问题。

**水土流失** 即水蚀，主要源于地表植被破坏、陡坡开垦和耕作粗放，大量肥沃表土流失，肥力下降，地面受到破坏。2010~2012年中国第一次全国水利普查显示，水土流失面积为294.91万平方千米，占国土总面积的30.72%。水土流失使土壤资源朝贫瘠化发展，对农业生产和生态环境带来很大危害。

**风蚀和沙漠化** 滥垦滥伐和过度放牧的恶果。全世界每年约有6万平方千米土地沦为荒漠，包括3.2万平方千米草地、2.5万平方千米靠雨水浇灌的农田和1250平方千米人工灌溉的耕地。中国是世界上沙漠化最严重的国家之一。2015年第五次全国荒漠化和沙化监测结果公布，截至2014年，全国荒漠化土地面积为261.16万平方千米，占国土面积的27.2%；沙化土地面积为172.12万平方千米，占国土面积的17.93%。

**土壤污染** 废弃物和污水丢弃、排放种类增多、数量增大造成直接或间接土壤污染已成为世界性问题，严重威胁工农业生产和人体健康。

（原福胜）

tǔrǎng huánjìng gōngnéng

**土壤环境功能**（environmental function of soil） 土壤所具有维持生态系统生产力和生物健康而自身不发生退化及其他生态与环境问题的能力，是土壤特定或整体功能的综合体现。土壤是环境中的特殊要素，历来被列为宝贵资源。保持一个"清洁"或"健康"的土壤，才能持续生产出既丰富又优质的产品，人们常将健康土壤-健康生物-健康人紧密地联系在一起。人类的可持续发展在很大程度上依赖于土壤生产力、生命力和清洁度，即土壤环境功能的保持和提高。随着环境污染问题的日趋加重，土壤逐渐退化，土壤环境功能不断降低。土壤环境功能是多方面的，不同土壤，组成物质不同，环境功能也不同。

**缓冲功能**　土壤对于自身风化和分解过程所产生的酸、碱性物质以及人为污水灌溉和施肥等措施所引入的酸、碱性物质都表现有明显的抗逆能力。在正常情况下，土壤的 pH 值并不存在按化学常规随着外来酸、碱性物质的突发性增减而发生猛升猛降的现象。在土壤学上，把土壤缓冲功能定义为土壤在加入酸性或碱性物质时所呈现的抑制其酸碱度急剧改变的能力，其本质是土壤胶体的作用。它可防止肥料或其他污染物引起土壤酸碱度的剧烈变化，有利于微生物和植物的正常生长发育。土壤还是一个巨大的缓冲体系，对营养元素、污染物质、氧化还原等均有缓冲性，有抗衡外界环境变化的能力。土壤这种功能既可保证土壤维持在相对平衡的状态，又能减轻污染物对其他环境要素的危害。

**调节功能**　土壤的组成物质及其性质均非孤立存在，它们互为条件，相互影响和联系，连接组合成复杂的"信息网络"，共同对环境发挥特点和优势，调节土体的物质流和能量流，综合发挥保持土壤生态的良性平衡作用。此功能主要表现在土壤的保肥性、蓄水性、通气性和稳温性的自我调节，保障土壤生物居住环境的稳定性和土壤生产力不断提高的可能性；有益于植物生长发育，维持土壤与环境之间的矛盾统一，制约环境生态失调的发生。

**净化功能**　是指进入土壤的污染物在土壤矿物质、有机质和土壤生物的作用下，经过理化及生物化学反应，降低其浓度或改变其形态，消除或减少污染物毒性的现象。自净途径：①通过筛滤、截留悬浮的污染物和细菌，减轻其对土体内部及附近水域的污染。②通过挥发和土壤淋溶作用，将其排入大气和水圈，促使污染物稀释、扩散，消减其毒性。③通过化学沉淀或络合、螯合作用以及氧化还原反应，将溶解性污染物转化为不溶性或难溶性化合物。④污染物被土壤胶体牢固吸收，使植物难以利用而暂时退出生物小循环，脱离食物链，减轻对人体的危害。⑤通过土壤微生物的生命活动，将污染物积极降解代谢，转化为毒性小或无毒性的化合物。土壤的净化能力与土壤环境容量的关系密切，不同土壤的净化能力不同，同一土壤对不同污染物的净化能力也不同。土壤环境容量是净化限度指标，一旦进入土壤的污染物超过土壤环境容量，土壤自净作用也将无法恢复原有的土壤环境条件，土壤污染随之发生。

**肥力功能**　土壤有不断供应与协调植物生长发育对水、肥、气、热的需要所赋予的能力，也就是土壤的生产能力。土壤肥力反映土壤的物质组成、理化特性和土体构型，也是土壤环境功能的综合表征。每种土壤都具有一定的肥力，也必然产生相应的环境功能。高肥力土壤的环境功能完善，植物生长茂盛，发育良好，既可优化环境又能获得高产。一旦肥力急剧下降，则表明土壤"网络"的各环节失调，其环境功能也衰退，植物生长不好或不能生长，还导致在暴雨冲刷下变成荒山秃岭，环境严重恶化。土壤肥力是产生环境功能作用的核心，土壤环境功能高低的基本标志。

（原福胜）

tǔrǎng huánjìng bèijǐngzhí

**土壤环境背景值**（soil environmental background value）　未受或少受人类活动影响的土壤环境的化学元素组成及其含量。它是诸成土因素综合作用下成土过程的产物，实质上它是各自然成土因素（包括时间因素）的函数。成土环境条件在不断演变，特别是人类对自然环境的影响不断增强和扩张，已难找到绝对不受人类活动影响的土壤。现在所获得的土壤环境背景值只代表土壤环境发展中一个阶段的、相对意义上的数值，并非确定不变。若有某时某地的环境背景值，就比较容易察觉哪些成分在该时该地有异常。

**概念形成过程**　背景值这一概念最早是地质学家在应用地球化学探矿过程中引出的。美国首先在 1961 年由地质调查局在美国大陆本土上开展背景值的调研工作，1984 年发表了"美国大陆土壤及其他地表物质中的元素浓度"的专项报告，1988 年完成了全国土壤背景值的研究，前后共分析近 50 个元素。英国、加拿大、日本等国也做了较大规模的研究。中国土壤背景值的研究始于 20 世纪 70 年代中期，首先是对北京、南京和广州等地的土壤背景值的调查，1982 年列入"六五"重点科技攻关项目，在松辽平原、湘江谷底开展了研究，1986 年再次列入"七五"重点科技攻关课题，研究 30 个省、市、自治区的所有土壤类型，分析元素 60 多个，1990 年出版了《中国土壤元素背景值》。

**实践意义**　①是土壤环境质量评价，特别是土壤污染综合评价的基本依据。例如，评价土壤环境质量，划分质量等级或评价土壤是否已发生污染，划分污染等级，均必须以区域土壤环境背景值作为对比的基础和评价的标准，并用以判断土壤环境质量状况和污染程度，制定防治土壤污染措施，作为土壤环境质量预测和调控的基本依据。②是研究和确定土壤环境容量，制定土壤环境标准的基本数据。③是研究污染元素和化合物在土壤环境中化学行为的依据。④在土地利用及其规划，研究土壤生态、施肥、污水灌溉、种植业规划，提高农、林、牧、副业生产水平和产品质量，食品卫生、环境医学时，也是重要的参比数据。

**应用** 土壤环境背景值是环境科学的基础数据，广泛应用于环境质量评价、国土规划、土地资源评价、土地利用、环境监测与区划、作物灌溉与施肥，以及环境医学和食品卫生等方面；是评价化学污染物对土壤污染的参照值，是区域环境质量评价、土壤污染评价、环境影响评价及生物地球化学性疾病防治的不可缺少的依据。

作为制定土壤标准的依据 制定环境质量标准，首先要研究土壤环境质量的基准值。后者常由生物和环境效应试验研究或环境地球化学分析获得。常以土壤环境背景值为依据，确定土壤环境质量基准的暂时替代办法，并作为制定土壤环境标准的基础。例如，加拿大的安大略省农业食品部和标准特设委员会规定土壤中镉、镍、钼的环境基准分别等于土壤背景值。中国有关学者以高背景区土壤元素平均值作为基准值，把土壤环境标准分为理想水平、可以接受水平、可以忍受水平和超标水平4个级别，用以评价土壤的污染程度及对农作物的影响。

应用于环境医学研究 人体内60多种化学元素的含量与地壳中这些元素的平均含量相近。人类摄取这些化学元素主要来自生长在土壤中的粮食食品，靠作物产品营养的动物、水生动植物以及饮水等。土壤环境的化学元素种类、数量对人体维持营养元素平衡和能量交换有重要作用。土壤形成过程及类型的差别，其元素含量也有明显差异，某些元素过于集中或分散，使生活在此异常土壤环境的人群体内某些元素失去平衡，引起生物地球化学性疾病。例如，克山病、大骨节病及动物白肌病都发生在低硒背景环境中，地方性硒中毒发生在硒特别高的背景区。

应用于农业生产 用土壤背景值预测土壤有效态元素的含量确定施肥方案和规划。土壤元素有效态含量是能被植物吸收利用的元素，它决定于土壤中该元素的全量及其活性。中国土壤背景值是元素的全量值。只有通过实验获得各个区域土壤类型中元素的活性，才可按土壤元素有效态含量＝元素背景值×土壤元素活性，粗略地计算出土壤元素有效态含量和有效养分供应水平。土壤元素活性在各区域内做试验测试获得，即试验测得土壤元素有效含量，再以该元素的全量（背景值）除之，求出该元素活性百分数。有了土壤元素活性百分比，就可以根据土壤背景值含量计算出土壤元素有效数量，再根据土壤供给作物有效态养分的临界指标来判定土壤元素有效供应状况，并以此决定是否施肥，以及在肥料中加入相应的元素及其数量。

(原福胜)

tǔrǎng huánjìng róngliàng

**土壤环境容量**（soil environmental capacity） 一定土壤环境单元在一定时限内既维持土壤生态系统的正常结构与功能，又不使环境系统污染超过土壤环境所能容纳污染物的最大负荷量。又称土壤负载容量。不同土壤其环境容量不同，同一土壤对不同污染物的容量也不同，最大允许极限值减土壤环境背景值得到土壤环境的静容量。考虑土壤环境的自净作用与缓冲性能（土壤污染物输入输出过程及累积作用等），即土壤环境静容量加上这部分土壤的净化量，称土壤的全部环境容量或土壤的动容量。计算土壤环境容量最简单的是重金属物质平衡模型：

$$Q_{总}=M \cdot S(R-B)$$

式中，$Q_{总}$为某污染区域土壤环境总容量；$R$为某污染物的土壤评价标准，即造成作物生长发育障碍或作物籽实残毒积累达到食品卫生标准时的某污染物的浓度；$M$为耕层土壤质量；$S$为区域面积；$B$为某污染物土壤环境背景值。

土壤环境容量是对污染物进行总量控制与环境管理的重要指标，对损害或破坏土壤环境的人类活动及时进行限制，进一步要求污染物排放必须限制在容许限度内，既能发挥土壤的净化功能，又能保证该系统处于良性循环状态。在一定区域内，掌握土壤环境容量是判断土壤污染与否的界限，可以使污染的防治与控制具体化。

**研究历史** 环境容量这一概念，是20世纪60年代末在日本提出来的，首先在大气与水体方面进行了一系列研究工作，对污染物的排放，在过去单一浓度限值的基础上，又提出了总量控制。国外自20世纪70年代以来，在土壤容量范畴的研究方面，大体可归纳为两类。一类是联邦德国、苏联等国，陆续提出了土壤重金属的纯容量、渗透容量、化学储备容量、缓冲容量以及固定容量，主要是研究土壤和污染物之间的相互作用。另一类是某些国家，随着污水土地处理的发展，开展了土壤容量的实际应用研究。例如，澳大利亚根据土地处理系统对污水的净化能力，计算了某一时间单元处理区的水力负荷。美国提出了磷和氮的土壤容量及其数学模型。中国土壤环境容量研究大约起步于 20 世纪 70 年代中期，以"总量"与"有效性"关系为起点，已进入较系统、综合性的研究阶段。

**应用** 除用于总量控制外，还能用来制定土壤环境标准、农田灌溉水质标准、污泥使用标准，建立一套土壤环境指标体系，为土地处理系统的土地承受能力和充分利用自然净化能力做好区域性环境区划和规划提供依据。

**制定土壤环境质量标准** 土壤环境质量标准是环境质量的重要组成部分，属于环境土壤学范畴，又涉及环境卫生学领域。它体现一个国家在一定时间内的环境政策目标，是制定国家、地区环境区划、规划的重要依据。土壤环境质量标准的制定比较复杂，各国均未有完善的土壤环境质量标准。通过土壤环境容量的研究，在以生态效应为中心，全面考察环境效应，化学形态效应，元素净化规律基础上提出了各元素的土壤基准值，这为区域性土壤环境标准的制定提供了依据。

**制定农田灌溉水质标准** 农田灌溉是中国发展农业生产的命脉。未经处理的污水常含有较高的有害成分，容易造成土壤污染，对农产品的生物学质量和产量都会产生极大的影响。对此制定农田灌溉水质标准，把农田灌溉的污水中的有害成分限制在一定的浓度范围内，是避免污水灌溉农田对生态系统影响的重要措施。用土壤环境容量制定农田灌溉水质标准，不仅在理论上具有较完备的优势，在实际应用也较灵活。它既能反映其区域性差异，也能较容易地因区域性条件的改变而制定出地区性标准。

**制定农田污泥施用标准** 污水处理量日趋增多，污泥的数量也不断增多。污泥含污染物的量及其允许每年施用的量决定于土壤每年、每亩容许输入农田的污染物最大量，即土壤动容量或年容许输入量，土壤环境容量是计算该值的一个重要参数。

**进行土壤环境质量评价** 分为污染现状评价和预测评价，前者是对区域土壤污染的现状进行评价，为土壤污染防治提供基础资料；后者是对未来可能形成污染土壤区域进行预断评价，为区域规划和污染物的总量控制及其工程设计提供科学依据。在土壤环境容量研究中，获得了重金属等污染物的土壤临界值，在此基础上提出了建议的土壤环境质量标准，为准确评价土壤环境质量提供了评价标准。

**进行土壤污染预测** 是制定土壤污染防治规划的重要依据。大多数以土壤残留率为基础设计成预测模型。土壤环境容量是进行预测的一个重要指标，可预测污染物在土壤中的累积量、籽实残留量、作物产量和土壤微生物数量，也可预测污染物达到土壤临界含量时的年限。

**对污染物总量的控制** 土壤环境容量充分体现了区域环境特征，是实现污染物总量控制的重要基础。以区域能容纳某污染物的总量作为污染治理的依据，使污染治理目标明确，达到合理治理；以区域容纳的能力来控制一个地区单位时间容许输入量，在此基础上可以合理、经济地制定总量控制规划，可以充分利用土壤的纳污能力。土壤环境容量的研究成果为在污染物总量控制上的应用创造了条件。

**在农业对策上的应用** 根据土壤环境容量理论，在污染地块上设法减少施肥引起的污染输入量，改污染地为种子田，合理规划土壤利用方式，筛选对污染物耐受力较强、吸收率低的作物，发展生态农业，防止对人体健康产生危害。另外，提高土壤有机质含量，防止工矿企业排放的污水浸入农田，防止土壤盐渍化和改良作物品种都能发挥土壤潜力，充分利用土壤资源，提高土壤环境容量。

（原福胜）

tǔrǎng línróng zuòyòng

## 土壤淋溶作用（soil eluviation）

透过天然下渗雨水或人工灌溉，将上方土层中的某些矿物盐类或有机物质溶解而将其移往较下方土层中的作用。在多雨地区内，地面如排水不良，雨水必向下渗透。雨水在空气中吸收二氧化碳，已微呈酸性，渗入土壤内，再和有机质或矿物质分解所产生的各种酸类混合，其酸性更强，可将土壤内的石灰质与其他可溶之盐类溶解冲走，一些较难移去的氧化铁质与黏土等，则被冲积在土壤剖面之 B 层当中。在雨水充足地方，淋溶作用常遗留下较具酸性而贫瘠之土壤，即酸性土，包括砖红土、热带红土、红土、灰棕土、白灰土与苔原土。淋溶作用为地表重要的一种风化作用，有时可形成矿床。如当初的地表岩石，其成分为矽酸盐，经淋溶，在残留的土壤当中，有时可含有多量的含水氧化铁，这便成为铁矿床；如含有多量的含水氧化铝，便成为铝矿床，即铝土矿，此类矿床，总称残积矿床。在石灰岩地区中，经过长期淋溶后，可使大量岩层消失，有时亦残积成铝矿床。

**方式（类型）** 土壤物质随水流由上部土层向下某一部位或侧向移动的过程是土壤中比较普遍存在的发生过程，土壤上部某些物质经淋溶而不断减少，产生淋溶层（淋滤层）。淋溶作用有下列方式。

**可溶性物质淋溶作用** 这是狭义的淋溶，即真正由于物质的溶解而产生的移动，即土壤可溶盐类、有机酸、可溶解的无机或有机化合物经溶解后随溶液向下移动。

**螯合淋溶作用** 土壤上层的金属离子与有机配位体结合成络合物或螯合物向下淋溶而淀积的过程，简称螯淋作用。土壤中的有机化合物既有比较稳定的复杂有机化合物（如木质素、蛋白质、土壤腐殖质等），也有简单有机酸类和微生物分解有机质的中间产物，这些有机配位化合物都不同程度含有活性基（主要有羧基、羟基、酚羟基、羰基、胺基、偶氮基等），作为络合剂通过其活性基可与金属离子（Fe、Al、Mn、Ca、Mg 及微量元素）结合成可溶态络合物或螯合物向下移动。

**淋洗作用** 土壤中可溶性物质被溶解淋出土体之外的作用。它在多水与高亢的地形条件下最容易进行，而在干旱与半干旱地区，土壤只有在灌溉的情况下，方有明显的淋洗作用。土壤中被淋洗的物质，首先是钾、钠等碱金属与钙、镁等碱土金属，其次在中性至碱性环境中有可溶性硅酸，以及还原环境中的铁、锰等化合物。

**淋移作用** 又称机械淋洗作用。土壤上层的细小黏粒或胶粒，未经化学分解，即在水中分散并向下移动的作用。化学性质未变，土壤剖面上各层的黏粒矿物组成基本一致。淋移作用使土壤微细颗粒下移，在心土部分淀积，形成质地较黏的淀积层。

**影响因素** ①土壤组成物质的溶解度：影响物质的迁移能力，如易溶盐类迁移能力最强，最易被淋溶，淋溶深度亦最大；$CaSO_4$ 和 $CaCO_3$ 的溶解度依次减弱，其淋溶程度和淋溶淀积深度亦相应减少，比较相对稳定的硅、铝、铁、锰等元素的化合物或需改变酸度条件，或要求一定的还原条件（如铁、锰），以增加其溶解度，才能被淋溶。②温度和湿度：一般随温度增加和降水增多，矿物的风化作用增强，土壤物质的溶解度和淋溶作用也增强；淋溶作用仅在降雨或灌溉条件下产生，而干旱地区降水少，蒸发强，可溶物质以向上移动为主。③酸度：土壤酸度增加，矿物分解增多，有机酸类及低分子腐殖质酸（如富啡酸）对矿物的破坏作用及与金属离子的螯合作用可加速淋溶进程，产生酸性淋溶作用；热带、亚热带土壤的脱硅作用是在中性至微碱性条件下进行的，称为中性淋溶作用；在碱性条件下的碱性土壤含有碱性盐类（$NaHCO_3$、$Na_2CO_3$）及交换性钠，促使胶粒分散，向下淋移。④还原淋溶：土壤中的氧化态铁、锰化合物比较稳定，不易移动，在土壤过湿的还原条件下可变成还原态的铁、锰化合物，呈可溶状态而在土壤中移动和淋溶。⑤成土因素的影响：气候湿润，地下水位较深、土质较粗松、地形排水和土壤透水良好，以及森林植物生长的条件下，都能为土壤创造淋溶作用条件形成淋溶型的土壤。

**土壤中硝酸盐的淋溶** 水体和食物中过量的硝酸盐被视为一种污染物。早在 20 世纪 40 年代就曾报道饮水中的 $NO_3^-$ 可引起婴儿高铁血红蛋白血症。硝酸盐的危害主要表现在：造成水体的"藻华"现象，即水体富营养化；$NO_3^-$ 在肠胃中可以还原为 $NO_2^-$，可形成致癌物质亚硝胺，危害人畜的生命健康。中国地下水硝酸盐污染非常严重，而农田土壤硝酸盐的淋失被认为是造成水体硝酸盐类污染的主要原因。土壤硝酸盐的淋溶过程非常复杂，常常受到很多因素的影响。

**土壤特性与气候条件** 土壤质地和结构主要决定土壤的透水性质，土壤剖面中相互连通的大孔隙是 $NO_3^-$ 的通道，质地越粗大、孔隙越多，淋溶损失越大。卵石和砂砾土的地表下的 $NO_3^-$ 浓度较高，而黏质和粉砂质土壤却有利于反硝化作用，并且在黏质和粉砂质土壤中 $NO_3^-$ 下渗速度很慢，一般不易导致硝态氮淋失，偶尔发现的黏质土壤中硝态氮淋失的主要原因可能是存在大孔隙。气候条件和土壤特性对硝酸盐淋失的影响在空间分布上存在某种程度的内在联系，较大降水形成的下渗水流为 $NO_3^-$ 的迁移提供载体，可能是降雨影响硝酸盐淋失的主要原因。硝酸盐淋失主要发生在降雨集中季节，淋失量和同期降雨量呈显著线性相关。

**施肥** 氮肥施用量和土壤中

硝酸盐的积累与淋失量密切相关。土壤中硝酸盐累积量随施氮量而增加，但非任何施肥水平都如此。正常施肥量条件下，在水田系统中，做水稻基肥或追肥施用的化肥氮，在当季水稻成熟时，下移出耕层的数量极微，但在渗漏性强的稻田中尿素粒肥深施时，淋洗损失可以达到严重的程度。氮、磷肥或氮、磷、钾肥配施可改善作物营养，增加植物对氮的吸收，减少土体中硝酸盐的积累，使硝酸盐在土壤剖面中的分布比较均匀，不产生明显的硝态氮累积峰。在其他条件相同的情况下，不同肥料品种处理土壤中硝酸盐淋失量的顺序是碳铵＞硝酸钾＞尿素＞包膜肥料。农田施用有机肥可增加土壤黏粒及团聚体的含量，提高土壤阳离子的代换量，增加对硝态氮的固持作用，阻碍硝态氮向下部的淋溶迁移。过多施用有机肥同样存在硝酸盐污染地下水的风险，易分解的土壤有机物质 C/N 比值较低时，分解有机物质的土壤生物将转向更多的利用有机肥料氮，且伴随着氨的释放，在通气良好的土壤中，化能自养的硝化微生物可以很快将氨转化为 $NO_3^-$，导致其在土壤中累积，有硝酸盐淋失的可能性。硝酸盐大量积累、淋失只在过量或不当施肥时发生。

**灌溉** 影响硝酸盐淋失的重要因素之一，供水的数量和分布对硝态氮的迁移都有重要影响。在灌溉后自然排水条件下，土壤中硝态氮的淋失量与排水量呈显著正相关。污水灌溉，尤其是一次性饱和污水灌溉对土壤中硝态氮淋溶的作用强烈，在饱和灌溉3个月后，浅层地下水中 $NO_3^-$ 仍严重超标。大水量、少次灌溉比少水量、多次灌溉增加硝态氮向土体深层的淋溶量。

**农药在土壤中的淋溶** 农药不论以何种方式施用，都会直接或间接地进入土壤中。土壤被看成是农药的"仓库"，也是向大气扩散，向水、植物体内转移的中心。土壤中农药易随着雨水或灌溉水通过地表径流、淋溶等途径进入地表水和地下水，引起地表水甚至地下水的污染。农药在土壤中的淋溶方式有两种：①农药随水通过均匀的土壤介质，多数的农药淋溶通过这种方式，速度慢且量小。②农药随水通过土壤裂隙或植物根际及蚯蚓洞道等大孔隙而淋溶至土壤下层。

农药在土壤中的淋溶受很多因素的影响。①农药的理化性质：水溶性大的污染物淋溶作用较强，有可能进入深层土壤而造成地下水污染，脂溶性农药易被土壤强烈吸附，较难渗滤及淋洗，不易流失，对水体污染轻。农药的挥发性也有影响，挥发性强的农药易挥发进入大气，向下淋溶迁移少。同种农药，剂型不同，在土壤中的淋溶迁移能力也不相同。②土壤：土壤性质不同对污染物的淋溶性能的影响也不同，土壤黏粒含量越低，土壤的砂性越重，土壤中大孔隙所占的比例越高，单位体积内土壤的比表面积越小，土壤对污染物的吸附性能越低，污染物的淋溶性能就越强；土壤的 pH 值不同，污染物的淋溶性能也不同，如氯磺隆在土壤中的迁移性随 pH 值增高，移动性和淋溶性增大；农药的水溶性随温度升高而增大，其吸附量降低，其随水迁移的能力增强；土壤腐殖酸是土壤有机物的吸附中心，对农药的降解产生了一定的阻碍作用，势必影响农药等有机化合物在土壤中的迁移和淋溶。③降雨：降

雨量的大小、强度及历时长短对农药在土壤中的淋溶影响很大。一般地，降雨量大，强度大、历时长、施药时间与降雨时间的间隔短，农药的淋溶量就大，反之则小。

**重金属在土壤中的淋溶** 灌溉污水中的重金属能被土壤颗粒吸附，使大多数重金属离子富集于土壤表层，而导致土壤的锌、铅、铜和铬等的污染。吸附降低了其向地下水中的淋溶运移。重金属主要在土壤 0～20cm 表层积累，其纵向迁移趋势不明显。重金属的迁移性由它们的存在形态所控制，这取决于它们进入土壤时的组分形式、土壤组分的种类和含量（有机质、矿物、黏土含量等）、环境条件（如 pH 值和氧化还原电位等）。阳离子交换、表面吸附、与固相有机质螯合及沉淀是重金属的重要衰减机制。长期进行污灌的地区，当地的地下水并没有受到重金属污染，故认为多数情况下，污灌污水中的重金属不会对地下水水体产生明显影响。也有研究表明，土壤中的重金属（特别是镉）随淋溶时间的延长表现出向下迁移的趋势，对地下水形成威胁。

（原福胜）

tǔrǎng lěijī zuòyòng

**土壤累积作用**（accumulation of pollutants in the soil） 污染物在土壤中积累的作用。通过各种途径进入农田后的污染物通常有四个转移途径：通过土壤自净作用而消减；因土壤的吸附作用留存在土层中；被作物吸收；随水的下渗而进入含水层。有些污染物如重金属和农药进入土壤后，由于在土壤中不能被有机物所分解或被微生物降解的速度很慢，会使土壤受到严重污染，并使土壤

中污染物残留量逐渐增多，发生累积作用。评价土壤污染物累积的程度常采用累积强度系数，累积强度系数＝污灌土中某污染物含量/正常土中该污染物的含量。影响污染物累积的因素可归为三类：①污染物的理化性质。②土壤理化性状，包括土壤质地、黏土、矿物类型、母质、特征、剖面、形态结构、有机质含量、土壤阳离子代换量等。③污染物的输入来源，如污水灌溉、大气沉降、化肥使用等对土壤中污染物累积量产生直接的影响。土壤污染物在一定的浓度和时限内尚不明显表现出对环境和作物的危害，若其累积量超过土壤承受能力，可对作物和人体产生危害。

**重金属在土壤中的累积**　土壤重金属的累积是长期的过程，进入土壤的重金属难降解、难淋洗，长期污水灌溉是土壤重金属累积的根本原因。污水灌溉后，土壤中锑（Sb）、钡（Ba）、铅（Pb）、溴（Br）、镉（Cd）、铈（Ce）、铁（Fe）、铜（Cu）等的累积量较高。灌溉污水中的重金属主要有汞（Hg）、砷（As）、Cd、Pb、铬（Cr），进入土壤中的重金属95%被土壤矿质胶体和有机物迅速吸附或固定，一般累积在土壤表层（0~15cm），在剖面中的分布一般自上而下递减。不同质地的土壤重金属的累积强度不同，黏土的累积量最大，壤土次之，砂土最少。在同一质地的土壤中，重金属累积量随深度而减少。

土壤中重金属累积量和污灌时间以及污灌水中重金属含量成正比。污灌水中重金属含量因灌溉污水类型、污水来源及城市产业结构不同而异。工矿区污水重金属含量高于城市混合污水与河水混合物。土壤中Pb、Cd累积量均以工矿污水灌溉区最高，顺序为工矿污水灌溉区>工业与城市生活污水混合灌区>井灌区。土壤中Hg的累积量以工业与城市生活污水混合灌溉区最高，依次为工业与城市生活污水混合灌溉区>工矿污水灌区>城市污水与河水灌溉区>井水灌区。总体看三种类型污水灌区土壤中重金属元素含量明显高于井灌区，更高于相应土壤环境背景值，说明污水灌区土壤重金属积累明显。除Hg、As、Cd、Pb、Cr元素外，Cu、锌（Zn）、镍（Ni）重金属元素也是污水中存在的污染物。随污水灌溉进入土壤中的重金属既不易淋滤，又不能被微生物所分解，一般都以各种形态积累于土壤中，且随时间推移累积量呈逐年增加趋势。有些地区土壤中Pb的累积程度与距公路远近密切相关，越靠近公路Pb染越严重；出现Cd累积还与长期大量施用较高Cd含量杂质的过磷酸钙化肥有关；出现Zn累积则还与长期过量施用含Zn量较高的猪粪和鸡粪有机肥料有关。

**农药在土壤中的累积**　农药经各种途径（直接施入、种子消毒、枝叶凋落）进入土壤，农药的稳定性不同，在土壤中的残留期和累积量也各异。进入土壤的化学农药可以通过物理吸附、化学吸附、氢键结合和配位价键结合等形式吸附在土壤颗粒表面，逐渐引起累积。残留和累积主要取决于农药的种类和性质。有机氯类农药在土壤中残留期可达数年；其次是均三氮苯类，取代脲类和苯氧乙酸类除草剂，残留期数月至一年左右；有机磷和氨基甲酸酯类杀虫剂以及一般杀菌剂的残留时间一般只有几天或几周，

很少有积累。农药在质地黏重和有机质含量高的土壤中存留时间较长，主要是土壤是一个黏土矿物–有机质的复合胶体，其吸附性能作用可形成稳定的难溶性结合残留物。

**多环芳烃在土壤中的累积**　长期污灌会使多环芳烃（PAH）在土壤中累积。城市工业污水含大量PAH，在土壤中的迅速积累极易造成土壤毒化，生物品质下降，并可通过食物链传输进入人体。污灌区土壤PAH以菲、蒽、芘、苯并[a]蒽、苯并[b]荧蒽、苯并[k]荧蒽、苯并[a]芘和苯并[ghi]芘为主。影响土壤PAH累积的因素主要是土壤质地和灌溉水质与灌溉时间。沙质土壤的强渗透性使土壤表层PAH积累不多。土壤黏粒的渗透系数小，对PAH有强烈吸附和结合能力，累积量很高。灌溉污水中所含的PAH越多，灌溉时间越长，PAH累积越严重。在同一主干上，PAH的累积量为渠首>渠中>渠尾。在同一支干各点上，距主干最近的点其PAH含量大于距主干较远的点。

**盐分在土壤中的累积**　随着保护地面积的迅速扩大，盐分累积问题日益突出，尤其是设施土壤（即保护土壤，指玻璃温室、日光温室、塑料大棚等园艺设施栽培土壤的总称）盐分累积越来越引起关注。设施农业（通过采用现代化农业工程和机械技术，改变自然环境，为动植物生产提供可控制甚至最适宜的温度、湿度、光照、水肥和气等环境条件，摆脱对自然环境的依赖进行有效生产的农业）已成为中国农业的重要组成部分，在许多地区（尤其是城市郊区）已成为当地的支柱产业。设施土壤耕层含盐量因

设施使用年限的不同而差异明显，连续种植 4 年左右的设施土壤盐分累积量最高，之后因设施使用率的下降及采取的措施有所降低，但仍高于露地土壤。过量施肥及设施内部特殊的环境条件是造成土壤盐分累积的根本原因。

土壤中盐分的运移同时存在着明显的向底层迁移和向表层聚集两种方式，但以表层聚集为主。设施栽培中大量施肥及灌水增加了盐分离子的向下淋洗量，使整个土壤剖面以至在 $80 \sim 100cm$ 的底土层，含盐量仍显著高于露地对应土层；棚室内的温度相对较高，蒸发量和作物蒸腾量大，盐分离子又会随土壤水分的向上运动而逐渐向表层迁移、聚积，出现明显的表层聚集现象。盐分主要聚积在 $0 \sim 15cm$ 土层中，尤其是 $0 \sim 5cm$ 层次中；随着大棚使用年限的延长，盐分总量有增加趋势，$NO_3^-$、$H_2PO_4^-$、$SO_4^{2-}$、$Cl^-$、$K^+$、$Na^+$、$NH_4^+$、$Ca^{2+}$、$Mg^{2+}$ 等在大棚表层土壤中都有明显的累积，阴离子以 $NO_3^-$、$SO_4^{2-}$ 为主，阳离子以 $Ca^{2+}$ 为主。土壤盐分含量的增高抑制了根系对水肥的吸收，明显地表现出对作物的盐分胁迫现象。

**油脂类在土壤中的累积**　土壤中的油脂类包括石油、石油制品、焦油、动植物油等，主要来源于灌溉的污水。油脂多呈水包油、乳浊状，悬浮在水中，在水层表面形成与空气隔离的薄膜，减少水中溶解氧，导致水质恶化。引入田间后容易被微生物降解和土壤物理化学作用而无机化、净化，也不会引起土壤物理化学性质恶化。只有在长期、大量引用含油污水灌溉的地块才能引起油脂累积。

(原福胜)

*tǔrǎng fǔzhízhì*

**土壤腐殖质**（soil humus）　有机物经过土壤微生物分解后再合成的褐色或暗褐色的大分子胶体物质。形成腐殖质的过程称为有机物的腐殖质化。土壤腐殖质是一类高分子有机物，是土壤有机质的主体，是动、植物残体通过微生物分解、合成的产物，是土壤植物生长所需的物质。因此，土壤腐殖质是土壤肥力高低的一个重要指标。

**形成**　主要是植物遗骸经微生物的分解转化，以及地球化学、生物化学、热化学过程作用下产生并积累起来的有机物质，在自然界中以土壤腐殖质、水体腐殖质和煤炭腐殖质三大形态存在。微生物在腐殖质形成过程中起重要作用，各类微生物在土壤腐殖质总量的形成中均起到积极作用。枯草芽胞杆菌、荧光假单胞菌、木霉、青霉、球孢链霉菌、灰褐链霉菌等对土壤腐殖质形成的作用较大。其中褐链霉菌形成的富里酸（FA）含量最高；而真菌中的木霉形成胡敏酸/富里酸（HA/FA）比值最大。真菌有很强的分解纤维素、木质素的能力，它们分解和氧化产生的醌型化合物及蛋白质分解产生的氨基酸是构成腐殖质的主要原始材料。真菌可以在细胞内形成芳香族化合物，在分泌到体外以及细胞自溶时很容易通过缩合-聚合的方式形成腐殖质。腐殖质的形成分为两个阶段：①产生腐殖质主要成分的原始材料，即由各种形态和状态的有机物质组成的混合物，在微生物作用下分解为各种简单的化合物。②合成阶段，由微生物为主导的生化过程，将原始材料合成腐殖质的单体分子，再通过聚合作用形成不同分子量的复杂

环状化合物。影响腐殖质形成的因素有土壤湿度和通气状况、温度、土壤反应及土壤有机质碳氮比值。腐殖质化过程使土体进行腐殖质累积，往往在土体上部形成一个暗色的腐殖质层。

**结构和组成**　分为腐殖酸、富里酸和胡敏素三部分。①富里酸：既溶于酸，又溶于碱；分子量相对较小，从几百到几千。②腐殖酸：不溶于酸，只溶于碱；分子量从几千到几万。③胡敏素：不溶于酸，不溶于碱；分子量在几万以上。它们的结构酷似，只是分子量、元素、官能团含量上有差别。腐殖质没有完整的结构和固定的化学构型，可以看作是一种芳香多聚物，很多来源不同的腐殖质性质相似。主要含 C、H、N、O、S 五种元素，不同地区腐殖质的元素组成有显著差别。腐殖质分子在各个方向上带有很多活性基团，以氢键结合成网络，使分子表面有许多孔，提供了良好的吸附表面，是良好的吸附载体。腐殖质的这些特性使它们能与金属离子和金属水合氧化物发生广泛的反应，在很大程度上控制了水体和土壤中微量元素和有毒物质的迁移、富集和沉积。

**作用**　腐殖质不仅是土壤养分的主要来源，而且对土壤的物理、化学、生物学性质都有重要影响，对土壤中有毒有害物质的迁移、转化和降解等都有重要的作用。

**改良土壤性质**　腐殖质的吸水保肥能力很强，一般黏粒的吸水率为 $50\% \sim 60\%$，但腐殖质的吸水率高达 $400\% \sim 600\%$；保肥能力是黏粒的 $6 \sim 10$ 倍。腐殖质是形成团粒结构的良好胶结剂，可提高黏重土壤的疏松度和通气性，改变砂土的松散状态。它的颜色

较深，有利吸收阳光，提高土壤温度。腐殖质为微生物活动提供了丰富的养分和能量，又能调节土壤酸碱反应，有利微生物活动，促进土壤养分的转化。

对农业生产的作用　腐殖质占土壤有机物的 80% 以上，是土壤肥力的基础物质。腐殖质是复杂的天然复合物，有良好的生理活性和吸收、结合、交换等功能，含有极其丰富的植物生长所需要的营养成分：各种必需和非必需氨基酸、维生素（A、K、PP、E、C、$B_2$、$B_6$、$B_{12}$、D）、微量金属元素、碳水化合物、胡萝卜素、甾醇化合物、糖、酶、酚、酮、磷脂、酸类，特别是可溶于水的羧酸类，其中，琥珀酸、苹果酸、柠檬酸、卤酸、苯酸、水杨酸对植物生长尤其重要。

吸附和降解有害物质　土壤腐殖质含有很多空洞，通过巨大的内外表面上的含氧官能团，能捕集无机的和有机的分子，表现出较强的吸附性能。土壤中腐殖质的含量高，对有毒有害物质的处理容量就大。重金属是极重要的环境污染物，破坏土壤的结构和理化性质，直接或间接危害动、植物甚至人类的健康与环境。土壤中腐殖质能强烈吸附重金属，减少植物对重金属的吸收。土壤中的腐殖质也可以吸附某些农药，其吸附能力远比土壤矿物质大。土壤中的腐殖质对某些农药有解毒作用。在高 pH 值或光照射后，腐殖酸和富里酸溶液的自由基含量将增加，导致腐殖质颗粒强烈分散，特别经日光照射后，含有腐殖质的土壤表面将形成高浓度的自由基。被土壤吸附的农药可因这些自由基的作用而解毒失效。对于环境中的其他重要污染物，例如：多卤取代化合物、硝基取代芳香族化合物及放射性核素等都有很好的降解和转化促进作用。腐殖质具有较大的吸附、络合能力，对进入土壤的有毒有害物质的迁移、转化和降解等一系列物理、化学和生物学过程有非常重要的作用。

（原福胜）

tǔrǎng wūrǎn

## 土壤污染（soil pollution）

人类活动中排放的有害物质超过限量进入土壤，直接或间接危害人畜健康的现象。

**土壤污染物**　输入土壤环境中的物质有的有益，有的有害；有的少量时有益，多量时有害；有的无益也无害。输入土壤环境中可影响土壤环境正常功能、降低作物产量和生物学质量，有害于人体健康的物质，统称为土壤环境污染物。主要是城乡工矿企业所排放的对人体、生物体有害的"三废"物质，以及化学农药、病原微生物等。根据污染物性质，可把土壤环境污染物质大致分为无机污染物和有机污染物两大类（表）。

**无机污染物**　主要有重金属（汞、镉、铅、铬、铜、锌、镍，以及类金属砷、硒等），放射性元素（铯-137、锶-90 等），氟，酸，碱，盐等。以重金属和放射性物质污染危害最严重，它们都具有潜在威胁性，一旦污染难以彻底消除，易被植物吸收通过食物链而进入人体。

表　土壤环境主要污染物质

| 污染物种类 | | 主要来源 |
|---|---|---|
| 无机污染物 | | |
| 重金属 | 汞（Hg） | 制烧碱、汞化物生产等工业废水和污泥，含汞农药，汞蒸气 |
| | 镉（Cd） | 冶炼、电镀、燃料等工业废水，污泥和废气，肥料杂质 |
| | 铜（Cu） | 冶炼、铜制品生产等废水，废渣和污泥，含铜农药 |
| | 锌（Zn） | 冶炼、镀锌、纺织等工业废水和污泥，废渣，含锌农药，磷肥 |
| | 铅（Pb） | 颜料、冶炼等工业废水，汽油防爆燃烧排气，农药 |
| | 铬（Cr） | 冶炼、电镀、制革、印染等工业废水和污泥 |
| | 镍（Ni） | 冶炼、电镀、炼油、染料等工业废水和污泥 |
| | 砷（As） | 硫酸、化肥、农药、医药、玻璃等工业废水，废气，农药 |
| | 硒（Se） | 电子、电器、油漆、墨水等工业的排放物 |
| 放射性元素 | 铯-137（$^{137}$Cs） | 原子能、核动力、同位素生产等工业废水，废渣，核爆炸 |
| | 锶-90（$^{90}$Sr） | 原子能、核动力、同位素生产等工业废水，废渣，核爆炸 |
| 其他 | 氟（F） | 冶炼、氟硅酸盐、磷酸和磷肥等工业废水，废气，肥料 |
| | 盐、碱 | 纸浆、纤维、化学等工业废水 |
| | 酸 | 硫酸、石油化工、酸洗、电镀等工业废水，大气酸沉降 |
| 有机污染物 | | |
| 有机农药 | | 农药生产和使用 |
| 酚 | | 炼焦、炼油、合成苯酚、橡胶、化肥、农药等工业废水 |
| 氰化物 | | 电镀、冶金、印染等工业废水、肥料 |
| 3,4-苯并芘 | | 石油、炼焦等工业废水、废气 |
| 石油 | | 石油开采、炼油、输油管道漏油 |
| 有机洗涤剂 | | 城市污水、机械工业污水 |
| 有害微生物 | | 厩肥、城市污水、污泥、垃圾 |

有机污染物　主要有人工合成的有机农药、酚类物质、氰化物、石油、稠环芳烃、洗涤剂，以及有害微生物、高浓度耗氧有机物等。其中有机氯农药、有机汞制剂、稠环芳烃等性质稳定不易分解，在土壤环境中易累积，造成污染危害。

**土壤污染源**　可分为天然污染源和人为污染源。天然污染源是指自然界自行向环境中排放有害物质或造成有害影响的场所，如活动的火山。人为污染源是指人类活动所形成的污染源，是土壤污染研究的主要对象。在土壤污染源中，化学物质的污染最受关注。

农业污染源　农业生产需要施入土壤的化肥、化学农药，以及其他农用化学品和残留于土壤中的农用地膜等。农业生产排放的污染物剂量低、面积大，属非点源污染。施肥是土壤污染的重要来源之一。中国的化肥施用总量和氮磷肥施用量均居世界首位，造成因农业非点源污染所导致的湖泊与海湾的水体富营养化，还导致土壤和地下水中亚硝态氮和硝态氮的累积，对陆地生态系统产生毒害作用。随着农业发展对农药需求量的快速增长，农药更为直接的导致土壤环境污染。

1950 年中国化学农药产量仅为 1000 吨，但 2015 年达到 358.3 万吨。施用含有铅、汞、镉、砷等的农药和不合理地施用化肥，都可以导致土壤中重金属的污染。

生活污染源　人畜禽排泄物长期以来是重要的土壤肥料来源，未经处理的肥源施于土壤，会引起土壤严重生物污染。城市生活垃圾的不合理处置是居民生活引起土壤污染的另一个主要途径。大量的生活垃圾被集中堆放在城市的周围，对土壤、水和大气环境造成严重威胁。电子垃圾，也称电子废物，其范围包括所有的废旧电子产品，尤以废旧电脑危害最大。电子垃圾含有 Pb、Cd、Hg、六价 Cr、聚氯乙烯塑料、溴化阻燃剂等大量有毒有害物质，比一般的城市生活垃圾危害大得多。有毒物质一旦进入环境，就会严重污染土壤和水源，进而危害人体健康。

交通污染源　主要是机动车尾气及事故排放的有毒有害物质通过大气沉降造成对土壤的污染。交通污染主要限于道路两侧 150m 以内的范围，且交通污染的程度随着距交通主干道空间距离的增加以及交通流量的减少而下降。公路、铁路两侧土壤中的重金属污染，主要以 Pb、Zn、Cd、Cr、Co、Cu 的污染为主。它们来自于含铅汽油的燃烧，机动车轮胎磨损产生的含锌粉尘等。

灾害污染源　某些自然灾害有时也会造成土壤污染。例如，强烈火山喷发区的土壤、富含某些重金属或放射性元素的矿床附近地区的土壤，由于矿物质（岩石、矿物）的风化分解和播散，可使有关元素在自然力的作用下向土壤中迁移，引起土壤污染。战争灾害可对战区的生态环境造成严重的影响，贫铀弹对土壤的污染主要是含放射性的爆炸物和空气中灰尘的沉降。土壤中的放射性铀和分散在植物叶面上的放射性物质可被植物吸收，人或动物食用这类植物后可能造成再次污染。

**方式**　各种污染物污染土壤的方式有三种。

水型污染　主要是工业废水和生活污水通过污水污染土壤。多是污水灌田所致，其特点是进水口附近土壤中的浓度高于出水口处，污染物多分布于较浅的耕作层。水型污染在渗水性强，地下水位高的地方容易污染地下水。污水灌溉的农田上生长的农作物容易受到污染，有的农作物大量吸收富集某些有害物质，达到很高的浓度，甚至引起食用者中毒，如含镉污水灌田而富集到稻米中引起镉中毒。

气型污染　大气污染物沉降至地面而污染土壤。主要污染物有 Pb、Cd、As、F 等，如大型冶炼厂排放含氟的污染物落到附近土壤中。大气中的硫氧化物和氮氧化物形成酸雨降至土壤，使土壤酸化。还包括机动车废气对土壤的污染。气型污染分布的特点和范围受大气污染源性质（如点源和面源及排放方式的不同）和气象因素影响，污染范围和方向各不相同。

固体废弃物型污染　工业废渣、生活垃圾、粪便、农药和化肥等对土壤的污染。其特点是污染范围比较局限和固定，也可通过风吹雨淋而污染较大范围的土壤和水体；有些重金属和放射性废渣污染土壤，持续时间长，不易自净，影响长久。

**特点**　土壤环境的多介质、多界面、多组分及非均一性和复

工业污染源　工矿企业排放的废水、废气和废渣，是土壤环境中污染物最重要的来源之一。直接由工业"三废"引起的土壤污染仅限于工业区周围数十公里范围之内，属于点源污染。该类污染源对土壤环境系统的污染可以是直接的，也可以是间接的。工业"三废"在陆地环境中的堆积以及不合理处置，将直接引起周边土壤中污染物的累积，引起动物、植物体内累积。

杂多变的特点，决定了土壤环境污染具有区别于大气污染和水体污染的特点。

**隐蔽性** 它不像大气、水体污染一样容易被人们发现和觉察，因为各种有害物质在土壤中总是与土壤相结合，有的有害物质被土壤生物所分解或吸收，改变了其本来性质和特征。土壤将有害物质输送给农作物，再通过食物链而损害人畜健康时，土壤本身可能还会继续保持其生产能力。土壤对机体健康产生危害以慢性、间接危害为主。污染有隐蔽性。

**累积性与地域性** 土壤中的有害物质不像在大气和水体中那样容易扩散和稀释，土壤对污染物进行吸附、固定，包括植物吸收。特别是重金属和放射性元素都能与土壤有机质或矿物质相结合，并且不断积累达到很高的浓度，长久地保存在土壤中，表现为很强的累积性、地域性特点，成为顽固的环境污染问题。

**不可逆转性** 土壤一旦受到污染极难恢复，重金属元素对土壤的污染是一个不可逆转的过程，许多有机化合物对土壤的污染也需要一个比较长的降解时间，尤其是持久性有机污染物不仅在土壤环境中很难被降解，而且可能产生毒性较大的中间产物。例如，农药六六六和滴滴涕在中国已禁用 20 多年，但至今仍然能从土壤环境中检出，主要由于其中的有机氯很难降解。

**治理周期长** 土壤环境一旦被污染，仅靠切断污染源的方法很难在短期自我修复，如被某些重金属污染的土壤可能需要 100~200 年才能够恢复。只有采用有效的治理技术才能消除现实污染。

（原福胜）

tǔrǎng shēngwùxìng wūrǎn
## 土壤生物性污染（biological pollution of soil）

病原体和带病的有害生物种群从外界侵入土壤，破坏土壤生态系统的平衡，引起土壤质量下降，对人体健康或生态系统产生不良影响的现象。

**来源** 土壤环境中除了许多天然存在的土壤微生物、土壤动物外，还有大量来自人、畜排泄物中的细菌、真菌和寄生虫卵。土壤生物性污染的主要来源是：①用未经彻底无害化处理的人畜粪便、垃圾进行施肥。②日常生活污水、工业废水、医院污水，以及含有病原体的废弃物、城市垃圾等，未经处理而进行灌溉或利用污泥、垃圾施肥。③病畜尸体处理不当，或未经深埋。

**危害** ①对人体健康产生危害。进入土壤的肠道细菌有大肠埃希菌、沙门菌、志贺菌、霍乱弧菌等，它们在土壤中生存较长的时间，对人体产生危害。土壤在传播寄生虫病上有特殊的流行病学意义。有病的动物可将病原体排出体外而污染土壤，使人和其他动物感染得病。②引起植物病害，造成农作物减产。一些植物致病菌污染土壤后能引起茄子、马铃薯和烟草等百余种植物的青枯病，能造成果树细菌性溃疡和根癌。某些真菌会引起白菜、油菜和萝卜等一百多种蔬菜烂根，还可导致玉米、小麦和谷子等粮食作物的黑穗病。还有一些线虫可以经土壤侵入植物根部并引起线虫病，甚至在土壤中传播植物病毒。

**防治** ①加强对人、粪便的管理，采取堆肥、制沼气、消毒措施，对粪便厩肥、垃圾进行无害化处理。②直接对土壤施药杀菌和消毒。

（原福胜）

tǔrǎng fàngshèxìng wūrǎn
## 土壤放射性污染（radioactive contamination of soil）

人类活动排放的放射性污染物进入土壤，使其放射性水平高于天然本底值或超过国家标准的现象。

**来源** 土壤环境中放射性物质有天然来源和人为来源。自然界中土壤放射性元素和同位素主要有铀（U）、钍（Th）、镭（Ra）、氡（Rn）、钾-40（$^{40}K$）、碳-14（$^{14}C$）、硼-7（$^{7}B$）等。人工放射性物质主要来源于：①核试验。在核爆炸时大约有 170 种放射性同位素带到对流层中，其中主要是 U 和钚（Pu）的裂变产物。核爆炸后近期内主要裂变产物是锶-89（$^{89}Sr$）、碘-131（$^{131}I$）、钡-140（$^{140}Ba$）；在爆炸后较长的时间内，主要裂变产物是半衰期长、裂变产额高的 $^{90}Sr$ 和铯-137（$^{137}Cs$）。沉降灰中还有一些具有潜在危害的放射性产物，如钇-91（$^{91}Y$）、锆-95（$^{95}Zr$）、钌-106（$^{106}Ru$）、铈-144（$^{144}Ce$）、钨-185（$^{185}W$）等。②核反应堆、核电站、核原料工厂的核泄漏事故。③铀、钍矿的开采和冶炼。④放射性核素的生产和利用，主要是金-198（$^{198}Au$）、$^{131}I$、磷-32（$^{32}P$）、钴-60（$^{60}Co$）等，用于工业、农业、医学和科研等方面。

**危害** 半衰期短的放射性物质在土壤中的积累量少，半衰期长的易在土壤中积累。不同的土壤对放射性物质的吸附率不同。例如，中国东北地区的土壤对 $^{90}Sr$ 的吸附率为：黑土黏粒>白浆土黏粒>暗棕色森林土黏粒。美国纽约州的黏壤土中的 Sr 的积累比砂土约高 5 倍。$^{90}Sr$ 最易为土壤有机质固定，并形成不溶性的螯合物。

植物根系吸收是放射性核素从土壤向植物转移的最主要途径，

植物也可通过含有放射性核素的土壤颗粒的再弥散作用而受污染（黏附作用）。土壤放射性污染而使植物体内积累放射性物质，如Sr主要累积于植物的芽部，并与土壤中Sr和钙的浓度呈正相关。进入植物体内的放射性物质可由食物链进入人体。土壤的放射性污染，还可直接通过皮肤接触进入人体，或直接外照射危及人体健康。可通过迁移至大气和水体，由呼吸道、皮肤、伤口或饮用水而进入人体。放射性物质进入人体后，可引起很多症状，如疲劳、虚弱、恶心、眼痛、毛发脱落、斑疹性皮炎，以及不育和早衰等。辐射还能引起肿瘤，特别是体内照射更易引起恶性肿瘤。辐射肿瘤的器官和组织主要见于皮肤、骨骼、肺、卵巢和造血器官。人们主要关注放射性污染对DNA的损伤。若此损伤超过自我修复能力，则损伤可传递给后代细胞。若辐射损伤出现在体细胞，将在个体生命周期中表现出来（如癌症等）。若DNA损伤出现在性细胞，损伤将在后代中表现，影响到后代的繁衍甚至种群的变化。

**防治** ①施加土壤改良剂：改良土壤是减少放射性核素从土壤迁移到植物的简单而且有效的手段，对环境无害。这类对策在苏联的切尔诺贝利核电站爆炸事件后被广泛应用。土壤改良剂可通过降低土壤溶液中放射性核素的浓度（生物有效性）而降低植物吸收。降低植物有效性的主要土壤改良剂是矿物材料，如沸石等。施用石灰可提高土壤的pH值和增加钙离子浓度，改变土壤溶液的化学组成。施用石灰将土壤pH从5.2提高到6.8时，植物对放射性铯的吸收可降低约50%。②施用化学肥料：施用化学肥料

控制植物对放射性核素吸收是切尔诺贝利核电站爆炸事件后广泛推行的农业措施。化学肥料施用可以通过改变土壤溶液（固-液相交换）和植物吸收过程（根系表面-土壤溶液界面）影响植物对核素的吸收。在生草灰化土中施加钾肥可以使植物对Cs的吸收减少3~4倍。施用钙肥，可以抑制植物对Sr的吸收。磷肥也可以抑制植物对放射性Cs的吸收。③客土法、换土法：客土法是在被污染的土壤上覆盖上非污染土壤；换土法是部分或全部挖除污染土壤而换上非污染土壤，这也是治理农田放射性严重污染的切实有效的方法。

（原福胜）

*tǔrǎng huàféi wūrǎn*

**土壤化肥污染**（soil chemical fertilizer pollution） 农田施用大量化肥引起土壤污染的现象。还可引起水体、大气污染。土壤化肥污染的原因，一是来自不合理施用和过度施用化肥；二是施用的化肥中含有有害物质。

**危害** 对环境、生物和人类健康有多方面的影响。

引起土壤酸化 过磷酸钙、硫酸铵、氯化铵等都属生理酸性肥料，即植物吸收肥料中的养分离子后，土壤中$H^+$增多，易造成土壤酸化。长期大量施用化肥，尤其在连续施用单一品种化肥，短期内即可出现土壤酸化，导致有害物质释放或有毒物质毒性增强。还能溶解土壤中的营养物质，在降雨和灌溉的作用下，向下渗透补给地下水，使营养成分流失，土壤贫瘠化，影响作物的生长。

导致土壤板结与土壤肥力下降 大量$NH_4^+$、$K^+$和土壤胶体吸附的$Ca^{2+}$、$Mg^{2+}$等阳离子发生交换，使土壤胶体分散，结构被破

坏，土壤板结。大量施用化肥，用地不养地，造成土壤有机质减少，化肥无法补偿有机质的缺乏，却进一步影响了土壤微生物的生存，破坏土壤肥力结构，还降低了肥效。长期使用大量化肥，会对耕地土壤的退化产生直接影响。

水体富营养化 农田所施用的任何种类和形态的化肥，都不可能全部被植物吸收利用。平均利用率为：氮40%~50%，磷10%~20%，钾30%~40%。农业生产过量施用化肥，使肥料的利用率降低，造成大量未被利用的化肥流入环境，氮、磷等营养元素大量进入河流、湖泊、水库和海洋等水体。水中营养含量的增加使藻类大量繁殖，消耗大量氧，降低水中溶解氧的含量，水质恶化，严重影响鱼类的生存，引起鱼类大量死亡和湖泊老化，这一过程即为水体富营养化，它与农业肥料的流失有极大的关系。

污染地下水 氮肥进入土壤后，经硝化作用产生$NO_3^-$，除被作物吸收利用外，多余的$NO_3^-$不能被负电的土壤胶体吸附，随降雨及灌溉水下渗污染地下水。据估计，全球地下水中$NO_3^-$-N浓度升高的平均速率1~3mg/（L·a）。世界卫生组织指出，当饮用水中$NO_3^-$-N含量为40~50mg/L时，就会发生血红素失常症，危及人类的生命。氮肥除了对地下水产生$NO_3^-$污染外，还会影响地下水的硬度。

对人类健康的危害 施用化肥过多的土壤，谷物、蔬菜和牧草等作物中硝酸盐含量过高，累积于叶、茎、根和籽实中。对植物本身无害，但却危害取食的动物和人类。如家畜或食草动物食用了这些含硝酸盐量过高的饲料，

特别是进入反刍动物的瘤胃中，硝酸盐可还原成亚硝酸盐，对畜禽产生毒害作用。人类食用了硝酸盐污染的蔬菜同样会引起严重的疾病。含高浓度 $NO_3^-$ 的作物被人食用后，容易在胃里与胺类反应，转变成亚硝胺类化合物，有致癌作用。制造化肥的矿物原料及化工原料中，含有多种重金属放射性物质和其他有害成分，它们随施肥进入农田土壤造成污染。如磷肥的施用，不可避免地带给土壤镉、锶、氟、铀、镭、钍等有害物质的污染。施用磷肥过多，会使施肥土壤含镉量比一般土壤高数十、甚至百倍，长期积累将造成土壤镉污染。镉在土壤中移动性很小，不易淋失，也不为微生物所分解，被作物吸收后很容易通过饮食进入并积累于人体，是某些地区骨痛病、骨质疏松等重要病因之一。

**对大气污染的影响** 化肥施入土壤，有相当一部分以有机或无机氮形态的硝酸盐进入土壤，在土壤反硝化微生物作用下，难溶态、吸附态和水溶态的氮化合物还原成亚硝酸盐，转化生成氮和氮氧化物进入大气，使空气质量恶化，并上升到平流层，破坏臭氧层，使人和动物遭受过量的短波辐射。

**防治** ①不要长期过量使用同一种肥料，掌握好施肥时间、次数和用量，采用分层施肥、深施肥等方法减少化肥散失，提高肥料利用率。②化肥与有机肥配合使用，增强土壤保肥能力和化肥利用率，减少水分和养分流失，使土质疏松，防止土壤板结。③进行测土配方施肥，增加磷肥、钾肥和微肥的用量，通过土壤中磷、钾以及各种微量元素的作用，降低农作物中硝酸盐的含量，提

高农作物品质。④制定防止化肥污染的法律法规和无公害农产品施肥技术规范，使农产品生产过程中肥料的使用有章可循、有法可依，有效控制化肥对土壤、水源和农产品产生的污染。

（原福胜）

## tǔrǎng huánjìng wūrǎn yǔ jiànkāng

### 土壤环境污染与健康（soil environment pollution and health）

各种污染物进入土壤后，通过影响土壤环境正常功能，降低作物产量和生物学质量，危害人体健康。其中以有害的"三废"物质、农药和病原微生物对人体健康危害最突出。土壤污染对健康的影响往往是潜在的、间接的。

#### 工业"三废"污染的危害

工业污染物可随废气、废水或废渣进入土壤，再通过污染的农作物或地下水对人体健康产生危害。工业污染物，有的有毒有害，有的致突变、致癌和致畸。它们单独或联合作用。例如，炼钢厂、炼铝厂氟污染引起氟中毒；含镉工业废水污染土壤，生产出镉米，长期食用镉米引起痛痛病；铅中毒引起神经、血液、消化、心血管和泌尿系统病变。

#### 生物性污染的危害

主要有三种类型。①引起肠道传染病和寄生虫病：人体排出的含有病原体的粪便污染土壤，生吃在这种土壤中种植的蔬菜瓜果等而感染得病（人–土壤–人）。许多肠道致病菌在土壤中能存活很长时间，如痢疾杆菌存活 25~100 天，伤寒杆菌存活 100~400 天，肠道病毒可存活 100~170 天，蛔虫卵在土壤中存活 7 年之久。②引起钩端螺旋体病和炭疽病：含病原体的动物粪便污染土壤后，通过皮肤或黏膜进入人体而得病（动物–土壤–人）。钩端螺旋体的带菌动物

有牛、羊、猪、鼠等。炭疽芽胞杆菌抵抗力很强，在土壤中可存活 1 年以上，家畜一旦感染并造成土壤污染，会在该地区相当长时间内传播此病。③引起破伤风和肉毒杆菌食物中毒：天然土壤中常含有破伤风梭菌和肉毒杆菌，人接触土壤而感染（土壤–人）。这两种病菌抵抗力很强，在土壤中能长期存活。

#### 农药污染对健康的影响

中国农药年产量中，约一半是国外已弃用的高毒、高残留品种，其中高毒农药约 10 万吨。土壤是富集农药数量最大的场所，农药在土壤中的降解十分缓慢，并且从土壤迁移到相邻环境介质，参与生态系统的物质循环，对人体健康产生影响。危害较大的农药主要是有机氯农药和含铅、砷、汞等重金属制剂。有机氯农药是神经和实质性脏器毒物，对酶系、内分泌系统和免疫反应也有影响，有的还有致癌、致畸和致突变作用。在使用有机氯农药地区，产妇的乳汁、血、尿、胎盘血、脐带血、羊水中有机氯农药检出率很高。母体中有机氯农药的富集与胎儿早产和发育不良密切相关，在死婴的脂肪组织、脑和肝脏中均可找到有机氯农药。动物和禽类在有机氯农药影响下，繁殖力下降，后代发育不良。土壤污染有机氯农药与 1 岁以内儿童患病率之间密切相关。有些农药具有环境激素效应，进入人体干扰机体内分泌系统功能，引起不良健康效应。

（原福胜）

## tǔrǎng wūrǎn xiūfù

### 土壤污染修复（soil pollution remediation）

用理化或生物方法清除土壤污染物或降低污染物有效性和毒性使恢复基本功能和重建

亦称安全化学土地填埋，是一种改进的卫生填埋方法。对场地的建造技术比卫生填埋更为严格。如衬里的渗透系数要小于8~10cm/s，浸出液要加以收集和处理，地面径流要加以控制，要控制和处理产生的气体。②焚烧法：是高温分解和深度氧化的综合过程。通过焚烧使可燃性的工业废渣氧化分解，达到减少容积，去除毒性，回收能量及副产品的目的。此法适合于有机性工业废渣的处理。对于无机和有机混合性的工业废渣，若有机废渣是有毒有害物质，一般也最好用焚烧法处理，尚可回收有机物。③固化法：是将水泥、塑料、水玻璃、沥青等凝固剂同有害工业废渣加以混合进行固化。中国主要用于处理放射性废物。它能降低废物的渗透性，并将其制成具有高应变能力的最终产品，从而使有害废物变成无害废物；④化学法：是一种利用有害工业废渣的化学性质，通过酸碱中和、氧化还原等方式，将有害工业废渣转化为无害的最终产物。⑤生物法：许多有害工业废渣可以通过生物降解毒性，解除毒性的废物可以被土壤和水体接纳。常用的生物法有活性污泥法、气化池法、氧化塘法等。⑥有毒工业废渣的回收处理与利用：化学工业生产中排出的许多废渣具有毒性，须经过资源化处理加以回收和利用。例如，砷矿一般与铜、铅、锌、锑、钨、金等有色金属矿共生。用含砷矿渣可以提取三氧化二砷和回收有色金属。氰盐生产中排出的废渣含有剧毒的氰化物，可以采用高温水解-气化法处理，得到二氧化氮气体等有用的资源。

**污水灌溉的卫生防护措施** 利用城市污水灌溉农田，既能解决城市部分污水处理问题，又为农业生产提供了水和肥料。污水灌田处理污水的原理是利用土壤的自净能力净化污水，同时供给农田水分和肥料。但是，土壤对有机污染物的自净能力和对毒物的容纳量都是有限的，超过了卫生容许的限度就会造成健康危害。如肠道传染病和寄生虫病增多、癌症患病率增高等。中国利用城市污水灌溉农田已有悠久的历史，取得了丰富的经验。北京、沈阳、天津、广州、哈尔滨等城市多年的经验表明，卫生防护措施是保证污水灌田成功的关键（见污水灌溉卫生）。

**发展生态农业** 生态农业是农业可持续发展战略的重要组成部分。包括种植业、畜牧业、水产业、林果业及其加工业等，它们互相配合形成一个复杂的生产体系，每一个单项都是这个生产体系的一部分。生物的生长发育与繁殖需要不断地从周围环境中吸取必要的物质，并不停地影响着环境。而受生物影响的环境，特别是土壤环境又反过来作用于生物。

国际上兴起的有机农业就是生态农业的一种。美国农业部对有机农业的定义概括了有机农业技术体系的基本内容：有机农业是一种完全不用或基本不用人工合成的化肥、农药、动植物生长调节剂和牲畜饲料添加剂的生产体系。有机农业在可行范围内尽量依靠作物轮作、秸秆、牲畜粪便、豆类作物、绿肥、场外有机废料、含有矿物养分的矿石补偿养分，利用生物和人工技术防治病虫草害。它所追求的是既要使农业生产顺应自然，不污染环境，保持土壤的长期肥力，又要生产出充足的高营养品质的安全食品。

**污染土壤修复** 20世纪80年代以来，鉴于土壤污染的危害，世界上许多国家特别是发达国家均制订与开展了污染土壤的治理与修复的计划。仅美国在20世纪90年代用于污染土壤的修复方面的投资达近1000亿美元。污染土壤的修复理论与技术已成为当前整个环境科学与技术研究的前沿。污染土壤修复的方法可分为物理、化学和生物三种类型，见土壤污染修复。

（周宜开）

zhùzhái wèishēng

## 住宅卫生（residence health）

应用环境卫生学的理论和技术，研究住宅内各类环境因素与人体健康的关系。住宅是人们生活环境的重要组成部分，是人们为了充分利用自然环境和人为环境因素中的有利作用和防止其不良影响而创造的生活居住环境。住宅卫生是环境卫生学的内容之一，主要研究住宅的设计、室内小气候、居室日照、采光照明、室内空气污染、噪声等环境因素对人体健康的影响，制定住宅卫生标准和卫生要求，并探讨在住宅设计建造和使用管理过程中保证满足卫生要求的技术措施。随着现代科技的飞速发展，特别是信息科技和计算机网络的发展，住宅的功能正在由人们生活起居的场所延伸成为人们学习工作、文体娱乐和家庭办公等多功能的场所。因此，人们对住宅的要求越来越高。中国的住房制度改革和住宅商品化的推广，使住宅的规模和形式已从简单模式类型转变为各种不同功能的综合模式类型。尽管对不同功能住宅的建筑设计有不同的要求，但对其基本卫生要求相同。

**意义** 住宅是人们生活居住的室内环境，人的一生中有2/3

以上的时间是在住宅室内度过的，尤其是婴幼儿、儿童、青少年和老弱病残者在住宅中生活的时间更多。住宅室内环境已成为人类接触最为密切的环境，其质量优劣对健康的影响有着重要的意义。①良好的住宅环境有利于人体健康。安静整洁、明亮宽敞、小气候适宜、空气清洁的住宅环境，对机体是良性刺激，使机体精神焕发，提高机体各系统的生理功能，增强机体免疫力，防止疾病的传播，降低人群患病率和死亡率，达到增强体质、延长寿命的作用。②不良住宅环境不利于人体健康。拥挤、寒冷、炎热、潮湿、阴暗、空气污浊、噪声、含有病原体或有毒有害物质的住宅环境，对机体是恶性刺激，可使中枢神经系统功能紊乱，降低机体各系统的功能和抵抗力，使居民情绪恶化、生活质量和工作效率下降、患病率和死亡率增高。③住宅一旦建成可使用几十年乃至百年以上，其卫生状况通常可影响到一个家庭几代人的健康。加之，人口的流动以及住房条件的改善，使同一住宅居住的家庭（或人员）不断变更，因此住宅的卫生状况可对新迁入居住的家庭成员健康产生影响。④住宅环境对健康的影响具有长期性和复杂性。住宅内的环境卫生问题，在通常情况下，室内单一污染物的浓度并不太高，不易在较短的时间内对健康产生影响，因而其对健康的影响往往表现为慢性、潜在性和功能上的不良影响。然而住宅内的有害因素种类繁多，且各种因素常同时存在，联合作用于人体，因而它们之间的关系及其与居民健康间的关系十分复杂。病态建筑物综合征就是现代住宅中多种环境因素联合作用对健康产生影响所引起的综合征。

**制定原则** ①保护和提高机体各系统的正常功能：考虑家庭成员的组成（年龄、性别等）和民族风俗习惯的需要，结合当地的气候条件和地理环境，住宅的配置应能够满足人体生理需要以及各系统功能活动的各种卫生条件。②有利于儿童、青少年生长发育和老人身心健康：儿童生长发育期间是长身体、长知识的人生重要阶段，老年人和残疾人机体某些部位会有些衰退。因此，除满足一般人的居住要求外，要重视儿童、老人、残疾人的特殊卫生要求，尤其要考虑提供方便和有益于身心健康的卫生条件。③控制疾病的传播：既要防止住宅外有毒有害物质及病原体入侵室内，又要防止室内成员间或各家庭间疾病及有害物的相互传播，造成恶性循环。④提高学习和工作效率：住宅内环境不仅要在生活居住方面实用、舒适、方便，还要考虑提供学习和工作方便的有利条件。对住宅区来说还应考虑外出学习和工作的距离以及交通上的便利。

**基本卫生要求** 为了使住宅具有良好的环境，在住宅建筑上应采取各种措施满足各项基本卫生要求。

**住宅组成和平面配置适当** 每套住宅必须是独门独户，应设有卧室、厨房、卫生间及贮藏空间。卧室之间不宜相互串通，其面积不宜小于下列规定：双人卧室 $9m^2$；单人卧室 $5m^2$；兼起居的卧室 $12m^2$。卧室应有直接采光、自然通风。当通过走廊等间接采光时，应满足通风、安全和私密性的要求。起居室应有直接采光、自然通风，其面积不宜小于 $10m^2$。厨房应有外窗或开向走廊的窗户，应设置炉灶、洗涤池、案台、固定式碗柜（或搁板、壁龛）等设备或预留其位置。厨房炉灶上应预留排气罩位置。严寒和寒冷地区厨房内应设通风道或其他通风措施。卫生间面积不应小于 $2m^2$，卫生间内布置洗衣机时，应增加相应的面积，并设给水、排水设施及单相三孔插座。卫生间不宜设在卧室、起居室和厨房的上层。如必须设置时，其下水管道及存水弯不得在室内外露，并应有可靠的防水、隔声和便于检修的措施。无通风窗口的卫生间必须设置通风道，并组织好进风和排气。

**小气候适宜** 室内小气候主要由气温、气湿、气流和热辐射等气象因素组成。小气候与人类健康关系密切。室内小气候必须维持机体的温热平衡或体温调节机能处于正常状态中，也就是在室内人们着普通衣服处于安静或中度劳动情况下，机体的产热与散热量能保持平衡，体温、皮肤温度、皮肤出汗量、温热感觉及其他生理指标能维持在正常范围以内。根据有关测定，气温在 $15.6 \sim 21℃$ 时，是热环境的舒适区段，体力消耗少，工作效率高，最适宜人们的生活和工作。一般认为 $20℃$ 左右是最佳的工作温度；$25℃$ 以上时人体状况开始恶化（如皮肤温度开始升高，接着出汗，体力下降，心血管和消化系统发生改变）。相对湿度在 $30\% \sim 70\%$ 时人们普遍感到舒适，一般气流速度达到 $0.15m/s$ 时，即可感到空气清新，有新鲜感。中国国家标准《室内空气质量标准》（GB/T 18883-2002）中规定了气温、气湿、空气流速的卫生标准，这些标准值主要是依据人体湿热感觉的舒适程度而制定的。

夏季室内气温标准值 22～28℃，相对湿度 40%～80%，空气流速 0.3m/s。冬季室内气温 16～24℃，相对湿度 30%～60%，空气流速 0.2m/s。

采光照明良好　室内采光照明是在舒适、健康的前提下，利用光照满足人们视觉的需要。同时创造空间、改变空间，设计适合人类感官的室内光环境。将天然光充分引入到室内，是因为天然光环境是人们所适应和喜爱的。长期照射天然光可缓解压力，对人的身体、精神、情绪等有多种益处。而且，与人工光环境相比，在自然光环境里人的视觉效果要更加开阔。现代室内设计多采用天然光照和人工照明相结合的设计，根据天然光环境时间的变化，利用有效手段将天然光引入室内，并结合室内人工光合理地协调统一，使室内的静止空间具有活力，产生丰富变化，形成良好的照明环境。合理地应用天然光照，需要对季节、时间、地理位置等居住建筑的不定因素加以考虑。不同的因素会导致同样的空间照度千差万别。针对这一问题，为了将这些变化着的光线更好地加以控制，中国制定了《建筑采光设计标准》（GB/T 50033-2013）对室内采光系数 "C" 的设定，可按以下公式计算：

$$C = \frac{En}{Ew} \times 100\%$$

式中，$En$ 为在全阴天漫射光照射下，室内给定平面上某一点由天空漫射光产生的照度（lx）；$Ew$ 为在全阴天漫射光照射下，与室内某一点照度同一时间、同一地点，在室外无遮挡水平面上由天空漫射光所产生的室外照度（lx）。

住宅建筑的采光标准值不应低于下表的规定。

此外，室内采光中窗户表面受光大小也是影响室内光效的因素，在天然光的引入中，首先应选择采光性能好的窗户。若因气候原因使室内光照强度较暗，应通过结合人工照明来补充室内光源，达到照明协调、光线统一柔和的视觉效果。另一方面，为了更加合理地运用光线提高采光质量，根据《建筑采光设计标准》要求，室内采光和照明还应注意：①根据视觉的舒适要求，在室内采光设计时应避免或减少阳光的直接照射。②避免视觉疲劳，学习或工作时视觉背景不宜在窗口。③为降低窗亮度或减少天空视阈，可采用室内外遮挡设施。④窗周围墙面宜采用浅色表面。⑤采光设计中，应注意光的方向性，应避免对工作产生遮挡和不利的阴影，如看书写作，天然光线应从左侧方向射入等。

空气清洁卫生　室内空气中污染物的来源是多方面的，吸烟、室内燃烧、气雾剂、化妆品造成了室内污染；而建筑材料、装饰材料和家具释放的有害气体是影响中国室内空气清洁度的主要问题。为了改善和提高室内空气质量，保持空气清洁卫生，应从室内污染源的控制、通风换气、合理使用空调、采用空气净化装置以及室内绿化、优化设计、完善法规等诸多方面综合考虑，避免

室内外各种污染源对室内空气的污染，冬季室内也应该有适当的通风换气。空气质量应达到《室内空气质量标准》的规定。

防治疾病传播　室内空气中微生物除部分来源于室外空气，主要由于人在室内的活动使各种微生物进入室内空气中。患者和病原携带者咳嗽和喷嚏形成气溶胶将病原体排入空气中是造成室内空气微生物污染的主要原因。咳嗽可使口腔中唾液和鼻腔中的分泌物形成飞沫，较大的飞沫在蒸发之前降落到地面，较小的飞沫可在短时间内水分蒸发形成飞沫核，直径 1μm 的飞沫核在空气中悬浮时间可达几小时。喷嚏和说话时可将大量飞沫排入空气中，造成室内微生物污染，引起疾病的传播。为了防止疾病的传播，应经常加强室内通风换气，采取空气过滤净化措施对空气进行消毒。同时，要有能防止昆虫、动物以及兽类侵扰和隔离病原体传播的设施。

有足够的绿化园地　住宅小区应有花园、游廊和水池等，使住宅环境尽可能与大自然接近。居住小区绿化是一件需要综合考虑的事情，人们的需求在不断地变化、提高，绿化过程中应以实际出发，灵活运用，遵循人与自然和谐统一的原则，以人为本，从地形地貌、植物配置多样性、特色绿化应用、水体合理应用等方面综合考虑，形成良性居住区

表　住宅建筑的采光系数标准值

| 采光等级 | 场所名称 | 侧面采光 | |
| --- | --- | --- | --- |
| | | 采光系数标准值（%） | 室内天然光照度标准值（lx） |
| IV | 起居室（厅）、卧室、厨房 | 2.0 | 300 |
| V | 卫生间、过道、楼梯间、餐厅 | 1.0 | 150 |

绿色景观生态系统，进而和大自然景观生态系统相连，让人们生活更融于自然，产生良好的生态效益。同时对于绿化的社会效益，要使居住小区成为居民生活、休息的良好场所，能更有效、更实际地满足居民的生活功能，能最大限度地改善生态环境，能以最佳的状态愉悦人的精神，满足人们活动的基本需要，真正达到改善城市生态质量和人居环境的目的，在人与自然相互依存的条件下，开拓人与自然充分亲近的休憩生活境域，使居民获得自然的身心享受，以期创造一个充满阳光雨露、空气清新的美好家园。

**隔音性能良好** 应避免室外及相邻居室的噪声污染，保证休息、睡眠、学习和工作。为了有效地隔声，要在选用的材料、隔墙及门窗的厚度和构造等方面采取有效措施。要求住宅内隔墙的隔声量为 40~60dB（A），隔声量为 25~35dB（A）的墙只能在同一户内做隔墙用；门最好厚 4~5cm，门框与门板的碰头缝不应超过 1mm，门与地板的缝不应超过 3~5mm；楼板的隔声量不应小于 40~50dB（A）。

（原福胜）

zhùzhái wèishēng guīmó
# 住宅卫生规模（health scale of residence）
符合卫生要求的住宅居室容积、净高、面积和进深的规模。

**居室容积** 每个居住者所占有居室的空间容积。居室容积与居住者的生活方便、舒适以及室内小气候和空气清洁度有关。居室容积是评定住宅卫生状况的重要指标之一。

室内空气中二氧化碳（$CO_2$）的含量是用作评价空气清洁度的一个重要指标，也是居室容积是否符合卫生要求的重要指标之一。空气中 $CO_2$ 浓度达到 0.07% 时，敏感的居民已有所感觉。据此，居室中 $CO_2$ 浓度的卫生学要求不应超过 0.07%，即 $0.7L/m^3$。以室外空气中 $CO_2$ 浓度为 0.04%（即 $0.4L/m^3$）、每人每小时呼出 $CO_2$ 22.6L 计算，每人每小时的换气则为 $22.6/（0.7~0.4）=75.3m^3/h$。按室内自然换气次数为每小时 2.5~3.0 次计算，则居室容积为每人 25~30$m^3$，室内空气中 $CO_2$ 浓度即可符合卫生学需求。中国《住宅居室容积卫生标准》（GB 11727-1989）规定，全国城镇住宅居室容积的卫生标准为每人 20$m^3$。

**居室净高** 室内地板到天花板之间的高度。在房间面积相同的情况下，居室净高越高，居室容积就越大，越有利于采光、通风和改善室内小气候。居室净高较低的房间，冬季有利于保暖。但净高过低时，会使人产生压抑感，而且不利于通风换气和散热。居室净高一般在炎热地区应高些，在寒冷地区可以低些，中国《住宅设计规范》（GB 50096-2011）规定，卧室、起居室（厅）的室内净高不应低于 2.4m，局部净高不应低于 2.1m，利用坡屋顶内空间做卧室、起居室（厅）时，其 1/2 面积的室内净高不应低于 2.1m。由于中国青少年的身高有不断增加的趋势，居室净高不宜过低。

**居室面积** 又称居住面积。为了保证居室内空气清洁、安放必要的家具、有足够的活动范围、避免过分拥挤和减少传染病的传播机会，每人在居室中应有一定的面积。根据每人平均所占有的居室容积和居室净高，可计算出每人应有的居住面积。如每人平均居住容积以 20$m^3$ 计，居室净高

2.8m 时，每人的居住面积应为 7.14$m^2$。随着中国经济发展和人民生活水平的提高，中国大多数地区的人均居住面积现已超过 20$m^2$。

**居室进深** 开设窗户的外墙内表面至对面墙壁内表面的距离。居室进深与室内日照、采光、通风和换气有关。居室进深大，远离外墙处的室内空气滞留，换气困难。一般居室进深与居室宽度之比不宜大于 2:1，以 3:2 较为适宜。居室进深与地板至窗上缘高度之比称室深系数。室深系数在一侧采光的居室不应超过 2~2.5，两侧采光的居室不应超过 4~5。住宅室内的日照、采光和照明与居室进深有密切的关系。

**进深与日照** 室内日照是指通过门窗进入室内的直接阳光照射。室内阳光的照射，可增强机体的免疫力、组织再生能力和新陈代谢、促进机体发育，并使人有舒适感、精神振奋、心情舒畅、提高劳动能力。阳光中紫外线有抗佝偻病和杀菌作用。一层清洁的玻璃窗可透过波长 318~320nm 的紫外线，但 60%~65% 的紫外线被玻璃反射和吸收。同时随着阳光射入室内深度的加大，紫外线量逐渐减少，距窗口 4m 处仅为室外紫外线的 1/60~1/50，但这样的直射光和散射光仍有一定的杀菌作用和抗佝偻病作用。中国《住宅设计规范》（GB 50096-2011）要求：每套住房至少有一个居住空间能获得日照，当一套住宅中居住空间总数超过 4 个，其中应有 2 个空间获得日照。

**进深与采光照明** 阳光和人工光源光谱中的可视部分（400~760nm），对机体卫生状况有良好作用，使视功能和神经系

统处于舒适状态。光线不足，对全身一般生理状态有不良影响，还可使视功能过度紧张而全身疲劳。长期在光线不良条件下工作，可促成近视。居室内的自然照度至少需要75lx才能基本满足视觉功能的生理需要。室内自然采光状况，常用窗地面积比值、投射角、开角和采光系数来表示。

**窗地面积比值**（$A_c/A_d$）直接天然采光口的窗玻璃的面积与室内地面面积之比。中国《住宅设计规范》（GB 50096-2011）规定，卧室、起居室（厅）、厨房的采光窗洞口的窗地面积比不应低于1/7。

**投射角与开角**　投射角是指室内工作点与采光口上缘的连线和水平线所成的夹角。投射角不应小于27°。如采光口附近有遮光物，还需规定开角的要求。开角是室内工作点与对侧室外遮光物上端的连线和工作点与采光口上缘连线之间的夹角。开角不应小于4°。窗地面积比值与投射角未考虑当地的光气候和采光口的方向等重要因素，所以它们是概略的指标。

**采光系数**　室内工作水平面上（或距窗1m处）散射光的照度与室外相同时间的空旷无遮光物地方接受整个天空散射光（全阴天，见不到太阳，但不是雾天）的水平面上照度的百分比（%）。采光系数能反映当地光气候、采光口大小、位置、朝向的情况，以及室外遮光物等有关影响因素，所以是比较全面的客观指标。一般规定住宅建筑的主室内侧面采光的采光系数不应低于2.0%，室内天然光照度不应低于300lx。

室内采光在靠近窗户处的照度最大，离窗2~2.5m处照度显著降低。窗户越高，即窗户的上缘距天花板越近，直射光和散射光越容易深入室内。窗户的有效采光面积和房间地面面积之比应不少于1：1.5。在夜间或白天，天然光线不足时，应利用人工光源的直射光或散射光进行照明。人工照明的照度标准，应按视力工作精密程度和持续时间而规定，在阅读或从事缝纫等较精细工作时，一般应达到100lx左右，居室只做卧室时，则可以低些，但不应低于30lx，卫生间、楼梯间应不低于15lx。

（原福胜）

zhùzhái píngmiàn pèizhì

**住宅平面配置**（plane collocation of residence）　住宅的朝向及相邻住宅之间的距离、住宅内部各户之间的关系和一户之中各类房间的相互配置。在设计住宅平面配置时要注意贯彻住宅的卫生标准和要求。住宅的朝向和间距直接影响住宅的日照、采光、通风、小气候和空气的清洁程度等。

**住宅的朝向**　住宅建筑物的主室窗户所面对的方向，对室内的日照、采光、通风和室内小气候都能产生影响。应根据当地各季节的太阳高度、日照时数、各季节的风向频率和风速，以及地理环境和建筑用地等情况，选择住宅的最佳朝向。选择朝向的原则是：在节约用地的前提下，使居室在冬季能得到尽量多的日照，夏季能避免过多的日照和有利于自然通风的要求。

**朝向与日照**　住宅建筑物的日照随其所在地的地理纬度、季节、一日中的不同时间和建筑物本身的朝向而不同。若地理条件一致，建筑物所受日照情况与太阳在不同季节各个时间的方位角和高度角有关。太阳方位角是指日出后各个时间观测点与太阳连线在水平面上的投影线和观测点与正南方向连线所成的水平夹角，正午时太阳方位角为零。太阳高度角是指一日内各个时间观测点与太阳的连线和地平线所夹的仰角，正午时太阳高度角最大。不同纬度、不同季节、一日中不同时间太阳的方位角和高度角可从天文年历或建筑日照等专业书籍中查出或依据专门公式计算。在北半球的中国各地一日之中的中午及其前后，冬季太阳高度角比夏季太阳高度角低得多，这使南向房屋冬季日光射入室内较多而夏季射入室内较少。在同一时间，北回归线以北，纬度越低，太阳高度角越高，这使南向房屋在低纬度的南方地区日光射入室内较少，而在高纬度的北方地区则射入较多。太阳的方位角随季节和一日中的不同时间而变化，冬季日出东南方向，日落西南方向；夏季日出东北方向，日落西北方向；春分和秋分时日出正东方向，日落正西方向。不论什么季节，中午太阳均在正南方向，这使南向房屋在冬季获得较多日照时间，夏季获得日照时间较少。太阳的方位角和高度角是造成南向房屋冬暖夏凉的主要原因。

在北纬45°地区，不同朝向与地面垂直的表面上每平方米每日所受的太阳辐射热量[$kJ/(m^2 \cdot d)$]如图。图中显示，朝南的墙面或窗面上冬季1月份时得到的太阳辐射热量最多，夏季6月份时得到的太阳辐射热量最少，这对保证居室内有充分的日照和良好的小气候有利。东和西朝向的墙面全年所得太阳辐射热量很多，且夏季多而冬季少，特别是西向时夏季室内日照从下午开始直至日落，易造成室内过热。东南与西南墙面全年所得热量亦较多，冬

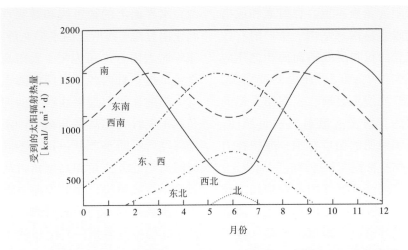

图　北纬45°地区不同朝向的与地面垂直的表面上所受的太阳辐射热量
（1kcal＝4.18kJ）

季比夏季为多，但与南向墙面比则冬季所得太阳辐射热量较少，而夏季则比南向墙面多。北、西北、东北朝向墙面全年所得太阳辐射热量最少。从日照和得到太阳辐射热量来看，居室最适宜的朝向是南朝向，其次是东南朝向。在北纬45°以南地区，一年四季在垂直墙面上太阳辐射热量的变化情况基本上与北纬45°地区相似，南向房屋在夏季的日照时间更短，而冬季所受太阳辐射热量比夏季多，朝南的方向仍然是最适宜的。中国绝大部分地区在北纬45°以南，从日照角度考虑，住宅楼的长轴应该采用东西走向，也就是使住宅主室朝南，而将辅室放在北面。

朝向与通风　在夏季比较炎热的地区，住宅的通风很重要，要充分利用自然风来加强住宅的通风，建筑物的长轴走向最好与炎热季节的主导风向（同时也应考虑风速）垂直。在寒冷地区则要避免与主导风向垂直，将建筑物的长轴与主导风向排列成小于45°角的位置。

如按风向、风速的要求所选择的住宅朝向与按日照要求所选择的朝向有矛盾，应根据当地具体条件，以当地较为重要的卫生要求为主，结合住宅平面配置来解决。在北方寒冷地区一般选择朝向应以日照为主，而在南方炎热地区要保证炎热季节能有适量通风来考虑朝向。

住宅的间距　又称为日照间距，就是前后两栋建筑之间，根据日照时间要求所确定的距离。前后相邻的两个建筑物之间应有足够的间距，否则前排建筑物会影响后排建筑物的日照、采光和通风。

间距与日照　根据住宅日照的卫生要求确定两栋住宅的间距要随纬度、住宅朝向、建筑物高度和长度以及建筑用地的地形等因素而决定。根据住宅室内在冬至日应不少于1小时的满窗日照时间的要求（中国《2000年小康型城乡住宅科技产业工程》项目实施方案），以及中国建设部制定的《城市居住区规划设计规范》（GB 50180-93）（2002年版）规定，北方大城市的大寒日日照时数不少于2小时，北方中小城市和南方大城市大寒日日照时数不少于3小时，南方中小城市和西南地区冬至日不少于1小时。

间距与通风　根据夏季通风的要求确定间距时，首先应考虑住宅中的主室面向炎热季节的主导风向。建筑物的长轴与主导风向垂直时通风量最大，也可允许建筑物的长轴与风向形成的角不小于30°。在住宅群建筑区，建筑物长轴与主导风向形成60°时，在相同间距情况下，比建筑物长轴与主导风向垂直更有利于下风侧各排房屋的通风。

住宅中房间的配置　在住宅中，每户居室应由主室（客厅、卧室、书房等）和辅室（厨房、卫生间、贮藏室等）组成。各居室之间的设计应合理，主室应与其他辅室充分隔开，两个卧室之间也要充分隔离，卧室应配置最好的朝向；主室和厨房应有直接采光，厨房和卫生间应有良好的通风，以保证整洁、舒适、安静，便于休息和娱乐。

（原福胜）

shēngtài zhùzhái
## 生态住宅（ecological residence）

在建筑全生命周期的各个环节充分体现节约资源与能源、减少环境负荷和创造健康舒适居住环境，与周围生态环境相协调的住宅（住区）。又称绿色住宅、可持续发展住宅。作为一种可持续性的住宅发展模式，生态住宅强调资源和能源的高效利用，注重人与自然的和谐共生，贯彻环境保护思想，关注材料的循环利用，减少废弃物的排放。目标是：消耗最少的地球资源和能源，产生最少的废弃物，创造最适宜人类生存的环境。作为人与自然的和谐统一体，生态住宅强调的是生态学原理在住宅建设中的应用，因而生态住宅是一种绿色环保住宅，而非高档住宅的代名词。

概念形成过程　生态住宅概

念的提出始于 20 世纪 90 年代初。1992 年举行的联合国环境与发展大会上，科学家和社会各界认识到日益快速发展的经济给环境带来的巨大压力，与会者第一次明确地提出"绿色建筑"的概念。2000 年国际城市生态住宅学术研讨会给生态住宅下的定义为：以充分利用自然生态资源为前提，以有益于居区的环境、健康、节能、方便生活为宗旨，使居住者在生理上、心理上、物质上完全处于良性状态，从而实现人与自然的融合、人与人的沟通的新型住宅。生态住宅的概念引入中国是在 20 世纪 90 年代后期，是中国在人口增加、城市扩张、居住空间缩小、不可再生资源减少和生态环境恶化的社会背景下提出的一个有关改善人类居住条件，节约各种资源，达到人与自然和谐统一的新的住宅发展模式。生态住宅最重要的特点就是要求人类正视当前的生态问题，加强生态环保意识。在此基础上，生态住宅的定义归结为：应用生态学和建筑学原理，充分利用自然资源，并以不触动环境基本生态平衡为前提，能够进行自身良性生态循环，对居住者的身心健康和安全不构成任何危害的居住空间。2004 年 8 月，中国国家建设部将"绿色建筑"明确定义为：为人们提供健康、舒适、安全的居住、工作和活动的空间，同时在建筑全生命周期中实现高效地利用资源（节能、节地、节水、节材），最低限度地影响环境的建筑物。2006 年 3 月建设部和国家质量监督检验检疫总局联合发布的国家标准《绿色建筑评价标准》将绿色建筑定义为：在建筑的全寿命周期内，最大限度地节约资源（节能、节地、节水、节材）、保护环境和减少污染，为人们提供健康、适用和高效的使用空间，与自然和谐共生的建筑。2007 年 7 月国家环保总局公布了环境保护行业标准《环境标志产品技术要求——生态住宅（住区）》，在该标准中将生态住宅定义为：在建筑全生命周期的各个环节充分体现节约资源与能源、减少环境负荷和创造健康舒适居住环境，与周围生态环境相协调的住宅（住区）。可见，尽管生态住宅的概念早已为学界的人士所熟识，但仍无确切的定义。

**特征** 舒适、健康、高效、美观是其主要特征。①追求舒适和健康是生态住宅的基础：生态住宅首先要满足的是人体的舒适性，还应有益于人的身心健康。如有充足的日照以实现杀菌消毒，有良好的通风以获得高品质的新鲜空气，使用无辐射、无污染的室内装饰材料等。在心理方面，生态住宅既要保证家庭生活所需要的安全性、私密性，又要满足邻里交往、人与自然交往等要求。②追求高效是生态住宅的核心：所谓高效，是指在整个生命周期中尽可能提高资源和能源的使用效率，减少材料和能源消耗，特别是不可再生的资源和能源。积极采用洁净能源和再生材料，以最低的成本、最少的污染换取最大的社会经济环境效益。③追求美观是生态住宅与大自然相和谐的完美境界：生态住宅与大自然相和谐不仅体现在能量、物质方面，也体现在精神境界方面，包括生态住宅与自然景观、社会文化相融合，使居民身处其中旷神怡，达到"天人合一、和谐共生"的境界。

**设计原则** ①遵循生态化原则：生态住宅中最核心、最有生命力的不是某种固定的结论或方法，而是设计原则中所蕴含的生态学思想，并在其全寿命环境管理过程中得以体现，因此生态住宅在建造、使用过程中，要体现节约能源、资源，无害化、无污染、可循环。②树立"以人为本"的指导思想：人是社会的主体，在追求高效节约的同时不能以降低生活质量、牺牲人的健康和舒适性为代价。生态住宅的最终目的是为人类提供更加适宜居住的空间和环境。③实施因地制宜原则：生态住宅在设计、建造中重要的是因地制宜，不能照搬盲从。国情不同，如西方国家多为独立式小住宅，建筑密度低，分布范围广，中国则以较高密度多层或高层居住小区为主。对于前者而言，充分利用太阳能进行发电、供水、供暖较为可行，而对于中国的多层、高层居住小区来说，类似的这种方法则难以实施。另外，从冬季供暖的效率上来讲，城市热网的效率是最优的，但由于西方住宅多是分散式的，彼此距离远，若将城市热网接入每一户就显得不经济，多采用分户式的独立采暖炉。④整体设计原则：要结合气候、文化、经济等诸多因素进行综合分析，切忌盲目照搬所谓的先进生态技术，也不能仅着眼于一个局部而不顾整体，如热带地区使用保温材料和蓄热墙体毫无意义，而寒冷地区如窗户的热性能很差，用再昂贵的墙体保温材料也不会达到节能的效果。在经济拮据的情况下，将有限的保温材料安置在关键部位可起到事半功倍的效果。对于有些类型的建筑（如内部发热量大的商场或实验室），没有保温材料反而会更利于节能。

**评估** 各国绿色建筑评价的

内容大致划分为五大类指标项目。①环境：一方面是对水、土地、能源、建材等自然环境资源的消耗；另一方面是对环境的负担，包括对水、土地、空气的污染，对生物物种多样性的破坏等。②健康：主要指室内环境质量。③社会：绿色建筑的经济性及其使用管理等社会问题。④规划：包括场址的环境设计、交通规划等。⑤设计：旨在改进建筑生态性能的手法等。

国外生态住宅评价方法 ①建筑研究机构环境评价方法：英国建筑研究院环境评估方法，通常被称为英国建筑研究院绿色建筑评估体系。1990年制定，是世界上第一个绿色建筑评估体系，包括9大方面：管理、健康和舒适、能源、运输、水、原材料、土地使用、地区生态、污染等。②绿色建筑挑战评价标准：加拿大资源部发起并领导，至2000年10月有19个国家参与制定的一种评价方法。它的发展经历了两个阶段：最初的两年有14个国家参与，1998年10月在加拿大温哥华召开"绿色建筑挑战98"国际会议之后两年，有更多的国家加入，成果GBC 2000在2000年10月荷兰马斯特里赫特召开的国际可持续建筑会议发布，包括可持续发展指标、资源消耗、环境负荷、室内空气质量、可维护性、经济性、运行管理等。③环境与能源设计向导：由美国绿色建筑委员会在1995年提出，在2000年3月更新发布了它的2.0版本。《能源及环境设计先导计划评定系统2.0》通过6个方面对建筑项目进行绿色评估，包括：可持续的场地设计、有效利用水资源、能源与环境、材料和资源、室内环境质量和革新设计。

根据世界卫生组织的定义，健康住宅是指能够使居住者在身体上、精神上、社会上完全处于良好状态的住宅，有15项标准：①会引起过敏症的化学物质的浓度很低。②为满足第一点的要求，尽可能不使用易散发化学物质的胶合板、墙体装修材料等。③设有换气性能良好的换气设备，能将室内污染物质排至室外，特别是对高气密性、高隔热性来说，必须采用具有风管的中央换气系统，进行定时换气。④在厨房灶具或吸烟处要设局部排气设备。⑤起居室、卧室、厨房、卫生间、走廊、浴室等要全年保持在17~27℃。⑥室内的湿度全年保持在40%~70%。⑦二氧化碳浓度<1000ppm。⑧悬浮粉尘浓度要低于0.15mg/m²。⑨噪声要小于50dB（A）。⑩一天的日照确保在3小时以上。⑪设足够亮度的照明设备。⑫住宅具有足够的抗自然灾害的能力。⑬具有足够的人均建筑面积，并确保私密性。⑭住宅要便于护理老龄者和残疾人。⑮因建筑材料中含有有害挥发性有机化合物，所有住宅竣工后要隔一段时间才能入住，在此期间要进行换气。

中国生态住宅评估标准 主要有下列标准。

中国生态住宅技术评估手册：2001年9月底，在"首届中国国际生态住宅新技术论坛"上，全国工商联住宅产业商会公布了中国生态住宅技术标准《中国生态住宅技术评估手册》，该生态评估体系包括小区环境规划设计、能源和环境、室内环境质量、小区水环境、材料与资源等五大指标，各项指标都在60分以上可被认定为绿色生态住宅，分体系得分在80分以上者可进行绿色生态住宅

单项认定。

绿色建筑评价标准：2006年3月建设部和国家质量监督检验检疫总局联合发布了国家标准《绿色建筑评价标准》，由节地与室外环境、节能与能源利用、节水与水资源利用、节材与材料资源利用、室内环境质量和运营管理六类指标组成。

环境标志产品技术要求——生态住宅（住区）：2007年7月，中国国家环保总局公布了环境保护行业标准《环境标志产品技术要求——生态住宅（住区）》，主要包括场地环境规划设计、节能与能源利用、室内环境质量、住区水环境、材料与资源等五个方面。要求住宅从选址、结构设计及建材选择都要考虑节能要求；要充分利用自然通风来改善空气质量，自然光线充足，住宅墙体具有良好的隔音性能，建造和装修住宅的材料必须环保。该标准有一些硬性规定，如不遇到寒流等特殊情况，生态住宅的卧室、起居室、书房、卫生间的室内空气温度不低于18℃，厨房、采暖楼梯间和采暖走廊不低于16℃等。对绿地也有规定，除了绿地率要符合国家和地方标准外，绿地本身的绿化率必须大于70%，绿地不能过多地被喷泉、道路、停车场等占用，需还"绿地"一片绿色。该标准的最大的特点是对住宅水环境做出了规定，如节水率要达到15%，要有雨水收集和再生水收集系统，景观用水不得用自来水。达到15%的节水率就必须全部选用节水阀门和有不同水量的马桶。对没有安装再生水系统、节水率低或者总体节能效果低于60分的建筑，不得申报"生态住宅"环境标志认证。

（周敦金 刘俊玲）

的土壤、岩石中也可发现高浓度的氡。它们通过地层断裂带，进入土壤和大气层，建在地质断裂带上面的房屋室内氡浓度比非断裂带的高。国家民用建筑工程室内环境污染控制标准要求工程进行地基氡的检测。②建筑和装饰装修材料：1982年联合国原子辐射效应科学委员会的报告中指出，建筑材料是室内氡的最主要来源，建筑装饰材料中天然放射性核素含量过高，如一些超标的煤渣砖、石材、高氡发射率的轻型发泡混凝土、天然石材和不合格的瓷砖等，也可导致室内氡浓度增高。③地下供水及天然气中释出的氡：新建别墅等独立小型住宅，由于地下车库、管道、地漏直接与地基相连，很容易将土壤中的氡吸到室内。室内氡浓度与房屋的结构、通风状况也有关。一般室内氡浓度比室外高，地下室和底层房间氡浓度比上层高，全封闭式建筑物、超大型写字楼和冬季北方寒冷地区的家庭如果通风不良，也会导致室内氡浓度增高。

**暴露途径** 氡进入人体的主要途径为吸入，氡吸附在呼吸道，可造成肺组织伤害；还可经饮水进入人体。含氡量较高的自来水淋浴也可增加人体对放射性氡的接触。

**健康危害** 世界卫生组织把氡列为19种主要的环境致癌物质之一，已成为除吸烟以外引发肺癌的第二大因素。氡吸入后，未衰变前，一部分可随呼吸活动排出体外，另一部分黏附在呼吸道被吸收。氡在体内可衰变为子体，返回固体状态。短寿子体钋-218（$^{218}Po$）、铅-214（$^{214}Pb$）、铋-214（$^{214}Bi$）、$^{214}Po$主要沉积于呼吸道和肺部，释放大量的$\alpha$、$\beta$、$\gamma$射线，是氡源性肺癌的主要

原因。$^{214}Pb$衰变为$^{210}Pb$之后成为长寿子体，在体内转移到肾脏和骨骼，造成进一步危害。

**室内浓度限值** 2001年发布的《民用建筑工程室内环境污染控制规范》规定，从建筑设计、基础施工到房屋验收都要进行氡污染检测，Ⅰ类民用建筑（住宅、医院、老年建筑、幼儿园、学校等），空气中氡浓度上限值为$200Bq/m^3$。Ⅱ类民用建筑（办公楼、商店、旅馆、公共场所等）不应超过$400Bq/m^3$。2002年国家发布的推荐标准《室内空气质量标准》（GB/T 18883-2002）也把室内环境中的氡污染作为19项室内环境指标之一进行控制，空气中氡浓度上限值为$400Bq/m^3$。《室内氡及其子体控制要求》（GB/T 16146-2015），规定新建建筑物室内氡浓度设定的年均氡浓度目标水平为$100Bq/m^3$，已使用的旧建筑物年均氡浓度行动水平为$300Bq/m^3$。

**防治措施** ①室内环境氡污染与房屋建筑结构和使用材料有关，购房时要查看房屋室内环境检测报告。也可请有关机构做室内环境氡污染测试。②家庭装饰时尽量按照国家标准选用低放射性建筑和装饰材料，并注意材料合理搭配，防止放射性材料过多造成的室内环境氡污染。③地下室和一楼以及室内氡含量比较高的房间在装饰装修中更要注意填平、密封地板和墙上的所有裂缝，有效减少氡的析出。④室内通风换气，降低室内氡浓度。房屋门窗关闭或全开，室内氡的浓度可相差2~5倍，在不通风时，室内氡浓度达$200Bq/m^3$，若通风率为每小时2次，氡浓度可降至$30Bq/m^3$，一个氡浓度$151Bq/m^3$的房间，开窗通风1小时后降为

$48Bq/m^3$。⑤已入住房屋，如发现氡污染，可在技术人员指导下，选用空气净化器。

（杨 旭）

shìnèi èryǎnghuàtàn wūrǎn

## 室内二氧化碳污染（indoor carbon dioxide pollution）

二氧化碳浓度超过0.1%所致室内空气污染。二氧化碳（$CO_2$）是空气的正常组分，但其浓度超过0.1%可危害健康。$CO_2$为无色无嗅的气体，分子量44.01，沸点-78.5℃（升华），相对密度1.524，标准状况下1L纯$CO_2$质量为1.977g。

**来源** 室内空气中的$CO_2$主要来自于人体呼吸、吸烟和燃料的燃烧，通风不良是室内$CO_2$含量升高的重要原因。自然界空气的$CO_2$含量水平为0.03%~0.04%（体积比），人呼出气中$CO_2$含量达4%~5%，室内$CO_2$含量不超过0.3%。其浓度受居室容积、吸烟和燃料燃烧等因素影响，与室内通风和人员密度密切相关，常用于表示室内新鲜空气多少或通风程度强弱，也反映室内可能存在的其他有毒有害污染物的浓度水平。现代建筑物密闭化程度增加也导致室内$CO_2$浓度增加。

**暴露途径** 人体接触室内$CO_2$的途径主要是吸入。

**健康危害** 室内空气$CO_2$浓度在0.07%时人体感觉良好；到0.10%时个别敏感者有不舒适感，长期居住此环境体感不适、精神不振；达到0.15%时不舒适感明显；0.20%时室内卫生状况明显恶化。人体对室内空气中$CO_2$的个体敏感性差异很大，健康人对$CO_2$的敏感范围会比较宽，哮喘患者和对空气质量要求高者（飞行控制人员、核电厂人员等）对$CO_2$的敏感性高。一般理想范围为900~1800mg/m³（0.046%~0.09%）。

**室内浓度限值** 世界卫生组织、美国加热、制冷及空调工程师协会等国际权威机构推荐 $CO_2$ 浓度 1800mg/m³（0.09%）作为室内人体长期接触的理想浓度或可接受浓度，并被多数国家采纳为室内空气质量标准浓度限值。2002 年中国颁布了国家标准《室内空气质量标准》（GB/T 18883-2002），其中规定住宅和办公建筑物室内 $CO_2$ 的日平均最大允许浓度为 0.1%。1996 年修订的中国公共场所卫生标准中，$CO_2$ 含量标准限值见表。

**防治措施** ①禁止室内吸烟。②对通风不良的室内场所进行通风换气，包括扩大自然通风量和安装机械通风的装置。③限制空间有限的室内场所学习或工作的人数。

(杨 旭)

shìnèi chòuyǎng wūrǎn

# 室内臭氧污染（indoor ozone pollution）

臭氧浓度超过 0.16mg/m³ 所致室内空气污染。臭氧是常见的室内空气污染物之一，有强氧化性。是氧的同素异形体，分子量 48，无色，有特殊的嗅味，沸点 -112℃，熔点 -251℃，相对密度 1.65。在常温、常压下 1L 臭氧重 2.14g。

**来源** 室内臭氧主要来自室外光化学烟雾。正常大气中臭氧含量极少，随着机动车尾气及光化学烟雾的剧增，形成大气臭氧污染。室内的电视机、复印机、激光印刷机、负离子发生器、紫外线灯等使用的过程中也能产生臭氧。

**暴露途径** 臭氧在建筑物室内存在的形式为气态，人体暴露主要是吸入和皮肤黏膜组织暴露。

**健康危害** 有强烈刺激作用。浓度水平为 0.023~0.03mg/m³ 时，人可感觉到特殊气味；0.1mg/m³ 时，眼和上呼吸道有刺激感觉；0.13~1.1mg/m³ 时，眼睛视觉敏感度和暗适应能力下降；0.63~1.1mg/m³ 时，呼吸道阻力增加、咳嗽、头痛、思维能力下降。臭氧还对下呼吸道和肺组织有强烈氧化损伤作用，可使细胞膜磷脂、蛋白质大分子等直接氧化、破坏；也可产生自由基（RO·或 ROO·）使脂肪酸氧化为有毒的过氧化物，损害膜的功能和结构，导致组织细胞损伤。0.43~0.6mg/m³ 时可引起呼吸道纤毛细胞受损；吸入 1.9mg/m³ 臭氧 6~12 小时，导致肺纤毛细胞坏死。肺组织损伤表现为支气管上皮纤毛丧失及肺泡上皮细胞坏死和脱落，有恶化哮喘的作用。

**室内浓度限值** 世界卫生组织《关于颗粒物、臭氧、二氧化氮和二氧化硫的空气质量准则（2005 年全球更新版）》，提出臭氧的"准则值"为 0.10mg/m³。中国《室内空气质量标准》（GB/T 18883-2002）中规定，在住宅和办公建筑为 0.16 mg/m³。

**防治措施** ①源头控制：限制室内电视机、复印机、激光印刷机、负离子发生器、紫外线灯使用的数量。②加强城市大气臭氧污染治理，减轻光化学烟雾产生数量。在室外大气臭氧污染严重地区，应经常性的关闭门窗，使用空气净化器。

(杨 旭)

shìnèi ānwūrǎn

# 室内氨污染（indoor ammonia pollution）

氨浓度超过 0.2mg/m³ 所致室内空气污染。液态氨比重为 0.5，呈碱性，易溶于水，有强烈的挥发性；气态氨是无色、有强烈刺激性气味。人对氨气的嗅阈值为 0.5~1.0mg/m³。

**来源** ①混凝土防冻剂：在中国的北方地区冬季建筑施工时，为防止混凝土结冻并加快凝固速度，拌制中需加防冻剂，氨是其主要成分。建筑物建成后，墙体中的混凝土缓慢释放出氨气，造成室内氨污染。新建建筑已被禁使用含氨防冻剂，旧建筑还遗留氨污染问题。②脲醛树脂的降解：家具和装饰用人造板材在加工成型中需用大量黏合剂，最常用的是脲醛树脂。后者是尿素和甲醛聚合而成的一种有防水性能的高强度黏合剂，在室温条件下易于降解，释放出气态氨和甲醛，造成室内污染。③人体代谢产物：尿、粪便和汗液也含有氨，如不及时清除，也可能增加室内氨污染的水平。混凝土防冻剂造成的影响最大。

**暴露途径** 主要是蒸气吸入，导致呼吸道刺激。直接接触含氨的水溶液，对皮肤有腐蚀和刺激作用。可吸收皮肤组织中的水分，使组织蛋白变性，组织脂肪皂化，破坏细胞膜结构。

**健康危害** 短期内吸入大量氨气，可引起急性中毒，表现为

表 中国的公共场所和教室的二氧化碳含量（%）标准

| 场所 | 标准（%） |
| --- | --- |
| 3~5 星级饭店宾馆、老年活动中心 | ≤0.07 |
| 1~2 星级饭店宾馆、招待所、浴室、理发店、美容院、图书馆、博物馆、美术馆、医院候诊室、老年公寓、托儿所、幼儿园 | ≤0.10 |
| 文化娱乐场所、浴室更衣室、游泳馆、体育馆、展览馆、商场、书店、餐厅、公共交通工具、公共交通等候室、教室 | ≤0.15 |

流泪、咽痛、声音嘶哑、咳嗽、痰中带血、呼吸困难，严重者可出现肺水肿、急性呼吸窘迫综合征甚至死亡，此情况只发生在职业工作场所的意外事件。一般居室长时间低浓度的氨气污染，可引起轻度中毒，咳嗽、胸闷、鼻炎、咽炎、气管炎和支气管炎，此情况大多发生在曾用含氨防冻剂的建筑物。

**室内浓度限值**　中国《室内空气质量标准》（GB/T 18883-2002）规定，住宅和办公建筑物空气中氨的最高容许浓度为 0.20mg/m³。中国《民用建筑工程室内环境污染控制规范》（GB 50325-2010）中规定，民用建筑工程室内氨浓度限量为：Ⅰ类民用建筑工程 ≤ 0.20mg/m³；Ⅱ类民用建筑工程 ≤ 0.50mg/m³。

**防治措施**　①购买新房时，确认建筑物混凝土未使用含氨防冻剂。②家庭装修要尽量采用绿色人造板材，预防脲醛树脂在降解过程中产生的氨释放。③住宅和办公建筑物的卫生间，采用通风换气设备，及时消除人体代谢产物及其所产生的氨释放。

（杨　旭）

pēngtiáo yóuyān wūrǎn

# 烹调油烟污染（cooking smog pollution）

食用油和食物高温加热后产生的油烟所致室内空气污染。高温烹调是中国独特的烹饪习惯，厨房油烟是中国室内生活环境主要空气污染物之一。其主要成分是醛、酮、烃、脂肪酸、醇、芳香族化合物、酯、内酯、杂环化合物，有 220 余种，其中的苯并[a]芘（BaP）、挥发性亚硝胺、杂环胺类化合物是已知致突变、致癌物。

**来源**　油烟致突变性与食用油的品种、加工精制技术、变质程度、加热温度、加热容器的材料、加热的燃料种类、烹调物种类和质量等因素有关。中国人习用高温油煎技术，油烟及其污染在中国和华裔人群居住区是突出的室内空气污染问题。

**毒性**　①肺毒性：吸入烹调油烟可引起大鼠肺部炎症和组织细胞损伤。大鼠吸入烹调油烟后肺组织细胞周期异常和凋亡率降低可能是肺癌作用机制之一。②免疫毒性：影响机体的细胞免疫、巨噬细胞功能、抗肿瘤效应、免疫监视功能，使机体的免疫功能下降。③致突变性：烹调油烟中存在能引起基因突变、DNA 损伤、染色体损伤等不同生物学效应的遗传毒性物质。致突变性受烹调温度、方法和时间的影响。不同加热温度收集的菜油油烟凝聚物，其致突变性有随温度升高而增强的趋势，油温加热到 230℃ 收集的油烟开始有致变性，280℃ 时的致变性大于 230℃。从家庭厨房中收集煎炸次数多的油烟样品比煎炸次数少的油烟样品有更强的致突变性。食用油中亚麻酸、亚油酸等不饱和脂肪酸的含量，也影响油烟气的致突变性。未经加热的菜油本身并没有致突变性，油烟冷凝物的致突变性来自加热过程中产生的新的化学物质。菜油中有一定量的亚麻酸、亚油酸等不饱和脂肪酸，加热使双键打开、链烃断裂、新物质合成，菜油、豆油等不饱和脂肪酸含量高的油种的油烟有致突变性，猪油、花生油等不饱和脂肪酸含量低的油种的油烟无致突变性。厨房油烟中的致突变物可能来自不饱和脂肪酸的高温分解产物，不饱和脂肪酸的氢化或加入抗氧化剂可阻断其油烟的致突变性。④致癌性：厨房空气颗粒物中含有较高比例的 BaP，它是已知致癌物。食物烤制产生的杂环胺类化合物可致动物肝、肠、胃、皮肤、血管等器官和部位的肿瘤。用厨房油烟诱发 BALB/C 小鼠的肺癌主要为肺腺癌，癌变率达到 18.95%。应用人胚肺二倍体细胞转化系统试验显示，各剂量油烟冷凝物（50~400μg/ml）均可诱导细胞产生典型转化灶，表现出恶性细胞特征，并具有明显的剂量-反应关系。⑤生殖毒性：烹调油烟对大鼠睾丸组织有不同程度的异常病理变化，并有随染毒时间增加而逐渐加重的趋势。油烟冷凝物可致雄性果蝇不育。

**防治措施**　使用排风扇和抽油烟机。排风扇虽然能排除厨房中的大部分油烟，但无法解决烹饪中产生的油烟对整个厨房的污染。抽油烟机已成为现代家庭必不可少的厨房设备。

（杨　旭）

shìnèi chénmǎn wūrǎn

# 室内尘螨污染（indoor dust mite pollution）

尘螨所致室内空气污染。尘螨属于蛛形纲的微小节肢动物，有 5 万多种，形似蜘蛛，只有 170~500μm 长，借助放大镜或显微镜才能看到，是人类过敏性疾病最主要的变应原之一，多数过敏症患者对它们敏感。与人类变态反应有关的螨仅有几种，如屋尘螨、粉尘螨和热带螨等。尘螨是一种啮食性自生螨，以粉末性物质为食，如动物皮屑、面粉、棉籽饼和真菌等。

**尘螨生活习性**　①生活史：分为卵、幼虫、第一期若虫、第二期若虫和成虫 5 个时期。幼虫有足 3 对。第一期若虫足 4 对，具生殖乳突 1 对。第二期若虫足 4 对，具生殖乳突 2 对，生殖器官尚未发育成熟，其他特征与成虫相同。成虫 1~3 天内进行交配。雌虫一生产卵 20~40 个，产卵期为 1 个月。雄螨存活 60 天，雌螨可长达 150 天。②滋生习性：尘螨普遍存在于人类居所，分布广泛。屋尘螨主要滋生于卧室内的枕头、被褥、软垫和家具中。粉尘螨还可在面粉厂、棉纺厂及食品仓库、中药仓库等的地面大量滋生。尘螨生长发育的最适温度为 25℃±2℃，相对湿度 80%。春秋季大量繁殖，秋季后数量下降。季节消长随地区气温而不同。

**暴露途径**　吸入含尘螨的灰尘容易引起过敏症的发作。中国室内尘螨总体检出率高达 58.85%，而且尘样中尘螨平均密度，达到 115.9 只/克，是重要的室内生物性污染源。

**健康危害**　常见临床表现主要为哮喘和过敏性鼻炎。①尘螨性哮喘：属吸入型哮喘，初发常在幼年时期，发作常在睡后或晨起，有婴儿湿疹史，或兼有慢性细支气管炎史。突发、反复发作为本症候的特征表现，随之出现胸闷气急，不能平卧，呼气性呼吸困难，严重时因缺氧而口唇、指端发绀。每次发作往往症状较重而持续时间较短，并可突然消失。②尘螨性过敏性鼻炎：鼻塞、鼻内奇痒，连续喷嚏和大量清水鼻涕。鼻涕中有较多嗜酸性粒细胞，可见鼻黏膜苍白水肿。

尘螨过敏性哮喘是各国最常见的哮喘类型之一。1987 年以来，已经召开了数次有关尘螨过敏与支气管哮喘关系的国际会议，报告了大量有关尘螨过敏性哮喘的基础与临床的研究进展，为防治该病提供了大量的理论依据和具体的防治措施。

**室内尘螨限值**　1992 年世界卫生组织提出关于室内尘螨污染的两项参考限值，人体致敏阈限值为空气尘螨密度 ≥100 只/克，哮喘急性发作参考值 ≥500 只/克。这两项限值在世界各国得到广泛应用。

**防治措施**　尘螨所致过敏性疾病，仍无理想治疗办法，通常可采用尘螨浸液进行脱敏注射，使机体产生免疫耐受性，减轻症状和疾病的发作。对于确诊为尘螨过敏性哮喘的患者，避免尘螨的接触是最根本、最有效的措施。几种有效的防治措施是：①清除室内尘土。移去卧室中所有易积尘的物品，定期清扫卧室和每天通风，定期洗涤卧具如床罩、床单、被套和枕套等，至少 2 周左右洗涤和烫洗 1 次。所洗物品在 55℃ 以上的热水中浸泡 10 分钟，100℃ 热水不仅可以杀死活螨，还可使所有与尘螨有关的变应原变性，抗原性降低。难清洗的卧具如枕芯、棉被胎、床垫等则应经常在日光下曝晒、拍打。冬季也可将卧具放在室外 0℃ 以下处，冻杀尘螨。卧室内不用地毯。②更换卧具。如果经济条件许可，被褥等卧具应在使用 2~5 年全部更换 1 次。研究人员也正在研究用新型材料制作的致密纺织品作床垫罩、被罩和枕套，以大大减少褥尘中的尘螨含量。③使用吸尘器。卧室其他部分的清扫可以借助物理方法如定期吸尘等，这对于防止家具、装饰品和地毯表面变应原的积累是必要的，但它难以明显减少活螨数量。

（杨　旭）

shìnèi kōngqì wūrǎn yǔ jiànkāng

# 室内空气污染与健康（indoor air pollution and health）

室内空气污染所致各种人体健康效应。主要包括呼吸系统的作用、过敏反应、致癌作用、神经毒性、对心血管系统的作用等。人体对室内空气污染物的暴露具有多因素、低剂量、长期作用的特点，而且暴露人群范围广泛，特别是包括婴幼儿、儿童、老人甚至慢性病人等敏感人群，因此，室内空气污染对健康影响非常复杂，常难以得出明确的结论。

**呼吸系统的作用**　二氧化氮、环境烟草烟雾、病原微生物、甲醛污染是室内引起呼吸系统健康效应的主要因子。①急慢性肺功能改变：肺功能的急慢性改变主要由室内环境烟草烟雾暴露所致。造成肺功能改变主要原因是小气道阻塞型通气功能障碍。指标主要包括用力肺活量（forced vital capacity，FVC）、第 1 秒用力呼气量（forced expiratory volume in first second，$FEV_1$）、呼气流量峰值（peak expiratory flow，PEF）。②呼吸道症状率的增加：主要是下呼吸道症状，如咳嗽、咳痰、呼吸短促和喘息。呼吸道症状的急慢性改变的区别有时并不分明，这常是研究人员所采用的方法不同所致。③气管炎和哮喘：临床表现为气道炎症和黏液过度分泌、气道狭窄、呼吸短促和喘息等。哮喘还可以由室内变应原引起或加重。④呼吸道和肺部感染性疾病：当室内存在某种病原微生物（如肺炎双球菌、流感病毒、鼻病毒、副流感病毒和肺炎支原体等）的传染源，特别是室内空间过于狭小时，呼吸道和肺部感染性疾病就会在人群中传播，这种情况经常可以在学校中见到。另一种典型的情况就是因空调系统的空气被军团菌污染，输入室内，使人感染军团病，主要病理学变化是肺炎。

**过敏反应**　引起过敏反应的室内病原包括变应原和刺激原。

变应原主要有室内环境中的尘螨、宠物、昆虫和真菌，室外变应原如花粉和真菌也可通过开启的门窗或通风系统进入室内。室内空气中的刺激原主要是甲醛和挥发性有机化合物。室内空气污染所致的过敏反应包括下列几种。①过敏性哮喘：是室内空气中变应原和刺激原所致的最严重的过敏性疾病。研究表明支气管哮喘是以肥大细胞反应、嗜酸性粒细胞浸润为主的气道慢性炎症性疾病。对于易感者（过敏体质），这种炎症可导致气道反应性增高，并引起不同程度的、广泛的、可逆性气道通气障碍的临床症状，表现为突然的、反复发作的喘息、呼吸困难、胸闷和咳嗽，这些症状可自行缓解或经治疗迅速缓解。室内空气变应原所引起的主要是Ⅰ型变态反应，机体产生特异性IgE是本病的主要原因；而由室内空气刺激物如甲醛所引起哮喘发作的机制则是起到过敏体质激发原的作用。②过敏性鼻炎：发病机制与哮喘类似，不同之处是哮喘在各年龄层都有，而过敏性鼻炎主要在儿童和青少年中流行。主要症状是眼和（或）鼻刺激、打喷嚏、水样涕及有时鼻塞。患者通常同时患有过敏性哮喘和过敏性鼻炎，并且很少只对一种变应原敏感。③皮肤过敏：可由室内空气中的变应原引起，但其发生的危害程度和频率都没有上述两种疾病严重。④化学物敏感症：可由装修型化学性室内空气污染引起，此外还可由皮肤和食物的暴露引起。主要症状包括中枢神经系统症状、呼吸和黏膜刺激症状及肠胃道症状。此外还有疲劳、注意力不集中、情绪低落、记忆力减退、虚弱、头晕、头痛、怕热、关节炎等。

**致癌作用**　已经明确的室内空气中致癌因素有环境烟草烟雾、氡及其子体、石棉、苯、甲醛、家庭燃煤（如多环芳烃）。某些半挥发性有机化合物，如邻苯二甲酸酯的致癌作用还有待深入研究。与室内空气污染密切相关的癌症主要包括肺癌、白血病、鼻咽癌和胸膜间皮瘤。①肺癌：室内空气污染暴露相关的主要癌症，密切相关的室内空气污染物主要为环境烟草烟雾、氡及其子体和多环芳烃。②鼻咽癌：2005年6月15日世界卫生组织宣布甲醛可导致鼻咽癌，是A1类人类致癌化学物。③白血病：密切相关的室内空气污染物主要为苯和甲醛。最近美国国立卫生研究所已经明确指出甲醛是白血病致病因子。④胸膜间皮瘤：职业病研究发现石棉纤维可导致人类胸膜间皮瘤。

**神经毒性**　涉及神经毒性的主要污染物有挥发性有机化合物（包括苯、甲苯、二甲苯）、甲醛、环境烟草烟雾等。各种室内空气污染物与感觉效应有关，尤其是许多有机化合物在室内常见浓度下可出现嗅味和（或）黏膜刺激。环境因素的信号通过接触各种感受器和感觉神经传递，传送到中枢神经系统的高级部分，随后产生可觉察的嗅、触、刺激、疼痛等感觉。室内空气污染所致的感觉效应通常是多种感觉的，并且同一感觉可能来源于不同的环境因素。尚还不清楚中枢神经系统如何将不同的感觉综合成对空气质量总的评价。

环境污染可对神经系统产生作用，如有机溶剂的职业暴露所产生的生物效应，存在从生物分子到行为异常的广泛效应。由于神经细胞对侵入的化学物质的代谢缓慢，神经细胞可长期暴露于进入中枢神经系统的化学物质，所以有害物质在中枢神经系统蓄积所致的危害高于大多数其他组织。许多溶剂可影响神经细胞或神经信号的传导，如产生麻醉作用。由于中枢神经系统的神经细胞不具有再生的能力，因此对它们的毒性损伤通常是不可逆的。

**心血管系统效应**　环境烟草烟雾和一氧化碳（CO）是对心血管系统有作用的主要室内空气污染物，会引起心血管症状、心血管疾病，导致心血管疾病的发病率和死亡率增加。①一氧化碳中毒：主要通过与血液中的血红蛋白（Hb）结合发挥作用。CO与Hb的亲和力比氧高200~250倍，所以即使CO在空气中的浓度相对较低，仍可取代氧。心脏、大脑等需氧量高的器官对CO暴露非常敏感。早期效应包括心脏病患者胸痛的发作频率的增高，高浓度CO暴露可诱发心肌梗死。②心血管疾病死亡率增高：主动吸烟可导致心血管疾病，并导致心血管疾病病死率增高。一般认为，被动吸烟也可导致心血管疾病死亡率增高，但对死亡率的影响要在暴露多年后才表现出来，因此，这类研究暴露分类的准确性和可靠性就成了问题。心电图异常及心血管症状与环境烟草烟雾间的关系，也还未得到确切的结论。

（杨　旭）

shìnèi kōngqì wūrǎn zhǔguān xiàoyìng

## 室内空气污染主观效应（subjective effects of indoor air pollution）

人体感觉器官对室内空气污染做出的感觉和反应。是研究室内空气污染对健康影响最传统的生物学指标。主要包括感觉强度测量、心理量表测量和感觉阈值测量。

感觉强度测量：用于控制暴露人体实验中，反映人体感觉器官对暴露因素或环境因素做出的感觉判断和反应强度的一种测量技术。常用于室内空气污染物急性主观效应的评价。测量结果通常通过受试者在问卷测量表上的回答记录和反映。测量时借助问卷测量表上的问题向受试者提问，受试者在规定的时刻用笔记录当时的感觉及强度。一套用于病态建筑物综合征研究的感觉强度问卷测量表常包括：眼鼻咽和上呼吸道刺激感觉强度、嗅感觉强度、对环境变量的感觉强度、神经行为能力等。

心理量表测量：或称为神经行为测试。常用的心理量表有：韦克斯勒（Wechsler）数据心理量表，用于测量短时记忆力；安德森（Andersen）几何图形心理量表，用于测量注意力。美国学者戴维·奥托（David A. Otto）等曾经专门研究过低水平室内挥发性有机化合物对神经行为改变的影响。他们对比分析了三套心理量表，认为心理量表对低水平室内挥发性有机化合物暴露不敏感。进行神经行为测量的目的是为反映室内空气质量的神经毒性效应。

感觉阈值测量：包括眼刺激阈测量、嗅阈测量、皮肤刺激阈测量和鼻黏膜刺激阈测量等。用于了解受试者个体特征，了解暴露处理前后人体神经感觉功能的改变。现以眼刺激阈测量和嗅阈测量为例介绍感觉阈值测量的测量技术。①眼刺激阈测量：旨在了解受试者眼对刺激性气体的感觉敏感力。某些室内空气污染物，例如挥发性有机化合物、甲醛等可以导致人体眼刺激阈提高。标准眼刺激阈以二氧化碳为标准气体进行测量，二氧化碳需配制为 2%、4%、8%、16%、32% 的浓度。测量时眼在特制的暴露风镜中接触二氧化碳气体，用眼刺激阈测量仪对眼刺激阈进行判定。②嗅阈测量：旨在了解受试者嗅味感觉的敏感力。某些室内空气污染物，例如挥发性有机化合物，可导致人体的嗅阈提高。标准嗅阈以丁醇为标准气体进行测试，用动力三角嗅味测量仪进行测量。丁醇需配制为 6 个不同的浓度，测试实验由低浓度向高浓度变化。每个浓度水平由三个样品组成，其中两个为空白，一个样品为含丁醇的样品。根据受试者嗅应答的正确率，计算受试者的嗅阈值。

（杨　旭）

huánjìng cèshìcāng

**环境测试舱**（environmental test chamber） 测试建筑装饰材料空气污染物释放量的设备。模拟的是实际生活中的室内环境。将受试样品放置在环境测试舱中，经过一段时间运行之后，测量样品的释放因子，即每单位面积每单位时间受试建筑装饰材料所释放的污染物数量 [$mg/(m^2 \cdot h)$]，了解空气污染物的释放水平。为使结果具有高度的可比性，所有可以影响甲醛释放量的因素，例如舱气温、相对湿度、舱换气量（即空气置换率）、空气流速（即试样表面空气流速）、产品负荷（即承载率）等均做严格控制。

作用：①测定室内空气污染物的释放率，应用合适的数学模型推算空气污染物在室内环境中的浓度水平。②确定环境参数（气温、相对湿度、空气交换率、气流速度等）对空气污染物释放率的影响。③依据空气污染物的释放量，对建筑装饰材料进行排序，确定产品的优劣。④作为空气污染物的发生器，结合动态气态灌流染毒装置，进行室内空气污染物的毒理学研究。⑤检测结果用于预防性卫生监督，为管理部门提供执法依据。⑥为建筑装饰材料的生产厂家、建房部门和用户提供科学的数据。

结构：包括实验舱体、温度控制系统、清洁空气发生系统、加湿及湿度调节系统、舱环境监测和控制系统、样品的采样和分析系统（图）。

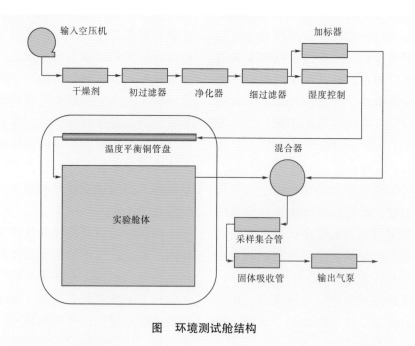

**图　环境测试舱结构**

用途：①建筑装饰材料污染物释放量的评价。污染物释放量采用释放因子（emission factor，EF）计量，常用的计量单位有：质量/（面积·时间），如 $mg/(m^2 \cdot h)$；质量/（质量·时间），如 $mg/(kg \cdot h)$；质量/（缝长度·时间），如 $mg/(m \cdot h)$（用于捻缝胶的评价）。对在整个实验期间具有相对恒定释放率的受试材料，可用"恒定释放量"描述这种材料的释放特征，其计算公式为：$EF = QC/A$ 或 $EF = NC$。式中，$Q$ 为舱流量；$C$ 为舱浓度；$A$ 为受试材料表面积；$N$ 为换气率。对在整个实验期间释放率不恒定的受试材料（例如涂料），应该采用"时间动态释放量"描述这种材料的释放特征，其中最简单的数学模型为：$EF = (EF)_0 \times e^{-kt}$。式中，$(EF)_0$ 为源初始释放因子；$k$ 为一价率常数；$t$ 为测量时间。②室内空气污染物浓度的推算。有了释放量的计算结果，还可推算室内污染物的浓度。推算过程中需获取新建建筑物的设计资料，包括通风量、材料的室内负荷、气温和相对湿度的变化范围等等。现有多种计算软件可供挑选应用。

（杨 旭）

*jízhōng kōngtiáo tōngfēng xìtǒng*

**集中空调通风系统**（central air conditioning and ventilation system） 以建筑物或建筑群为整体单位提供空气调节和通风换气的机械系统。空调通风系统的主要作用是在排除室内热负荷的同时排除室内的湿负荷，使室内同时维持要求的温度和湿度；为保证人员的身体健康，室内的空气品质必须达到卫生标准的要求，空调系统必须为空调房间通风换气、提供新鲜洁净的空气。空气调节的意义是利用空调通风系统对空气进行加热、冷却、加湿、去湿、净化等处理，将其输送到各房间，保持房间内空气温度、湿度、气流速度和洁净程度等参数稳定。空调系统与通风系统二者密不可分，但工程上，将只要求控制室内温度的调节技术称为供暖或降温，将为保持室内环境有害物浓度在一定卫生要求范围内的技术称为通风，只有对空气进行全面处理的技术才称为空调。其中尤其是冷却和去湿都与制冷有关。大多数系统在过渡季节或非工作时间里要辅以通风系统对房间进行机械通风，空调系统与通风系统许多部分相结合，称为空调通风系统。

**分类** 有多种分类方法。①按空气处理设备的设置情况分类：集中式空调系统、局部式空调系统（即空调机组）、半集中式空调系统（又称混合式）。②按处理空气的方式分类：全新风式空调系统（又称直流式空调系统）、全封闭式空调系统（又称循环式空调系统、回风式空调系统（又称混合式空调系统）。③按负担室内热湿负荷所用的工作介质分类：全空气式空调系统、全水式空调系统、空气-水式空调系统、制冷剂式空调系统（局部式空调系统就属于此类）。④按系统风量调节方式分类：定风量系统、变风量系统。⑤其他分类：按主风道中风速分类，可分为低速系统（风速 $10 \sim 15m/s$）和高速系统（风速 $20 \sim 30m/s$）；按风道设置分类，可分为单风道系统和双风道系统；按系统用途，可分为工艺性和舒适性空调系统；按系统控制精度，可分为一般精度和高精度空调系统；按系统运行时间，可分为全年性和季节性空调系统。

**主要部件** 主要由空气处理设备、空气输送设备和空气分配设备三部分完成，还有冷、热源和冷却水及其输送系统等部件和自动控制设备等，构成完整系统。空气处理设备、空气输送设备和空气分配设备都直接处理室内空气，冷却水系统容易产生污染，其卫生状况也与室内空气品质密切相关。

**空气处理设备** 对空气进行热湿处理和净化处理，包括喷水室（或表面式空气换热器）、过滤器、加热器、加湿器。①喷水室：将不同温度的水直接喷向需要处理的空气，产生热、湿交换。可对空气进行加热、冷却、加湿和去湿处理，还具有净化空气的作用。②表面式空气换热器：冷、热媒（冷媒水、热水或热蒸气）通过金属表面与空气进行热交换，使空气加热、冷却或去湿的设备。空气加湿可用蒸气加湿、电加湿或喷水加湿。空气去湿则可用加热通风去湿、机械去湿、液体或固体吸湿剂去湿。③过滤器：有各种类型，按允许通过的颗粒物直径，分为初效、中效和高效。初效过滤器主要过滤 $10 \sim 100\mu m$ 的大颗粒物质，多以粗、中孔泡沫塑料和无纺布等为原料。用于空气预处理。中效过滤器主要过滤 $1 \sim 10\mu m$ 的灰尘，多以细孔泡沫塑料、玻璃纤维和无纺布为原料。高效过滤器主要过滤微小颗粒物质，多以玻璃纤维和合成纤维为原料，也有用静电的，还有结合各种新技术的。④空气-水系统的空气处理设备：由风机和盘管组成，在风机盘管中可完成冷却、去湿和加热；对全空气系统，主要的空气处理设备都集中于一个箱体内，称之为空调箱（大型的也有用建筑物构成）。组成空调箱的各功能段完成不同的空气处理过程，如过滤段可对空气进行过滤，使之达到所要求的洁净度；表冷段由表冷器对空气进行降温或降温除湿处理；加热段由加热器对空气进行加热处理；加湿段则由不同类型的加湿器对空气进行加湿处理；除湿段则由除湿器对空气进行除湿。

**空气输送设备** 其作用是将处理后的空气沿风道送到空调房间，并从房间内抽回或排出一定量的室内空气，保证送入一定量新风，保持室内空气平衡，使室内空气品质达到标准要求。输送设备包括通风机（送风机和排风机）和风管系统。排风机并不是每个系统都存在。空调系统的风道主要用于空气的输送，分为送风风道和回风风道。风道多用薄钢板（镀锌或不镀锌）或铝合金板，在某些大型建筑的空调系统中也有用砖或混凝土做风道材料的，现在也有采用塑料板、玻璃钢板等材料的风道。风道的截面形状多为圆形和矩形。矩形风道占有效空间小，易和建筑物相配合，多用于低速风道中；圆形风道占有效空间大但风道阻力小，易于制作，节省材料，多用于高速风道。有的空调系统在送风管道中还设有过滤器、消声器等，以降低风系统的噪声，进一步净化空气，改善空调系统的性能。

**空气分配设备** 安排在不同位置的各类送风末端设备与排风设备（送风口和回风口），它们起合理组织分配室内气流的作用，使室内的空气温度场及速度场满足要求。

**空调水系统设备** 分为冷媒水和冷却水两类。冷媒水作为传递冷量的介质，在制冷机的蒸发器中与制冷剂进行热交换，向制冷剂放出热量后，通过水泵和管道输送到各种空气调节处理装置中与被处理的空气进行热交换后，又经回水管道回到制冷机的蒸发器，如此循环，构成一个冷媒水系统。冷却水系统的作用是将水冷式制冷机组吸收的热量散出，并使冷却水循环使用，节约用水，减少空调系统的运行费用。风机盘管等机组还有冷凝水及其储水、排水装置，这些部位容易受到污染、结垢并滋生微生物。

**卫生规范** 城市建筑物越来越多地采用全封闭式集中空调系统，空调通风系统的卫生问题备受关注。公共场所环境卫生状况与人群健康密切相关，是预防和控制传染病传播工作中重要一环。空调通风系统的长期运行及清洁不当，已成为建筑物室内空气污染的主要来源之一，主要污染物为颗粒物和微生物。建筑物空调通风系统污染所致疾病众多，大致可分为三大类，传染性疾病（如军团病）、过敏性疾病（包括外源性变应性肺泡炎、加湿器热病等）和病态建筑综合征。根据中国《传染病防治法》、《公共场所卫生管理条例》及其实施细则和《突发公共卫生事件应急条例》，为预防空气传播性传染病通过集中空调系统传播，控制建筑物空调通风系统的污染，改善室内空气质量，保证人群身体健康，中国制定了《公共场所集中空调通风系统卫生管理办法》，规定了公共场所集中空调通风系统的卫生要求和检验方法。还制定了相应的《公共场所集中空调通风系统卫生规范》和卫生学评价、清洗规范。

**新风量** 导入的室外新鲜空气的量。通风一般是指将"新鲜"空气导入人所停留的空间，以除去任何污染物、余热或余湿。其目的是提供呼吸所需要的空气，稀释气味，除去过量的湿气，稀释室内污染物，提供燃烧所需空气，调节室温，补充排风排出的空气，维持室内必要的正压等。新风量越多，对人们的健康越有利。室外空气中的污染物也会随新风的导入带到室内来，导入的新风也要进行过滤等处理。

新风量的确定原则：$CO_2$浓度。$CO_2$虽然无色无味，但是与人的新陈代谢有关，可作为室内空气新鲜程度的一个指标。一般场合$CO_2$浓度的安全界限是0.5%，中国人与欧美人相比，产生的$CO_2$量少10%。计算需要新风量的基础是质量平衡，具体计算方法如下：

$$Q = \frac{G}{(C_i - C_0) \cdot E_V} \quad L/s$$

式中，$G$为总扩散率，$mg/s$；$C_i$为浓度限值，$mg/L$；$C_0$为室外空气中的浓度，$mg/L$；$E_V$为通风效率。

人每天摄取的空气量为$10m^3$，其中21%是氧气。在人类呼出的气体中，二氧化碳占4%~5%（在空气中占0.032%），氧气占15%~16%。一间房子中，要使二氧化碳的浓度限制在《室内空气质量标准》要求的0.01%，每个人必须要有$30m^3$的新鲜空气。每人所占的房间容积的大小。规定了每$1m^3$居住空间需要多少新风量。此外，还要考虑室内的粉尘浓度、房间的燃烧炉具、室内的家具和装修等散发的污染物等因素。一些发达国家常是结合人数和建筑面积两个方面确定新风量。新风量的确定涉及室内空气品质的高低，也与系统的投资与能耗密切相关。最终是根据技术经济指标确定。中国《室内空气质量标准》（GB 18883-2002）等一系列标准规定新风量为每人每小时 30m³。

送风中 β-溶血性链球菌 室内空气中微生物污染常见的是结核杆菌、溶血性链球菌、肺炎球菌、流感病毒等。空气中致病性物质达到感染剂量可引起相关疾病。不是所有致病微生物都可作为检测空气质量的指标。β-溶血性链球菌有致病性且容易培养，常作为室内空气监测和集中空调通风系统微生物污染评价指标，并根据其数量判断公共场所的卫生状况及空气污染程度。

β-溶血性链球菌又称为乙型溶血性链球菌，在 36℃±1℃，经 24~48 小时培养在血营养琼脂培养基表面形成表面光滑、灰白色、细小（0.5~0.75mm）菌落，菌落周围有界限分明、透明或半透明溶血环（直径 2~4mm），革兰染色阳性（G⁺），呈链状排列，无芽胞。其致病力较强，可引起多种疾病。室内溶血性链球菌主要来源于人的呼吸道。正常人群鼻咽部溶血性链球菌携带率达 20% 左右，猩红热流行期间带菌率可增高到 50%~70%。它们通过飞沫播散到周围空气。

在空调系统中，生物性污染物可生存、繁殖，并在机器起动时被卷起，形成气溶胶，污染室内空气，危害人群健康。

微生物气溶胶影响因素和检测方法都很多，任何采样方法都不能准确获得微生物实际数量。最常用的检测方法是撞击式空气微采样器，通过抽气动力作用，使空气通过狭缝或小孔而产生高速气流，悬浮在空气中的带菌粒子撞击到琼脂培养基表面，根据培养计数和气流量，计算出空气中菌落总数。利用这种方法不仅可以计算出空气中的菌落总数，也便于对主要微生物进行形态学观察鉴定。固体撞击式空气微生物采样器对细菌捕获率较高，是检测生物气溶胶应用最广泛、结果最可靠的方法。

送风中真菌总数 真菌对人体致病主要有三类：真菌感染、变态反应性疾病、中毒性疾病。真菌是室内空气质量的重要指示微生物。真菌孢子可致呼吸道疾病和过敏性疾病，如鼻炎、哮喘、外源性变应性肺泡炎。真菌毒素可导致多种中毒反应。有的研究观察到它可引起小鼠基因突变；有的研究表明它对神经系统生理功能有影响。

（杨　旭）

**shìnèi kōngqì jìnghuà jìshù**

## 室内空气净化技术（indoor air cleansing technology）

用物理、化学或生物的方法使污染物从室内空气中分离或使污染物转化为无害物，实现室内空气污染物浓度降低或消除的技术。又称室内空气清洁技术。

**技术种类** 包括下列几种。

纤维过滤 借助筛滤、惯性碰撞、直接拦截、扩散、重力沉降和静电等作用，使室内空气中颗粒物阻留在合成纤维、玻璃纤维及纤维素纤维等过滤材料上，实现颗粒物从室内空气中分离的技术方法。

电除尘 通过建立高压电场并使含有颗粒物的室内空气流过电场区间，实现颗粒物荷电，并在电场力作用下作定向运动，最终使颗粒物从室内空气中分离的技术方法。

吸附 利用多孔性固体吸附材料表面力的不平衡特性，使室内空气所含的一种或多种污染组分吸附在其表面，实现污染物分离的技术方法。主要应用于室内空气气态污染物的处理，如活性炭是理想的挥发性有机化合物净化材料，改性氧化铝、分子筛或活性炭可用于净化室内空气中的无机污染物。

化学催化 利用室温下特定催化剂表面发生的氧化反应，使室内空气中的污染物转化为无害物的技术方法。例如，在负载铂（Pt）和二氧化钛（TiO₂）催化剂表面，甲醛能被氧化分解为二氧化碳和水，在金属氧化物催化剂表面，一氧化碳能够氧化为二氧化碳。

紫外线杀菌 通过紫外线照射，破坏及改变微生物的 DNA 结构，使细菌当即死亡不能繁殖后代。包括灭活病毒和杀灭细菌。灭活病毒是通过臭氧直接破坏其 RNA 或 DNA。杀灭细菌、真菌类微生物是利用臭氧损伤细胞膜，导致新陈代谢障碍并抑制其生长，并继续渗透破坏膜内组织，直至杀死。

低温等离子体 含有臭氧、高能电子、正负离子、激发态粒子和有强氧化性的自由基等活性粒子的特定气体，用于室内空气净化的低温等离子体通常借助高压放电产生。低温等离子体中的活性粒子有能量高或氧化性强的特点，利用其高能量可以打开某些有害气体分子的化学键，使其分解成单质原子或无害分子；利用其强氧化性可以氧化有害气体分子，使其转化为低毒害或无害组分。放电产生低温等离子体需要建立高压电场，利用高压电场还能产生类似上述电除尘的作用。

光催化 利用紫外光照射特定的半导体材料，使后者的价带电子在光子作用下跃迁到导带，产生电子（e⁻）和空穴（h⁺）对。

$e^-$ 有还原能力，$h^+$ 有氧化能力，利用它们的还原和氧化能力使吸附于半导体表面的水和氧转化为羟基自由基和氧自由基，后者再与吸附态有机化合物作用，使有机化合物氧化分解。

负离子和植物等对室内空气污染物也有一定净化作用。室内空气通常含有多种污染物，上述净化技术只对特定某一种和几种污染物有效，大多需要依赖不同净化方法联合作用或协同作用，才能净化室内多种污染物。光催化、低温等离子体等技术方法单独使用时净化它不高或产生新的污染物，只有通过协同或联合其他净化方法，才能确保既高效净化室内空气多种污染物，防止二次污染。

**空气净化效率** 表示空气净化装置处理室内空气污染物效果的重要技术指标。空气净化效率有瞬时效率和平均效率之分。瞬时效率是指某一特定时刻或很短时段内去除污染物的效果，可表达为：

$$\eta = \frac{C_i - C_o}{C_i} \times 100\%$$

式中，$\eta$ 为净化效率（%），$C_i$ 和 $C_o$ 分别为净化装置入口和出口的污染物浓度（单位因污染物类型而定）。

平均效率是指一个时间段内污染物的去除效率，净化装置入口和出口污染物浓度为对应时间段的平均浓度。也可用一定时间内净化装置或净化材料去除污染物的总量或可去除污染物的总量来表示净化效率（性能）。无论采用何种表示方法，在报告空气净化效率时，必须详细说明测量条件和检测方法。

**空气净化装置** 用于净化空气污染物的设备，室内空气净化装置通常包括多个净化单元，如除尘单元、甲醛催化净化单元、苯系物吸附净化单元或多污染物协同净化单元。室内空气净化装置可作为中央空调或其他形式空调系统的一个构成部分，置于空调系统内部，起到提高空气品质（尤其是化学品质）作用。不需为满足室内空气净化而独立设置进出风口、风机等。室内空气净化器也可具有独立的进出气口、内部净化单元、风机、面板和控制系统等，作为完整的产品形式，可以面向用户销售，市场销售的小型室内空气净化器即属此类。

（杨　旭）

**bàngōng chǎngsuǒ wèishēng**

# 办公场所卫生 （hygiene in office）

用环境卫生学的理论与方法，研究办公场所卫生问题，为制订卫生标准和实施卫生监督提供科学根据。办公场所是指管理或专业技术人员处理（或办理）某种特定事务的室内工作环境，如公职人员、商务职员和企事业单位专业技术或管理人员履行职责的办公环境。在这种环境中，工作人员相对集中，滞留时间长，活动范围小，同时存在许多影响人体健康的不利因素。因此，办公场所环境卫生质量与所在环境的工作人员健康状况密切相关。办公场所卫生既是一项专业技术工作，又是一项卫生管理工作。

**办公场所分类** 分为五类。①行政管理办公场所：行政管理公职人员办公室、会议室、接待室、资料档案室等。②商务、律师办公场所（写字楼）：商务职员、律师办公室、会议室、接待室等。③文化、教育事业办公场所：文化、教育事业单位管理和专业技术人员办公室、会议室、接待室、资料档案室等。④企业单位办公场所：企业单位管理和专业技术人员办公室、会议室、接待室、资料档案室等。⑤商业服务、金融、邮电、社区服务等部门办公场所：商业服务、金融、邮电、社区服务等部门工作人员办公室、会议室、接待室、资料档案室等。

**办公场所污染与危害** 分为物理性、化学性、生物性污染。其污染物往往共同存在，对机体产生不良影响和危害。

**物理性污染与危害** 物理性因素主要包括气温、气湿、气流、辐射、采光、照明、噪声和电磁辐射。其异常可造成室内环境质量下降，影响人体神经、消化、呼吸、循环、皮肤等系统功能，导致疾病发生。气温、气湿、气流、辐射主要影响人体体温调节，在某些情况下会导致机体体温调节紧张，诱发和加重某些疾病的发生。噪声污染会让人工作不专心，工作没有效率，并使人心烦意乱，情绪低落。办公室里的复印机、打印机、传真机、电脑都可造成电磁辐射的产生和负离子的缺乏，长期低强度的接触电磁辐射可对人体的中枢神经系统、心血管系统、血液系统、生殖系统和遗传、视觉系统以及机体免疫功能等造成多方面的、复杂的损害。积累到一定程度时，人体会出现头痛、头晕、失眠多梦、烦躁、食欲减退、血压异常、白细胞减少。为了节约能源，建筑物的密闭性大大提高，由此造成室内通风率不足，致使室内空气污染事件频频发生。空调的广泛使用增加了人们工作和生活的舒适程度，但是在空调环境中形成的空气污染却越来越成为影响人们健康的主要因素，尤其是在高档写字楼、办公室中长期工作的人，会出现病态生理性反应，导致人群处于亚健康状态。

化学性污染与危害 主要包括颗粒物（尘、烟、雾）、一氧化碳、二氧化碳、臭氧、氨、甲醛、挥发性有机化合物（VOC）。室内空气中可检出 300 多种污染物，有68%的疾病发生与室内空气污染有关。造成甲醛和VOC室内浓度超标的原因主要是建筑材料、室内装饰材料和香烟的不完全燃烧。造成室内氨浓度超标的原因主要是室内装饰材料和建筑物施工防冻剂。建筑物冬季施工过程中加入尿素作为防冻剂，在建筑物交工使用后，随着气温、气湿等环境因素的变化，氨从墙体中缓慢释出，导致室内空气中氨的浓度升高。造成二氧化碳室内浓度超标的原因是办公场所工作人员比较密集、人均工作使用面积（空间）较小、建筑物密封性好和通风状况较差。臭氧室内浓度超标的原因是紫外线照射和办公设备（如复印机、传真机、电脑等）的使用。

办公场所环境中的各种化学性因素不仅污染空气，影响其环境质量，而且能够对人体呼吸、循环、神经、消化等系统造成不良影响。在现代办公场所工作的职员普遍出现眼、上呼吸道刺激症状，以及头晕、头痛、恶心、皮肤干燥、注意力不集中、记忆力减退等症状，世界卫生组织将其称为病态建筑物综合征。人体暴露于办公场所内的某些有害因素会诱发某些建筑物相关疾病，如呼吸道感染、哮喘、过敏性皮炎、军团病、肺癌等。在办公场所内，即使仅有微量的化学污染存在，人们长期暴露，也可能出现神经、呼吸、消化、循环、生殖和免疫系统的障碍，出现眼刺激感、鼻咽喉痛、易疲劳、运动失调、失眠、恶心、哮喘、皮炎等症状。

生物性污染与危害 室内空气生物污染的来源多样性，主要有呼吸道疾病患者、病原携带者、空调器和地毯等，主要生物污染因子包括细菌、病毒、真菌、病媒生物（苍蝇、蚊子、尘螨、蟑螂等）、致敏植物花粉等。急性喉部刺激与空气细菌含量有关，急性偏头痛与金黄色葡萄球菌含量有关，咽部症状与金黄色葡萄球菌感染有关，注意力不集中与真菌致病原有关，有些真菌（包括孢子）和尘螨则能够引起人体的过敏反应，如哮喘、过敏性鼻炎和过敏性皮炎等。办公场所工作人员常有军团病的发生，其原因是办公场所空调系统冷却塔交换水被军团菌污染并繁殖达到一定数量时，形成气溶胶团进入室内空气。

**卫生管理** 国家环保总局、卫生部于2002年制定了《室内环境质量标准》，该标准主要适用于住宅居室和办公场所室内环境质量评价，推动了办公场所卫生管理工作的开展。

办公场所主管部门的职责 办公场所主管部门应配备专职或兼职卫生管理人员，加强所属单位的卫生管理工作。根据国家卫生标准对办公场所的卫生要求，结合办公场所的特点，不断研究改善办公环境卫生质量的措施。要坚持对所属单位的办公场所卫生质量，以及工作人员体检、卫生知识培训等情况的检查，及时了解办公场所存在的主要卫生问题，并督促和协助解决。

办公场所使用单位的职责 办公场所使用单位负责本单位的卫生管理工作。应配备专职或兼职卫生管理人员，建立卫生管理岗位责任制度；负责组织办公场所工作人员定期健康检查和卫生知识培训，使工作人员充分认识到办公场所环境污染对健康危害的重要性，增强自我保护意识；积极创造条件，改善办公场所的卫生状况，使其达到国家卫生标准的要求；对办公场所发生的危害健康事件应妥善处理，采取有效预防措施，并及时向当地疾病预防控制中心报告。

办公场所的卫生监督 卫生监督机构依照国家有关卫生法规的规定和疾病控制的需要，为消除或减轻影响人体健康的污染负荷，强制推行保障人体健康的卫生防护措施和卫生管理办法的手段。其目的是预防和控制疾病，保护和增进人体健康。在国家制定和发布"办公场所卫生管理"的相关法律、法规之前，办公场所卫生监督可参照《公共场所卫生管理条例》和《公共场所卫生管理条例实施细则》的相关规定执行。办公场所卫生监督可采用现场卫生学调查和卫生检测以及现场记录和行政处罚等方式实施。

办公场所卫生监督的职责，由国家行政机关认定的卫生监督机构和卫生监督员履行。被监督的办公场所使用单位不得以任何借口和手段妨碍或拖延卫生监督机构和卫生监督员履行卫生监督职责。主要内容：①对办公场所进行卫生监督、检查和监测，对发现的卫生问题，责令其制定限期改进措施，并迅速贯彻落实。对情节严重的给予行政处罚。②监督办公场所工作人员进行健康检查。③宣传卫生知识，指导和协助有关部门进行卫生知识教育和培训。④对办公场所发生的危害健康事故进行调查处理。

⑤对新建、扩建和改建办公场所的设计和选址进行卫生审查，并参与竣工验收。

（原福胜）

gōnggòng chǎngsuǒ wèishēng

## 公共场所卫生（hygiene in public places）

用环境卫生学的理论和技术，研究自然或人为公共场所环境卫生问题，为制订相应卫生标准和实施卫生监督提供科学依据。包括空气卫生、饮用水卫生、室内卫生以及噪声、采暖、公共用品等环境卫生问题。

**公共场所** 公众从事各种社会活动的场所，是住宅以外的一种临时性场所，是人类生活环境的组成部分。公共场所是在自然环境或人工环境的基础上，根据公众生活活动和社会活动的需要，由人工建成的具有多种服务功能的封闭式（如宾馆、展览馆、电影院等）和开放式（如公园、体育场等）的公共建筑设施，供公众进行学习、工作、旅游、度假、娱乐、交流、交际、购物、美容等活动的临时性生活环境，不仅要为公众提供优质的服务项目，还应为公众创造有利于健康的活动环境。公共场所应是优化的次生环境，是随人类文明生活需求的日益提高而发展起来的。人们除了家庭生活以外，通过社会上的各项服务，得到更多的物质上和精神上的满足，更丰富生活，增长见识，有利于促进身心健康。

中国公共场所的种类很多，根据国务院1987年4月1日发布的《公共场所卫生管理条例》规定，能依法进行卫生监督的公共场所共分为7类28种。①住宿与交际场所（8种）：包括宾馆、饭店、旅店、招待所、马车店、咖啡店、酒吧、茶座。②洗浴与美容场所（3种）：包括公共浴室、理发店、美容店。③文化娱乐场所（5种）：包括影剧院、录像厅（室）、游艺厅（室）、舞厅、音乐厅。④体育与游乐场所（3种）：包括体育馆（场）、游泳场（馆）、公园。⑤文化交流场所（4种）：包括展览馆、博物馆、美术馆、图书馆。⑥购物场所（2种）：包括商场（店）、书店。⑦就诊与交通场所（3种）：包括候诊室、候车（机、船）室、公共交通工具（汽车、火车、飞机和轮船）。

银行营业大厅、证券交易厅、展销厅、会议中心、网吧、老年人活动中心、儿童活动中心、殡仪馆等也都属于公共场所。公共场所已向多功能综合性发展，商场（集市）、娱乐城、迪士尼乐园、旅游景点等都属于公共场所。

**卫生学特点** ①存在散播疾病的传染源：公共场所多向全社会开放，人群中会有传染病患者或病原携带者，可通过多种途径传播疾病，并通过现代交通工具迅速传到远方。②疾病传播途径多样：人多，接触频繁，公共设施易被污染，容易造成呼吸道、肠道、皮肤传染病传播。③易感人群多：接触频繁，老、弱、病、残、幼、孕等弱势群体为易感人群。④从业人员接触病原体的机会多：从业人员常年工作在固定的公共场所，接触到环境中各种有害因素的机会比社会公众更多，持续接触的时间更长，有害物质暴露量更大。

**卫生标准**

公共场所卫生工作的核心是创造良好、方便、舒适和卫生的生活环境，预防疾病，保障公众健康。中国根据《公共场所卫生管理条例》规定，7类28种公共场所的空气和微小气候、水质、采光和照明、噪声、顾客用具和卫生设施等均应符合卫生部和国家技术监督局1996年颁布的《公共场所卫生标准》。不同公共场所卫生标准见表。

**卫生管理** 生产企业的主管部门、企业内部和卫生机构依照国家有关卫生法规的规定对企业所进行的预防疾病、保障健康的卫生管理工作。

**公共场所主管部门** 公共场所的主管部门应配备专职或兼职的卫生管理人员，建立卫生管理制度，加强对所属经营单位的卫生管理工作。根据《公共场所卫生管理条例》（简称《条例》）、《公共场所卫生管理条例实施细则》（简称《细则》）和《公共场所卫生标准》（简称《标准》）的卫生要求，结合本部门的工作特点，不断研究改善卫生服务质量的措施。对所属经营单位的卫生质量、从业人员的健康体检、卫生知识培训等情况应坚持经常

**表 公共场所卫生标准**

| 标准号 | 标准名称 |
| --- | --- |
| GB 9663-1996 | 旅店业卫生标准 |
| GB 9664-1996 | 文化娱乐场所卫生标准 |
| GB 9665-1996 | 公共浴室卫生标准 |
| GB 9666-1996 | 理发店、美容店卫生标准 |
| GB 9667-1996 | 游泳场所卫生标准 |
| GB 9668-1996 | 体育馆卫生标准 |
| GB 9669-1996 | 图书馆、博物馆、美术馆、展览馆卫生标准 |
| GB 9670-1996 | 商场（店）、书店卫生标准 |
| GB 9671-1996 | 医院候诊室卫生标准 |
| GB 9672-1996 | 公共交通等候室卫生标准 |
| GB 9673-1996 | 公共交通工具卫生标准 |
| GB 16153-1996 | 饭馆（餐厅）卫生标准 |

性检查，应及时了解所属单位存在的主要卫生问题并监督和协助解决。

公共场所经营单位　重点做好四项工作。①配备人员，建立制度：经营单位应成立卫生管理的组织机构，配备专职或兼职的卫生管理人员，建立岗位责任制。大的经营单位还可将卫生要求具体分配到所属各个小的单位，将卫生服务纳入整个服务工作的考核内容。②开展卫生培训工作：组织从业人员学习有关的卫生知识，了解《条例》、《细则》和有关的《标准》内容，请卫生部门教会必要的卫生操作技能和常用的消毒方法，了解常见突发事故的现场救护和处理方法，并定期复训。③组织从业人员进行健康检查：从业人员与顾客接触频繁，不应患有感染性疾病。公共场所的经营单位应负责组织本单位从业人员的健康体检工作，向所在地区卫生机构提交从业人员健康体检名单，并根据健康检查结果，对患有病毒性肝炎、细菌性痢疾、伤寒、活动性肺结核、化脓性或渗出性皮肤病、重症沙眼、急性出血性结膜炎、性病等疾病的人员，应及时调离直接为顾客服务的工作岗位。④开展对顾客的卫生宣传：公共场所的经营单位必须在管理好自己的同时，要求顾客协助和监督本单位从业人员执行好有关的各项卫生服务制度和规则。向顾客介绍和说明本单位必须遵守的主要卫生制度和规则以及解释宣传教育工作。并对顾客的不卫生行为进行劝阻，当顾客在营业场所有吸烟、随地吐痰、乱扔垃圾等不卫生行为时，应及时予以劝阻，以维护本营业范围内的环境卫生。

卫生部门　包括三方面的工作。①从业人员的培训和健康体检：卫生机构通过举办学习班，对公共场所从业人员进行培训，指导从业人员掌握和执行好《标准》、《条例》和《细则》，熟悉有关卫生操作技术和预防措施，并定期考核，考核合格发给"上岗证"。健康检查应由委托单位的保健室或当地的医疗机构来承担，检查合格者发给"健康合格证"。②发放"卫生许可证"：经营单位应在经营前到所在地卫生机构领取"公共场所卫生许可证申请表"，填写后经卫生机构审查、监测，合格后由当地卫生行政部门核发"公共场所卫生许可证"，获证后方可营业。《条例》规定，"卫生许可证"每两年复核一次。③向公众进行健康教育：公共场所是人群密集而又流动性较大的场所，因此是向公众进行健康教育的十分重要的场地。卫生机构可与有关部门合作，也可指导公共场所主管部门或经营单位，采用多种形式向公众进行卫生宣传教育。

（郭新彪　魏红英）

gòuwù chǎngsuǒ wèishēng

**购物场所卫生**（hygiene in shopping areas）　售购商品场所的卫生要求。顾客可以在商场（店）浏览、观赏、挑选、购置各种商品，读者在书店阅读、挑选满意的书籍、音像资料等，人们可以在此度过较长的时间。

**健康影响**　人们在购物场所内的逗留时间往往较长，应该创造一个清洁卫生、舒适方便的购物环境。

**小气候**　购物环境的室内小气候应适合广大顾客的活动状况和衣着情况。冬季室内外温差大，顾客防寒衣服无处存放，活动频繁，可感不适，易患感冒。夏季

室内温度过低也会引起受寒。要结合具体情况调节室内的温度。《商场（店）、书店卫生标准》（GB 9670-1996）规定有空调装置的室内温度应在 $18 \sim 28℃$，无空调装置的采暖地区，冬季室温应 $\geqslant 16℃$，相对湿度应 $40\% \sim 80\%$，风速应 $\leqslant 0.5 m/s$。

**空气质量**　购物场所的室内空气污染来自顾客大量呼气带来的污染和建筑装饰装修材料、商品散发的有害气体。除主要的甲醛、苯系物、甲苯二异氰酸酯以外，还可能有多种醇类、醛类、醚类、酮类、卤代烃类等的化合物。有些商品在生产过程中使用了某些化学物质，在货架上就会释放出来。例如某些布料和纺织品中有甲醛释放出来；某些塑料玩具等会释放出一些挥发性有机化合物；家具散发出的有机物种类更多；图书的印刷油墨也会散发出挥发性物质。多种有害物质混在一起，使人产生不适感。

**交叉感染**　图书、商品等货物经过多人触摸、翻看，易沾上致病微生物，容易引起交叉感染，传播沙眼、皮肤病、消化道疾病等，尤其是出售旧衣物等生活用品，必须经过消毒后方能出售。出售旧书的商店也应尽量将旧书经过杀菌波长的紫外线照射。

**卫生要求**　应按照现行中国国家标准《商场（店）、书店卫生标准》（GB 9670-1996）执行。本标准规定了商场（店）、书店的小气候、空气质量、噪声、照度等标准值及其卫生要求。适用于城市营业面积在 $300 m^2$ 以上和县、乡、镇营业面积在 $200 m^2$ 以上的室内场所、书店。

除以上已经提及的规定以外，主要的内容还有：①店内的二氧化碳（$CO_2$）应 $\leqslant 0.15\%$，一

氧化碳（CO）应≤5mg/m³，甲醛应≤0.12mg/m³，可吸入颗粒物（PM₁₀）应≤0.25mg/m³，空气细菌总数应≤7000CFU/m³（撞击法）。②购物场所应有良好的照明：照度应≥100lx，若利用自然采光，则窗地面积比不应小于1/6。③应有机械通风设备：新风量不应低于20m³/（h·人），进风口应远离污染源。④店内禁止吸烟，每层楼应设有顾客休息处。⑤卫生间应有良好通风排气装置，做到清洁无异味，应设洗手池和衣物挂钩。⑥各类商品应分类摆设，如食品、化妆品、服装等应该分类设在清洁区域，农药、油漆等另设销售区。⑦出售旧衣物等生活用品的商店，应有消毒措施和消毒制度，旧衣物必须经消毒后方可出售。

一些大型室内购物场所将几百家甚至上千家的各色样品的店铺、各种风味的食品店和饮食店、多种娱乐场所及地下停车场等都容纳在同一建筑物内，人们不需要走出室外就能享受到各种商业服务。此类建筑物如果机械通风不充分，新风量不足，甚易造成室内污染。主要污染物有来自人员呼出的CO₂、呼吸道致病微生物、各种能源燃烧（汽车、炊事等活动）排出的PM₁₀、CO、氮氧化物，店铺的装修材料和家具等释放的甲醛、总烃等。此类室内公共场所必须更严格健全室内通风条件，确保室内空气质量。

（郭新彪　魏红英）

jiùzhěn yǔ jiāotōng chǎngsuǒ wèishēng

## 就诊与交通场所卫生（hygiene in treatment areas and transport places）

就诊与交通场所的卫生要求。就诊与交通场所包括候诊室、候车（机、船）室和公共交通工具。

**医院候诊室**　供患者门诊就医的场所，包括挂号、候诊、取药等地方。候诊室一般可分为四种类型：①集中候诊室（厅），属于多功能的候诊室，从挂号、就诊到取药全过程均在厅内完成，而且几个科室公用这一候诊室。②廊式候诊室，患者在各自就诊科室制定的走廊段内分段候诊。③分科候诊室，各科室单独设一独立的候诊室。④庭院式候诊，利用庭院候诊。

**健康影响**　候诊室是所有公共场所中人群健康水平最差的公共场所，也是最容易引起交叉感染的公共场所。人员拥挤造成的环境污染、长时间等候又加重了暴露强度。患者和陪护人员既可能是病原体传播者，又可以是易感人群，极易相互感染上疾病。因此，候诊室的卫生管理就更为重要。候诊室的污染主要来自下列几方面。

**空气质量**　由于候诊场所人员集中，就会产生大量的呼出气。二氧化碳（CO₂）、水分、呼吸道致病微生物，还有其他多种废气和臭气等都在室内聚积，空气质量极差，不但影响患者的心情，而且易引起呼吸道传染病。另外，有些医院的候诊室刚装修完毕即开始接诊，候诊室内散播多种刺激性气体，加重了对患者呼吸道的刺激。所以，候诊室一定要加强通风换气。在开诊时间内开窗通风时，气流不宜直接吹向患者；在中午或下午开诊结束后，应彻底开窗通风换气。集中式空调应补给足够的新风量。刚装修完毕的区域，应当将气味散发掉后再使用。

**小气候**　候诊室内的人群都是体弱人群，免疫水平低，对室内小气候很敏感。有些患者可能刚抽完血或刚做完X线透视等检查，衣服尚未穿好，所以，候诊室内的小气候一定要适宜，不能过冷，以防感冒，加重病情。但也不能过热，过热也会使患者感到不适。候诊室的小气候应使患者感到舒适、透气、心情平静。

**地面、墙面和物体表面**　患者和陪护人员在候诊室内接触最多的是地面、墙面、座椅以及扶手、门把手、自来水龙头、卫生间的手动水栓等物体，人们反复走动、触摸，污染非常严重。尤其是卫生间，不仅用于大小便，还是患者留取粪、尿样品的地方，污染更为严重。这些环境表面和物体表面通常能检出化脓性葡萄球菌、大肠埃希菌、志贺菌、轮状病毒、肝炎病毒，甚至还有癣菌等皮肤病的病原体。这些污染极易造成患者和陪护人员之间的交叉感染，传播疾病。因此，这些地方必须每天多次清扫、擦洗，经常消毒；应多设置痰盂和污物桶，每天清洗和消毒。

**卫生要求**　在中国应按照现行国家标准《医院候诊室卫生标准》（GB 9671-1996）执行。标准规定了医院候诊室的微小气候、空气质量、噪声和照度等标准值及其卫生要求。适用于区、县级以上医院（含区、县级）的候诊室（包括挂号、取药等候室）。

除上述要求外，主要还有：①医院候诊室内CO₂应≤0.10%，一氧化碳（CO）应≤5mg/m³，甲醛应≤0.12mg/m³，可吸入颗粒物（PM₁₀）应≤0.15mg/m³。空气细菌总数应≤4000CFU/m³（撞击法）。②有空调装置的室内温度应在18~28℃，采暖地区室内无空调装置的候诊室在冬季的室温应≥16℃，风速应≤0.5m/s。而且候诊室内应禁止吸烟及从事污染环境的其他活动。③候诊室应保持清洁、整齐、安静，噪声应≤55dB（A）。④候诊室内应有合适光照，照度应≥50lx。光线要柔和。⑤室内应采用湿式清扫，垃圾废弃物应日产日清。卫生间应随时清扫、消毒、保洁。⑥医院的消毒制度非常重要，应健全消毒制度，设专有的消毒室。传染病流行时更应加强消毒。⑦不得在候诊室内出售商品和食物，候诊室内不设公用饮水杯。⑧应有健全的消毒制度，疾病流行时应加强消毒（传染病专科医院应一天一消毒）。⑨新建区、县级以上的医院应设分科候诊室。

**公共交通等候室** 为乘坐飞机、火车、长途汽车、轮船等大型交通工具的旅客提供的室内等候场所，如候车（机、船）室。

**健康影响** 大型交通工具的载客量很大，等候室内往往很拥挤，而且人员的流动性很大。所以，等候室是人员多而密集的公共场所，也是最容易将病原体携带并远距离传播的散发场所。因此，等候室的环境质量非常重要。

**空气质量** 室内空气是呼吸道疾病的重要传播途径。如果通风换气不良，空气中的各种有害物质在室内聚积，给旅客甚至给前往的目的地造成影响。所以，一定要有合适的自然通风，或者应有足够新风量的机械通风设备。通风管道应定期清洗，以防止二次污染。在呼吸道传染病的流行期间要对旅客进行体温检查，协助卫生部门做好预防工作。同时应加强通风系统的清洗和消毒。室内应禁止吸烟，宜在有通风设施处设单独吸烟区。

**小气候** 等候室内的小气候应合适，否则会引起感冒。不能因为通风换气而降低室温，应综合调节小气候至合适程度。

**地面、座椅等物体表面** 旅客的走动、行李的拖拉、随地吐痰等，都会造成地面严重污染。座位除了坐人以外，还要堆放行李，使座椅表面沾上污物，尤其是卫生间的地面、墙裙、水龙头以及卫生间手动水栓等部位更易污染。这些地方极易检出消化道病原体，例如大肠埃希菌、志贺菌、肝炎病毒、轮状病毒，甚至检出寄生虫卵。因此，这些部位的交叉感染也很严重。地面应及时清扫，不应有垃圾、废弃物和痰迹等；应设足够的痰盂和果皮箱，定期消毒；垃圾日产日清。

**卫生间** 卫生间应有单独通风排气设备，地面和墙裙应每日清扫，做到无积水、无积粪、无明显臭味。

**饮水** 饮水水质应符合饮用水水质标准。公用茶杯应经过消毒。饮水管龙头应定期清洗消毒，否则易传播消化道传染病。

**卫生要求** 在中国应按照国家现行标准《公共交通等候室卫生标准》（GB 9672-1996）执行。标准规定了公共交通等候室的微小气候、空气质量、噪声、照度等标准值及其卫生要求。特等和一、二等火车站的候车室、二等以上的候船室、机场候机室和二等以上的长途汽车站候车室均必须照此标准执行。

除以上要求以外，主要还有：①$CO_2$应≤0.15%，CO应≤10mg/m³，甲醛应≤0.12mg/m³，$PM_{10}$应≤0.25mg/m³，空气细菌总数应≤7000CFU/m³（撞击法）。候机室有几个指标要求更严一些，$PM_{10}$应≤0.15mg/m³，空气细菌总数应≤4000CFU/m³。②有空调的室内冬季温度应在18~20℃，候机室应18~22℃；

夏季均为24~28℃，无空调的采暖地区冬季室温应>14℃（候机室应≥16℃），风速应≤0.5m/s。候机室的相对湿度为40%~80%，其他等候室不要求。③等候室的噪声不能太大，应≤70dB（A）。④等候室内应有适宜的光照，候机室的照度应≥100lx；其他等候室应≥60lx。⑤等候室（含机场隔离区，下同）的内外环境应清洁整齐，地面应无垃圾、废弃物和痰迹等。⑥等候室外应按旅客流量设置相应数量的卫生间。卫生间的布局应合理，必须有单独通风排气系统；卫生间内不得设座式便器，卫生间地面、墙裙应使用便于清洗的建筑材料，有地面排水系统；卫生间应每日定时清扫，做到无积水、无积粪、无明显臭味。⑦等候室内禁止吸烟，宜在有通风设施地方设单独吸烟区。⑧等候室不能传播病媒生物，应有防虫、防鼠设施并保证完好有效。蚊、蝇、蟑螂等病媒昆虫指数及鼠密度应达到全国爱国卫生运动委员会的考核规定。⑨新建、改建等候室的设计卫生均应执行标准的要求。

**公共交通工具** 包括旅客列车车厢、轮船客舱、飞机客舱等长途送客的大型公交工具。此类公共场所是运载旅客送往各地的移动性室内公共场所。旅客终日在此环境内生活、活动，是一个临时性的生活食宿的环境。

**健康影响** 在此类室内环境中，人员集中，活动范围小。人们在有限的空间里活动，比较拥挤，容易引起空气污染、卧具和物品污染、饮水污染、餐具污染等。小气候容易过冷过热。旅客在这样的环境内往往抵抗力下降，情绪低下，容易引起疾病。所以，交通工具的环境质量是很重要的。

与此同时，也应要求旅客不能污染旅途的室外环境。

**卫生要求** 中国应按照国家现行标准《公共交通工具卫生标准》（GB 9673-1996）执行。本标准规定了旅客列车车厢、轮船客舱、飞机客舱的微小气候、空气质量、噪声、照度等标准值及其卫生要求。适用于旅客列车车厢、轮船客舱、飞机客舱等场所。主要要求有：①$CO_2$ 应 ≤0.15%，CO 应≤10mg/m³，$PM_{10}$ 应≤0.25mg/m³（飞机内应≤0.15mg/m³），空气细菌总数应≤4000CFU/m³（飞机内应≤2500CFU/m³）。新风量应≥20m³/（h·人）［飞机内应≥25m³/（h·人）］，并严禁吸烟，宜在通风处设置吸烟区。②有空调的室内冬季温度应在18~20℃、夏季为24~28℃，无空调的室温应>14℃，垂直温差应≤3℃（轮船客舱不要求）。相对湿度飞机应40%~60%、火车应40%~70%、轮船应40%~80%。风速应≤0.5m/s。③饮水应符合饮水水质标准。贮水水箱和蓄水设施应定期清洗消毒。茶具餐具均应消毒后供旅客使用。若使用一次性餐饮具，应在使用后及时处理，集中销毁。④卧具、铺位需整洁卫生，硬卧火车卧具应单程更换，软卧车及轮船三等舱以上的卧具应一客一换，四、五等舱的卧具应保持清洁。飞机座位头片应一客一换，公用毯使用后应及时消毒、加封。

除以上要求外，还应达到以下要求：①火车、轮船应有茶具消毒设备，未经消毒的公用茶具不得供旅客使用。飞机上供旅客使用的茶具、餐布等须消毒后上机，应严格执行储藏规定。旅客用毕的一次性塑料饮餐具等容器应及时处理，集中销毁。②旅客

列车、轮船、飞机上的卫生间的卫生设施应保持完整。卫生间内应无积水、无积粪、无明显臭味。火车和轮船内的卫生间不应设座式便器。飞机内的卫生间应按要求在马桶内投放化粪剂及消毒剂。③车厢和客舱内的蚊、蝇、蟑螂指数及鼠密度应达到全国爱卫会考核规定。若发现四害，应立即杀灭。车厢和客舱用于消毒的杀虫和灭鼠的药物，不得有损于人体健康。④旅客的固体废弃物应统一装袋，应停站时集中处理，不得随意向窗外抛弃。⑤车厢和客舱内禁止吸烟，应有禁烟的明显标志和管理制度。宜在通风处设置吸烟区。⑥严禁携带腥、臭物品及有碍公共卫生的物品进入车厢或客舱。⑦火车行驶市区、大桥、隧道和停车5分钟以上的车站时，应锁闭卫生间，不得倾倒污水、污物，保持周围环境清洁。⑧公共交通工具的设计卫生应执行本标准的要求。

（郭新彪 魏红英）

tǐyù yǔ yóulè chǎngsuǒ wèishēng

## 体育与游乐场所卫生（hygiene in sports and amusement places）

体育与游乐场所的卫生要求。体育与游乐场所是指体育馆、健身房及为公众提供游泳的游泳池、游泳馆等。

**体育馆和健身房** 体育馆和健身房都是室内的体育活动场所。体育馆以观看体育表演为主，健身房则用以锻炼健身。

**健康影响** 在体育馆和健身房内进行的体育活动大都在室内进行，因此室内空气质量非常重要，关系着每个锻炼者和每个观众的健康。场馆内空气质量下降的原因主要有下列几方面。

大量的呼出气聚积和氧气的缺少。体育馆内人员拥挤，一个

人在平静的状态下平均每小时呼出二氧化碳（$CO_2$）22.6L。当情绪紧张激动时，呼吸加快，$CO_2$ 排出量成倍上升。呼出气中除 $CO_2$ 以外还伴有多种有害气体从体内排出，还有呼吸道内的各种致病微生物也随呼出气和飞沫进入室内空气中。运动员和健身人员也都由于剧烈运动而呼吸明显加快，呼出气的排出量更多，吸气量也加大，再加上健身房非常拥挤，污染就更加明显。同时，由于呼吸量的增加，室内氧气含量逐渐减少，容易形成缺氧环境。装饰装修材料释放出的化学物质，体育馆、健身房的建筑材料、装修装饰材料、各种座位以及其他室内体育设施的人造板材料、泡沫塑料材料和涂料、黏合剂等都可以释放出大量的化学物质，主要有甲醛、苯、甲苯、二甲苯、甲苯二异氰酸酯等。这些化合物不但有毒性，还具有特殊的刺激性气味，有害健康。

室内通风换气效果差，新风量不足。在人员集中、运动剧烈的室内环境中，首先要加强自然通风，尤其在表演散场后，更应开窗以充分通风换气或机械通风。如果是中央空调，应该根据实际的空气污染程度，加大新风量。如果仅仅是调节了室温而新风量不足，室内空气的污染程度反而更加严重。人们活动在这种受污染的环境中，就会产生各种不适感，出现病态建筑物综合征，甚至感染上呼吸道传染病。所以，改善室内空气质量，关键就是要做到有效的通风换气，要加强机械通风，要将污染空气彻底排出，引进足够的新鲜空气，就能消除这些有害因素。

**卫生要求** 在中国应按照现行国家标准《体育馆卫生标准》

（GB 9668-1996）执行。标准规定了体育馆内的微小气候、空气质量、通风等标准值及其卫生要求。标准适用于观众座位在1000个以上的体育馆。体育馆内的卫生标准值为：采暖地区冬季的室温应≥16℃，相对湿度应40%～60%，风速应≤0.5m/s，$CO_2$应≤0.15%，甲醛应≤0.12mg/$m^3$，可吸入颗粒物应≤0.25mg/$m^3$，空气细菌数应≤4000CFU/$m^3$，比赛时观众席的照度应>5lx。

此外，有关的卫生要求还有：①室内应禁止吸烟。②体育馆应有机械通风装置，使用空调时，观众席的新风量每人每小时应不低于20$m^3$，健身房的室内空气质量尚无国家标准，暂可参照相似的标准执行。③根据观众厅的座位数分设有相对蹲位的男女卫生间，卫生间应有单独通风排气设施并无异味。④供观众饮用的水须经消毒，其水质应符合《生活饮用水卫生标准》（GB 5749-2006）规定。⑤应采用湿式清扫，及时清除垃圾，保护环境整洁。⑥公用茶具、口巾等要在专用消毒间消毒，消毒的茶具应达到《旅店业卫生标准》（GB 9663-1996）的规定。⑦体育馆作其他公共场所使用时应执行相应的公共场所卫生标准。

**游泳场所**　主要服务功能是为公众提供游泳的场所。由于场地不同，可分为天然游泳池、人工游泳池和游泳馆。

**健康影响**　游泳是一项有益于身体健康的体育运动。随着人们生活水平的提高以及对游泳健身重要性的进一步认识，游泳的人数日益增多，各种游泳场所也在不断增加。游泳池是同时容纳许多人在水中活动的场所，游泳池的水不仅接触每个人的全身皮肤，还会接触眼甚至被吞咽而进入消化道。所以水质的清洁卫生以及其他公用设备的清洁是影响健康的重要环节。

**水质**　游泳场地的水质经过许多人游泳后，游泳者的汗液、皮肤污垢甚至尿液都会污染池水，游泳者身上的致病微生物也随之污染池水。游泳水质的污染可引起多种疾病，常见的有流行性出血性眼结膜炎（即红眼病）、化脓性眼结膜炎、传染性软疣、鼻炎、咽炎、中耳炎、皮癣、脚癣、头癣等，甚至感染上病毒性肝炎、肠炎、痢疾等消化道疾病。

人工游泳池（包括露天和室内）应严禁有病毒性肝炎、心脏病、各种皮肤癣病（包括脚癣）、重症沙眼、急性结膜炎、中耳炎、肠道传染病、精神病等患者和酗酒者入内游泳。要求游泳者在进入游泳池前应先进行淋浴，冲洗掉体表的污垢，再经过浸脚消毒池对双脚进行消毒后方可进入游泳池。游泳完毕后也要进行淋浴，冲洗掉池水中沾上的污垢，避免感染疾病。人工游泳池在开放时间内应每日定时补充新水，保证池水水质良好的卫生性状。新建、改建、扩建的游泳池必须设有循环净水和消毒设备，如采用氯化消毒时应有防护措施。加氯量要适当，要使余氯符合国家标准，以防止产生氯化消毒副产物。为防止人工游泳池生长藻类，池水中可加入0.25～0.5mg/L的硫酸铜，发现藻类时最大加药量不应超过1.0mg/L。人工游泳池内设置儿童涉水池时，不应与成人游泳池连通，并应有连续供水系统。国家标准《游泳场所卫生标准》（GB 9667-1996）中对人工游泳池水质卫生标准值是：池水温度应22～26℃，pH值为6.5～8.5，浑浊度应≤5度，尿素应≤3.5mg/L，游离性余氯应在0.3～0.5mg/L，细菌总数应≤1000个/ml，大肠菌群应≤18个/L。

天然游泳池是在江、河、湖、海、水库等天然地表水的近岸水域处划分而成专供游泳的水区。水质受到整个水系水质的影响，也受到沿岸环境的影响，所以天然游泳场的水质较难控制。天然游泳场应为游泳者提供淋浴设备。对游泳区应设置卫生防护地带，水底不应有树枝、树桩、礁石等障碍物。附近不应有污染源。对游泳区内的水质应及时清理。国家标准中对天然游泳场水质卫生标准值是：pH值应在6.0～9.0，透明度应≥30cm，不应有油膜及漂浮物。

**空气质量**　如果室内小气候不适宜，空气交换不够，室内众多游泳者的呼出气、装饰装修材料中释放的化学物质、池水中的挥发性有机化合物、池水消毒时加氯量过多而产生的氯气以及挥发性氯化消毒副产物等都可影响游泳者的健康，引起头痛、头晕、感冒、流感、鼻炎、咳嗽、喷嚏等，甚至引起更严重的慢性疾病。国家标准中游泳馆内空气卫生标准值是：冬季室温应高于水温1～2℃，相对湿度应≤80%，风速应≤0.5m/s，$CO_2$应≤0.15%，空气细菌总数应≤4000CFU/$m^3$。

此外，为了避免密切接触，游泳场所禁止出租游泳衣裤。场所内的通道和卫生设施均应保持清洁、无异味，并应定期消毒。存衣柜应定期擦拭。

**卫生要求**　无论是天然游泳场所还是人工游泳场所，在中国必须按照现行国家标准《游泳场所卫生标准》（GB 9667-1996）执行。标准规定了室内外游泳场所的水质和游泳馆的空气质量等标准值及其卫生要求。标准适用于一切人工和天然游泳场所。除以上规定外，还应达到下列要求：①游泳池池壁及池底应光洁不渗水，呈浅色，池外走道不滑易于冲刷，走道外缘设排水沟，污水排入下水道。②室内游泳池采光系数不低于1/4，水面照度不低于80lx。③游泳场所应分设男女更衣室、浴淋室、卫生间等，淋浴室每30~40人设一个淋浴喷头。女卫生间每40人设一个便池，男卫生间每60个设一个大便池和二个小便池，其污水排入下水道。④通往游泳池走道中间应设强制通过浸脚消毒池（池长不小于2m，宽度应与走道相同，深度20cm）。⑤严禁在有血吸虫病区或潜伏有钉螺地区设计和开辟游泳场所。⑥新建游泳场所必须结合城市远景规划，场址应选择在远离工业污染源地带，同时也应避免游泳场对周围干扰。

（郭新彪　魏红英）

wénhuà jiāoliú chǎngsuǒ wèishēng

## 文化交流场所卫生 (hygiene in cultural exchange places)

文化交流场所的卫生要求。文化交流场所主要包括图书馆、博物馆、美术馆、展览馆，是提供阅读、观看、欣赏各种科学文化知识、文物资料等的室内场所。

**健康影响**　此类场所出入的人员多，逗留时间长，场馆内应有良好的卫生条件。

**空气质量**　空气污染来源：①众多来馆人员的呼出气，含有大量二氧化碳（$CO_2$）、水分、有害气体、臭气等，有的还带病原体。②馆内建筑装饰装修材料、人造板的桌椅、橱柜、泡沫塑料的沙发、软椅、图书资料的印刷油墨可释出多种有害物质，主要

有甲醛、苯、甲基二异氰酸酯等。③计算机、复印机、打印机大量使用后产生臭氧。④通风效果差，造成污染的空气不能充分排到室外，使室内空气污染加重。室内空气质量下降，轻者可引起病态建筑物综合征，重者可引起呼吸道疾病。根据中国国家标准的规定，馆内 $CO_2$ 应 $\leq 0.1\%$，甲醛应$\leq 0.12mg/m^3$，可吸入颗粒物（$PM_{10}$）应$\leq 0.15mg/m^3$，空气细菌总数应为$\leq 2500CFU/m^3$（撞击法）。其中展览馆的某些指标可适当放宽，馆内 $CO_2$ 应$\leq 0.15\%$，可吸入颗粒物应$\leq 0.25mg/m^3$，空气细菌总数应$\leq 7000CFU/m^3$（撞击法）。

**小气候**　馆内的小气候应适合来馆人员在馆内的活动状况和衣着情况。室温温度过高或过低容易引起感冒或其他呼吸道疾病。小气候也应有利于馆内藏书、文物、艺术品、展品等的保存，不能过于潮湿，以免长霉。中国国家标准中要求有空调装置的室内温度应在 $18~28℃$，无空调装置的采暖地区，冬季室温应$\geq 16℃$，相对湿度应 $40\% ~ 80\%$，风速应$\leq 0.5m/s$。其中展览馆的相对湿度可以适当放宽到 $40\%~80\%$。

**图书资料**　图书资料经过许多人的触摸翻阅，沾有诸多致病性微生物，易传播消化道和皮肤、眼疾病，因此馆内应提供洗手设施，便于读者洗手。

**照度**　馆内光线太暗易引起视觉疲劳，视力下降。台面照度应$\geq 100lx$。人工照度应光线均匀、柔和、不炫目。

**卫生要求**　中国国家标准《图书馆、博物馆、美术馆、展览馆卫生标准》（GB 9669-1996）规定了图书馆、博物馆、美术馆和展览馆的微小气候、空气质量、

噪声、照度等标准值及其卫生要求，应遵照执行。此外，还应要求：①馆内应保持安静，展览馆的噪声应$\leq 60dB$（A），其他场馆应$\leq 50dB$（A）。②馆内禁止吸烟。③阅览室内不得进行印刷和复印，保持室内空气清洁。④厅内采光要充足，窗地面积比不应小于1/6。⑤使用面积超过 $300m^2$ 的图书馆、博物馆、美术馆和展览馆均应有机械通风装置。⑥卫生间应有单独的通风排气设备，做到无异味。⑦馆内采用湿式清扫，及时清除垃圾、污物，保持馆内整洁。⑧馆内的卫生间应有单独通风排气设施，做到无异味。⑨图书馆、博物馆、美术馆、展览馆做其他公共场所使用时，应执行相应的公共场所卫生标准。

（郭新彪）

wénhuà yúlè chǎngsuǒ wèishēng

## 文化娱乐场所卫生 (hygiene in cultural entertainment places)

文化娱乐场所的卫生要求。文化娱乐场所为社会公众提供欣赏文艺作品、参与文娱活动、扩大人际交往的场地，丰富人们的文化生活，调节精神，消除疲劳，恢复精力，但也带来密集接触所致健康隐患。

**健康影响**　文化娱乐场所顾客密集，有时甚至高度密集，近距离接触机会很多，需要良好的室内空气质量和适宜的室内小气候。文化娱乐场所装修新颖，装饰物品多样，难免存在潜在的有害因素，威胁参与人员健康。

**空气质量**　人员大量呼气中可能含有致病微生物；剧烈活动致呼吸加快，吸入污染空气量增多，易致呼吸道感染。文化娱乐场所没有严格专设吸烟室，吸烟加剧环境烟雾污染。装修材料中释放的挥发性化学物质也加重空

气的污染程度，使人头晕、憋气、咳嗽、咽喉痛，甚至引起扁桃体炎、咽炎、喉炎、气管炎或更严重的传染病。

文化娱乐场所内必须禁止吸烟。换场期间应加强通风换气。加强对空调系统的卫生管理，定期清洗消毒，保证足够的新风量。在呼吸道传染病流行季节，必须加强室内机械通风换气和空气消毒。装饰装修材料必须保证质量，不得产生对人体有害的潜在危害。场内严禁使用烟雾剂。舞厅在营业时间禁用杀菌波长的紫外灯和滑石粉。根据中国国家标准的规定，文化娱乐场所空气中，一氧化碳（CO）应≤10mg/m³，二氧化碳（$CO_2$）应≤0.15%，甲醛应≤0.12mg/m³，可吸入颗粒物（$PM_{10}$）应≤0.20mg/m³。在影剧院、音乐厅、录像厅（室）等以观看为主的场所，空气细菌数应≤4000CFU/m³（撞击法），新风量应≥20m³/（h·人）；在游艺厅、舞厅等顾客活动量大的场所，空气细菌数应≤4000CFU/m³，新风量应≥30m³/（h·人）；在酒吧、茶座、咖啡厅等场所，空气细菌数应≤2500CFU/m³，新风量应≥1030m³/（h·人）。

**饮具、茶具** 公用茶具和饮具容易传播消化道疾病，必须将茶具、饮具做到一客一换，清洗消毒。其消毒效果的判断标准与旅店业中有关规定相同。

**其他公共用具** 座位应定期清洗保洁。立体电影院供观众使用的特殊效果的眼镜，应每客用完后采用紫外线消毒，防止感染眼科疾病。

**卫生要求** 中国文化娱乐场所的一切卫生要求和卫生标准值，都应按现行国家标准《文化娱乐场所卫生标准》（GB 9664-1996）执

行。适用于影剧院（俱乐部）、音乐厅、录像厅（室）、游艺厅、舞厅（包括卡拉 OK 歌厅）、酒吧、茶座、咖啡厅及多功能文化娱乐场所，包括微小气候、空气质量、噪声、通风等卫生标准值及卫生要求。此外，还规定：①文化娱乐场所的小气候应适宜于顾客，使顾客在人多的环境中感到舒适。室内温度在冬季应>18℃，在夏季应≤28℃。相对湿度应当在40%～65%。有空调的室内风速应≤0.3m/s。②应设有消毒间，专门供消毒工作使用。

设计卫生要求有下列几方面。①位置：文化娱乐场所应选在交通方便的中心区或居住区，并远离工业污染源。②座位：影剧院观众厅座位高度为43～47cm，座宽>50cm，座位短排法排距>80cm，长排法>90cm，楼上观众厅座位排距>85cm。③视距：电影院第一排座位至银幕的距离应大于普通银幕的1.5倍，大于宽银幕的0.75倍，胶片70mm立体影院为幕宽的0.6倍。影剧院观众厅长度普通银幕应小于幕宽的6倍，宽银幕小于幕宽的3倍，胶片70mm立体影院应小于幕宽的1.5倍。剧场舞台高度0.8～1.1m。④夹角：普通银幕边缘和对侧第1排座位边缘连线与银幕间的夹角（视角）应大于45°。⑤人均面积：舞厅平均每人占有面积不小于1.5m²（舞池内每人占有面积不小于0.8m²），音乐茶座、卡拉OK、酒吧、咖啡室平均每人占有面积不小于1.25m²。⑥照度：电影院、音乐厅、录像室的前厅的照度应为40lx。电影放映前的观众厅的照度为101lx，剧场前厅照度为60lx。⑦消音：观众厅吊顶不得使用含有玻璃纤维的建筑材料。娱乐场所应设有消音装置。

⑧通风：座位在800个以上的影剧院、音乐厅均应有机械通风，其他文化娱乐场所应有机械通风装置。⑨卫生设施：文化娱乐场所在同一平面应设男女卫生间，大便池男150人1个，女50人1个（男女蹲位比1∶3）。小便池男每40人设1个，每200人设1个洗手池。卫生间应有单独排风设备，门净宽不少于1.4m，采用双向门。⑩应设有消毒间。

（郭新彪 魏红英）

xǐyù yǔ měiróng chǎngsuǒ wèishēng

## 洗浴与美容场所卫生（hygiene in bath and beauty places）

洗浴与美容场所的卫生要求。洗浴与美容是保持人体清洁、仪容端庄、美观所从事的人类活动，包括沐浴、理发、美容等。洗浴与美容场所主要有公共浴室、理发店和美容店。

**公共浴室** 是为公众提供洗浴的场所。除淋浴以外，还有池浴、盆浴、桑拿浴等方式。

**健康影响** 洗浴使全身皮肤直接接触洗澡水和池壁、盆壁。在许多人员的洗用下，水质的清洁程度下降，盆壁、池壁沾上污垢，甚至脱落入水中，加重水质污染。

**池浴** 许多浴客同时在同一个浴池里洗浴。池水常受到阴道滴虫、表皮癣菌、石膏状表皮癣菌、疥虫、肠道致病菌、寄生虫卵等的污染。水质浊度75～600度，100%超标，污染非常严重。国家标准《公共浴室卫生标准》（GB 9665-1996）规定，浴池水浊度应≤30度。池浴间内必须设置淋浴设备，以供给浴客在浴池内洗浴完毕后立即冲洗全身，冲洗掉多种污染物。浴池每晚应彻底清洗消毒，必须先经过消毒然后再换水。浴池水每天至少应补充

两次新水，每次补充水量不得少于池水总量的20%。

盆浴 虽是每盆一客，但如果是每客洗后不及时清洗消毒，也会造成污染。盆浴水易受到大肠埃希菌、金黄色葡萄球菌、阴道滴虫、表皮癣菌等污染。因此，中国国家标准要求盆浴间内需设置淋浴设备，而且要求将浴盆一客一清洗消毒。

桑拿浴 通常是浴客坐着接受蒸汽熏蒸。因此，座位一定要在使用后立即清洗消毒。否则，容易引起会阴部交叉感染。

洗浴用水 许多浴室的洗浴用水都是采用生活饮用水，这是符合标准的。但也有些地方是采用污水经处理后的综合利用水。这些洗浴用水虽然不是直接饮用，但水质的细菌学指标应该符合饮用水标准中的规定，而且用水中不应含有挥发性化学物质。这些挥发性化合物在洗浴过程中随着用水挥发出来，影响浴客健康。尤其是使用淋浴者，由于将浴水喷成细雾，水中的致病菌和挥发性物质就更容易进入呼吸道，造成危害。淋浴喷头应经常清洗，必要时予以消毒，以免军团菌等大量聚积而危害浴客。

卫生要求 中国公共浴室的卫生要求应该按照现行国家标准《公共浴室卫生标准》（GB 9665-1996）执行。该标准规定了公共浴室的室温、空气质量和水温等标准值及其卫生要求，适用于各类公共浴室。除以上所述要求外，主要内容还包括：①公共浴室应设有更衣室、浴室、卫生间、消毒室等房间。②更衣室室温应达25℃，二氧化碳（$CO_2$）应≤0.15%，一氧化碳（CO）应≤10mg/m³；淋浴室、池浴室、盆浴室的室温应在30～50℃，$CO_2$应≤0.1%，水温

应在40～50℃；浴池水的浊度应≤30度；桑拿浴室的室温应60～80℃。③更衣室的照度应≥50lx，公共浴室（淋、池、盆浴室）及桑拿浴室应≥30lx。④浴室应保持良好通风，应开设气窗，气窗面积为地面面积的5%。⑤浴室内不提供公用脸巾、浴巾；更衣室、休息室所用垫巾应及时更换，清洗消毒。⑥茶具应一客一洗一消毒；拖鞋应每客用后消毒；消毒判定标准与旅店业同。⑦修脚工具应每客用后消毒，不得检出大肠菌群、金黄色葡萄球菌和真菌；浴室内及其卫生间应及时清扫、消毒，做到无积水、无异味。⑨应设有禁止患性病和各种传染性皮肤病（如疥疮、化脓性皮肤病、广泛性皮肤真菌病等）的顾客就浴的明显标志。⑩有顾客住宿的公共浴室，住宿用床上用品应符合旅店业卫生标准中有关规定。公共浴室附设的理发店、美容店应执行理发店、美容店卫生标准中有关规定。

理发店、美容店 理发除修剪和整理头发还包括修剪胡须。美容是随着现代科学技术进步而发展起来的新兴行业，它借助外科手术、化学药品和某些物理方法，修理面部某些缺陷（如消除疣疮和雀斑）、化妆、纹眉、纹唇线、穿耳孔，以及做双眼皮、隆鼻、隆胸等。当今理发、美容业档次很多，从大型豪华的理发、美容厅到街头的理发摊点，分特级、甲、乙、丙、丁级。

健康影响 理发、美容业对健康可引起的不良影响既有化学性的，也有生物性的。美容美发过程是将修理工具、各类毛巾等用具直接接触头部和面部皮肤的过程，因此防止这些部位的皮肤毛发发生感染是非常重要的。

美容美发工具 都是直接用在皮肤上，极易发生交叉感染。常见的有头癣、化脓性皮肤病、过敏性皮炎等，还可经创面感染乙型病毒性肝炎。因此，这些用具必须在每客用后立即消毒，要求不得检出大肠菌群和金黄色葡萄球菌。要为患有头癣等传染性皮肤病的顾客设有专用理发工具，并有明显标志，用后立即消毒并单独存放。

脸巾经常用来擦脸甚至擦眼，容易引起眼部感染。常见有沙眼、流行性出血性眼结膜炎（俗称红眼病）。所以脸巾必须每客用后清洗消毒，评定标准与旅店业相同。围布虽非用于擦脸，但顾客有时也会自行用来擦脸、擦眼。所以，大小围布应经常清洗更换。

空气质量 美容美发场所的空气质量不仅受到顾客和从业人员的呼出气影响，还会由于在操作过程中使用的某些化学用品中挥发出来的化学物质而污染空气。主要来源是某些烫发水中含有氨水，烫发时氨水味就扩散到空气中来。国家标准《理发店、美容店卫生标准》（GB 9666-1996）规定，应设有机械排风设备，并规定在理发店、美容院（店）的空气中，$CO_2$应≤0.1%，CO≤10mg/m³，甲醛应≤0.12mg/m³，可吸入颗粒物（$PM_{10}$）应≤0.15mg/m³（美容院）或≤0.2mg/m³（理发店），氨应≤0.5mg/m³，空气细菌总数应≤4000CFU/m³。

卫生要求 在中国必须按照现行国家标准《理发店、美容店卫生标准》（GB 9666-1996）执行。除上述要求以外，标准中规定的卫生要求还有下列方面：①理发店、美容院（店）的环境应整洁、明亮、舒适。②店内应设有消毒设施或消毒间。③工作

人员操作时应穿上清洁干净的工作服，清面和美容时应戴口罩；美容工作人员在美容前双手必须清洗消毒。④美容工具、理发工具、胡刷用后应消毒，不得检出大肠菌群和金黄色葡萄球菌；胡刷宜使用一次性胡刷；理发工具宜采用无臭氧紫外线消毒；理发刀具、美容工具配备的数量应满足消毒周转所需；理发、烫发、染发的毛巾及刀具应分开使用，清洗消毒后的工具应分类存放。⑤唇膏、唇笔等化妆品应做到一次性使用。一般美容店不得做创伤性美容术。⑥使用的化妆品应符合有关化妆品卫生标准的规定。⑦正特、副特、甲、乙级烫发店、染发店和美容院必须设有单独操作间，并有机械排风装置；无单独操作间的普通理发店应设烫发、染发工作区，还应装置有效的抽风设备，控制风速不低于 0.3m/s。

标准中除了以上经常性卫生要求外，还规定设计卫生要求：①新开业的理发店、美容店营业面积必须在 $10m^2$ 以上，已开业的应逐步达到上述的最低要求，并应有良好的采光面。②店内应设理发、美容工具洗涤消毒的设施。③理发店地面应易于冲洗，不起灰，墙面台度要有 1.5m 高的瓷砖、大理石贴面或油漆。④洗头池与座位比，正副特级理发店、美容院（店）不小于 1:4。甲乙级理发店不小于 1:5。⑤高级理发店、美容店应有机械通风设备，且组织通风合理，无机械通风设备的应充分利用自然通风。

（郭新彪　魏红英）

zhùsù yǔ jiāojì chǎngsuǒ wèishēng

# 住宿与交际场所卫生（hygiene in accommodation and socializing places）住宿与交际场所的卫生要求。住宿与交际场所包括宾馆、饭馆、旅店、招待所、车马店、咖啡馆、酒吧、茶座。

**旅店业**　旅店提供住宿、用餐等服务项目，有的还能提供会议、健身、文化娱乐等多项服务。

**健康影响**　旅店是人们外出活动的临时住所，甚至还要在里面开会、办公。旅店应为旅客提供一个清洁而舒适的生活环境，使旅客在繁忙的工作之余能得到充分休息，使旅客消除疲劳、恢复精力、增进身心健康。旅店不仅应为旅客提供清洁卫生的生活条件、饮食条件，还应创造优质的室内环境。旅店业与健康影响的因素主要包括卧具、茶具、卫生间用具、室内空气质量、饮用水和室内装饰物等。

**卧具**　床单、被罩、毯子、枕巾等卧具都是经过许多不同类型的旅客重复使用过的。这些贴身的纺织材料上常会污染上多种致病微生物。常见的有沙眼衣原体、流感病毒、结核杆菌、溶血性链球菌、肝炎病毒、大肠埃希菌、各种皮肤病真菌，甚至还有淋球菌。因此，卧具应该一客一换。如果是常住旅客，卧具至少应一周一换。消毒后的卧具上的细菌总数应 <200CFU/25cm²，大肠菌群在 50cm² 的面积上不得检出，致病菌在 50cm² 的面积上不得检出。

**茶具**　公用茶具最易传播肠炎、细菌性痢疾、甲型病毒性肝炎等消化道传染病。茶具必须每天清洗消毒。茶具必须洗得表面光洁、无油渍、无水渍、无异味。消毒后细菌总数应<5CFU/ml，大肠菌群在 50cm² 面积上不得检出，致病菌在 50cm² 面积上不得检出。

**卫生间用具**　卫生间的脸巾、浴巾等毛巾能传播沙眼、皮肤病甚至消化道传染病，还可能引起泌尿系统感染等。因此，毛巾必须一客一换，清洗消毒后的细菌学指标与卧具的细菌学指标一致。使用浴盆、马桶等用具最容易引起泌尿系感染，如皮炎、瘙痒、阴道炎等，所以必须每天清洗消毒。洗漱池也必须每天清洗消毒。脸盆容易传播沙眼，脚盆、拖鞋容易传播脚癣等皮肤病，都应该一客一换。脸盆、浴盆、脚盆、拖鞋等均应消毒，并不得检出致病菌。

**室内空气质量**　旅店的室内空气污染主要有两个来源。一是来自旅客的呼出气、香烟烟雾、厨房的燃烧产物等造成的污染。由于通风换气不充分，未能将这些污染气体排出室外，使得大量的二氧化碳（$CO_2$）、一氧化碳（$CO$）、可吸入颗粒物（$PM_{10}$）、呼吸道致病菌等污染物在室内聚积。另一来源是旅店经过装修后，从装饰装修材料和家具中释放出的挥发性污染物未能排出室外，造成空气污染，这些污染物都会给旅客的健康带来影响。此外，来自空调机造成的二次污染，也是来源之一。故旅店的通风换气非常重要。首先应加强自然通风，让各客房开窗换气。如果是中央空调系统，则一定要充分补足新风量。空调系统应定期清洗，避免微生物的聚积。要使客房空气符合中国国家标准，3～5 星级的宾馆饭店要求 CO 应 ≤5mg/m³，$CO_2$ 应 ≤0.07%，甲醛 ≤0.012mg/m³，$PM_{10}$ 应 ≤0.15mg/m³，空气细菌总数应 ≤1000CFU/m³，新风量应 ≥30m³/(h·人)。其他旅店可适当放宽。

**饮用水**　旅店业集中式供水的水质一定要符合《生活饮用水水质卫生规范》。如果使用桶装水，除了必须保证水质以外，饮水机应该定期清洗消毒。否则，就会滋生微生物，造成水的二次污染。

**室内装饰物**　地毯、挂毯、沙发套等室内装饰物是尘螨的适宜滋生场所。在室内小气候适宜条件下，如果长期不打扫这些纺织物，尘螨就在此生长繁殖，引起旅客过敏。

除了以上几个重要方面以外，有的小型旅店还可能带来跳蚤、虱子等病媒生物，传播疾病。

**卫生要求**　中国旅店业的各项卫生指标的标准值及其卫生要求，应按照国家标准《旅店业卫生标准》（GB 9663-1996）来衡量。本标准规定了各类旅店客房的空气质量、噪声、照度和公共用品消毒等标准值及其卫生要求。本标准适用于各类旅店，不适用于车马店。除以上已提及的标准值以外，还有：①客房内小气候应合适，冬季室温应>20℃，夏季室温应<26℃；相对湿度应为40%~60%；风速应≤0.3m/s。②客房宜有较好的朝向，自然采光系数以1/8~1/5为宜（注：自然采光系数现已称为窗地面积比）。③台面的照度不能太暗，应≥100lx。④客房内是安静环境，要求噪声应≤40dB（A）。⑤床位不能太靠近，应便于空气流通。高级宾馆、饭店的床位占地面积应≥7m²/人，普通旅店、招待所为应≥4m²/人。⑥必须设有消毒间，保证日常的消毒工作可正常运行。⑦应有防蚊、蝇、蟑螂和防鼠的设施。室内外不应当有蚊蝇滋生场所。

标准对于旅店业的设计卫生要求有：①旅店应选择在交通方便、环境安静的地段；疗养性旅店宜建于风景区。②客房宜有较好的朝向，自然采光系数以1/8~1/5为宜。③除标准较高的客房设有专门卫生间设备外，每层楼必须备有公共卫生间。盥洗室每8~15人设一龙头，淋浴室每20~40人设一龙头。男卫生间每15~35人设大小便器各一个，女卫生间每10~25人设便器一个。④卫生间地坪应略低于客房，并应选择耐水易洗刷材料，距地坪1.2m高的墙裙宜应用瓷砖或磨石子，卫生间应有自然通风管井或机械通风装置。⑤旅店必须设有消毒间。⑥客房与旅店的其他公共设施（厨房、餐厅、小商品部等）要分开，并保持适当距离。⑦旅店的内部装饰及保温材料不得对人体有潜在危害。空调装置的新鲜空气进风口应设在室外，远离污染源，空调器过滤材料应定期清洗或更换。

**饭馆、餐厅**　饭馆、餐厅以各种烹调方式为顾客提供各种风味的菜肴和主食。

**健康影响**　在饭馆、餐厅用餐，应提供舒适的用餐环境、清洁卫生的餐饮具，使顾客享受到美食的风味，心情舒畅。但饭馆、餐厅也存在着污染环境的因素。

**空气质量**　除了众多顾客的呼出气以外，厨房的燃烧产物、烹调油烟也会倒灌入餐厅。尤其是在利用燃料直接烧烤进食的餐厅内，CO的浓度可能会很高。餐厅的装饰装修材料也会散发出有害气体。中国国家标准要求 $CO_2$ 应≤0.15%，CO应≤10mg/m³，甲醛应≤0.12mg/m³，$PM_{10}$≤0.15mg/m³，空气细菌数应≤4000CFU/m³，新风量应≥20m³/（h·人）。

**小气候**　用餐时小气候不适，不但影响用餐者的情绪，也会给健康带来影响，影响呼吸道和消化道的生理功能。要求小气候的卫生标准值是室温在18~20℃，相对湿度为40%~80%，风速应≤0.15m/s。

**卫生要求**　在中国应按照国家现行标准《饭馆（餐厅）卫生标准》（GB 16153-1996）执行。除上述要求外，主要的还有：①餐厅内应湿式清扫，保持整洁。②餐厅装饰装修材料不得对人体产生危害。③餐厅必须设洗手间，卫生间蹲位数应根据餐厅座位数而定。④活鱼缸内水质应定期更换，清洗鱼缸，以免滋生军团菌等。⑤餐厅应有防虫、防蝇、防蟑螂、防鼠的措施，应严格执行全国爱国运动委员会有关四害的考核规定。⑥饮水和餐饮具是消化道传染病的传染途径，饮水必须符合饮用水卫生要求，餐饮具应每客清洗消毒。

（郭新彪　魏红英）

gōnggòng chǎngsuǒ wèishēng jiāndū

## 公共场所卫生监督（supervision of hygiene in public places）

卫生监督机构依照国家有关卫生法规的规定对生产经营性公共场所进行预防疾病、保障健康的卫生监督检查。

**必要性**　公共场所满足了人们物质和精神上的需求，但人群之间及人与公共卫生用品的频繁接触也带来了许多卫生问题增加了传染病传播的概率，增加了健康威胁，加强疾病防控不可或缺，加强卫生监管责无旁贷。中国国务院1987年发布了《公共场所卫生管理条例》（简称《条例》），卫生部1991年发布了《公共场所卫生管理条例实施细则》（简称《细则》）。卫生部、国家技术监督局1996年颁布了与以上两个文件相配套的《公共场所卫生标准》（简称《标准》）。这标志着中国对公共场所的卫生管理已从政府的行政管理转变为法制化管理，从根本上保证了公共场所的卫生质量。

**监督机构职责** ①开展经常性卫生监督和预防性卫生监督：对公共场所开展经常性卫生监测和监督，建立其卫生状况的档案。定期对各个公共场所执行《标准》及《条例》的情况进行监督和检查。定期更换和发放新的卫生许可证。②研究和提出本地区公共场所的卫生问题：对监测和监督中发现的问题进行研究，通过研究结合本地区情况提出适用于本地区的卫生法规或条例，或提出有关修改《标准》的建议和适合本地区的补充内容。③针对某些公共场所存在的卫生问题进行技术指导和咨询，并督促其限期改进。④组织卫生宣传教育及培训：监督从业人员进行本单位的卫生检查和自身的健康检查，开展并联合有关部门对从业人员和顾客进行卫生宣传教育。⑤检查和处理出现的卫生问题：检查和监督各公共场所执行《条例》的情况，对违反《条例》的单位或个人根据情节进行处罚。

**监督方式** 公共场所卫生监督的方式有预防性卫生监督和经常性卫生监督两类。卫生机构根据需要设立公共场所卫生监督员，执行卫生机构的任务。公共场所卫生监督员由同级人民政府发放证书。

**预防性卫生监督** 卫生监督机构应对公共场所新建、改建或扩建的选址、设计、竣工验收等每个阶段均进行卫生监督。审查该公共场所内部是否符合卫生标准及落成后对周围环境是否造成污染。发现问题应立即提出并监督其及时改进。通过对建设项目进行预防性卫生监督，把可能影响人体健康的环境因素和可能存在的卫生问题，消除或控制

在选址、设计和施工过程中。凡受周围不良环境影响或有职业危害，以及对周围人群健康有不良影响的大型公共场所建设项目，必须执行建设项目卫生评价报告制度。

**经常性卫生监督** 在公共场所经营过程中，卫生监督机构依照《标准》《条例》和《细则》对其卫生状况进行定期或不定期的卫生检测、卫生检查、卫生技术指导、卫生行政处罚等监督工作。主要内容包括：①监督检查各单位的卫生组织机构以及卫生制度的落实情况，定期检查其工作开展的情况。②检查经营单位是否已领取"卫生许可证"，许可证是否在有效期，对无证经营的单位应查明原因，责令其停业并立即补领许可证，无证不准开业。③对各项卫生要求，包括空气质量、小气候、水质、公共用具、卫生设施、采光照明、噪声等各项标准中所列出的卫生指标，定期进行检查、监测，不符合标准的指标应限期改正。④从业人员的健康检查及使用情况，是否按照条例进行，应检查监督；⑤协助处理已发生的卫生问题，积累资料，总结经验。

经常性卫生监督的方法主要有现场观察、现场咨询、现场记录、现场抽样检验和现场监督指导等，旨在及时发现存在的卫生问题，对不符合卫生要求的及时给予卫生技术指导，提出改进意见并监督其改进。对坚持不改或具有严重违法行为的经营单位或个人，依照《公共场所卫生管理条例》的规定，给予行政处罚，强制其采取有效措施，创造良好的公共场所卫生条件，预防疾病，保障人体健康。

（郭新彪　魏红英）

chéngxiāng guīhuà wèishēng

# 城乡规划卫生（urban and rural area planned sanitation）

应用环境卫生学的理论和技术，研究城乡规划中各类环境因素与人体健康的关系。

**城乡规划原则** 城乡规划实现城乡经济和社会发展目标，确定规模和发展方向，合理利用土地，协调空间布局和建设而制定的一定时期城乡建设综合部署。包括城市规划和村镇规划，是城市、集镇和村庄管理、建设和发展的依据，对规划设计宜居住环境，节约资源特别是土地资源，保护环境和历史文化遗产，促进城乡社会经济的可持续发展有重要的作用。《中华人民共和国城市规划法》是国家城市规划法规。其基本原则是：①确定城市性质，控制城市规模。确定城市的性质，应根据国民经济和社会发展计划，全面分析当地的自然环境、资源条件、历史背景和现状特点，确定城市的产业结构，拟定城市发展的主导基本因素，作为城市规划布局和发展的依据。中国实行严格控制大城市规模、合理发展中等城市和小城市的方针。②远期规划与近期规划结合，总体规划与详细规划结合。远期规划一般以 20 年为规划期限，近期规划一般以 5 年为期限。③保护城市生态环境。④维护城市文脉，改善景观环境。⑤加强安全防患，促进人际交往，保持人类社会生活的和谐。

**卫生管理** 卫生部门应参与城乡规划的制定，并对城乡建设进行预防性卫生服务和监督。城乡规划的预防性卫生监督主要是对卫生部门规划部门编制的规划文件和图纸进行卫生审查，应对城乡总体规划和各阶段的规划方

案、具体的详细规划和各专项规划从选址、设计到实施进行审查，并提出意见和建议。

卫生部门在城乡规划预防性卫生监督的主要内容：①规划的用地选址是否符合卫生要求，规划的工业区和居住区用地及今后发展的备用地能否满足经济、社会发展和预期人口规模的需要。②城镇功能分区和各区的配置是否考虑当地自然条件和卫生要求，是否充分利用有利自然因素和防止不良自然因素的作用，工业区与居住区之间是否设置卫生防护距离和绿化地带。③居住区和居住小区规模是否合适，建筑密度、人口密度、绿地面积等是否能保证环境质量，居住区的建筑群布置、绿化、公共服务设施是否合理。④饮用水水源选择及饮用水水源卫生防护，给排水系统的发展规划，生活污水、工业废水、工业废渣、垃圾、粪便的收集、运输和处理设施的规划是否合理。⑤绿地系统规划是否合理。⑥道路交通规划能否满足需求并避免交通噪声对居住区的影响。⑦卫生部门应收集城市公共卫生资料，包括城市人口的年龄构成、自然增长情况，居民健康状况指标，各种传染病、生物地球化学性疾病、慢性病、肿瘤、伤害的发生率和死亡率等资料；有关环境质量与居民健康关系的资料；公共场所的卫生条件，医疗卫生服务设施的现状和发展计划等资料。

卫生部门在城乡建设过程中还应进行经常性卫生调查，分析研究城乡规划和建设中存在的卫生问题及其对环境质量和人群健康的影响，积累资料，提出改进意见，供有关部门修订或调整总体规划时参考。

（宋伟民）

chéngshì rénkǒu guīmó

**城市人口规模**（size of urban population） 一个城镇实际人口数量的多少（或大小）。是反映城市规模的主要指标，决定城市用地规模和基础设施建设规模的基础。城市人口规模与经济效益关系很大，合理的人口规模，可促进经济、社会更好发展。人口过度膨胀可造成住宅紧张、交通拥挤、生活居住环境恶化，导致生活质量下降、卫生不安全。

《国务院关于调整城市规模划分标准的通知》由国务院 2014 年 10 月 29 日以国发〔2014〕51 号印发，对原有城市规模划分标准进行了调整，明确了新的城市规模划分标准以城区常住人口为统计口径，将城市划分为五类七档。城区常住人口 50 万以下的城市为小城市，其中 20 万以上 50 万以下的城市为 I 型小城市，20 万以下的城市为 II 型小城市；城区常住人口 50 万以上 100 万以下的城市为中等城市；城区常住人口 100 万以上 500 万以下的城市为大城市，其中 300 万以上 500 万以下的城市为 I 型大城市，100 万以上 300 万以下的城市为 II 型大城市；城区常住人口 500 万以上 1000 万以下的城市为特大城市；城区常住人口 1000 万以上的城市为超大城市。

城区是指在市辖区和不设区的市、区、市政府驻地的实际建设连接到的居民委员会所辖区域和其他区域。常住人口包括：居住在本乡镇街道，且户口在本乡镇街道或户口待定的人；居住在本乡镇街道，且离开户口登记地所在的乡镇街道半年以上的人；户口在本乡镇街道，且外出不满半年或在境外工作学习的人。

（宋伟民）

chéngshì gōngnéng fēnqū

**城市功能分区**（city functional districts） 将城市中各种物质要素按不同功能进行分区布置，组成相互联系的有机整体。在城市中，同一种土地利用方式对用地空间和位置需求相同，导致同一类活动在城市空间上的聚集，形成各种功能区。在城市规划中将城市用地按不同功能进行分区，使之配置合理，最大限度地消除和防止环境污染对人群健康的影响。城市用地分为：①居住用地，如住宅用地、公共建筑用地、绿地用地和道路用地。②公共设施用地，如行政办公、商业、金融业、文化体育、医疗卫生和教育科研用地。③工业用地，如工厂企业用地。④仓储用地。⑤对外交通用地，如铁路及铁路专用线、公路、客货运车站、港口、码头、机场等。⑥道路广场用地。⑦市政公用设施用地，如水电气暖供应、交通通讯、环境卫生设施、消防站、火葬场、墓地等。⑧绿化用地。

功能分区在评定、选择城市用地的基础上进行，但划分并不是机械地、绝对地划分城市用地。例如，居住区可布置一些不污染环境，货运量不大的工业企业；工业区主要布置工厂和有关的动力、仓库、运输等设施，但也有必要设置一些生活服务设施，以及某些科研机构等。

**分区原则** 保证城市各项活动的正常进行，必须把各功能区的位置安排得当，既保持相互联系，又避免相互干扰。最主要的是处理好居住区和工业区之间的关系。为保证职工上下班的方便及居住环境的卫生、舒适和安宁，居住区和工业区及其他工作地点之间，应有便捷的交通。排放废气和废水的工厂应设在居住区下风向和河流下游地带；产生噪声的工厂、铁路列车编组站、飞机场应尽量远离居住区；居住区和工业区之间应布置适当的卫生防护地带。保证居住区、城市的行政文化中心及其他大型公共活动中心、工业区和火车站、港口码头、飞机场之间有便捷的交通联系；要尽量避免居住区和城市中心区被铁路分割。专为工业企业服务的材料、成品仓库，应布置在工业区内；危险品仓库、对环境有污染的仓库、堆场，则应同其他仓库、居住区、工业区隔离。

城市功能分区从卫生学角度应考虑下列原则：①城市一般设居住区、工业区、对外交通运输和仓储区、郊区，根据具体情况还可设文教区、高科技区、风景游览区、金融贸易区等。各功能区应结合自然条件和功能特点合理配置，避免相互交叉干扰和混杂分布。②居住用地应选择城市中卫生条件最好的地段，要求远离沼泽，地势高燥，不受洪水淹没威胁，土壤清洁或受污染后已经完全无害化，靠近清洁的地表水或大片绿地。地形稍向南或东南方倾斜，以获得充足的日照。对冬季寒风和夏季台风，最好能通过地形和绿化布局减轻其影响。③工业用地应按当地主导风向配置在生活居住用地的下风侧、河流的下游。工业用地与生活居住用地之间应保持适当距离，中间配置绿化防护带。④保证在到达规划期时，各功能分区仍有进一步扩展的余地，并保证城市各部分用地协调发展。在卫生上不允许工业区发展到包围生活居住区或铁路包围城市。⑤为保证生活居住用地的卫生条件，各功能分区的用地选择应同时进行。改建、

扩建的城市在选择新区用地时，应考虑旧城的改造利用和与新区的关系。

**主要功能区** 城市功能区主要包括居住区、商业区、工业区、文化区等。

居住区 居住区由城市主要道路或自然界线围合，设有与其居住人口规模相应的、能满足居民物质与文化生活所需公共服务设施的相对独立的生活聚居地区；应选择日照良好、风景优美、环境宁静和清洁的地段；必须有足够面积，使建筑密度和人口密度不致过高，并保证有充足的绿地；可设若干个居住区，各个居住区的人口规模在5万左右；可利用地形、河流或干道，将各个居住区隔开。每个居住区内应配置成套的文化、教育、商业等生活服务设施。

商业区 一般设在城市中心或交通方便、人口众多的地段，以全市性的大型批发中心和大型综合性商店为核心，由几十家甚至上百家专业性或综合性商业企业组成。其特点是商店多，规模大，商品种类齐全，可满足消费者多方面的需要，向消费者提供最充分的商品选择余地。大、中城市一般有一两个中心商业区和若干个区级商业区，小城镇的商业区则由一两条商业街组成。商业区的布局形式主要有：沿街呈线状布置，在独立地段成片集中布置，沿街和成片集中相结合布置等形式。中心商业区规模过大，会引起人流拥挤、交通阻塞、环境恶化等问题。

工业区 包含基层工业区，属工业枢纽的组成部分。是一个或数个较强大的工业联合企业为骨干组成的工业企业群所在地区。大多以企业地域联合为基础，由

一群企业或数群企业组成，有共同的市政工程设施和动力供应系统，各企业间有密切的生产技术协作和工艺联系。其范围常在几到十几平方千米。工业企业群或为协作制造配套产品，或在共同利用市政工程设施基础上组成。

分类 根据工业区的形成条件和所处的位置不同，工业区分为三种类型。①城市工业区：多由加工工业企业群组成，大部分是在优越的地理条件基础上逐步形成的。在一般情况下，其内部结构比较协调，并有紧密的生产联系，体现城市经济的某种特征。②矿山工业区：在采掘工业基础上形成的工业企业群组合。与开发区域资源相结合，可组成部门结构复杂、矿业与工业均较发达的矿山工业区。③以大型联合企业为主体的工业区：工业区以企业联合布局为基础，以企业群为主体，厂与厂间的距离一般较近。工业区内各企业由于共同使用统一的供排水系统、交通道路、工程管网、热电站、变电所、港口码头、建筑基地、三废处理设施，以及城镇生活福利设施等，节省各企业的厂外工程投资，节约用地，提高经济效果。

卫生学要求 根据城市规模、工业企业的数量和性质，城市内可设一个或几个工业区。每个工业区内可相对集中地布置若干个工业企业，使各厂之间便于组织生产协作、原材料和三废的综合利用。布置工业用地时，必须严格遵守各项安全和卫生上的要求，并执行国家对建设项目环境保护规定的各种制度。按照工厂对环境的影响程度，可分为：①消耗能源多、污染严重、运输量大的工业，如大型冶炼、石油化工、火力发电、水泥、化工及有易燃

易爆危险的工厂，应设在远郊。②污染较轻、运输量中等的工业，可布置在城市边缘。③污染轻微或无污染及运输量不大的工业，可设在居住区内的独立地段，用城市道路或绿化与住宅建筑群隔开。盆地和谷地不宜布置排放有害气体的工业，以免引起严重大气污染。工业区与居住区之间，应根据国家有关标准设置卫生防护距离，即产生有害因素车间的边界至居住区边界的最小距离。防护距离范围内应尽量绿化，也可设置消防站、车库、浴室等非居住性建筑物，但不得修建公园、体育场、学校和住宅建筑。可将危害最大、要求防护距离最远的工厂设在离居住区最远的地段，由远及近配置危害由大到小的工厂。有河流的城市，工业区必须位于居住区的下游。特别是在城市水源的上游水源保护区内，严禁设置排放有害废水的工厂。配置工业区时，可考虑集中布置废水性质近似的工厂，以便统一处理。也应考虑工业垃圾综合利用的配套项目。对暂时无法综合利用的垃圾，应考虑合适的堆置场地，并防止废渣飞扬或造成水体污染和土壤污染。旧城市有许多工厂与居民住宅布局混乱，对卫生、消防、交通和城市发展都带来负面影响。应通过技术改造、工艺改革和设备更新等措施，消除三废和噪声对周围居民的危害。对环境污染严重，或有引起火灾、爆炸危险的工厂，应尽早迁至远郊，否则应改为无污染、无危险性的工艺，或转产甚至停产。

**文化区**　有某种共同文化属性的人群所占据的地区，在政治、社会或经济方面具有独特的统一体功能的空间单位。文化有历史传统（时间现象）和地区分异（空间表征）两重性。同一个文化区有文化均一的共性，有相似的文化特质和文化复合体。

文化区分为形式文化区和功能文化区。①形式文化区：一种或多种共同文化体系的人所居住的地区。区内有文化核心，即该文化最先出现的地方。从文化核心向外传播得越远，该文化体系越弱，所以分布区的边界不明显，常呈宽带形，甚至与相邻的文化区有部分重叠。②功能文化区：在政治上、社会上或经济上具有某种功能作用的地区，一个行政区、教区或经济区都可视为一个功能文化区。实现功能作用组织的所在地，即文化核心区。功能作用的范围比较明显，有明确的边界。有些文化现象有具体的中心，亦有一定的功能范围，但却形成不了一个完整的功能区，如报纸。还有人划分出第三种文化区，即乡土文化区或感性文化区。它是存在于其居民意识中的一种"地区"概念，既无一致的文化体系，也无实现某种功能的组织，只能根据流行文化或民间文化的地区间差异特征划分。

**对外交通运输和仓储区**　城市总体规划应尽量减轻交通运输设施对城市环境的影响。铁路不应将城市包围或分割，并尽量不要穿越市区。对外过境公路应从城市外围通过，或利用环城路作为过境交通干道。长途汽车站可设在市区边缘，与市内交通干道、铁路客运站、客运码头等有便捷的交通联系。港口的客运和货运码头应分开设置。石油、危险品以及水泥、煤炭、矿石、石灰等散发粉尘的港口作业区应设在城市主导风向下风侧和河流的下游。飞机场应布置在郊区，从机场到市区的距离以乘机动车需时30分钟左右为宜。

仓储区是城市中为储藏生产生活资料而集中布置仓库、储料棚或储存场地的独立地区或地段。应设置在铁路、公路或码头附近。石油、煤炭、危险品、易燃品仓库，应设在城市主导风向下风侧的远郊区，并与居住建筑之间有一定隔离地带。屠宰厂、皮毛加工厂的仓库以及禽畜宰前的圈舍，均需设在下风侧的市郊，并防止对水源的污染。

（宋伟民）

chéngshì shēngtài xìtǒng

**城市生态系统**（urban ecosystem）　城市区域内由生物群落及其生存环境组成的动态系统。城市是人、资源、环境三者复合而成的因素众多、结构复杂、功能综合的人工生态系统，既有自然生态系统的某些共性，又有人为性、不完整性、复杂性和脆弱性等个性。聚集性与稀缺性共存，人工控制和人为作用对城市生态系统的存在与发展起决定性作用。自然环境因素呈不同程度的稀缺状态。在城市生态系统中，生产者已从绿色植物转化为人类，消费者也是人类，分解者组分的稀缺以及部分代替分解者职能的处理设施的不足，使得城市运转过程中产生的废物难以像自然生态系统那样有效分解，给城市带来极大的负面影响。城市是人口最集中的地方，随着全球化、城市化进程的加快，城市人口剧增。根据联合国人类聚落研究中心的报告，1990年全球城市化水平为45%，有约24亿人口居住在世界的城市地区；2000年全球城市化水平达到51%，2010年增加为55%左右，2025年将增加至65%，即将有55亿人口居住在城市地区。中国660多座城市中已生活着 3.5 亿人口，到 2020 年中国将有一半人口生活在城市。人口密集使城市资源和环境面临着巨大的压力，住房拥挤、交通堵塞、水源短缺、空气污浊、土地紧张等成为全球所面临的城市问题。

**主要特征** 人在城市生态系统起支配作用。在自然生态系统中，能量的最终来源是太阳能，在物质方面则可通过生物地球化学循环而达到自给自足。城市生态系统所需的大部分能量和物质，都需要从其他生态系统（如农田生态系统、森林生态系统、草原生态系统、湖泊生态系统、海洋生态系统）人为地输入。城市中人类在生产活动和日常生活中所产生的大量废物，必须输送到其他生态系统中去。可见城市生态系统对其他生态系统有很大的依赖性，也是非常脆弱的生态系统，必然会对其他生态系统造成强大的冲击和干扰。若城市建设和发展不遵循生态学规律，即可能破坏其他生态系统的生态平衡，影响到城市自身的生存和发展。

城市生态系统包括社会经济和自然生态系统。其特点是：①以人为主体，人在其中不仅是唯一的消费者，而且是整个系统的营造者。②几乎全是人工生态系统，其能量和物质运转均在人的控制下进行，居民所处的生物和非生物环境都已经过人工改造，是人类自我驯化的系统。③城市中人口、能量和物质容量大，密度高，流量大，运转快，与社会经济发展的活跃因素有关。④是不完全的开放性的生态系统，系统内无法完成物质循环和能量转换。许多输入物质经加工、利用后又从本系统中输出，故物质和能量在城市生态系统中的运动是线状而不是环状。城市是一定区域范围的中心地，城市依赖区域存在和发展，故城市生态系统的依赖性很强，独立性很弱。其研究内容包括：人口构成、经济结构和城市功能结构的合理性；人口流、物质流、能量流、信息流等是否能保证城市的功能作用；城市人口及其活动的基本物质（如土地、淡水、食物、能源、基础设施等）的保证程度，环境质量评价及其改善措施；确定城市生态合理容量和制订和谐、稳定、高效的城市生态系统结构可行方案及其管理技术措施等。

**破坏** 随着经济发展和城市化进程加快，人口大量涌入城市，城市生活垃圾量剧增，显著改变城市生态系统的组成与结构，降低物质循环和能量转换的功能，已成为当今世界最严重的公害之一。城市是生活垃圾集中地，包括炊厨废物、废纸、织物、家用什具、玻璃陶瓷碎片、废电器制品、废塑料制品、煤灰渣、废交通工具等，处理不当，不仅会影响城市环境卫生，侵占城市的土地，而且更为严重的是对城市生态系统产生一定的破坏。城市生活垃圾对城市生态系统的破坏主要表现为三个方面的污染：①露天堆放，占用土地，城市生态环境恶化。②对城市大气的污染。③对城市地面水和水源的污染。

**防治** 包括四个方面：①推进管理体制的改革，实行垃圾收费制度，以降低垃圾源头的产生量。②推行垃圾投放的分类，利于资源化。③加强城市生活垃圾处理技术的研究。④加强城市生活垃圾污染防治的宣传教育。城市是一个国家消耗能源的主要区域，又是大量垃圾的产生源，城市中物质流动基本是线形的，物流链很短，如果不循环利用，无限制排放可破坏城市的收支平衡，城市的承载力也不断下降，导致城市生态系统的恶化和破坏。

（宋伟民）

chéngshì lǜhuà
## 城市绿化（urban afforestation）

在城市中栽种植物和利用自然条件改善城市生态，保护环境，为居民提供游憩场地和美化城市景观。

**原则** ①以生态学原理为指导，保护和恢复城市生物多样性，建设结构优化、功能高效、布局合理的绿地系统，合理配置乔木、灌木、草本和藤本植物，种群间相互协调，有复合的层次和相宜的季相色彩，使具有不同生态特性的植物各得其所，能充分利用阳光、空气、土地空间等，构成一个稳定的、和谐有序的群落。②绿化植物选择能抗污吸污、抗旱耐寒、耐贫瘠、抗病虫害等的植物。③建立多功能、立体化的绿化系统，形成点线面结合、高低错落有致的绿化网络，充分发挥绿化调节城市生态平衡、美化景观和提供娱乐休闲场所的功效。城市绿化是栽种植物以改善城市环境的活动。城市生态系统有受外来干扰和破坏而恢复原状的能力，就是通常所说的城市生态系统的还原功能。城市生态系统具有还原功能的主要原因是由于城市中绿化生态环境的作用。对城市绿化生态环境的研究就是要充分利用城市绿化生态环境使城市生态系统具有还原功能，能够改善城市居民生活环境质量这一重要性质。

**卫生学意义** ①调节和改善小气候：植物能不断吸收热量，使其附近气温下降；树冠能减弱到达地面的太阳辐射，视树冠大小和树叶疏密而异，透过树荫的太阳辐射一般仅 5%~40%。植物叶面大量蒸发水分，有调节湿度的作用。成片的树林能减低风速，防止强风侵袭。树林减弱风速的影响范围，为树高的 10~20 倍，甚至 40 倍。②净化空气，降低噪声：绿色植物对空气中的尘埃有阻挡、过滤和吸附作用，如生长茂盛的野牛草的叶面积是其占地面积的 19 倍，可大量吸附空气中的颗粒物。有些植物能吸收空气中的二氧化硫、氟化氢、氯、臭氧等有害气体。许多植物的分泌物有杀菌作用，如树脂、香胶等能杀死葡萄球菌。树林、灌木、草坪对空气微生物均有明显的净化效果，其中树林的净化效果最好。树木还具有反射和吸收噪声的作用，并可以阻隔放射性物质和辐射的传播，故绿化可阻隔和降低噪声，过滤和吸收辐射及放射性物质。③对人类有良好的生理和心理作用：绿化带的小气候对机体热平衡的调节有良好作用。绿色环境能使人产生满足感、安逸感、活力感、舒适感，并调节视神经的紧张度。绿化能丰富景观，绿地是人们接近自然的良好休憩场所，可丰富生活，陶冶情操，使人精神焕发，消除疲劳，有益于居民身心健康。

**城市绿地系统** 依据《中华人民共和国城市绿地分类标准》（CJJ/T 85-2002），城市绿地是指以自然植被和人工植被为主要存在形态的城市用地。它有两层含义：一是城市建设用地范围内用于绿地的土地；二是城市建设用地之外，对城市生态、景观和居民休闲生活具有积极的作用、绿地环境较好的区域。一定量与质的各类型城市绿地相互联系、相互作用所组成的绿色有机整体构成城市绿地。中国《城市用地分类与规划建设用地标准》（GB 50137-2011）规定，人均绿地面积标准为 ≥ 10m$^2$（其中公共绿地≥8.0m$^2$/人）。《城市居住区规划设计规范》（GB 50180-93）规定，居住区公共绿地的总指标分别为：组团不少于 0.5m$^2$/人，小区（含组团）不少于 1m$^2$/人，居住区（含小区与组团）不少于 1.5m$^2$/人。

城市绿地系统是指城市建成区或规划区范围内，以各种类型的绿地为组分构成的系统，有园艺、生态和空间三种内涵。按此解释，可将它定义为在城市空间环境内，以自然植被和人工植被为主要存在形态的能发挥生态平衡功能，且其对城市生态，景观和居民休闲生活有积极作用，绿化环境较好的区域，还包括连接各公园、生产防护绿地、居住绿地、风景区及市郊森林的绿色通道和能使市民接触自然的水域。它有系统性、整体性、连续性、动态稳定性、多功能性和地域性的特征。城市绿地系统的职能包括改善城市生态环境、满足居民休闲娱乐要求、组织城市景观、美化环境和防灾避灾等。

绿地分类 分为五大类。①公园绿地：是向公众开放，以游憩为主要功能，兼具生态、美化、防灾等作用的绿地。包括综合公园、社区公园、专类公园（动物园、植物园、游乐公园等）、带状公园、街旁绿地等。②生产绿地：为城市绿化提供苗木、花草、种子的苗圃、花圃、草圃等圃地。③防护绿地：城市中具有卫生、隔离和安全防护功能的林带及绿化用地。包括卫生隔离带、道路防护绿地、防风林、城市组团隔离带等。④附属绿地：城市建设用地中绿地之外各类用地中的附属绿化用地。包括居住绿地、公共设施绿地、道路绿地等。居住绿地是城市居住用地内社区公园以外的绿地，包括组团绿地、宅旁绿地、配套公建绿地、小区道路绿地等。⑤其他绿地：对城市生态环境质量、居民休闲生活、城市景观和生物多样性保护有直接影响的绿地。包括风景名胜区、水源保护区、郊野公园、森林公园、野生动植物园、湿地、垃圾填埋场恢复绿地等。

绿地系统规划 它涉及的内容极广泛，包括城市建设用地布局、环境质量、道路交通、历史文化、生活方式、景观设计、防震减灾。只有科学合理地进行城市绿地系统规划，才能充分发挥城市绿地保护自然生态、改善人居环境、美化城市景观、为市民提供休闲游憩和临时避灾场所等方面的功能。

中国的城市绿地系统规划指标体系主要由人均公共绿地面积（m$^2$）、建成区绿地率（%）、建成区绿地覆盖率（%）、人均绿地面积（m$^2$）、建成区人均公共绿地面积（m$^2$）等构成。1993 年 11 月，国家建设部颁发了《城市绿化规划建设指标的规定》，提出了按人均城市用地面积的不同标准确定城市绿化规划的指标（表），并规定了具体的计算方法和规划要求。

绿地布置 城市绿地系统的结构和布局应与自然地形地貌和河湖水系相协调，在全市均衡分布，点、线、面结合，保持绿化空间的连续性。点是指市级、区级各类公园和居住区公园；线是指林荫道、街道绿地、河（湖、海）滨绿地；面是指广泛分布于居住小区内的组团绿地和宅间绿地。同时应发展立体绿化，如在墙面、屋顶、阳台绿化，不仅可

表　城市绿地规划建设指标

| 人均建设用地（m²） | 人均公共绿地（m²） | | 城市绿化覆盖率（%） | | 城市绿地率（%） | |
|---|---|---|---|---|---|---|
| | 2000 年 | 2010 年 | 2000 年 | 2010 年 | 2000 年 | 2010 年 |
| <75 | >5 | >6 | >30 | >35 | >25 | >30 |
| 75～105 | >5 | >7 | >30 | >35 | >25 | >30 |
| >105 | >7 | >8 | >30 | >35 | >25 | >30 |

以提高绿地覆盖率、绿视率，而且可以增加景观和生态效应。绿地布置和环境设计应满足居民室外活动的需求。

居住区绿地划分为四级。①居住区公园：可与文化中心结合布置。居民步行到居住区公园的距离宜为 800～1000m。②居住小区公园：居民休憩和儿童游戏的主要场地，可设简单游乐、休憩和文化设施，服务半径不超过 400～500m。③组团绿地：宅间绿地的扩大和延伸，绿化要以低矮的灌木、绿篱和花草为主。④宅间绿地：同居民关系最密切、使用最频繁的绿地，布置应多考虑老人和儿童的室外活动。

**绿地率**　城市一定地区内各类绿化用地总面积占该地区总面积的比例。绿地率新区建设应不低于 30%；旧区改建不宜低于 25%。绿地率所指的"居住区用地范围内各类绿地"主要包括公共绿地、宅旁绿地等。其中，公共绿地，又包括居住区公园、小游园、组团绿地及其他的一些块状、带状化公共绿地。计算公式：城市绿地率 =（城市各类绿地总面积÷城市总面积）×100%。

绿地率和绿化覆盖率是两个不同概念，绿地率与绿化覆盖率都是衡量居住区绿化状况的经济技术指标，但绿地率不等同于绿化覆盖率。绿地率是规划指标，描述的是居住区用地范围内各类绿地的总和与居住区用地的比率（%）。绿化覆盖率是绿化垂直投影面积之和与占地面积的百分比，比如一棵树的影子很大，但它的占地面积是很小的，两者的具体技术指标不相同。

（宋伟民）

*chéngshì dàolù xìtǒng*

## 城市道路系统（urban road system）

城市范围内由不同功能、等级、区位的道路，以及不同形式的交叉口和停车场设施以一定方式组成的有机整体。一些现代城市还包括地下铁路和地下街。城市道路交通是城市的命脉，是城市发展的重要基础设施，也是城市可持续发展的重要保证。为居民提供安全、舒适的步行环境是城市规划的重要任务，规划中要考虑人行交通与车行交通分离，步行空间与绿化服务设施结合。在商业繁华地区开辟步行街区，在居住区规划独立的步行道系统，使居民能安全地步行到学校、商店和居住区中心。城市道路分为主干道、次干道和居住区级道路几类。主干道是城市道路系统的骨架，用于城市的主要客运和货运；次干道是接通主干道的交通路线，用于联系各居住区，或作为全市性或分区性商业街；居住区级道路是居住区内部的道路。规划城市道路网时，应合理组织市内交通，避免大量货运车辆在居住区级道路上通行，保证居住区的安全和安静。

**形式及设计原则**　形式有三种：方格形系统、放射形系统、放射-环形组合式系统。还有三角形、六角形、鱼骨形、枝节形及结合地形自由布置的各种形式。

设计原则：①总的原则是人和车、机动车和非机动车分道通行，兼顾安全、效率和环境。主干道吸引跨区交通和过境交通，设计时着重考虑安全和效率的要求；居住区内部道路则着重考虑安全和环境保护的要求。②运用交通工程学的原理和方法，预估远景道路交通量和交通量在整个路网中的分配，然后确定道路和交叉口的容量和工程规模。③在路网设计中体现公共交通优先的原则。例如，设计公共汽车专用路线或专用车道；在地下铁道车站和其他公共交通路线的主要站点建设小型机动车、自行车等私人交通工具的存车换乘设施。④重视步行者的要求，在道路网的设计中，将步行街连接成独立的系统。⑤在技术、经济条件许可时，利用地下街。

**特点**　主要有：①道路交叉点多，区间段短，交通流速较低，通行能力较小。②道路上行人和公共交通车辆，机动车和非机动车等各种交通流相互交织，交通组织比较复杂。③城市道路的布局、线形、路型和宽度，除了满足城市交通运输的要求外，还要满足许多非交通性的要求，如排除地面水，埋设工程管线，通风、日照、绿化、防火、防震以及城市景观等。④在交通安全和交通管理方面要求较高。

为了及时排除雨雪水和防止街道积水，车行道与人行道交界处应设排水沟，街道中部略微隆起，向两侧排水沟倾斜；排水沟应设置与地下排水系统相通的雨水进水井。街道应有纵坡，并应配合地形和满足交通上的要求；居住区道路最大纵坡的确定以方便自行车为依据，一般不宜超过3%。街道下方通常敷设给水、排水、供电、供热、电讯、煤气等管线，其埋设应符合有关工程技术要求。为保证交通和行人安全，街道在夜间应有足够照度；照明器沿街道均衡分布，在道路交叉口、广场和交通频繁路段，应增加灯具和提高照度。

为了优化城市用地布局，提高城市的运转效能，减少污染，降低伤害，应科学合理地规划城市交通，建成以安全步行和非机动交通为主，并具有高效、便捷、安全、经济、低公害的城市公共交通体系。要规划线网覆盖率较高的公共交通系统，处理好市内、市际、市郊城镇与中心城市的交通衔接与联系，以逐步缩小个人机动车在城市交通中所占的比重。大城市应规划人行天桥或地道、地下铁道、高架道路、立体交叉、与郊县和周边城市相连的轨道交通等设施，并规划停车场、多层车库或地下车库。规划以上各种设施时，要防止机动车尾气和交通噪声对居民的影响。为了改善大城市交通拥堵状况，可推行公交优先的政策，还可将部分干道改为单向行驶线。

作为城市发展的长远战略，应该建立方便居民生活、工作和休闲的绿色步行道、非机动车绿色通道。在许多城市中，非人尺度的景观大道、环路工程和高架道路等，占据了延续着历史文脉的城市公共空间，将城市肌理割裂，造成了噪声、振动、大气污染、居民出行不便、步行者和自行车使用者的空间被机动车挤占等问题。解决的对策是发展绿色交通，在城市规划中留出非机动

车绿色通道。这一绿道网络应该是完全脱离机动车道的、安静的、安全的绿色通道，用它将城市的河流、绿地系统、学校、居住区和商业街区连接起来，有利于居民的工作、学习、生活、出行和休闲。这是预防和控制城市道路交通伤害的重要对策，也是应对全球性能源和石油危机的关键性战略。

**协调** 城市道路是多功能的，它们相互之间有时是矛盾的，在规划时，需要按功能的主次进行协调。

**分流** 为确保交通安全，使它们发挥各自的效能，应采取不同的方法，对不同性质和不同速度的交通实行分流。中国用的三幅路，在路段上起了交通分流的作用，但在交叉口多方向的交叉和干扰仍集中在一起。解决这些矛盾需花费大量资金和用地，建造多层立体交叉口。在新建地区宜从道路系统上实行交通分流。对旧城区、新建的地区和红线已作控制的规划地区，要将道路完全按系统实行交通分流难度较大，但这个交通分流的原则是必须要在道路规划和改造中长期贯彻下去的。

**分级别** 不同规模的城市对交通方式的需求、乘车次数和乘车距离有很大差异，反映在道路上的交通量也很不相同：大城市将城市道路分为四级；中等城市可分为三级，即主、次干路和支路；小城市人们的出行活动对道路交通和道路网的要求不同于大城市。小城市现有主干路只相当于大中城市的次干路或支路，只将道路分为两级。

**增加支路** 城市道路用地面积占城市建设用地面积的百分率是根据《城市用地分类与建设用

地标准》的规定确定的。大城市的交通要求比中小城市高得多，城市道路网骨架一旦形成又难以改动，为适应大城市远期交通发展的需要，其道路用地面积率宜适量增加，预留发展地。道路用地面积率中不含居住用地内的道路面积。其他道路，如自行车专用路、滨河步行路、商业步行街等均属城市支路。

**合理分配** 人均道路和街道用地面积中不含居住用地中的人均道路面积；交叉口和广场面积是指大型立体交叉口、环形交叉口、各种交通集散广场和游憩集会广场等的面积，公共停车场地面积不含公共交通、出租车和货运交通场站设施的用地面积，其面积属于交通设施用地面积；也不包括各种建筑的配建停车场的用地面积，其面积属于公共建筑用地面积。

**前瞻性规划** 城市道路从规划到分期建设，一般需20年。在此期间，随经济发展，对道路需求必然增大，故规划应具前瞻性。

**机动车设计速度** 对道路线形和交通组织的要求起决定性作用；道路网骨架和线形一旦定局，将长期延续下去，即使遇到自然灾害或战争的破坏，在恢复和重建城市时，也较难改变。另外，对外开放的城市道路，设计速度不宜变化太大。中国不少城市对道路上的行驶车速做了自己的规定，外来车辆一进市区就很难适应，或违章或将车速降得很低，对城市交通效率的发挥很不利。为此，对次干路和支路的设计速度，不论城市规模大小，一般都有相应的规定，对快速路和主干路还按城市规模做了区分。

**道路网密度** 单位城市用地面积内平均所具有的各级道路的

长度。快速路,人口在50万以下的城市,其用地一般在7km×8km以下,市民活动基本是在骑自行车30分钟的范围,没有必要设置快速路;人口200万以上的大城市,用地的长边常在20km以上,尤其在用地向外延伸的交通发展轴上,十分需要有快速路呈"井"字形或"廿"字形切入城市,将市区各主要组团,与郊区的卫星城镇、机场、工业区、仓库区和货物流通中心快速联系起来,缩短其间的时空;人口50万~200万的大城市,可根据城市用地的形状和交通需求确定是否建造快速路,一般快速路可呈"十"字形在城市中心区的外围切过。城市中支路密,用地划成小的地块,有利于分块出售、开发,也便于埋设地下地上管线、开辟较多的公共交通线路,有利于提高城市基础设施的服务水平。中国许多城市的旧城地区,道路虽窄,但较密,可行驶小型机动车的道路网密度达18~20km/km²,每条道路所分担的交通量不大,交叉口也容易组织交通;在新建地区,道路很宽,但道路网很稀,有干路却缺少支路,使干路上各种车流和人流交通汇集量过大,加上沿街设摊现象,使交通十分紧张。若支路多,即使占用一两条道路,对交通影响也不大;缺乏支路的城市则交通问题和交通事故明显增多。对照一些城市的实例和经验,在道路网中必须重视支路的规划。路网的密度反映了城市用地的各类道路间距。在规划时各地块上的道路间距应比较均匀,才能使道路发挥网络的整体效益。中国有些城市验算全市人均道路面积和全市道路网密度时均符合标准,但道路太宽、道路网疏密不均,使交通汇集在仅有的几座桥梁上,造成局部地区道路交通超负荷,高峰小时交通阻塞严重。

**道路宽度**  道路的功能分清以后,有效地在不同的系统和地段组织车流和人流,道路的宽度就可定得较合理。根据中国一些城市的经验,在城市用地上宁愿道路条数多些,使车辆有较好的可达性,也不要将道路定得太宽,使车流集中在几条干道上,交叉口负荷过大。道路宽度中包括人行道宽度与车行道宽度,不包括人行道外侧沿街的城市绿化用地宽度。

(宋伟民)

**fánghù lǜdì**

**防护绿地**(green buffer)  城市中有卫生、隔离和安全防护功能的林带及绿化用地。包括卫生隔离带、道路防护绿地、城市高压走廊绿带、城市组团隔离带以及避灾绿地。狭义指改善城市自然条件和卫生条件而设的防护林。是城市园林绿地的一种形式,属于城市总体规划中土地平衡用地范围之内的,城区部分属于城市总体规划绿地系统的重要组成部分。诸如城市防风林,工厂与居住区之间的卫生防护距离中的绿化地带,以及城区内防止风沙、保护水源、隔离公墓、掩蔽防空及城市公用设施防护为目的而营造的防护林。广义指为保护一切公益项目而营造防护林带。包括城市具有防护功用的其他绿地,诸如公共、生产、庭院绿地等和城郊野外、城乡结合部及国土绿化中,保持水土、治理沙漠、荒山植树、防护路基免受侵害、保护农田水利而在河岸、山谷、坡地栽植的防护林带,可以包括国家防护林体系林业生态工程规划建设。

**类型**  主要包括七种类型。

城区环湖绿地:一般城区及城市公园内的湖泊,包括人工湖、护城河、江河内流湖,其湖面周边规划建设环湖防护绿地。其构筑物有挡土墙、驳岸、几级台地,环湖种植花木、铺设草坪、点缀小品、营造绿化美化景观。一般常把这部分绿地统计为城区公共绿地,实质确有防护功能,起到保护湖面、涵养水源、改善城市环境质量等作用。

滨江海防绿地:该部分绿地与城区绿地系统有交叉,既作为公共绿地又作为防护绿地。在不破坏水利防洪和海防设施前提下,滨江堤下迎水面规划建设防浪林,理想防洪效果是距离堤岸20~30m植树,树种选耐水淹浸植物,如杞柳等柳属树种,据水利部门实践,防浪林的消力和减弱洪水流速作用强于钢筋混凝土。滨江堤坝背水面20~30m外植护堤林,有效地保护了堤坝建设。在滩地和堤坝上做绿化处理,可营造休闲景观环境。因为滩地的枯水期和堤坝是吸引游人的地方。沿海城区规划建设的海防林对降低海浪、海风、海潮对城区的侵袭有不可替代的作用。

城市防风林带:保护城市免受风沙粉尘等侵袭,一般位于城市外围,规划建设的总宽度为100~200m的防风林带,每带不小于10m且与主导风向垂直。用透风林、半透风林、不透风林形式。通过对沙漠栽植条件的技术处理,中国在沙漠植树,建设防护林带已获成功。

卫生防护绿地:位于工厂、医院、氧化塘、垃圾处理厂、水源地等与居住区之间规划建设的林带,主要用于吸收、稀释、过滤、减弱、屏蔽污染源散发的有害气体、有害物质对水源地的影响，视程度不同设宽度各异的林带。针对具体情况选择耐污染、吸收有害气体、抗性强的树种，如桧柏、蚊母等树种。

铁路、公路防护林带：是道路防风沙、防水体流失为主兼农田防护为辅的防护体系。还可改善路侧景观。不同的道路防护绿地，因使用对象的差异，结构有所差异。城市间的主要交通枢纽，车速在 80~120km/h 或更高时，防护林可与农用地结合，起防风防沙作用，并形成大尺度的景观效果。城市干道的防风林，车速在 40~80km/h，车流较大，防风林以复合性结构可有效降低城市噪声和机动车尾气污染、减少眩光，确保行车安全，又形成可近观、远观的道路绿地景观。

农田防护林带：保证农业丰产丰收而设置的防护林带，由一定间距的方格网组成，周围栽植高大乔木，网格中栽植经济作物，属生态农业规划建设。

水土保持林带：在河谷、坡地栽植根系深广的林木用于改良土壤，固定谷坡，防止沙化和水土流失而设置的防护林带。一般规划建设在水库、水渠等周围，在山区应用较多。

**卫生学意义**　主要体现在三个方面。①减少环境污染和沙尘影响。环境污染严重威胁着人类的生存与发展，防护带能有效地隔离各种污染及沙尘暴和人群居住及经常活动的区域，利用绿地的吸收及吸附作用减少空气污染物的健康影响。②净化空气土壤、涵养水源及杀菌、降低噪声、改善小气候。植树造林、普遍绿化，形成绿色生态防护屏障是环境保护的重要对策。③防护绿地建设是改善人居环境的时代需求。卫星城镇的规划建设，城防林及城

市绿地系统的规划建设是改善人居环境有效途径之一。以人为本规划建设家园应当以防护绿地为基础依托，规划建设提高森林绿化覆盖率。

（宋伟民）

**jiànkāng chéngshì**
## 健康城市（healthy city）
不断开发、发展自然和社会环境，并不断扩大社会资源，使人们在享受生命和充分发挥潜能方面能够互相支持的城市。此概念由世界卫生组织（World Health Organization，WHO）于 1994 年提出。健康城市从城市规划、建设到管理各个方面都以人的健康为中心，营造高质量的自然环境和更加舒适的生活环境，保障市民健康的生活和工作，成为人类社会发展所需求的健康人群、健康环境和健康社会有机结合的发展整体。

**概念形成**　此概念形成于 20 世纪 80 年代，是在"新公共卫生运动"、《渥太华宪章》和"人人享有健康"战略思想的基础上产生的，也是作为 WHO 为面对 21 世纪城市化给人类健康带来的挑战而倡导的行动战略。1984 年，在加拿大多伦多召开的国际会议上，"健康城市"的理念首次被提出。1986 年，WHO 欧洲区域办公室决定启动城市健康促进计划，实施区域的"健康城市项目"。加拿大多伦多市首先响应，通过制定健康城市规划、制定相应的卫生管理法规、采取反污染措施、组织全体市民参与城市卫生建设等，取得了可喜的成效。随后，活跃的健康城市运动便从加拿大传入美国、欧洲，而后在日本、新加坡、新西兰和澳大利亚等国家掀起了热潮，逐渐形成全球各城市的国际性运动。1994 年，WHO 提出了健康城市的概念。

**标准**　WHO 将 1996 年 4 月 2 日世界卫生日的主题定为"城市与健康"，并根据世界各国开展健康城市活动的经验和成果，同时公布了"健康城市 10 条标准"，作为建设健康城市的努力方向和衡量指标：①为市民提供清洁安全的环境。②为市民提供可靠和持久的食品、饮水、能源供应，具有有效的垃圾清除系统。③通过富有活力和创造性的各种经济手段，保证市民在营养、饮水、住房、收入、安全和工作方面的基本需求。④拥有一个强有力的相互帮助的市民群体，其中各种不同的组织能够为了改善城市而协调工作。⑤能使市民一起参与制定涉及他们日常生活、特别是健康和福利的各种政策。⑥提供各种娱乐和休闲场所，以方便市民之间的沟通和联系。⑦保护文化遗产并尊重所有居民。⑧把保护健康视为公众决策的组成部分，赋予市民选择有利于健康的行为之权力。⑨做出不懈努力争取改善健康服务质量，并能使更多市民享受健康服务。⑩能使人们更健康长久地生活。

人居环境对居民健康影响的因素复杂而多样，控制这些因素超越了规划部门和卫生部门的责任和能力。解决城市健康问题，必须整合各部门的力量，包括政府部门、非政府组织、企业和社区，多部门协作和社区参与是健康城市的重要特征。

（宋伟民）

**jūzhùqū guīhuà wèishēng**
## 居住区规划卫生（planning hygiene on residential district）
居住区规划中对各类环境因素的卫生要求。居住区是组成城市的基础，居住区规划直接关系到居民的生活质量和城市的环境质量。

规划时应满足居民对环境的需求，创造交通便捷、居住安全、购物方便、清洁美观、与自然和谐的环境。在住宅建筑的规划设计时，应以人群健康为出发点，综合考虑用地条件、户型、朝向、间距、绿地、层数与密度、布置方式、群体组合和空间环境等因素，充分利用对健康有益的因素，减少和限制不利因素。住宅建筑群可充分利用太阳的方位角变化，采用多种布局形式，但要保证各居住单元的主要房间有充足的日照和良好的通风条件。

**居住区分级与规划原则** 一个完整的居住区由住宅、公共服务设施、绿地、建筑小品（既有功能要求，又具有点缀、装饰和美化作用的、从属于某一建筑空间环境的小体量建筑、游憩观赏设施和指示性标志物等的统称）、道路交通设施、市政工程设施等实体和空间经过综合规划后而形成。居住区可分为三级。①居住区：被城市干道或自然分界线所围合的居住生活聚居地，居住人口规模3万~5万人。②居住小区：被居住区级道路或自然分界线所围合的生活居住单位，人口规模1万~1.5万人。③住宅组团：居住区的基本居住单位，由若干幢住宅组成，人口规模1000~3000人。

居住区规划布局应综合考虑周边环境、路网结构、公共建筑与住宅布局、群体组合、绿地系统及空间环境等的内在联系，构成一个完善的、相对独立的有机整体，遵循下列原则：①方便居民生活，有利安全防卫和物业管理。②组织与居住人口规模相对应的公共活动中心，方便经营、使用和社会化服务。③合理组织人流、车流和车辆停放。④构思

新颖，体现地方特色。

**居住区用地** 由住宅用地、公建用地、道路用地、绿化用地组成。根据国家建设部门规定的每个居民平均生活居住用地面积定额，计算生活居住用地面积。

中国《城市用地分类与规划建设用地标准》认定，居住用地包括住宅用地、公共服务设施用地。居住小区及小区级以下的公共服务设施用地包括托幼机构、小学、中学、粮店、菜店、副食店、服务站、储蓄所、邮政所、居委会、派出所等用地；道路用地包括居住小区及小区级以下的小区路组团路或小街小巷小胡同及停车场等用地和绿地居住小区及小区级以下的小游园等用地。居住用地分为四类。一类居住用地，指市政公用设施齐全、布局完整、环境良好、以低层住宅为主的用地。二类居住用地，指市政公用设施齐全、布局完整、环境较好，以多、中、高层住宅为主的用地。三类居住用地，指市政公用设施比较齐全，布局不完整，环境一般或住宅与工业等用地有混合交叉的用地。四类居住用地，指以简陋住宅为主的用地。

**居住区公共服务设施** 应包括：教育、医疗卫生、文化体育、商业服务、金融邮电、社区服务、市政公用和行政管理。其配建水平必须与居住人口规模相对应，并根据公共建筑的性质和居民使用频率的关系，通过分级布置让居民能直接、便利地使用公共服务设施。居住区规划还应考虑当前城市人口老龄化的问题，配建相应的老年文化娱乐、卫生服务设施。

住宅组团级公共建筑只为组团居民服务，可设置日杂店和自行车库等微型服务设施，服务半

径不超过150m。居住小区级公共建筑可设置百货店、副食店、小吃店、垃圾站、中小学、托幼机构等，应分散布置，服务半径不超过300m。居住区级公共建筑应配置比较完整的、经常性使用的公共服务设施，如综合商场、农贸市场、银行、邮局、书店、饮食店、理发店、浴室、洗染店等，服务半径不宜超过500m。偶然使用的公共建筑，如百货商店、专业商店、影剧院、医院、药房等，可相对集中以形成文化娱乐和商业服务中心，服务半径一般为800~1000m。

为全市服务和规模较大的公共建筑，如大型购物中心、大剧院、大型体育馆、博物馆、市级行政经济机构等，应设在专门的地段形成城市中心或几个区中心。应根据各种公共建筑的不同性质和功能，做出合理布置。全市性或分区性的医疗卫生设施如各级医院和诊所，宜设在环境卫生优良、交通方便、安静而接近居民区的地段。传染病医院应设在城市郊区。

**居住区环境质量评价指标** 居住区规划中有技术指标，对评价居住区环境质量有重要意义。

**居住建筑密度** 居住用地内，各类建筑的基底总面积（$m^2$）与居住区用地面积（$m^2$）的比率。

$$居住建筑密度 = \frac{居住建筑基底面积}{居住建筑用地面积} \times 100\%$$

式中，居住建筑基底面积是指建筑物底层的建筑面积。居住建筑密度过高则院落空地相对减少，影响绿化和居民室外休息场地，房屋的间距、日照、通风也将不能保证。

选定居住建筑密度和人均居

住面积定额（m²/人）后，可根据公式计算所需的人均居住建筑用地面积（m²/人）。

$$人均居住建筑用地面积=\frac{人均居住面积定额}{居住建筑密度×层数×平面系数}×100\%$$

式中，平面系数为居住面积占建筑面积之比

**居住区人口密度** 单位居住用地上居住的人口数量，称为人口毛密度。单位住宅用地上居住的人口数量，称为人口净密度。从卫生学角度出发，城市规划应采用较低的人口净密度。因为人口净密度增高，则人均居住建筑用地面积和居住面积减少，人群密集，使传染病易于流行；且建筑密度提高后，室外空地减少，影响住宅的通风和日照。

**容积率** 居住区总建筑面积与建筑用地面积的比值。容积率以无量纲比值形式表现，简单明了，便于操作和管理。比值越小，居住区容纳的建筑总量越少。一个良好的居住小区，高层住宅容积率应不超过5，多层住宅应不超过3。容积率（$R$）、建筑密度（$C$）与层数（$H$）之间有一定关系。宅地内各房屋的层数相同，且对单个房屋来说各层建筑面积相等时，三者之间的关系可表示为：$R=C\cdot H$，此种情况下，建筑层数与容积率成正比例关系。

提高居住建筑的容积率，会带来人口集聚，加剧城市交通等公共及市政配套设施的压力，引起居住环境污染、疾病传播等卫生问题。容积率超过一定限度将产生诸多城市问题，导致建筑层数不断增加，基础和结构形式不断加强，附属设施增加等，造成建筑成本增加。容积率是衡量一个项目居住环境质量的综合性指标，容积率对房屋建筑间距的大小，绿地及室外活动空间的多少，采光、通风等卫生条件的优劣等有一定影响。合理的容积率设计，能使居住者获得一个舒适的居住环境。

中国城市规划中采用的上述指标主要是从技术角度，结合经济条件和居住水平等因素考虑的。从城市建设投资出发，生活居住用地布置宜紧凑，以节省水、电、煤气、通讯等管网和道路的修建费用。从环境卫生学角度，需要根据居住用地面积、建筑物的日照和通风、绿化、小气候、公共服务设施等方面情况，结合居民健康状况、患病率、死亡率等统计资料，研究制订能保证居住区良好卫生条件的用地定额、建筑密度和人口密度标准。

（宋伟民）

jiāyòng huàxuépǐn wèishēng
# 家用化学品卫生（household chemicals sanitation）
应用环境卫生学的理论和技术，研究家庭生活和居住环境中日用化学品与人体健康的关系。家用化学品使用数量大、接触人群广，与人体健康和室内环境污染等关系极为密切。

**种类** 根据使用目的分为两大类：化妆品（见化妆品卫生）和其他家用化学品。

其他家用化学品：①洗涤剂，以去污为目的而设计的配方制品，包括肥皂和合成洗涤剂两大类。②黏合剂，能黏合两种或两种以上相同或不同材料的物质，家庭中使用量较大的黏合剂是壁纸黏合剂和塑料地板黏合剂。③涂料，涂布于物体表面使之能结成坚韧薄膜而起保护、装潢或其他特殊功能（绝缘、防锈、防霉、耐热等）的物质，家庭用的涂料种类有地板用涂料、墙壁用涂料、木器家具用涂料、防锈涂料等。④家用除害药物（又称家用杀虫剂），用于灭鼠、灭蟑螂、灭蚊蝇、防蚊驱蚊、防蛀虫等，包括杀虫剂、杀鼠剂、农药等。⑤其他，包括衣物类化学制品、家用塑料制品、橡胶制品、家用芳香剂、皮革保护剂等。

**健康影响** 家用化学品主要接触途径是皮肤，偶可出现黏膜接触。皮肤接触化学品时，某些成分可通过皮肤吸收而对全身健康产生影响，包括有利和有害两个方面，有害作用多因使用不当、使用过量或使用不合格产品引起。

洗涤剂健康影响：洗涤剂大多是低毒或微毒的化学物质，一般情况下对人体危害不大。对健康构成威胁，主要是因为它们能通过皮肤进入人体。沾在皮肤上的洗涤剂约有0.5%会渗入血液，若皮肤有伤口，渗透力更可提高至10倍。主要引起肝损害。合成洗涤剂主要是抑制动物体内抗体形成和分泌，对免疫细胞无影响。也可引起免疫反应性增高而出现变应性反应。大都含氯化物，过量接触或吸收可严重影响女性生殖系统。

黏合剂健康影响：天然黏合剂含大量蛋白质，有轻微致敏作用。合成黏合剂按其成分不同，可对皮肤黏膜产生刺激作用或致敏作用，如环氧树脂黏合剂皮肤接触可发生皮疹、瘙痒、鳞屑、眼周围红肿、结膜充血，残留的单体环氧氯丙烷可致呼吸道刺激引起咳嗽、流涕，甚至出现头痛、恶心、呕吐；聚氨酯黏合剂中未固化的聚氨酯，含有对人体有害的二异氰酸甲苯酯，可引起咽部干燥、发痒、咳嗽，还是高活性强变应原,可致过敏性哮喘。

化妆品、涂料、家用除害药物健康影响,可分别见化妆品卫生、家用涂料卫生、家用除害药物卫生。

**卫生标准** 家用化学品发展迅速,监督管理滞后。中国正在优化精简、合并、统一标准,使家用化学品的质量卫生监督有统一健全的体系,使产品真正达到安全、环保的要求。①化妆品卫生标准:见化妆品卫生。②洗涤剂卫生标准:与洗涤剂产品相关的国家标准主要见于与食品有关的洗涤剂,如《手洗餐具用洗涤剂》(GB 9985-2000/XG 2-2008)、《食品安全国家标准 消毒剂》(GB 14930.2-2012),洗衣粉国家有相应的标准 GB/T 13171-2009。③胶黏剂卫生标准:《室内装饰装修材料 胶粘剂中有害物质限量》(GB 18583-2008)。④涂料卫生标准:见家用涂料卫生。⑤其他卫生标准:对于室内装饰装修材料中可造成室内污染的有毒有害化学物质国家已制定了相应的标准,包括《室内装饰装修材料 壁纸中有害物质限量》(GB 18585-2001)、《室内装饰装修材料 聚氯乙烯卷材地板中有害物质限量》(GB 18586-2001)和《室内装饰装修材料 地毯、地毯衬垫及地毯胶粘剂中有害物质释放限量》(GB 18587-2001)。

(周敦金 刘俊玲)

huàzhuāngpǐn wèishēng

# 化妆品卫生(cosmetic hygiene)

化妆品的卫生要求。化妆品作为一种化学、生物产品,在使用过程中,添加在其中的表面活性剂、色素、香料、杀菌剂、防腐剂等物质可能对皮肤产生危害,其中以接触性皮炎最为常见,又以变应性接触性皮炎居多。化妆品的卫生质量是受关注的社会问题之一。化妆品卫生涉及物理学、化学、生物学、药剂学、皮肤病学、卫生微生物学、精细化工、卫生毒理学、卫生监督学、心理学、生理学、皮肤美容学等多学科。卫生质量中卫生毒理学和卫生微生物学的问题尤甚。随着化妆品科学的发展,以传统油水乳化技术为基础的化妆品,正向添加动植物提取物的方向发展。这些新材料的应用日趋广泛,但其安全性仍将是化妆品卫生的关键问题。

化妆品是以涂抹、喷洒或其他类似方法,施于人体表面任何部位(皮肤、毛发、指甲、口唇、口腔黏膜等),以达到清洁、消除不良气味、护肤、美容和修饰目的的产品。凡经注射、内服或呼吸道吸入方式进入人体的产品,即使有美容作用也不属化妆品。化妆品在使用目的、对象、方法、时间等方面均不同于药品。化妆品使用目的在于清洁人体、增加美感,而非治疗。化妆品卫生就是为保障产品的安全,针对化妆品在生产、销售和使用过程中可能产生的危害健康因素采取的综合措施。

**化妆品成分** 由基质和辅料组成。基质是主体,是主要功能物质,常用的有油脂、蜡、粉类、胶质类、溶剂类(水、醇、酯、酮等)。辅料是赋型剂,起稳定色香及其他特定作用,如表面活性剂、香料和香精、色素、防腐剂、抗氧化剂、生化制品和其他添加剂(保湿剂、收敛剂、特殊功效添加剂)等。

**化妆品分类** 分为一般用途化妆品和特殊用途化妆品。一般用途化妆品,包括护肤类、发用类、美容修饰类、芳香类等。特殊用途化妆品包括育发、染发、烫发、脱毛、美乳、健美、除臭、祛斑和防晒等。

**卫生质量** 化妆品属于健康相关产品,其卫生质量是产品质量的重要组成部分。化妆品卫生安全性要求化妆品无毒、无害,不会对人体局部或全身产生危害。这取决于化妆品在产品原料的选择、生产工艺的卫生状况、灌装和保存过程的防污染措施及产品的毒理学评价结果等。典型的例子是祛斑霜含较高浓度苯酚,导致施用者面部皮肤烧伤而毁容的事件。化妆品卫生质量的保障,生产环节是重点:产品的配方合理、不添加禁用物质、严格控制限用物质、接触化妆品的包装材料无毒、无害、无污染等。

**卫生规范** 中国国家食品药品监督管理总局在化妆品方面的技术规范性文件。1999年11月原国家卫生部以第577号令发布,同年12月1日起实施,作为卫生监督执法的依据。2002年又根据欧盟化妆品规程的最新版本发布了《化妆品卫生规范》2002年版;2007年再次根据《欧盟化妆品规程》(76/768/EEC 2005)进行了修订,并于2007年7月1日起实施。2007年版的《化妆品卫生规范》增加了化妆品禁限用物质的种类,已达到1286种,将一些染发剂原料纳入到规范的限用原料中,并调整了防腐剂、防晒剂、着色剂、染发剂中的部分原料及其限用条件。目的是对化妆品原料以及化妆品最终产品提出卫生要求,属于化妆品卫生的行政法规。规范共分五部分:总则、毒理学试验方法、化妆品卫生化学检验方法、化妆品微生物检验方法、人体安全性和功效评价检验方法。《化妆品卫生规范》是化妆品的卫生监督部门和化妆品生产企业在化妆品生产和销售过程中，必须参照的以安全为目的的卫生要求，也是监督管理部门在化妆品生产许可、备案和日常监督管理的依据。国产化妆品生产企业和进口化妆品在中国的责任单位，均应在产品配方等方面严格执行规范中规定的禁用物质和限用物质要求，并遵守有关产品标签标识的规定。规范的执行由化妆品的卫生监督部门、食品药品监督管理部门按《化妆品卫生监督条例》进行监督检查和处理。

（宋　宏）

huàzhuāngpǐn wēishēngwù wūrǎn

## 化妆品微生物污染 （microbiological contamination in cosmetics）

化妆品含微生物或接触到微生物并大量繁殖的现象。化妆品中含有的一些营养物质是微生物生长的良好培养基，容易导致微生物的生长繁殖。常见的有：细菌（大肠埃希菌、假单胞菌、肠杆菌、克雷伯菌、葡萄球菌、芽胞杆菌）、真菌（青霉菌、类青霉菌、木霉菌和毛霉菌、曲霉和支链孢霉菌）、酵母菌，其中有些是致病菌。一般用途化妆品多添加了某些营养物质，如天然动植物成分、矿物粉、色素、离子交换水、胎盘提取液、水貂油、羊毛脂、中草药中的人参、当归、芦荟、甘草及其提取液等，均有利于微生物生长繁殖。护理类和美容修饰类产品容易被污染。其中用于护肤和清洁面部的化妆品因富含水分和营养成分，如"营养型"的膏霜类化妆品中加入的各种氨基酸、蛋白质等营养成分，容易致菌落总数和真菌、酵母菌总数超标。不少功能性化妆品如高保湿、抗衰老、美白、祛斑等产品添加的生物活性物质或天然动植物提取物，可增加微生物污染的风险。

化妆品被微生物污染后可出现变色、变味、霉变、酸败、膏体液化分层，还可产生代谢产物或毒素，成为刺激原或变应原。

**一级污染**　化妆品的原料本身存在或在生产过程中原料或半成品被微生物污染。化妆品原材料的理化性质、含水量、生产环境和设备卫生状况、生产工人的卫生和健康状况均与化妆品一级污染密切相关。原料污染是主要原因：化妆品对皮肤的护理、美容功能，成分中富含水分、营养物质、酸碱度偏中性，故原料大多易受微生物污染。化妆品中添加的动物提取物，如护肤品的牛羊胎盘提取液，护发素、夜霜、剃须膏的牛血清蛋白，抗皱霜中牛脑组织提取的表皮细胞生长因子、羊胎素等。这些成分如从感染了疯牛病病原体的动物体中提取，就有可能含有致病性蛋白因子（又称朊病毒），导致克罗伊茨费尔特-雅各布病。

化妆品在生产过程、生产工艺中的加料、搅拌乳化、静置、灌装、包装等环节均可受微生物污染。生产时乳化罐、周转筒等设备大多是敞开式的，生产车间的环境卫生、空气洁净度、生产设备的消毒、生产工人的操作卫生等均是化妆品一级污染中仅次于原料污染的重要因素。

包装是一级污染的另一重要原因。化妆品的内包装常采用玻璃或塑料瓶、盖及内衬垫，灌装前如未经充分清洗、消毒也易导致微生物污染。

**二级污染**　化妆品启封后，使用或存放过程中发生的微生物污染。包括手部接触将微生物带入，空气中微生物落入。二级污染普遍存在，使用时间越长污染越严重。液状化妆品、亲水性化妆品由于富含水分较膏、霜、乳剂半固体状化妆品更易发生。共用化妆品所致二级污染也是值得关注的卫生问题。一些美容美发店给顾客施用的化妆品是共用的，通过接触有可能造成交叉感染。

**卫生要求**　《化妆品卫生规范》对化妆品的微生物学指标做出了具体的要求：用于眼部的化妆品、口唇等黏膜用化妆品以及婴儿和儿童用化妆品菌落总数不得>500CFU/ml 或 500CFU/g。其他化妆品的菌落总数不得>1000CFU/ml 或 1000CFU/g。每克或每毫升产品中不得检出粪大肠菌群、铜绿假单胞菌和金黄色葡萄球菌。化妆品中霉菌和酵母菌总数不得 > 100CFU/ml 或 100CFU/g。

**防制措施**　化妆品的一级污染是影响化妆品卫生质量的主要因素。生产过程中原料的卫生质量、生产设备的灭菌、车间的洁净环境及生产工人的健康状况和规范的卫生操作是预防化妆品一级污染的重要措施。二级污染不可避免，但通过改进化妆品的包装（小包装，挤压式包装等），注意取用时的卫生，缩短化妆品开盖接触空气的时间，用后拧紧瓶盖等均利于控制二级污染。适当选用广谱防腐剂，针对不同微生物防腐剂的混合使用，也是防止化妆品二级污染的有效措施之一。

（宋　宏）

huàzhuāngpǐn (dúlǐxué) ānquán píngjià

## 化妆品（毒理学）安全评价 （toxicological safety evaluation for cosmetics）

通过动物试验或人体的安全性检验，测试化妆品原料或产品的毒性及其潜在的危害，

**表　刺激性接触性皮炎与变应性接触性皮炎的鉴别**

| 要点 | 刺激性接触性皮炎 | 变应性接触性皮炎 |
|---|---|---|
| 发病 | 起病急，施用后短期内出现 | 起病较慢，施用数天后缓慢出现 |
| 病程 | 较短，脱离接触后皮损减轻 | 长，停止接触后皮损仍可迁延不愈 |
| 病因 | 化妆品中的刺激物 | 化妆品中的变应原 |
| 个体 | 常施用者为多见 | 多为过敏体质 |
| 表现 | 皮疹边界清，局限于接触部位，呈红斑、丘疹或疱疹，皮肤烧灼感或痛感 | 皮疹边界不清，可超出接触部位，呈湿疹样变，形态多样，瘙痒明显 |

疱等。④若原先已有寻常痤疮存在，则症状会明显加重。⑤停用可疑化妆品后，痤疮样皮损可明显改善或消退。⑥排除非化妆品引起的其他痤疮。处理原则：停用一切可疑的化妆品；清除面部所残留的化妆品，保持清洁卫生；局部按消炎、抗菌和角质溶解等对症治疗。

**皮肤色素异常**　使用化妆品引起的皮肤色素沉着或色素脱失，以色素沉着多见。包括：化妆品直接染色；化妆品刺激皮肤色素增生；继发于化妆品接触性皮炎或光感性皮炎。皮损过程黑色素细胞结构和分布改变所致，炎症后色素沉着较多见。局部长期使用多种化妆品或多种化妆品交替使用也是原因之一。化妆品中香料、颜料、防腐剂、表面活性剂等均可以是致病成分，氧化锌等物质易与金属发生化学反应而形成黑斑。常局限于施用化妆品的部位，主要表现为不规则斑片状或点状青黑色不均匀的色素沉着或色素脱失斑。多继发于皮炎之后，光照可使病情加重，少数色素斑发生前可无皮炎发病史。诊断依据：有明确的化妆品接触史；在接触部位发生皮肤色素沉着和色素减退；面部色素异常可在较长时间使用某种化妆品后直接发生或在日晒后发生，或继发于皮肤炎症之后。排除非化妆品引起

的色素异常，必要时做斑贴试验和光斑贴试验以协助诊断。治疗原则：停用所有可疑的化妆品，避免日晒，按一般色素沉着或色素脱失皮肤病治疗。

**眼损害**　为使用化妆品所致的眼部损害。眼部皮肤和黏膜薄嫩、血管丰富，一些不损害皮肤的化妆品，可引起眼损害：接触性皮炎、结膜炎和巩膜炎。洗发剂、染发剂、发胶、香水、香粉误入眼内的比例大。睫毛膏、发胶、香水所致眼部损伤也很常见。化妆品中的去污剂或表面活性剂，睫毛油、眼影膏、眼线膏等作为异物落入眼内造成的刺激均可致眼部损害。眼部化妆品中含有的变应原可引起变应性眼睑炎或结膜炎。眼部损害表现为眼睑皮肤水肿、局部丘疹、水疱、结膜充血、自觉流泪、畏光、眼痛、瘙痒和烧灼感等，眼区的刺激性接触性皮炎和变应性接触性皮炎较难鉴别。施用眼线膏可引起睑板结膜色素沉着，眼部化妆品接触性皮炎后亦可遗留色素沉着。

眼刺激性源于化妆品中含有的刺激成分，其中发用类、肤用清洁类化妆品发生率较高，程度也较重。初期结膜损伤反应较明显，随后结膜损伤减轻继而角膜和虹膜损伤加重。眼刺激分为无刺激性、微刺激性、轻刺激性、刺激性和腐蚀性几个级别。烫发

类、眼部护肤类大多属于微刺激性，染发类和洗发护发类具轻刺激性的比例较大。有些化妆品产品总积分均值不高，但恢复需时较长，也可被判为刺激性或腐蚀性。眼腐蚀性是化妆品中的刺激成分引起组织的变性坏死，局部轻者充血、水肿、黏膜内出血；重者形成溃疡，是刺激反应中的重度反应，损伤一般不可逆。染发类产品引起眼腐蚀性较常见。急性眼刺激性试验一旦出现刺激性即可判为不合格产品。

**毛发损害**　引起毛发损害的化妆品包括：洗发护发剂、染发剂、生发水、发胶、描眉笔、眉胶、睫毛油等。其中的染料、去污剂、表面活性剂及某些添加的有机成分引起的毛发脱脂、角质蛋白变性或损伤毛囊。毛发脱色、变脆、分叉、断裂、变形、失去光泽和脱落等。停止使用后可恢复。诊断：有接触史；使用此类化妆品后出现毛发损伤症状；排除头癣、发结节纵裂、管状发、斑秃等病变的毛发损害后做出诊断。治疗原则：停用原来使用的毛发化妆品；彻底清洁毛发除去残留化妆品；按一般的护发处理。

**甲损害**　使用甲化妆品所致的指（趾）甲本身及甲周围组织病变。常见化妆品有甲油、染料和甲清洁剂等，其中的有机溶剂可致甲板脱脂而引起甲损害，如甲板粗糙、变形、软化剥离、脆裂、失去光泽、增厚等；甲油和清洁剂中含有的染料或有机溶剂可引起甲周皮炎，如指（趾）甲周围皮肤红肿、痛甚至化脓。诊断依据：应用甲油、染料、甲清洁剂等甲化妆品之后出现上述甲损害症状；排除因真菌、球菌感染，非化妆品的物理化学损伤及营养性甲改变等原因引起的甲损

害。通常停用化妆品后，甲可逐渐恢复正常。

（宋　宏）

huàzhuāngpǐn guānggǎnxìng píyán
## 化妆品光感性皮炎（photosensitive dermatitis induced by cosmetics）

用化妆品后经光照所致皮肤黏膜的炎症反应。它是化妆品中的光敏物质引起的皮肤黏膜的光毒性反应或光变应性反应。

**光变应原**　即化妆品中含有的光敏物质，主要包括防晒剂中的对氨基甲酸及其酯类物质、香料中的葵子麝香、肉桂醛、染料、防腐剂等。光变应原的产生可以是光敏物质吸收光能后直接转变为致敏原，也可以是光敏物质吸收光能后，成为可与机体蛋白结合的半抗原，半抗原与蛋白分子结合形成具抗原性的光变应原。光变应原的形成是光变应性反应的初始阶段，随后机体免疫系统对光变应原的刺激产生细胞介导的变态反应。

光变应性反应：皮肤接触化妆品后，其中的光敏物质吸收光形成半抗原或抗原，在免疫系统参与下产生光敏反应，又称变态反应。发生与否取决于个体体质的特应性，接触同样的化妆品和光照仅少数人发病。此特异性反应，机体效应细胞需经过一个诱导期，故此反应可有数天至两周的潜伏期，皮肤再次接触光敏物质和光照才发生反应。

光变应性皮炎：使用含光敏物质的化妆品后，接触日光的部位出现的皮肤炎症反应。皮疹多呈湿疹样改变，形态多样，可出现红斑、丘疹、小水疱，继而发展为大疱疹，并有脱屑、结痂。自觉症状瘙痒为主，慢性期皮损可呈浸润、增厚、苔藓样变等，发生在口唇黏膜时可表现为局部肿胀、干裂、渗出等，下唇发病多见且较重，严重病例皮损可累及非曝光部位皮肤。诊断主要依据：化妆品接触史和光照史；皮损发生于曾使用化妆品后的光照部位；病程可迁延；停用化妆品后仍可有皮疹发生，再接触光敏物质后可再发病。治疗原则：及时清除皮肤上存留的化妆品；停止使用致病的化妆品，避免光照；根据病情按光感性皮炎对症治疗。光变应性皮炎病程常较长，持续接触光敏物质和暴露于光照可反复发病，一般脱离接触后经适当治疗一至数周后可痊愈。

**光毒性**　一些光敏物质可增加皮肤对光的敏感性，这是由于光敏物质吸收光线的能量后被激发而释放出热、荧光等能量在局部造成有害的生物反应。许多化学物质均具有光毒性，这些物质的共同特点是吸收光能后可被激活，激发后的分子可通过光裂解或光降解形成光毒性产物。被激活的光毒性物质半衰期很短，但可直接作用于所在部位的细胞膜、细胞器或细胞核产生氧化损伤，发生光毒性反应。

光毒性反应：接触光敏物质的局部皮肤，在日光尤其是紫外光照射下发生光化学反应对皮肤产生的毒性作用。光毒性反应并非免疫性反应，与个体接触光敏物质的量和光照强度有关。

光毒性皮炎：使用化妆品后，其中的光敏物质在光波作用下在局部引起的皮肤炎症。大部分人均可发生，一般在受光照射后数小时内局部出现红斑、红肿，严重时出现大疱，自觉瘙痒、烧灼感和疼痛。脱离接触化妆品和避免光照后皮炎消退，局部可留有色素沉着。化妆品光毒性皮炎与化妆品光变应性皮炎同属化妆品光感性皮炎，诊断时需注意进行鉴别（表）。

**光斑贴试验**　在皮肤斑贴试验的基础上再经光照，如对斑贴试验的化妆品产生光变应性，则光照后可能发生皮肤迟发型变态反应。如对斑贴实验的化妆品产生光毒性反应，则可呈现晒斑样反应。方法是将可疑含光敏物质的化妆品，于患者背部同时做三处斑贴试验，24小时后去除三处斑贴试验物。光照时先在前臂屈侧或腹部测定最小红斑量（minimal erythema dose，MED），在完成斑贴试验的部位，其中一处去除受试物后立即用遮光物覆盖，避免任何光线照射作为对照；第二处用低于MED的亚红斑量的中

表　光毒性皮炎与光变应性皮炎的鉴别

| 要点 | 光毒性皮炎 | 光变应性皮炎 |
|---|---|---|
| 反应性质 | 非免疫性反应 | 变态反应 |
| 发病率 | 高，任何个体均可发生 | 低，仅发生在个别特应性体质者 |
| 潜伏期 | 短，数小时内发病 | 长，初次接触经1～2周再次接触后发病 |
| 发病部位 | 局限于光照射部位 | 局限光照部位，重者可累及非曝光部位 |
| 皮损特点 | 红斑、水肿、边界清楚，疼痛为主 | 湿疹样或荨麻疹样，界限不清，瘙痒明显 |
| 病程 | 短，脱离接触和避光后渐消退 | 较长，可迁延反复 |
| 光斑贴试验 | 晒斑样反应 | 湿疹样反应 |

波紫外线照射；第三处用经普通玻璃滤过的光源（主要是长波紫外线）照射，时间为 MED 的 20~30 倍。于照射后 24、48、72 小时分别观察结果。结果判定：未经光照处出现阳性反应者为变应性接触性反应；仅在亚红斑量照射处出现阳性反应可判定为光毒性反应；仅在玻璃滤过的光源照射处出现阳性反应可判定为光变应性反应；若后两者均出现阳性反应则说明既有光毒性反应又存在光变应性反应。

（宋　宏）

huàzhuāngpǐn pífū dúxìng

## 化妆品皮肤毒性（dermal toxicity of cosmetics）

化妆品发挥其正常功效时对皮肤可能产生的毒性作用。化妆品皮肤毒性中常见的是化妆品中含有的原发性刺激物直接作用于皮肤引起的局部刺激及腐蚀，表现为接触性皮炎。化妆品的原发性刺激物，如酸碱、过硫酸铵、醋酸、水杨酸、甲醛、氢醌、丙酮等。其次是致敏作用，引起迟发型变态反应（第 IV 型反应，即机体初次接触抗原后，T 细胞转化为致敏淋巴细胞，使机体处于过敏状态，再次接触相同抗原时，致敏 T 细胞识别抗原，出现分化、增殖，并释放出炎症因子，吸引、聚集并形成以单核细胞浸润为主的炎症反应），表现为过敏性皮炎，施用化妆品引起的又称化妆品变应性接触性皮炎。容易引起化妆品过敏的变应原包括香料、防腐剂和染发剂中的对苯二胺等。此外，化妆品的光敏作用是特殊类型的皮肤毒性作用，是由化妆品产品中含有的光敏物质在光波的作用下形成的皮肤损害，包括化妆品光变应性皮炎和光毒性皮炎。化妆品堵塞毛孔、干扰皮脂腺的分泌导致的化妆品

痤疮、由于化妆品皮肤损害后形成的皮肤色素异常等，均属于化妆品皮肤毒性的表现。

化妆品的卫生质量与皮肤毒性密切相关，如化妆品成分和配方的合理性、化妆品的污染状况、化妆品施用部位和方法的正确与否、化妆品的保质情况等。施用者皮肤的特性也是重要的因素之一，对外界因素特别敏感的皮肤接触化妆品后更容易发生皮肤损害。对于化妆品皮肤毒性的预防，化妆品生产和经营各环节的卫生监管是主要措施。通过化妆品皮肤毒性测试可了解化妆品或原料与皮肤接触后的皮肤反应，判断化妆品皮肤毒性的大小和皮肤不良反应的程度。

检验方法包括皮肤刺激性/腐蚀性试验、皮肤变态反应试验、皮肤光毒性试验、人体皮肤斑贴试验。化妆品中禁限用物质成分的检测、微生物指标的检测也间接反映了化妆品引起皮肤毒性的潜在可能性。《化妆品卫生规范》对不同类型化妆品，所需进行的化妆品毒理学安全性评价项目和方法做出了具体的规定。可根据化妆品的功能和使用特点有针对性地选择试验项目：如对用于皮肤并可能被眼接触的化妆品，可进行皮肤和眼刺激性试验；而需在皮肤反复施用的化妆品，可进行皮肤变态反应试验；对于特殊用途化妆品，为发挥特殊功效的目的往往添加了某些活性物质，则必须按有关规定进行化妆品毒理学安全性评价的组合项目测试。

**皮肤刺激性试验**　化妆品在施用局部皮肤产生的可逆性炎症变化。

**一次皮肤刺激性试验**　白色家兔，试验前约 24 小时，剪去背部脊柱两侧毛，左、右范围各约

3cm×3cm，试验时一侧涂受试物，用两层纱布（2.5cm×2.5cm）和一层玻璃纸覆盖，无刺激性胶布和绷带固定，另一侧作对照。采用封闭型试验，敷用时间为 4 小时。根据人的实际使用和产品类型，延长或缩短敷用时间。对用后冲洗的化妆品产品可以仅敷用 2 小时，试验结束后用温水或无刺激性溶剂清除残留受试物，1、24、48 小时和 72 小时观察涂抹部位皮肤反应，按皮肤出现红斑、水肿等的程度进行皮肤反应评分，以受试动物积分的平均值进行综合评价。根据各时段各观察时点最高积分均值判定皮肤刺激强度。观察时间的确定应足以观察到可逆或不可逆刺激作用的全过程，一般不超过 14 天。

**多次皮肤刺激性试验**　试验前将实验动物背部脊柱两侧被毛剪掉，去毛范围各为 3cm×3cm，涂抹面积 2.5cm×2.5cm。取受试物约 0.5ml（g）涂抹在一侧皮肤上，当受试物使用无刺激性溶剂配制时，另一侧涂溶剂作为对照，每天涂抹 1 次，连续涂抹 14 天。从第二天开始，每次涂抹前应剪毛，用水或无刺激性溶剂清除残留受试物，对照区和试验区同样处理，1 小时后观察结果。根据皮肤红斑和水肿形成的程度由轻到重分别评 0~4 分，再依据评分进行皮肤刺激强度分级。将每天每只动物的平均积分求出均值，评价受试化妆品的皮肤刺激强度：0~0.5 为无刺激性；0.5~<2.0 为轻刺激性；2.0~<6.0 为中刺激性；6.0~8.0 为强刺激性。当皮肤涂敷化妆品后局部出现的不可逆的组织损伤则为皮肤腐蚀性，强刺激被视为具皮肤腐蚀性。

**皮肤变态反应试验**　过敏体质者皮肤使用化妆品产品后发生

的局部皮肤过敏反应，属迟发型变态反应。化妆品中的一些化学成分可作为半抗原与表皮细胞蛋白结合而呈现抗原性。化妆品中的某些物质，如香料、羊毛脂、生物制剂等均可以成为变应原。皮肤变态反应的发生分几个阶段：暴露期——机体通过接触化妆品诱导免疫系统而处于致敏状态；诱导期——机体通过一段时间的诱导而成为处于高度敏感的个体；激发期——机体再次接触相同的化妆品，则免疫系统被激发而出现过敏反应。主要表现为：瘙痒、红斑、丘疹、水疱、形成大疱。皮肤变态反应在化妆品皮肤损害中并不少见，与化妆品的卫生质量、施用者体质、施用方式方法有关。

**方法** 动物试验，称致敏试验。选健康、成年的白色豚鼠，体重 250～300g。局部封闭敷贴法至少 20 只豚鼠，对照组至少 10 只。阳性受试物可采用：已苯乙烯醛、巯基苯并噻唑、氨基苯甲酸乙酯、二硝基氯苯等。试验方法可靠性的检查：阳性受试物用局部封闭涂皮法，至少有 30% 动物出现皮肤过敏反应。受试物先用预实验选出诱导剂量（可引起皮肤刺激反应的最高浓度）和激发剂量（不引起皮肤刺激作用的最高剂量）。试验时于试验前 24 小时在实验动物背部左侧去毛，范围 4～6cm$^2$。第 0 天、7 天、14 天分别将 0.4ml 新配制的受试样品（最小刺激浓度）涂布在背部左侧 2cm×2cm 的区域，两层纱布和一层玻璃纸覆盖，无刺激胶带封闭固定 6 小时后，移去敷贴物，清除残留受试样品，为诱导接触。激发接触：末次诱导 2 周后，即第 28 天，将 0.4ml 受试样品敷贴于豚鼠右侧背部 2cm×2cm

的脱毛区，6 小时后，移去敷贴物和残留受试样品，在 24、48 小时后分别观察局部皮肤反应。

**评分标准** ①红斑和焦痂形成。无红斑记 0 分，轻微红斑记 1 分，散在或小块红斑记 2 分，中度～重度红斑记 3 分，严重红斑（紫红色）至轻微焦痂形成记 4 分。②水肿形成。无水肿记 0 分，轻微水肿记 1 分，中度水肿（皮肤隆起轮廓清楚）记 2 分，重度水肿（皮肤隆起约 1mm 或超过 1mm）记 3 分，依据得分判定受试样品的致敏强度，当受试样品组动物出现皮肤反应积分≥2 时，判为该动物出现皮肤致敏反应阳性，并根据出现阳性反应的动物数计算致敏率。致敏强度：致敏率 1%～8% 为弱，9%～28% 为轻，29%～64% 为中，65%～80% 为强，81%～100% 为极强。

（宋 宏）

huàzhuāngpǐn réntǐ ānquánxìng hé gōngxiào píngjià jiǎnyàn

## 化妆品人体安全性和功效评价检验（human safety and efficacy evaluation of cosmetics）

以人体试用方法检测评价化妆品的安全性和有效性。化妆品人体检验是以人为受试者，试验结果直接反映化妆品对试用者是否可致不良反应和反应程度，也可初步观察化妆品的功效。基本原则是：①选择适当受试人群，并具有一定例数。②检验前应先做产品毒理学检验，不合格样品不再进行人体检验。③化妆品人体皮肤斑贴试验适用于检验防晒类、祛斑类和除臭类化妆品。④化妆品人体试用试验安全性评价适用于检验健美类、美乳类、育发类、脱毛类化妆品。⑤人体功效评价包括防晒化妆品、祛斑美白（剂）、美乳化妆品、育发类化妆品、脱

毛类化妆品的功效评价。

**人体斑贴试验** 属于人体安全性的检验，目的是检测受试化妆品引起人体皮肤不良反应的潜在可能性。皮肤斑贴试验也是诊断化妆品接触性皮炎的有效方法之一。试验时选择身体健康状况符合试验条件的自愿者为受试对象，分皮肤封闭型斑贴试验和皮肤开放型斑贴试验。前者适用于大部分化妆品原物和少部分需要试验前处理的化妆品种类，后者适用于不可直接用化妆品原物进行试验的产品和验证皮肤封闭型斑贴试验的皮肤反应结果。

**皮肤封闭型斑贴试验** 受试者以化妆品终产品原物为受试物，如淋洗类皮肤和（或）发用类清洁剂应将其稀释成 1% 水溶液，受试物放入斑试器，用量为 0.020～0.025g（固体或半固体）或 0.020～0.025ml（液体，可滴加在斑试器所附的滤纸片上置于斑试器内）。受试物为化妆品终产品原物时，对照孔不置任何物质的空白对照，受试物为稀释后的化妆品则对照孔置该化妆品的稀释剂。将加有受试物的斑试器用无刺激胶带贴敷于受试者的背部或前臂曲侧，用手掌轻压使之均匀地贴敷于皮肤上，持续 24 小时。去除受试物斑试器后 30 分钟，待压痕消失后观察皮肤反应。如结果为阴性，斑贴试验后 24 小时和 48 小时可分别再观察 1 次。皮肤不良反应的分级：-，阴性反应记 0 分（级）；±，仅有微弱红斑判为可疑反应记 1 分（级）；+，出现红斑、浸润、水肿、可有丘疹，判为弱阳性反应（红斑反应）记 2 分（级）；++，红斑、浸润、水肿、丘疹、疱疹；反应可超出受试区判为强阳性反应（疱疹反应）记 3 分（级）；+++，

受试皮肤出现明显红斑、严重浸润、水肿、融合性疱疹，反应超出受试区判为极强阳性反应（融合性疱疹反应）记 4 分（级）。结果解释：30 例受试者中出现 1 级皮肤不良反应的人数多于 5 例，或 2 级皮肤不良反应的人数多于 2 例（除臭产品斑贴试验 2 级反应的人数多于 5 例），或出现任何 1 例 3 级或 3 级以上皮肤不良反应时，判定受试物对人体有皮肤不良反应。

**皮肤开放型斑贴试验** 受试者前臂屈侧、乳突部或化妆品的使用部位为受试部位，试验时取待试化妆品的终产品原物，如淋洗类皮肤和（或）发用类清洁剂应将其稀释成 5% 水溶液受试物，脱毛剂为 10% 稀释物。将受验物 0.3~0.5g（ml）每天 2 次均匀地涂于 5cm×5cm 面积的受试部位，连续 7 天，同时观察皮肤反应，在此过程中如出现皮肤反应，应根据具体情况决定是否继续试验。皮肤反应分级的评判：皮肤无任何反应判为阴性记 0 分（级）；皮肤出现微弱红斑、皮肤干燥、皱褶，判为"±"记 1 分（级）；皮肤出现红斑、水肿、丘疹、风团、脱屑、裂隙，判为 + 记 2 分（级）；皮肤出现明显红斑、水肿、水疱，判为 ++ 记 3 分（级）；局部出现重度红斑、水肿、大疱、糜烂、色素沉着或色素减退、痤疮样改变，判为 +++ 记 4 分（级）。结果解释：在 30 例受试者中若有 1 级皮肤不良反应 5 例（含 5 例）以上，2 级皮肤不良反应 2 例（含 2 例），或出现 3 级或 3 级以上皮肤不良反应 1 例（含 1 例）以上，判定受试物对人体有明显不良反应。

**人体试用试验安全性评价**
以人为受试对象，检测受试化妆品引起皮肤不良反应的潜在可能性。人体试验应符合《世界医学协会赫尔辛基宣言》中制定的涉及人体对象医学研究的道德原则，受试者需签署同意书，试验应采取防护措施。人体试验安全性评价适用于特殊用途化妆品，如健美类、美乳类、育发类及脱毛类化妆品。试验时选符合入选条件的自愿者，按化妆品产品标签注明的使用特点和方法让受试者直接使用受试产品。其中健美类、美乳类同时要了解受试者有无全身性不良反应如恶心、乏力、月经紊乱及其他不适等，育发类每周观察 1 次皮肤反应，试用时间不少于 4 周。脱毛类产品由医生观察局部皮肤反应，按反应程度记录评分：无反应记为 0 级；微弱红斑记为 1 级；红斑、浸润、丘疹记为 2 级；红斑、水肿、丘疹、水疱记为 3 级；红斑、水肿、大疱记为 4 级。评价：当育发类、健美类、美乳类产品 30 例受试者中出现 1 级皮肤不良反应的人数多于 2 例（不含 2 例），或 2 级皮肤不良反应的人数多于 1 例（不含 1 例），或出现任何 1 例 3 级或 3 级以上皮肤不良反应时，判定受试物对人体有皮肤不良反应；脱毛类产品 30 例受试者中出现 3 例以上（不含 3 例）1 级皮肤不良反应，或 2 级皮肤不良反应的人数多于 2 例（不含 2 例），或出现任何 1 例 3 级及 3 级以上皮肤不良反应时，判定受试物对人体有明显不良反应。

**人体功效评价** 化妆品人体功效评价是以人为受试对象，测试化妆品是否具有标识所宣称的功能。此类评价的优点在于无须考虑动物种属间的差异，可同时观察到确切的化妆品对皮肤的不良反应。

**防晒化妆品功效评价** 即防晒效果人体试验，包括防晒指数（sun protection factor，SPF）值的测定、SPF 值防水试验以及长波紫外线防护指数（protection factor of UVA，PFA）测定。防晒化妆品使用的同时大多处于潮湿状态，防晒效果的评价还包括了产品的防水性能的测定。

**防晒指数测定** 使用配有过滤系统氙弧灯日光模拟器作为人工光源，发射的紫外辐射应是连续光谱。光谱特征以连续波段 290~400nm 的累积红斑效应描述。每一波段的红斑效应以其在 280~400nm 总红斑效应的百分比值表示，即相对累积性红斑效应（RCEE）%。方法：健康自愿受试者，受试者既往无光感性疾病史，近期内未使用过影响光感性的药物，受试者皮肤对日光或紫外线照射反应敏感，照射后易出现晒伤但不易出现色素沉着者。受试部位的皮肤应无色素沉着、炎症、瘢痕、色素痣、多毛等。妊娠、哺乳、口服或外用皮质激素等抗炎药物，或近 1 个月内曾接受过类似试验者应排除在受试者之外。每种防晒化妆品的测试人数最少例数为 10，最大例数为 25。测试时将适量的受试防晒品以实际使用的方式准确、均匀地涂抹在用记号笔标出边界的受试部位皮肤，涂抹面积约为 $30cm^2$，涂抹样品后应等待 15 分钟以便样品滋润皮肤或在皮肤上干燥。可进行多点递增紫外辐照（如 5 个试验点），按增幅最大不超过 25% 的剂量递增，增幅越小，测得的 SPF 值越准确。未加保护皮肤（对照）和涂样品保护皮肤的辐照面积应一致。进行 SPF 值测定时如 5 个试验点均未出现红斑，或 5 个试验点均出现红斑，或试验点红斑随机出现时，应判定结果无效，需校准仪器后重新进行测定。

防晒化妆品防水性能测定 防晒产品具备抗水抗汗功能是其应该具备的属性。防晒化妆品尤其是高 SPF 值产品通常在夏季户外运动中使用，要求涂抹后在游泳或被汗水浸洗时仍能保持防晒效果。具有防水效果的产品通常在标签上标识"防水防汗"、"适合游泳等户外活动"等字样。有此功能者，所标识 SPF 值应是经过 40 分钟的抗水性试验的值。抗水试验方法：室内水池、旋转或水流浴缸均可，水温维持在 23～32℃，水质新鲜，记录水温、室温以及相对湿度。测试时先在皮肤受试部位涂抹被测防晒品，等待 15 分钟后，受试者在水中中等量活动或水流以中等程度旋转 20 分钟，出水休息 20 分钟（勿用毛巾擦试验部位）再入水中等量活动 20 分钟。结束水中活动后待皮肤干燥（勿用毛巾擦试验部位），按规定的 SPF 测定方法进行紫外线照射和测定。参照产品防水试验前标识的 SPF 值或预测的 SPF 值，如果抗水试验测定的数值减少大于 50%，则该产品不得标识具有防水功能。

防晒化妆品长波紫外线防护指数测定 UVA 防护指数（PFA）：即经辐照后 2～4 小时在被防晒化妆品防护的皮肤上产生轻微黑化所需要的最小紫外线辐照剂量或最短辐照时间，又称最小持续性黑化量（MPPD）与未被防护的皮肤产生黑化所需的 MPPD 之比，为该防晒化妆品的 PFA 值，表示为：PFA = 使用防晒化妆品防护皮肤的 MPPD／未防护皮肤的 MPPD。导致皮肤晒黑的主要是波长 320～400nm 的长波紫外线，防晒产品标识具 UVA 防护效

果或广谱防晒时，常用人体试验测试，并标识 PFA 值或 PA+～+++。具体方法是选择健康人，以实际使用的方式将适量的样品准确、均匀地涂抹在约为 30cm² 的受试部位皮肤上，并用记号笔标出边界，15 分钟后用已滤去波长短于 320nm 的紫外线及滤掉波长大于 400nm 的可见光和红外线，接近日光的 UVA 区连续光谱照射受试皮肤，以未涂抹防晒品为对照，计算样品防护全部受试者 PFA 值的算术均数，取其整数部分即为该测定样品的 PFA 值。个体 PFA 值的计算：PFA = 测试产品所保护皮肤的 MPPD／未保护皮肤的 MPPD。

祛斑美白（剂）功效评价 皮肤变黑源于黑素细胞分泌黑色素，由黑素细胞中的酪氨酸在酪氨酸酶的作用下生成，即 5,6-醌式吲哚的聚合体，再经过黑素颗粒沉着、黑素体形成等在局部发挥肤色深浅的作用。抑制酪氨酸酶活性可减少黑素生成达到美白皮肤效果。功效评价是测定产品对黑素细胞的生长和细胞内酪氨酸酶活性的影响。可用动物实验和人体试用试验方法，以斑贴试验观察记录受试区皮肤色素沉着的变化，判断受试产品的美白功效。也有采用欧洲化妆品及其他商品有效性检测机构使用的皮肤颜色评估方法，自愿者按产品标签注明的使用特点和方法直接使用美白产品 4 周，用皮肤颜色仪测量使用前后及施用与未施用部位皮肤色度变化的对比，评价其美白功效。

美乳化妆品功效评价 美乳类化妆品的功效评价主要通过人体试用来评价。方法是选择符合入选条件的正常女性为受试者，试用时间不少于 1 个月，按美乳

化妆品产品标签注明的使用特点和方法直接使用。每周 1 次观察皮肤反应、测量受试者乳房的体积、高度、弹性和张力变化，并随访受试者有无恶心、乏力、月经紊乱及其他不适。按皮肤不良反应分级：无反应记 0 分；微弱红斑记 1 分；红斑、浸润、丘疹记 2 分；红斑、水肿、丘疹、水疱记 3 分；红斑、水肿、大疱记 4 分。试用者也给出评价：满意、基本满意和不满意。综合分析皮肤反应（见人体试用安全性评价部分）、相关指标的变化、不适症状以及试用者评价资料，由试验负责医生分别对每个个体做出显效、有效和无效的结论。再经统计其中显效和有效累加计算试用产品的有效率，做出评价。

育发类化妆品功效评价 包括育发液和育发防脱洗发类，多以水-乙醇体系为基剂，配方中加入一些促进血液循环、赋活或营养毛母细胞、抑制皮脂腺、溶解角质、杀菌抗炎等作用物质，其功效主要为防脱发和促生发。功效评价是通过人体试用的方法，选择符合入选标准的斑秃或脂溢性脱发患者，试用时间应不少于 2 个月，按产品标签注明的使用特点和方法直接使用受试产品，每周观察 1 次受试者皮肤反应，按皮肤不良反应分级标准记录结果，同时观察记录患部毛发生长情况。试用结束时，试用者对受试产品给出满意、基本满意和不满意的评价。试验负责医生检查患部毛发生长、毳毛生长、脱发减少、脂溢减少等情况。综合皮肤不良反应（见人体试用安全性评价部分）、患部毛发生长状况及试用者的评价，对各个试用者分别做出痊愈、显效、有效和无效等结论，再将痊愈、显效和有效

例数累加计算受试产品的有效率。还可体外用动物皮肤毛囊在无血清毛囊培养系统中加入育发产品进行对照培养试验，通过观察测定毛囊的增殖活化，与对照组比较来评价育发产品的功效。

脱毛类化妆品功效评价 主要针对采用化学方法脱毛产品的功效评价。脱毛剂中常添加的有效成为硫化物如硫代乙醇酸盐、硫化钡、含巯基醋酸盐如巯基乙酸钙等，作用于毛发角蛋白中的二硫键使毛发纤维断裂脱毛。有的产品还添加毛发生长的抑制因子，延缓毛发生长速度。评价方法：选择符合入选标准的志愿受试者，按化妆品产品标签注明的使用特点和方法使用受试产品。试用后由负责医生观察局部皮肤反应，同时观察使用受试产品在施用部位的脱毛情况，判断受试物的脱毛功效。

（宋 宏）

gètǐ pífū mǐngǎnxìng

## 个体皮肤敏感性 (individual sensitivity of skin)

人体皮肤对理化及生物因素刺激的耐受性。皮肤对外来因素的敏感性因人而异。皮肤敏感性增高还没有一个确切的定义，可以认为与正常人相比，个体皮肤对刺激的耐受性差即所谓敏感性皮肤。也有将敏感性皮肤定义为"易受刺激而引起不同程度不良反应的皮肤"。个人体质是皮肤敏感性的主要因素，特应性体质在敏感皮肤者中占较大的比例。女性、年幼和高龄、内分泌紊乱及皮肤健康状况差者通常皮肤敏感性较高。皮肤敏感者轻微的外界刺激，如遇冷热、遇风、接触某些物质（如洗涤剂、清洁液、化妆品），尤其是劣质、变质的化妆品、紫外线、接触化纤衣料等均可致皮肤不良反应发生（见化妆品不良反应）。

皮肤敏感性增高的机制可以分为变态反应性和非变态反应性。非变态反应性皮肤：个体皮肤接受刺激后皮肤神经末梢释放感觉神经肽增加，降低了皮肤对刺激的阈值。变态反应性皮肤：皮肤接触某些低分子具半抗原性质的化合物，渗入表皮深层后被抗原提呈细胞吞噬形成复合物（完全抗原），经T细胞识别记忆，再次接触相同化合物时在多种免疫细胞参与下发生变态反应。表皮角质细胞及毛囊、汗腺等皮肤附属器结构或功能的异常，可致皮肤的屏障功能低下也是皮肤敏感的因素之一。皮肤角质层通透性高、神经和皮肤附属器密集部位的皮肤对刺激较敏感，如面部皮肤。常见临床表现为：皮肤觉痒、刺痛、烧灼、紧绷感，出现红斑、皮疹、脱屑等症状。

敏感性皮肤不良反应的预防，个人应注意：①加强锻炼身体，增强机体免疫调节功能，改善过敏体质。②避免接触刺激物，慎用化妆品，使用前先在小范围做皮肤反应测试。③维持皮肤正常湿润和油脂，使角质层发挥正常的屏障作用。

（宋 宏）

fángshài huàzhuāngpǐn

## 防晒化妆品 (cosmetic sunscreens)

有吸收紫外线作用、减轻日晒引起皮肤损伤功能的化妆品。防晒原理可分成物理性和化学性两种：物理性防晒常用的有二氧化钛和氧化锌等，通过在皮肤表面形成一层可阻隔中波紫外线（UVB）和长波紫外线（UVA）的膜起保护作用。化学性防晒包括可吸收 UVB 290~320nm 波段紫外线的肉桂酸盐，和可以阻隔 UVA 的丁基甲氧基二苯甲酰基甲烷，将紫外线吸收并转化为热量释放而防晒。防晒化妆品应有刺激性低、防水性好、防晒功能强的特点。

**评价指标** 其功效以防晒指数表示。

最小红斑量（minimal erythema dose，MED） 引起皮肤红斑，其范围达到照射点边缘所需要的紫外线照射最低剂量（$J/m^2$）或最短时间（s）。MED 的测定是将样品涂在受试者背部，按预测受试者皮肤的 MED 照射后背，一定时间后观察，皮肤出现红斑的最低照射剂量或最短照射时间即为该受试者正常皮肤的 MED。

防晒指数（sun protection factor，SPF） 按规定方法照射紫外线后，被防晒化妆品防护的皮肤产生红斑所需的 MED 与未被防护的皮肤产生红斑所需的 MED 的比值，即为 SPF。用公式表示为：SPF = 使用防晒化妆品防护皮肤的 MED / 未防护皮肤的 MED。

从公式可见，SPF 值越大，防护效果越好。防晒化妆品产品均标示 SPF，按规定防晒化妆品的 SPF 标示最大为 30。使用者可根据个体皮肤的特性、使用环境的紫外线强度等选择适当 SPF 值的产品。SPF 值的确定是选择皮肤正常的受试者，先测定未涂抹防晒产品皮肤的 MED，再另选正常皮肤部位（试验点）将受试产品涂抹于皮肤，一般可选 5 个试验点，照射剂量按一定比例增加，如按 25% 递增。照射后测定皮肤的 MED，并设 SPF 标准样品（按固定配方配制已知 SPF 值的防晒标准品）的试验点，测定标准样品防护下皮肤的 MED，最后得出被测试防晒化妆产品时受试皮肤的 MED 与未防护皮肤的 MED 的比值。

**化妆品防水性能** 保证防晒化妆品的功效,施用在皮肤表面的防晒产品必须具备在一定程度的水分的浸洗和水流的冲击下,仍能附着在皮肤上发挥抗紫外线的作用,即抗水抗汗功能。化妆品防水性能主要是通过在化妆品中加入表面活性剂(乳化剂),使化妆品组分中的油性和水性成分能很好地亲和成均质的混合物。防水效果主要取决于使用的表面活性剂的亲水亲油平衡值,值越低亲油性越强,化妆品呈油包水结构,防水性就好,但施用的皮肤表面有油腻感。

**防晒效果人体试验** 防晒效果人体试验包括:防晒指数测定、长波紫外线防护指数(PFA)测定和防水性能测定3个项目(见化妆品人体安全性和功效性评价试验)。化妆品标示具防晒功能时需测定SPF;防晒产品标示防水、防汗或适用于游泳等涉水户外活动时则需按标示的防水特性或时间,以规定的方法测定其防水性能;标示PFA值或标示具防UVA效果或广谱防晒的产品需测定PFA。UVA防护指数是针对波长在320~400nm的UVA而言,测定方法类似SPF。主要的区别在于使用的照射波长集中于UVA部分(波长短于320mm和大于400mm部分用滤光片滤掉)。产品的PFA等级应与SPF值一起标识。PFA值取整数划分等级:PFA<2为无UVA防护效果;PFA 2~3标示为PA+;PFA 4~7标示为PA++;PFA≥8标示为PA+++。

(宋 宏)

tèshū yòngtú huàzhuāngpǐn

**特殊用途化妆品**(cosmetics for special use) 用于育发、染发、烫发、脱毛、美乳、健美、除臭、祛斑和防晒等特别效果或目的的化妆品。这类化妆品为获得某种特殊功能以便弥补体表局部缺陷而达到美化目的,常加入某些活性物质、限用物质。如祛斑类化妆品含有的熊果苷;育发、健美和美乳化妆品等使用源于植物的提取物;除臭化妆品中的主要成分氯化羟铝、氯化铝、苯扎氯氨硼酸等;脱毛产品的功效成分巯基乙酸及其盐类;染发剂中所含的着色剂二氨基酚类,以及漂白剂和染料移除剂;永久性染发剂中含的有机氧化物和金属盐染料;抑汗剂中的氯化羟锆铝配合物等。

特殊用途化妆品可分为:①育发类化妆品,促进毛发生长、减少脱发和断发。②染发类化妆品,改变头发颜色。③烫发类化妆品,改变头发弯曲度并维持相对稳定形状。④脱毛类化妆品,减少或消除体毛。⑤美乳类化妆品,辅助乳房健美。⑥健美类化妆品,健美体形。⑦除臭类化妆品,消除体臭。⑧祛斑类化妆品,减轻皮肤表皮色素沉着。⑨防晒类化妆品,吸收紫外线作用,减轻因日晒引起皮肤损伤(见防晒化妆品)。

毒理学安全性评价:均需做皮肤变态反应试验,美乳防晒、除臭祛斑类需做多次皮肤刺激性试验。皮肤光毒性试验常用于育发类、防晒类和祛斑类化妆品的评价。育发类、美乳类和染发类应做鼠伤寒沙门菌回复突变试验和体外哺乳动物细胞染色体畸变试验。育发染发和烫发类应进行急性眼刺激性试验。

卫生监督管理:中国产特殊用途化妆品的生产须申请卫生行政许可,由食品药品监督管理机构对所申报产品生产企业的卫生条件进行审核后审批,获批准文号和证书后方可生产。投放市场前必须进行产品卫生安全性评价。人体试用或试验应在经国家食品药品监督管理总局认定的许可检验机构进行。批准文号为该产品的生产凭证,特殊用途化妆品行政许可须定期申请延续并接受技术审查。审查内容包括产品成分、生产工艺、使用说明书、标签、包装、包装材料的改变,以及投放市场后监督部门的监督意见,目的是确保这类产品的卫生质量。

(宋 宏)

shēngwù zhìjì huàzhuāngpǐn

**生物制剂化妆品**(biological cosmetics) 各种天然或改造生物体或组织为原料,用生物工程技术或化学方法提取分离出具生物活性物质为主要成分的化妆品。生物制剂具有较好的安全性、较高的生物活性、易降解、良好的溶解性等而被广泛应用于一般用途化妆品和特殊用途化妆品配方中。常用的有蛋白质类、氨基酸类、脂类、酶类、多糖类和维生素类。

**蛋白质类** 通过酸或酶水解方法提取的多肽产物。可分为源自猪或牛皮的动物性蛋白如胶原蛋白、角蛋白,源自豆类、麦类、玉米的植物性蛋白如豆蛋白、麦芽蛋白等。主要是利用蛋白与皮肤和毛发的良好亲和性,起到营养、防护、保湿、降低对皮肤刺激的作用。典型的代表如胶原蛋白,其分子相互交联有结构稳定,抗原性低等特点。胶原蛋白对皮肤和毛发的蛋白分子有很好的亲和力,起到滋养、修复组织的作用。利用胶原蛋白分子含有大量亲水基团,而具有良好保湿性,使化妆品具有保持皮肤润泽的功效。多肽类也是常用于化妆品的生物制剂,如人表皮生长因子可刺激上皮细胞增生,促进表皮细胞生长，有抗衰老功效，在防晒、祛斑化妆品中还可促进表皮细胞生长，取代受损细胞。而成纤维细胞生长因子可以通过刺激成纤维细胞、血管内皮细胞和上皮细胞的生长，对皮肤起到抗衰老、调理和修复作用。

**氨基酸类** 氨基酸可从动物蛋白中水解或人工合成，如具生发功能的焦谷氨酸用于育发类化妆品，可抑制酪氨酸酶而减少黑色素形成的 γ-氨基丁酸用于美白化妆品等。还有一些氨基酸如 N-月桂酸肌氨酸钠属表面活性剂，有抑菌和除臭的功效，可用于清洁用化妆品。

**脂类** 在化妆品中的应用范围较广，保湿、乳化和护理是其主要功效。从植物中提取的不饱和脂肪酸在化妆品中可保持皮肤细胞膜的流动性，维持细胞的正常生理功能。从蛋黄及黄豆中提取的卵磷脂是乳化剂，具有保湿、抗氧化功能，常用于眼霜、乳液、乳霜、口红等产品中。磷脂聚合物则由其内部的疏水性侧链可与表面活性剂的疏水部分相互作用，降低表面活性剂对细胞的刺激而起护肤的作用。其保湿性和能吸附在毛发表面起防静电的效果，可保持毛发柔顺。磷脂聚合物还有良好的防脱色作用，防止染发后的毛发因洗发而颜色脱落。合成的山梨醇油酸酯属非离子表面活性剂，作为乳化剂用于化妆品产品。神经酰胺也是常用的脂质生物制剂，神经酰胺是正常存在于人体皮肤角质层细胞间的类脂体成分，有保湿和皮肤屏障的作用。外源性的神经酰胺有水溶性脂质的特性，与皮肤角质层的结构成分相近，易渗透入角质层发挥保湿的作用。因可从小麦、玉米等植物中提取神经酰胺，故

提高了神经酰胺使用的安全性。

**酶类** 有代表性的如葡聚酶、淀粉酶、蛋白酶和过氧化氢酶等，有去污的活性，可用于口腔清洁类产品。超氧化物歧化酶是组成细胞线粒体呼吸链的氧化还原辅酶，能促进细胞呼吸和代谢，又是细胞自身产生的天然抗氧化剂，可抑制皮肤脂质过氧化，加入到化妆品中可发挥抗氧化的防晒、抗皱、抗衰老作用，还有对皮肤滋养和活化作用。

**多糖类** 有代表性的是透明质酸（HA），又名玻璃酸，是一种酸性黏多糖。HA 广泛分布于人体组织，皮肤角质层含有大量透明质酸。皮肤中 HA 随增龄逐渐减少而出现粗糙、皱纹、失去弹性。化妆品中加入 HA 可提高化妆品的保湿，润肤作用。壳聚糖、几丁聚糖、硫酸软骨素、葡聚糖、植物多糖等也具有保水性。从虾、蟹壳中提取的甲壳素是一种天然高分子氨基多糖，可用于调理毛发、抑菌、护发、益发类化妆品。

**维生素类** 维生素在化妆品中被视为调理剂，不同的维生素分别在维持表皮组织的正常生理状态和代谢中发挥作用：如维生素 A 维持上皮细胞的正常功能可预防皮肤细胞角化；维生素 E 有抗自由基和抗脂质过氧化作用；维生素 C 参与细胞间质的形成和抗氧化作用。

（宋 宏）

xiānwéi zhīwù wèishēng

**纤维织物卫生**（fibre fabric hygiene） 对以各种纺织纤维通过交叉、绕结或粘结形成的纺织品的卫生要求。纤维织物可用于服装、床上用品和装饰品等，也可用于其他行业，如医药卫生、过滤滤料、建筑、包装、灯箱布、革基布等特殊装饰，又称技术织

物。与人体健康关系密切的主要是用于服装和床上用品的纤维织物。纺织纤维可分为两大类。①天然纤维：自然界生长或形成的，可用于纺织的纤维。根据其来源又分植物纤维（天然纤维素纤维，如亚麻、棉花等）、动物纤维（天然蛋白质纤维，如羊绒、驼毛等）和矿物纤维如属无机金属硅酸盐类的石棉。②化学纤维：以天然或合成的高聚物或无机物为原料，在人工条件下制成的纤维，又分为人造纤维和合成纤维。人造纤维，以天然高分子聚合物为原料，经过化学和机械方法制成的纤维织物保持了原高分子结构的纤维如黏胶纤维。合成纤维，以化石燃料为原料用化学方法制成单体，再经聚合而成的纤维，如涤纶、锦纶、腈纶、氯纶、氨纶等。

**卫生要求** 纤维织物必须具备舒适性和安全性。

**舒适性** 纤维织物的重要卫生指标和基本卫生要求，包括保温性、透气性和吸湿性。①保温性：服装的主要功用，即在低气温情况下服装应起到保持人体热量不至过快散失。保温性的强弱依次为毛织品、棉织品、丝绸制品。用涤纶等通过熔纺制成的顺纤维轴向有细管状空腔的中空纤维，制成的衣物因含有空气而更具良好的保温性能，同时可保持良好的透湿性。②透气性：是另一重要指标，透气好的织品可以把经皮肤蒸发的水分、汗液及气味散发出去，起到保持皮肤干燥、调节体温的作用。透气性好的织物，在气温高时也不妨碍皮肤的散热，并可阻挡日光中的红外线和紫外线对人体的辐射。③吸湿性：取决于织物纤维的性质，一般棉、毛纤维吸湿性好，水分能

较快蒸发，使织物保持干燥。通常针织衣物比平织衣物吸湿性强，毛绒针织的衣物既具柔软和良好的透气性，又具良好的吸湿性。真丝织物的透湿性和透气性均较好，可以将水分和热量很快地吸收和散发出去，使衣内温度和相对湿度保持在适合生理的状态，从而维持皮肤体温调节的功能。

安全性　许多纤维织物均与皮肤直接接触，如用于内衣、床单、被单等产品，其卫生质量十分重要。化学成分直接关系织物的安全性。衣料和纺织品经过生产加工，使其具有各种色彩、式样和功能，通常会加入一些纺织助剂，有些助剂含有毒有害物质，在穿着时游离释放出来就可对人体健康造成不良影响。织物染色时大多用合成染料，通常是一类含芳烃衍生物或杂环芳烃的有机化合物，可经皮肤吸收而产生毒性作用。用于涤纶染色的多氯联苯进入体内后有蓄积性，可致中枢神经系统损伤。偶氮染料常用于织物的染色和印花，在染色牢度差或微生物催化下可发生还原反应而释放出有致癌性的芳香胺。金属络合染料在织物中残留的金属也可经皮肤吸收而进入体内。织物为防皱防缩或为达到免烫的目的，会使用甲醛树脂作为整理剂，可释放出游离甲醛而刺激皮肤。织物原料储存时为防虫、防霉使用防腐防霉防蛀剂均可造成织物的污染。经柔软剂硫酸脂或多元醇脂肪酸酯处理过的衣料纤维平滑而手感好，这些成分游离释放出后也可能刺激皮肤。有机锡化合物可用于生产弹性纤维，有机汞、酚醛、六氯双酚是织物的卫生整理剂（抗菌剂），为获得这些特殊功效而添加的纺织助剂，如果接触皮肤可发生刺激性接触性皮炎或变应性接触性皮炎。毛绒纤维由于是蛋白纤维，生产和储存过程中常需消毒杀虫，可能会残留杀虫剂、甲醛等，这些物质也可经皮肤吸收。毛绒纤维易残留染料，甚至因致病微生物而引起皮肤过敏或感染。粗羊毛制品直接接触皮肤是对皮肤的物理刺激，化纤织物在皮肤干燥的情况下与皮肤接触摩擦易产生静电，对皮肤产生的物理刺激而引起瘙痒。

减少纤维织物中有毒有害物质的种类和含量是预防纤维织物对健康不良影响的有效措施，可通过制订纺织产品质量和产品卫生质量标准加以限制。

中国国家标准《生态纺织品技术要求》（GB 18885-2009）对生态纺织品中的甲醛、重金属、杀虫剂、含氯酚、有机锡、PVC、有害染料等进行了限制。《国家纺织产品基本安全技术规范》（GB 18401-2010）则是纺织服装最基本的安全卫生要求，其中对纺织品的甲醛含量、pH 值、染色牢度（耐水、耐汗渍、耐摩擦、耐唾液等）、异味、禁用偶氮染料等做出了具体的规定。纺织品的生产应严格执行国家标准，禁用毒性大的纺织助剂如有机汞抗菌剂等。在衣料选择、设计时应限制刺激性的纺织助剂的使用，尤其是在婴幼儿用品中禁用含刺激性的纺织助剂。产品标识中也应标明织物纤维成分、适用人群等信息。

(宋　宏)

jiāyòng chúhài yàowù wèishēng

**家用除害药物卫生**（household pesticide hygiene）　对用于家居领域控制病媒生物和影响人群生活害虫的药剂的卫生要求。家用除害药物又称家用杀虫剂，包括灭蚊灭蝇剂（拟除虫菊酯类、敌百虫）、防蚊驱蚊剂（酞酸丁酯、甲苯二乙胺和驱蚊灵等）、灭鼠剂（安妥、敌鼠钠盐、灭鼠灵等）和灭蟑螂剂（灭蟑笔等）。它们直接作用于人类居住的环境，有的甚至长时间与人接触，其保护对象是人。因此对此类杀虫剂的要求除了具有农林用杀虫剂的要求外，还应对其有更高的要求：①毒性低。制剂对大鼠急性经口 $LD_{50} > 5000mg/kg$ 体重，经皮 $LD_{50} > 2000mg/kg$ 体重，吸入 $LC_{50} > 10000mg/（m^3 \cdot h）$；对皮肤、眼无明显刺激作用，无致敏、遗传毒性或致突变等作用，无迟发神经毒性。②在环境中经一定时间能降解，不污染环境。③有效成分（纯度）达 90% 以上，无异味。因多数杀虫剂对人的毒害均源于所含杂质，一些既用于农业也用于卫生的杀虫剂如杀螟松、马拉硫磷等，要经过精制、提纯，做到高纯度、基本无杂质、无明显刺激时才允许用于卫生害虫的防治。

**健康危害**　杀虫剂主要成分多为拟除虫菊酯，属内分泌干扰物，长期低浓度暴露对敏感个体可能造成危害。①灭蚊驱蚊剂：蚊香燃烧时，可产生皮肤黏膜刺激症状，如流泪、打喷嚏、面部发痒或烧灼感，皮肤粟粒样红色丘疹，其中所含重金属（镉、铬、铅）被气化，长期使用且通风不良时，可能对人体造成危害。驱蚊香精、除虫菊酯可导致过敏性湿疹样皮炎，N, N-二乙基甲苯酰胺，经皮吸收可形成高铁血红蛋白血症，引起溶血和肝肾功能损害。②灭鼠剂：对人畜家禽毒性低，主要是污染或误服引起人畜中毒。③防蛀剂：用于防蛀防霉的卫生球中含萘，有刺激作用，高浓度可致溶血性贫血、肝肾损害、视神经炎和晶状体混浊，皮肤长期接触可引起皮炎和湿疹样症状。

**防治措施** ①科学地选择杀虫剂：选购已在农业部登记、标签内容合格的产品，不购无证、标签内容不全或不实的产品，选购安全性较高的菊酯类、生物农药类有效成分杀虫剂，不购有机磷、氨基甲酸酯类杀虫剂。②正确使用杀虫剂：使用杀虫剂要适量；喷洒杀虫剂后，立即离开现场，半小时后，打开门窗充分通气，方可进入；大脑发育还未完善的婴幼儿及儿童不要接触任何杀虫药剂，以免对大脑发育造成不良影响。在厨房使用杀虫剂时切勿污染食品和炊具。

**卫生标准** 中国在家用卫生杀虫剂的监督管理主要由农业部批准登记后给予登记号，并获取生产许可证后方可生产，对用于卫生杀虫剂的有效成分和限量，参考了世界卫生组织推荐的名单和用量，对部分农药进行了限制使用，但对于这类产品在使用过程中（室内）空气中的浓度、残留时间等尚缺乏监测和安全性评价的规范化文件。

（周敦金 刘俊玲）

jiāyòng túliào wèishēng

# 家用涂料卫生（household paints hygiene）

涂于物体表面在一定的条件下形成薄膜起绝缘、防锈、防霉、耐热功能的物质的卫生要求。主要作用是保护、装饰、掩饰产品的缺陷，提升产品的价值。家用涂料按性状可分为两大类，一类是水性涂料，如普遍使用的"乳胶漆"，主要用于墙面的涂装。另一类是溶剂型涂料，即人们俗称的"油漆"，主要用于贴面板材、家具、金属结构等。

家用涂料主要成分有以下几种。①成膜物质：是涂膜的主要成分，包括油脂、油脂加工产品、纤维素衍生物、天然树脂和合成树脂。②涂料添加剂：如防霉剂、防腐剂等，还有一些特殊的功能助剂，如底材润湿剂等。③颜料：一般分两种，一种为着色颜料，常见的钛白粉，铬黄等。还有体质颜料，即常说的填料，如碳酸钙、滑石粉。④有机溶剂：包括烃类溶剂（矿物油精、煤油、汽油、苯、甲苯、二甲苯等）、醇类、醚类、酮类和酯类物质。

**健康危害** ①含有机溶剂的涂料在使用时产生挥发性有机化合物如苯、甲苯、二甲苯、汽油和酯类等，对皮肤黏膜（眼和鼻）有刺激作用，经呼吸道吸入可对呼吸系统、神经系统产生有害作用，出现晕眩、头痛和恶心等症状，严重时引起气喘、神志不清、呕吐和支气管炎。甲苯和二甲苯对心、肾有损害，苯的危害最大，能麻醉和刺激呼吸道，长期接触能在体内神经组织及骨髓中蓄积，破坏造血功能（红细胞、白细胞和血小板减少），严重的能诱发染色体畸变、癌症甚至直接死亡。②涂料中的防霉剂如双三丁锡氧化物能引发鼻出血、恶心、呕吐等全身中毒反应。③含有重金属铅、镉、铬、汞等的无机涂料（颜料）可造成居室环境的重金属污染。皮肤长期接触铬化合物可引起接触性皮炎或湿疹。过量的铅、镉、汞、砷对人体神经、内脏系统造成危害，对儿童生长发育和智力发育影响较大。④有些溶剂型木器涂料（油漆）、内墙涂料是室内甲醛污染的重要来源。甲醛有强烈刺激性气味，对人体健康的影响主要是刺激眼和呼吸道，造成肝肺和免疫功能异常。经常吸入少量甲醛能引起慢性中毒，出现黏膜充血、皮肤刺激征、过敏性皮炎、指甲角化等症状。甲醛已被国际癌症研究机构确定为可疑致癌物。

**防治措施** ①加强对涂料的卫生管理，使涂料生产、销售和流通各环节纳入法制管理轨道，杜绝各种冒牌、掺假、伪劣涂料流入市场。②加强家用涂料质量安全宣传教育，提高安全健康意识和对有毒产品的识别能力。③入住前做居室环境监测，各项指标符合要求方可入住。④室内有选择性地种植花草，吸收居室环境污染物，如吊兰、芦荟、非洲菊、虎尾兰对甲醛有较强的吸收能力，常青藤、铁树、菊花类可吸收甲醛和苯。

**卫生标准** 中国已制定9种常用涂料有害物质限量国家标准，如室内装修、装饰用硝基漆类、聚氨酯漆类和醇酸漆类等，还制定了木器涂料中有害物质允许限量（GB 18581-2009）、内墙涂料中有害物质限量（GB 18582-2008）等。从控制室内空气污染的角度，2001年卫生部发布了《室内用涂料卫生规范》，重点限制涂料中总挥发性有机物、苯系物、重金属和游离甲苯二异氰酸酯等有害物质的含量。

（周敦金 刘俊玲）

huánjìng wūrǎn yīnsù yǔ jiànkāng

# 环境污染因素与健康（environmental pollution factors and health）

人类赖以生存的自然环境和生活环境中存在的各种因素与人类健康的关系。这些因素按其属性可分为物理性、化学性、生物性三大类。

**物理因素** 主要包括小气候、噪声、振动、非电离辐射、电离辐射等。小气候包括生活环境中空气的温度、湿度、气流和热辐射等因素，对于机体的热平衡产生明显影响。环境噪声不仅会影响正常的工作、学习及睡眠，而且能对听觉等许多生理功能产生明显影响。非电离辐射按波长分为紫外线、可视线、红外线及由微波、广播通讯等设备产生的射频电磁辐射。紫外线具有杀菌、抗佝偻病和增强机体免疫功能等作用，但过量接触紫外线则对机体健康有害。红外线的生物学效应主要是致热作用，但强烈的红外辐射可致烧伤。微波辐射可对神经、心血管、生殖等多个系统产生影响。环境中的电离辐射除某些地区的放射性本底较高外主要是人为活动排放的放射性废弃物造成的。某些建筑材料中含有较高的放射性物质通常是室内放射性污染的主要来源，给居住者的健康造成危害（见环境物理性污染）。

**化学因素**　成分复杂、种类繁多。空气、水、土壤中含有各种无机和有机化学物质，其中不少成分在含量适宜时是人类生存和维持身体健康必不可少的。但是，在人类的生产和生活活动中将大量的化学物质排放到环境中可造成严重的环境化学性污染。世界上已知有1300多万种合成的或已鉴定的化学物质，常用的有6.5万~8.5万种之多，每年约有1000种新化学物质投放市场。每年约有3亿吨有机化学物质排放到环境中，其种类达10万种之多。当前全世界约有7000种化学物质经过动物致癌试验，其中1700多种为阳性反应。国际癌症研究机构（International Agency for Research on Cancer，IARC）至2015年对已有资料报告的985种化学物的致癌性评价结果分类为：对人类有致癌性（Ⅰ类）118种，

对人类很可能有致癌性（ⅡA类）75种，对人类可能有致癌性（ⅡB类）288种，对人类致癌性尚不能分类（Ⅲ类）503种，对人类可能没有致癌性（Ⅳ类）1种。IARC还指出，2012年，全世界有约800万人死于癌症，1400万人确诊癌症，并预测至2030年全世界将有1320万人死于癌症，确诊癌症患者将达到2140万。另发现30种人类致畸物，1000多种神经毒物。2004年5月17日正式生效的《关于持久性有机污染物的斯德哥尔摩公约》规定了12种优先控制或消除的持久性有机污染物（POP），2009年又增加了9种，2011年4月，在第五次缔约国大会上又在控制名单中增补硫丹、2013年5月受控名单再次增补六溴环十二烷。至此，受控物质清单中的POP总数达到23种。随着人们对POP研究和认识的深入，其名单还会进一步扩大。这些物质具有持久性、蓄积性、迁移性和高毒性等特点，可对人类健康和生态环境造成严重危害。中国是该公约的签约国，并于2004年正式履约。此外，联合国环境规划署还制定了持久性生物蓄积有毒物质（PBT）的清单，包括27种有毒化学污染物，其中大部分属于持久性有机污染物。陆续发现许多环境化学物质（如有机氯化合物、多卤联苯、烷基酚、邻苯二甲酸酯等）对维持机体内环境稳态和调节发育过程的体内天然激素的生成、释放、转运、代谢、结合、效应造成严重的影响，被称为环境内分泌干扰物。现有资料表明，具有内分泌干扰效应的化学污染物已达数百种之多。

环境中的化学污染物有的是燃料的燃烧产物，有的存在于废

水、废气、废渣中，可通过多种途径在环境中迁移转化。环境化学污染物可通过多种途径影响人体健康，但由于污染物的理化特性、生物学效应、接触途径、暴露频率和强度及人体的自身状况等不同而产生不同类型的危害。许多环境污染物既可引起急性毒性，也可造成慢性危害，甚至成为公害病的祸根。有些污染物不仅可引起急性、慢性中毒或死亡，而且还具有致突变、致癌、致畸等远期效应，危害当代及后代的健康。研究发现，即使在同一环境暴露条件下，不同个体对污染物的反应会有较大差别，这主要受个体自身状况如年龄、性别、营养、遗传特征、健康状况等多方面的影响，其中遗传学特征即基因多态性起重要作用。

**生物因素**　主要包括细菌、真菌、病毒、寄生虫和生物性变应原（如植物花粉、真菌孢子、尘螨和动物皮屑等）等。在正常情况下，空气、水、土壤中均存在着大量微生物，对维持生态系统平衡具有重要作用。但环境中的生物种群发生异常变化或发生环境生物性污染时，可对人体健康造成直接、间接或潜在的危害。即使在发达国家，生物性水污染引起的健康危害仍时有报道，例如，2010年1月12日海地发生里氏7.0级强地震，除造成20余万人死亡30余万人受伤外，又发生了传染病暴发流行，共造成17万人感染霍乱，其中3600多人死亡。2011年，世界卫生组织（WHO）指出，因为不安全的饮水和食品污染，每年可导致300万~500万霍乱病例，以及10万~12万人死亡。当前发展中国家有10亿多人受到介水传染病的威胁，每年有500多万人死于

水传播疾病。此外，水体富营养化产生的藻毒素对人体健康的危害也应引起高度重视。2003 年春季流行于全世界 32 个国家和地区的严重急性呼吸综合征有 8422 人患病（其中中国内地 5327 人患病），919 人死亡，病死率近 11%。此外，禽流感对人类健康的危害也日渐严重。2009 年 WHO 指出，居住在潮湿或真菌滋生的公共建筑内的个体罹患呼吸道症状和哮喘的危险度增加 75%。因此，对生物性污染引起的疾病及其防治措施的研究仍然是环境卫生学领域中的重要研究内容之一。

（杨克敬）

zhòngwūrǎn qǐyè huánjìng wūrǎn
## 重污染企业环境污染（environmental pollution from heavy pollutant enterprises）

污染物排放量大、毒性强、环境成本高、对环境和人群健康危害严重的企业所造成的环境污染。中国环境保护部环办〔2008〕373 号文件《上市公司环保核查行业分类管理名录》，将重污染行业分为火电、钢铁、水泥、电解铝、煤炭、冶金、建材、采矿、化工、石化、制药、轻工、纺织、制革 14 类。稀土金属、电镀属冶金类；化肥属化工类；轻工类包括酿造、造纸、发酵行业。环发〔2010〕54 号《关于深入推进重点企业清洁生产的通知》，其附件《重点企业清洁生产行业分类管理名录》，将重污染行业分为 21 类。生产厂或公司是否列入重污染企业名单，应由各级环境保护部门确定。国家环境保护部〔2011〕36 号文件规定了《2011 年国家重点监控企业筛选原则和方法》及《2011 年国家重点监控企业名单》，对重污染企业实施动态监控和管理。

**污染物排放影响因素** 污染物排放因行业不同而异，有的以废气为主，有的以废水为主，有的以固体废物为主，也有"三废"排放均很严重的企业。同一行业的相同企业，单位产品的排污量也往往不同。①企业产品种类、规模和质量要求：例如，金属冶炼和机械加工，前者污染物排放量较大，以气态污染物为主，毒性较强；后者以噪声污染为主。化工产品纯度要求越高，污染物的排放量越大。②原材料中的杂质含量：杂质含量越高，污染物的排放量越大。如果将生产过程作为一个系统，由物料衡算可知，进入系统的物料一部分转化为产品；另一部分便作为废弃物被排出。废弃物可回收利用，剩下的便成为环境污染物。③能源：可分为一次能源和二次能源。前者即天然能源，包括可再生的水力资源和不可再生的煤炭、石油、天然气等资源。太阳能、风能、地热能、海洋能、生物能、核能等可再生资源亦属一次能源。二次能源是由一次能源直接或间接转换而得的能源产品，如电能、煤气、汽油、柴油、焦炭、洁净煤、沼气和激光等。能源消耗后可造成环境污染的如煤炭、石油等称为污染型能源；不对环境造成污染的如水力、太阳能、风能等属于清洁能源。过去、现在及今后仍将广泛利用的常规能源通常是指煤炭、石油、天然气和水力资源，其中污染型能源仍占多数，与之相关的企业仍然是重要的污染源。④生产工艺与设备：与原材料利用率和能量转换效率密切相关。例如，热处理是机械产品制造过程中的关键工序，用电量约占机械行业的 30%。热处理技术和设备的落后，必然导致高能耗和重污染。采用先进的热处理技术和设备，如将单室高压气淬炉改为双室气淬真空炉，使加热和冷却分开，既可提高冷却速度，又可节约能源 20%~30%。⑤综合利用水平：发展循环经济可大大减轻环境污染的压力。例如，在煤炭资源开发的同时，有大量的洗煤废水排出。将褐煤、风化煤、泥炭中的腐殖酸合理利用，可制成腐殖酸类化工产品，用作水泥减水剂、陶瓷添加剂、废水处理剂和腐殖酸类原料。中国已探明的矿产储量中，共生或伴生矿约占 80%，有的矿床中共生、伴生的有用组分价值大大超过主矿产的价值。如果选矿回收率低，其共生、伴生矿物和有用元素大部分进入尾矿之中，铬、砷、铅、镉、铀、钍等有害元素还可以进入大气、江河、农田。对共、伴生矿产资源的综合开发利用，不仅可获得巨大的经济效益，而且可大大减少污染物的排放。⑥企业污染防治措施：将污染物拦截、转化，可大大减少污染物向外环境的排放。例如，冶炼烟气中的二氧化硫，在高温下可用甲烷将其部分还原成硫和硫化氢，未反应的二氧化硫和硫化氢作用再转化成硫，其总硫回收率可达 99%。采用生物法处理，可利用微生物的作用，将有机污染物降解转化为二氧化碳、水等简单的无机化合物。

**主要污染物** 企业排至环境中的主要污染物可在调查、监测、核算的基础上，按通用的评估方法确定。但由于污染企业及污染物种类繁多，对环境和人群健康的影响亦未全部认知，许多污染物在环境中尚无限值标准。准确定量确定主要污染物特别是一个国家乃至全球范围内的主要污染物仍有许多困难。

大气污染物 由有害气体和颗粒物组成，已知的达 100 种以上。《大气污染物综合排放标准》（GB 16297-1996）规定了二氧化硫、氮氧化物、颗粒物等 33 种大气污染物的排放限值。《环境空气质量标准》（GB 3095-2012）按一级和二级标准给出了二氧化硫、颗粒物（包括总悬浮颗粒物、可吸入颗粒物、细颗粒物）、氮氧化物、二氧化氮、一氧化碳、臭氧、铅、苯并[a]芘的浓度限值。中国城市空气质量日报所采用的空气污染指数选取二氧化硫、二氧化氮、可吸入颗粒物、一氧化碳和臭氧作为污染因子，并根据空气环境质量标准和各项污染物的生态环境效应及对人体健康的影响，将空气质量分为优、良、轻微污染、轻度污染、中度污染、中度重污染和重污染等类别。臭氧是氮氧化物和碳氢化合物在紫外光照射下发生化学反应生成的次生污染物，故一般可将原生污染物二氧化硫、氮氧化物、可吸入颗粒物和一氧化碳视为主要大气污染物。

水体污染物 污染物进入水体，如超出水体自净作用，水质便会劣化。水体污染物通常分为三类。①生物性污染物：包括细菌、病毒和寄生虫。②物理性污染物：包括悬浮物、热污染和放射性物质，其中放射性污染危害最大。③化学性污染物：包括有机和无机污染物。

随着痕量有机分析技术的发展，水环境中许多有机污染物被识别。其种类极多，尚不可能对每一种都制订控制标准，采取控制措施。早在 1977 年，美国就在"清洁水法"中列出了 129 种难以降解、在环境中有一定残留水平、具生物积累性和致癌、致畸、致

突变作用或毒性、可检出、对人体健康和生态环境构成严重威胁的污染物，可归为十类：砷、铍、铬、镉、铜、铅、汞、镍、硒、银、铊、锌、氰化物、石棉、锑等金属与无机化合物，农药，多氯联苯，卤代脂肪烃，醚类，单环芳香族化合物，苯酚类和甲酚类，酞酸酯类，多环芳烃类，亚硝胺和其他化合物。美国环境保护署称之为优先控制污染物。随后，日本、苏联、欧洲经济共同体、德国、荷兰都对环境优先污染物进行过筛选，公布了"黑名单"。中国也曾开展过"优先监测"研究，中国环境监测总站等单位还提出了"中国水环境优先污染物黑名单"，确定了 68 种优先污染物。《污水综合排放标准》（GB 8978-1996）规定了总汞、烷基汞、总镉、总铬、六价铬、总砷、总铅、总镍、苯并[a]芘、总铍、总银、总 α 放射性、总 β 放射性共 13 种第一类污染物的最高允许排放浓度，并按一级、二级、三级的标准规定了化学需氧量等 56 种第二类污染物的最高允许排放浓度。《地表水环境质量标准》（GB 3838-2002）依据地表水水域环境功能和保护目标，按功能高低依次划分为五类，不同功能类别分别执行相应类别的标准值，其中基本项目 24 项，集中式生活饮用水地表水水源地补充项目 5 项，特定项目 80 项。标准还规定，水质评价应根据水域功能类别选取相应类别标准进行单因子评价。丰、平、枯水期特征明显的水域，应分水期进行水质评价。作为集中式生活饮用水地表水水源地水质评价应包括全部基本项目和补充项目，特定项目可由县以上环境保护行政主管部门选定。

为描述多种污染物对水环境

产生的综合影响，通常采用水质综合污染指数评价法。中国一般选取溶解氧、高锰酸盐指数、生化需氧量、氨氮、挥发酚、总汞、总磷、石油类等指标，并采用算术平均法计算指数值，然后按指数值确定水质状况。

土壤污染物 《土壤环境质量标准》（GB 15618-1995）按土壤应用功能、保护目标和土壤主要性质，规定了土壤中污染物镉、汞、砷、铜、铅、铬、锌、镍和六六六、滴滴涕的最高允许浓度指标值。主要污染物有：①重金属。重金属主要来源于采矿、选矿企业的尾矿、矸石、废石；冶炼企业的废渣；火电厂的粉煤灰；含重金属污泥；大气颗粒物；电镀等含重金属工业废液；含重金属农业用水特别是污水灌溉。固体废物在堆放、填埋等处理过程中，由于雨水特别是酸雨的淋洗、浸泡，地下水的渗入，部分重金属便可转化、迁移进入土壤。②农药。主要来源于农业生产过程。农药不仅污染土壤，还可被动植物吸收、富集，并通过食物链进入人体，严重危害人群健康。③有机污染物。土壤中的有机污染物分为可降解和持久性有机污染物，后者危害更大，主要来源于有机化工企业。④病原微生物和寄生虫。土壤中的病原微生物和寄生虫主要来源于人、畜粪便和医院污水，其中肠道病原微生物危害最为严重。

**防治对策** 人类已为自身造成的环境污染付出了沉重的代价。保护和改善环境，防治环境污染，特别是防治重污染企业的环境污染，已成为人类刻不容缓的职责和义务。

加强环境保护监督管理 ①污染环境项目的建设，必须遵

守国家有关规定，依法严格执行环境影响评价制度。②严格执行环境质量和污染物排放标准。③建立监测制度，制定监测规范，组织监测网络，加强对环境监测的管理。④建设项目防治污染的设施，必须与主体工程同时设计、同时施工、同时投产使用。⑤对造成环境严重污染的企业，必须限期治理。⑥加大执法力度，奖罚分明，及时追究法律责任。

**淘汰落后产能** 加快淘汰落后产能是转变经济发展方式、调整经济结构、提高经济增长质量和效益、加快节能减排、积极应对全球气候变化的迫切需要。应以电力、煤炭、钢铁、水泥、有色金属、焦炭、造纸、制革、印染等行业为重点，按国务院文件规定的范围和要求，按期淘汰落后产能。

**资源综合利用** 为了提高资源利用率，保护环境，实现经济社会的可持续发展，国家发展改革委员会、财政部、国家税务总局已联合发布了《资源综合利用目录（2003年修订）》，其中包括：①在矿产资源开采加工过程中综合利用共生、伴生资源。②综合利用"三废"。③回收、综合利用再生资源。④综合利用农林水产废弃物及其他废弃资源。

**清洁生产** 不断采取改进设计、使用清洁的能源和原料、采用先进的工艺技术与设备、改善管理、综合利用等措施，从源头削减污染，提高资源利用效率，减少或者避免生产、服务和产品使用过程中污染物的产生和排放，以减轻或者消除对人类健康和环境的危害。清洁生产强调两个全过程的控制，即对生产全过程要求采用无毒、低毒的原材料和无污染、少污染的工艺与设备；对产品整个生命周期全过程则要求从原材料获取到产品使用后的处理与处置不构成或减少对环境和人类健康的危害。

**污染防治示范技术** 中国环境保护部发布的2009年《国家先进污染防治示范技术名录》包括：①城市污水、污泥、垃圾渗滤液处理及水体修复技术8项。②工业废水处理、回用与减排技术5项。③脱硫、脱硝技术3项。④工业废气治理、净化及资源化技术1项。⑤固体废物综合利用、处理处置及土壤修复技术9项。⑥工业清洁生产技术8项。⑦噪声与振动控制技术1项。⑧农村污染治理技术3项。⑨重金属污染控制技术8项。

2010年，国家环境保护部又发布了《国家先进污染防治示范技术名录（重金属污染防治技术领域）》22项，并指出《示范名录》所列的新技术、新工艺在技术方法上具有创新性，技术指标具有先进性，已基本达到实际工程应用水平。

国内外污染防治技术的发展均比较迅速，同类污染物的处理工艺流程多种多样，但良莠不齐。污染企业应根据污染物排放量、主要污染物及其排放浓度和排放标准要求，通过比较、论证，择优选用。

（罗启芳 王琳）

huǒlì fādiànchǎng huánjìng wūrǎn

# 火力发电厂环境污染（environmental pollution from thermal power plant）

燃烧固体、液体、气体化石燃料生产电能过程污染物排放所致环境污染。火力发电厂简称火电厂。产生电能的基本过程是：燃料在锅炉中燃烧加热使水成为蒸气，燃料的化学能转变成热能，蒸气压力推动汽轮机旋转，热能转换成机械能，然后汽轮机带动发电机旋转，将机械能转变成电能。

**来源** ①煤：中国火力发电的燃料主要是煤，且一半以上是烟煤。燃烧系统的工艺流程，先由皮带输送机从煤场将经过破碎的煤送到煤仓的煤斗内，然后由给煤机送入磨煤机磨粉。煤粉再由空气预热器的热风送至粗细分离器。分离后合格的煤粉由排粉机送至粉仓，通过给粉机供给喷燃器并送到锅炉进行燃烧，不合格的煤粉再返回煤磨机。燃烧排出的烟气经除尘再送至脱硫装置脱硫，最后由吸风机送到排气筒。排至大气的主要污染物有烟尘、二氧化硫和氮氧化物。②废水：主要来自化学水处理车间的酸碱废水，电除尘器冲灰系统的冲灰水，锅炉房冲渣及定期排放的废水，输煤系统冲洗水，循环系统的排污水以及油库产生的含油废水。主要污染物排放指标为悬浮物、化学需氧量和石油类。③固体废物：包括粉煤灰、渣及脱硫渣，其主要成分为二氧化硅、三氧化二铝、氧化铁、氧化钙、氧化镁和部分微量元素。④噪声：火电厂噪声污染亦较严重，主要有锅炉排汽的高频噪声，设备运转的空气动力噪声、机械噪声以及电工设备的低频电磁噪声等。其中锅炉排汽噪声对环境影响最大，噪声值可达130dB（A）。此外，火电厂存在的电磁辐射污染亦不应忽视。

《火电厂大气污染物排放标准》（GB 13223-2003）按时段对烟尘、二氧化硫、氮氧化物的最高允许排放浓度和烟气黑度限值以及最高允许排放速率、各地区最高允许排放控制系数均做出了具体的规定。

**危害** ①火电厂排放的烟尘中含大量可吸入颗粒物，化学组成也比较复杂，其中有镍、镉、铬、铍、钒、铅、砷等有害物，特别是致癌物苯并[a]芘、苯芘蒽等，可通过呼吸道或皮肤进入人体，引起肺癌或皮肤癌。②火电厂是中国实施二氧化硫总量控制的主要行业。③氮氧化物已成为仅次于二氧化硫的大气污染物，对酸雨、空气质量和地面臭氧浓度的影响较大。氮氧化物可对中枢神经系统、心血管系统产生危害作用。氮氧化物较难溶于水，故能侵入呼吸道深部细支气管和肺泡；吸入人体后，与血液中的血红蛋白结合，使血液输氧能力下降，对心、肝、肾都有影响。

**监测** 大气污染物的监测应在机组运行负荷的75%以上进行，其采样与测定方法、烟气排放的连续监测，以及过量空气系数折算、二氧化硫平均浓度和气态污染物浓度的计算均须执行相关标准规定。

**防治措施** ①采用高效除尘器和先进的脱硫技术，将烟尘和二氧化硫的排放量降到最低；减少锅炉燃烧过剩空气量，降低火焰温度或采用分段燃烧法，控制氮氧化物的形成；采用高烟囱，如美国最高烟囱达368米。高烟囱扩散范围大，可降低烟尘浓度，但太高可使污染物扩散到更大的区域。②水污染防治宜运用系统工程方法，综合考虑，优化处理方案，并做到充分回收利用；对悬浮物的处理，一般多采用混凝沉淀法。③粉煤灰应尽量回收利用，如用作墙体材料；用于农业，可改善土壤的物理结构，增强保水能力。所含磷、钾、镁等元素，如适量施用，可促进植物生长，提高作物的抗病能力。暂不能利

用的粉煤灰，应选择适宜的地址修建符合规范要求的贮灰场，灰场底部应有防水防渗设施，并注意防止粉煤灰飞扬。④噪声的防治主要是控制声源和声的传播途径，如对炉膛、风道共振引起的噪声采用隔声措施可降10~20dB；对进气、排气噪声，安装微孔消声器可降10~30dB；安装隔声罩可使发电机噪声降低10~20dB。

（罗启芳　王琳）

shuǐníchǎng huánjìng wūrǎn

## 水泥厂环境污染（environmental pollution from cement plant）

水泥生产过程污染物排放所致环境污染。水泥是重要的建筑材料，由石灰石和黏土等主要原料，经破碎、配料、磨细制成生料，然后送入水泥窑中煅烧成熟料，再加入适量石膏、混合材料等磨细而成。

**来源** 水泥生产过程排放的大气污染物主要是粉尘（颗粒物），其次是二氧化硫、氮氧化物、一氧化碳和二氧化碳。为便于煅烧，水泥立窑已采用矿化剂技术，掺入萤石，故废气中又增加了毒性强的氟化物，如氟化氢；废水中主要为悬浮物，有机物的含量较低；固体废物有废浆、冲洗搅拌机的水浆及其他废渣；由于机械设备较多，噪声污染也很严重。

水泥厂的物料处理量大，从原料运输、烘干、破碎、粉磨、煅烧、再粉磨、包装和成品装载等各道工序均可产生和排放粉尘，其类型主要有：原料粉尘、煤粉尘、水泥窑粉尘、熟料粉尘、水泥粉尘。排放方式为有组织排放和无组织排放。最大的排放源为窑尾废气，其次是窑头废气，烘干及煅烧排放的粉尘约占水泥厂粉尘总量的70%。主要特点有：

①量大。据估计，中国水泥工业每年排放的粉尘总量超过1200万吨，约占水泥年产量的2.5%。②分散度高。粒径小于$2\mu m$的约占61%，小于$5\mu m$的约占93%，可吸入颗粒物居多。③成分复杂。主要有碳酸钙、二氧化硅、三氧化二铝、三氧化二铁等。④易吸水凝固。

《水泥工业大气污染物排放标准》（GB 4915-2013）规定了排气筒大气污染物排放限值，并对水泥工业企业大气污染物无组织排放监控点浓度限值做了具体规定。

**危害** ①水泥粉尘中含有游离的二氧化硅，可引起肺尘埃沉着病，中国已将水泥肺尘埃沉着病列入职业病目录。②长期刺激皮肤黏膜，可引起眼结膜炎、慢性鼻咽炎、扁桃体炎、湿疹及皮肤感染等疾病。水泥粉尘还可堵塞植物的呼吸孔道，减少光合作用，造成农作物减产。水泥粉尘已对人群生活环境构成了严重威胁，一些水泥厂附近的居民因深受其害，投诉案件频发，社会矛盾突出。

**监测** 生产设备排气筒应设置永久采样孔并符合《固定污染源排气中颗粒物测定和气态污染物采样方法》（GB/T 16157-1996）规定的采样条件。对于日常监督性监测，采样期间的工况应与当时正常工况相同。大气污染物的测定、厂界外颗粒物无组织排放的监测以及新、改、扩建水泥生产线连续监测装置的安装要求，均须执行相关标准规定。

**防治措施** ①淘汰落后产能：中国根据国务院关于进一步加强淘汰落后产能工作的通知，于2012年年底前，淘汰窑径3.0m以下水泥机械化立窑生产线、窑径2.5m以下水泥干法中空窑

（生产高铝水泥的除外）、水泥湿法窑生产线、直径 3.0m 以下的水泥磨机（生产特种水泥的除外）及水泥土（蛋）窑、普通立窑等落后水泥产能。②严格执行《水泥厂卫生防护距离标准》和《水泥工业大气污染物排放标准》，建立有效的监测、监督制度，加大执法力度。③采用密闭式生产方式，减少扬尘环节，如粉状物料可采用空气输送、链式输送机等密闭式输送设备。④选用高效除尘器。⑤按标准要求确定生产设备排气筒的高度。⑥采取有效措施，控制粉尘的无组织排放，如对露天堆场和物料运输道路洒水降尘。⑦增加厂区的绿化面积。

（罗启芳 王 琳）

huàféi qǐyè huánjìng wūrǎn

## 化肥企业环境污染（environmental pollution from chemical fertilizer enterprises）

化肥生产过程污染物排放所致环境污染。化肥工业包括基础肥料生产和化肥二次加工。基础肥料为氮肥、磷肥和钾肥，二次加工指将基础肥料按比例加工为复合肥、混配肥等。氮肥工业指以油、天然气或煤为原料生产尿素、硝酸铵、碳酸氢铵等产品的全过程，包括合成氨工业；磷肥工业指以磷矿石和硫酸为主要原料生产过磷酸钙（简称普钙）、钙镁磷肥、磷酸铵、重过磷酸钙（简称重钙）等产品的过程，包括生产磷肥所需的中间产品磷酸及其他副产品；钾肥工业指以钾盐矿、光卤石、卤水等为主要原料生产氯化钾、硫酸钾、硝酸钾、焦磷酸钾、碳酸钾等产品的过程。钾肥的生产方法很多，且因主要原料不同而异，中国常以卤水为主要原料。

**来源** ①化肥工业排放的废水严重污染水环境，其中的污染物排放指标有 pH 值、化学需氧量、悬浮物、氨氮、总氮、总磷、硫化物和石油类，氮肥工业废水还含有挥发酚、氰化物，磷肥工业废水还含有氟化物，钾肥工业废水还含有氯化物、氰化物、氟化物、挥发酚、总汞等。②除燃料燃烧废气以外，化肥工业还排放氨气、颗粒物、硫化氢、氟化氢、酸雾，钾肥生产还排放氯气。③固体废物除煤渣、煤灰以外，还包括原料矿渣、生产过程废弃的活性炭、催化剂等，钾肥工业还排放盐泥、尾盐、老卤等废物。化肥工业对环境的污染程度及其污染物因原料、生产方法、产品种类不同而异，其中氮、磷为主要污染物，且氮肥工业单位产品基准排水量最大，废水中氨氮含量高，若以煤为原料，废水中的氰化物含量亦较高。但以天然气为原料，氰化物含量相对较低，故对不同的化肥厂应作具体分析。

**危害** ①氮、磷排入可导致水体富营养化，其后果是：藻类及其他浮游生物迅速繁殖，水体溶解氧下降，水质恶化，鱼类及其他生物死亡。水体表面因水藻覆盖，水底堆积的有机物质可在厌氧条件下分解产生有害气体，某些藻类还可产生毒素，硝酸盐和亚硝酸盐含量往往超过水质标准规定。水生生物死亡后，其尸体分解会产生尸碱、硫化氢等恶臭污染物，严重危害人体健康和生态环境。②氨气被吸入人体，可进入血液与血红蛋白结合，破坏血液输送氧的功能。短期内吸入大量氨气会出现流泪、咽痛、咳嗽、胸闷、呼吸困难、头晕、呕吐、乏力等；若吸入的氨气过多，导致血液中氨浓度过高，可通过三叉神经末梢的反射作用引起心脏和呼吸骤停，危及生命。

③钾肥中的杂质如盐含量过高，可造成土壤盐碱化。

**监测** 企业排放废水的采样，应根据监测污染物的种类，在规定的污染物排放监控位置进行。新建企业应安装污染物排放自动监控设备，并与环保部门的监控中心联网，保证设备正常运行。对企业污染物排放情况进行监测的频次、采样时间等要求以及污染物的测定，须执行相关标准和技术规范的规定。

**防治措施** ①淘汰落后产能，关闭小化肥厂。②按清洁生产标准要求组织生产，降低能耗和新鲜水用量，提高原料和水循环利用率，严格控制污染物产生指标，防止二次污染。③加强化肥厂环境污染的治理力度。已有较多成熟的废水治理技术，主要困难是基建投资大，运行费用高，含氰废水处理存在二次污染，传统的末端处理方法存在某些技术上的弱点，如生物凉水塔去除氰化物受气温影响大；生物接触氧化法存在填料易堵塞、布水布气不易均匀、气水比高等缺点。故尚需加大投资，进一步研究废水末端治理技术；对通过排气筒排放的大气污染物应采取严格的净化措施，并应加强无组织排放的监控，确保各项污染物排放指标达到标准要求。

（罗启芳 王 琳）

yǒujīlín nóngyào qǐyè huánjìng wūrǎn

## 有机磷农药企业环境污染（environmental pollution from organo-phosphorus pesticide enterprises）

有机磷农药生产过程污染物排放所致环境污染。有机磷农药品种多，以少数几种有机磷中间体为原料合成而得。中间体的起始原料为黄磷、氯气和硫黄，黄磷与氯气合成三氯化磷，硫黄与三氯化磷合成三氯硫磷，黄磷与硫黄合成五硫化二磷。三氯化磷、三氯硫磷和五硫化二磷作为有机磷农药的主要原料，可分别与甲醇、乙醇、氯气、硫黄等作用生成有机磷农药中间体，如三氯化磷与甲醇可生产亚磷酸二甲酯和亚磷酸三甲酯，五硫化二磷与甲醇可生产二硫代磷酸二甲酯。各种中间体再分别与含羟基或氨、氨基的苯系或杂环化合物等进行缩合反应，最后得到各种有机磷农药（见有机磷农药污染）。

常用有机磷农药有：甲拌磷、特丁硫磷、甲胺磷、氧乐果、丙溴磷、乐果、水胺硫磷、杀螟硫磷、辛硫磷、异稻瘟净、马拉硫磷、乙酰甲胺磷、甲基毒死蜱、毒死蜱、三唑磷、敌百虫、敌敌畏、草甘膦等。按其化学结构，可分为磷酸酯、硫代磷酸酯和焦磷酸酯三类。按毒性可分为剧毒、高毒、中等毒性和低等毒性四类，其中剧毒、高毒产品包括甲拌磷、特丁硫磷、甲胺磷等；中等毒性产品包括氧乐果、丙溴磷、乐果、水胺硫磷等；低毒产品包括杀螟硫磷、辛硫磷、异稻瘟净、马拉硫磷、乙酰甲胺磷等；对鱼类有剧毒的产品包括甲基毒死蜱、毒死蜱、三唑磷。

**来源** 截至 2010 年，中国农药生产企业 1800 多家，原药生产企业 500 多家，2010 年共生产农药 234.2 万吨（折有效成分），其中有机磷杀虫剂的产量在杀虫剂系列长期位居第一。由于生产企业多，厂点分散，原药企业平均吸收率低，涉及的化学品多，污染物成分复杂，故对生态环境和人群健康已构成严重威胁。主要特点：①化学合成农药的收率较低。未被利用的部分原料、中间体以及副产物以废水、废气和固体废物的形式排出。②间歇排放。农药多采用间歇性生产，其污染物往往短时集中排放，污染物的排放量、浓度缺乏规律性。③排放量大。从原料、中间体到农药，其生产过程均有造成环境污染的因素。④污染物成分复杂。例如，废水中有机物种类多，含盐量高，氨氮与总磷浓度高，色度深，对微生物有一定的抑制作用。⑤固体废物为危险废物。

合成有机磷农药废水，因为采用的中间体不同，其产污量也会不同。例如，以中间体二甲基-硫代磷酰氯缩合制农药时，一般每吨农药排放废水 2~3 吨，化学需氧量约 30 000mg/L，总磷 3500~4500mg/L；以中间体二甲基-硫代磷酸酯生产农药，一般每吨农药排放废水 3~4 吨，化学需氧量 200 000~300 000mg/L。有机磷中间体生产的废水排放量也很大，例如，二硫代磷酸酯和氯气反应制二乙基硫代磷酰氯，每吨产品的废水量为 3~6 吨，其中相应的化学需氧量 170 000~185 000mg/L，主要污染物是高浓度硫代硫酸钠及一硫代、二硫代磷酸酯类化合物。

有机磷农药工业水污染物排放指标包括 pH 值、化学需氧量、五日生化需氧量、悬浮物、色度、氨氮、挥发酚、硫化物、磷酸盐、单质磷、甲醛、苯、甲苯、二甲苯、有机磷农药。

有组织排放的大气污染物主要有氯化氢、氨、二氧化硫、氯气等。固体废物包括废渣、废溶剂、废包装袋、蒸馏釜残和剩余污泥等。

**危害** ①废水中氮、磷可致水体富营养化；化学需氧量消耗水中的溶解氧，导致鱼类缺氧死亡；有机磷农药作为毒物，可通过生活饮用水或食物链进入人体，严重危害生态环境和人体健康。②有机磷农药可经人的皮肤、呼吸道和消化道吸收而中毒。中毒后表现出毒蕈碱样、烟碱样、中枢神经系统及循环系统的各种临床表现。急性中毒后期和严重的慢性中毒，经治疗后仍可留下不同程度的后遗症，常见的有：中毒性心肌炎、中毒性肝病、失明、肾功能损害、末梢神经炎、瘫痪、中毒性精神障碍等。

**监测** 企业排放废水的采样，应根据监测污染物的种类，在规定的污染物排放监控位置进行。新建企业应安装污染物排放自动监控设备，并与环保部门的监控中心联网，保证设备正常运行。对企业污染物排放情况进行监测的频次、采样时间等要求，按国家有关技术规范执行。企业应按规定对排污状况进行监测，并保存原始监测记录。污染物的测定采用相关标准方法。有机磷农药企业排放的大气污染物（含恶臭污染物）、环境噪声和固体废物的监测，均按相应的国家标准执行。

**防治措施** ①禁止生产和使用高毒有机磷农药：自 2007 年 1 月 1 日起，中国全面禁用甲胺磷、甲基对硫磷、对硫磷、久效磷和磷胺。继续大吨位生产并使用的高毒农药还有：氧乐果、水胺硫磷、甲拌磷、特丁硫磷、甲基异硫磷、甲基硫环磷、乙基硫环磷等，需要逐步列入淘汰名单。②大力发展高效、低残留、安全、少污染的农药新品种，改变农药企业分散的状况。③按清洁生产要求，通过生产工艺改革、回收和综合利用等方法，消除或减少危害性大的污染物。④对废水要加强末端治理，积极开发特征污染物的治理技术（见工业废水处理）。⑤对有组织排放的废气，应大力开展回收技术研究；对无组织排放废气的治理，主要是加强车间管理，完善收集、治理设施，尽可能使无组织变为有组织排放。⑥对固体废物，应严格按危险废物处理和处置（见工业固体废物处理）。⑦对农药中毒者，应及时清除未被吸收的毒物并排毒，加强对症治疗，保护重要器官功能。

（罗启芳　王琳）

shíyóu huàxué qǐyè huánjìng wūrǎn

## 石油化学企业环境污染（environmental pollution from petrochemicals manufacturing enterprises）

石油化学工业生产过程中污染物排放所致环境污染。石油化学工业简称石油化工，以石油和天然气为原料，采用物理操作和化学反应相结合的方法，生产石油产品和石油化工产品的加工工业。石油产品又称油品，主要包括各种燃料油（汽油、煤油、柴油等）和润滑油以及液化石油气、石油焦炭、石蜡、沥青等。生产这些产品的加工过程常被称为石油炼制，简称炼油。石油化工产品以炼油过程提供的原料油进一步化学加工获得。生产石油化工产品的第一步是对原料油和气（如丙烷、汽油、柴油等）进行裂解，生成以乙烯、丙烯、丁二烯、苯、甲苯、二甲苯为代表的基本化工原料。第二步是用基本化工原料生产多种有机化工原料（约200种）及合成材料（塑料、合成纤维、合成橡胶）。有机化工原料继续加工可制得更多品种的化工产品，习惯上不属于石油化工范围。但有些资料将天然气、轻汽油、重油为原料合成氨、尿素，甚至制取硝酸也列入石油化工。

**来源**　石油化工属高危行业，其产品种类繁多，生产工艺复杂，资源消耗量大，能耗高，原料与产品多数易燃、易爆、有毒、有害，环境污染严重。

大气污染物可分为：①燃烧废气。如加热炉、锅炉、焚烧炉、裂解炉、火炬排放的主要污染物有二氧化硫、氮氧化物、一氧化碳、二氧化碳、颗粒物等。②生产工艺废气。包括有机工艺尾气中的非甲烷总烃；沥青装置尾气中的苯并[a]芘；各种特殊工艺排气中的颗粒物，如含合成树脂、合成橡胶、合成纤维等产品粉尘、沥青烟和各种颗粒料，粉料加工、输送过程产生的粉尘；无机污染物，如光气、氰化氢、氟化氢、硫化氢、氯气、氨、氯化氢；有机污染物，如苯、甲苯、二甲苯、丙烯腈、环氧乙烷、丁二烯、二氯乙烷、氯乙烯、氯甲烷、甲醛、乙醛、四氯化碳、甲苯二异氰酸酯、环氧氯丙烷、氯丁二烯、苯胺、硝基苯、苯乙烯、乙苯、氯苯、甲醇、三氯甲烷、三氯乙烯、二甲基甲酰胺、丙酮、环己烷等。③无组织排放废气。主要污染物为苯、甲苯、二甲苯、光气、氰化氢、丙烯腈、氯乙烯、非甲烷总烃、恶臭物质等。

废水：组成复杂、浓度高、毒性强、难降解有机物多。通常分为：①毒性物质。常见的有苯、甲苯、二甲苯、硝基苯、硝基氯苯、二硝基氯苯、苯胺、苯乙烯、丙烯腈、环己酮、丙酮、环己烷、丁二烯、氯丙烯、氯丙烷、甲醇、丁醇、异丙醇、乙二醇、甲醛、乙酸甲酯、醋酸乙烯酯、醋酸正丙酯、甲基叔丁基醚、乙醛、苯酚等。②腐蚀性物质。液氯、液氨、氢氧化钠、硫酸、盐酸、醋酸等。③油类物质。原油、柴油、石脑油、煤油等。

固体废物：有机物含量高、危险废物种类多、利用价值高。主要有酸、碱废液、废催化剂、页岩渣、含四乙基铅油泥、有机废液、氧化锌废渣、聚酯废料、浮渣、焚烧废渣、检修废弃物、油泥、污泥等。

**危害**　①非甲烷总烃可用于衡量环境污染程度，对人体健康的直接影响主要是：对中枢神经系统的麻醉作用，对皮肤黏膜的刺激作用，严重者可引起皮炎、湿疹；非甲烷总烃与二氧化氮在阳光作用下，经一系列复杂反应可生成臭氧、过氧乙酰硝酸酯、醛类等被称为光化学烟雾的污染物。②苯进入人体，可在肝和骨髓中进行代谢，形成具有血液毒性的代谢产物。长期接触苯可引起骨髓与遗传损害，血常规检查可发现白细胞、血小板减少，全血细胞减少与再生障碍性贫血，甚至发生白血病。③硝基苯蒸气可经肺和皮肤吸收，其液体易经皮肤吸收，主要毒作用是形成高铁血红蛋白。进入人体后，经转化产生的中间物质可引起红细胞破裂，发生溶血；还可作用于肝细胞致肝病变，引起中毒性肝病、肝脂肪变性。急性中毒还可至肾损害。④光气是一种重要的有机化工中间体，剧毒、有强烈刺激和窒息性。吸入光气可引起肺水肿、肺炎，并具致死危险。⑤油类污染物进入水体，可降低水中的溶解氧，黏附于水生生物体表面和呼吸系统，并使其死亡；沉积于水底的油经厌氧分解可产生硫化氢等恶臭污染物。

**监测**　生产设施排气筒应设置永久采样口，其中颗粒物或气态污染物的监测采样应按《固定污染源排气中颗粒物测定和气态污染物采样方法》（GB/T 16157-1996）执行。采样期间的工况应与实际运行工况相同。大气污染物连续自动监测设备的安装、逸散性排放的检测、厂界环境空气的监测、排放浓度的换算以及污染物的测定，须执行相关标准和国家环境保护部的规定。

**防治措施** ①坚持"低消耗、高利用、再循环"的原则，积极探索"资源－产品－废弃物－再生资源"的产业链，发展循环经济。②大力发展实用的替代、减量、再利用、资源化、系统化及污染治理技术，如选用替代材料，在源头节约资源，减少污染；延长原料或产品的使用周期，多次反复使用，减少资源消耗；将废弃物变成有用的资源；实现资源、能量、资金、技术的合理利用；加强大气、水、固体废物防治技术研究等。③根据污染物排放的特点和规律，采取有效的末端净化和处理措施，加强执法力度，确保稳定达标排放。

（罗启芳　王　琳）

diàndù qǐyè huánjìng wūrǎn

# 电镀企业环境污染（environmental pollution from electroplating enterprises）

电镀过程污染物排放所致环境污染。电镀指利用电解方法在零件表面沉积均匀、致密、结合良好的金属或合金层。包括镀前处理（去油、去锈）、镀上金属层和镀后处理（钝化、去氢）。其基本过程是：在含有欲镀金属的盐类溶液中，以被镀基体金属为阴极，通过电化学过程，使镀液中欲镀金属的阳离子在基体金属表面沉积，形成镀层。阴极与直流电源的负极相连，与直流电源正极连接的为欲镀金属阳极，阴阳两极间施加一定电压时，阳极界面金属溶解并释放电子形成金属离子，以补充镀液中的阳离子。镀层性能不同于基体金属，

具有一系列新的特征。根据镀层功能可分为防护性镀层、装饰性镀层及其他功能性镀层。电镀前处理是为了获得干净新鲜的金属表面，主要是表面磨光、脱脂、去锈、去灰尘和镀前活化处理；电镀后钝化处理是指在一定溶液中进行的化学处理，目的是使镀层坚实致密、稳定，提高镀层的耐蚀性，增加表面光泽和抗污能力；去氢处理是指在电沉积过程中会析出一部分渗入镀层的氢，镀件因此产生脆性，甚至断裂。为了消除氢脆，往往在镀后将镀件在一定温度下热处理数小时。

**来源**　电镀厂排放的废水因生产工艺、镀层种类不同而异，主要来源于镀前处理、镀层漂洗和后处理工序，还有部分废电镀液。其污染物排放指标有总铬、六价铬、总镍、总镉、总银、总铅、总汞、总铜、总锌、总铁、总铝、pH值、悬浮物、化学需氧量、氨氮、总氮、总磷、石油类、氟化物、总氰化物。特点是含重金属种类多，并含剧毒氰化物，对水环境污染严重。电镀过程中还要大量使用强酸、强碱、盐类和有机溶剂，车间或生产设施排气筒可散发或排出氯化氢、铬酸雾、硫酸雾、氮氧化物、氰化氢、氟化物、丙酮、苯类、三氯乙烯、四氯化碳等有毒有害气体，极易发生中毒、烧伤等职业危害，对周围大气环境也构成威胁。大多数五金工件在电镀前必须打磨、抛光，为了去除铸件、煅件或热处理后零件表面的熔渣、型砂、氧化皮及其他杂质，往往需进行喷砂处理，这些作业过程都会产生可能含有硅、铬、铝、铁、铜等的粉尘。另外，电镀作业也存在噪声污染。

**危害**　①含重金属废水排放

至水体，可被鱼类等水生物摄取，也可污染土壤，被粮食作物和蔬菜富集、积聚，再通过食物链进入人体，导致各种疾病发生，增加致癌风险。②氰化物进入人体后能迅速离解出氰基，并与氧化型细胞色素氧化酶结合，使细胞色素失去传递电子的能力，最终导致呼吸中断，出现细胞内窒息，引起组织缺氧而中毒。氰化钠是电镀工业非常重要的化工原料，每年的使用量达数万吨，由于氰化物为剧毒品，口服氰化钠的致死量为 $1\sim2mg/kg$。氰化钠废水处理成本很高，达标排放比较困难，可见其环境污染所致危害的严重性。③电镀厂排放的废气有很强的腐蚀性，容易烧伤人体，且难以痊愈。氰化氢剧毒，有机溶剂蒸气与空气可形成爆炸性混合物，构成环境与安全隐患。

**监测**　排放废水和废气的采样，应根据监测污染物的种类，在规定的污染物排放监控位置进行，有废水和废气处理设施的，应在设施后监控。新建企业应安装污染物排放自动监控设备，并与环保部门的监控中心联网。对企业污染物排放情况进行监测的频次、采样时间等要求，应执行国家有关技术规范的规定。污染物测定须执行相关标准的规定。

**防治措施**　①取缔家庭式电镀作坊，淘汰污染严重的小型电镀厂。②按清洁生产标准要求，从电镀工艺、设备及生产环节的源头根除污染，积极开发和推广既能定量控制、减少污染，又能提高质量、节约资源的电镀新工艺、新技术。例如，采用间歇式逆流漂洗与喷淋清洗组合的清洗方法，并对槽中的水进行空气搅拌，以提高清洗水的利用率，降低新鲜水的用量；采用喷丸、振

动光饰、滚光等机械方法替代有害气体产生量大的酸洗、化学抛光等工艺，从源头上削减有害气体排放；减少有毒有害原料的使用，如推广塑料直接电镀工艺，用三价铬代替六价铬，以及无氰电镀等。③对大气污染物进行净化，并按规范对电镀废水、电镀污泥进行处理与处置。对电镀废水的处理一般采用化学方法，如含氰废水采用碱性氯化法二级氧化处理，用亚硫酸盐还原法处理含铬废水、氢氧化物沉淀法处理含镉含镍废水等，污泥经脱水后应按危险废物进行处理与处置。

(罗启芳 王 琳)

yǒusèjīnshǔ qǐyè huánjìng wūrǎn

## 有色金属企业环境污染（environmental pollution from nonferrous metals enterprises）

常用有色金属采矿、选矿、冶炼过程污染物排放所致环境污染。有色金属是除铁等黑色金属以外所有金属的总称。其品种繁多，按照特征生产工艺，常用有色金属可分为：①铜、镍、钴工业，生产铜、镍、钴金属的采矿、选矿、冶炼工业，不包括以废旧铜、镍、钴物料为原料的再生冶炼工业。②铝工业，铝土矿山、氧化铝厂、电解铝厂和铝用炭素生产企业或生产设施。③镁、钛工业，镁工业指以白云石为原料生产金属镁的硅热法镁冶炼企业及白云石矿山；钛工业指以钛精矿或高钛渣、四氯化钛为原料生产海绵钛的工业及其矿山，包括以高钛渣、四氯化钛、海绵钛等为最终产品的工业。④铅、锌工业，生产铅、锌金属矿产品和生产铅、锌金属产品（不包括生产再生铅、再生锌及铅、锌材压延加工产品）的工业。⑤锡、锑、汞工业，指生产锡、锑、汞矿产品和锡、锑、汞金属产品的企业或生产设施。

**来源** 中国有色金属矿产资源的特点是：大矿少、中小矿多；富矿少，贫矿多；单一矿少，复杂共生矿多；露天矿少，难采地下矿多。造成的困难是：选冶流程长，工艺复杂，能耗高，水耗大，污染源和污染物种类多，产生量大，成分非常复杂。在采、选、冶和加工各工序均有较多的废渣、废水、废气产生并排至环境，其中含有大量有毒金属和非金属元素。

根据相关标准规定，各类有色金属工业废水污染物排放指标一般包括pH值、化学需氧量、石油类、悬浮物、氨氮、总氮、总磷。不同的是：①铜、镍、钴工业还包含总铜、总锌、总镍、总镉、总铅、总砷、硫化物。②铝工业还包括氟化物、总氰化物、挥发酚、硫化物。③镁、钛工业还包括总铜、总镉、六价铬。④铅、锌工业不包括氨氮、总氮、总磷、石油类，但含有总铅、总锌、总镉、总汞、总砷、总铜、总镍、硫化物、氟化物、总α放射性、总β放射性。⑤锡、锑、汞工业还包括硫化物、总铜、总锌、总锡、总锑、总汞、总镉、总铅、总砷、六价铬。

大气污染物排放因有色金属工业类型不同而异。铜、镍、钴工业主要有二氧化硫、颗粒物、硫酸雾、氯气、氯化氢；铝工业主要有颗粒物、二氧化硫、氟化物、沥青烟、苯并[a]芘；镁、钛工业主要有烟（粉）尘、二氧化硫、氯气、氯化氢；铅、锌工业主要有颗粒物、二氧化硫、硫酸雾；锡、锑、汞工业主要有二氧化硫、颗粒物、硫酸雾、总锡、总锑、总汞、总镉、总铅、总砷。

有色金属工业固体废物主要有采矿废石、选矿尾矿、冶炼废渣、污泥、工业垃圾以及生产过程排出的其他固体物，包括一般固体废物和危险固体废物。危险固体废物如高砷尾矿、含铀尾矿、湿法炼铜浸出渣、砷铁渣、含砷烟尘、砷钙渣、湿法炼锌浸出渣、中和净化渣、湿法炼锑浸出渣、碱渣、酸泥等。

**危害** ①有色金属矿开采可毁损植被、森林和土地，造成地面沉陷、边坡失稳、地下水系统失衡、水土流失和土地沙化，破坏地质环境和生态环境。②有色金属工业排放的污染物，严重污染矿区、冶炼厂及其周围大气、水和土壤环境，并在环境中迁移转化。一旦水体和土壤被污染，环境的自净作用不能将其消除，且容易在水生生物、粮食作物、蔬菜等生物体内富集、积聚，然后通过食物链进入人体，导致各种疾病发生，致癌风险增加，严重危害人体健康。

**监测** 排放废水和废气的采样，应根据监测污染物的种类，在规定的污染物排放监控位置进行，有废水和废气处理设施的，应在设施后监控。新建企业和现有企业安装污染物排放自动监控设备的要求，按有关法律和《污染源自动监控管理办法》的规定执行。大气污染物采样点的设置与采样方法按《固定污染源排气中颗粒物测定和气态污染物采样方法》（GB/T 16157-1996）执行。在有敏感建筑物方位、必要的情况下应进行无组织排放监控，要求按《大气污染物无组织排放监测技术导则》（HJ/T 55-2000）规定执行。对企业污染物排放情况进行监测的频次、采样时间等要求，应执行国家有关技术规范的规定。污染物测定按照相关标准执行。

**防治措施** ①有色金属工业是高污染行业，必须采用清洁生产工艺技术改造老企业和发展新企业。当前应深入研究并应用多采少剥工艺技术，不破坏地形地貌的原地浸矿采矿方法，以减少废石排放；坚持采用无毒或少毒的选矿药剂，并对选矿尾矿综合利用，对老尾矿坝进行生态综合治理；生产废气中的二氧化硫、氟尘、粉尘以及冶炼废水中的有毒元素应进行回收利用；大力推广无污染或少污染的冶金新工艺、新技术。②进一步优化有色金属产业结构，完善污染防治体系、事故应急体系及环境与健康风险评估体系。③加强环境污染防治工作。如对矿区采取复垦绿化措施，恢复生态环境；对各生产工序排放的"三废"加大治理力度，严格执行污染物排放标准，确保稳定达标排放。

(罗启芳 王琳)

fǎngzhī-rǎnzhěng qǐyè huánjìng wūrǎn

## 纺织染整企业环境污染（environmental pollution from dyeing and finishing of textile enterprises）

纺织、染整过程污染物排放所致环境污染。纺织指以天然纤维、化学纤维以及天然纤维和化学纤维按不同比例混纺为原料的纺织材料（纤维、纱、线和织物）制成纺织品（包括各类机织物、无纺织布、各种缝纫包装用线、绣花线、绒线以及绳类、带类等）的过程；染整指对纺织材料和纺织品进行的以化学处理为主的染色和整理过程，又称印染。典型的染整过程一般包括前处理、印染和后整理三道工序。天然纤维指棉、麻、丝、毛等自然生长产生的非人工制造纤维；化学纤维指以天然的或合成的高分子化合物为原料，经化学方法处理加工制成的纤维。依据原料来源的不同分为合成纤维和人造纤维（见纤维织物卫生）。

**来源** 纺织染整企业污染物的排放量较大，以废水污染为主，其次为废气、废渣和噪声。废气、废渣主要由锅炉燃煤产生，噪声主要为机械噪声。

纺织染整工业废水的主要特点是化学需氧量变化大，pH 值高，色度深，水量变化大。传统染整加工产生的废水中还含有一些有毒染料和助剂，如偶氮染料、甲醛、荧光增白剂和柔软剂具有致敏性；聚乙烯醇和聚丙烯类浆料不易生物降解；一些芳香胺染料具有致癌性；有些染料还含有重金属。根据产品种类的不同，纺织染整废水可分为：①纯棉与棉混纺织物染色、印花、漂染废水，其化学需氧量为 $400 \sim 2500 \text{mg/L}$，pH 值为 $8.5 \sim 11$，色度为 $125 \sim 500$ 倍。②纯棉、涤棉衣衫及棉混纺织物染整废水，其化学需氧量为 $400 \sim 1000 \text{mg/L}$，pH 值为 $6 \sim 11$，色度为 $100 \sim 500$ 倍。③毛染整废水，化学需氧量为 $200 \sim 3000 \text{mg/L}$，pH 值为 $6 \sim 10$，色度为 $50 \sim 200$ 倍。④缫丝废水，其化学需氧量为 $150 \sim 2000 \text{mg/L}$，pH 值为 $7 \sim 9$，氨氮为 $6 \sim 27 \text{mg/L}$。⑤丝绸染整废水，化学需氧量为 $400 \sim 800 \text{mg/L}$，pH 值为 $6 \sim 8.5$，色度为 $50 \sim 500$ 倍。⑥绢纺精炼废水，其化学需氧量为 $400 \sim 5000 \text{mg/L}$，pH 值为 $7 \sim 11$，氨氮为 $15 \sim 20 \text{mg/L}$。⑦麻脱胶废水，其化学需氧量为 $100 \sim 14\,000 \text{mg/L}$。⑧化学纤维染整废水，其化学需氧量为 $500 \sim 2500 \text{mg/L}$，pH 值为 $5 \sim 13$，色度为 $100 \sim 200$ 倍，总氮为 $140 \sim 160 \text{mg/L}$。⑨蜡染废水，其化学需氧量为 $500 \sim 1500 \text{mg/L}$，pH 值为 $7 \sim 9$，氨氮为 $100 \sim 150 \text{mg/L}$。

**危害** 纺织染整工业废水含大量有机污染物，可生化性能较差，排入水体后，可使水质劣化，污染饮用水水源，其中的致癌物，对人体健康可造成直接危害；化学需氧量可消耗水中的溶解氧，造成鱼类缺氧死亡；一些有毒染料和助剂还可进入土壤，污染土壤环境，并通过食物链进入人体，影响食品安全。

**监测** 废水采样点应设在企业废水排放口（六价铬在车间或车间处理设施排出口），排放口应设置废水水量计量装置和永久性标志。按生产周期确定采样频率。最高允许排放浓度按日均值计算。排水量不包括冷却水及生产区非生产用水，最高允许排水量按月均值计算。污染物测定按相关标准执行。

**防治措施** ①纺织染整企业应采用清洁生产工艺和技术，严格控制其生产过程的用水量、排水量和产污量。②淘汰技术、设备落后，污染严重及无法实现稳定达标排放的小型纺织染整企业。③根据不同产品的生产工艺、废水水质特点和《纺织染整工业废水治理工程技术规范》，采用不同的处理方法和工艺流程，严格执行排放标准，保证稳定达标排放。

(罗启芳 王琳)

zhìgé qǐyè huánjìng wūrǎn

## 制革企业环境污染（environmental pollution from tanning enterprises）

以牛皮、羊皮、猪皮、马皮、鹿皮等为原料生产皮革过程污染物排放所致环境污染。制革过程包括准备、鞣制、整饰三个阶段。①准备：原料皮经水洗、浸水、脱毛、浸灰、去肉、净面、再水洗、软化等工序，以除去表皮层、皮下组织层、毛根鞘等杂质，使裸皮处于适合鞣制的状态。②鞣制：通过浸酸、铬鞣、削匀、中和、染色等工序，将裸皮变成革，并提高其柔软性和弹性，然后经染色处理，使皮革具有特殊性能。③整饰：在皮革表面施涂一层天然或合成的高分子薄膜，并通过磨、抛、压、摔等机械加工，以提高革的质量。

**来源** 制革工业产生大量的废水和固体废物。废水的特点是：成分复杂、色度深、悬浮物多、化学需氧量高、水量大，每生产 1 吨原料皮耗水量为 $60 \sim 120 m^3$，且不同工段产生的废水水质与水量有较大差别。准备阶段排放的主要污染物为有机和无机化合物，并含有硫、铬等有害物，废水量约占制革废水总量的 70%；鞣制阶段排放的主要污染物为铬和硫化物，其废水量约占制革废水总量的 10%；整饰阶段排放的主要污染物为染料、油脂、有机化合物，其废水量约占制革废水总量的 20%。固体废物主要包括含铬皮废物，如铬鞣后的削匀皮屑、修边的边角余料、磨革粉尘等；无铬皮废物，如原料皮废料、去肉肉渣、毛、裸皮废料等；污泥，如污水处理产生的污泥和非污水处理产生的污泥。

《清洁生产标准 制革工业（羊革）》（HJ 560-2010）与《清洁生产标准 制革工业（牛轻革）》（HJ 448-2008）对末端处理前污染物产生指标做了具体规定，其中废水包括：单位产品废水产生量、单位产品化学需氧量、单位产品氨氮产生量、单位产品总铬产生量；固体废物为单位产品皮类固体废物产生量。

**危害** ①制革废水排放的三价铬约为 80mg/L。环境中的三价铬与六价铬可以相互转化，六价铬是强致突变物质，可诱发肺癌和鼻咽癌。三价铬有致畸作用。铬及铬化合物对机体和呼吸道均可造成损害。②含硫废水和污泥在一定条件下释放硫化氢气体，动物与有机物腐败也可产生恶臭物质。恶臭由风扩散和传播，对人的呼吸、消化、心血管、内分泌及神经系统都可造成影响，高浓度的恶臭还可使接触者发生肺水肿甚至窒息死亡，长期反复受到恶臭物质的刺激，还会引起嗅觉疲劳，导致嗅觉失灵。③废水色度影响受纳水体水质和外观，化学需氧量消耗水中的溶解氧，造成鱼类缺氧死亡。

**监测** 按照《污染源自动监控管理办法》安装污染物排放自动监控设备。监测系统日常运转正常，监测数据真实有效，并与抽查结果相符。对企业污染物排放情况进行监测的频次、采样时间等要求，应执行国家有关技术规范的规定。化学需氧量、氨氮、总铬的测点位置在污水处理设施前，采样及测定按相关标准规定执行。皮类固体废物按照整个生产周期各个工序的顺序，逐一统计其产生量，并按无铬皮废物和含铬皮废物分别计量。监督性监测须监测一个生产周期，清洁生产认定或评价监测须监测两个生产周期。

**防治措施** ①采用清洁生产技术，执行相关清洁生产标准。②采取切实可行的节水措施，如精确用水、杜绝浪费；工艺节水，源头削减；循环用水，提高水效。③对排放的废水进行分类处理或预处理，然后再进行综合处理。选用先进的工业废水处理工艺和设备。④对固体废物进行综合利用，如采用保毛脱毛法，实现毛

的回收利用；从鞣制过程产生的含铬废水中回收氢氧化铬渣，经适当调节后制成铬鞣剂，再回用于鞣制工序。⑤设置必要的防护距离，并对车间恶臭进行净化处理。对于造成周围大气环境污染的制革企业，应予搬迁或采取治理措施。

（罗启芳 王 琳）

zhìyào qǐyè huánjìng wūrǎn

**制药企业环境污染**（environmental pollution from pharmaceutical enterprises） 制药过程污染物排放所致环境污染。制药工业属于精细化工。其特点是原料药生产品种多，生产工序多，原料种类多、数量大，原材料利用率低。

制药工业可分为六大类。①发酵类制药：通过发酵方法产生抗生素或其他活性成分，然后经过分离、纯化、精制等工序生产出药物的过程，按产品种类分为抗生素类、维生素类、氨基酸类和其他类。②化学合成类制药：用一个化学反应或者一系列化学反应生产药物活性成分的过程。③提取类制药：运用物理、化学、生物化学方法，将生物体中起重要生理作用的各种基本物质经过提取、分离、纯化等手段制造药物的过程。④中药制药：以药用植物和药用动物为主要原料，根据中国药典，生产中药饮片和中成药各种剂型产品的过程。⑤生物工程类制药：利用微生物、寄生虫、动物毒素、生物组织等，用现代生物技术方法（主要是基因工程技术等）进行生产，作为治疗、诊断等用途的多肽和蛋白质类药物、疫苗等药品的过程，包括基因工程药物、基因工程疫苗、克隆工程制备药物等。⑥混装制剂类制药：用药物活性成分和辅料通过混合、加工和配制，

形成各种剂型药物的过程。

**来源** 制药工业排放的污染物通常具有毒性、刺激性和腐蚀性，主要来自原料药的生产。所用原材料繁杂，部分原材料是易燃、易爆的危险品或有毒有害物质，且各工艺环节收率不高，产生的废液、废气、废渣相当惊人。主要特点：①间歇排放。药品多采用间歇性生产，其污染物往往短时集中排放，污染物的排放量、排放浓度、瞬时差异均缺乏规律性。②废水化学需氧量高。制药厂以有机污染物为主，且其中一部分难以被微生物降解。③排放量大。从原料药到药品，整个生产过程均有造成环境污染的因素。④成分复杂。废水中有机污染物种类多、含盐量高、氨氮浓度高、色度深、对微生物具有一定的抑制作用。

根据《制药工业水污染物排放标准》，各类制药工业水污染物排放指标一般包括 pH 值、色度、悬浮物、五日生化需氧量、化学需氧量、氨氮、总氮、总磷、总有机碳、急性毒性（$HgCl_2$ 毒性当量）。不同的是：①发酵类制药还包含总锌、总氰化物。②化学合成类制药还包括总铜、总锌、总氰化物、挥发物、硫化物、硝基苯类、苯胺类、二氯甲烷、总汞、烷基汞、总镉、六价铬、总砷、总铅、总镍。③提取类制药还包括动植物油。④中药制药还包括动植物油、总氰化物、总汞、总砷。⑤生物工程类制药还包括动植物油、挥发酚、甲醛、乙腈、用作消毒指示微生物指标总余氯、粪大肠菌群数。⑥混装制剂类制药不含色度指标。

大气污染物排放因制药工业类型不同而异，主要为恶臭物质和挥发性有机污染物，如化学合成类制药排放的废气中含有挥发酚和二氯甲烷。采用燃煤锅炉的药厂，烟尘、二氧化硫和氮氧化物也是主要的大气污染物。固体废物包括原材料中的剔除物、各生产工序因分离、纯化、精制产生的废弃物、污泥以及燃煤锅炉煤灰、煤渣等。

**危害** ①废水中含有剧毒氰化物、重金属化合物、硝基苯等难降解有机污染物和致畸、致突变、致癌物质，排入水体或进入土壤，可通过生活饮用水或食物链进入人体，严重危害人体健康。②恶臭污染物影响人的呼吸、消化、心血管、内分泌及神经系统。③化学需氧量消耗水中的溶解氧，造成鱼类缺氧死亡。④氮、磷可致水体富营养化。

**监测** 企业排放废水的采样，应根据监测污染物的种类，在规定的污染物排放监控位置进行。新建企业应安装污染物排放自动监控设备，并与环保部门的监控中心联网，保证设备正常运行。对企业污染物排放情况进行监测的频次、采样时间等要求以及污染物的测定，须执行相关标准和技术规范的规定。企业须按照有关法律和《环境监测管理办法》，对排污状况进行监测，并保存原始记录。

**防治措施** ①淘汰污染严重、治理不力的制药企业，提高制药企业的准入门槛。②按清洁生产要求，通过生产工艺改革、回收和综合利用等方法，消除或减少危害性较大的污染物。③加强末端治理，严格执行污染物排放标准。制药废水常用混凝、气浮、吸附、膜分离、电解等物理方法，化学氧化还原、深度氧化等化学方法以及各类生物处理方法。但制药废水处理难度较大，单独使用某种方法很难达到标准要求，故需采用联合处理工艺，并加强该领域的基础及先进处理工艺研究。

（罗启芳　王琳）

zhìjiāng-zàozhǐ qǐyè huánjìng wūrǎn

# 制浆造纸企业环境污染（environmental pollution from pulp and paper enterprises）

以木材等植物或废纸做原料生产纸浆和以纸浆为原料生产纸张、纸板过程污染物排放所致环境污染。造纸工艺由四个主要环节组成。①制浆：将木材、竹子等含纤维原料蒸煮分离纤维、洗涤、漂白、洗涤筛选、浓缩制成浆片。②抄纸：将散浆除杂质得精浆，然后打浆、配制各种添加剂经与纸料混合送至压榨、干燥及表面施胶，再干燥、压光、卷取成纸。③涂布：将原纸在涂布机上涂布，然后干燥、卷取、再卷、超级压光。④加工：复卷、裁切平板或卷筒、分选包装、入库。

**来源** 中国纸品需求量大，由此带来的环境压力必然加大。中国制浆造纸工业废水及化学需氧量的排放量均居各类工业的首位，废气、固体废物及噪声污染也很严重。

制浆造纸过程排放废水的种类主要有五种。①烧碱法和硫酸盐法直接蒸煮原料产生的黑液：含有大量的碱木素、半纤维素和纤维素的分解物，以及各种钠盐，化学需氧量可高达 100 000mg/L，五日生化需氧量可高达 50 000mg/L。②分离黑液后纸浆的洗、选、漂产生的中段水：含有纤维、半纤维、甲醇、醋酸、蚁酸、糖类、木素及衍生物、松香酸、不饱和脂肪酸。漂白由多段完成，并使用不同的漂白剂，常用氯气、次氯酸盐、二氧化氯和烧碱等，外排废水量大，处理难度也比较大。③抄纸过程排放的白水：含有大量悬浮物，如纤维、填料和涂料等；还有可溶性有机物。④废纸造纸制浆废水：含可溶性有机物、流失的纤维，脱墨废水中含有纤维、胶状物、油墨、脱黑剂等表面活性剂。⑤冷凝水和其他废水：指多效蒸发二次蒸汽的冷凝液、清洗和泄漏的废水等，含有甲醇、乙醇、丙酮等小分子有机物和有机硫化物，原料清洗水含有小木片、草根等杂物。

制浆造纸能耗高，煤的消耗量大。根据 2004 年统计，每吨纸的综合能耗高达 1.5 吨标准煤，故大气污染物烟尘、二氧化硫、氮氧化物等的排放量也比较大。制浆造纸过程还会产生恶臭污染物；固体废物主要有原料渣、原料灰分、煤渣、粉煤灰、浆渣、沉淀污泥等；噪声污染主要为机械噪声。

《制浆造纸工业水污染物排放标准》（GB 3544-2008）对 pH 值、色度、悬浮物、五日生化需氧量、化学需氧量、氨氮、总氮、总磷、可吸附有机卤素、二噁英的排放限值和单位产品基准排水量做了相应规定，其中可吸附有机卤素和二噁英指标适用于含氯漂白工艺。

**危害** ①制浆造纸废水排放至水体，污染水源，产生恶臭，造成痢疾、肠炎、疥疮等疾病盛行，严重威胁人群的身体健康；废水中有机物在水中发酵、氧化、分解，消耗水中的溶解氧，细小的纤维容易堵塞鱼鳃，造成鱼类缺氧死亡；废水中的腐浆、木屑等沉入水底，在缓慢发酵中不断产生有害臭气。不易发酵、分解的悬浮于水面，妨碍水生植物的光合作用。②腐烂浆料、浆渣等固体废物在堆放过程中易发酵变质，放出臭气，雨水淋洗时还会流出臭水，污染地表和地下水源。

**监测** 排放废水的采样，应根据监测污染物的种类，在规定的污染物排放监控位置进行，有废水处理设施的，应在该设施后监控。新建企业应安装污染物排放自动监控设备，并与环保部门的监控中心联网，保证设备正常运行。对企业污染物排放情况进行监测的频次、采样时间等要求，须执行相关技术规范的规定。二噁英指标每年监测 1 次。污染物测定按相关标准的规定执行。企业须按照有关法律和《环境监测管理办法》，对排污状况进行监测，并保存原始记录。

**防治措施** ①制浆造纸废水资源化：例如黑液水分蒸发后，可送入碱回收炉内燃烧，产生的热能用来生产蒸汽和热水，并回到生产过程中利用。燃烧后剩下的物质，加入水和石灰制成的碱可回到蒸煮工序，或作为副产品销售；抄纸过程排放的废水可先回收纤维，然后经沉淀处理再回到前面的工序循环利用。②采用先进的废水处理系统：制浆造纸废水的处理技术研究较多，常用的有过滤法、膜分离法、气浮法、混凝沉淀法、化学氧化物、生物法、电子束法、电化学法等。由于各种方法都有其优缺点和适用条件，实际应用时，应根据水质、水量，将几种方法优化，并组成一个较佳的废水处理系统。

（罗启芳 王 琳）

gāngtiě qǐyè huánjìng wūrǎn

## 钢铁企业环境污染（environmental pollution from iron and steel enterprises） 钢铁生产过程污染物排放所致环境污染。根据联合企业的工序流程，钢铁工业可分为采选、烧结（球团）、炼铁、铁合金、炼钢、轧钢等类别。①采选：包括采矿和选矿，即铁矿山采用露天开采或地下开采工艺开采铁矿石，然后采用重选、磁选、浮选及其联合工艺选别铁矿石，获取铁精矿。②烧结（球团）：把铁精矿等含铁原料和燃料、熔剂混合在一起，利用其中的燃料燃烧，使部分烧结料熔化，从而使散料粘结成块状，并具有足够的强度和块度的过程。球团指把铁精矿等原料与适量的膨润土均匀混合后，通过造球机造出生球，然后高温焙烧，使球团氧化固结的过程。③炼铁：高炉上部装入的铁矿石、燃料和熔剂向下运动，下部鼓入空气使燃料燃烧，产生大量的高温还原性气体向上运动；炉料经过加热、还原、熔化、造渣、渗碳、脱硫等一系列物理化学过程，最后生成液态炉渣和生铁。④炼钢：用不同来源的氧氧化炉料（如铁水、废钢）中所含杂质的金属提纯过程，主要涉及的生产工艺包括：铁水预处理、熔炼、炉内精炼（二次冶金）和浇铸（连铸）。⑤铁合金：一种或一种以上的金属或非金属元素与铁组成的合金。⑥轧钢：钢坯料经过加热通过轧钢轧（热轧）或将钢板通过轧钢机（冷轧）轧制变成所需要的成品钢材。

**来源** 钢铁工业环境污染的主要特点是：气态、液态污染物和固体废物的排放量均较大，约占全国工业污染物排放总量的 14%；成分复杂，含多种有害污染物。其中大气污染物包括：①采选中的硅尘和低硅矿尘。②烧结中的颗粒物、二氧化硫、氮氧化物、氟化物和二噁英类化合物。③炼铁中的颗粒物、二氧化硫、氮氧化物。④炼钢中的颗粒物、氟化物、二噁英类化合物。⑤铁合金生产中的颗粒物。⑥轧钢中的颗粒物、二氧化硫、氮氧化物、铬酸雾、盐酸雾、硫酸雾和碱雾。钢铁联合企业、炼铁、炼钢、轧钢和铁合金厂的水污染物排放指标包括 pH 值、悬浮物、化学需氧量、石油类、氰化物、锌、铁、铜、总砷、六价铬、总铬、总铅、总镍、镉、汞；采选业水体污染物不包括氰化物，但增加了氨氮、氟化物、硫化物和总锰。固体废物包括尾矿、高炉矿渣、钢渣、铁合金渣、化铁炉渣、尘泥、粉煤灰和炉渣。

**危害** ①污染物中含重金属、氰化物、氟化物和二噁英类化合物，其毒性强，且具有致畸、致突变和致癌风险。②含游离二氧化硅等可吸入颗粒物可致肺尘埃沉着病（尘肺）。③酸雾及二氧化硫、氮氧化物形成的酸雨腐蚀性强，可致呼吸道及皮肤损伤，引发多种疾病。④大量污染物的排放可使大气、水、土壤环境质量恶化，危害人群生活环境和自然生态环境。

**监测** 大、中型钢铁联合企业应建立相应的环境监测站，并能对本企业污染源、厂界、厂区和生活区进行环境监测，包括废气、废水、噪声和固体废物等的主要污染源及其主要污染物的监测。大型钢铁企业宜设置环境自动监测站，对企业主要废气污染源和废水总排放口进行自动连续监测。被列为环境监测对象的废气污染源，应在其设备或排气筒等有关部位设置符合规定的监测孔及监测工作平台、梯子、电源等。环境自动监测站的监测项目、布点、采样等应按冶金行业规定设置。新建项目的环境监测应包括环境监测站设计方案、环境与

污染源监测制度、采样点布置、监测项目等。对改建、扩建项目的环境监测，应说明任务承担机构，有无新增监测项目及监测仪器、设备等。污染源和环境监测的分析方法应符合现行国家有关规定。

**防治措施** ①关闭耗能高、污染重、附加值低的生产企业，加大淘汰落后产能力度，改变"点多、面广、量小"的中国钢铁工业布局，加快企业兼并重组，调整产业结构。②加强新工艺、新技术的研究，采取有效的节能减排措施，如大力推广干法除尘、采用覆膜类滤料代替现有袋式除尘器的针刺毡等普通滤料，对煤气余热余压回收利用，将固体废物用作建材等。③执行《钢铁工业环境保护设计规范》，合理设计废气、废水处理工艺流程，采用先进设备，严格执行相关污染物排放标准，加大执法力度，确保稳定达标排放。

(罗启芳　王　琳)

xītǔ qǐyè huánjìng wūrǎn

# 稀土企业环境污染（environmental pollution from rare earth enterprises）

稀土采矿、选矿和冶炼过程污染物排放所致环境污染。稀土（rare earth，RE）是元素周期表中原子序数从 57～71 的镧系元素，即镧、铈、镨、钕、钷、钐、铕、钆、铽、镝、钬、铒、铥、镱、镥和原子序数为 21 的钪、39 的钇共 17 个元素的总称，是化学性质相似的一组元素。稀土工业是指生产稀土精矿或稀土富集物、稀土化合物、稀土金属、稀土合金中任一种或数种产品的企业，包括稀土采矿、稀土选矿和稀土冶炼。

中国已探明的稀土储量为 5200 万吨，约占世界的 50%，矿

物种类齐全。应用稀土可生产荧光材料、稀土金属氢化物电池材料、电光源材料、永磁材料、储氢材料、催化材料、精密陶瓷材料、激光材料、超导材料、磁致伸缩材料、磁致冷材料、磁光存储材料、光导纤维材料等，可见稀土具有非常重要的战略意义和很高的经济价值。

**来源** 稀土在采矿、选矿和冶炼过程中，均可排放大量污染物，严重污染环境。①固体废物主要有贫矿、废石、尾矿和冶炼废渣。根据放射性废物分类标准，其中有一部分属于放射性废渣，总放射性比活度可达 $3\times10^5$ Bq/kg。②废水中的污染物排放指标，包括 pH 值、悬浮物、氟化物、石油类、化学需氧量、总磷、总氮、氨氮、总锌、总镉、总铅、总砷、总 $\alpha$ 放射性和总 $\beta$ 放射性，其中部分废水氨氮可达 200 000mg/L，氟可达 300mg/L，总放射性比活度可达 $4.6\times10^5$ Bq/kg。③大气污染物为二氧化硫、硫酸雾、颗粒物、氟化物、氯气和氯化氢，其中部分生产工序排放的氟化物可达 3000mg/m³，硫酸雾可达 15 000mg/m³。

**危害** ①辐射危害：根据中国包头市 1998 年 11 月对白云鄂博矿区采样分析，羊骨的比活度为 55.9Bq/kg，比对照点羊骨高 1.18 倍；牧草中钍-232（$^{232}$Th）比活度为 83.9Bq/kg，高于对照点 32 倍；草地土壤 $^{232}$Th 比活度为 87.3Bq/kg，高于对照点 1.7 倍。白云矿采出的矿石在破碎过程中排出含放射性钍的粉尘，破碎车间接尘工人肺癌死亡率显著增加。②废水中的重金属可通过饮用水、鱼类、蔬菜、粮食等进入人体，引发多种疾病，增加致癌风险，严重危害人体健康。③稀土矿开

采造成植被破坏、采场塌陷、水土流失、河道堵塞、尾矿坝渗漏；稀土冶炼、萃取分离过程中使用大量酸碱、萃取剂等化工原料，产生大量废气、废水与废渣，特别是放射性废渣，严重污染江河、湖泊、地下水和农田，给当地居民的生活环境和生态环境构成严重威胁。

**监测** 排放废水和废气的采样，应根据监测污染物的种类，在规定的污染物排放监控位置进行，有废水和废气处理设施的，应在设施后监控。对企业污染物排放情况进行监测的频次、采样时间等要求，须执行相关技术规范的规定。排放重金属污染物的企业应建立特征污染物的日监测制度。新建企业和现有企业安装污染物排放自动监控设备的要求，按有关法律和《污染源自动监控管理办法》规定执行。企业须按照有关法律和《环境监测管理办法》，对排污状况进行监测，并保存原始记录。大气污染物监测采样点的设置与采样方法按《固定污染源排气中颗粒物测定与气态污染物采样方法》（GB 16157-1996）和《固定污染源烟气排放连续监测技术规范》（HJ/T 75-2007）的规定执行。在有敏感建筑物方位、必要的情况下应进行无组织排放监控，具体要求按《大气污染物无组织排放监测技术导则》（HJ/T 55-2000）规定。污染物测定按《稀土工业污染物排放标准》（GB 26451-2011）所列标准执行。排放的恶臭污染物、环境噪声、锅炉排放的大气污染物以及固体废物的环境监测须执行相应的国家标准。

**防治措施** ①针对含硫、含氟废气，含氰、含重金属废水及含钍废渣，研究稀土冶炼分离工艺，推行清洁生产，从源头削减污染物的排放。②加强环境保护管理，严禁乱采滥挖。废渣堆场建设应规范化，严防雨水冲刷和渗漏，并应及时复垦和绿化。③加大"三废"治理力度。例如，采选生产过程采用湿式作业，可有效控制粉尘的产生量；工业废水处理可采用综合回收利用、中和、硫化、生化、絮凝沉淀等方法。对高浓度氨氮废水，可采用浓缩结晶方法，但对低浓度氨氮废水的处理，仍有困难，需继续深入研究；对大气污染物采用通常的尾气酸回收、脱硫、除尘（包括含钍粉尘）等净化措施，均可做到达标排放。④重视辐射防护，减少或避免辐射引起的健康危害。

（罗启芳 王 琳）

méitàn qǐyè huánjìng wūrǎn

## 煤炭企业环境污染（environmental pollution from coal enterprises）

原煤开采和选煤过程污染物排放所致环境污染。原煤开采是指从地下或露天煤矿开采煤炭资源，其产品为原煤或毛煤；选煤是指利用物理、化学方法，除掉煤中杂质，将煤按需要分成不同质量、规格产品的加工过程。

**来源** 煤炭开采过程中，需将矿井水或露天煤矿疏干水排出，其中包括 pH < 6 或铁离子浓度 ≥10mg/L 的酸性采煤废水与无机盐总含量 >1000mg/L 的高矿化度采煤废水；在选煤过程中，洗煤水虽可循环使用，但仍有部分废水外排。煤炭工业废水中的污染物排放指标包括化学需氧量、悬浮物、石油类、总铁、总锰、总汞、总镉、总铬、六价铬、总铅、总砷、氟化物、总 α 放射性、总 β 放射性。大气污染物包括从煤矿抽采的瓦斯和矸石山自燃产生的二氧化硫、二氧化碳、一氧化碳以及地表生产系统如原煤筛分、破碎、风送设备通风管道、筛面以及转载过程排放的颗粒物。固体废物主要是采、掘煤炭过程中从顶、底板或煤夹矸混入煤中的岩石和选煤厂生产过程中排出的煤矸石。

**危害** ①煤炭开采可使地表沉陷、裂缝，影响植物生长，改变地貌，并使矿区土地大面积积水或盐渍化，造成水土流失，土地荒漠化加剧，土地资源破坏及生态环境恶化。②破坏地下水资源，使矿区地下水位大面积下降。大量水资源还因煤系地层破坏而渗漏矿井并被排出，严重污染矿区周边环境。中国煤矿每年产生的废水约占全国废水总量的25%。③煤炭开采排放的矿井瓦斯主要成分为甲烷，其温室效应是二氧化碳的21倍。中国每年从矿井开采排放的甲烷为70亿~90亿立方米，回收利用的约占5%，其余全部排放至大气中。矿区地面矸石山自燃放出大量含二氧化硫、二氧化碳、一氧化碳等有害气体，严重污染大气环境，直接危害矿区居民的身体健康。④洗煤废水污染土壤和水系。全国每年排放洗矸废水约4500万吨，洗煤废水约4000万吨，煤泥约200万立方米。⑤煤矸石排放量为原煤的15%~20%，中国国有煤矿现有的矸石山1500余座，历年堆积量达30亿吨，占地5000万平方米。煤炭运输沿线煤尘飞扬造成的环境污染和经济损失亦不可忽视。⑥废水中的重金属有极强的毒性，如甲基汞可致水俣病，镉可致痛痛病，并有致癌作用，六价铬有致癌作用，铅可使神经系统、血液、血管发生变化，砷与皮肤癌、膀胱癌、肺癌、肝癌、胃癌、前列腺癌及直肠癌等多种癌症的发生有密切关系。

**监测** ①排气筒中大气污染物采样点数目及采样点的设置，按《固定污染源排气中颗粒物测定与气态污染物采样方法》（GB/T 16157-1996）规定执行。日常监督性监测，采样期间的工况应为正常。无组织排放监测、建设项目环境保护竣工验收监测，其工况和采样时间、频次及颗粒物与二氧化硫测定、平均值的计算，均须执行相关规范和标准的规定。②废水采样点应设置在企业废水处理设施排放口（有毒污染物在车间或车间处理设施排放口），排放口应设置废水水量计量装置和永久性标志，并安装废水在线监测设备。采样和监测频率、监督性监测以及污染物测定，均须执行相关标准的规定。③固体废物的监测应按相应标准执行。

**防治措施** ①严格按清洁生产标准规定的生产工艺与装备要求、资源能源利用指标、产品指标、污染物产生指标（末端处理前）、废物回收利用指标、矿山生态保护、环境管理要求组织煤炭生产，认真做好节能减排和废物回收利用工作。②坚决关停生产工艺落后、安全性差、资源浪费大的小煤矿，加快淘汰耗能高、污染重的加工工艺；采取土地复垦、矿区绿化等综合措施，恢复和保护生态环境。③加强"三废"治理工作，加大执法力度，严格执行污染物排放标准，保证稳定达标排放。

（罗启芳 王琳）

niàngzào qǐyè huánjìng wūrǎn

**酿造企业环境污染**（environmental pollution from fermentation enterprises） 酒类和调味品制造过程污染物排放所致环境污染。

酿造是指利用微生物或酶的发酵作用将农产品原料制成风味食品饮料的过程。

酿造工业根据产品种类可分为：①啤酒工业。其是以麦芽为主要原料，经糖化、发酵、过滤、灌装等工艺生产啤酒的行业。②发酵酒精和白酒工业。发酵酒精工业指以谷物、薯类等为原料，经发酵、蒸馏而制成的食用酒精、工业酒精、变性燃料乙醇的行业；白酒工业指以谷物、薯类或代用品等为原料，经发酵、蒸馏而制成的白酒或用食用酒精勾兑成白酒的行业。③黄酒工业。其是以糯米、黍米、玉米、小麦等为主要原料，经蒸煮、加酒曲、糖化、发酵、压榨、过滤、煎酒（除菌）、贮存、勾兑成黄酒的行业。按产品风格，黄酒分为传统型、清爽型、特型；按含糖量，又可分为干黄酒、半干黄酒、半甜黄酒和甜黄酒。④葡萄酒工业。葡萄经破碎、分离、发酵、陈酿制成的低度酒和使用或掺用其他水果发酵酿成的酒类。⑤酿造调味品工业。其是以酿造工艺生产醋、酱、酱油等调味品为终端产品的行业，包括配制醋、酱油的生产企业。

**来源** 酿造工业排放的废水对环境污染非常严重，主要特点：①排放量大，每生产1吨白酒排放的综合废水为48～63m³，每生产1吨食用酒精排放的综合废水为18～35m³。②化学需氧量高，生产高浓度啤酒排放废水可达20 000～40 000mg/L，食用酒精废水可达30 000～65 000mg/L。③悬浮物浓度高，达10 000～40 000mg/L。④需控制的排放指标较少，其中酒类为化学需氧量、五日生化需氧量、悬浮物、氨氮、总磷和pH值；调味品为上述指标与色度、总氮、氯化钠。

大气污染物主要由锅炉燃烧产生，废水与废渣处理不当可产生恶臭污染物；固体废物主要来自生产过程产生的废渣、燃煤锅炉产生的煤灰、煤渣以及废水处理过程产生的污泥；噪声污染主要来自机械设备。

**危害** 酿造工业是生产废水和化学需氧量的排放大户，严重恶化水环境质量，危害人群生活环境和受纳水体的生态环境，对农田、土壤及其农作物的安全构成威胁。有一首歌谣对淮河流域水质变化描述如下："50年代淘米洗菜，60年代洗衣灌溉，70年代水质变坏，80年代鱼虾绝代，90年代身心受害。"酿造工业正是淮河流域主导产业但也是污染物主要来源之一。

**监测** 排放废水的采样，应根据监测污染物的种类，在规定的污染物排放监控位置进行，有废水处理设施的，应在该设施后监控。新建企业应安装污染物排放自动监控设备，并与环保部门的监控中心联网，保证设备正常运行。对企业污染物排放情况进行监测的频次、采样时间等要求，须执行相关技术规范的规定。企业须按照有关法律和《环境监测管理办法》，对排污状况进行监测，并保存原始记录。污染物测定按相关标准的规定执行。

**防治措施** ①加强酿造行业管理，促进产品结构调整，逐步淘汰质量差、污染严重的小企业，对新建、扩建和改建的项目，严格执行资源综合利用和污染治理措施与主体工程同时设计、同时施工、同时投产使用的原则。②推广先进生产技术，坚持清洁生产、实行全过程污染控制，减少污染物的末端排放。③加大治污力度，加快治污步伐。酿造废水治理工程应执行分别收集、分级削减，通过资源回收实现污染负荷削减，通过污染负荷控制确保综合废水治理设施末端稳定达标排放，处理出水回用于生产的污染治理技术路线，并依据"清、污分流，浓、淡分家"原则，先按污染物浓度分类收集，然后按产品种类、废水性质、分散与集中相结合的方法，选择适当的工艺流程和单元技术，并要防治恶臭等二次污染。酿造工业废水处理主要采用好氧、厌氧等生物方法和物理化学方法。

（罗启芳　王　琳）

nóngyào wūrǎn

## 农药污染（pesticides pollution）

农药进入土壤、食物、空气和水体的量超过环境自净能力造成的污染。农药主要是防治农、林、牧有害生物和调节植物生长的化学药品，通常也包括改善农药有效成分的物理和化学性状的各种助剂。21世纪以来，国内外发展和推广了多种农用的生物制剂和微生物制剂，使农药的范围有了新的扩展。但是，不同时期和不同国家或地区对农药各有不同的定义。

农药有多种分类法，例如天然的和人工合成的，化学性的（无机和有机）和生物性的（植物性的和微生物性的）等。通常是按其防治对象分类。例如，杀虫剂、杀菌剂、杀螨剂、杀线虫剂、杀鼠剂、除草剂、脱叶剂、植物生长调节剂等。在此基础上再按其属性进一步分类。例如，将杀虫剂分为有机磷酸酯类、氨基甲酸酯类、拟除虫菊酯类、有机氮类、有机氯类、有机氟类、植物类、微生物类等。农药还可用作杀死或驱避病媒昆虫的化合物，称为"卫生用农药"，主要用于生活环境，防治有害生物。

**土壤农药污染**　农业生产施用的农药最终有80%～90%直接或间接进入土壤，集中在0～20cm的土层。进入途径有：直接向土壤内施用农药（浸种、拌种和封闭式施药等），喷雾喷粉的农药粗雾粒或大粉粒降落到土壤，随灌溉水或降水径流流入到土壤，以及农药企业的废水和废渣向土壤的直接排放等。

进入土壤的农药将被土壤胶粒及有机质吸附，随地表径流向四周移动或经淋溶向深层土壤移动，经挥发向大气中扩散或被作物吸收和代谢。土壤中的农药可经物理、化学过程和土壤微生物的作用而降解。有的农药降解，但完全降解需要很长时间。国际上将特别难完全降解的有机化学物，称为持久性有机污染物，最被关注的有十余种（类），其中很多是农药。

**水农药污染**　地表水的农药污染源最常见的是农药企业的废水排放，甚至有时误将成吨的农药成品排放，引发急性和慢性的生态灾害。排放到湖泊则危害更为严重。降水可造成农业地区地表径流的农药污染。直接向地表水施用农药，也是一种污染来源。淋溶和渗透可使地下水受到农药的污染，持续的时间可能很长。农药在水环境中可发生稀释、挥发和迁移，受阳光照射而光解、经化学因素的作用而发生水解，水微生物对其降解具有重要的作用。经食物链生物富集也是水环境中农药存在的一种重要状态。

**空气农药污染**　农药生产场所的跑、冒、滴、漏造成职业环境污染，其废气的排放可造成大气污染。甚至可将大量气态原料（例如异氰酸甲酯）泄漏到大气，造成极其严重的农药空气污染，如印度博帕尔异氰酸甲酯泄漏灾难。田间喷洒农药后，污染其上方的空气，污染浓度在喷洒后1～2天内最高；飞机喷洒农药可造成大范围地区空气污染。在密闭环境中（如温室和仓储）施用农药，空气农药浓度很高。农药微粒和蒸气可散发到空气乃至大气中。大气中的农药受风速和风向的作用而发生迁移和稀释，高稳定性的农药（如有机氯农药）甚至可随大气环流将其散布到全球各地，乃至南极。太阳的照射使其能量（包括紫外线）经一系列的理化反应而使农药发生光解。

**食物农药残留**　按照世界卫生组织的定义，农药残留是指农药施用后残存于人的食物和动物饲料中的物质及其混合物，以及具有毒理学意义的特异的衍生物，如降解产物和转化产物、代谢物、反应产物和杂质等。食物的农药残留来源于：施用农药对作物茎叶果实的直接污染，植物根系从土壤中吸收农药进而传送到植物体各部，通过食物链使农药残留在生物体内蓄积。畜禽鱼类体内农药残留主要来自摄食农药污染的饲料和食物链富集的农药残留物。

世界各国和国际组织对食物农药残留均制定有相应的法规。中国于2006年颁布实施了《农产品质量安全法》，以国家级法律对食物农药残留防治做了原则性的规定，各类食品往往另有法规规定，以确保人群的健康。例如，中国已制定79种农药在32种（类）农副产品中197项农药最高残留限量的国家标准，2010年第一届国家农药残留标准评审委员会第二次会议又发布了134项农药残留限量标准。今后还会不断地发布有关的法令法规。

(夏世钧)

yǒujīlǜ nóngyào wūrǎn

**有机氯农药污染**（pollution of organochlorine pesticides） 滴滴涕和六六六造成的环境污染。持续时间很长，对生物的危害很大。有机氯农药曾经是世界上应用最广泛的农药，中国生产最多的是滴滴涕（双对氯苯基三氯乙烷）和六六六（六氯化苯）。20世纪50年代初到1983年，中国累计生产六六六490万吨，滴滴涕40万吨左右；在很长时间内两者占中国农药产量的50%左右。两者能严重污染环境，在环境中难以降解，在土壤中分解95%所需时间：六六六约20年，滴滴涕约30年；又能经食物链在动物和人体内蓄积，危害环境生态和人群健康。1970年前后，许多国家均予以禁用或限用。中国于1983年也明令禁止生产和施用。

滴滴涕和六六六的稳定性高并能远距离传播，中国虽禁用多年，在空气、水、土壤和食品中仍处于可检出水平，其中最被关注的是食品中的残留。据中国卫生部食品卫生监督检验所的报道，2000年全国10个省市10类食品中，六六六和滴滴涕的残留量最高的是肉类、奶粉和奶；但两者的残留水平已很明显地低于中国的国家标准。说明经过长约20年的禁用，环境中的这类有机氯农药通过自然降解，其污染程度已明显降低，中国食品中有机氯农药的污染水平已降至安全限量之下，为进一步降低中国的有关标准打下了坚实的基础。

20世纪90年代以来，国际科学界对持久性有机污染物（POP）的危害性认识日益深入。人们意识到，必须在全球范围内，对其加强防治。经过长期的谈判，2001年5月22日在瑞典通过的《关于持久性有机污染物的斯德哥尔摩公约》（简称《斯德哥尔摩公约》），要求缔约国采取有效的措施，削减、控制和淘汰POP。首批列出的POP中就包括有机氯农药，其中艾氏剂、狄氏剂和异狄剂在中国从未正式生产过。有几种有机氯农药在中国产量甚少且早已停产，对中国环境并不构成污染源。滴滴涕和六六六也已于1983年停产。灭蚁灵，中国已经申请《斯德哥尔摩公约》的豁免权，但产量有限，仅在局部地区使用。

中国还在施用的有机氯农药有：硫丹、三氯杀螨醇、三氯杀虫酯和三氯杀螨砜等，这几种有机氯农药对环境相对较安全。

硫丹（1,2,3,4,7,7-六氯双环[2,2,1]庚烯-（2）-双羟甲基-5,6-亚硫酸酯）：用于茶叶防虫，中国茶叶硫丹的残留量一般为2mg/kg左右。但自2005年8月1日起，欧盟将硫丹的残留检出标准由30mg/kg提高到0.01mg/kg，成为影响中国茶叶出口的重要不利因素。

三氯杀螨醇［1,1-双（对氯苯基）-2,2,2-三氯乙醇］：滴滴涕的同系物。中国多以滴滴涕为主要中间体合成，残留的滴滴涕提炼并不完全，导致大批成品中滴滴涕含量超标。本品按规定限用于棉花和苹果，但有些地方随意扩大用于茶树，造成茶叶滴滴涕残留超标。

三氯杀螨砜（2,4,5,4-四氯二苯基砜）：专用的杀螨剂。欧盟将其列为禁用的农药品种。

三氯杀虫酯［1,1,1-三氯-2（3,4-二氯苯基）乙酸乙酯］：滴滴涕同系物，具有高效低毒易降解的特性，对环境污染较小，主要应用于灭蚊片和灭蚊烟熏纸，对蚊蝇具有极强的熏蒸触杀作用，是比较理想的家用卫生杀虫剂。

(夏世钧)

yǒujīlín nóngyào wūrǎn

**有机磷农药污染**（pollution of organophosphorus pesticides） 使用有机磷农药所致环境污染。有机磷农药分为：磷酸酯和硫代磷酸酯、磷酰胺酯和硫代磷酰胺酯、磷酰卤酯、焦磷酸酯及磷酸酯和次磷酸酯。中国于2007年已明确规定：甲胺磷、对硫磷、甲基对硫磷、久效磷和磷胺5种高毒农药停止生产。还规定14种农药禁止在蔬菜、果树、茶叶、中草药材上施用：甲拌磷、甲基异柳磷、特丁硫磷、甲基硫环磷、治螟磷、内吸磷、灭线磷、硫环磷、蝇毒磷、地虫硫磷、氯唑磷和苯线磷均为有机磷农药，克百威和涕灭威则属于氨基甲酸酯农药。2007年中国农药产量约40万吨，有机磷农药占50%左右，多为高效、中、低毒品种，计有：丙溴磷、乐果、水胺硫磷、杀螟硫磷、辛硫磷、异稻瘟净、马拉硫磷、乙酰甲胺磷、甲基毒死蜱、毒死蜱、三唑磷、敌百虫、敌敌畏、草甘膦（产量25万吨）等。世界上应用的有机磷农药商品达100多种。有机磷杀虫剂占整个杀虫剂市场的1/3以上，有机磷除草剂（如草甘膦、草铵膦等）更引人注目。全世界农药销售额超过300亿美元，草甘膦以约150亿美元的销售额高居榜首。有机磷农药通常在环境中容易分解，残留性低。但其中有的可以转化为某些持久性污染物。

**空气污染** 重点是生产车间跑冒滴漏的职业性污染，以及田

间喷洒的局部空气污染，季节性多次喷洒农药，可使田间空气污染浓度显著增高，飞机喷洒对大气的污染范围更大。

**水体污染**　其污染源主要来自降水引发农田地表径流的非点源污染和企业工业废水排放的点污染，污染物不仅仅有农药本身，还包括多种有害物质和大量消耗溶解氧的有机物，如排向湖泊和水库，尤其是长期排放可造成严重的污染甚至灾害。

**土壤残留**　影响因素甚多，涉及农药物理化学特性、环境（土壤、植物、水和空气）特性、施用农药的条件和当地气候-地理特点。大田土壤与大棚土壤的残留情况大致相当。残留时间长短因品种而异，比较充分降解需要的时间：对硫磷90天、甲基对硫磷和马拉硫磷30天、毒死蜱14天，显著低于有机氯农药。

**食品残留**　1989年的调查，有机磷农药对农畜产品的污染相当突出：粮食和经济作物中均有检出；其中甲胺磷、甲基对硫磷（两者虽已禁产6年之久）、乐果、敌敌畏、敌百虫、辛硫磷等主要品种的残留均超标。蔬菜的有机磷农药残留更为严重。夏季病虫害多发，施药量大，蔬菜生长期短，黄瓜、西红柿、甘蓝、青菜、小白菜、茄子等食用部分均裸露在外，极易沾染该类农药。

蔬菜中检出的农药主要为甲胺磷和乙酰甲胺磷，其次是毒死蜱、敌敌畏、氧化乐果、甲拌磷，而甲胺磷、氧化乐果和甲拌磷，均为蔬菜禁用的农药。

（夏世钧）

nǐchúchóngjúzhǐ nóngyào wūrǎn

**拟除虫菊酯农药污染**（pyrethroids pesticides pollution）　使用拟除虫菊酯农药所致环境污染。

拟除虫菊酯农药（简称拟菊酯）是模拟天然除虫菊化学结构合成的一类化学农药，杀虫谱广、效果好、残留低，无蓄积作用，应用日益普遍。2005年全球此类农药占杀虫剂市场比重约20%，已经商品化的有50多种，中国已经登记的也有数十种，其原药2002年的生产能力达到7800吨（100%），常用品种：农用拟菊酯包括氯氰菊酯（含高效氯氰菊酯）、氰戊菊酯、甲氰菊酯、溴氰菊酯等，约占60.9%；卫生用拟菊酯包括丙烯菊酯、胺菊酯等，约占29.5%；多属中、低毒性杀虫剂，对人畜安全。

拟菊酯可经多种途径进入环境，造成环境污染。污染强度通常以其在环境中残留的半减期（天）表示。中国国家环境保护局的标准是：半减期<3月为低残留，3~12月为中残留，1~3年为高残留。

**土壤污染**　氯氰菊酯在土壤中的持久性中等。实验条件下，在砂质黏土、砂壤土中比在黏土中降解快，在有机质含量低的土壤中降解更快。在有氧条件下，在土壤中半减期4~56天；在实验室条件下施于砂质土壤中，半减期为17.5天；在无氧条件下，其持久性更长。在农田条件下，顺式氰戊菊酯持久性中等，半减期15天到3月。甲氰菊酯pH 6~8，温度25℃时在环境中稳定；pH 9，25℃时不稳定，半减期小于3天。在好氧条件下半减期33~43天，溴氰菊酯在土壤中的半减期为1~2周。吸附在土壤表面上的拟菊酯，因受到阳光照射而光解，半减期也不同：氯氰菊酯4天~8周，溴氰菊酯1~2周，甲氰菊酯3.3~10天。土壤微生物对拟菊酯的降解作用很重要，

但是对于不同品种的作用差异较大。

**地表水污染**　地表水光解半减期：氯氰菊酯100天，氰戊菊酯32天，甲氰菊酯19天。氯氰菊酯水解半减期50天。有氧条件下还会被微生物降解。溴氰菊酯可快速吸附而成为水底沉积物，也可被水生植物吸收而蒸发到空气中。

**地下水污染**　拟菊酯为脂溶性，水溶解度低，往往被土壤颗粒强烈吸附，不易被淋溶，污染地下水的可能性小，试验表明甲氰菊酯及其残留物在多数土壤中不具淋溶作用，在沙土（有机物0.1%）中淋溶进度甚慢。加拿大的100处地下水供应站均未检出顺式氰戊菊酯。

**空气污染**　农用拟菊酯一般不污染空气。但卫生用拟菊酯因其蒸气压高而易于蒸发到空气中，用于蚊香以防治蚊蝇。丙烯菊酯在环境中的寿命，大气中1~2小时，水中8小时。胺菊酯的半减期在土壤中为1小时，在空气中（气态）为3小时。

**农作物污染**　施用氯氰菊酯后，草莓的残留：1天40%，3天12%，7天0.5%。小麦立即检出4ppm，27天减少到0.2ppm。谷物中未曾检出。氰戊菊酯常见于植物叶面，半减期1~4周。加拿大的16种室外生长的水果和蔬菜均未检出氰戊菊酯母体及其代谢物，其叶面半减期2~4周。溴氰菊酯施用10天以后植物表面检出阴性。

中国政府对拟除虫菊酯污染环境比较重视。《食品中农药最大残留限量》（GB 2763-2006）规定了最大允许残留限量。各地进行了大量的食品拟除虫菊酯农药污染的监督与监测。中国农药检出

率仍然相当高，应引起监管部门足够的重视。

拟除虫菊酯的生产废水除含有少量的拟除虫菊酯杀虫剂外，还含有多种其他污染物（如消耗溶解氧的有机物，以生化需氧量和化学耗氧量表示），可以严重污染地表水，需要进行专门的处理。中国专门制定了《工业废水排放标准 菊酯类》（征求意见稿），正在大量实施有关的监督与监测工作。

（夏世钧）

zàoshēng wūrǎn

**噪声污染**（noise pollution） 自然过程或人为活动产生的刺激性不悦性声音所致环境物理性污染。噪声污染、水体污染与大气污染被认为是世界三大主要环境问题。

**来源** ①交通噪声：包括机动车辆、船舶、地铁、火车、飞机等发出的噪声。②工业噪声：工厂的各种设备产生的噪声，声级较高，对工人及周围居民带来较大的影响。③建筑噪声：主要源于建筑机械发出的噪声，强度较大，多发生在人口密集地区，严重影响居民的休息与生活。④社会噪声：包括人们的社会活动和家用电器、音响设备发出的噪声，虽然声级不高，但和人们的日常生活联系密切，使人们在休息时得不到安静，尤为让人烦恼，极易引起邻里纠纷。⑤家庭生活噪声。

**危害** 噪声对人体的影响是全身性的，既可引起听觉系统的变化，也可对非听觉系统产生影响。这些影响早期主要是生理性改变，长期接触比较强烈的噪声可以引起病理性改变。作业场所中的噪声还可以干扰语言交流，影响工作效率，甚至引起意外事故。噪声的危害取决于频率、强度及暴露时间。

**对听觉系统影响** 听觉系统是人体感受声音的系统，最早引起人们注意的是噪声对听觉系统的影响，现阶段噪声危害的评价以及噪声标准的制订等主要还是以听觉系统损害为依据。噪声对听觉器官的影响是一个从生理移行至病理的过程，造成病理性听力损失必须达到一定的强度和接触时间。长期接触较强烈的噪声引起听觉器官损伤的变化一般是从暂时性听阈位移逐渐发展为永久性听阈位移。

**暂时性听阈位移** 人或动物接触噪声后引起暂时性的听阈变化，脱离噪声环境后经过一段时间听力可恢复到原来水平。可以分为听觉适应和听觉疲劳两类。①听觉适应：短时间暴露在强烈噪声环境中，感觉声音刺耳、不适，停止接触后，听觉器官敏感性下降，脱离接触后对外界的声音有"小"或"远"的感觉，听力检查听阈可提高 10~15dB（A），离开噪声环境 1 分钟之内可以恢复，这种现象称为听觉适应。②听觉疲劳：较长时间持续暴露于强噪声环境或多次接受脉冲噪声，引起听力明显下降，离开噪声环境后听阈提高超过 15~30dB（A），需数小时甚至数十小时听力才能恢复，称为听觉疲劳。听觉适应和听觉疲劳均属于可逆性听力损失，可被视为生理性保护效应。

**永久性听阈位移** 噪声或其他有害因素导致的听阈升高，不能恢复到原有水平。此时听觉器官有器质性变化，通过扫描电子显微镜可以观察到听毛倒伏、稀疏、脱落，听毛细胞出现肿胀、变性或消失。永久性听阈位移又可以进一步分为听力损失、噪声性耳聋以及爆震性聋。①听力损失：长期处于超过听力保护标准的环境中［>85~90dB（A）］，听觉疲劳难以恢复，持续累积作用的结果，可使听阈生理性移行至不可恢复的病理过程。主要表现在高频（3000、4000、6000Hz）任一频段出现永久性听阈位移>30dB（A），但无语言听力障碍，又称高频听力损失。②噪声性耳聋：当高频听力损失扩展至语言频率的 3 个频段（500、1000、2000Hz），造成平均听阈位移>25dB（A），伴主观听力障碍感，并在 4000Hz 处有一听力突然下降的听谷存在。依据听力下降的程度，可以区分为下列各等级聋。微聋：听力下降 25~40dB（A）；轻度聋：听力下降 41~55dB（A）；中度聋：听力下降 56~70dB（A）；重度聋：听力下降 71~90dB（A）；全聋：听力下降>90dB（A）。噪声性耳聋是由于长期遭受噪声刺激所引起的一种缓慢性、进行性的感音神经性耳聋。③爆震性聋：又称爆震性声损伤。是在一次强噪声作用下造成的听力损伤，如职业环境中筑路、采矿等爆破作业、军事环境中火器发射或其他突然发生的巨响所形成的强脉冲噪声和弱冲击波的复合作用，使外耳道气压瞬间达到峰值，强大的压强可使鼓膜充血、出血或穿孔，严重时可致听骨链骨折。瞬间高压传入内耳，造成内淋巴强烈振荡致基底膜损伤，出现听力障碍，并可由于前庭受到刺激而伴有眩晕、恶心、呕吐等症状。

**耳蜗形态学改变** 噪声引起的听觉系统损伤是物理（机械力学）、生理、生化、代谢等多因素共同作用的结果。在这些因素的共同作用下，可使听毛细胞受损伤，严重时螺旋器全部消失或破坏。损伤部位常发生在距蜗窗

9～13mm 处。耳蜗螺旋器损伤多发生在第 3 排外毛细胞，其显微结构的改变主要包括四个方面：听毛细胞散乱、倒伏、折断、融合乃至完全破坏与消失，细胞体肿胀变形，核位移，最终细胞死亡；支持细胞部分或全部发生退行性变，乃至全部消失；螺旋神经纤维及螺旋神经节变化；血管纹及螺旋血管的改变。

**对听觉以外影响** 主要是病理性改变。

**对神经系统影响** 神经系统的影响与噪声的性质、强度和接触时间有关。噪声反复、长时间刺激，超过生理承受能力就会对中枢神经系统造成损害，是大脑皮质兴奋与抑制平衡失调，导致条件反射异常，使脑血管功能紊乱，脑电位改变，产生神经衰弱综合征，可出现头痛、头昏、耳鸣、易疲倦以及睡眠不良等表现。在强声刺激下可引起交感神经紧张，引起呼吸和脉搏加快，皮肤血管收缩、血压升高、发冷、出汗、心律不齐、胃液分泌减少、抑制胃肠运动、影响食欲等。

**对内分泌系统影响** 噪声可通过下丘脑-垂体系统，使促肾上腺皮质激素、肾上腺皮质激素、性腺激素以及促甲状腺激素等分泌增加。

**对心血管系统影响** 长期强噪声接触者的心血管异常发生率增高。对 1923 名噪声接触者的调查表明，噪声＞90dB（A）时有 26.23% 的人心电图改变，高血压患者的血压比同年龄对照组明显增高。

**其他** 职业强噪声可降低人的生育力和性冲动，噪声暴露者可有食欲减退、胃液分泌减少等功能紊乱。噪声还可以引起电解质平衡失调，嗜酸性细胞减少和尿中肾上腺素与去甲肾上腺素排出增加等。

**非特异性效应** 主要是干扰人们睡眠、心理、语言、通讯等。

**干扰睡眠、休息** 噪声可影响休息，老年人和患者对噪声的干扰更为敏感。噪声可影响睡眠，使之多梦、惊醒。入睡后发生 40dB（A）的声响，就会使 10% 的睡眠者惊醒，达到 60dB（A）时可使 70% 的人惊醒。

**心理影响** 主要表现为：烦躁、易激甚至无故暴怒。导致疲劳提早发生，精力不集中和工作效率降低；噪声的掩蔽效应可掩盖危险示警信号示警，易出现工伤事故；噪声干扰所引起的民事纠纷在日常生活中并不少见。

**干扰语言、通讯** 办公、学习、会议等活动中，烦躁的主要因素是噪声对语言的干扰。正常交谈时，若相距 1m 能听清对方的语言，其背景噪声应＜55dB（A）。通讯中，尤其是以有线或无线通话或指挥调度时，如果环境噪声＞75dB（A），则通话效果差、难以听清，这既是掩蔽效应的表现，也可影响装备通信的效果。

**防治措施** 中国国家环保部根据《中华人民共和国环境噪声污染防治法》，制定了《声环境质量标准》（GB 3096-2008）。中国声学家马大猷教授曾总结和研究了国内外现有各类噪声的危害和标准，提出了三条建议：①为了保护人们的听力和身体健康，噪声的允许值在 75～90dB（A）。②保障交谈和通讯联络，环境噪声的允许值在 45～60dB（A）。③睡眠时，建议噪声的允许值在 35～50dB（A）。

中国心理学界认为，控制噪声环境，除考虑人的因素外，还须兼顾经济和技术的可行性。充分的噪声污染控制，必须考虑噪声源、传播途径、受音者所组成的整个系统。控制噪声的措施可以针对上述三个部分或其中任何一个部分。噪声控制的内容包括：①降低声源噪声。工业、交通运输业可以选用低噪声的生产设备和改进生产工艺，或者改变噪声源的运动方式（如用阻尼、隔振等措施降低固体发声体的振动）。②降低传播途径噪声。控制噪声的传播，改变声源已经发出的噪声传播途径，如采用吸音、隔音、音屏障、隔振等措施，以及合理规划城市和建筑布局等。③受音者或受音器官的噪声防护。在声源和传播途径上无法采取措施或采取的声学措施仍不能达到预期效果时，需要对受音者或受音器官采取防护措施，如长期职业性噪声暴露的工人可以戴耳塞、耳罩或头盔等护耳器。

（周敦金 王怀记）

jiāotōng zàoshēng

**交通噪声**（traffic noise） 机动车在城市交通干线运行和其他运输工具（如飞机、火车、轮船等）在飞行和行驶中所产生的噪声。

**来源** 交通噪声是一种非稳态噪声。是城市环境噪声污染的主要来源，其能量通常占环境噪声总能量的 70%～80%。随着城市机动车辆数目增长，交通干线迅速发展，交通噪声日益成为城市的主要噪声。与机动车辆的类型、数目、速度、运行状态、相互距离、是否鸣笛、道路宽度、坡度、干湿状态、路面情况、交叉路口建筑物的层数及风速等因素有关。

**污染途径** 主要有两个方面，一是地面交通设施已经存在或者已有规划，在其邻近区域建设学校、医院、住宅等噪声敏感建筑物由于规划布局不合理，开发建设单位未预留必要的防噪声距离，造成噪声敏感建筑物投入使用后出现交通噪声污染问题。二是地面交通设施的建设或是运行造成的环境噪声污染。除新建地面交通设施可能会产生环境噪声污染外，一些地面交通设施投入运行后随着车流量的增加，或运行参数的改变（如铁路提速）而产生新的噪声污染问题。

**危害** 据欧洲的一项调查，白天大约40%的人口暴露在55dB（A）以上的道路交通噪声之下，20%人口的暴露水平超过65dB（A），夜间则有超过30%的人口暴露超过55dB（A），严重影响睡眠质量。考虑所有交通噪声的共同影响，超过一半的欧洲居民生活在不能确保声学舒适的区域。根据中国2008年声环境质量报告，在全国113个环保重点城市中，各功能区按监测点次统计达标情况，4类功能区（交通干线两侧区域）昼间达标率为83.0%，夜间达标率仅为50.1%，夜间有一半的监测点次不达标，反映了中国城市道路噪声污染的严重性。铁路、高速公路等的噪声污染状况同样不容乐观，随着交通运量的增加，以及线路由城市向乡村延伸，覆盖范围不断扩大，对沿线居民的正常生活造成影响。

**防治措施** 中国环境保护部于2010年1月11日发布了《地面交通噪声污染防治技术政策》，其目的就是为了保证人们正常生活、工作和学习的声环境质量，以防治地面交通噪声污染，保护和改善生活环境，保障人体健康，指导交通和居住等基础设施合理规划建设，促进经济社会可持续发展和社会和谐。交通设施噪声源与工业企业、建筑施工等噪声

源不同，解决的根本性措施是通过合理规划进行提前预防。根据地面交通噪声污染的特点，按照"预防→控制→重点保护"的渐进思路，提出如下交通噪声污染防治原则。①合理规划布局：交通噪声源主要是通过合理规划进行提前预防，这是根本性措施；一旦交通噪声污染已经构成，治理难度很大，有时甚至难以治理。为此，地面交通噪声污染控制首先要遵循坚持预防为主原则，合理规划地面交通设施与邻近建筑物布局。②分层次控制与各负其责：地面交通噪声污染防治必须根据噪声这种环境物理性污染的特点，从"源头、途径、受体"三方面入手，分层次控制。对噪声源控制，可采取的措施包括降低车辆噪声（提高设计制造水平，加强运行维护）及对地面交通设施采用低噪声的建设构造和形式。对于传播途径噪声削减，可采取声屏障、绿化带等措施。对于敏感建筑物的保护，可以采取建筑隔声设计、交通管理措施（限行、限速、禁鸣）等主动保护手段，也可以采取安装隔声门窗，对室内声环境进行必要保护的被动防护手段。③优先实施噪声主动控制：地面交通噪声污染的控制与其他污染的控制一样，都要遵循"防治结合"的原则，采取积极主动的态度，对噪声的产生（噪声源）和排放（传播途径）进行控制，创造一个良好的室外声环境。④坚持以人为本原则，重点保护噪声敏感建筑物。地面交通噪声污染控制的最终目的，是保护人们正常生活、工作和学习的声环境质量，其重点是对《中华人民共和国环境噪声污染防治法》定义的"噪声敏感建筑物"进行保护，如医院、学校、机关、科研

单位、住宅等。地面交通噪声的控制目标应分为两个层次：第一层次是噪声敏感建筑物户外声环境质量达标，这是环境保护的基本要求；第二层次是尽可能保证室内适宜的声环境质量符合有关声环境质量保护的要求。

交通噪声的控制目标主要体现在以下两点：一是在规划或已有地面交通设施邻近区域建设噪声敏感建筑物，建设单位应当采取间隔必要的距离、传播途径噪声削减等有效措施，以使室外声环境质量达标。二是因地面交通设施的建设或运行造成环境噪声污染，建设单位、运营单位应当采取间隔必要的距离、噪声源控制、传播途径噪声削减等有效措施，使室外声环境质量达标，如通过技术经济论证，认为不宜对交通噪声实施主动控制的，建设单位、运营单位应对噪声敏感建筑物采取有效的噪声防护措施，保证室内合理的声环境质量。

(周敦金 王怀记)

jiāotōng zàoshēng zhǐshù

**交通噪声指数**（traffic noise index, TNI） 英国建筑研究局提出的城市道路交通噪声评价的参数。只适用于交通车辆比较多的地段和时间内。在评价交通噪声时，常用到累积百分声级，把在一定时间测量的数据按大小顺序排列后，可以找出10%的所测数据超过的声级，这个声级就称为$L_{10}$，50%所测数据超过的声级为$L_{50}$，90%的所测数据超过的声级为$L_{90}$。交通噪声指数是在本底噪声$L_{90}$的基础上，再考虑噪声的起伏变化（$L_{10} \sim L_{90}$），进行计权修正。

$$TNI = 4(L_{10} \sim L_{90}) + L_{90} - 30 (dB)$$

式中，$4(L_{10} \sim L_{90})$为"噪声气候"的范围，说明噪声的起

伏变化程度；$L_{90}$ 为本底噪声状况；-30（dB），为了获得比较习惯的数值而引入的调节量。

TNI 与噪声的起伏变化有很大的关系，噪声的涨落对人的影响的加权数为4，这在主观反应相关性测试中获得较好的相关系数。TNI 评价量只适用于机动车辆噪声对周围环境干扰的评价，而且限于车流量较多及附近无固定声源的环境。对于车流量较少的环境，$L_{10}$ 和 $L_{90}$ 的差值较大，得到的 TNI 值也很大，使计算数值明显偏离实际噪声的干扰程度。

（周敦金　王怀记）

**chéngshì qūyù zàoshēng diàochá**

**城市区域噪声调查**（city area noise survey）　调查必须符合《声环境质量标准》（GB 3096-2008）中"环境噪声监测要求"相应规定。随着现代工业、建筑业和交通运输业的迅速发展，各种机械设备、交通工具在急剧增加，噪声污染日益严重，影响和破坏人们的正常工作和生活，危害人体健康，对城市区域噪声进行调查显得非常重要。为贯彻《中华人民共和国环境保护法》及《中华人民共和国环境噪声污染防治条例》，保障城市居民的生活声环境质量，中国环境保护部和国家质量监督检验检疫总局发布了《声环境质量标准》（GB 3096-2008），标准于 2008 年 8 月 19 日发布，于 2008 年 10 月 1 日起开始实施。

城市区域噪声调查涉及的测量仪器要求精度为 2 型及 2 型以上的积分平均声级计或环境噪声自动监测仪，其性能需符合《电声学 声级计 第 2 部分：型式评价试验》（GB 3785.2-2010）和《积分平均声级计》（GB/T 17181-1997）的规定并定期校验。监测方法则采用《声环境质量标准》（GB 3096-2008）中的声环境功能区监测方法和噪声敏感建筑物监测方法。

根据监测对象和目的，城市区域噪声调查可以选择 3 种测点条件（指传声器所置位置）进行环境噪声测量：①一般户外，测点应距离任何反射物（地面除外）至少 3.5m。②噪声敏感建筑物户外，测点应距墙壁或窗户 1m 处，距地面高度 1.2m 以上。③噪声敏感建筑物室内，测点应距离墙面和其他反射面至少 1m，距窗约 1.5m，距地面 1.2～1.5m。城市区域噪声调查应在无雨雪、无雷电天气，风速在 5m/s 以下的情况进行。

随着城市区域的不断划分，对噪声调查提出了更高的要求，因此应该根据城市发展情况及时调整相应标准和监测方法。

（周敦金　王怀记）

**guāngwūrǎn**

**光污染**（light pollution）　超过瞳孔调节能力的光所致环境物理性污染。

**来源及其危害**　主要包括下列几方面。

白亮污染：城市高层建筑物的玻璃幕墙、釉面砖墙、磨光大理石、各种涂料装饰等像巨大的镜子，可反射太阳光，从而改变周围环境的光照时间和光照强度而形成白亮污染。在反射光区域内温度可增加 2～3℃，光照度可增加 1～2 倍。白亮污染改变了自然光的物理性状，降低了眼觉察物体的可靠性，可瞬间遮住驾驶员的视野，诱发交通事故。玻璃幕墙强烈的反射光进入居民楼房内，可增加室内温度，半圆形玻璃幕墙的反射光汇聚还容易引起火灾。

人工白昼：城市中的夜景照明、霓虹灯、灯箱广告等的强光直刺天空，使夜间如同白日，称为人工白昼。可影响地面天文台的空间观测；可打乱人体正常的生物节律，使人晚上难以入睡或失眠。夜间强光可能破坏昆虫在夜间的正常繁殖过程，许多依靠昆虫授粉的植物也会受到不同程度的影响。

彩光污染：歌舞厅、夜总会安装的黑光灯、旋转灯、荧光灯以及闪烁的彩色光源构成了彩光污染。黑光灯所产生的紫外线强度高于太阳光中的紫外线，人如长期接受这种照射，可诱发流鼻血、脱牙、白内障，甚至导致白血病和其他癌变。彩色光源让人眼花缭乱，对眼有害，还可干扰大脑中枢神经，出现头晕目眩、恶心呕吐、失眠、注意力不集中等症状。

其他污染：室内装修采用镜面、瓷砖和白粉墙，计算机、雪白的书本纸张等，这些物体表面对光的反射系数特别高，比草地、森林或毛面装饰物高 10 倍左右，超过了人体所能承受的生理适应范围，对人的角膜和虹膜造成伤害，抑制视网膜感光功能的发挥，引起视力疲劳和视力下降，还可使人出现头晕、失眠、食欲下降、情绪低落、乏力等症状。

**防治措施**　在城市规划中要尽量避免光污染的发生。①建筑物外墙尽量不用玻璃、大理石、铝合金等材料，涂料也要选择反射系数低的。②在规划设计城市夜景照明时应注意防止光污染，如合理选择光源、灯具和布置方案，少用大功率强光源，尽量使用光束发散角小的灯具，并在灯具上采取加遮光罩或隔片的措施等，加强对灯箱广告和霓虹灯的控制和管理。③在建筑物和娱乐场所周围多植树、栽花、种草、增加水面，以便改善光环境。④室内装修要合理分布光源，注意色彩的协调、避免眩光、光线照射方向和强弱要合适，避免直射人的眼，以利于消除眼疲劳，保护视力。

(徐兆发)

rèwūrǎn

**热污染**（heat pollution）工业含热废水大量排放所致环境物理性污染。

**来源**　主要来自工业企业的冷却水，其中以电力工业为主，其次为冶金、化工、石油、造纸和机械工业等。以煤或石油为燃料的火力发电站，通常只有约40%的热量转变为电能，剩余热量则排入大气或随冷却水流走。核电站用的冷却水，要比用煤或石油为燃料的火力发电站多50%以上。据估计，全世界电力工业过去每10年大约增长1倍。核电站的比重日益增多，规模也不断扩大，排放的冷却水更集中。估计热污染将迅速加剧，成为未来水体污染的一个严重问题。

**危害**　含热废水大量持续排入水体，使水温升高，水环境发生化学、物理和生物学变化。化学和生物化学的反应速度随温度升高而加快。通常每升高10℃，化学反应速率约增加1倍。水中的一些有毒物质、重金属离子等，也可因水温的升高而增加其对水生动物的毒性，如氰化钾、锌离子、异狄氏剂等对鱼类的毒性，均随水温升高而增加。随着水温的升高，氧在水中的溶解度降低；细菌分解有机物的能力增加，生化需氧量增加。水温每增加10℃，一般水生动物的耗氧量将增加1倍，进一步减少水中的溶解氧含量，严重的还可造成水体的缺氧状态，影响鱼类及其他生物的生存。某些鱼类适宜于在较低的水温中生活，改变水温可使水域中原生的鱼种改变。水温超过鱼类产卵和孵化最适宜温度，能使鱼类的繁殖率降低；水温增加过高可直接使鱼类死亡。水生无脊椎动物是鱼类的重要饵料，其数量减少使鱼得不到合适的食物。水温升高有利于微生物的繁殖，也可能使鱼类的发病率增高；还可使一些藻类的繁殖增加，加剧了水体富营养化，破坏水体的生态和影响水体的利用；有时也可能使河道中的水草大量繁殖，阻碍水流和航运。热污染还可对水的物理性状产生影响，如水的密度、黏度、蒸气压。水温升高使水的密度和黏度下降，可加速水中颗粒状物的沉降速率，影响河流携带淤泥的能力。蒸气压随温度的上升而增大，提高蒸发速率，增大失水量。

**防治措施**　①提高发电站的热能利用率，减少废热排放。②改进冷却方式，循环使用冷却水。③利用废热水，用作区域供热，培育温水鱼虾类以及灌溉热带、亚热带作物等。

(徐兆发)

èchòu wūrǎn

**恶臭污染**（odor pollution）使人感觉异臭不悦并有害健康的气态污染物所致环境污染。人的嗅觉极其灵敏，因此，恶臭污染容易引起投诉，甚至影响社会的和谐和稳定。美国有关此类投诉占全部大气污染投诉的50%以上。澳大利亚90%的大气污染投诉来自于恶臭。在中国，随着工业化和城市化的高速发展，城市恶臭污染日益增多，投诉比例逐年增加，曾经在海门市、天津市和南京市等多个城市爆发过严重的恶臭污染事件，对当地的居民健康、城市形象和经济建设产生了较大的影响。

**来源**　分为自然发生源和人工发生源。自然发生源包括动植物蛋白质的分解，停滞污水和沼泽水的腐败产生的鱼腥臭和青草臭，以及人体排泄物和生活废弃物中的恶臭物质所产生的异味。全世界每年硫化氢的自然发生量在海面为$3 \times 10^7$吨，陆地上可达$6.8 \times 10^7$吨，氨主要来自有机物的分解，每年产生量约$3.7 \times 10^7$吨。人工恶臭主要来自人类的生产和生活活动，如石油及天然气的精加工、生物制药、染料化工、皮革制造、金属冶炼、食品加工等产生的废水、废渣及废气扩散以及汽车尾气、烹调油烟的无序排放。①农牧业恶臭：畜禽养殖场、屠宰厂、鱼类加工厂等产生的恶臭，如粪臭、鱼腥臭、腐败臭、烂果臭、野菜臭等。养殖场异味已成为恶臭污染不可忽视的因素。②工业恶臭：产生于石油精制厂、石油化工厂、化肥厂、农药厂、涂漆厂、橡胶厂、制革厂等企业的恶臭，主要有硫化物、烃类、醛类、酮类、苯类、胺类，以及焦油、沥青、氨和各种有机溶剂等。③城市公共设施恶臭：城市垃圾收集及处理、污水处理厂、医院、公共厕所等公共设施产生的恶臭，如污水臭、医药臭、消毒剂臭、粪尿臭、病院臭等。④餐饮油烟臭：主要来自高温烹调产生的油烟，其中含有多种有害成分和致癌物质，极易引起呼吸道疾病。⑤机动车尾气异味：机动车燃料燃烧产生的挥发性气体和气溶胶，主要有甲醛、丙烯醛以及颗粒物质，如氮氧化物、碳烟、油雾等。

**臭味物质** 一切刺激嗅觉器官引起人们不悦及损害生活环境的气体物质。人的嗅觉可感知的恶臭物质有 4000 多种，其中对身体危害较大的有硫醇类、氨类、硫化氢、甲基硫、三甲胺、甲醛、苯乙烯、酪酸、酚等几十种。恶臭气体成分较复杂，常为含多种恶臭物质的混合臭，化学结构的"发臭团"不同，各类恶臭物质的臭味性质不同（表1）。

**危害** 恶臭污染不仅会使人们精神不愉快，烦躁不安，而且还会造成人们食欲减退、呕吐、头晕、头痛、视物模糊。高浓度的恶臭物质可使接触者发生肺水肿，甚至窒息死亡。长期反复受恶臭物质刺激会引起嗅觉减退，导致嗅觉丧失，甚至会因精神不安诱发其他疾病。恶臭对健康的潜在影响主要表现在下列几方面。①呼吸系统：人们突然闻到恶臭，会产生反射性的抑制吸气，减少呼吸频率和呼吸深度，甚至完全停止吸气，即"闭气"现象，妨碍正常呼吸功能。②循环系统：随着呼吸的改变，会出现脉搏和血压的变化，如氨气、硫化氢等刺激性臭气会使血压先降后升，脉搏先慢后快。③消化系统：经常暴露于恶臭环境，会使人产生厌食、恶心，甚至呕吐，可发展为消化功能减退。④内分泌系统：经常受恶臭刺激，内分泌系统的功能可能发生紊乱，影响机体的正常代谢活动。⑤神经系统：长期受到低浓度恶臭物质的刺激，会引起嗅觉减退、嗅觉疲劳等障碍。"久闻而不知其臭"，使嗅觉丧失了第一道防御功能，最后导致大脑皮质兴奋和抑制的调节功能失衡，引起睡眠障碍、烦躁不安，注意力不集中，判断力减弱，记忆力下降，甚至影响大脑的思维活动，降低工作效率。⑥其他危害：不同的恶臭物质由于其特殊的化学性质对人体可能产生不同的危害。氨和醛类对眼有强烈的刺激作用，常引起流泪、疼痛、结膜炎、角膜水肿；硫化氢是一种神经毒物，主要作用于中枢神经系统和呼吸系统，也可造成心脏等多器官损害。高浓度恶臭物质的突然袭击，甚至会将暴露者当场熏倒，造成灾难性事故。

**测定** 不同于大气污染和水体污染，恶臭是以造成人的感觉器官和心理影响为主要特征的一种环境污染，恶臭气体一般由多组分、低浓度的混合气体组成，其中只有几种具有臭味，而主要臭味物质的浓度和嗅阈值极低，恶臭的测定一直是恶臭污染评价量化的一个难题，也是环境科学家研究的重点内容。测定恶臭的方法主要有三种。

**成分浓度分析法** 又称仪器测定法，依靠现代化仪器设备，用气相色谱法、气相色谱质谱联

表 1　恶臭物质的分类及臭味性质

| 分类 | | | 主要物质 | 臭味性质 |
|---|---|---|---|---|
| 无机物 | 硫化合物 | | 硫化氢、二氧化硫、二硫化碳 | 腐蛋臭、刺激臭 |
| | 氮化合物 | | 二氧化氮、氨、碳酸氢氨、硫化铵 | 刺激臭、尿臭 |
| | 卤素及其化合物 | | 氯、溴、氯化氢 | 刺激臭 |
| | 其他 | | 臭氧、磷化氢 | 刺激臭 |
| 有机物 | 烃类 | 链烃 | 丁烯、丁二烯、乙炔 | 刺激臭、电石臭 |
| | | 芳香烃 | 苯、甲苯、二甲苯、苯乙烯、萘 | 刺激臭、卫生球臭 |
| | 含硫化合物 | 硫醇类 | 甲硫醇、乙硫醇、丙硫醇、丁硫醇、戊硫醇、己硫醇、丙硫醇、二异丙硫醇、十二碳硫醇 | 烂洋葱臭、烂甘蓝臭 |
| | | 硫醚类 | 二硫醇、二乙醇、二丙醇、二丁醇、二丙醇 | 烂甘蓝臭、蒜臭 |
| | 含氮化合物 | 胺类 | 一甲胺、二甲胺、三甲胺、二乙胺、乙二胺 | 烂鱼臭、腐肉臭、尿臭 |
| | | 酰胺类 | 二甲基甲酰胺、二甲基乙酰胺 | 汗臭、尿臭 |
| | | 吲哚类 | 吲哚、β-甲基吲哚 | 粪臭 |
| | | 其他 | 吡啶、丙烯腈、硝基苯 | 芥子气臭 |
| | 含氧化合物 | 醇和酚 | 甲醇、乙醇、丁醇、苯醇、甲酚 | 刺激臭 |
| | | 醛 | 甲醛、乙醛、丙烯醛 | 刺激臭 |
| | | 酮和醚 | 丙酮、丁酮、己酮、乙醚、二苯醚 | 甜臭、刺激臭、尿臭、汗臭 |
| | | 酸 | 甲酸、醋酸、酪酸 | 刺激臭 |
| | | 酯 | 丙烯酸乙酯、异丁烯酸乙酯 | 香水臭、刺激臭 |
| | 卤素衍生物 | 卤代烃 | 甲基氯、二氯甲烷、三氯乙烷、四氯化碳、氯乙烯 | 刺激臭 |
| | | 氯醛 | 三氯乙醛 | 刺激臭 |

用法、高效液相色谱法、紫外-可见分光光度法等对恶臭物质的成分和浓度进行分析。主要适用于测定单一的恶臭物质，包括小分子的有机酸、酮、酯、醛类、胺类，以及硫化氢、甲苯、苯乙烯。中国恶臭污染物排放标准中规定的测定方法见表2。

嗅觉测定法 恶臭物质常是许多物质组成的复杂混合体，仅用成分浓度分析的测定和评价有困难。传统的仪器测定虽然能够测定单一恶臭气体的浓度，但不能反映恶臭气体对人体嗅觉器官的综合影响，为此人们引用了嗅觉测定法。①六级臭气强度法：利用人的嗅觉，对臭气的强度进行数值化的评定，即嗅觉对臭味的心理感受，用6级强度表示（表3）。简单的测定方法是以3人为一组，按表3表示的方法，以10秒的间隔连续测定5次所得的结果。此法的优势是臭气强度

和一定的恶臭物质浓度相对应，二者存在正相关关系。嗅觉评定依赖于测定人员的心理感受，人的嗅觉有很大个体差异，并可受当时身体状况的影响，这种评价方法的主观性较大，误差较大。②三点比较式臭袋法：又称臭气浓度法。臭气浓度是指恶臭气体（包括异味）用无臭空气稀释到刚好无臭时所需的稀释倍数。例如，臭气浓度100，含义是将气味（原臭）用无臭的干净空气稀释100倍，气味完全消失。具体方法是将3个无臭塑料袋之一装入恶臭气体后，让6人一组的臭气鉴定员鉴别，逐渐稀释恶臭气体，直到不能辨别为止。去掉最敏感和最迟钝的两个臭气鉴别员的结果，以其他人的平均值作为最后的测定结果。臭气鉴定员要求年满18岁、嗅觉正常，没有吸烟、酗酒等不良嗜好。这种方法不是直接判断臭气强度的大小，而是通过判定臭气的有无，再经过计算间接判定臭气的强弱，以作为国家标准发布（GB/T 14675）。

嗅觉感受器测定法 其原理是模仿人的嗅觉器官，制成可测定不同恶臭气体的感受器，感受器的种类包括有机色素膜感受器、有机半导体感受器、金属酸化物半导体感受器、光化学反应感受器、合成脂质膜水晶震动子感受器等。例如，合

成脂质膜水晶震动子感受器，是利用人工合成的双分子膜接触到恶臭物质后产生重量变化，将这种变化转变成周波数的形式加以检测，最低检出可达纳克水平。又如，基于"构成气味的气体成分大多是还原性气体"这一原理，一些研发公司开发出了能对气味进行灵敏检测的气味传感器，俗称"电子鼻"。由于受传感器种类的限制，电子鼻技术尚不能满足对所有恶臭物质测试的需要，市场所见的电子鼻只适合于半定量的分析要求。该方法的缺点同样是测定结果无法直接给出恶臭对人的影响程度。将电子鼻与嗅觉测定法相结合可以对环境样品中的臭味浓度进行定量估计，可以和臭味的环境标准进行对比。

**防治措施** 目标是达到《恶臭物质排放标准》（GB/T 14554-1993）的规定限值，创造一个无臭的工作、生活环境。恶臭强度与恶臭物质对人嗅觉的刺激量的对数成正比，即使把恶臭物质的绝对数量去除90%，人的嗅觉所感觉到的臭气浓度却只减少一半，这就决定了防治恶臭比防治其他大气污染物更困难。减少恶臭物排放是防治核心。

**制定法律法规及标准** 日本是世界上较早开展恶臭测试的国家之一。早在20世纪60年代，由于以鱼骨厂、皮革厂为代表的恶臭污染投诉不断增加，日本对恶臭污染开展了广泛而深入的研究。1971年日本颁布实施了《恶臭防止法》，主要针对石油企业、化工企业、垃圾填埋场及畜禽饲养和加工企业，规定了氨、甲硫醇、硫化氢、甲基硫和三甲胺5种恶臭物质的排放限制；1995年修订该法，将受控物质增加到22种；1996年《宫城公害防止条例》中

**表2 中国对8种恶臭物质采用的测定方法**

| 序号 | 控制项目 | 测定方法 | 国家标准 |
|---|---|---|---|
| 1 | 氨 | 次氯酸钠-水杨酸分光光度法 | GB/T 14679 |
| 2 | 三甲胺 | 二乙胺分光光度法 | GB/T 14676 |
| 3 | 硫化氢 | 气相色谱法 | GB/T 14678 |
| 4 | 甲硫醇 | 气相色谱法 | GB/T 14678 |
| 5 | 甲硫醚 | 气相色谱法 | GB/T 14678 |
| 6 | 二甲二硫醚 | 气相色谱法 | GB/T 14678 |
| 7 | 二硫化碳 | 气相色谱法 | GB/T 14680 |
| 8 | 苯乙烯 | 气相色谱法 | GB/T 14677 |

**表3 恶臭强度分级**

| 恶臭强度（级） | 说明 |
|---|---|
| 0 | 无臭 |
| 1 | 刚能觉察的恶臭（检出阈浓度） |
| 2 | 能觉察出某种气味的微弱恶臭（认知阈浓度） |
| 3 | 容易觉察出来 |
| 4 | 较强的恶臭 |
| 5 | 强烈的恶臭 |

规定了以食盐水平衡法为基础的恶臭浓度标准；日本将恶臭列为7项典型环境公害之一，并建立了恶臭物质浓度控制标准和臭气浓度标准两类比较完整的体系。美国于1971年颁布了《清洁空气法》，各州也制定相应法律法规。美国西部港湾地区把三甲胺、酚类、硫醇类、氨、二甲硫定为恶臭物质，制定相关的恶臭控制标准；洛杉矶则对散发各种恶臭物质的生产设备和恶臭防治设备都做了规定。德国在《联邦侵害防止法》及《有关空气质量的控制技术指针》中提及恶臭污染的控制，但没有给出具体标准及测定和评价方法，1986年开始采用臭气频度（一年时间内臭气存在的时间数）作为恶臭评价的参数；1993年在《环境大气中有关臭气的指令》中规定了臭气频度、臭气时间的测定及计算方法，并针对不同地区规定了界限值。

中国对恶臭污染的研究始于20世纪80年代，并于1993年颁布了《恶臭污染物排放标准》（GB 14554-93），包括表2中规定的8种单一恶臭物质的排放标准及测定方法，随后又制定了相关行业的恶臭排放标准，如《畜禽场环境质量标准》《饮食业油烟排放标准》《生活垃圾焚烧污染控制标准》《中华人民共和国大气污染防治法》等；中国部分地方政府也相继出台了地方性环境保护法规以控制恶臭的排放，如天津市的《恶臭污染物排放标准》（DB 12-059-95）。这些法律法规的实施对恶臭的监督和管理起到了重要的作用。然而，由于恶臭污染的复杂性，畜禽养殖、石油化工、污水处理厂等诸多行业恶臭物质排放引起的恶臭污染问题层出不穷，恶臭防治任务依然艰巨。

研究除臭工艺　控制和处理恶臭的方法有密闭法、稀释法、掩蔽法和净化法。根据恶臭气体的性质，充分利用现有条件并结合各工艺的性能和特点选择适当的处理方法。①掩蔽法：实际上是一种感觉消臭的方法，根据气味缓和作用原理，利用某种物质发出的更强烈的令人愉快的气味与臭气混合，达到掩蔽臭气，使气味变得为人们所接受的目的。臭气是被芳香族化合物消臭剂掩蔽起来而没有真正消除，掩蔽法不是根本的脱臭方法。掩蔽法除臭使用方便，但费用较高，主要用于生活设施的脱臭。②稀释扩散法：将恶臭气体收集后高空排放以达到扩散稀释的目的，主要适用于工业有固定排放点的恶臭处理。导致恶臭的物质没有被脱除，也不是根本的除臭方法。此方法容易使受控点恶臭物质浓度超过环境标准，甚至扩大污染范围。③净化法：通过物理、化学或生物方法将恶臭物质捕集起来，将其转化为无臭物质，是根本的除臭方法。自20世纪80年代以来，已有各类除臭装置和设备在日本、德国等国相继应用于冶金、石油、化工、屠宰、污水处理等实践中，并取得显著效果。

由于恶臭物质的多样性和复杂性，使用单一的恶臭污染控制技术往往不能达到预期目标，治理恶臭污染需要改进、优化已有的各种控制技术，同时还需要根据污染状况开发合适的组合技术，以达到提高去除率、降低成本和减少二次污染的目的。

（张遵真）

yāncǎo yānwù wūrǎn

**烟草烟雾污染**（pollution of environmental tobacco smoke）　排入环境的燃烧烟草产生烟雾与当地空气混合物所致的环境污染。从烟草制品及类似烟草制品燃烧端经点燃与抽吸而形成的烟雾被吸烟者吸入口腔和呼吸道的烟雾称为主流烟雾，其中一部份残余物将被吸烟者呼出体外；而在两次吸烟之间烟草制品燃烧直接冒出的烟雾称为侧流烟雾。二者与当地空气形成的混合物即为环境烟草烟雾，俗称"二手烟"。

烟草烟雾污染的环境广泛，包括工作场所、公共场所、家庭和交通工具等。中国卫生部发布的《2007年中国控制吸烟报告》指出，中国5.4亿人遭受环境烟草烟雾之害，其中15岁以下儿童有1.8亿，还有为数众多的妇女（尤其是孕妇）。每年死于二手烟的人数超过10万。当然，3.5亿烟民也吸入二手烟，中国接触二手烟的人数高达9亿之多。

侧流烟雾是环境烟草烟雾的特有的组成成分，像主流烟雾一样，侧流烟雾也含有数千种有害化学物以及60多种与致癌有关的化学物，其中有的浓度还高于主流烟雾：焦油1倍以上、尼古丁约1倍，氨40～170倍、$NO_x$ 4～10倍；致癌物中：苯10倍、亚硝胺6～100倍、苯胺30倍，N'-亚硝基降烟碱、4-(甲基亚硝基)1-(3-吡啶)-1-丁酮、镉、镍、钋-210和多环芳烃类也在不同程度上高于主流烟雾。侧流烟雾的颗粒物的数量比主流烟雾高约3倍，其体积更小更易进入肺细胞。产生侧流烟雾的燃烧时间比产生主流烟雾的要长20余倍。估计侧流烟雾至少占环境烟草烟雾总烟雾量的50%以上。对人的健康产生严重危害。国际癌症研究机构和美国环境保护局将环境烟草烟雾列为"确认对人致癌物"，涉及肺癌、鼻咽癌和乳腺癌等。

2006年美国的医学总监报告指出：环境烟草烟雾引发美国众多儿童和非吸烟成年人的多种疾病，乃至早期死亡，婴儿猝死综合征、急性呼吸道感染、耳部疾病的危险度增高，重症哮喘增加，诱发新生儿肺透明膜病并使其肺生长发育减慢，影响孕妇健康及胎儿发育不良，导致流产和出生婴儿体重不足。环境烟草烟雾能立即作用于心血管，也可引发心脏病。

将烟民与非吸烟者分开，最重要的办法是制定法律，禁止在人群集中的场所吸烟，并切实予以实施。中国约90%的女性和美国35%的儿童是在家庭中接触环境烟草烟雾的，因此劝告自家的吸烟者和来访者不要在家庭内吸烟是非常重要的。

(夏世钧)

xīyān jiànkāng wēihài

## 吸烟健康危害 (health hazards of smoking)

吸烟有害健康。烟草及其制品于明朝万历年间传入中国，烟草制品常见的有卷烟、雪茄烟和烟丝等。

**烟草烟雾理化性质** 2004年美国疾病防控中心的资料指出，烟草制品（以卷烟为例）主流烟雾中含有4800种化合物，包括数十种"确认对人致癌物"。吸烟者吐出的残余主流烟雾和侧流烟雾与当场空气形成的混合物称为环境烟草烟雾。烟草烟雾是一种气溶胶，由分布在气相中的液相颗粒物组成。吸烟时的烟头温度达850~950℃，而吸入口腔的烟气温度为30℃，温度大幅度下降，引起了一系列反应（热解、热合成、蒸馏、升华、氢化、氧化、脱羧、脱水等作用），并形成多种化合物。实际上，烟草烟雾中的每一种成分均可能以两相中的任

一相形态存在，也可能以维持两相的平衡分布而存在。

**气相化学物** 包括一氧化碳、二氧化碳、苯、氨、甲醛、氰化氢、N-亚硝基二甲基胺、N-亚硝基二乙基胺等。这些化学物按其生物活性（或"毒性"）可分为：窒息性气体、刺激性气体、纤毛毒物、诱变物、致癌物、酶抑制剂、神经毒物和具有药物活性的化合物等。

**颗粒相化学物** 种类繁多，通常将其分为两大类，烟碱（nicotine，尼古丁）和焦油，后者含有多种化学物。每毫升烟雾含有3亿~33亿颗颗粒物，其直径为0.1~1.0μm，可深入到肺泡。但在进入湿度达100%的呼吸道时，这种微小的颗粒物可与水分结合而形成较大的颗粒物，其直径可达到毫米级，其中的50%~90%，将滞留在呼吸道。

烟碱：化学名甲基吡啶基吡咯烷 [3-(1-methyl-2-pyrrolidine)pyridine]，是一种生物碱，是神经节胆碱能受体显效剂。烟碱经口腔黏膜、呼吸道和消化道迅速吸收。80%~90%在肝代谢，少量经肺和肾代谢。烟碱及其代谢物从尿液排泄。吸烟时香烟的烟碱大量被燃烧破坏，剩余量虽甚少，但也足以致吸烟者成瘾。吸入的烟碱10秒钟即可进入大脑，可引发各种生理的和心理的作用，促使吸烟者产生依赖性，从某种意义上讲，"成瘾"是烟碱对吸烟者最大的毒性。烟碱的毒性：经口$LD_{50}$大鼠50mg/kg，小鼠3mg/kg。对成年人可能的致死剂量为40~60mg/kg。日常的吸烟，通过刺激肾上腺素的释放，吸烟者心率加快、血压上升，体内储存的脂肪和胆固醇被释放而进入血液。烟碱也是血管收缩剂，还能增加

血栓形成的危险度。

焦油：烟草烟雾除去烟碱和水分，还有一部分树脂状颗粒物，是烟叶燃烧后的残留物，故亦称"烟草焦油"。焦油含有烟草烟雾中大部分的致突变物和致癌物，中国规定，从2007年7月1日起每支卷烟的焦油量超过15mg者不得在国内市场销售。欧盟当前限定每支卷烟产生的焦油不得超过10mg。

**放射性物质** 烟草烟雾中含有氡-222（$^{222}Rn$）、钋-210（$^{210}Po$）、镭-226（$^{226}Ra$）和钚-239（$^{239}Pu$）等放射性物质。$^{222}Rn$为气态，半衰期3.8天；后3者为金属，大部分存在于颗粒相化学物中，其半衰期：$^{210}Po$ 138天；$^{226}Ra$大约1600年；$^{239}Pu$ 24 200年。在烟草烟雾中$^{210}Po$的含量比另外3者高得多，对人的健康危害最大。$^{210}Po$在吸烟人的肺部、肝和血液中蓄积，长期作用于人体，是造成肺癌、白血病和膀胱癌的原因之一。

**吸烟的危害** 吸烟所致的健康危害极大。

吸烟与死亡率 19世纪以来，全球每年死于烟草有关疾病人数大约为400万，相当于每天有11 000人因此而死亡。预计到2025年每年因吸烟死亡的人数将达到1000万。中国死于吸烟相关疾病的人数，2002年估计每年吸烟致死100万人以上，是全球同类死亡人数的1/5左右，如果状况不改变，2030年将增至200万，2050年可达300万。

吸烟与恶性肿瘤 吸烟是多种恶性肿瘤的主要病因或危险因素。1990年全球性死因分析（抽样25个地区），全部癌症中的15%归因于吸烟，其中男性癌症的26%和女性癌症的4%与吸烟有关。

肺癌：世界各地肺癌发病率均呈上升趋势，发展中国家升幅最大。肺癌死亡率在所有恶性肿瘤中居首位。中国肺癌的发病率和死亡率一直呈上升趋势。肺癌死亡率由 20 世纪 70 年代位居癌症死因的第 4 位，至 2000 年跃居为第 1 位。1970～1990 年肺癌死亡率上升了 111.85%，其中男性死亡率上升了 120.93%，女性上升了 90.41%。中国每年肺癌死亡人数达 17 万～20 万，其中 87% 是吸烟（包括被动吸烟）引起的。

其他恶性肿瘤：吸烟是喉癌、咽癌、口腔癌、食管癌、肾癌、胰腺癌、膀胱癌、子宫颈等癌症的危险因素。国外报道，每天吸烟 20 支以上的，死于各种癌症的人数远超过不吸烟者，高出的倍数分别是：肺癌 10～40 倍，唇癌 4.1 倍，喉癌 5.4 倍，食管癌 3.4 倍，膀胱癌 1.9 倍，肾癌 1.5 倍。全球 6 次大型前瞻性的调查发现，吸烟与胃癌联系密切，其相对危险度（RR）值在 1.26～2.3。中国研究表明，吸烟显著增加患食管癌的风险，城市地区的归因风险百分比为 27.6%～31.3%，农村地区相应为 13.4%～21.1%。吸烟可增加食管癌和肝癌的风险，RR 值分别为 1.35 和 1.40，口腔癌、咽喉癌、膀胱癌、胰腺癌合计 RR 值为 1.51。中国妇女的子宫颈癌等恶性肿瘤，吸烟者比不吸烟者罹患概率高 50%；妇女乳腺癌，每天吸烟 20 支和 20 支以上的分别为不吸烟者的 9.2 倍和 26.4 倍。

吸烟与心血管疾病　全球心血管疾病发病率不断升高，吸烟是最重要的危险因素之一。全球 8 次大型前瞻性调查表明：吸烟对不吸烟者，冠心病死亡比为 1.3～2.08，脑血管病为 0.9～1.8，

高血压为 1.0～2.51。中国研究结果与此相似，并且查明吸烟与冠心病发生存在剂量-反应关系：如果以不吸烟者发生冠心病的风险定为 1.00，每天吸烟 < 10 支、10～19 支和 ≥ 20 支的人群其发生冠心病的 RR 分别是 1.76、2.11 和 3.87。停止吸烟后冠心病的发病率和死亡率逐渐缓慢下降。

吸烟与其他疾病　吸烟还对呼吸道、消化系统等几乎每个系统都有程度不同的损害作用。①呼吸系统疾病：呼吸系统是吸烟最直接损害的靶器官。吸烟者气管炎、哮喘、肺结核、流行性感冒和肺炎的死亡率均高于不吸烟者，有的国家甚至达到 10 倍或达 20 倍以上。中国 35～69 岁呼吸道疾病死亡的人群中 17.2% 归因于吸烟。长期吸烟是慢性阻塞性肺疾病发病的重要原因。②口腔疾病：烟气长期刺激可引起牙龈炎、牙周炎、口腔溃疡、舌炎、牙体变黄、口腔异味等。吸烟者口腔白斑患病率为 29%，不吸烟者为 0.73%。③消化系统疾病：部分烟雾吞入食管进入胃肠道，长期作用可致食管炎、胃炎、胃和十二指肠溃疡等疾患。中国吸烟者男、女胃溃疡发病率分别是 12.3% 和 11.0%，而不吸烟者则是 2.5% 和 6.4%。吸烟者男、女十二指肠溃疡分别是 11.1% 和 16.3%。不吸烟者相应分别是 8.2% 和 4.3%。④生殖系统影响：是出生缺陷率升高的重要危险因素，影响男性生育功能，导致妇女内分泌功能紊乱，诱发妊娠合并症。

**控制烟草的策略和措施**　烟草危害是当今世界最严重的公共卫生问题之一，是人类健康所面临的最大、但又是可以预防的危险因素。世界卫生组织、世界银

行、联合国儿童基金会、联合国粮农组织、国际抗癌联盟等一些国际组织都积极支持全球控烟运动，倡导禁烟，组织控烟研究，提供控烟信息，呼吁各国政府采取措施，减少烟草危害。各国政府和人民群众也已经积极投入有关活动。

世界性控烟　①制定了世界上第一个限制烟草的全球性公约：《烟草控制框架公约》。这是人类公共卫生领域和控烟史上的一座里程碑。它是国家之间以书面形式缔结的国际法。截止到 2016 年已有 180 个缔约方。②对群众进行了广泛的宣传教育：例如，每年在世界范围内开展了"世界无烟日"活动，使"控制烟草"日益深入人心。已取得成效，例如，英国从 1965 年以后，35～69 岁人群死于吸烟的人数几乎减少了一半，1965 年为 8 万人，1995 年为 43 000 人。又如，美国的加利福尼亚州，1989 年将每包烟税由 10 美分提高到 35 美分，其居民吸烟率逐年下降（1988 年 26.7%，1992 年 22.2%，1995 年 16.7%），减少的主要是青年烟民。

中国的控烟　做了许多工作但差距甚大。2003 年 11 月 10 日签署了《烟草控制框架公约》，每年均开展"世界无烟日"活动，建立了系列控烟组织机构，制定了数十种全国或地方性的有关的控烟法规，创建了很多"无烟医院、学校"，还重点抓过青少年控烟工作等。但是仍无一部国家级控烟法律。所幸的是，中华人民共和国卫生和计划生育委员会于 2014 年 11 月 24 日将所起草的中华人民共和国《公共场所控制吸烟条例》（送审稿）上报给国务院请求批准实行。此事已得到各级政府领导机构和广大人民群众

的热烈支持，《北京市控制吸烟条例》于2015年6月1日起正式施行，业已取得了良好的效果。

但控烟形势甚不乐观：①烟草制品产生的经济损失大于其所贡献的税收。据称2005年全国烟草行业实现工商税收为2400亿元，但吸烟导致疾病的医疗费用支出达1665亿元，加上间接损失，2500亿，相当于GDP的1.4%，显然"得不偿失"。②事实上，中国烟民仍在不断增加，烟草生产和消费在进一步上升。

有效控烟关键是提高认识，综合治理：从最高领导层到普通群众都应将其提到"增强人民体质"的战略高度认识；制定并实施国家级控烟法律；禁止媒体宣传烟草；提高烟草税收和价格；系统有效的戒烟措施；大力度开展宣传教育，使控烟、戒烟逐渐形成全民共识。

（夏世钧）

èryǎnghuàliú wūrǎn

# 二氧化硫污染（sulfur dioxide pollution）

二氧化硫含量增加所致环境污染。二氧化硫（$SO_2$）常温下为无色、有刺激性气味的有毒气体，是主要大气污染物之一。随着工业的发展和人口数量的增加，$SO_2$污染日益严重。第二次世界大战后$SO_2$在大气中的浓度上升速度更加迅速，21世纪初期年排放量已超过1.5亿吨，严重威胁人类健康和生态环境。

**来源及途径** 大气中的$SO_2$主要来源于煤炭、石油等含硫物质燃烧，绝大部分发生在工业生产过程中，其中约70%来自火力发电厂环境污染，约26%来自有色金属冶炼、钢铁、化工、炼油和硫酸厂等生产过程。排放到大气中的$SO_2$可通过气流运动扩散，也可溶于水随水流进行扩散造成

更大范围污染。

**煤炭燃烧** 燃煤是大气中$SO_2$最重要的污染来源。世界煤炭产量从2000年的40亿吨增加到2009年的69.4亿吨。中国是世界上最大的煤炭生产国和消费国，占一次能源消费总量的75%，成为世界$SO_2$排放大国。据统计，中国1990年燃煤约为10.5亿吨，排放$SO_2$约1622万吨，2005年煤炭产量约为20亿吨，$SO_2$排放量高达2549万吨，成为世界第一。

中国环境保护部2010年发布的《第一次全国污染源普查公告》显示，工业废气中主要污染物产生量$SO_2$为4345.42万吨，排放量为2119.75万吨。排放量居前几位的行业为：电力热力的生产和供应业1068.70万吨、非金属矿物制品业269.44万吨、黑色金属冶炼及压延加工业220.67万吨、化学原料及化学制品制造业130.15万吨、有色金属冶炼及压延加工业122.04万吨、石油加工炼焦及核燃料加工业65.30万吨。6个行业$SO_2$排放量合计占工业源$SO_2$排放量的88.5%。

**燃料油燃烧** 燃料油中大多含硫，是大气中$SO_2$的来源之一。多发生在石油化学工业，燃烧产生的废气中$SO_2$、氮氧化物多未处理，直接排放到高空，造成大气污染。

**其他来源** 非金属矿物制品业、冶金业、化工业和石油加工炼焦产业也会造成$SO_2$污染。在中国，硫酸工业每年$SO_2$排放量约10万吨，占全国$SO_2$排放量的0.4%，是化工行业中较大的$SO_2$排放源。火山爆发和森林火灾也会产生$SO_2$污染。生活来源废弃物燃烧的$SO_2$污染也不可小视。据2010年《第一次全国污染源普查公报》介绍，中国$SO_2$排放总

量2320.00万吨，其中生活源为199.40万吨，垃圾、医疗废物和危险废物焚烧排放0.85万吨。

**危害** $SO_2$是大气中最常见的有毒有害气体，在空气中可以被氧化成三氧化硫（$SO_3$），$SO_3$进一步溶于水氧化形成硫酸雾或硫酸盐气溶胶，这是酸雨的主要成分，对生态环境产生巨大的危害。

**健康危害** ①主要对呼吸系统有较强的毒理作用：它与呼吸道疾病的发生发展有明显关系。被人体吸入后可直接刺激呼吸道平滑肌内的末梢神经感受器，使气管或支气管收缩，增加气道阻力和分泌物。易被上呼吸道和支气管黏膜的富水性黏液吸收，并转化亚硫酸盐和亚硫酸氢盐，通过血液循环迅速分布于全身，加重$SO_2$的危害。浓度较高则可引起肺水肿、喉水肿，出现喘息、气短等症状以及第一秒用力呼气量等肺功能指标改变；短时间高浓度吸入$SO_2$还可引起反射性声门痉挛，甚至窒息死亡。吸附$SO_2$的颗粒物是变态反应原，可引起支气管哮喘。②对其他多种器官也有毒理作用：如皮肤或眼的直接接触可发生刺激性炎症或烧伤，出现流泪、畏光、咳嗽、咽喉灼痛等症状。③损害巨噬细胞参与的杀菌过程，降低机体对感染的抵抗力。④是一种细胞染色体断裂剂：在一定条件下可能以辅致突变剂的作用发挥其基因毒性效应，参与促癌或致癌过程。

**环境危害** ①直接危害：高浓度$SO_2$可致叶片表面坏死或枯萎脱落；低浓度$SO_2$的长期作用可使植物生理功能受损，产量明显降低且品质变坏。②间接危害：通过硫酸雾形成酸雨。中国是继欧洲、北美之后世界第三大重度酸雨区，覆盖面积已占国土面积

的 30% 以上。华中酸雨区是全国酸雨污染最严重的地区，中心区年降酸雨频率高于 90%，几乎到了逢雨必酸的程度，主要危害有土壤酸化、水酸化、腐蚀建筑物和文物古迹及健康危害。

经济损失　主要有危害健康消耗大量医疗卫生资源、农林渔业减产造成巨大经济损失、减控排放需要巨额投资、不能用经济数字表达的森林生态破坏。已公布的数字说明中国 $SO_2$ 污染及酸雨造成的经济损失巨大。2004 年《"两控区"酸雨和二氧化硫防治"十五"计划》提到，每年的经济损失达 1000 亿元，"十五"期间减排、控酸雨预计 968 亿元。2005 年，因酸雨和 $SO_2$ 污染损失 5000 亿元。森林生态破坏的损失是经济损失的 2~8 倍。

**防治措施**　中国政府从 20 世纪 50 年代开始就重视 $SO_2$ 污染的治理，现已将 $SO_2$ 作为污染物总量控制指标纳入治理，在国民经济和社会发展"十二五"规划中提出，主要污染物排放总量显著减少，其中化学需氧量和 $SO_2$ 排放分别减少 8%。$SO_2$ 污染的防治可以从以下几方面着手。

改善能源和产业结构　开发利用清洁能源，优化工业布局。$SO_2$ 污染主要来自煤炭的燃烧，可通过风能、太阳能、天然气等清洁能源的开发和利用，提高清洁能源在能源消费总量中的比例，降低 $SO_2$ 污染。根据世界两大风能专业机构"欧洲风能协会"和"全球风能委员会"2010 年发布的数据，2009 年全球风电市场发展迅速，风力发电机总装机容量达到 37 500MW，相当于 23 台第三代核反应堆核电机组发电量，风电增长率高达 31%。推广风能清洁能源可以大大减少二氧化碳

和 $SO_2$ 气体的排放。中国政府致力于清洁能源的开发，2006 年，全国已建成和在建的约 91 个风电场，装机总容量已达 2600MW。此外，对燃煤产业的调整也有利于 $SO_2$ 污染的控制，例如淘汰分散、低效、高污染的小锅炉、小火电机组，大力发展热电联产和集中供热，限期更新老式锅炉，禁止低效高污染的小锅炉生产、销售、使用等。

积极推行先进的科学技术　改善生产工艺和设备，推行清洁生产。燃煤产业中，烟气脱硫被认为是控制 $SO_2$ 排放最有效的途径，按脱硫过程是否加水和脱硫产物的干湿形态，烟气脱硫分为湿法、半干法、干法三大类工艺。中国较成功的脱硫技术有氨回收法、洗煤脱硫技术和磷铵肥法烟气脱硫技术等。2010 年 1~6 月，全国建成投产 38 700MW 燃煤脱硫机组，淘汰小火电机组装机容量 7880MW，建成投运钢铁烧结机烟气脱硫设施 47 台（套），烧结面积约 7000m²。生物脱硫、氧化脱硫和光及等离子体脱硫等新型脱硫技术不断被开发和应用，为 $SO_2$ 的减排提供了更好的技术支持。

加强政府的行政管理职责　推行有利于控制 $SO_2$ 排放的经济政策。各级政府逐步增加环保投入，扩大与酸雨和 $SO_2$ 污染控制配套的环境监测、环境管理、环境科研等技术支持项目的财政拨款；增加地方政府、企业及民间投资者对 $SO_2$ 污染治理项目（尤其是 $SO_2$ 削减任务大的地区）投资。还可加大 $SO_2$ 排污收费力度，依法对排放 $SO_2$ 的单位征收排污费，对超过排放标准排放 $SO_2$ 的单位，依法限期治理，并进行处罚。逐步提高 $SO_2$ 排污收费标准，

使其达到或超过 $SO_2$ 污染治理成本，扩大 $SO_2$ 排污收费范围，形成谁污染谁承担相应经济责任的公平机制，促使排污企业主动增加投入，治理污染。严格审批新建、改建排放 $SO_2$ 的项目，从污染源头控制 $SO_2$ 的产生。

完善相应的法律法规　使 $SO_2$ 污染的治理有法可依。在中国，除了《中华人民共和国大气污染防治法》外，政府还制定《二氧化硫排污交易管理法规》《燃煤锅炉大气污染物排放标准》和《硫酸工业污染物排放标准》等法律法规，保障 $SO_2$ 减排工作的顺利进行。

改善生态环境　植树造林增加绿化面积。研究表明，绿地上空气体中 $SO_2$ 的浓度明显低于未绿化地区的上空，在 $SO_2$ 污染的环境中，树木叶片的含硫量大大高于清洁区，是清洁区硫含量的 5~10 倍，提示植物具有吸收大气中 $SO_2$，减少大气污染，改善空气质量的作用。有数据显示，松林每天可从 1m³ 的空气中吸收 20mg 的 $SO_2$；每公顷垂柳在生长季节每月可吸收 10kg $SO_2$；每公顷柳杉林每年可吸收 720kg $SO_2$。

提高公民的环保意识　加大宣传力度，开展有关 $SO_2$ 污染的专题活动，在报刊上刊登 $SO_2$ 的污染现状及治理情况，在社区里免费发放相关资料，让居民了解 $SO_2$ 污染的危害。只有每个公民都认识到 $SO_2$ 以及其他的工业污染物对环境和人体的严重危害，才能自觉行动起来，参与到环境保护的行动中。

（张遵真）

suānyǔ

**酸雨**（acid rain）　广义上包括酸性湿沉降和酸性干沉降，称为酸沉降。狭义指酸性湿沉降。酸性

湿沉降指 pH<5.65 的酸性降水，包括雨、雪、雾、露、雹、霰。酸性干沉降指在气候干燥的地区，大气中的酸性物质生成粉尘或烟，在气流的作用下直接迁移到地面、建筑物、树木的表面的过程。暴雨将干沉降的气体和颗粒从这些表面冲刷至地表径流，使径流中混合物的酸性增大。大气中的酸性物质约有一半通过干沉降返回地面。

酸雨研究是早期降水化学研究的发展，降水的组成及化学性质早就引起了人们的注意，1761～1767 年前人就实施了雨和雪的化学测定。1852 年英国化学家罗伯特·安格斯·史密斯（Robert Angus Smith）发表了曼彻斯特附近雨水的分析结果，指出有 3 种类型的降水：远郊降水含碳酸铵，郊区降水含硫酸铵，市区降水含硫酸或酸性硫酸盐。1872 年，他在《空气和降雨：化学气候学的开端》一书中首次运用了"酸雨"这一名词，并对影响降水化学成分的许多因素进行了讨论。

**监测** 欧洲大气化学网络于 20 世纪 50 年代初始于瑞典，并扩展到西欧和中欧大部分地区，提供了降水化学变化及其对农业、森林影响重要的长期资料。其检测结果表明，欧洲许多地区的降水为酸性。20 世纪 50～70 年代美国东北部和加拿大降水 pH 值变酸的趋势十分明显，北美的湖泊酸化十分严重。美国分别于 20 世纪 70 年代末和 80 年代末建立了两个用于酸沉降监测的网络，即国家大气沉降计划和清洁空气现状与趋势网络。前者拥有 200 多个站点，监测湿沉降。后者拥有 70 多个站点，监测干沉降。至 2000 年，美国酸雨最低 pH 值约为 4.3。

1983 年日本环境厅组织酸雨委员会进行降水化学组成的监测，其降水的 pH 年均值处于 4.3～5.6。联合国于 1977 年承认酸雨属于全球性污染问题，并 1982 年 6 月在瑞典斯德哥尔摩召开了"国际环境酸化会议"，标志着酸雨污染已成为当今世界重要的环境问题之一。

中国的酸雨研究始于 20 世纪 70 年代末，当时只是北京、上海和贵阳等城市开展了局部研究。1982 年开展了全国酸雨的普查，23 个省、市、自治区的 121 个监测站参加了测报，当年 10 月底共获得 2400 多个数据。中国酸雨的主要致酸物是硫酸盐。中国已将控制酸雨和二氧化硫（$SO_2$）污染纳入《中华人民共和国大气污染防治法》。中国气象科学研究院大气成分观测与服务中心对中国 74 个酸雨观测站 1992～2006 年的降水 pH 值资料分析显示，15 年间中国酸雨区的整体分布格局没有重大改变，长江以南仍维持着最大的连续酸雨区和重酸雨区，华北、华中、华南呈现连续大范围的酸雨污染加重现象，其中华北和华中的长江以北地区较明显。

**形成过程** 自然活动和人类活动会向大气中排放各种不同的物质，有中性、酸性和碱性，也有的本身并无酸碱性，而是在酸碱物质的迁移转化中起催化作用

的物质。它们相互作用，影响降水 pH 值，形成酸雨。导致酸雨形成的 $SO_2$ 和 $NO_x$ 源于自然源和人为源，自然源如火山喷发和植物腐败，排放 $SO_2$ 和 $NO_x$ 的人为源主要是化石燃料的燃烧。在美国，约占全部排放 2/3 的 $SO_2$ 和 1/4 的 $NO_x$ 来自于火力发电，它们与水、氧气和其他化学物质反应而生成酸性物质，产生酸雨。$SO_2$ 和 $NO_x$ 释放后，主导风将其吹至其他地区或者国家。

影响酸雨的主要因子包括污染物类型、污染物浓度、气象条件、传输过程和地形特征等。一般认为酸雨的形成包括雨除和冲刷两个过程。在雨除的过程中，气溶胶逐步生长成雨滴，并吸收大气酸性气体污染物 $SO_2$、$NO_x$ 等，在云滴内部发生化学反应。在雨滴下落的过程当中，雨滴冲刷合并吸附经过的空气中的气体和气溶胶，其内部也同时发生化学反应。雨水的酸化就是在这些过程中形成的（表）。

此外，还有其他酸性气体溶于水导致酸雨，例如氟化氢、氟气、氯气等其他酸性气体。

**危害** 酸雨的危害是世界性的。其影响程度主要取决于酸雨本身的特性及当地的土壤缓冲能力、土壤中固有的化学物质和生物类型等。

对地表水体和水生生物的影

表 酸雨形成的主要反应式

| | 硫的氧化物溶于水形成酸 | 氮的氧化物溶于水形成酸 |
|---|---|---|
| | $S+O_2$（点燃）$=SO_2$ | a. $NO \rightarrow HNO_3$（硝酸） |
| | $SO_2+H_2O=H_2SO_3$（亚硫酸） | $2NO+O_2=2NO_2$ |
| | $2H_2SO_3+O_2=2H_2SO_4$（硫酸） | $3NO_2+H_2O=2HNO_3+NO$ |
| | | b. $NO_2 \rightarrow HNO_3$ |
| 总的化学反应方程式 | $S+O_2$（点燃）$=SO_2$ | a. $4NO+2H_2O+3O_2=4HNO_3$ |
| | $2SO_2+2H_2O+O_2=2H_2SO_4$ | b. $4NO_2+2H_2O+O_2=4HNO_3$ |

响 若湖泊和河水本身或者其周围土壤没有足够的缓冲能力中和酸雨，湖泊、河流将酸化，并将土壤和水体底泥中的重金属溶出进入水中，对鱼类造成慢性毒害作用。若水体的缓冲能力较弱，酸雨使铝离子从土壤中释放到水体中，毒害水生生物。在 pH 5 的条件下，大多数鱼卵不能正常孵化。在这种不利生长环境的影响下，鱼的重量减少，体型变小，在自然环境中的竞争力降低，终致鱼的种群数量、生物多样性减少。水体酸化后，微生物的活动也受到影响，造成有机物分解变慢，沉淀增多，影响水生动植物的生长，甚至导致水生生物绝迹。

**对陆地植物的影响** 酸雨损坏植物的茎、叶，限制植物可获取的生长所需的营养物质，增加其在酸性物质中的暴露，削弱其生命力。酸雨可淋洗与土壤离子结合的钙、镁、钾，使土壤贫瘠化；使土壤中微生物群体的生态系统混乱，抑制土壤中有机物的分解和氮的固定，严重时直接造成大片森林死亡，农作物枯萎；高山陆生植物暴露于酸性环境中的机会更多（如酸性云、雾等），营养缺乏更严重，抗寒能力更低，更易死亡；酸雨还可诱发植物病虫害，使作物大量减产。

**对人体健康的影响** 酸雨中硫氧化物和氮氧化物可形成细颗粒，吸入体内，危害健康，降低儿童免疫力，增加老人、儿童呼吸道疾病发病率，甚至诱发肺癌。

**对空气质量的影响** 酸雨中的 $SO_2$ 和 $NO_2$ 直接造成空气质量的下降，在适宜条件下还会形成光化学烟雾（见二次污染）。

**对建筑物的影响** 酸雨可加速建筑物和文物古迹的腐蚀和风化过程，使其维修期缩短，寿命降低。水泥块的成分中含有钙离子，遇到酸性溶液可生成石膏。因此，酸雨还能使非金属建筑材料（混凝土、砂浆和灰砂砖）表面硬化水泥溶解，出现空洞和裂缝，导致强度降低、建筑物损坏、建筑材料变脏变黑。酸雨对钢铁材料有一定腐蚀作用。

**对能见度的影响** 排放至大气中的 $SO_2$ 和 $NO_x$ 形成的硫酸盐和硝酸盐导致能见度的降低。例如，美国东部地区，能见度降低的 $50\%\sim70\%$ 源于硫酸盐颗粒物。美国西部地区，硝酸盐和碳酸盐颗粒物导致的能见度降低占有很大比例。

**现状** 中国酸雨属硫酸型，主要分布在长江以南、青藏高原以东及四川盆地。在中国开展酸雨监测的 696 个城市中，2000 年有 157 个城市出现酸雨，2005 年便迅速增加到 357 个。中国长江以南的四川、贵州、广东、广西、江西、江苏、浙江已经成为继欧洲和北美地区之后的世界三大酸雨区之一，酸雨区已占中国国土面积的 40%。大气运动使酸雨污染全球化。瑞典南部大气中的硫，77% 来自邻国，美国的污染也造成加拿大南部酸雨。在北美，降落 pH 3~4 的强酸雨已司空见惯，美国西弗吉尼亚州曾出现最严重的酸雨记录 pH 1.5；俄罗斯西部地区酸雨的 pH 4.6~4.3。欧洲雨水的酸度每年以 10% 速度递增，土壤酸度增加了 3~5 倍。

**对策** 主要包括以下方面。

**增强环境意识** 解决酸雨带来的危害问题，需要对酸雨如何破坏环境以及减少排放源的相关措施有更深入的了解，制定出更好的措施以减少甚至消除酸雨带来的环境污染。作为个体，应加强绿色消费的意识，节约用电，合理减少汽车的使用。

**减少城市 $SO_2$ 和 $NO_x$ 排放** 减少硫排放量的方法很多，如改用含硫量少的煤，将 $SO_2$ 从废气中分离出来，使用固硫型的煤，使用锅炉固硫、脱硫、除尘新技术，对工业废气进行综合处理，提高回收利用率。这些措施还可以同时减少其他污染物的排放量。除了控制燃烧废气的排放以外，汽车中的催化式排气净化器等装置是减少氮氧化物排放量的有效措施。

**使用清洁能源** 控制酸雨最根本的方法就是减少硫氧化物与氮氧化物的排放量，选用清洁能源如核能、氢能、风能、地热能、太阳能，替代传统的化石燃料。核能和氢能在美国已被广泛运用。

**修复被破坏的环境** 酸雨对生态系统的影响是多方面的，可改变土壤与河流的物理化学性质和减少动植物的生存空间。即使减少了污染物质的排放量，其造成的破坏可能需几年、几十年甚至几百年才能修复。需要采取有效措施加速恢复过程。例如，向酸化河流加入石灰石或石灰中和酸性物质，此方法在挪威和瑞典应用较广泛。这种措施必须重复长期进行，对土壤、河流物理化学性质的改善作用不大；此外，可以利用环境生物技术预防、阻止和逆转环境恶化，如在重污染地区种植洋槐、云杉、桃树等对 $SO_2$ 有吸收能力的植物。

**加强政府职能部门的作用** 酸雨污染是社会问题，应对措施必然是系统工作。加强环保意识、制定大气环境质量标准、优化产业结构、监测酸雨状况、制定减排措施，都需要政府的领导、组织、管理。

（吴 峰）

dànyǎnghuàwù wūrǎn

# 氮氧化物污染 (nitrogen oxides pollution)

自然来源或人类活动产生的氮氧化物所致环境污染。大气中的氮氧化物（$NO_x$）主要指二氧化氮（$NO_2$）和一氧化氮（$NO$）。$NO_x$是一种主要的大气污染物，对环境的损害作用极大，造成五方面的影响。①对空气造成污染。②也是一种二次污染物。③与碳氢化合物形成臭氧后，使大气的氧化性增强，使一些污染物形成了二次颗粒物，如硫酸盐、硝酸盐等，使大气的能见度下降。④是形成酸雨的重要物质。⑤$NO_x$中氮是主要成分，氮氧化物的排放对水体的氧化造成了危害。大气中还有其他形式的$NO_x$，如氧化亚氮（$N_2O$）和三氧化二氮（$N_2O_3$）。

NO在大气中能与臭氧很快反应，生成$NO_2$。NO直接与氧作用生成$NO_2$的速率主要取决于NO的浓度和环境的温度。在20℃以下、NO浓度为$10mg/m^3$的条件下，10%的NO氧化为$NO_2$需1.5小时，50%的NO氧化为$NO_2$需要10.75小时。在NO浓度为$2mg/m^3$的条件下，10%的NO氧化为$NO_2$需8小时以上。可见空气中NO含量很低时，它能在空气中存留较长时间。$NO_2$是低层大气中最重要的光吸收分子，可以吸收太阳辐射的可见光和紫外线，吸收波长小于400nm的紫外线，被分解成NO和氧原子。大气中绝大部分的$NO_x$最终转化为硝酸盐微粒，并通过湿沉降或干沉降等过程而从大气中消失。

**来源** ①自然来源：大气中的氮受雷电或高温作用，易合成$NO_x$。火山爆发、森林失火以及土壤微生物分解含氮有机物都会向环境释放$NO_x$。尽管自然界氮循环产生的$NO_x$大于人为活动的排放量，但是由于其广泛分布于大气层，所以大气中$NO_x$的本底很低。$NO_2$自然本底的年均浓度为$4\sim9.4\mu g/m^3$。②交通运输：机动车尾气是城市大气$NO_x$污染的主要来源之一。随着机动车数量的增加，中国一些大城市的大气$NO_x$污染水平呈明显上升趋势，机动车尾气的分担率已占到80%左右，广州、北京、乌鲁木齐、深圳、兰州等大城市$NO_2$浓度相对较高。③工业污染：由于在高温下空气中的氧气和氮气可直接结合成$NO_x$，各种生产过程中燃料的燃烧都会产生大量的$NO_x$污染排放，同时也来自生产、使用硝酸的过程，如氮肥厂、有机中间体厂、有色及黑色金属冶炼厂等。在炸药、染料生产工艺过程中也会排放出$NO_x$。

**污染途径** 一般情况下，$NO_x$通过呼吸道与人体接触，难溶于水，对眼和上呼吸道的刺激作用较小，主要作用于深部呼吸道、细支气管及肺泡；在肺中形成亚硝酸盐后可进入血液，引起组织缺氧或其他神经系统损伤。$NO_2$可以亚硝酸根离子和硝酸根离子的形式通过肺而进入血液，经过全身循环后最后由尿排出，因此其影响不仅表现在呼吸道，而且在其他器官如肾、肝、心脏等亦可发生继发病变。

**危害** 人体内存在内源性的NO，是人体生理活动所必需的因子，在体内起到第三信使的作用。大量外源性$NO_x$对人体则有害。其中$NO_2$的毒性比NO高$4\sim5$倍。

呼吸系统 长期吸入低浓度$NO_x$可引起肺泡表面活性物质过氧化，损害细支气管的纤毛上皮细胞和肺泡细胞，破坏肺泡组织的胶原纤维，并可发生肺气肿的症状。经过气管和支气管而到达肺泡时，$NO_2$缓慢溶于肺泡表面的水分，形成亚硝酸和硝酸，对肺组织产生强烈的刺激作用和腐蚀作用，引起肺水肿，其作用的大小取决于接触时间长短和浓度大小。长期慢性暴露$NO_2$可对人体健康产生一系列的健康危害。研究发现，$NO_2$暴露有可能造成人群总死亡率增加、心血管疾病死亡率和婴儿死亡率增加；哮喘发作、心血管疾病和慢性阻塞性肺疾病等的住院人数显著增加，并与胎儿宫内死亡、儿童咽喉炎和老年人猝死有一定关系。

血液系统 在肺中形成的亚硝酸盐进入血液后，能与血红蛋白结合生成高铁血红蛋白（即变性血红蛋白），降低血红蛋白的携氧能力，引起组织缺氧。一般当污染物以$NO_2$为主时，肺的损害比较明显；当污染物以NO为主时，高铁血红蛋白血症及中枢神经系统影响较明显。长期接触$8.2\sim24.7mg/m^3$浓度$NO_2$的工人，除了有慢性肺部症状以外，还有血液学的改变。

促癌作用 $NO_2$能促进苯并[a]芘的致癌效应。$NO_2$和臭氧共存时，可产生协同作用，可以显著地降低动物对呼吸道感染的抵抗力。$NO_2$与烃类共存时，在强烈日光照射下，可发生光化学反应，生成一系列光化学氧化物，对机体产生各种危害。$NO_2$与过氧乙酰硝酸酯（PAN）共存时，可使PAN发生硝基化作用。硝基PAN可能比PAN有更强的致突变性及致癌性。

**环境空气质量标准** 为控制和减少氮氧化物污染的健康危害，中国及世界各国制定了$NO_2$的大气质量标准（表）。

**防治措施** 用改进燃烧的过

**表　大气二氧化氮环境质量标准（$\mu g/m^3$）**

| 国家 | 标准名称 | 取值时间 | 一级标准 | 二级标准 |
|------|----------|----------|----------|----------|
| 中国 | 环境空气质量标准（GB 3095-2012） | 1 小时平均 | 200 | 200 |
| | | 24 小时平均 | 80 | 80 |
| | | 年平均 | 40 | 40 |
| 世界卫生组织 | 空气质量准则 | 1 小时平均 | 200 | |
| | | 年平均 | 40 | |
| 美国 | 大气质量标准 | 1 小时平均 | 190 | |
| | | 24 小时平均 | 100 | 100 |

程和设备或采用排烟脱氮的方法，控制、回收或利用废气中 $NO_x$，或对 $NO_x$ 进行无害化处理。排烟脱氮分为干法和湿法两类。干法主要有催化还原法和吸附法。催化还原法适用于治理各种污染源排出的 $NO_x$，可分为非选择性还原法和选择性还原法。吸附法是用分子筛等吸附剂，吸附硝酸尾气中的 $NO_x$，适用于含 $NO_x$ 浓度低的废气。湿法有直接吸收法、氧化吸收法、氧化还原吸收法、液相吸收还原法和络合吸收法。

$NO_x$ 主要来自燃烧过程。在燃烧过程中，$NO_x$ 有两种形成机制：①空气中的氮分子在高温下氧化生成热致 $NO_x$。②燃料中的 $NO_x$ 经燃烧氧化分解生成燃料型 $NO_x$。燃烧过程产生的 $NO_x$ 主要为热 $NO_x$。$NO_x$ 的生成量与燃烧温度、高温区氧气的浓度和燃烧气体在高温区停滞时间有关。燃烧温度越高，高温区氧气浓度越高，停滞时间越长，热 $NO_x$ 生成量越多。因此，控制或减少热 $NO_x$ 的产生，应改善燃烧方法和改进燃烧设备。一般常用改进燃烧技术、改善燃烧方法和改进燃烧设备的方法，可以减少 $NO_x$ 的排放。减少机动车尾气排放，工业部门可开展低氮燃烧工作，采用脱硝装置等也可减少 $NO_x$ 的排放。此外，加强环境监测和预报，预防光化学烟雾的发生可以有效控制 $NO_x$ 污染对健康的危害。

（郭新彪　魏红英）

fúhuàwù wūrǎn

**氟化物污染**（fluorine compound pollution）　自然来源或生产活动排放的氟化物所致环境污染。氟在自然界分布较广泛，其化学性质活泼，多以氟化物形式存在。氟化物（fluoride compound）是指含-1 价氟的化合物，包括氟化氢（HF）、氟化铵、金属氟化物和非金属氟化物，有时也包括有机氟化物。除锂、碱土金属和镧系元素的氟化物难溶于水外，其他金属的氟化物易溶于水。环境中的氟化物主要存在于土壤、水和空气中。有些地区的环境中本底氟含量过多，可引起地方性氟中毒。工业上使用含氟原料或者含氟燃煤的燃烧都可产生氟化物，对环境造成污染。

**来源**　电解铝、磷肥、钢铁、玻璃（包括玻璃纤维）等生产过程中均需要使用含氟的原辅料如冰晶石（主要成分 $Na_3AlF_6$）、萤石（主要成分是氟化钙）、含氟磷矿石等，产生的废气中含有氟化物等，用洗涤法处理含氟废气的洗涤水排入环境后，会造成水体污染和土壤污染；含氟燃煤燃烧时也产生含氟化物的烟气污染环境。废气中的氟化物主要以气态

氟和尘氟形式存在，气态氟有 HF、四氟化硅（$SiF_4$）、硅氟酸（$H_2SiF$）、氟气（$F_2$）等，其中排放量最大、毒性最强的是 HF，HF 对人体的危害比二氧化硫约大 20 倍。无机氟还能被一些植物转化为毒性更大的有机氟化物，如氟乙酸盐和氟柠檬酸盐。在自然条件下，有的地区土壤和水以及农作物中氟含量较高，有时可达有害健康的水平。

**污染途径**　一般情况下氟化物主要通过饮水、食物和空气进入人体。各种食物中都含有不同浓度的氟，含量与品种、产地土壤和灌溉用水中的氟含量有关。氟化物主要经消化道和呼吸道进入机体。氟吸收后进入血液，在血液中约 75% 的氟存在于血浆，25% 与血细胞结合。血浆中氟约 75% 与血浆蛋白结合，游离的氟离子占 25%。当较多氟化物进入体内时，血浆氟离子浓度上升，通过血液循环被逐渐转运到全身组织中，血浆氟离子浓度增高时，转运到各组织中的氟也增多。氟在体内分布于全身各器官组织，主要是硬组织如骨骼和牙等分布较多。氟化物能在环境中积累，也可通过食物链影响人体健康。

**健康危害**　氟对人体健康具有双重作用，适量的氟是人体必需的微量元素，微量氟有促进儿童生长发育和防龋的作用。成人每日氟的摄入量为 1.0～1.5mg，而长期大量氟进入机体可对健康产生损害。高浓度氟（如氟化氢）污染可刺激皮肤和黏膜，引起皮肤灼伤、皮炎、呼吸道感炎。氟污染对人的危害主要为牙和骨骼的地方性氟中毒，表现为氟斑牙和氟骨症。

**对骨骼和牙的影响**　氟进入体内，可使大量的氟沉积于正在

发育的牙组织中，致使牙釉质不能形成正常的棱晶结构，产生不规则的球形结构，局部呈粗糙、白垩状斑点、条纹或斑块，重者牙釉质松脆易出现继发性缺损。由于釉质正常的矿化过程受损，使釉质出现弥漫性矿化不全或疏松多孔区，牙硬度减弱，质脆易碎，常发生早期脱落。牙齿萌出后釉质异常处逐渐发生色素沉着，形成棕色或棕黑色。骨骼氟中毒时，氟化钙沉积于骨、软骨、关节面、韧带和肌腱附着点等部位，造成骨质硬化，骨密度增加，表现为腰腿痛、骨关节固定、畸形，X线检查发现骨质密度增加，关节、韧带钙化等。氟对软骨细胞的损害可影响软骨成骨作用，严重者使身高发育受影响。对骨膜、骨内膜刺激常导致骨膜、骨内膜增生和新骨形成，发生骨骼形态和功能改变。氟还可以对骨胶原产生影响，使骨基质性质改变而影响骨盐沉积，导致骨质疏松和软化。

对其他组织的影响　氟是一种原生质毒物，对人体的毒作用不局限于骨骼和牙，对神经系统、肌肉、肾、血管和内分泌腺等也有一定的毒性作用，其机制可能与氟对细胞原生质和多系统酶活性有广泛的不良影响有关，易透过各种组织的细胞壁与原生质结合而产生破坏作用。氟对神经系统毒作用表现为使神经纤维脱髓鞘，影响神经信号传导，抑制乙酰胆碱酯酶活性等，出现头痛、头晕、精神不振、失眠等症状及神经传导障碍。氟对神经元的直接作用可使脊髓前角细胞数目减少。氟作用于骨骼肌使肌纤维萎缩，肌原纤维和肌丝变性，肌纤维酶异常如磷酸肌酸激酶活性上升、琥珀酸脱氢酶活性下降等，

导致肌原性损害。在肾，高浓度排氟损伤肾小管使之发生退行性变，影响肾功能。氟对血管的影响使其易发生血管壁钙化、硬化，影响脏器血液供应，还可出现血管周围淋巴细胞浸润、心肌细胞显著肿胀、间质水肿及出血。氟作用于内分泌腺使甲状旁腺中分泌降钙素的 C 细胞功能紊乱，抑制腺垂体生长激素和催乳素的分泌，甲状旁腺代偿性增生，干扰骨的钙磷代谢。氟可直接作用于雄性生殖系统，破坏睾丸细胞的结构，影响它的内分泌功能，导致生殖功能下降。

抑制酶的活性　氟可与某些酶结构中的金属离子形成复合物，或与其中带正电的赖氨酸和精氨酸基团、磷蛋白以及一些亲氟的不稳定成分相结合，改变酶的结构，抑制酶的活性。氟与钙、镁结合成难溶的氟化钙以及氟化镁，体内需要钙、镁参加的酶活性被抑制。氟还可促进脂质过氧化，导致机体氧化性损伤。

在自然状态下，土壤、地表水、地下水都含氟。地下水含氟量一般为 1.0～3.0mg/L，高氟区可达 10～20mg/L。高氟区居民长

期饮用高氟水，会出现牙和骨骼氟中毒。因发病有明显的地区性，这类氟中毒被称为地方性氟中毒。

环境质量标准　中国各类国家标准中对于环境中氟化物浓度都有规定（表）。《地表水环境质量标准》（GB 3838-2002）中对于氟化物（以 F⁻ 计）的标准限制规定为Ⅰ、Ⅱ、Ⅲ类水为 1.0mg/L，Ⅳ、Ⅴ类水为 1.5mg/L。

植物对大气中的氟有强烈聚积作用，大气中含氟<0.8μg/m³，即可在植物中富集到 200μg/g，富集系数高达 200 万倍。可利用氟化物含量和植物叶片氟化物含量之间的关系及植物叶片受害症状等综合特性来反映大气中氟污染的程度，但不同植物或同一植物在不同生长期对氟化物敏感性相差很大。

防治措施　针对不同的污染来源，应采取不同防治措施，降低氟化物对环境的污染。冶炼产生的含氟烟气的治理主要针对烟尘进行净化。用吸收、吸附等方法，对工业生产过程中排放的氟化氢、四氟化硅等氟化物加以回收利用或进行无害化处理，可分为湿法净化和干法净化。铝电解

表　氟化物环境质量标准和排放标准

| 标准名称 | 标准号 | 取值条件 | 浓度限值 | | 浓度单位 |
| --- | --- | --- | --- | --- | --- |
| | | | 一级 | 二级 | |
| 环境空气质量标准 | GB 3095-2012 | 24 小时平均 | 7 | 7 | μg/m³（标准状态） |
| | | 1 小时平均 | 20 | 20 | |
| | | 月平均 | 1.8 | 3.0 | μg/（dm²·d） |
| | | 植物生长季节平均 | 1.2 | 2.0 | |
| 大气污染物综合排放标准 | GB 16297-1996 | 普钙工业 | 90 | | mg/m³ |
| | | 其他 | 9.0 | | |
| 污水综合排放标准 | GB 8978-1996 | 黄磷工业 | 10 | 20 | 20 | mg/L |
| | | 低氟地区（水体含氟量<0.5mg/L） | 10 | 20 | 30 | |
| | | 其他排污单位 | 10 | 10 | 20 | |

车间烟气的净化，有地面排烟净化系统和天窗排烟净化系统。地面净化系统是净化由集气罩抽出的含氟化物的烟气；天窗净化系统是净化由于加工操作和集气罩不够严实而逸入车间内的含氟烟气。湿法净化主要是用固态氧化铝进行化学吸附，生成氟化铝。

（郭新彪　魏红英）

yóuwūrǎn

## 油污染（oil pollution）
油类物质及其衍生物排放或泄漏所致环境污染。主要指石油在开采、炼制、加工、运输、装卸等过程中或日常生活使用过程中排放或泄漏的油类物质及其衍生物进入环境介质，特别是水体和土壤等环境后，造成环境介质自净能力下降，环境质量恶化，影响人类和生物正常生存发展。在所有发生的油污染事件中，以石油运输和开采所致的污染事故最多，也最为严重。

**来源** 主要有以下几类。

石油船舶运输 世界石油总产量的 2/3 是由船舶进行运输的，每艘船舶每天排放的机舱舱底污水占其总吨位的 0.02%~0.05%，其中含油量 2%~5%；按此推算，每年有 50 万~100 万吨含油船舶压载水、洗舱水和机舱舱底水排入海洋。每年有 300 万~500 万吨原油因事故性溢油直接流入江河和海洋，数十倍于其他人类活动泄入海洋的石油量。来源有：①船舶事故性溢油，其最大特点是事故发生突然、溢油量大、影响范围广、生态环境危害严重。②残油以及压载水、洗舱水、机舱舱底水的违规排放，机舱内跑、冒、滴、漏，甚至输油管、阀门、接头等关键部件残旧松动，清理油舱，都会导致油污染。③船舶装卸过程中操作性溢油。装卸前准备工作不充分、装卸程序不符

合相关操作规则、工作人员责任心不强等都会导致装卸过程中的操作性溢油。

石油开采 ①开采井场作业引起原油泄漏：源于设备陈旧和违规操作。②井管、输油管破裂引起原油泄漏：井管破裂抢修难度大，一旦发生容易造成大规模油污染。③污水回注引起的地下水污染和土壤污染：中国大部分油田已属于中后期油田，原油含水量高，初提时将污水分离，回注到已经开采过的空油井中，如回注深度不够或回注油井选择不当，可导致地下水和土壤污染。

工业废料 由于加工工艺水平和处理技术的限制，许多工业废料里面仍然含有残余石油，如将其倾入湖海或堆放不当，可导致环境污染。

其他来源 石油陆路运输、石油航空运输、海岸石油储存所致泄漏，生活垃圾、飞机失事所致油污染，大气石油烃沉降等也是油污染的来源之一。

**污染途径** 大致分为陆源性油污染、水源性油污染和气源性油污染。在这三种油污染途径中，陆源性和水源性油污染占绝大多数。陆源性油污染是指由陆地上的工业过程或生活过程所产生的油污染，主要包括陆上石油开采、运输及工业废渣陆上堆放所致污染等。水源性油污染是指在河流、湖泊或海洋上从事工业过程或生活过程所导致的油污染，主要包括石油船舶运输、海底石油运输管道破裂所致泄漏污染、工业废水和生活垃圾倾倒入海所致污染等；气源性油污染则是指油类物质及其衍生物来源于大气，而正常情况下大气中不会有石油烃类物质的存在，只有当发生陆源性或水源性油污染事件时，才会导

致某些石油烃类物质进入大气，然后在适当气象条件下沉降到陆地或者水体。

**危害** 持续时间长、扩散范围广、难以控制、不易清除、危害严重。

生态环境危害 ①水环境：油一旦漂浮于水面就会迅速扩散，形成油膜。一滴石油在水面上能够形成约 0.25m² 的油膜，1 吨石油可覆盖 $5 \times 10^6$ m² 水面。油膜阻碍空气与水面的接触，使溶解氧减少，二氧化碳增加，破坏水中正常富氧条件，降低水体自净作用，影响水中鱼类、藻类等需氧生物的生存繁殖。严重的油污染甚至可使生物多样性遭到破坏，数量锐减甚至灭绝。此外，水体自净能力的下降可致水体感官性状恶化，降低水体的使用价值。②土壤环境：破坏土壤结构，影响土壤的渗水量和透水性。石油中的某些基团与土壤中的无机氮、无机磷结合将会降低土壤肥力。③水文气象条件：油膜不仅阻碍氧气进入水体，可影响大气和水体的热交换，改变水面反射率，减少进入水体表层的日光辐射，影响海洋对大气中二氧化碳等温室气体的吸收，加快全球气候变暖的进程；大量海水不容易蒸发进入大气，使污染海区上空空气干燥，降水减少。

健康危害 原油中含有大量化学物，短时间大剂量暴露可能引发人群头痛、晕眩、恶心、皮肤不适和过敏、眼灼热、呼吸不畅、记忆力下降等急性症状。从长期来看，泄漏的原油最终会进入食物链，对人体健康构成潜在危害。石油及其油类衍生品中含有多种化学物，特别是其中的致癌物质多环芳烃对健康的影响不容忽视。多环芳烃属于持久性有

机污染物，在水产品中通过生物富集作用可以对人类产生致癌、致畸和致突变的潜在危害；油污染土壤后也可以使多环芳烃在粮食、蔬菜和水果中积累，再通过食物链的生物放大作用，危害人类健康。石油及其衍生品还会导致水生生物的死亡，死亡后的水生生物可释放毒素，毒素也可以通过食物链最终危害人体健康。此外，水面浮油可以起到类似萃取剂的作用，萃取分散于海水中的多种有机物，如滴滴涕、毒杀芬、多氯联苯等物质，并把这些物质浓集到水体表层，对浮游生物、甲壳类动物以及水体表层的鱼类产生直接危害，同时影响水生生物的生理功能和繁殖功能间接危害人类健康。流行病学调查显示，油污染的附近区域，儿童白细胞下降、贫血发生率升高、肺功能受到影响，某些恶性肿瘤的标化死亡率明显高于对照区。经常受到石油类污染的孩子患急性白血病的风险要比对照区儿童高出平均水平 4 倍，患急性非淋巴细胞白血病的概率是平均水平的 7 倍。

经济损失　①水体养殖：水体一旦受到石油污染就很难自净，水生生物的生存环境也就受到极大破坏，造成严重的经济损失。油污染可致水产品产量下降，产品感官性状改变，降低产品营养和食用价值。一些海洋生物的行为，例如觅食、归巢、交配、迁徙等，都依靠某些烃类物质传递信息，而油膜分解所产生的某些烃类，与海洋动物的化学信息的化学结构相同或类似，会影响这些动物的正常行为。②陆地种植：油污染的土地，其农作物的产量和质量均下降，甚至不能再耕种。土壤中的石油会被植物的根系吸收，向叶和果实转移，并且不断积累，最终对植物表现出毒作用。石油会破坏植物体细胞，阻碍呼吸、蒸腾作用，使叶绿素合成受阻，抑制营养物质合成、吸收和转运，对农作物的产量、品质、抗病抗虫抗倒伏等能力都有不同程度的影响，最终导致植物黄化、死亡等。石油中的烃类物质可以引起植物根系的腐烂。③旅游业和生态系统：油污染持续时间长，难以彻底清理，破坏优美的水域环境，直接影响旅游业的发展。油污染还会对当地的生态系统造成恶劣的影响。原油能够损害鸟类羽毛的防水、保温功能，与其捕食密切相关的游泳、潜水和飞行能力也会受到影响，甚至还会堵塞呼吸和感觉器官，最终导致海鸟冻饿而死。

**防治措施**　鉴于油污染在生态环境、人类健康以及经济发展等多方面危害严重，并且一旦发生油污染事故，对于油污清理、环境恢复、责任认定、事故赔偿、经济损失和社会影响等方面付出的代价十分巨大。因此，防治油污染任重而道远，主要措施有下列几项。

加大环保宣传，加强人员培训　渔民、船员、船舶所有者和水运航运企业是防治油污染工作的主体和最大受益者，他们是否建立很强的环保意识，是否能够自觉做好防污工作至关重要。环保部门和海事部门应该将《环境保护法》《水污染防治法》和《船舶污染物排放标准》等法律、法规、标准以及各项相关要求，运用各种宣传形式进行宣传普及，使相关人员意识到以牺牲环境换取暂时经济增长的思想是错误的，提高他们的防污意识，并将这种意识转换为切实行动。

加强防污设备和设施检查　海事主管部门要根据相关的法律法规，加大检查力度和处罚力度，督促船舶公司加大硬件投入，确保船舶防污设备、陆上相应设施按照规定进行配备，严格执行船舶防污设备的使用和保养规定，保持船舶正常运行。根据《船舶安全检查》的要求，凡 400 吨及以上的任何国际航行船舶，或 1999 年 9 月 1 日后建造并且总功率≥22kW 的内河船舶，必须配备符合海事管理部门批准的油水分离器。

加大监管力度，严格执行排放标准　主管部门应在管辖范围内严格审核与监控，加强执法检查力度，促进船舶安全和防污管理水平的提高。严格执行《船舶污染物排放标准》，该标准明确规定：在内河及距离陆地 12 海里以内海域范围，船舶含油污水的含油量最高允许排放浓度为 15mg/L；在距最近陆地 12 海里以外海域范围，船舶含油污水的含油量最高允许排放浓度为 100mg/L。对于不严格执行上述标准的船舶，海事管理机构可责令停止违法行为、消除危害并处以相应罚款。

合理使用治理产品，扶持新产品开发　油污染治理产品的合理选择、使用和升级换代及新产品开发在污染防治中尤其重要。油污染防治产品大致分为三大类：物理性、化学性和生物性产品。物理性产品包括吸油棉、吸油毛毡、围油栏、撇油器、高压冲洗水枪等，在一定条件下能够较快清除油污染或者局限油污染防止进一步扩大；但是运用条件受限、清理效果不佳，在清理人员较多时还容易造成生态的二次破坏。化学性产品多数是一些表面活性剂，用于油污表面喷洒，改变油滴的表面活性使之沉降入海，它会在水中包围油滴，把大面积的浮油分散成小油滴，以便生物菌将其分解成二氧化碳和水。化学性产品可有效清除海面油污，加速其自然分解速度，并在海浪高于 1.5m 等情形不能使用物理性产品时发挥作用；缺点是用量较大、容易造成二次污染，需用喷洒飞机等特殊装置，不适用于不规则油膜，部分化学性产品对于健康的远期效应也不明确。生物性产品是一些可以分解原油的微生物，具有分解原油彻底，对环境友好等优点；但耗时较长，无法立即改善环境油污染状况。根据不同的油污染情形选择不同类型治理产品对于有针对性的减轻油污染具有重要意义，同时，加强政策倾斜、技术资金支持、开发环保型的油污染防污产品是新时代的新要求。

建立健全监控、协作机制 通过建立卫星监测跟踪系统，加强巡逻艇和直升机巡视，建立污染报告和奖惩制度等方法，可在中国沿海海域布置建立网络化的先进监视系统，及时发现沿海海域内船舶油污染事故、某些船舶超标或直接排放含油污水，对及时分析判断船舶溢油事故发生地点、规模，预测漂移、扩散速度和方向也很有用处。尽管中国沿海大部分省市建立了海上溢油应急指挥中心，但各部门水上救援联动性不强，且应急能力参差不齐。各部门各自为政，基本上处于自由组合、松散联系的状态，所以十分有必要在国家统一部署下，理顺各管理部门之间的关系，建立各方面协调、相互配合、统一指挥的协作机制。

（张遵真）

## 石棉污染（asbestos pollution）

石棉生产和使用过程中所致的环境污染。石棉是天然纤维状或能劈分成纤维状的矿物集合体，具有高抗张强度、高挠性、耐化学和热侵蚀、电绝缘和可纺性的硅酸盐类矿物产品，被广泛应用于造船、汽车、火车制造、建筑、供电消防、航空航天以及国防建设等领域。

**种类** 石棉分为蛇纹石石棉和角闪石石棉两类。蛇纹石石棉又称温石棉，主要成分为二氧化硅、氧化镁和结晶水，呈白色或灰色，半透明，没有磁性、不导电、耐火、耐碱，纤维坚韧柔软，有丝的光泽和良好的可纺性，约占世界石棉产量的 95%。角闪石类石棉又可以按其含钠、钙、镁和铁成分以及数量的不同再区分为青石棉、透闪石石棉、阳起石石棉等。石棉纤维的长度一般在 3~50mm，较长的可达 2m。温石棉直径 0.75~1.5μm，它可分裂为直径 0.02~0.04μm 的原纤维，易在生产过程中扩散到大气中，造成环境污染和人体健康危害。角闪石石棉的纤维强度较低，不能用来制造石棉制品，因其性质类似滑石，在工业生产中常被当作"工业滑石"使用。

**来源及途径** 石棉主要来自人类生产及生活活动，也可来自含石棉的土壤和岩石的风化侵蚀以及火山喷发等自然过程。

**石棉开采** 中国石棉矿蕴含量丰富，已探明的储藏量居世界第三位。中国经过严格设计规划的石棉矿开采工程仅占总量的 10% 左右，缺乏正规的开采工序和防护措施是石棉矿开采造成环境污染的主要原因。有的企业不划分区域，不建造边坡和台阶，

不计算回收率和贫化率等，造成石棉矿频繁塌方，尾矿污染周围土壤和水源。大部分石棉开采工程都没有防尘降尘措施，开采过程中含石棉纤维的粉尘直接排放进入大气。采矿工人不使用防护用具、不穿戴防护服，石棉的细小纤维可附着在工人的身上，造成居住和生活环境污染。

**生产和使用** 加工石棉和生产、使用石棉制品是污染的另一个来源。石棉的纤维较长，在加工过程中易折断，导致石棉纤维扩散到空气中；建筑业用石棉作为防火、隔热、隔音材料涂抹在高层建筑的钢架结构表面以及公共建筑物的天花板，石棉会粉化进入室内空气；另外，拆毁含有石棉的建筑物也会造成大量石棉纤维直接逸散入大气；石棉制成的汽车制动片和制动带在磨损和紧急刹车时释放的石棉是道路交通石棉的主要污染来源；采用石棉制成的水泥管用于输送饮用水可以造成水质石棉污染，导致石棉直接由消化道进入人体，危害健康。

**废弃物处置** 石棉 70% 以上用在建筑行业，含有石棉的建筑废弃物在运输过程中容易导致周围环境石棉污染。石棉广泛地用于造船、汽车制造、航天航空等领域，工业废弃物中会含有一定量的石棉，处理不当可以致石棉污染。

**生活用品污染** 滑石粉来自于天然滑石，广泛用于化妆品、药品、造纸和橡胶行业，同时也是制造爽身粉不可替代的原料。天然滑石常与含有石棉的蛇纹岩一起深埋地下，处理不当极易导致滑石制品被石棉污染。

**危害** 石棉本身无毒性，主要危害源于其细小纤维的刺激性，

严重的可导致肺、胸膜、腹膜等器官的癌症发生。全球每年至少有 9 万人死于职业性石棉暴露所引起的相关疾病，石棉工人的家属以及居住在石棉污染附近的居民患胸膜间皮瘤的概率也比普通人群显著增加，使这些国家的职业病赔偿机构陷入了极度的财政危机。

**健康危害** 国际癌症研究机构已将石棉列为 I 类人类致癌物（即确证的对人体致癌的物质）。石棉污染所致疾病的潜伏期较长，即使在 20 世纪 90 年代就已禁止使用石棉的国家其石棉相关性疾病的负担仍不断加重。1955 年，英国科学家分析 133 名从事高浓度石棉接触行业工人的死因，发现其肺癌的发生率是对照组的 14 倍；十多年后，美国科学家再次研究了近 2 万名石棉材料制造工的死因，发现间皮瘤和肺癌的发生率依然高于对照组；德国流行病学调查发现，在汉堡市以石棉为材料的造船厂附近居民的间皮瘤的发病率是全市居民发病率的 16 倍。石棉相关性疾病普遍存在，石棉造成的死亡占所有职业性癌症的一半左右。工业上每消耗 1 吨石棉就有 10g 石棉纤维释放到周围环境中，被吸入人体后，不断刺激肺泡、胸膜、腹膜，造成肺泡弹性降低、局部组织发炎和纤维化，肺泡、胸膜、腹膜增厚，最后形成肺癌和间皮瘤。除直接刺激之外，有研究发现石棉纤维还可通过以下几个方面诱导癌症的发生：①石棉纤维进入细胞后可缠绕黏附染色体并阻碍其移动，破坏染色体的稳定性和影响其正常功能，增加突变的可能性。②石棉纤维可促进细胞分裂，诱导相关信号转导通路以及激活生长因子受体、白介素等细胞因子。③通过诱导活性氧，攻击 DNA 和染色体，造成基因突变。④诱导抑癌基因失活和原癌基因激活，增加癌症的发生率。

**经济损失** 全球约有 1.25 亿人通过职业接触暴露于石棉，而一旦发生石棉相关性疾病，国家和政府将为此付出巨额的赔偿金和治疗费。20 世纪 50 年代开始，工业化进程加快，石棉被广泛应用到各个行业，20 年之后工业化国家的石棉工人索赔数量急剧增加。例如，美国在 20 世纪的最后 10 年报告了 2 万例石棉沉着病例，截至 2000 年，保险公司为石棉污染而导致的病患支付了 200 多亿美元费用，其他费用由企业或雇主自行支付，很多企业因为无力履行赔偿义务而破产。2005 年日本的石棉致癌问题引起了全世界的关注。

**监测** 早期监测、实时诊断、及时治疗和最后的康复处理，都需要依赖有效的石棉环境监测来完成。中国国家标准《工作场所有害因素职业接触限值 化学有害因素》（GBZ 2.1-2007）中规定，工作场所空气中石棉纤维时间加权平均容许浓度（PC-TWA）为 0.8f/ml。美国和欧洲规定石棉纤维的卫生标准 PC-TWA 为 0.1f/ml 和可容许暴露限值为 1.0f/ml。中国对石棉监测的研究和技术尚属于空白，相关防护标准和法规很难在实际的防控工作中得以实现。石棉的测定一般采用电子显微镜法，但成本高、效率低、耗时长。国家相关部门应致力于研究如何高效、快速、低成本的检测出环境中石棉粉尘的浓度，制定出相应的卫生标准。在处理旧式建筑垃圾以及工业废弃物时应由专业人士进行操作，检测其中是否含有石棉，对于含有石棉的建筑和

工业废弃物，国家应有相关的处理方法并交由专业的环保部门进行处理。

**防治措施** 中国是石棉资源和使用大国，石棉制品已达到 3000 余种，尚未找到替代材料。世界上每个国家都在不断努力减少石棉应用，但石棉污染的防控工作仍不容乐观，过去使用或现在仍然使用的石棉制品给健康和环境所带来的危害是人类必须面对的一个全球性威胁，如何减少石棉使用、防治石棉污染、救治石棉相关性疾病，都任重而道远。

**法律法规的制定** 自 1977 年世界卫生组织宣布石棉是致癌物后，世界上各个国家都相应出台过多种多样的法规和措施以限制石棉的生产和使用。1986 年国际劳工组织颁布的《石棉安全使用公约》中就明确规定禁止使用青石棉和含青石棉的制品，禁止喷洒各种石棉的作业。但是，世界上使用的石棉 95% 左右为温石棉，该公约并未对石棉污染起到太大的控制作用。1989 年美国环境保护局颁布了禁止使用石棉制品的法规，因遭到石棉生产商和消费者的强力反对，此禁令于 1991 年被联邦上诉法院予以否决。在欧洲，自法国 1997 年下令全国禁止使用石棉以及石棉制品后，德国随即采取了相同的措施，所有的欧盟成员国都已禁止使用包括温石棉在内的各种石棉。在发展中国家，石棉污染的防控力度相对薄弱。在中国，石棉行业缺乏相应的法律法规管理，存在的问题突出，从石棉矿的开采、加工、生产，到最后含有石棉的工业废弃物的处理都呈现出一个无法可依、无章可循的状态，成为石棉防控工作的一个难点。国家级别的相关部门应根据各国石棉产业

的特点，就每个可能造成污染的环节制定具体的操作规程及标准，并建立相应的法律法规，以期将石棉污染限制在一个可防、可控的状态。在城市中禁止建立石棉生产和加工工厂，对已有的工厂安装必要的防护措施，严禁将含有石棉的废弃物随意排放进入大气、水源以及土壤。对于不重视工人健康状况、推卸责任、忽视国家法律法规的企业应给予严厉惩罚，迫使其对从事石棉相关产业的工人危害做出相应的经济赔偿。中国在 2005 年分别制定了《石棉制品厂卫生防护距离标准》和《车间空气中石棉纤维卫生标准》两个石棉防护标准，为职业石棉暴露防控提供了依据。

**人员培训** 石棉产业工作人员是石棉防控工作的主要受益者，必须加强关于石棉对环境和健康危害知识的宣传力度，使相关工作人员在进行石棉开采或石棉产品加工时提高主动防范意识，自觉穿戴防护服和口罩、按照相应操作规程工作，避免不规范操作给自己和他人带来的健康危害。提高主动防范意识不仅仅是对工人的要求，企业同样应该遵守将员工健康放在首位的原则，定期给职业暴露于石棉环境的员工进行身体检查，自觉在石棉暴露环境安装防尘、降尘措施，不断改革和提高生产工艺，争取将石棉污染的危害降到最低。

（张遵真）

fàngshèxìng wūrǎn

## 放射性污染（radioactive contamination）

人类活动排放出的放射性污染物所致环境污染。在自然界和人工生产的元素中，有一些能自动发生衰变并放射出肉眼看不见的射线。这些元素统称为放射性元素或放射性物质。在自然状态下，来自宇宙的射线和全球环境本身的放射性元素，一般不会给生物带来危害。20 世纪 50 年代以来，人类活动使得人工辐射和人工放射性物质大大增加，环境中的射线强度随之增强，危害着生物的生存，产生了放射性污染。放射性污染很难消除，射线强弱只能随时间的推移而减弱。

**来源** 主要包括下列几方面。

原子能工业排放的废物 原子能工业中核燃料的开采、冶炼、精制和核燃料元件的制造，都会有放射性废水、废气、废渣的排放，这些放射性"三废"都有可能污染环境，原子能工业生产过程的操作，运行都采取了相应的安全防护措施，"三废"排放受到严格控制，对环境的污染通常不会发生。若核能工厂发生意外事故，其污染是相当严重的。

核试验或实战的沉降物 进行大气层核试验或地下核试验时，排入大气的放射性物质与大气中的飘尘相结合，被重力作用或雨雪冲刷到整个地球表面，称为放射性沉降物或放射性灰尘，播散范围很大，以致沉降到整个地球表面，而且沉降很慢，一般需要几个月甚至几年才能落到大气的对流层或地面。

20 世纪后半叶，美国和苏联在冷战思维的推动下，开展军备试验，频繁地进行大气层核试验。据统计，仅几年时间，核爆炸试验达 1920 多次。1991 年，美国首次在海湾战争中使用了"贫铀弹"，产生了严重的环境问题。贫铀弹在爆炸过程中，其弹壳和填充料会生成非常细小的放射性微粒和气溶胶，其中 50% 以上的是可吸入粒子，大部分沉积到肺部，难溶解并产生病变。具有放射性弹片进入伤口、危害性更大。

1998 年《柳叶刀》载文指出，战后伊拉克的儿童癌症死亡率急剧上升，1993 年每千名 5 岁以下儿童癌症死亡人数是 1989 年的 7.2 倍。另据《英国医学杂志》公布的一项调查报告称，参加海湾战争的 5.3 万美国士兵中，有 17% 的人可能患有"海湾战争综合征"。1994 年和 1995 年，美国在波斯地区投下 1 万多枚贫铀弹；1999 年在南联盟投下 3 万多枚铀弹，严重破坏了巴尔干地区的生态环境，显现生态灾难。

医疗放射性 医疗检查和诊断过程中，患者身体都要受到一定剂量的放射性照射，例如，进行一次肺部 X 线透视，接受 $(4 \sim 20) \times 0.0001Sv$ 的剂量（$1Sv$ 相当于每克组织吸收 $0.000lJ$ 的能量），进行一次胃部透视，接受 $0.015 \sim 0.03Sv$ 的剂量。

科研放射性 科学研究中广泛地应用放射性物质，除了原子能利用的研究单位外，金属冶炼，自动控制，生物工程，计量等研究部门，几乎都有涉及放射性方面的课题和试验。这些研究工作中都有可能造成放射性污染。

**特点** ①绝大多数放射性核素有毒性，按其致毒物本身重量计算均高于一般的化学毒物。②按放射性损伤产生的效应，可能影响遗传给后代带来隐患。③放射性剂量的大小只有辐射探测仪才可以探测，非人的感觉器官所能知晓。④射线具有穿透性，如 γ 射线可穿透一定厚度的屏蔽层。⑤放射性核具有蜕变能力。⑥放射性活度只能通过自然衰变而减弱。

**危害** 放射性损伤分急性损伤和慢性损伤。人在短时间内受到大剂量 X 线，γ 线和中子全身照射，可产生急性损伤。轻者有脱毛，感染等症状。剂量更大，可出现腹泻、呕吐等胃肠道损伤。极高的剂量照射，发生中枢神经损伤直至死亡。中枢神经症状主要是无力、倦怠、虚脱、昏睡等，严重时全身肌肉震颤而引起癫痫样痉挛。细胞分裂旺盛的肠道对电离辐射敏感性很高，受到照射，上皮细胞分裂受到抑制，很快引起细胞坏死。放射性可引起淋巴细胞的染色体变化。在染色体异常中，用双着丝粒和着丝立体环可估计放射剂量。放射性照射后的慢性损伤会导致人群白血病和各种癌症发病率增加。

**防治措施** 国际放射防护委员会（ICRP）1977 年第 26 号出版物中提出防护的基本原则是实践的正当化、防护最优化和个人剂量限值，这三项原则构成剂量限制体系（见放射性防护原则）。①控制辐射源污染：如核电站从选址、规划、设计、建造、调试、运行，直至退役，都应采取相应的防护措施，按现有的技术水平要求，把可能的环境影响减少到最低的程度。可参照中国国家标准《电离辐射防护与辐射源安全基本标准》（GB 18871-2002）。②放射性接触人群的健康管理：建立、健全健康管理机构，制定分级管理制度；注重就业前体检，接触后的定期检查和事故性照射后医学观察和处理，建立放射性接触人群的健康档案，责成专人管理；开展现场医学防护，进行剂量监测工作。③加强公众的健康保护，制订详细的、切实可行的核事故应急计划，宣传、普及科学知识，提高公众防范意识。

(鲁生业)

dàqìcéng héshìyàn

# 大气层核试验（atmospheric nuclear tests）

爆炸高度在 30km 以下的空中核试验和地（水）面核试验。1945 年 7 月 6 日，美国在新墨西哥州进行大气层核试验首次获得成功。此后，大气层核试验不断。据统计，截至 2000 年，全世界已进行了核试验至少达到 1920 次。大多数是美国和苏联在 1952~1962 年进行的核爆炸试验，主要在北半球。核试验造成的辐射剂量峰值出现在 1963 年，当时，世界平均值为 0.15mSv。核武器爆炸后形成的烟云含有大量放射性粒子，在大气中运动扩散并逐渐向地面沉降，形成放射性落下灰，造成放射性污染。研究其对环境污染的特点，对防止落下灰的危害并采取相应防护措施有重要意义。

**分类** 按照落下灰扩散沉降的范围可分为三种类型。

**局部沉降** 烟云中放射性粒子较大的一部分，受重力作用沉降在爆炸区附近和下风向一定距离之内，形成不规则椭圆形的污染区。核武器地面爆炸时，局部沉降落下灰占总放射性的很大部分，有时可占 50%~80%，造成局部环境严重污染，可以危及人群健康。空中爆炸时，局部沉降稍轻。

**带状沉降** 位于对流层顶以下的落下灰向地面沉降造成的，故又称对流层沉降。对流层顶的高度在低纬度地区为 17~18km，中纬度地区为 10~12km，高纬度地区为 8~9km。落下灰在对流层中受所在高度风向和风速影响，沿同一纬度绕地球运行数周，逐渐沉降到地面。一般来说，带状沉降对地面的污染比局部沉降轻，但遇到降雨时可加速沉降过程，并对环境造成较严重的污染。大当量地面核爆炸，对流层落下灰也可以被风传送到较远地区，造成广泛的环境污染。

**全球沉降** 烟云上升高度达到平流层，放射性粒子可向全球扩散沉降，其中多是 0.1~1μm 的小粒子。在平流层中充分混合，以较慢速度均匀地沉降到地面，造成全球性污染。一些研究资料对落下灰中半衰期较长的亲骨性核素锶-90（$^{90}$Sr）做了大量报道，认为 $^{90}$Sr 在平流层中平均停留时间为 1.1 年，但停留时间因落下灰进入平流层的高度和纬度不同而异。落下灰进入平流层的高度为 15~25km 时，平均停留时间变化为 0.3~2 年。全球沉降对环境污染轻微，但是世界范围的污染，增加了人体剂量负担，引起人们的关心。

大气层核爆炸，由于落下灰的全球沉降，会造成大范围和长期的环境污染，它扩散面积广，影响时间长，在一年甚至几年时间内陆续沉降到地面。这种污染与核武器的结构、爆炸的当量、爆炸的方式等因素有关。

**危害** 核武器地面爆炸和低空爆炸都会造成下风向局部地区严重污染，早期落下灰中的短半衰期核素所占比重较大，明显污染的持续时间较短。核爆炸后十几小时内，下风向一些地区（不包括局部沉降地区）空气中总 β 放射性浓度为 0.037~0.37Bq/L，地面照射量率为每小时几百微库仑到 $2.58×10^{-4}$mC/kg。

放射性落下灰对环境的污染，主要是指空气、水、地表和各种动植物食品受到的污染。发射 γ 射线的放射性核素，可直接造成对人的 γ 外照射。当人们吸入污染的空气，食入污染的水和食品，使放射性核素进入体内，其中不溶解的部分可阻留在肺内，或短暂停留在胃肠道中造成对呼吸道和消化道的内照射，被吸收的放射性核素，根据其稳定性元素的代谢特点而蓄积在某些器官或者组织中。例如，早期落下灰中占有重要意义的碘的各种短半衰期的核素蓄积在甲状腺中，$^{90}$Sr、钡-140（$^{140}$Ba）蓄积在骨中，铯-137（$^{137}$Cs）蓄积在肌肉、性腺等软组织中，一些稀土族元素蓄积在肝等。它们成为暂时或长期的内辐射源。核爆炸后放射性核素主要是由食物进入体内，此过程称为食物链转移。为了解各种放射性核素经食物链进入人体的情况，对放射性核素在食物链中各环节间的转移系数做了大量的研究。由于地区和膳食组成的差异，转移系数也有波动，以实际情况来看，$^{90}$Sr 从膳食到人骨的转移系数波动于 0.10~0.16。

核试验区和下风向一定范围内地区受到落下灰严重污染，由于带状沉降和全球沉降，使全球环境都受到不同程度的污染，北半球进行核试验的频度高，故受落下灰污染的程度比南半球高。核试验落下灰对人群照射会造成一定的剂量负担，准确估算落下灰污染环境后对人群造成的剂量负担是困难的。因而各种放射性核素在环境中的情况和剂量学特性各不相同，人群的地理分布，生活习惯和年龄也有差异。

联合国原子辐射效应科学委员会报告认为，20 世纪 70 年代中期以前的核试验所致落下灰对环境的污染，对全世界居民造成的剂量负担约相当于两年天然本底辐射的照射。

（鲁生业）

fánwūrǎn

## 钒污染（vanadium pollution）

自然来源或生产、生活产业的钒和钒化合物所致环境污染。钒（V）是一种高熔点稀有金属，是人和脊椎动物的必需元素。

地壳中钒的含量约为 0.01%，平均浓度为 135mg/kg，土壤中平均浓度为 100mg/kg。石油、沥青、煤和多种矿石均含有钒。石油中钒含量因产地不同变异很大。原油中的钒含量为 3~260mg/kg，残油中为 0.2~160mg/kg，如沙特阿拉伯的原油中的钒含量为 18~80mg/kg，伊朗的原油钒含量为 36~114mg/kg。煤中钒浓度约为 6g/kg，主要以 $V^{4+}$-卟啉存在。常见的钒化合物中五价的有五氧化二钒（$V_2O_5$）、偏钒酸铵（$NH_4VO_3$）、偏钒酸钠（$NaVO_3$）和正钒酸钠（$Na_3VO_4$）；四价的有二氯化氧钒（$VOCl_2$）和硫酸氧钒（$VOSO_4$）；三价的有氧化钒（$V_2O_3$）。世界主要的产钒国家是南非、俄罗斯、中国、美国和芬兰等。中国四川攀枝花地区蕴藏极丰富的钒钛磁铁矿，钒储量占世界储量的 21.6%。钒主要用于冶金、化工、国防、纺织等工业，可造成环境污染，影响人体健康。

**来源** 钒在自然界中分布广泛，是一种分布不集中的元素，高含量的矿物很少。钒以低浓度存在于钒钛铁矿、绿硫钒矿、钒酸双氧铀钾和石油中。环境钒污染主要来自钒矿开采和冶炼、含钒合金钢的生产、有机和无机化学、玻璃和陶瓷制造、纺织、电子、燃料、皮革、国防等工业。石油和煤的燃烧也可通过废气、烟尘、废渣向环境中排放大量的钒，是居民区最重要的钒污染源。

**污染途径** 在自然情况下，海洋中的钒可通过海洋表面的泡沫产生气溶胶而进入大气。陆地的钒则通过风力将风化的岩石和土壤带入大气；也有部分钒是火山爆发而进入大气层的。总的来看，通过自然过程进入大气的钒

在整个大气中所占的比例并不大，仅为总钒量的 3%，大气中的钒大部分是人为引入的。钒矿的开采和冶炼以及钒的加工过程都可以产生含钒废气、废水和废渣，从而污染大气、土壤、水源、农作物和牧草。钒主要通过石油、煤的燃烧进入大气，其中用于取暖和发电的残油（6 号油）含钒量是煤的 300 倍。石油中钒主要以有机金属卟啉化合物存在，在这些化石燃料的纯化过程中也没有除去钒，反而浓缩，使残油中的浓度很大。世界各地大气中钒含量差别很大，一般在人类活动密集的地区大气中钒含量较高，在远离人群而未受污染的地区较低。大气污染严重的地区，一般大气中钒的含量较高。废气的排放将大量钒送入大气圈，改变了大气的原始分布，使人类与钒的接触机会和数量大大增加。

**危害** 钒是动物和人体所必需微量元素。适量的钒可以作为某些酶的组分，作用于含硫氨基酸、辅酶 A、硫辛酸、胆固醇、脂类、单胺氧化酶的代谢；促进骨和牙的正常发育；促进血液中红细胞的成熟和血红蛋白的再生；对心肌可产生变力效应，增强心室肌的收缩力；调节肾功能；并具有抗癌效应。钒化合物属高毒和中等毒范围，过量钒进入机体则产生多种有害作用。钒可以不同氧化态（-1、0、+2、+3、+4 和+5）的形式存在，钒的毒性一般随钒的化合价增加而增强，其中以 $V_2O_5$ 的毒性最大，其次是偏钒酸铵、偏钒酸钠、正钒酸钠、氯化氧钒和硫酸绿钒。钒的毒性还可因毒物侵入途径而不同，一般是注射>呼吸道>口服。钒化物进入人体的量与钒化物的溶解度、含钒粉尘的分散度及进入人体的

途径等因素有关。经呼吸道吸入，较易吸收；经消化道进入的吸收量较少；经皮肤则难吸收或不吸收。钒在体内的分布，一般以脂肪、骨、肾和肺较多。经呼吸道吸收者，肺中钒的沉淀相当可观。被吸收的钒主要随尿排出，部分随粪便排出。钒排出迅速，绝大部分在吸收数日或十数日排出，只有很少一部分可在体内蓄积数月。钒对机体的影响主要是引起血液循环、呼吸器官、神经系统、新陈代谢等发生异常变化。

**急性钒中毒** 钒通常主要通过呼吸道进入人体内，如钒尘、钒氧化物的烟雾。燃料中的钒燃烧后生成的 $V_2O_5$ 溶解后形成的钒酸溶液对皮肤和眼睛有强烈的刺激作用。接触大量钒化合物粉尘、烟雾后，在很短时间内鼻和眼睛首先出现严重的刺激症状，继而发生消化系统和神经系统症状。一般在接触高浓度钒 15 分钟至 1 小时后，出现鼻黏膜发痒、流涕、打喷嚏、眼部灼痛、流泪等鼻、眼黏膜刺激症状。1~2 天内出现鼻痒、干咳、气短、胸闷、咳嗽、恶心、呕吐、腹痛等呼吸道和消化道症状，也可发生头晕、疲乏、手指颤抖、下肢活动不灵活、心悸等神经和循环系统障碍，同时出现钒中毒特殊的体征——绿舌，这是钒接触的指标。

急性钒中毒可分为轻度、中度和重度三级。轻度表现为鼻炎、流涕、喷嚏、咽痒和灼痛，继而出现有少量黏痰的干咳，还常出现结膜炎，也可见腹泻。中度出现结膜炎和上呼吸道刺激症状外，还表现为呼吸困难和痉挛性支气管炎，常有呕吐、腹泻等胃肠道功能紊乱，有时出现皮肤湿疹和荨麻疹。重度中毒包括支气管炎和支气管肺炎，也可以出现头痛、

呕吐、腹泻、心悸、出汗、虚弱等，严重的神经过敏状态和手指的震颤。

急性钒中毒多见于职业危害。有关职业暴露钒氧化物粉尘和烟雾引起的急性中毒已有很多报道。职业性急性钒中毒是指短时间内吸入高浓度钒化物的粉尘或烟雾所致的以眼睛与呼吸道黏膜刺激为主要临床表现的疾病，可表现为急性结膜炎、鼻炎及支气管炎。较重者出现喘息型支气管炎或支气管肺炎，可伴皮肤损害。如果同时有硫化物存在，皮肤损害更严重。

**慢性钒中毒** 主要导致肺的病理改变。主要症状有咳嗽、眼、鼻和咽刺激，活动时呼吸困难。主要体征有鼻、喉和咽黏膜严重充血、鼻炎（单纯的黏膜炎也可伴有肥大或萎缩），有的发生鼻出血。主要呼吸系统疾病是慢性支气管炎伴或不伴肺气肿和弥漫性肺间质纤维化。肺的改变常常伴有心血管功能障碍（心律不齐、心动过缓和非特异性心电图改变）。可观察到血内蛋白异常的维生素过多症、血清巯基浓度增高、指甲胱氨酸减少和血清锌原卟啉（ZnPP）增多等生化异常。有的患者出现肝大和肝功能降低，有贫血和血细胞减少的趋势。也有的患者表现皮肤瘙痒、丘疹、荨麻疹和湿疹。长期吸入钒矿粉，会造成肺水肿，使心脏病发病率增高，损害神经系统，引起中毒性肾炎及蛋白代谢障碍等。

**致癌性** 尚无肯定性结论。动物实验结果不一，人体接触是否致癌尚无资料。

**生殖毒性** 尚无人群研究资料。用放射性核素标记方法研究表明，钒可通过血-睾屏障蓄积于大鼠睾丸中。钒是一种雄性生殖

毒物，大鼠经腹腔注射可导致精原细胞、精子数减少，精子活动度和渗透抵抗力降低，精子形态异常；生精上皮剥离脱落；有丝分裂的生精小管数增加；与雌鼠交配时再植入前死亡。钒对雄性毒性程度取决于暴露途径、氧化状态、给药时间和剂量。钒对雄性青春期大鼠的毒性比雌性大。给雌性青春期大鼠的腹腔注射 $V_2O_5$，可导致排卵率降低，但卵细胞数无明显降低。而同样处理条件下可导致精囊、胸腺、下颌下腺重量下降。经饮水给予雄性小鼠和雌性小鼠偏钒酸钠进行的一段生殖毒性试验，结果显示可导致精子数下降，但不影响精子的活动度和形态。

**发育毒性** 五价和四价钒能透过胎盘屏障到达胎仔，胎盘对钒只有部分屏障作用。钒可导致大、小鼠发育毒性，活胎率下降、吸收胎和死胎率增加、胎仔体重降低及骨骼等畸形，但大、小鼠对钒的敏感性不同，大鼠比小鼠更敏感，特别是致畸性。另外，暴露途径不同，其发育毒性可有明显差别。

**防治措施** 随钒生产量的不断扩大，钒污染问题逐渐加重，应加强钒的环境监测和对健康影响的研究。同时应改革生产工艺，回收利用，控制含钒"三废"的排放，以减轻对环境的污染。

钒对职业暴露人群和高浓度暴露的非职业人群危害较大，应制定和执行有关的卫生标准。中国车间空气中钒及其化合物的最高容许浓度，钒、钒铁合金、碳化钒为 $1mg/m^3$，钒化合物粉尘为 $0.01mg/m^3$，钒化合物烟为 $0.02mg/m^3$。中国地表水中钒的最高容许浓度为 $0.05mg/L$。

（原福胜）

gèwūrǎn

## 铬污染（chromium pollution）

自然来源或人类活动产生的铬和铬化合物所致环境污染。铬（Cr）是广泛存在于自然环境中的一种元素，它是人体必需微量元素之一。随着工业的发展，铬及其化合物作为冶金、电镀、制革、油漆、颜料、印染、制药等行业的重要原料，应用广泛。大量的含铬粉尘、含铬废水和废渣排入环境中，对水体、土壤和大气造成了严重的污染。同时，由于铬的毒性强，且不能通过微生物分解，易通过食物链在生物体内蓄积，从而直接或间接地影响人体健康。水溶性六价铬（$Cr^{6+}$）已被列为对人体危害最大的 8 种化学物质之一，是国际公认的 3 种致癌金属之一，也是美国环境保护署公认的 129 种重点污染物之一。铬污染环境的危害越来越引起人们的关注。

**来源** 铬的污染来源可分为自然来源和人为污染。

**自然来源** 铬广泛存在于自然环境中，地壳内含有大量铬。铬在地壳中分布不均匀，有些地区地壳铬含量非常高并形成铬铁矿、铬铅矿和硫酸铬。铬的天然来源是岩石风化、火山爆发、风暴、生物转化等自然作用进入土壤、大气、水及生物体内。土壤中铬分布极广，含量范围很宽；在水体和大气中铬含量较少；动、植物体内也含有微量铬。

**人为污染** 铬及其化合物作为冶金、电镀、制革、油漆、颜料、印染、制药等行业的重要原料。大量的含铬粉尘、含铬废水和铬渣也排入环境中，对大气、水体、土壤造成了严重的污染。据中国粉体机械网的统计资料，全国每年排放铬渣约 60 万吨，历

年累积 600 万吨，经解毒处理或综合利用的不足 17%。环境中铬的污染主要来源于铬矿的采矿场、选矿厂、冶炼电镀工厂、机器制造厂、汽车制造厂、飞机制造厂、染料厂、印刷厂、制药厂等工业部门排出的废水与烟尘。

**污染途径** 主要通过水体和土壤污染环境。

**水体污染** 造成水体污染的铬污染源主要是电镀、金属酸洗、皮革鞣制等工业的废水。含铬废水排入水体是环境污染的主要途径，镀铬工艺只有 10% 的铬附在镀件上，30%~70% 的铬随生产废水排放，废液中含铬量 10mg/L 左右，最高可达 600mg/L。工业生产中冷却水和制革工业的废水中都含有高浓度的铬。废水中的铬若不经处理或处理不当，最终都将排入水体，既污染地表水，又污染地下水。铬在水体中有三价和六价两种价态。三价态的铬在水体中能水解为氢氧化铬沉淀而进入水体，还能被吸附在固体物质上面存在于沉淀物中，并能与 $Cr^{6+}$ 相互转化。水体中的溶解氧、$Fe^{3+}$ 等氧化剂均可将 $Cr^{3+}$ 氧化为 $Cr^{6+}$，增加其毒性。$Cr^{6+}$ 在水体中能稳定存在，但在缺氧或还原剂硫原子、$Fe^{2+}$ 离子、有机物存在时，可被还原为 $Cr^{3+}$。在水体中 $Cr^{3+}$ 转化为 $Cr^{6+}$ 是主要的，有时被沉淀或吸附的铬还会转为 $Cr^{6+}$ 而放出。所以在进行检测时应根据总铬量来确定水质标准和判断水的污染情况。

**土壤污染** 主要是某些工业的"三废"排放。城市消费和生活及施用化肥等，也是环境中排放铬的可能来源。含铬"三废"进入农田时，土壤无机胶体和有机胶体强烈吸附和固定 $Cr^{3+}$，土壤中存在的有机质还能迅速将

$Cr^{6+}$ 转化为 $Cr^{3+}$ 而被吸附固定，使铬在土壤中累积，造成土壤污染。铬在土壤中多以难溶三价化合物存在，难以迁移，减轻了对植物和人体的危害，但累积若超过了土壤自净作用，可迁移至植物体内，通过食物链富集，对人体产生潜在的危害。

**大气污染** 铬在大气中的含量很低，平均为 $0.4\mu g/m^3$。工业发达城市大气中铬的含量也不高，但生产铬工厂周围含量较高。造成大气污染的铬主要来自铁铬工业、耐火材料工业和煤的燃烧向大气散发的铬。

**危害** 铬是人体、动物和植物生长必需微量元素，但铬含量过高，对人、动物和植物都有害。铬在环境中有二价、三价和六价化合物，三价和六价化合物较常见。其毒性为六价＞三价＞二价，$Cr^{6+}$ 的毒性比 $Cr^{3+}$ 几乎大 100 倍。铬的化合物常以溶液、粉尘或蒸气的形式污染环境，可通过消化道、呼吸道、皮肤和黏膜侵入人体，危害人体健康。

**消化道中毒** 主要经水体和食物在胃肠道吸收，刺激和腐蚀消化道，引起恶心、呕吐、腹痛、腹泻、血便以至脱水。还有头痛、头晕、呼吸急促、烦躁不安、口唇指甲青紫、脉搏快、四肢皮肤发凉、肌肉痉挛、少尿或无尿等严重中毒症状，如不及时抢救，很快休克，处于昏迷状态。长期经消化道摄入的铬，可在体内积累，引起胃肠、口腔、肝肾等器官发生疾患，主要表现为白细胞分类改变，幼稚白细胞增多，胃肠道发生炎症，细胞增殖，黏膜层和黏膜下层肥厚，腹痛，肝大。长期随水饮入铬化合物，肾增生性硬化。

**呼吸道危害** 主要见于职业

接触，对呼吸道有刺激和腐蚀作用，引起鼻炎、咽炎、支气管炎。吸入铬酸雾或铬酸粉尘严重时，可导致鼻部的严重病变如急性鼻炎、鼻塞、流涕、溃疡、鼻中隔糜烂甚至穿孔。含铬酸盐的粉尘或烟雾极易沉积于有挖鼻习惯者的鼻中隔，导致软骨部位溃烂并常继发穿孔。铬化合物还可引起支气管哮喘。

接触性皮炎或湿疹 铬为皮肤变应原，引起过敏性皮炎或湿疹，见于铬接触工人、接触水泥粉尘人员及用洗涤剂的家庭妇女。手背、腕、前臂红斑、丘疹，呈局限性，敏感者也可见于非接触部位，皮炎的反复发作可变为湿疹。湿疹的特征多呈小块、钱币状，以亚急性为主，呈红斑、浸润、渗出、脱屑等，病程长，不易痊愈，其特点是恢复缓慢且可能复发。皮肤有外伤时，受铬酸盐的作用，可出现深及骨骼而又无疼痛的溃疡，由于其特有颜色、形态而被称为"鸟眼性溃疡"，也叫铬疮，发病率较高，主要与接触时间长短、皮肤过敏性以及个人的卫生习惯有关。铬疮主要发生于手、臂及足部。

眼损伤 主要表现在眼睑及角膜，刺激及溃疡，症状为眼球结膜充充血，有异物感，流泪刺痛，并导致视力减退，严重时角膜上皮剥落。

远期危害 长期铬暴露导致肿瘤发生率增加。20世纪30年代德国首先报道铬化合物制造工人肺癌多发。接触铬的工人，其外周血淋巴细胞培养物中，发生染色体畸变细胞的频率（主要是染色体单体的断裂）比对照组明显增高，且有随着接触铬工龄的延长而增加的趋势。美国、英国、德国和日本均有报道，接触铬的

工人易患肺癌、鼻癌、咽癌、鼻窦癌，还发现有肝癌、胃癌、食管癌、胆总管癌等。细菌检测结果显示，$Cr^{6+}$ 化合物可以诱发点突变和移码突变，对培养的哺乳动物细胞可诱发有丝分裂周期的改变、核苷酸库失衡、DNA 合成抑制、程序外 DNA 合成和 DNA 修复抑制，并可造成 DNA 损伤和正向突变、姐妹染色单体交换率和微核突变率增加，出现染色体畸变。体内试验也表明，这类化合物对上述观察指标也多可诱发阳性效应。

植物危害 土壤中过量铬能抑制水稻、玉米、棉花、油菜、萝卜等作物的生长，造成作物减产，降低作物的发芽率，引起作物叶片失绿，阻碍作物根的延伸，并减少作物根的数量。铬对作物的养分吸收和代谢有重要影响。铬污染使菜豆中过氧化氢酶、过氧化物酶、维生素 C 氧化酶、脱氢酶，向日葵中的多肽氧化酶，玉米和小麦中的过氧化氢酶和蛋白质的活性明显改变。

防治措施 必须采取综合防治措施。①加强工艺改革：以无毒或低毒的物质来代替，采用低铬纯化或用 $Cr^{3+}$ 代替 $Cr^{6+}$ 进行电镀，以减少 $Cr^{6+}$ 的排放。②对含铬"三废"要回收综合利用：可采用离子交换法、电解法、活性炭吸附法、药物还原法，综合利用含铬废渣，做到不影响或少影响环境。③执行有关卫生标准：《中国生活饮用水水质标准》中规定 $Cr^{6+}$ 的最高容许浓度为 0.05mg/L；中国《环境空气质量标准》（GB 3095-2012）附录 A 中，$Cr^{6+}$ 的年平均一级参考浓度限值为 0.000025μg/m³，二级参考浓度限值为 0.000025μg/m³；地表水环境质量标准规定 $Cr^{6+}$ 的 I

类标准 ≤ 0.01mg/L，II 类标准、III 类标准和 IV 类标准 ≤ 0.05mg/L，V 类标准 ≤ 0.1mg/L；"三废"排放标准规定工业废水中 $Cr^{6+}$ 的最高容许排放浓度为 0.5mg/L；农田灌溉用水标准 $Cr^{6+}$ 不得超过 0.1mg/L。对于含铬废渣必须设置具有防水、防渗的堆放场，禁止埋入地下或排入地表水。④加强卫生安全措施：加强管理，设置足够和合适的排放设备，可能的情况下应用湿式清洗法，对工作场所的浓度要定时进行定点采样和个体监测，对从事 $Cr^{6+}$ 作业工人要加强个人卫生和医学监护，加强卫生健康教育等。

(原福胜)

qiānwūrǎn

**铅污染**（lead pollution） 生产生活中排放的铅及其化合物所致环境污染。铅（Pb）是自然界分布很广的元素，在地壳中的含量为 14mg/kg，土壤含铅量平均值 35mg/kg，煤中含铅 2~370mg/kg，平均 10mg/kg。铅的密度高、熔点低、柔软易加工、耐腐蚀，用途广泛。铅被认为是生活中最严重的环境污染物之一。高浓度的铅可致人死亡，低浓度的铅可使人体的神经系统和肾等系统和器官产生损害。

来源 全世界每年铅消耗量约 400 万吨，其中 40% 用于制造蓄电池，20% 以烷基铅的形式加入汽油中作防爆剂，12% 作建筑材料，6% 用作电缆外套，5% 用于制造弹药，17% 用于其他用途，仅有 1/4 的铅被回收利用，其余大部分以各种形式排放到环境中造成污染。①矿山开采、金属冶炼和精炼：局部区域环境严重铅污染的主要来源，有色金属生产矿渣量大、选矿废水毒性强，对大气、水和土壤有很大影响。

②蓄电池、玻璃制造业、油漆制造：可产生铅的尘粒和烟气。③生产和使用铅及铅化合物：工厂排放的"三废"（废水、废气和废渣）可造成环境污染，进而造成食品污染。④含铅汽油：造成全球环境铅污染的重要来源。⑤日常生活用品：涂料、颜料、彩釉、化学试剂、医药、农药、化妆品、儿童玩具和用具的生产和使用。⑥自来水管道中的水源、生活垃圾（如废弃旧电池）的污染及被动吸烟等。⑦食品容器、包装材料和食品加工过程。⑧自然来源：火山喷发、森林火灾、岩石风化等。

**污染途径** 包括职业接触和生活接触。前者主要是职业场所工作人员铅暴露及体表污染物导致家属接触。后者主要是儿童通过手口接触，将学习用品或玩具的铅摄入体内。

**空气污染** 自然环境中的铅通过地壳侵蚀、火山喷发、海啸发生和森林山火释入大气环境；非自然来源的铅主要是来自工业生产、生活和交通等领域的铅排放。室内装修材料油漆、涂料、地板革和百叶窗含有较多的铅，它们不断释放铅粒子，使空气铅浓度明显升高。大气中铅浓度由高到低首先表现为：工业区>商业区>二类混合区>一类混合区>居民文教区>对照区；其次表现为大气中的铅随距污染源距离的增加而逐渐降低。大气颗粒物对铅具有很强的吸附能力，铅主要存在于小于 $2\mu m$ 的细颗粒物，容易进入肺部。大气中的铅可直接沉积到谷物、蔬菜、水和土壤中。

**水体污染** 未经处理的含铅工业废水排放可污染水体和饮用水水源，岩石、土壤、大气降尘中的铅可向水体转移，弱酸性水可缓慢溶出含铅金属水管中的铅污染饮用水，含铅工业废渣、城市垃圾可污染地下水、江河水。城市附近河流由于冶金等工业烟气净化的排放废水含铅量大。铅化合物在天然水中不易溶解，主要分布于底泥中。水体中的铅可通过水生食物迁移，转移至人体。

**土壤污染** 土壤是自然界中铅的最大储存库，空气铅污染、含铅的工业废水、含铅农药的施用以及含铅矿渣的堆放都可把铅转移到土壤。土壤对铅有累积作用，影响比较深远，不仅可转移到农作物，而且会在儿童玩耍时被有意或无意地摄入。

**食品污染** 铅可通过多种途径污染食物。大气中的铅直接沉积到谷物和蔬菜中；室内铅尘污染厨房中的食物；含铅彩釉器皿储存食物造成污染；砷酸铅仍被广泛用作水果的杀虫剂，水果皮含铅较高；皮蛋在传统制作过程中需加入氧化铅；铅质焊锡制作的食品罐头对食物的污染等，其中铅污染罐头食品危害最大。水体、土壤、空气中被生物吸收而向生物体转移，造成全世界各种植物性食物中含铅量增加，铅污染较为严重的食品主要是绿叶蔬菜、粮食、奶类、皮蛋和一些动物性食品。

**危害** 铅是人体非必需元素。长期铅暴露使人体吸收增加，并在组织中蓄积，90%以上储存于骨骼，其积蓄始于胎儿期，随年龄的增长而逐渐增多，可持续约50年。感染、创伤、服用酸性药物时，骨内的铅可进入血液。铅容易通过胎盘由母体向胎儿转移，对子代产生严重不良影响。铅是全身性毒物，铅离子可通过与体内一系列的蛋白质、氨基酸内官能团和酶等结合，干扰正常生化和生理活动，对多个系统及儿童的生长发育均有毒性作用，引起铅中毒，尤以神经、造血和消化系统最敏感。

**对神经系统影响** 引起末梢神经炎，出现运动和感觉异常。常见的是伸肌麻痹，可能是由于铅抑制肌肉内的磷酸肌酸激酶，也可能是神经和脊髓前角细胞变性。感觉异常表现为上肢前臂和下肢小腿出现麻木、肌肉痛，早期有闪电样疼痛，发展为感觉减退和肢体无力。侵入人体的铅，随血流进入脑组织，损伤小脑和大脑的皮质细胞，干扰代谢活动，导致营养物质和氧供应不足。由于能量缺乏，脑内小毛细血管内皮细胞肿胀，管腔变窄，血流淤滞，血管扩张，渗透性增加，造成血管周围水肿，发展成为弥漫性脑损伤和高血压脑病。经常接触低浓度的铅，会出现头痛、头晕、疲乏、记忆力减退、失眠和噩梦惊醒；中度以上铅中毒者可出现多发性神经炎，严重者损害桡神经或脊髓前角细胞，导致"铅麻痹"；晚期铅中毒严重者可因中枢神经器质性病变而引起中毒性脑病。

**对血液系统影响** 铅引起的贫血属小细胞低色素性贫血，常伴点彩红细胞和网织红细胞增多。贫血源于红细胞寿命缩短和血红素合成障碍。红细胞寿命缩短源于铅抑制红细胞膜腺苷三磷酸酶活性，使控制细胞内外钾、钠离子分布的红细胞膜失去作用导致溶血，并使红细胞机械脆性增加。卟啉代谢障碍是铅对机体影响的较为主要和早期变化之一。铅通过抑制卟啉代谢过程中一系列酶的活性，导致血红素合成障碍。铅对 δ 氨基 γ 酮戊酸脱水酶、粪卟啉原氧化酶和亚铁络合酶（血红素合成酶）均有抑制作用。

**对消化系统影响**　损害程度与接触铅量的多少、时间及中毒途径都有关系。铅可抑制胰腺功能，增加唾液腺和胃腺的分泌。铅有抑制肠蠕动的作用，导致顽固性便秘。铅对肝的损害多见于消化道铅中毒者。铅可引起肝大、黄疸甚至于肝硬化或肝坏死。除直接损伤肝细胞外，也可能是肝内小动脉痉挛而引起的局部缺血所致。

**对心血管系统影响**　铅中毒死亡儿童被发现有心肌变性；铅中毒大鼠对心肌呈慢性退行性变、收缩力降低、蛋白磷酸化和高能磷酸化过程受阻。血铅过高与高血压有明确的正相关关系。大鼠动物实验发现，血铅水平在400μg/L左右时可使血压升高（尤其是舒张压）。人群调查发现铅污染地区人群心血管疾病发生率明显高于对照组人群。

**对肾影响**　世界卫生组织报告认为，血铅水平达700μg/L以上的长期铅接触，可引起慢性不可愈性的铅性肾病，肾小球的形态和功能均受累及，表现为肾小球间质纤维化，肾小管上皮萎缩，肾组织进行性变性，肾小球滤过率降低，甚至不可逆转的氮质血症。肾小管重吸收功能下降是早期的症状。铅还可损害肾小球旁器，刺激肾素的合成释放，影响肾素-血管紧张素-醛固酮系统的平衡，这可能是铅高血压的发病机制。

**对生殖系统影响**　表现为直接毒性作用和环境激素样作用。哺乳动物的睾丸和附睾组织对铅的毒性作用特别敏感，铅对雄性动物可造成睾丸退行性损伤，睾丸、精囊和附睾重量减轻，影响精子生成和发育，主要部位是精曲小管上皮和间质细胞。铅可使睾丸精曲小管上皮细胞稀疏、排列紊乱，间质毛细血管充血、扩张、增生，精曲小管基膜增厚，影响精子的形成、数量和形态。铅还可使睾丸间质细胞形态异常，数量减少。铅对生殖细胞的环境激素样作用是抑制促卵泡激素（FSH）与支持细胞上的FSH受体的结合，导致精子数量减少和形态改变，抑制受精卵着床过程，使受试动物的妊娠率、受精卵的着床率明显降低。铅可引起死胎和流产。

**对免疫系统影响**　铅中毒时宿主对许多病原的抵抗力下降，易感性增高。长期低浓度铅暴露可影响小鼠的细胞免疫功能，T细胞CD4+亚群减少，CD4+/CD8+比例下降；低浓度暴露可使机体的免疫器官受损、脾脏器系数降低，降低机体的免疫力；铅可使肿瘤坏死因子-α产生过多、过少或与其他细胞因子的关系失调，引起机体的免疫功能紊乱，肿瘤和感染性疾病的发病率升高；铅还抑制体液免疫和吞噬细胞的功能。职业性铅接触人群体液免疫和细胞免疫功能均受到影响。

**对内分泌影响**　铅对维生素D3代谢的影响已经明确。血铅水平在120~1200μg/L时，与外周血1,25-二羟胆钙化醇间存在明显的负相关。垂体-甲状腺内分泌系统也受铅毒性作用的影响。铅影响甲状腺素合成中的碘浓集过程，使甲状腺素合成减少，促甲状腺素对促甲状腺素释放激素的反应降低。铅能直接抑制人类生长激素和胰岛素等生长因子的释放。

**对骨代谢影响**　铅在体内的代谢与钙相似，血钙降低或由于感染、饥饿、服用酸性药物而改变体内酸碱平衡，可能使骨内的铅释放入血。铅能抑制儿童体格发育，可致动物骨骼发育畸形。铅还能影响钙、磷代谢。羟磷灰石是骨骼的主要成分，羟磷灰石在由成骨细胞所分泌的骨胶原纤维之间形成结晶，发展成矿物化的基质。在成骨过程中，骨基质囊泡中的丝氨酸磷脂能有效摄取基质中的钙，使钙离子局部浓度升高。铅在骨中主要是通过取代钙在羟磷灰石上的位置，以磷酸铅的形式与羟磷灰石结合而沉积在骨中，铅对钙、磷代谢的影响会干扰正常的骨化过程。

**致癌性**　动物实验明确铅有致癌性，但人群调查结果不一致，故国际癌症研究中心于1987年将铅定为可能的人类致癌物。

**对遗传物质损伤**　很多流行病学调查发现，职业性接触铅的工人有染色体畸变的淋巴细胞数比对照组明显增加，其损害主要发生在染色体单体上，表现为裂隙、断裂、碎片，也可见其他染色体畸变如易位、双着丝点、成环、非整倍体等。有许多学者发现铅可作用于DNA聚合酶和RNA合成酶，导致DNA修复功能抑制或增加易错修复。铅能使细胞内δ-氨基乙酰丙酸集聚，导致DNA氧化损伤。铅能与许多DNA结合蛋白结合，导致结构改变。

**对儿童健康影响**　儿童对铅毒性特别敏感，年龄越小易感性越高。儿童的铅吸收量、摄入量和体内铅负荷水平均比成人高，成人对日常食物中铅的吸收率为10%~15%，婴儿和儿童为50%。成人摄入的铅约99%随大小便排出体外，但儿童摄入的铅只有约66%排出体外。胎儿及婴幼儿血脑屏障尚未发育成熟，功能也不健全，铅很容易通过血脑屏障进入脑内对中枢神经系统造成损害，进而影响儿童神经系统的正常发育，引起儿童智力下降、心理障碍、神经行为改变、贫血、昏迷和死亡。儿童铅负荷75%储存于骨组织中，影响正常的骨细胞功能，抑制儿童体格发育及导致胎儿畸形。

**防治措施**　包括下列几方面。

切断铅污染源　要加强"三废"排放的治理，严格控制工业污染源；推广无铅汽油的使用；杜绝食品加工过程中铅的污染；消除或限制含铅油漆、涂料、焊料等的生产与使用。同时要改进矿山开采手段，提高冶炼技术，减少铅的排放；整改含铅工厂企业以及铅酸蓄电池工业，淘汰落后设备和工艺，完善排污/回收处理系统；推广先进的无铅工艺技术，研制新的绿色产品，以减少铅污染。

预防生活中铅污染　应尽量少用甚至不用含铅的油漆或涂料，避免使用颜色艳丽的彩釉、陶瓷餐具。防止食品包装袋上图案和食品直接接触。儿童应养成良好的卫生习惯，饭前洗手，写字画画后洗手，不乱啃玩具、蜡笔、彩色玩具、彩色图书。尽量少吃或不吃含铅量较高的食品如爆米花、松花蛋等。对于环境污染严重地区的儿童，特别是6岁以下儿童进行筛查，做到早发现、早干预。

进行健康教育　多部门合作开展健康教育，动员全社会各界广泛参与，利用电视、报纸、广播等媒体大力宣传铅中毒的危害及其预防措施，进一步提高广大群众对铅污染的认识和自我保健意识。

加强铅环境监测　环保执法部门要积极进行铅污染环境监测，发现问题及时解决，使环境质量不断改善。中国《环境空气质量标准》（GB 3095-2012）中铅浓度限值，年平均一级和二级标准是 $0.5\mu g/m^3$，季平均一级和二级标准是 $1\mu g/m^3$。

（原福胜）

tāwūrǎn

**铊污染**（thallium pollution）　自然来源或工业生产排放的铊及其化合物所致环境污染。铊（Tl）是一种高度分散的稀贵金属元素，广泛分布于岩石、大气、水体、土壤和生物体，是非必需的微量元素。最初主要用于医学，后将铊化合物作为杀鼠、灭蚁、杀虫和防霉的药剂而主要用于农业。铊使用易造成二次环境污染，许多国家被限制或禁止使用，但一些发展中国家沿用至今。20世纪80年代以来，铊被广泛用于电子、军工、航天、化工、冶金、通讯、卫生领域，在光导纤维、辐射闪烁器、光学透镜、辐射屏蔽材料、催化剂和超导材料等方面也有良好应用潜力。铊虽已被确定为剧毒元素，但其环境污染和生态毒性仍未引起足够重视，环境铊污染乃至人体慢性铊中毒时有报道。

**来源**　环境介质中的铊一部分来源于成土母质，另一部分来源于人类活动的输入，其中人为排放是铊的主要污染来源。土壤中成土母质是铊的重要来源，是决定土壤中铊含量与分布的重要原因之一，如中国铊的土壤环境背景值就表现出区域性差异。铊污染主要是由工业排放引起的。据估计，每年由工业生产所排放的铊有 2000～5000 吨。仅美国每年大约就有 1000 吨的铊释放到环境中，其中 350 吨铊释放到大气和灰尘中，60 吨在非铁金属中，500 多吨在流体和土壤废物中。铊污染的来源主要有矿石开采、矿石加工冶炼或工业生产、副产品再生产及产品利用过程以及煤和石油燃烧等。

**污染途径**　主要有矿石开采、加工冶炼或工业生产、副产品再生产及产品利用过程等。

矿石开采　已发现的含铊矿物有近 40 种，主要是硫化物和少量硒化物，其中有 9 种是在卡林型金矿中发现的。由于铊在结晶化学和地球化学性质上具有亲石和亲硫两重性，在热液成矿作用过程中铊主要以微量元素形式进入方铅矿、黄铜矿和硫酸盐类等矿物中，但由于含量不高，工业利用较困难，所以矿山资源开发过程中铊等有害元素就被排放进入尾砂，尾砂就成了一种严重的环境污染源，其中铊含量比矿石中的平均值高。由于尾砂遇水淋滤流失，干燥后遇风又易飞扬，这样使铊进入水体、土壤，经生物富集进入人体。

矿石加工冶炼或工业生产　矿石冶炼过程中铊能以气体形式迁移，产生局部富集，氟化铊是主要的气态迁移形式。铊还可以被硫黄细粒吸附以气溶胶形式在空气中迁移。含铊矿石冶炼废渣的风化淋滤及洗涤废水使铊进入水体、土壤。铊呈高度分散状态赋存于黄铁矿中，而黄铁矿主要用于生产硫酸，其废渣及洗涤废水使全国范围内产生大量铊污染，给环境带来了巨大的压力。

副产品再生产及产品利用过程　一般硫酸厂的炉渣均被用于制造水泥。含铊矿渣对水泥厂的环境是巨大的隐患。20世纪80年代初，西德发生的慢性铊中毒事件就是水泥厂含铊粉尘对周围环境的污染。水泥厂生产的水泥被运至各地，被用于建筑公路、桥梁、房屋，铊也随之被分散至各地，再通过各种途径进入环境。

**其他途径** 煤和石油中高含量的有机质对铊有明显的吸附作用，铊化合物在高温下极易挥发，煤燃烧可引起空气中铊浓度升高。吸入这种含铊空气粉尘也会导致体内铊含量累积。现代地热的开发利用也是一种可能的铊污染途径，多数现代地热区沉积物含铊浓度较高。黔西南富含铊矿床地区人群慢性铊中毒研究发现，长期食用种植于高铊土壤中的农作物和长期饮用受铊污染的地下水是人群铊中毒的主要原因，使用富铊矿床中的表生钒类矿物和含铊煤的燃烧是导致人群铊中毒的次要途径。

**危害** 铊是剧毒的重金属元素之一，其毒性大于砷。几乎能完全经呼吸道、消化道和完好的皮肤等途径进入机体。随新鲜蔬菜、水果摄入和经呼吸道吸收是进入体内的主要途径。可溶性铊化合物经肠道易吸收。粉尘和烟雾状态的铊化合物经呼吸道吸收。铊盐尚可经皮肤吸收。吸收入血的铊主要以离子状态存在，不与血清蛋白结合，主要存在于红细胞，并可迅速转运到全身各器官和组织。组织对铊的吸收类似于钾，体内铊离子几乎全部转运进入细胞内。各组织器官中浓度有明显差异性，肾中含量最高，睾丸次之，其他依次为肌肉、骨骼、淋巴结、胃肠、心脏、脾和肝，绝对量则以骨骼和肌肉中储存最多；能通过胎盘屏障进入胎儿体内并在胎儿体内蓄积。铊离子进入大脑比进入其他器官慢。主要通过肾和肠道，少量从乳汁、汗腺、泪液、毛发和唾液排出；但是排泄非常缓慢。铊是强烈的神经性毒物。

**急性铊中毒** 潜伏期长短与剂量大小有关，一般为 12~14 小时，甚至长达 48 小时。早期为消化道症状，数天后出现明显的神经系统障碍。①消化道症状：开始表现为恶心、呕吐、食欲减退、腹绞痛或隐痛，顽固性便秘，后期腹泻，也可见到口腔炎、舌炎、牙龈糜烂、胃肠道出血，甚至中毒性肝病。②神经系统症状：中毒后短至 12 小时，长至 1 周，一般 2~5 天开始双下肢酸、麻、蚁走感，趾、足底及足跟疼痛，并逐渐向上蔓延。轻触皮肤即感疼痛难忍，双足踏地时剧烈疼痛，是铊中毒周围神经的突出表现。运动障碍出现较晚，开始双下肢无力，严重时出现肢体瘫痪，肌肉萎缩，一般上肢受累较轻。累及脑神经表现为视力减退，球后视神经炎，视神经萎缩，上睑下垂，眼肌麻痹；中枢神经系统障碍时，轻者头痛、睡眠障碍、情绪不稳、焦虑不安及癔症样表现，重者出现中毒性脑病。③毛发脱落：为铊中毒的特异性表现，一般于急性中毒后 1~3 周出现。可伴眉毛脱落，严重病例体毛可全部脱落，一般情况下脱发是可逆的，严重铊中毒可致持久性脱发。

**慢性铊中毒** 铊对人体的影响主要是慢性中毒，源于食用铊污染区土壤生长的粮食、蔬菜和水果。多见于生产和加工铊的工人及饮用铊污染水和食用污染土壤种植蔬菜等食物的人群。首发症状常为易疲劳、头晕、头痛、失眠、乏力、视力减退、四肢酸麻痛及蚁走感，随后可出现毛发脱落、视力下降、视网膜炎、球后视神经炎、视神经萎缩。有时表现为食欲减退、恶心、呕吐、腹痛，少数有指甲米斯线。典型症状是脱毛，可出现斑秃，也可在短期内全秃。还可有贫血，龈炎、肝肾损害，皮肤可有皮疹、出血点；痴呆、发育迟钝等，尤其严重影响儿童智力发育。神经病变、胃肠炎和脱发是铊中毒的典型症状。患者的尿、粪、血和头发可检出铊。尿 $\beta_2$-微球蛋白增高是诊断慢性铊中毒的重要依据。

**生殖毒性** 铊进入机体后，睾丸组织中铊含量较高，仅次于肾脏，睾丸对铊的亲和力强，也是铊的主要蓄积部位和靶器官。抑制精子能量代谢，改变附睾精子功能，精曲小管排列紊乱，管腔大小不一，生精细胞层次明显减少，精子抗酸能力、运动能力下降，精子数量减少，死精子和精子畸形率上升，总死胎率上升，还可见附睾中出现大量未成熟精子，严重时精曲小管内仅见有精原细胞和精母细胞。在现场流行病学调查中也发现男性铊中毒患者睾丸萎缩，性欲和性交能力降低。铊对睾丸的损伤作用比铊中毒的一些典型症状如脱发和周围神经系统紊乱的出现时间要早，说明雄性生殖系统对铊的早期作用特别敏感。

**致畸、致突变作用** 在动物整个妊娠期，铊均可透过胎盘屏障进入胚胎和胎仔体内而影响胎仔的正常发育。妊娠早期主要滞留于卵黄囊，后期除卵黄囊外，还滞留于绒膜尿囊胎盘和羊膜中。铊的高度蓄积性，整个妊娠期间小剂量经胎盘转运和在胚胎、胎仔中滞留都会对后代造成危害。铊能抑制细胞有丝分裂，干扰DNA合成，诱发哺乳动物细胞和胚胎成纤维细胞 DNA 单链断裂，其断裂数量取决于铊化合物的剂量。铊化合物能在骨髓中蓄积，并抑制骨髓细胞的有丝分裂，引起中国仓鼠卵巢细胞染色体畸形、断裂，以及姐妹染色单体交换率升高和小鼠骨髓多染红细胞微核率增高。

**防治措施** 包括下列几方面。

控制污染源 严格控制含铊矿床的开采、选矿；处理矿山含铊废石，防止铊进入水体；集中进行处理铊生产企业的工业废水，去除铊后再进行达标排放；产生含铊烟尘的冶炼厂、发电厂的烟囱加装过滤网和铊回收装置，降低烟尘中铊的含量；减少含铊化肥的生产量。

监测环境中铊含量 在铊高背景值地区进行监测和普查，对暴露在地表的岩石单元释放铊的潜力进行评价，确定铊从岩石迁移进入水、土壤、植物等环境介质的潜力，减少直至停止严重铊污染地区粮食和蔬菜的种植。

修复铊污染土壤 利用客土法、换土法减轻土壤的污染状况；加入化学改良剂，使铊在土壤中固定，降低其在环境中的迁移性和生物可利用性；利用超积累植物提取和富集土壤中的铊，减轻土壤的铊污染；选用对铊的富集系数小的作物种类和品质，降低农产品中铊的含量，减少人体通过食物链途径的铊暴露。

接触含铊物质工作人员加强劳动保护 因慢性铊中毒不容易被发现，对工作场所进行劳动保护，对工作人员应及时定期进行体检。加强慢性铊中毒诊断技术的研究，提高诊断的准确性，开发人体去铊的新药品，及时治愈铊中毒患者。

（原福胜）

pǐwūrǎn

**铍污染**（beryllium pollution） 生产生活中产生的铍及其化合物所致环境污染。铍（Be）是稀有金属，质轻、坚硬、强度大和耐高温，用于原子和航空航天工业，在其他工业方面的用途更广。开采和使用，都能污染环境。铍及其化合物为高毒物质，进入人体后会引起多种疾病。

**来源** 铍及其化合物主要用于原子反应堆的中子减速剂、反应体材料和中子源；作为散热、隔热和吸热的轻金属用于航空航天工业；铍合金（如铍铜、铍铝合金）用于制造各种精密电子仪表等的零部件；制作耐高温陶瓷制品；用作 X 线管球的透光片和光学镜体材料。污染主要来源于铍的开采、加工、冶炼工业、国防工业和铍合金的生产，荧光粉和荧光灯的制造等，城市焚化炉、水泥厂排放的烟尘中也含有铍及铍的化合物。煤和油的燃烧也是环境铍污染的一个重要来源。

**污染途径** 冶炼、合金制造及其制品生产的过程中，以粉尘和废水同时释放于环境中。炼铍厂是造成环境铍污染的重要来源，铍厂各车间空气中的铍含量都很高，尤其是铍厂的烘烤、球磨和熔炼车间会产生高浓度的铍，不仅污染车间环境，而且污染厂区周围环境。由于大气的扩散作用，随着远离厂区距离增加，大气中铍的浓度下降。煤和油的燃烧可产生相当量的铍，通过烟尘的形式释放到大气环境中。由于煤的使用量很大，某些种类煤的含铍量又较高，煤燃烧排放的烟尘中所排放的铍占环境中铍污染总量的88%，油的燃烧只占6%，铍冶炼排放的只占3%。大气中的含铍化合物可随铍尘的沉降污染河水、井水、池塘水和土壤。水体中铍的污染很大部分是来自降尘和工业废水中的可溶性铍。大气中的铍尘及烟雾可长时间悬浮在大气中，容易通过呼吸进入机体。大气、水体和土壤中的铍可向生物体转移，造成食物污染而影响人体健康。

**危害** 金属铍或铍的复盐毒性较小，氧化铍、氟化铍、硫酸铍及硝酸铍等的毒性较大。铍及其化合物主要以粉尘、烟雾的形式经呼吸道进入机体，水溶性较强的铍化合物如氟化铍、硫酸铍等可被肺间质血管或淋巴管吸收，难溶性的铍化合物如氧化铍则为巨噬细胞所吞噬，部分随痰排出，部分进入肺间质。铍经消化道吸收极微，吸收量不超过口服量的0.2%，皮肤有外伤时，污染的铍及其化合物可引起局部组织病变，也可吸收至全身。进入体内的铍大部分与血液中的蛋白结合，小部分形成磷酸铍，运送至各器官组织。铍的难溶化合物如氧化铍吸入后，从肺中排泄缓慢，几乎常年蓄积于肺。吸入可溶性铍化合物时，主要在骨骼蓄积，其次为肝。吸入不溶性铍化合物时，主要存留于上呼吸道、肺、支气管和肺淋巴结。铍可通过胎盘屏障，但难以透过血脑屏障。铍及其化合物的毒性以可溶性铍的毒性较强，氟化铍和氧化铍的毒性最强。低温煅烧的氧化铍进入体内后，可直接引起慢性铍病。

**急性铍毒性** 主要是高浓度铍及其化合物直接刺激呼吸道而致的化学性肺炎、气管炎和支气管炎。高浓度铍刺激上呼吸道后可引起非特异性鼻咽炎，离开工作后3~6周炎症消退。有的出现咽痛、咽炎、鼻干、鼻出血或者萎缩性鼻炎、干性鼻炎。接触较高水平的铍，侵犯气管和支气管，出现咳嗽、胸骨下疼痛和气短、胸闷，可有干性啰音和湿性啰音。短时间大量暴露可因肺水肿造成严重的化学性肺炎，呼吸困难甚至发绀，阵发性剧咳有血痰，心动加速和呼吸加快，X 线胸片表现为肺门阴影扩大，甚至可能有结核样浸润阴影。严重肺炎，引发缺氧症和肝充血，引起肝大和疼痛。严重者可死亡。

慢性铍毒性　铍及其化合物的浓度与发病有密切关系，长期吸入低浓度的铍，可引起慢性铍病（铍肺）。接触铍后，发病时间长短不一，最长可达 10 年。其主要症状是胸痛（胸骨后疼痛）、胸闷、气促、咳嗽、体重减轻。半数病例有肝区痛、食欲减退，有的还伴头痛、头晕、失眠。呼吸道症状突出，具有持续性、渐进性发展的特点。

慢性铍病受累的特征是伴有非干酪性肉芽肿形成的弥漫性炎症。隐匿发病，只发生于少数铍暴露工人。肉芽肿炎症可累及其他器官，如肺外淋巴结、皮肤、唾液腺、肝、脾、肾、骨、心肌和骨骼肌。患者多有隐匿发生的呼吸困难，也可有咳嗽、胸痛、关节痛、体重减轻或疲劳。体检可发现淋巴结肿大、吸气时的捻发音，皮肤损害或肝脾大。胸部 X 线影像可发现弥漫性实质性浸润，可呈结节状、网状或混合状，大约 40% 的患者有肺门淋巴结肿大。可有各种类型的肺功能受损。

皮肤损伤　铍的酸性盐类可于接触后 2 周左右在身体裸露部位皮肤表面出现红色小疹，脱离接触后 2 周大部分消退，但也有出现皮肤溃疡者，称"铍疮"，多见于手指、足背及颈项等暴露部位。损伤一般均呈圆形，日久则溃烂成深的洞穴，同时周围组织逐渐增生，隆起呈堤状，与铬引起的"鸟眼性溃疡"（见铬污染）酷似。

致癌作用　铍是第一个被发现能诱发动物骨肉瘤的非放射性物质，也是第一个由动物吸入诱发肺癌的化学物质。铍及其化合物诱发的肿瘤有兔骨肉瘤、大鼠和猴肺癌。铍及其化合物可诱发肺的腺癌、腺瘤和上皮样癌，磷光体、硅酸铍、氧化铍、氢氧化铍、磷酸铍、金属铍、铍铝合金、纯金属铍、绿柱石、硫酸铍、铍-火箭排除物及氟化铍等 13 种铍化合物有致癌作用。1980 年国际癌症研究中心鉴于铍致兔、大鼠及猴的恶性肿瘤，肯定了铍对实验动物的致癌性。铍动物实验致癌性特点：①致癌能力很强，致癌效应的强弱与毒性大小并不一致。②发病率高，如给兔静脉注射硅酸锌铍，其平均发病率为 66%（40/61）。③潜伏期短、恶性度高、可有转移。④致癌性似乎与其溶解度无关，引起肺肿瘤的能力并不取决于它们在肺脏中的生物半减期。⑤受投药途径、剂量、铍化合物的种类等因素的影响，并存在剂量-效应关系。⑥具有种系特异性。很多研究者在小鼠及豚鼠中未能诱发出肿瘤。

铍对实验动物的致癌性已被肯定，对人是否致癌尚无定论。致癌环境保护机构和国际癌症研究机构根据动物实验及某些流行病学研究结果，将铍及其化合物列为对人可能致癌物，即Ⅱ类 A 组致癌物（ⅡA，对人有致癌可能性，流行病学依据比较充分）。

**防治措施**　①控制污染源：铍污染主要来自采矿、冶炼工业，因此要注意改进开采工艺，加强消烟除尘和废水净化处理的措施，使其排放量低于国家标准。②环境监测：铍的开采和冶炼往往对厂区和附近居民区的大气、天然水等污染较重，深入调查研究本地区铍的污染状况有一定的代表性，应长期监测各种环境因素，包括大气、水、土壤、生物体和炼铍厂三废中铍的含量，阐明本地区铍的环境地球化学过程，有效而切实地防治铍的危害。③个体防护：工人作业时应穿工作服，在铍尘中作业时应戴优质防尘口罩，戴手套，不用手直接接触任何铍化合物。工作后淋浴更衣。工作服不要带出车间，更换洗涤工作服时，应注意个体防护。全部铍作业工人均须定期身体检查，有气喘、肺气肿及其他慢性肺部疾患、慢性肝、肾疾病、心脏病等，均不宜从事铍作业。

（原福胜）

shēnwūrǎn

**砷污染**（arsenic pollution）　生产生活中排放的砷及其化合物所致环境污染。砷（As）灰色晶体，有金属性，有灰、黄、黑色 3 种同素异形体。在潮湿空气中易被氧化，或在空气中燃烧，生成三氧化二砷（又称砒霜）。

**来源**　砷可用于制造药品和农药、铜或铅的合金、半导体材料等。其无机化合物如三氧化二砷、五氧化二砷、砷酸盐、亚砷酸盐、三氯化砷、雄黄、雌黄等，分别用于种子消毒、杀虫、木材防腐、玻璃脱色和用作颜料等。自砷硫铁矿、辉钴铁矿中提炼砷或自含砷的矿石中提炼铅、锡、锌、铜、铝等多种金属时，作业场所的粉尘和烟气中均可有三氧化二砷。此外，含砷的各种冶炼炉渣、金属制品、粗硫酸、盐酸、电石等，在接触水分或新生态氢时，均能释放出砷化氢气体。对从事金属冶炼、酸洗、电镀、电解、蚀刻、蓄电池充电以及用电石产生乙炔等作业的工人，皆有引起意外中毒的危险。

**污染途径**　砷化合物可经胃肠道、呼吸道或皮肤吸收。在体内有明显蓄积作用。主要随尿排出，其次经胆汁排出，并可由汗液、乳汁、毛发、指甲排出少许，但毛发、指甲中含砷水平远高于其他组织。正常人尿、毛发、指甲的含砷量随地区和饮食等的差异而有很大不同。元素砷及其硫化物（雄黄、雌黄）不溶于水，故毒性极低。砷的氧化物和盐类为水溶性，故毒性高。三价砷化物的毒性大于五价砷化物。

**危害** 砷是一种蓄积性很强的物质，主要蓄积在肝、肾、肺、骨骼、皮肤、毛发、指（趾）甲。特别是表皮组织的角蛋白中含有丰富的疏基，易与砷牢固结合，并在其中长期蓄积。大多数砷化合物进入机体后，通过各自的转化，最终的中毒机制基本相同。首先在体内转化为氧苯胂的形式，与细胞酶蛋白的疏基结合，特别是与含双疏基结构的酶（如丙酮酸氧化酶）结合，使许多酶的生物活性受到抑制。砷是一种毛细血管毒物，可作用于自主神经系统和毛细血管壁，引起血管壁通透性增高，毛细血管麻痹，使细胞代谢障碍，营养缺乏，造成组织损伤。

**急性砷中毒** 在生产中罕见。大量吸入砷化合物粉尘首先引起上呼吸道黏膜刺激。出现流涕、咳嗽、胸痛和呼吸困难，继而可发生呕吐、腹痛和腹泻。生活性中毒较常见。

**慢性砷中毒** 见于长期吸入砷化合物粉尘者。开始为乏力、厌食、恶心，有时呕吐、腹泻。随后发生结膜炎和上呼吸道炎，常有鼻中隔穿孔和皮肤病变，如湿疹、溃疡、色素沉着、掌跖过度角化、毛发脱落，指（趾）甲变薄而脆，有白色横纹。最后发生多发性神经炎，轻症为四肢感觉异常如麻木、刺痛或灼痛，重

症可有运动障碍。有时可有肝损害和轻度贫血。局部长期接触砷化合物可引起皮肤癌。慢性砷中毒表现较特殊的有：皮肤色素沉着，呈褐色或灰黑色斑状，多见于乳晕、眼睑或腋窝等受摩擦和皱褶处；皮肤过度角化，常发生在掌、跖或指、肘、膝关节，皮肤角质增生、变厚、干燥、皲裂，指甲失去光泽、脆薄并出现白色横纹；末梢神经炎，早期表现为蚁走感，进而四肢对称性向心性感觉障碍，四肢无力甚至行动困难。此外，还可表现为肢体血管狭窄，甚至完全梗阻，经数月或数年，可发展成坏死，如中国台湾省西南沿海地区慢性砷中毒引起的黑脚病。

**致癌作用** 无机砷化物致皮肤癌已经职业病和流行病学调查结果证实。给受孕大鼠和小鼠一次静脉注射砷酸钠 15～20mg/kg，或给受孕小鼠腹腔内注射砷酸钠或亚砷酸钠，均可引起大量畸胎；但接触砷化物的人群中，尚无致畸作用的报道。

**防治措施** 根本措施是改革工艺，对含砷的废水、废气、固体废弃物加以综合利用，化害为利。制订砷化物在环境中的容许浓度是保护广大人民身体健康的重要环节。中国《生活饮用水卫生标准》（GB 5749-2006）中规定，生活饮用水中砷含量不超过 0.01mg/L。《地表水环境质量标准》（GB 3838-2002）中规定，I～III 类水质砷含量 ≤0.01mg/L，IV 和 V 类水质砷含量 ≤0.1mg/L。依《农田灌溉水质标准》（GB 5084-2005）中的规定，旱作物总砷 ≤0.1mg/L，水作物和蔬菜总砷 ≤0.05mg/L。特效解毒药有二疏基丁二酸钠、二疏基丙磺酸钠等，可用于驱除体内砷。皮炎可

以外用 5%二疏基丙醇油膏和可的松软膏涂抹。

（徐兆发）

géwūrǎn

**镉污染**（cadmium pollution） 生产生活中镉排放所致环境污染。镉（Cd）是微带蓝色而具银白色光泽的柔软金属，易溶于稀硝酸。在空气中加热发出红色火焰，产生褐色氧化镉烟。金属镉属微毒类，镉化合物中的硫化镉、硝酸镉等属中等毒类。镉在外环境中稳定，是一种有毒物质。

**来源** 来自采矿、冶炼、电镀、冶金、机械、颜料、玻璃、陶瓷、蓄电池、光电池以及照相材料等工业部门，通过排烟和排出废水污染外界环境。镉的沸点低，在冶炼或热处理过程中极易气化挥散。镉对大气的污染多是局部的，主要来源是铅锌冶炼厂。大气中的镉，主要呈微粒子状态。

大气中含镉烟尘，经自然沉降和雨水冲淋降落到地表，在土壤中逐渐积累。含镉废水是重金属废水中毒性最大的一种。水中镉化合物处于碱性环境时，可析出沉降于底质。水中镉也能被水生生物所富集。镉污染土壤是镉对环境污染的主要方面。镉的土壤环境背景值约为 0.06mg/kg，一般不超过 0.5mg/kg。土壤镉含量超过 1mg/kg 时，可认为受到污染。土壤镉污染，主要有两种类型。一种是"气型污染"，废气中镉的微粒随排烟向四周扩散，因自重而沉降，在风的作用下常扩散到数公里外。土壤中镉的浓度是以污染源为中心，距离越远，浓度越低。另一种是"水型污染"，主要是应用含镉废水灌溉，使农田土壤受到污染。随灌溉水而来的镉，几乎大部分残留在水田土壤的耕作层，而且不易分解，

蓄积下来，危害久远。镉很容易被植物吸收。镉的土壤污染容纳量比其他重金属小得多，即土壤中镉含量稍稍增高，就会使农作物中镉浓度明显增加。植物对镉具有很强的富集力，例如水田生长的稻米中 Zn/Cd 比值总是低于该水田土壤中 Zn/Cd 比值。污染地区生产的稻米，含镉量常为正常稻米的十倍到数十倍。

**污染途径**　接触镉及其无机化合物烟尘的作业时，镉尘及烟雾可经呼吸道进入，肺内吸收占总吸入量的 5%~40%；通过消化道的吸收率一般不超过 5%。在生产环境中吸入的大颗粒镉尘沉着于咽部，进入消化道再被吸收，进入血液的镉主要与红细胞结合。血清中镉只占血液中总量的 1%~7%，可与血红蛋白和金属硫蛋白结合。半减期 10~30 年。污染农作物、植物和牧草等可使当地居民和动物的健康受到损害。主要蓄积于肾和肝，肾含量约占体内总量的 1/3，肾皮质含量约占全肾的 1/3。主要通过胆汁随粪便排出，也可经尿排出。接触镉 1 年后尿镉增加。镉进入人体后可促使肝脏合成金属硫蛋白增加，易与镉结合成镉-金属硫蛋白，后者主要蓄积于肝和肾。多数人认为机体产生金属硫蛋白是一种防卫反应，具有保护作用。

**危害**　急性中毒的靶器官是肺，慢性中毒主要是肾和肺，致肾近曲小管损伤、蛋白尿和高血压。吸入镉烟或粉尘后 1~10 小时，出现咽部刺激感、咳嗽、胸闷、胸痛、呼吸困难，并可以伴有发冷、出汗、周身酸痛、头痛、头晕等。严重患者数日后，呼吸困难、胸痛、咳嗽加重等。慢性中毒的临床表现常见的有肺气肿、肾损害、嗅觉减退或丧失、骨质

改变和贫血等。对胎儿有毒性，可引起胚胎死亡，对雄性生殖系统有影响。

**防治措施**　外环境一旦遭受镉污染，很难消除，防治镉污染最根本的措施是从含镉废水、废气中净化回收镉，综合利用。严格执行环境中镉的标准。根据中国《生活饮用水卫生标准》（GB 5749-2006）的规定，生活饮用水中镉含量 ≤0.005mg/L。《地表水环境质量标准》（GB 3838-2002）中的规定，I 类水质镉含量 ≤0.001mg/L，II~IV 类水质镉含量 ≤0.005mg/L，V 类水质镉含量 ≤0.01mg/L。《农田灌溉水质标准》（GB 5084-2005）中规定，镉含量 ≤0.01mg/L。

（徐兆发）

gòngwūrǎn

**汞污染**（mercury pollution）　工农业生产和生活中使用汞及其化合物处理不当所致环境污染。汞（Hg）是常温下唯一能以液体状态存在的元素和金属，色银白，故又称水银。汞常温下即能蒸发，汞蒸气约比空气重 6 倍，20℃空气中汞的饱和浓度为 15mg/m³。汞的黏度小，易流动，在生产和使用过程中一旦流散，不易清除，其蒸气尚可吸附于衣物、木材、墙壁，扩大污染。

**来源**　汞用途广泛，接触汞的作业有：开采和冶炼汞矿；制造仪表、温度计、汞蒸气灯、石英水银灯；操作和维修极谱仪和流量计等仪器；电解食盐和提炼金、银矿；熔制汞齐、镏金、口腔科汞齐补牙；化学工业用汞作催化剂，以及生产汞化合物如雷汞、有机汞农药等。工业废水中的汞，沉积在河底污泥中，在厌气菌的作用下，发生甲基化反应，转化为甲基汞，导致水系、水生动物和环境的污染。

**污染途径**　金属汞蒸气和汞化合物的粉尘主要经呼吸道吸收。金属汞从胃肠道吸收甚微，但汞化合物可由消化道吸收。金属汞和含汞药物可经皮肤进入人体。汞蒸气大部分进入血液，少量可随呼气排出。进入体内的汞，大部分被氧化成为二价汞离子，仅小部分保持原形态，因汞具有脂溶性，可通过血脑屏障进入中枢神经系统。汞分布于各组织器官，早期主要分布于肝，进入人体第 2 周后，85%~95% 多存于肾。中枢神经系统以脑干、视丘、小脑部位存积量最多。汞排泄缓慢，主要经肾排出，胃肠道也能排出一部分，少量可经涎液、汗腺、乳汁排出。

**危害**　急慢性汞中毒的靶器官不同，侵入途径及汞的化学形式也有影响，故急慢性中毒的临床表现可有很大差异。急性汞中毒最常见于短期吸入高浓度汞蒸气时，由于汞蒸气无色、无味、无刺激性，故不易为人察觉，最初症状仅是口中有金属味，连续吸入 3~5 小时，则出现明显全身症状，如头痛、头晕、恶心、呕吐、腹痛、腹泻、寒战、发热，颇似金属烟热。慢性汞中毒是职业性汞中毒的主要临床类型，系长期接触一定浓度汞蒸气所致。其典型的临床特征是易兴奋症、震颤及口腔牙龈炎。据世界卫生组织估计，每人从空气中摄入的汞量平均约为 60ng/d，从饮食中摄入的汞量平均约 3μg/d；但汞污染区人群的摄汞量可比常人高出数十至上千倍。

**防治措施**　首先必须改革生产工艺，防止"三废"中的汞排放或减少"三废"中汞的排放量，保证环境汞含量不超过卫生标准。中国《生活饮用水卫生标准》

（GB 5749-2006）中规定，生活饮用水中汞含量不超过 0.001mg/L。《地表水环境质量标准》（GB 3838-2002）中规定，Ⅰ～Ⅱ类水质汞含量≤0.00005mg/L，Ⅲ类水质汞含量≤0.0001mg/L，Ⅳ和Ⅴ类水质汞含量≤0.001mg/L。《农田灌溉水质标准》（GB 5084-2005）规定，总汞≤0.01mg/L。为了防止通过食物链富集汞，还必须对污染地区的鱼体含汞量进行监测，发现鱼体汞有蓄积情况，须采取必要的预防措施。世界卫生组织规定鱼体汞含量不得超过 0.4mg/kg（总汞）和 0.3mg/kg（甲基汞）。还必须对污染地区居民发汞进行监测，发汞值如超过正常人的发汞值，说明受到汞污染。发汞值超过 20mg/kg，即表明体内有汞蓄积，应做详细调查和体验。发汞值是经常变动的，吃鱼季节高，不吃鱼季节低，如经 5 个半减期（约 350 天）不吃鱼，发汞值可下降到接近正常值。要了解过去该地区居民受汞污染的情况，可用驱汞试验，以尿汞增加倍数判断。对已污染的江河湖海，要采取技术措施，防止底泥中的汞对水体产生二次污染。

（徐兆发）

jiǎjīgǒng wūrǎn

**甲基汞污染**（methylmecury pollution） 工业生产和生活中甲基汞处理不当所致环境污染。甲基汞属有机汞类，主要用作拌种、浸种、田间撒布，可杀死全部种子外部携带的细菌或真菌，也可在厌氧菌水环境中由微生物生物甲基化生成。据文献报道有 7 次大规模的甲基汞中毒，以日本和伊拉克中毒事件最引人注目，是水俣病的病因。

甲基汞可通过呼吸道、消化道、黏膜和皮肤吸收，亦可通过胎盘使胎儿中毒。胎儿血汞可高于母体血汞，吸收入血后，90%以上与红细胞结合，在体内非常稳定。它具有亲脂性容易透过血脑屏障，可损害中枢神经系统，并以原形在脑内长期蓄积，小脑皮质及大脑枕叶蓄积较多；主要经胆汁由肠道排出，乳汁中的汞约为同期母体血汞的 5%，由口腔排出较少，故不易引起口腔炎。

甲基汞中毒主要是抑制细胞内巯基酶，破坏细胞代谢，抑制神经细胞中核糖核酸和蛋白质的合成，导致神经细胞死亡。亦可影响神经传导。妊娠妇女更敏感，可致胎儿畸形。另外，甲基汞还可转化成无机汞对机体产生毒性。轻度中毒患者可主诉头痛，舌、唇、指、趾感觉异常和其他非特异性的功能失调，症状可逐渐消失，较严重的中毒患者早期体征有伸手细微震颤，周边感觉丧失，轻微的共济失调，病情常逐渐加重。水俣病患者具备有机汞中毒的三大特征表现即运动失调、语言障碍和视野缩小，还伴有听力障碍、感觉障碍与精神症状。先天性水俣病者分娩的婴儿亦可有不同程度的中毒性脑病症状。对皮肤是强刺激物，可引起瘢痕或其他皮炎。血汞对甲基汞中毒的诊断有重要意义。

预防措施：加强宣传教育，在储存和运输中，严格隔离；鱼体中的汞 90%以上是甲基汞，世界卫生组织暂定甲基汞摄取量为成人（60kg 体重）每周每人 0.2mg；驱汞治疗，二巯基丙磺酸钠效果较好；还应加强对症和支持治疗。

（徐兆发）

xītǔyuánsù wūrǎn

**稀土元素污染**（rare earth element pollution） 生产生活中应用稀土元素所致的环境污染。稀土元素或稀土金属，简称稀土，包括 17 个元素，其中 15 个元素是镧系元素［镧（La）、铈（Ce）、镨（Pr）、钕（Nd）、钷（Pm）、钐（Sm）、铕（Eu）、钆（Gd）、铽（Tb）、镝（Dy）、钬（Ho）、铒（Er）、铥（Tm）、镱（Yb）、镥（Lu）］，另 2 个是钪（Sc）和钇（Y）。它们同属于元素周期表中ⅢB族。除钪外，常在自然界中密切共生，并常与钍（Th）伴生。钪以外的 16 个元素，根据它们的物理和化学性质又可分为铈族稀土元素［或轻稀土元素（镧、铈、镨、钕、钷、钐、铕）］、钇族稀土元素［或重稀土元素（钆、铽、镝、钬、铒、铥、镱、镥和钇）］两大族。中国是世界上稀土资源最丰富的国家，中国稀土储量、生产和出口均列全球之首，稀土应用也位居世界第二。稀土元素具有活性高、燃点低、发光性能好等独特的理化性质，主要被应用于工业、国防、医学等高科技领域，如做永磁铁、超导、荧光材料、临床诊断的示踪材料等。

**来源** 地壳中稀土元素集中于岩石圈中，酸性火成岩、花岗岩、页岩、独居石、磷灰石中含量较高，煤矿和土壤中也含有稀土元素，总含量约为 0.02%，其中可溶性稀土约占 10%。天然水、动植物及人体内也含有微量稀土元素。一般植物不能富集稀土，仅羊齿类植物和某些山胡桃树中含有高浓度的镧系元素。工业上，稀土元素主要用于钢铁、石油、玻璃、陶瓷和原子能等工业。医学上有的曾被用作药物，治疗表层皮肤烧伤；有的放射性核素可用于疾病的诊断和治疗。农业上应用稀土元素可使许多农作物增产或改善品质。

**污染途径** 由于中国稀土元

素的开采、作为微肥及饲料添加剂的普遍使用，以及稀土元素在医学上的广泛应用，环境中稀土元素污染日益加剧，容易造成食物链富集，进入人体。稀土选矿、冶炼及燃煤等过程中，可产生含稀土元素的废水、废气或固体废弃物而污染环境（见稀土企业环境污染）。有时，这些"三废"中可伴有放射性钍。稀土元素可经呼吸道和消化道进入人体。经呼吸道的吸收率可高达50%，经消化道的吸收率<1%。稀土元素进入人体后，主要沉积在肝、骨及肺中，可经血脑屏障进入脑组织，但不易通过胎盘屏障。体内的稀土元素经粪及尿排出体外。

**危害** 稀土元素的毒性，随着进入体内途径不同而存在差别。一般经口摄入呈现低毒性，经吸入或腹腔注射呈现中等毒性，经静脉注入呈现高毒性。不同化合物毒性也不同，其毒性由大至小顺序为：稀土硝酸盐>硫酸盐>某些络合物>氯化物>氧化物。

稀土元素在人体内过量，可引起钙、磷代谢变化，干扰钙离子的生理功能，降低心肌、平滑肌和横纹肌张力和肌收缩力，抑制神经突触神经递质的释放；还可减少血中抗体、补体、溶菌酶含量，抑制组胺的释放，降低机体免疫力。长期吸入稀土气溶胶，可引起呼吸系统炎症和肺部纤维化，使皮肤病患病率增高、出血时间延长。稀土"三废"中如果含有放射性钍，能增加对人体的危害。

动物实验证明，静脉注入小剂量镧系元素（1～3mg 阳离子/kg），可引起大鼠肝脂肪变性和局灶性坏死。对多种酶类有抑制或激活作用，如丙酮酸羧化酶和磷酸烯醇式丙酮酸激酶受抑制，使糖异生作用减弱，引起低血糖；

肝RNA聚合酶受抑制，使RNA和蛋白合成受阻，亦可抑制多种凝血因子，因此有抗凝血作用。此外可使呼吸酶活性增高，机体耗氧量和$CO_2$排出量明显增加。对动物皮下埋藏稀土元素金属片可致肉芽肿。

**防治措施** 稀土生产带来的生态破坏与环境污染问题日趋突出，已成为制约中国稀土产业可持续发展的关键。其中，最主要原因是稀土开采所造成的生态破坏与环境污染问题没有得到及时有效的治理和恢复。2011年1月24日环境保护部与国家质量监督检验检疫总局联合批准发布，2011年10月1日起正式实施的《稀土工业污染物排放标准》（GB 26451-2011），这是中国第一个单独针对稀土工业的国标，随着标准的实施，中国将从环境保护方面，促进稀土工业的升级换代，淘汰落后的生产能力和设备，禁止以牺牲环境为代价的无序竞争。

（徐兆发）

fāngxiāng'ànlèi huàhéwù wūrǎn

# 芳香胺类化合物污染（aromatic amines pollution）

生产生活产生和排放的芳香胺类化合物所致环境污染。芳香烃中的苯环与氨基的N连接的化合物称为芳香胺。芳香胺类化合物为高沸点液体或低熔点固体，难溶于水。纯芳香胺是无色的，但其在空气中容易被氧化，所以常常带有一点黄色或棕色。液态芳香胺具有刺激性气味。

**来源** 芳香胺类化合物是极为重要的有机原料，广泛应用于染料、医药、农用化学品、添加剂、表面活性剂、纺织助剂、螯合剂以及聚合物、阻燃剂等的生产。例如：对氯苯胺用于合成染料和制药工业；对氨基酚用于有

机合成和制药工业；4-氨基二苯胺是性能优异的对苯二胺类橡胶防老剂的重要中间体；4-溴邻苯二胺主要用于制备苯并咪唑和喹啉化合物；聚酰亚胺在黏合剂纤维、薄膜、模压材料、复合料基体树脂、涂料、渗透膜和分离膜等方面具有广泛的应用；3,3-二氯联苯胺是一种重要的颜料中间体，主要用于制造橙黄有机颜料；2,2-二硝基联苄是重要的医药中间体，可用于合成亚氨基二苄；4-氨基吡啶是一种用于制备药物、染料等产品的重要化工原料；2-氟-5-硝基苯胺常用来合成农药化学品，作为杀虫剂使用；苯并三唑类紫外线吸收剂是塑料光稳定剂的重要品种；2-氯-4-氨基吡啶是一种重要的有机合成中间体，用于合成N-（2-氯-4-吡啶基）脲类新型植物生长调节剂。作为有机合成的重要中间体，随着工业与经济的发展，各相关行业对芳香胺化合物的需求量会越来越大，它们通过废水、废气、废渣等途径排放，最终导致环境污染。

偶氮染料是芳香胺类化合物污染的重要来源之一。偶氮染料是有机颜料中的一类，也是品种最多的合成染料，约占全部染料的一半，是广泛用于各种产品的着色剂，诸如纺织品、纸张、皮革、汽油、食品和化妆品等。部分偶氮染料在分解过程中能产生对人体或动物有致癌作用的芳香胺类化合物。

**污染途径** 通过废水、废气、废渣进入环境，导致空气、水体、土壤受到污染。偶氮染料在分解过程中产生的芳香胺类化合物还可通过衣物、食品、日用品、化妆品等途径进入人体，对人体健康构成威胁。

**危害** 大多数芳香胺类化合

物都有毒性，可通过呼吸、摄入或皮肤接触进入人体。1895 年德国首先提出芳香胺有致癌毒性，各国在煤焦油染料化工行业中先后发现芳香胺致癌的病例（膀胱癌居多）。到 20 世纪 60 年代中期，各国发现的职业性芳香胺膀胱肿瘤已超过 3000 例，发生的职业也从染料行业扩大到橡胶、电缆和所有使用这些致癌芳香胺的人员。

芳香胺进入人体经体内活化代谢后，生成亲电子物质，成为终致癌物。所生成的亲电子物质可以与体内生物大分子如 DNA、RNA、蛋白质等结合，改变生物大分子的结构与功能，引起一系列病理生理改变。动物实验和流行病学研究均证实芳香胺具有致癌性，其中以 2-苯胺致癌能力最强，联苯胺次之，其余有 4-氨基联苯、4-硝基联苯、金胺等。芳香胺还具有其他生物毒性，如抑制肠道细菌生长，引起高铁血红蛋白血症、溶血性贫血和肝、肾损害，有致敏性，可引起呼吸系统和皮肤的过敏反应等。

**防治措施** ①政府部门应对相关行业的卫生安全问题加强监管，特别应重视芳香胺在纺织品、化妆品、食品与食品接触材料等与人们日常生活密切相关的产品中的残留及迁移问题。②科研机构应积极开展芳香胺残留与迁移问题的科学研究与本底调查。③制订关于各种化工制品中芳香胺残留与迁移的限量标准。④严格控制污染源，减少生产过程中污染物的产生与排放。企业应尽量避免使用有害芳香胺原料和可能产生有害芳香胺的偶氮染料，加紧开发新型的无害材料和染料产品。⑤建立并完善芳香胺类化合物的监测方法，为控制芳香胺类化合物污染提供有力的技术支撑。⑥采用科学的处理方法，将已产生的污染物进行无害化处理。芳香胺类污染物的处理方法主要有液膜萃取法、吸附法、高级氧化法和生物化学法等。

（周敦金 刘正丹）

línběn'èrjiǎsuānzhǐ wūrǎn

# 邻苯二甲酸酯污染（phthalates pollution）

生产和生活中产生和排放的邻苯二甲酸酯类化合物所致环境污染。邻苯二甲酸酯又名酞酸酯，是邻苯二甲酸酐与醇类酯化反应生成的化合物。其分子结构式见图，$R_1$ 和 $R_2$ 为相同或不相同的醇类残基（饱和或不饱和的烃基）。

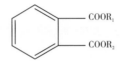

**图　邻苯二甲酸酯分子结构式**

邻苯二甲酸酯多为无色油状黏稠液体，难溶于水，易溶于有机溶剂，常温下不易挥发，工业上应用广泛。邻苯二甲酸酯类化合物引起的环境污染已受到全球性关注。

**来源** 环境中邻苯二甲酸酯的污染主要来源于喷涂涂料、塑料、农用薄膜、垃圾、污水以及生产或使用该有机物的工厂和企业所排放的废水、废气、废渣等，可用作农药载体、驱虫剂、化妆品、香味品、润滑剂和去泡剂的生产原料。用量最大的是作为塑料增塑剂，如常用的聚氯乙烯塑料，含有 20% ~ 50% 的一种或多种邻苯二甲酸酯。随着塑料制品在工农业生产和日常生活中的广泛使用，邻苯二甲酸酯已成为地球上最广泛存在的环境污染物之一。

**污染途径** 大气污染主要来源于喷涂涂料、塑料和农用薄膜中增塑剂的挥发以及垃圾的不完全燃烧等，在大气中以蒸气或吸附于悬浮颗粒物中的形式存在。其分布规律随种类而异，酯基碳链越短挥发性越大，脂溶性越小越易挥发；反之，则越易被吸附至悬浮颗粒物中。不同地区的含量水平差别较大，城市大气中含量高于海洋上空，工业区和室内空气中含量高于一般地区。

水体污染主要来自生产和使用邻苯二甲酸酯工厂和企业所排放的废水，其次为农用塑料薄膜、塑料垃圾及其渗滤液等。大气中的邻苯二甲酸酯也可通过干、湿沉降转入水环境中。地表水，不论是咸水还是淡水，都不同程度地含有邻苯二甲酸酯类化合物。全球地表水中含量一般为 1μg/L，接近工业区的水域含量较高。由于土层的吸附过滤和天然净化作用，地下水中含量比地面水低。邻苯二甲酸酯是脂溶性有机化合物，水溶解度小，在水环境中从水相向固体沉积物和生物体转移，以吸附态附着在固体颗粒物上和生物体内。

土壤污染主要来源于工业烟尘沉降、农田塑料薄膜、塑料废品、垃圾和污水灌溉，比较严重的是城市周围和污水灌溉地区。塑料地膜的稳定性较差，邻苯二甲酸酯易从塑料地膜中渗出，污染土壤。

**危害** 邻苯二甲酸酯在环境中无处不在，可通过饮水、进食、呼吸、皮肤接触、输血和肾脏透析时从静脉侵入等途径进入人体。其对人体健康的影响是慢性过程，可能通过胎盘和授乳产生跨代影响。动物实验表明，其急性毒性不大，对埃姆斯试验（Ames test）

呈阴性反应，但大剂量对动物有致畸、致癌和致突变作用，有较强的内分泌干扰性。其亚急性毒性主要表现为损害肝、肾、睾丸，抑制精子形成，影响生殖功能等。它含有雌性激素活性成分，对动物的睾丸有毒性；雌性大白鼠性周期延长，血清中雌性激素浓度下降；妊娠大白鼠胎鼠死亡率上升，并出现畸形胎鼠；年轻雄性大白鼠输精管萎缩和前列腺重量减轻。邻苯二甲酸单酯是邻苯二甲酸酯在人体内代谢后的主要产物，已在人的血液、尿液和羊水中发现。美国学者的研究结果显示，邻苯二甲酸单酯在环境的暴露水平会对人类男性生殖系统产生不良影响。美国环境保护署将6种邻苯二甲酸酯类化合物列为优先控制污染物，包括邻苯二甲酸二甲酯（DMP）、邻苯二甲酸二乙酯（DEP）、邻苯二甲酸二丁酯（DBP）、邻苯二甲酸二辛酯（DOP）、邻苯二甲酸丁基苄基酯（BBP）和邻苯二甲酸二（2-乙基己基）酯（DEHP）。中国环境优先控制污染物黑名单中列出了3种邻苯二甲酸酯类化合物（DMP、DBP、DOP）。世界野生动物基金会列出的68种环境激素类物质中有8种邻苯二甲酸酯，包括DEP、邻苯二甲酸二丙酯（DPrP）、DBP、邻苯二甲酸二戊酯（DPP）、邻苯二甲酸二己酯（DHP）、邻苯二甲酸二环己酯（DCHP）、DEHP、BBP。2005年欧盟委员会提出的限制性使用规定中，DEHP、DBP和BBP3种增塑剂被禁止使用。

**防治措施**　可从三个方面开展：从源头上控制和预防，对已经造成的污染积极进行降解处理，制定严格的限量标准。

**预防**　控制邻苯二甲酸酯污染必须采取一定的预防措施，如停止使用有毒或难以生物降解的邻苯二甲酸酯类增塑剂；严格管制生产增塑剂的车间和工厂的空气及废液中的邻苯二甲酸酯含量；使用增塑剂的工厂，应尽可能选用易降解、毒性小的增塑剂品种，使用剂量也应严格控制；在医疗器械、食品包装容器、自来水管道以及直接接触皮肤的护肤膏、化妆品等的生产中，应避免使用邻苯二甲酸酯。

**处理**　该化合物可通过降解而消除污染。①自然降解：在大气是光解作用，在氧气、光照的作用下一般3天内就可被降解；水体是生物转化。而光解反应和水解反应很弱，DEP和DBP的光解半减期在2.4~12年，水解半减期为3.2~2000年。土壤是微生物降解，降解的半减期随菌种的种类、浓度以及温度、pH值等环境条件的不同而不同，速度较慢。②人工降解：有生物法、吸附法和高级氧化技术。生物法降解是在自然界微生物降解基础上，获取有效的生物降解菌，优化降解条件，以提高污染物的降解效率，但降解菌的获取有偶然性，不易得到。吸附法作为一种低能耗的固相萃取分离方法受到广泛重视，但降解不彻底。高级氧化技术包括化学氧化、催化氧化、光化学氧化、光化学催化氧化等，降解速度快，对污染物的矿化程度高，特别是光化学催化氧化技术，能利用太阳作光源以节能，要求的反应条件温和，是有应用前景的技术。

**限量标准**　美国环境保护署规定饮用水中的DEHP不得超过0.006mg/L。中国《地表水环境质量标准》（GB 3838-2002）和《生活饮用水卫生标准》（GB 5749-2006）中均规定，DEHP和DBP限值分别为≤0.008mg/L和≤0.003mg/L，GB 5749-2006中还规定饮用水中DEP限值为≤0.3mg/L。欧盟要求所有玩具或儿童护理用品的塑料所含的DEHP、DBP及BBP浓度超过0.1%的不得在欧盟市场出售；对可放入口中的玩具及儿童用品所使用的塑料材料中所含的6种邻苯二甲酸酯（DEHP、DBP、BBP、DINP、DIDP、DNOP）进行限制，浓度不得超过0.1%。

（周敦金　刘正丹）

yàxiāo'ànlèi huàhéwù wūrǎn

## 亚硝胺类化合物污染（nitrosamines pollution）

生产和生活中产生及排放的亚硝胺类化合物所致环境污染。亚硝胺类化合物属亚硝基化合物，是亚硝酸盐与胺类特别是仲胺合成的一大类化学物质。其化学结构式见图。$R_1$与$R_2$为相同烷基或芳香烃基时称对称亚硝胺，如N-亚硝基二甲胺（NDMA，又称二甲基亚硝胺）和N-亚硝基二乙胺（NDEA，又称二乙基亚硝胺）；$R_1$与$R_2$不相同时，称不对称亚硝胺，如N-亚硝基甲乙胺（NMEA）和N-亚硝基甲苄胺（NMBzA）；$R_1$、$R_2$为杂环或其中一个为杂环时称环状亚硝胺。亚硝胺分子量不同其蒸气压大小也不同，能被水蒸气蒸馏出来并不经衍生化直接由气相色谱测定的为挥发性亚硝胺，否则称为非挥发性亚硝胺。

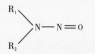

图　亚硝胺化学结构式

低分子量的亚硝胺在常温下为黄色液体。高分子量的亚硝胺多为固体。大多数不溶于水，仅溶于有机溶剂。化合物化学性质稳定，多数不易挥发也不易水解，在中性或碱性溶液中稳定，在酸性溶液中受紫外线（波长 200nm）照射会缓慢分解。N-亚硝胺类化合物是研究最多的 N-亚硝基化合物。

**来源** 自然界存在的亚硝胺类化合物不多，但其前体物质亚硝酸盐和胺类化合物却普遍存在。亚硝酸盐广泛存在于土壤、水域以及多种植物蔬菜，也可由腌腊肉制品的增色剂和防腐剂中的硝酸盐还原而来。胺类化合物是生物界蛋白质代谢的中间产物，常存在于加工贮存过程中的动物性食品。亚硝酸盐与胺相遇时，即可在腌腊制品、烟熏制品及发酵食品和人体内合成亚硝胺类化合物，直接或间接导致人体多种组织器官功能障碍或器质性病变。氮肥的大量使用、工业和生活废水以及汽车尾气的大量排放也是亚硝胺类化合物污染的来源之一。

**污染途径** 食用途径是亚硝胺类化合物最主要的污染途径。腌肉及海产品特别是腌咸鱼、虾中含量较高，酸腌菜、啤酒、烟草以及霉变食品也都存在。人体内的多种器官如口腔、胃、膀胱等，在一定条件下也能合成部分亚硝胺类化合物，有病例对照显示肠炎患者能促发致癌性 N-亚硝基化合物形成，故肠炎患者结肠癌风险增大。氮肥的大量使用、工业和生活废水以及汽车尾气的大量排放都可直接或间接引起亚硝胺类化合物对环境的污染。

**危害** 亚硝胺类化合物是世界公认的致癌物。已发现 300 多种约 90% 能使 40 多种受试动物发生癌变。在人工合成的 100 多种亚硝胺类化合物中，80% 以上有致癌作用。少量长期摄入或一次大量摄入均可在多种动物体内诱发肿瘤，且通过多种给药途径投药都可致癌；可通过胎盘使子代受损，在妊娠初期可使胚胎死亡，妊娠中期可使胚胎发生畸形，妊娠后期可使子代发生肿瘤。还可通过乳汁对子代诱发肿瘤；长期接触 N-亚硝基二甲胺等亚硝胺类有机溶剂的人员，肝癌发生率较高。

急性中毒发生在一或多次摄入过量亚硝胺时，损伤肝及破坏血小板。$LD_{50}$ 为 $24 \sim 40mg/(kg \cdot w)$，有黄疸及出血倾向；肝组织严重坏死，胆汁溢出。一次摄入量儿童 300mg、成人 1200mg 时可导致死亡。

慢性中毒以肝硬化为主，发生在长期习惯性喜食含亚硝胺类物质食品（腌肉、咸鱼、酸腌菜等）的患者。呈肝病面容，面色发青，有一定程度恶病质及腹腔积液，并常伴发腹痛、腹胀、便秘等，其他可有食欲减退、体重减轻、乏力、失眠健忘等症状。

**防治措施** 可分为两个方面：①采取预防措施从源头上减少污染及其对人类造成的危害。②政府部门对食品中的亚硝胺类化合物制定严格的限量标准。

**预防** 可从两方面着手：一是减少摄入亚硝胺及其前体物质硝酸盐和亚硝酸盐的量；二是阻断亚硝胺在体内的合成。具体措施：①少食腌制、熏制的鱼、肉、蔬菜制品。②严格制定食品中硝酸盐和亚硝酸盐使用量及残留量标准。③添加抑制剂阻断食品中亚硝胺的合成，食品加工过程加入维生素 C、α-生育酚、酚类没食子酸及某些还原物质，有抑制和减少亚硝胺合成的作用，而且对亚硝酸盐的发色和抗菌作用无影响。④经常食用富含维生素 A、C、E 的蔬菜和水果可以阻断亚硝胺在体内的合成，特别是在服用含胺类药物时，应同时服用维生素 C。⑤改进食物贮藏和加工的方法，如低温保存肉类和蔬菜可以抑制其中所含硝酸盐转化为亚硝酸盐的反应，腌制蔬菜时须腌 1 个月以上再食用。⑥合理而有效地使用氮肥，避免用化工污水灌溉农田。⑦在土壤缺钼的地区，应施用适量的钼肥，既可提高产量，又能减少硝酸盐在农作物中富集。⑧防止职业性接触。

**限量标准** 中国已对海产品和肉制品中 N-亚硝基二甲胺和 N-亚硝基二乙胺的含量制定出限量标准（表1）。

**表 1 食品中亚硝胺允许的限量标准**

| 品种 | 指标（μg/kg） | |
| --- | --- | --- |
| | N-亚硝基二甲胺 | N-亚硝基二乙胺 |
| 肉制品 | ≤3 | ≤5 |
| 海产品 | ≤4 | ≤7 |

许多国家在啤酒生产过程中采用各种方法对亚硝基化合物含量进行了控制，不同国家对 N-亚硝基二甲胺含量都制定了限量标准（表2）。

**表 2 不同国家啤酒中 N-亚硝基二甲胺的限量标准**

| 国家 | 限量标准（μg/L） |
| --- | --- |
| 中国 | 3.0 |
| 美国 | 5.0 |
| 英国 | 0.5 |
| 德国 | 0.5 |
| 日本 | 5.0 |
| 加拿大 | 1.5 |
| 比利时 | 0.5 |
| 荷兰 | 0.5 |
| 瑞士 | 1.0 |

（周敦金 刘正丹）

huánjìng nèifēnmì gānrǎowù wūrǎn

## 环境内分泌干扰物污染（environmental endocrine disruptors pollution）

自然来源或生产生活中排放的可干扰人体激素作用的化学物质所致环境污染。环境内分泌干扰物（environmental endocrine disruptors，EED），又称环境激素或环境荷尔蒙。在生物体内的作用类似激素，进入人体后，易于与相应的"受体"相结合，导致机体的生化反应改变，使机体发生异常变化。它们可能源自自然界（如某些植物激素），但对环境的污染则主要是人工合成的化学物质。1962 年美国蕾切尔·卡森（Rachel Carson）的《寂静的春天》一书，对杀虫剂等农药危害的阐述引起了公众的高度关注。1971 年，滴滴涕、狄氏剂等农药首先在瑞典被禁用，随后在全世界陆续被禁止生产和使用。20 世纪 90 年代，在全球范围内兴起了污染物内分泌干扰效应研究的热潮。1996 年美国学者西奥·科尔伯恩（Theo Colborn）等编著的科学小说《我们被偷走的未来》在全球特别是发达国家掀起巨大波澜，极大促进了对此问题的重视和研究。

世界卫生组织（WHO）、经济合作与发展组织（OECD）、联合国协同化学品安全国际规划署（IPCS）、国际纯化学与应用化学会、野生动物基金会、欧美各国、日本等开展了大量 EED 研究。1977 年日本放送协会提出了"环境激素"概念。美国环境保护署在 1995～1996 年的报告中对 EED 表述为"从某种程度上干扰激素的物质"。1996 年欧洲议会、欧洲环境署、WHO、OECD 和瑞典、英国、德国等在英国的韦布里奇召开了 EED 对人类及野生动物健康影响的工作会议，给 EED 下的定义为：由于引起激素功能的变化而导致有机体或其后代各种非健康效应的外部化学物质，并提出了潜在的 EED 的概念。英国环境署认为 EED 是天然的或是合成的、干扰了内分泌系统的功能并产生了非正常效应的化学物质。日本环境厅强调是指吸收到生物体内的、干扰其激素功能的环境化学物质。1997 年，美国发表的一份有关 EED 的研究报告，对其表述为：环境内分泌干扰物是指干扰生殖、成长、行为及体内平衡维持激素的合成、分泌、运输、结合、作用及消除的外源性物质。1998 年，IPCS 及 OECD 在华盛顿对 EED 的定义加上了"混合物"的内容。

**来源** EED 广泛存在于空气、土壤、水体，其来源可分为天然和人工合成化学物质两大类。已知的或潜在的具有内分泌干扰作用的污染物按用途大致可以分为八类。①除草剂类：2,4,5-三氯苯氧基乙酸、2,4-二氯苯氧基乙酸、杀草强、莠去津、甲草胺、除草醚、草克净。②杀虫剂类：六六六、对硫磷、甲萘威（西维因）、氯丹、羟基氯丹、超九氯、滴滴滴、滴滴涕、滴滴伊、三氯杀螨剂、狄氏剂、硫丹、七氯、环氧七氯、马拉硫磷、甲氧滴滴涕、毒杀芬、灭多威（万灵）。③杀菌剂类：六氯苯、代森锰锌、代森锰、代森联、代森锌、福美锌、苯菌灵。④防腐剂类：五氯酚、三丁基锡、三苯基锡。⑤塑料增塑剂类：邻苯二甲酸双（2-乙基）己酯、邻苯二甲酸苄酯、邻苯二甲酸二正丁酯、邻苯二甲酸双环己酯、邻苯二甲酸双二己酯、己二酸双-2-乙基己酯、邻苯二甲酸二丙酯。⑥洗涤剂类：C5-C9 烷基苯酚、壬基苯酚、4-辛基苯酚。⑦副产物类：二噁英类、呋喃类、苯并[a]芘、八氯苯乙烯、对硝基甲苯、苯乙烯二（或三）聚体。⑧其他化合物类：双酚 A、多氯联苯类、多溴联苯类、甲基汞、镉及其络合物、铅及其络合物。

**污染途径** 环境内分泌干扰物一般通过污水排放、淋溶污染、空气扩散等多种渠道进入环境，全球大部分区域均受到不同程度的污染。

水体中 EED 海域、江河湖泊、甚至饮用水中均可检测到 EED。海水受污染最轻。中国某些近海水域中有机氯农药及重金属残留较严重，其中六六六的质量浓度总和在 100ng/L 左右。烷基酚中的正丁基酚、壬基酚以及双酚 A 和 2,4-二氯酚、五氯酚在各种海域和内陆江河中都存在，有机锡化合物（特别是三丁基锡和三苯基锡）在船舶密度较大的水域浓度都较高。内陆水体受到更多农药污染及工业污水污染。美国环境保护署于饮用井水中检测出 127 种农药，有约 10% 的社区饮用水井和约 4% 的家庭用水井都含有至少 1 种可检出的农药残留物。

土壤及沉积物中 EED 持久性有机物、重金属环境激素类物质往往强烈地吸附于土壤和沉积物上，不易降解、难以消除。一般近海沉积物中有机 EED 水平略低于河流底泥及土壤。重金属环境激素类物质污染则受当地工业经济发展的影响，具有较强的地域性。

大气中 EED 大气中的 EED 多附着于颗粒物上，浓度水平较土壤及水中低。

**危害** EED 的生物学效应被

认为是借助于靶细胞内一种高亲和性的受体蛋白来完成的，可通过模拟、拮抗、改变内源性激素的合成及代谢方式、弱化受体等途径发挥干扰内分泌的效应。①生殖系统发育异常：野生动物（如北极熊）及水生动物（蛙、鱼、龟类）已经观察到雄性个体雌性化或者雌雄同体的现象；在人类，儿童性早熟、男童先天性尿道下裂、子宫内膜炎、子宫内膜异位症等已不鲜见。②生殖功能障碍：表现为职业接触者性欲减退、精子数目持续下降、动物生殖器短小、动情周期紊乱等。③生殖系统及内分泌系统肿瘤：很多生殖内分泌系统肿瘤的发生可能与 EED 污染有关，全世界范围内乳腺癌、睾丸癌、子宫肌瘤、卵巢癌、前列腺良恶性增生等的发病率都在升高。④损害免疫系统：人体许多免疫调节作用需要内分泌激素的参与，如糖皮质激素和甲状腺素等。己烯雌酚等很低浓度就能改变这些激素的活性，干扰机体的免疫功能。EED 对动物有显著的免疫毒性。⑤干扰神经系统发育和功能：内分泌与神经系统具有极为复杂的联系，有报道称 EED 能干扰动物的行为活动。儿童多动症、青少年暴力倾向等，可能也与 EED 广泛污染有关。

**防治措施** ①停止或尽可能地减少生产和使用已确定的内分泌干扰物质，尽量避免使用过多的农药、除草剂、家用化学品及各种化学制剂，减少人类及生物对此类物质的暴露。②加强 EED 的基础研究，掌握其具体危害、作用机制、致毒浓度和准确的识别方法，建立合理的 EED 名录。③大力开展污染控制技术和治理措施的研究，降低环境中残存的污染物的浓度。④建立并完善 EED 的监测方法，加强对未知及新开发化学物质的检测，加强对饮用水、食品中内分泌干扰物质的检验，尤其注意已污染地区的水、水产品及各种食品添加剂的检验，确定人及生物内分泌干扰物质的暴露剂量。⑤继续加强对整个生态环境，尤其是在生物进化上与人类相近的物种的监测。⑥国家相关部门应制定恰当的 EED 研究策略，开展 EED 的生态风险评价和生态风险管理工作，评估 EED 对动物、人类和生态系统的危害，并及时提出审慎的公众政策。⑦制订相关法律法规，严格控制和管理 EED 的排放和生产、进出口产品中 EED 的流入等，从法律角度把好防污关卡。

（周敦金 刘正丹）

huánjìng duōhuánfāngtīng wūrǎn

**环境多环芳烃污染**（environmental polycyclic aromatic hydrocarbon pollution） 生产生活中排放的多环芳烃类化合物所致环境污染。含有两个以上苯环的碳氢化合物统称为多环芳烃（polycyclic aromatic hydrocarbons，PAH），是一簇具有高沸点、难挥发、不溶解于水、性质稳定的高分子量化合物。可分为两类：第一类是芳香稠环化合物，即相邻的苯环至少有两个共用的碳原子的碳氢化合物。若几个苯稠环结合成一横排状，称为直线式稠环；若几个苯环不是线性排列，称为非直线式稠环；如若有支链苯稠环则称为支链式稠环。第二类是苯环直接通过单链联结或通过一个或几个碳原子联结的碳氢化合物（图）。

多环芳烃的致癌性研究已有 200 多年的历史。多环芳烃最早是在高沸点的煤焦油中发现的，1775 年英国医生波特确认烟囱清洁工阴囊癌的高发病率与他们频繁接触烟灰（煤焦油）有关。1930 年，英国学者肯纳韦（Kennaway）确定了第一个纯多环芳烃二苯并[a,h]蒽的致癌性。1932 年库克（J. W. Cook）等从煤焦油中分离出有强致癌性的苯并[a]芘。已经发现有 400 多种多环芳烃类化合物，其中有相当部分具有致癌性。

**来源** 多环芳烃在环境中广泛存在，在各种环境介质和生物体内都发现了多环芳烃，如空气（环境大气、厨房空气、作业环境）、水质、土壤、食品（熏烤

丁省　　　　　联苯　　　　　1,2-二苯基乙烷

二苯并[b,g]蒽　　　　　苯并[a]芘

图　几种多环芳烃的化学结构式

肉、食用油及加热产物、白酒、啤酒）、人体母乳、脐带血和尿液等。

植物和细菌可以合成某些多环芳烃，但人类活动才是造成环境多环芳烃污染的主要原因。多环芳烃是环境中有机物热解、不完全燃烧的产物。主要来源是：①煤焦油加工厂、煤气厂、炼油厂、沥青加工厂等所排放的废气和废水。②汽车、飞机等交通运输工具所排放的废气。③采暖锅炉和家用炉灶所排放的烟尘颗粒。另外在熏制的食物和香烟烟雾以及石油废水浇灌的小麦、玉米等农作物的根、茎、叶和籽粒中也发现了多环芳烃。

**污染途径** 多环芳烃可以随烟尘排入大气，或随废水和废渣污染土壤和水体。流入水体中的多环芳烃可随同依附的颗粒物沉积于底泥中，由于不能受到阳光照射，可导致在底泥中长期富集。水中植物富集多环芳烃之后，即进入危害人体健康的食物链循环过程。

**空气中的多环芳烃** 诸多研究表明，各种环境空气都普遍受到多环芳烃类化合物不同程度的污染。大气中的多环芳烃主要以气相和吸附在大气颗粒物上的形式存在。四环及四环以下的多环芳烃如菲、蒽、荧蒽、芘等主要以气相形态存在，五环以上的则大部分集中在颗粒物上或散布于大气飘尘中。大气监测表明，空气中多环芳烃的浓度通常只有几个纳克立方米，但其高低随地理位置、季节变化和气象条件的不同而变化。例如城市化工区空气中多环芳烃浓度远远大于居民区；采暖期空气中多环芳烃浓度和种类远远高于非取暖期；主要交通路口处由于受到机动车尾气污染，

其空气中多环芳烃浓度和种类也明显高于对照区。大气中多环芳烃的分布、滞留时间、迁移、转化、干湿降解等都受到其附着的颗粒物粒径大小和气象条件的支配。直径小于 $1\mu m$ 的颗粒可在大气中滞留几天到几周，而直径为 $1\sim10\mu m$ 的颗粒则最多只能滞留几天。降水会对大气中的颗粒起冲洗作用，使大气中的多环芳烃通过干湿沉降进入水体、土壤和沉积物中。大气中的多环芳烃也会在光照条件下发生降解，其光降解速度常数随光强、温度、湿度的升高而增大。

**水体中的多环芳烃** 空气中多环芳烃通过自然沉降，随雨雪降落污染水面和地面；或随工业废水和废渣污染水质。经各种途径流入水体中的多环芳烃一部分漂浮在水面，与氧反应而发生光解；另一部分沉积于底泥中长期富集。各种水体都普遍受到多环芳烃污染。随着海上石油开发和石油运输发展，溢油事件的频繁发生和含油废水的大量排放成为近岸海域多环芳烃污染的一个重要来源。地下水中的多环芳烃主要来源于污染的地表水的渗漏或补给、污水灌溉、固体废物处理场地及污染土壤的淋滤等。

**沉积物和土壤中的多环芳烃** 多环芳烃在水中的溶解度很低，亲脂性和辛醇-水分配系数均较高，易在沉积物颗粒特别是有机碳颗粒和水中生物体内积聚。江河湖海特别是近海及海湾区域沉积物富集了大量多环芳烃。不同区域土壤中都可能含有不同种类和数量的多环芳烃。

**危害** 多环芳烃有致癌性、致突变性和致畸性，已被多国列为优先控制的环境污染物。进入人体后，经过酶的代谢活化，转

变成终致癌物质，然后与体内生物大分子发生共价结合而发挥致癌作用。其环氧化物被认为是多环芳烃致癌和致突变的重要活性代谢产物。大气中苯并[a]芘浓度每增加 1/100 万，将使污染地区居民肺癌死亡率上升 5%。许多山区居民经常就地拢火取暖，室内烟雾终日不散，会造成较高的鼻咽癌发生率。熏烤和煎炸食物中的多环芳烃可致胃癌发病率提高。多环芳烃暴露于日光中紫外光辐射时具有光致毒效应，细胞同时暴露于多环芳烃和紫外会加速自由基形成，破坏细胞膜损伤 DNA，引起人体细胞遗传信息发生突变。

多环芳烃类化合物衍生物也具有致突变和致癌作用。绝大多数 $NO_2$-PAH 是直接致突变物和致癌物，且其致突变和致癌作用较母体作用更强。$NO_2$-PAH 可以导致染色体畸变。

**防治措施** 可分为两个方面：一是从源头上减少多环芳烃的排放；二是对已经造成污染的多环芳烃进行处理。

**预防** 为了控制多环芳烃在环境中的污染，各国都制定了严格的排放标准。例如，美国职业安全和保健局规定在工人接触 8 小时的空气中，煤焦油和沥青的含量不超过 $0.2\mu g/m^3$。德国对烟熏制品要求苯并[a]芘含量不超过 $1\mu g/kg$。苏联学者建议车间空气中苯并[a]芘的最高容许浓度为 $14\mu g/100m^3$，居民区大气中苯并[a]芘的最高容许浓度为 $0.1\mu g/100m^3$。中国规定苯并[a]芘的标准限值为：环境空气日平均最高容许浓度 $0.01\mu g/m^3$；居住区大气日平均最高容许浓度 $0.5\mu g/100m^3$；生活饮用水 $0.00001mg/L$；污水 $0.00003mg/L$。在食品、药物、化妆品、农药制

造等方面各国也都规定了禁用或限制使用的条例。

控制多环芳烃的排放需制定详细的防排措施，如改变燃料结构，燃油产生的多环芳烃比燃煤要少得多，1kg 煤在燃烧过程中产生多环芳烃的量是汽油的 3~10 倍，应尽可能使用燃油代替燃煤；通过工况控制或重新设计燃烧装置提高燃烧的完全程度，减少多环芳烃的产生量；在工业锅炉上安装除烟装置，日处理 $5 \times 10^4$ kg 垃圾的焚烧炉，其排出的废气经洗涤器处理后，每 1kg 垃圾产生的苯并[a]芘可从 13.4μg 减少到 0.196μg；在大城市生活区采用集中供热，消除小煤炉取暖，逐步实现家庭煤气化；推行煤炭洗涤加工，用静电除尘或袋式除尘器取代旋风除尘器；发展清洁能源，改变发动机的燃料。给车辆发动机安装催化净化系统是控制大气中多环芳烃污染的有效措施之一。

**处理** 方法包括生物修复、吸附法、光解法、高级氧化法、超声分解及等离子体技术等。生物修复是近些年在自然界微生物降解基础上发展起来的一种新兴的环保技术，自然生物修复过程比较缓慢，通常需要采用适当的科技手段提高修复效率，以便迅速去除污染物；吸附法处理多环芳烃使吸附于土壤、沉积物上的多环芳烃生物有效性降低，减小了对环境的毒害，但最终仍可能会通过各种途径再次释放到环境中产生危害，多环芳烃污染物被吸附后，需要对其进行二次处理，才能真正做到无害化；光解法降解多环芳烃研究较多的是紫外线（UV）辐射，在光解的过程中，多环芳烃也可能与其他物质反应而转化，其光解产物在某些情况下会比原污染物的毒性更大；高

级氧化法主要包括 Fenton 试剂（即过氧化氢与亚铁离子结合）氧化法、$O_3$ 氧化法、UV/Fenton、UV/$O_3$、UV/$H_2O_2$ 法等，能够将一些结构复杂的多环芳烃氧化为简单且易于生物降解的化合物，通常可用作生物修复的前处理工艺；超声降解是一种集高级氧化技术、热解、焚烧、超临界氧化等多种水处理技术的特点于一身的新型水处理技术，降解条件温和，降解速度快，适用范围广，可以单独或与其他水处理技术联合使用，是一种很有发展潜力和应用前景的技术；等离子体水处理技术是引起人们极大关注的一项利用高电压放电处理多环芳烃的新技术，能处理其他方法难以处理的一些多环芳烃，它对污染物兼有物理和化学作用，在处理难降解有毒多环芳烃方面有明显的优越性。

（周敦金 刘正丹）

fēnwūrǎn

**酚污染**（phenol pollution） 苯酚及其化合物所致环境污染。酚类化合物是苯环上氢原子被羟基取代所生成的化合物。根据苯环上羟基的数目，分为一元酚、二元酚、三元酚，含两个以上羟基的酚类又称为多元酚。酚类中能与水蒸气一起挥发（沸点在 230℃以下）的称挥发酚，一般为一元酚，包括苯酚、甲酚等；不能与水蒸气一起挥发的称不挥发酚。与环境污染关系密切的有苯酚、甲酚、五氯酚及其盐类等。

**来源及污染途径** 苯酚是一种重要的工业原料，在工业生产中广泛使用，含苯酚废水已成为危害严重的工业废水之一。环境酚污染主要来自炼焦、炼油、制取煤气、造纸、木材防腐、酚醛树脂、农药、制革等企业排放的

含酚废水、废气、废渣。其中炼焦、煤气制造、苯酚和酚醛树脂制造企业排放的废水含酚量一般都很高，每升可达上万毫克。酚类化合物还广泛用于消毒、灭螺、除莠、防腐等，在运输、储存及使用过程中均有可能对水体和土壤造成酚污染。

**危害** 酚类化合物是中等毒性物质，可经皮肤、黏膜、呼吸道和消化道等途径进入人体。酚类化合物是一种细胞原浆毒，进入体内后与细胞原浆中的蛋白质发生化学反应，形成变性蛋白质，使细胞失去活性。酚具有强烈刺激作用和腐蚀作用，皮肤、黏膜接触酚后，可引起化学损伤。酚及其化合物所引起的病理变化主要取决于它们的浓度：低浓度时能使细胞变性，高浓度时能使蛋白质凝固。低浓度对人体的局部损害虽不如高浓度严重，但由于其渗透力强，可深入内部组织，侵犯神经中枢，刺激脊髓，最终将导致全身中毒。

急性酚中毒：高浓度的酚类及其化合物进入人体，会引起急性中毒，对中枢神经系统产生抑制作用，甚至造成昏迷和死亡。但环境中的酚污染大多是低浓度和局部性的。酚被人体吸收后，主要在肝脏氧化成苯二酚、苯三酚，并与葡萄糖醛酸等结合而失去毒性，然后随尿排出，使尿液呈棕黑色（苯酚尿）。由于酚在体内代谢迅速，故酚类化合物的危害多为事故性的急性中毒。例如，1974 年 7 月在美国威斯康星州南部农村地区，装有约37 900L酚的车厢脱轨，使酚溢出并渗透到周围井水中造成酚污染中毒事件，当时水中酚含量高达 1130mg/L。急性酚中毒者主要表现为大量出汗、肺水肿、吞咽困难、肝及造

血系统损害、黑尿等。

慢性酚中毒：长期饮用含酚的水，还能引起记忆力减退、皮疹、瘙痒、头晕、失眠、贫血等慢性中毒症状。

内分泌干扰作用：不少酚类化合物如五氯酚、辛基酚、壬基酚等有内分泌干扰作用。五氯酚钠是杀钉螺药物，大量施用污染土壤、水体及动植物，并可通过食物链进入人体。五氯酚可干扰机体甲状腺素的正常功能，干扰女性正常内分泌作用，影响生长发育，可模仿天然激素与胞质中的激素受体结合组成复合物，结合在 DNA 结合区的 DNA 反应元件上，诱导或抑制靶基因的转录和翻译，产生类似天然激素样作用，五氯酚还可与天然激素竞争血浆激素结合蛋白，增强天然激素的作用，并可以通过影响天然激素合成过程中的关键酶而产生增强或拮抗天然激素的作用。五氯酚及其钠盐对实验动物有致畸作用。

致水质恶化：酚污染水体能使水的感官性状明显恶化，产生异臭和异味，各种酚化合物在水中的嗅觉阈值差别很大。例如，苯酚为 $15\sim20mg/L$，邻、间、对甲酚为 $0.002\sim0.005mg/L$。酚与水中游离氯结合产生氯酚臭，苯酚的氯酚臭阈为 $0.005mg/L$；邻、间、对甲酚氯酚臭阈为 $0.001\sim0.002mg/L$。酚还可使鱼贝类水产品带有异臭异味，降低其经济和食用价值。水中的酚超过一定浓度时可影响水生物的生存和繁殖，高浓度的酚（特别是多元酚）能够抑制水中微生物的生长繁殖，影响水体自净作用。

预防措施 为防止酚污染，应进行工艺改革，减少酚排放量，并进行回收利用；加强生产管理，防止跑冒滴漏；含酚废水应严格执行排放标准，做到达标排放。应加强酚的运输管理，在发生运输事故时，启动紧急预案，防止酚对环境特别是水环境的污染。中国《生活饮用水卫生标准》（GB 5749-2006）规定，挥发酚在饮用水中不得超过 $0.002mg/L$。中国《地表水环境质量标准》（GB 3838-2002）规定：挥发酚在Ⅰ类和Ⅱ类水中不得超过 $0.002mg/L$；Ⅲ类水不得超过 $0.005mg/L$；Ⅳ类水不得超过 $0.01mg/L$；Ⅴ类水不得超过 $0.1mg/L$。中国《污水综合排放标准》（GB 8978-1996）规定，在执行一级和二级标准时，排放污水中挥发酚不得超过 $0.5mg/L$；三级标准不得超过 $2.0mg/L$。

（杨克敌）

ānwūrǎn

**氨污染**（ammonia pollution） 生产和生活中产生和利用氨所致环境污染。氨是无色气体，有强烈的刺激性气味，氨气易液化形成液氨，并可以 700∶1 的溶解度溶于水，其水溶液称为氨水。

**来源** 包括空气氨和水体氨。室内空气中的氨主要来自建筑施工使用的混凝土外加剂和室内装饰材料中的添加剂与增白剂，特别是冬季施工，往往在混凝土中加入以尿素和氨水为主要原料的防冻剂。随着温度和湿度的变化，氨气从混凝土中缓慢析出，造成室内氨浓度增加（见室内氨污染）。合成氨厂、氮肥厂以及化工、轻工、化肥、制药、合成纤维、塑料、染料、制冷剂等行业泄漏的氨可滞留在生产车间也可能扩散到室外。水体的氨亦称氨氮，包括游离氨（$NH_3$）和铵离子（$NH_4^+$），主要来自工、农业生产废水、生活污水和农用化肥的流失。

**危害** 氨呈碱性，是腐蚀性低毒化合物。氨水易分解放出氨气，温度越高，分解速度越快，可形成爆炸性气体。若遇高热，贮氨容器内压增大，有开裂和爆炸的危险。水环境中游离氨的危害比铵盐大，对水生物的慢性危害表现为摄食减少，生长减慢，并降低氧在组织间的输送。氨氮含量较高可致鱼类死亡；急性危害表现为亢奋、在水中丧失平衡、抽搐，严重者导致死亡。氨氮污染已成为制约鱼类养殖、造成水体富营养化的主要环境因素。

对人体健康的危害主要表现为：①通过呼吸道吸入后对鼻、喉和肺有刺激性，引起咳嗽、气短和哮喘，严重时可因喉头水肿窒息或肺水肿而导致死亡。②氨水溅入眼内，可造成角膜溃疡、穿孔，并引起眼内炎症，最终导致眼球萎缩而失明。③皮肤接触可致皮炎和烧伤，被腐蚀部位呈胶状并发软，还可造成深度组织破坏。

**防治措施** ①泄漏应急处理：疏散泄漏污染区人员至安全区。应急处理人员应戴自给式呼吸器，穿化学防护服，在确保安全情况下堵漏。泄漏的氨用大量水冲洗，或用沙土、蛭石等惰性材料吸收后再用水洗并调节至中性，冲洗水应排入废水系统。如大量泄漏，可用围堤收容再收集、转移、回收或无害化处理。②防护措施：可能接触其蒸气时，应佩戴防毒面具。紧急事态抢救或逃生时，建议佩戴自给式呼吸器和化学安全防护眼镜，穿戴工作服和防化学手套。工作现场禁止吸烟、进食和饮水。工作后淋浴更衣。③急救措施：若氨水沾污皮肤，先用清水或2%的食醋液冲洗。若有烧伤，应就医治疗。皮肤局部出现红肿、水疱，可用2%的食醋液冲洗。氨水溅入眼内，应立即提起眼睑，用流动清水或生理盐水冲洗至少15分钟，或用3%硼酸溶液冲洗并立即就医。吸入氨气，应迅速离开现场至空气新鲜处，并保持呼吸道畅通。呼吸困难时应输氧，若停止呼吸，应立即进行人工呼吸并就医急诊治疗。④污染防治措施：室内空气中氨污染的治理仍有困难，为了减少对人体健康的危害，应多开窗通风，或用风机与空气净化器清除室内有害气体。室内装饰应选择符合国家标准的材料。对氨氮废水的处理，广泛应用且比较成熟的主要有氨吹脱/气提、化学沉淀、折点氯化、离子交换、生物硝化等方法。经处理后的工业废水和生活污水，氨氮的排放浓度应符合相关标准规定。

（王　琳　罗启芳）

qínghuàwù wūrǎn

## 氰化物污染（cyanide pollution）

含氰基化合物所致环境污染。氰化物分为无机氰和有机氰，无机氰化合物包括氢氰酸及其盐类氰化钠、氰化钾等，有机氰化合物包括丙烯腈、乙腈等，还有氰络合物如铁氰化物、亚铁氰化物等。常见的简单氰化物如氰化钾、氰化钠和氢氰酸等，剧毒，极小量即可致死。氢氰酸（HCN）是一种无色液体，密度0.6876，熔点 $-14℃$ ，沸点26℃，易挥发，可溶于水、醇和醚中。其水溶液有苦杏仁臭味，臭味可感觉的最低浓度为0.001mg/L。氰离子（$CN^-$）的一个重要特点是容易与某些金属形成络合物。腈是烃基与氰基的碳原子相连接的化合物。在常温下，低碳数的是液体，高碳数的是固体。腈有特殊的臭味，

毒性比HCN低得多。

**来源**　氰化物多数是人工制造的，但也有少量存在于天然物质中，如苦杏仁、枇杷仁、桃仁、木薯和白果等。氰化物对环境的污染，主要来自工业生产，如电镀、炼焦、选矿、化学工业、合成纤维等工业废水。

**污染途径**　腈类化纤或塑料制品废料大量集中燃烧时，可产生氰化氢烟气污染空气。氰化物在自然环境条件下易分解，HCN在受光照射时能分解生成低毒的氨、甲酸、草酸等。水中的微生物能分解低浓度的氰化物，使之成为无毒的简单物质。水中的氰化物也可挥发至大气中，造成大气污染。

**危害**　简单的氰化物经口、呼吸道和皮肤进入体内。氰化物主要与细胞色素氧化酶的 $Fe^{3+}$ 结合，生成氰化高铁细胞色素氧化酶，使细胞内 $Fe^{3+}$ 丧失传递电子的能力，造成呼吸链的电子传递过程中断，引起细胞内窒息。不同氰化物的毒性及其毒作用特征，主要取决于其在体内代谢过程中析出的游离 $CN^-$ 的数量。

急性氰化物中毒：人口服氰化钠的致死剂量为 $1\sim2mg/kg$ ，空气中氰化氢浓度 $20\sim50mg/m^3$ ，短期内即可出现急性中毒，表现为中枢神经系统的缺氧症状和体征，可分为前驱期、呼吸困难期、惊厥期和麻痹期，严重者可突然发生昏迷死亡。

慢性氰化物中毒：长期暴露于 $0.9\sim1.2mg/m^3$ ，可引起慢性中毒，主要表现为神经衰弱综合征、运动肌酸痛和活动障碍等。流行病学调查发现，居民由于长期饮用受氰污染（含氰0.14mg/L）的地下水，出现头痛、头晕、心悸等症状。体内的

氰化物也可在酶的作用下转变成硫氰酸盐，后者能抑制甲状腺的聚碘功能，干扰甲状腺激素的合成，引起甲状腺代偿性肿大。

人体对氰化物有较强的解毒能力。游离氰基在 β-巯基丙酮酸转硫酶作用下与巯基上的硫结合，转变为毒性很低的硫氰酸盐，随尿液、唾液等排出体外，或与含钴化合物如维生素 $B_{12}$ 结合，形成无毒的氰钴化合物排出。发生氰化物慢性中毒时，可将尿液、唾液中的硫氰酸盐含量作为评价氰化物慢性中毒的重要指标。氰化物慢性中毒的发生也常与机体的营养状况有关，如维生素 $B_{12}$ 缺乏、蛋白质供给不足可使体内含硫氨基酸缺乏，使氰化物的毒性增加。

水中氰化物浓度达到0.1mg/L时，水即可呈现出苦杏仁味。氰化物对鱼类及其他水生物的危害较大。水中 $CN^-$ 浓度为 $0.04\sim0.1mg/L$ ，可致鱼类死亡。对浮游生物和甲壳类生物的 $CN^-$ 最大容许浓度为0.01mg/L。

**防治措施**　改革工艺，改用无氰电镀，处理含氰废水、废气和废渣，以消除或减少"三废"的产生，降低其中氰化物浓度。含氰量高的废水必须回收，含氰量低的废水应净化处理后排放。中国《生活饮用水卫生标准》（GB 5749-2006）规定氰化物不得超过0.05mg/L。中国《地表水环境质量标准》（GB 3838-2002）规定水中氰化物浓度限值：Ⅰ类水为0.005mg/L；Ⅱ类水为0.05mg/L；Ⅲ类、Ⅳ类和Ⅴ类水均为0.2mg/L。中国《污水综合排放标准》（GB 8978-1996）规定总氰化物最高允许排放浓度：电影洗片废水的一级标准为0.5mg/L，二级和三级排放标准为

5.0mg/L；其他排污单位的一级和二级标准均为 0.5mg/L，三级标准为 1.0mg/L。

（杨克敬）

lǜwūrǎn

## 氯污染（chlorine pollution）

生产和生活中排放的氯所致环境污染。氯气为黄绿色气体，具有强烈的刺激性，主要刺激呼吸道黏膜和损害中枢神经系统。长期吸入低浓度受氯污染的空气，会引起慢性呼吸道炎症。高浓度氯暴露会引起急性中毒。氯通常由电解食盐的氯碱工业制得。氯气在高压下能液化为深黄色液体，可装在钢瓶中。氯溶于水、碱溶液、二硫化碳和四氯化碳等有机溶剂，是重要的工业原料。

**来源** 氯的用途很广，主要用于冶金、造纸、纺织、染料、制药、农药、消毒剂、漂白剂、橡胶、塑料、合成纤维等工业生产。大气中氯主要来自氯碱工业和化工生产的氯化工序以及饮用水的氯化消毒过程等，还可来自用氯做原料的漂白粉和颜料等工业生产。

**污染途径** 企业通过烟囱排放、生产设备和管道渗漏等，可造成低浓度氯污染；在事故性排放或氯贮存器破裂等情况下，可造成严重的氯污染，甚至引起急性中毒事件。

**危害** 氯是强氧化剂，易溶于水和碱溶液。氯经呼吸道吸入时能迅速溶解于呼吸道黏膜和肺泡，生成盐酸和新生态氧。盐酸对局部组织产生烧灼和强烈刺激作用，引起水肿、充血和坏死。新生态氧对组织有强烈的氧化作用，并在氧化过程中可形成臭氧，对组织细胞原浆产生毒作用。呼吸道黏膜中末梢感受器受氯刺激，可引起局部平滑肌痉挛，加重通气障碍，导致缺氧而使心肌受损。氯气可损害中枢神经系统，引起自主神经功能紊乱，主要使副交感神经兴奋性增高而造成血压偏低、窦性心动过缓和心律不齐等。氯被吸入支气管、细支气管和肺泡，还能引起支气管炎和支气管周围炎。

空气中氯的嗅觉阈浓度为 0.06mg/m³，1.5mg/m³ 时大多数人能感知气味；3～9mg/m³ 时氯气味明显，对眼和鼻腔有刺激，18mg/m³ 时对咽喉有刺激作用，90mg/m³ 时能引起剧烈咳嗽，300mg/m³ 时可造成致命性损害，3000mg/m³ 时深吸少许可能危及生命。接触低浓度氯主要引起黏膜刺激症状，如眼黏膜辛辣感、流泪、咽痛、干咳及胸闷、恶心等。吸入浓度较高的氯，会立即出现剧咳、胸痛、痰中带血丝，并有胸部紧迫窒息感和心悸等症状，还可伴明显的头痛、头晕、无力、恶心、呕吐、中上腹疼痛等。有时可引起化学性肺炎，体温升高。吸入高浓度氯且时间较久，可发展成为肺水肿，引起昏迷和休克或喉头和支气管痉挛，甚至窒息和死亡。更高浓度的氯，可引起迷走神经反射性心脏骤停，几分钟内可出现"电击式"死亡。

长期吸入低浓度氯污染的空气，除出现刺激症状外，还会造成机体免疫功能的降低，出现慢性支气管炎、肺气肿、慢性鼻炎等继发性感染，使呼吸功能和嗅觉功能减退或出现牙酸蚀症和氯性痤疮等。此外，氯的不良气味和漂白、腐蚀作用，可造成氯污染地区环境的严重恶化。氯对居住环境条件的影响较大，不良气味和刺激作用使居民不能经常开窗通气。氯是一种强氧化剂，能使衣被等织物褪色变脆而影响使用，还可腐蚀金属物件。氯对植物、农作物和畜禽也有危害。

**防治措施** 受氯污染的地区，大气中氯的一次浓度平均达到 0.38～1.35mg/m³ 时，居民的嗅觉功能便会降低，鼻腔和其他呼吸器官疾病的患病率较对照地区高，儿童的肺功能也会受到一定影响。大气中氯浓度在 0.17mg/m³ 的地区，未见对居民有不良影响。生产、使用氯气的车间最高容许浓度为 1mg/m³。应严格遵守生产、运输和使用的安全操作规程，尽量减少氯气的排放，工业生产中的含氯废气要净化后排放。制氯企业要防止管道逸漏，特别要防止事故性排放。对急性中毒者可让其吸入氧气和使用支气管扩张剂，严重者可使用激素进行治疗。

（杨克敬）

liúhuàqīng wūrǎn

## 硫化氢污染（hydrogen sulfide pollution）

生产生活排放的硫化氢所致环境污染。硫化氢是无色、有腐蛋的刺激性和窒息性气体，能溶于水、乙醇及甘油。化学性质不稳定，在空气中可氧化为二氧化硫，与空气混合燃烧时会发生爆炸。主要来自工业生产和蛋白质腐败，能刺激眼和呼吸器官，能与机体的细胞色素氧化酶及这类酶中的二硫键（—S—S—）作用，影响细胞色素氧化过程，阻断细胞内呼吸，导致全身性缺氧，并能直接抑制呼吸中枢，引起急性和慢性中毒。事故性排放时，可造成急性中毒事件。

**来源及污染途径** 大气中的硫化氢主要来自天然气净化、炼焦，以及橡胶、人造丝、硫化染料、造纸、颜料的生产。含硫量较高的石油和天然气开采过程中硫化氢气体即可大量喷出；在制革、菜腌渍、甜菜制糖、动物胶等工业生产中也有硫化氢的生成。开挖和整治沼泽地、沟渠、水井、下水道、隧道和清除垃圾、污物、粪便等作业也有接触硫化氢的机会。火山喷气、矿下积水也常会有硫化氢的存在。由于硫化氢可溶于水及油中，有时可随水或油流至远离发生源处，而引起意外中毒事故。

**危害** 硫化氢的臭味极易被嗅出，空气中质量浓度在 $0.2mg/m^3$，即能嗅到臭味。硫化氢易溶于黏膜表面的水分中，与钠离子结合成硫化钠，对黏膜有较强的刺激作用，可引起眼炎和呼吸道炎症，甚至肺水肿。进入肺泡内被迅速吸收入血液，一部分被氧化成无毒的硫酸盐、硫代硫酸盐随尿和粪便排出体外。未被氧化的部分进入组织细胞，与细胞色素氧化酶等的二硫键作用或与三价铁结合，抑制细胞氧化过程，造成组织缺氧，引起全身中毒反应。硫化氢是一种神经毒剂，其毒作用主要靶器官是中枢神经系统和呼吸系统，亦可伴心脏等多器官损害，对毒作用最敏感的组织是脑和黏膜接触部位。高浓度可直接抑制呼吸中枢，引起窒息而发生迅速死亡。呼吸衰竭、低氧是硫化氢急性中毒致死的原因。

急性硫化氢中毒一般发病迅速，出现以脑和（或）呼吸系统损害为主的临床表现，亦可伴心脏等器官功能障碍。临床表现可因接触硫化氢的浓度等因素不同而有明显差异（表）。慢性硫化氢中毒主要表现为神经衰弱的症状如头痛、头晕、倦怠无力、恶心等，有时也可出现眼球酸痛、肿胀畏光以及支气管炎症状等。

**防治措施** 急性中毒患者给予支持疗法和吸氧，防止肺水肿的发生，预防感染，缓解局部刺激症状等，并注意保持酸碱平衡，为防止硫化氢的污染及事故的发生，应严格执行安全生产的有关规定，改革工艺，尽量减少或消除硫化氢的排放。处理废气、废水，如用氯化钙或硫酸铁和生石灰的混合液处理含硫化氢废水。含硫化钠的废水应严格防止与酸接触，以免释出硫化氢。积极预防事故排放造成的急性中毒事件。硫化氢作业现场应安装硫化氢报警系统，该系统应能声、光报警，并能确保整个作业区域的人员都能看见和听到。第一级报警值应设置在阈限值（硫化氢含量 $15mg/m^3$），达到此浓度时启动报警，提示现场作业人员硫化氢的浓度超过阈限值，应采取相应措施；第二级报警值应设置在安全临界浓度（硫化氢含量 $30mg/m^3$），达到此浓度时，现场作业人员应佩戴正压式空气呼吸器，并采取相应措施；第三级报警值应设置在危险临界浓度（硫化氢含量 $150mg/m^3$），报警信号应与二级报警信号有明显区别，应立即组织现场人员撤离作业现场。钻井过程中发现硫化氢时，浓度达到 $30mg/m^3$，应暂时停止钻进，循环泥浆，采取相关的措施。

（杨克敌）

*Chéngjì wūrǎn*

**橙剂污染**（Agent Orange pollution） 美军在越南使用的用橙色桶装的落叶剂所致环境污染。越战期间，美军总共使用 15 种除草剂，其中 55% 的除草剂的储藏桶是橙色的，故有"橙剂"之称。除了"橙剂"之外，美军当年还使用了少量的其他除草剂，即所谓的"粉红剂""蓝剂"和"紫剂"，而且，范围还包括老挝和柬埔寨。橙剂是高效除草剂，是由除草剂 2,4-二氯苯氧基乙酸和 2,4,5-三氯苯氧基乙酸各占 50% 的制剂。1961～1971 年，美军曾向越南农村非军事区喷洒 7600 万升落叶型除草剂的生化武器"橙剂"和其他落叶剂，以清除遮天蔽日的树木枝叶，毁掉了越南的水稻、其他农作物及 10% 森林。橙剂的危害可长达百年以上。

**危害** 橙剂中含有毒性很强的 2,3,7,8-四氯二苯并-对-二噁英（2,3,7,8-TCDD），平均浓度为 2mg/kg，其化学性质稳定，在环境中半减期约 9 年。进入人体后，需 14 年才能全部排出。它还能通过食物链在自然界循环，危害范围广泛。越南广治省的调查表明，在喷洒橙剂的地区农作物、鱼类、畜禽和人体血液中发现高含量的二噁英，当地居民出生缺

**表 不同浓度硫化氢对人体的毒性反应**

| 浓度（$mg/m^3$） | 暴露时间 | 毒性反应 |
| --- | --- | --- |
| 30~40 | | 臭蛋味强烈，但能耐受。可致局部刺激及全身症状的阈浓度 |
| 75~150 | >1 小时 | 急性结膜炎、呼吸道刺激 |
| 375 | >1 小时 | 肺水肿 |
| 750 | 0.5~1 小时 | 全身毒性反应：头痛、头晕、步态不稳、意识丧失、呼吸衰竭 |
| 1050 | 数秒 | 意识丧失、呼吸停止 |
| 1500 | 瞬间 | 意识丧失、迅速虚脱、数分钟内死亡 |

陷的发生率远远高于未喷药区。主要包括新生儿低体重、头围小、颜面裂和肢体畸形等。越战结束30年后，在橙剂喷洒地区越南民众的血液中，二噁英的含量比没有受到橙剂污染地区高135倍。橙剂不仅危害越南人民，而且牵连参战的美国士兵。他们血液中的2,3,7,8-TCDD的含量远远高于一般人群。美越战老兵所患的病中，已有9种被证实与"橙剂"有直接关系，包括心脏病、前列腺癌、氯性痤疮及各种神经系统疾病等。参加过喷洒橙剂行动的老兵糖尿病的发病率也比正常人高47%，心脏病的发病率26%，患霍奇金淋巴瘤的概率较普通美国人高50%，他们配偶的自发性流产率和新生儿缺陷率均比常人高30%。更严重的是，毒物还改变了人们的生育和遗传基因。在越南长山地区还发现不少肢体畸形和严重智力障碍的儿童。越战中曾在南方服役的人，其子女出生缺陷率高达30%。

2004年4月，美国《自然》杂志刊登的由美国专家完成的一项调查表明，美军当年在越南战场上使用的橙剂大大超出了美国政府原先承认的数量。遭到橙剂喷洒的村庄多达3181个。大约有500万越南人至今仍深受其害，其中包括15万名儿童，有60万人因此而患上绝症。加拿大一家环境公司在越南进行土壤样本采集和调查后发现，虽然战争已远去多年，越南人仍然在遭受着橙剂引发的癌症、基因变异等疾病的折磨。加拿大致力于研究落叶剂污染问题的哈特菲尔德咨询公司对岘港机场内的职工进行血液和母乳二噁英含量检测，发现其含量高达世界卫生组织认定为安全限量的100倍。受橙剂危害的妇女容易患子宫癌等疾病，大批越南儿童一出生就患上各种终生难以治愈的先天性疾病（见二噁英污染）。

**防治措施** 橙剂除了对人体造成危害外，最大的潜在危害是对土壤的影响。为防止橙剂继续对当地居民健康和生态危害，有人进行了大量研究，发现产自澳大利亚的一种金合欢树，生长速度快，既可以产生经济效益，还有改良土壤的功能。金合欢树已经成为越南中部地区的主要树种。建造"灌木丛篱笆"，围住这些危险区域是防止橙剂继续危害的又一措施。选用有很多刺的皂角树，可以阻止当地人或者牲畜进入危险区域，同时皂角树还是一种经济作物，它的果实是制造肥皂的原料。

(杨克敌)

duōlǜliánběn wūrǎn

## 多氯联苯污染（polychlorinated biphenyl pollution）

生产生活中排放的多氯联苯类化合物所致环境污染。多氯联苯（PCB）是氯原子置换联苯分子1～10位上氢原子而形成的一类含氯有机化合物，易溶于脂质。PCB的商品名各国不同，如Aroclor（美国）、Clophen（德国）、Kanechlor（日本）、Phenochlor（法国）、Fenchlor（意大利）。商品化PCB一般用四位数号码表示，通常前两位数用"12"表示联苯，后两位数表示混合物中氯的重量百分比，如Aroclor 1260表示含氯量为60%的PCB混合物。PCB有极好的热稳定性和化学稳定性，不可燃性，低蒸气压，高电解常数，使其成为有效的冷却剂、润滑剂和绝缘剂而被广泛用作变压器、电容器、热交换器、无碳复印纸、工业用油、油漆、塑料、油墨、阻燃剂等工业生产中。PCB在环境中具有持久性、生物蓄积性、迁移性，以及对生态系统和人类健康的高毒性，被列入首批优先控制和消除的持久性有机污染物名单中，成为人们关注的热点之一。

**来源** 含PCB的变压器、电容器等工业产品的使用；含PCB工业废水废渣的排放与蒸发；含PCB工业液体的渗漏；从密封存放点渗漏或在垃圾场堆放沥滤；焚烧含PCB的物质；增塑剂中的PCB的挥发；用含PCB的回收材料作为原料生产其他产品，如轮船、汽车塑料制品、纸和沥青等；生产泡沫乳胶、玻璃纤维、防水化合物等绝缘绝热固体材料；作为含氯溶剂、油漆、墨水、塑料等工业产品生产时的副产品出现而排放；汽车尾气；光化学反应和某些生化反应也会产生PCB污染物。

**污染途径** 世界各地的空气、水、水体底泥、土壤、生物体内都可检测到相当浓度的PCB。PCB可通过水生生物摄取进入食物链而发生生物富集，藻类对PCB富集能力可达千倍，虾、蟹类为4000～6000倍，鱼类可以达数万至十余万倍。在鱼类、奶制品和脂肪含量高的肉类中均能检出PCB。摄取受PCB污染的食物是人类暴露PCB的主要途径，超过90%。

**危害** PCB首先被植物、海洋微生物及昆虫吸收，又被高营养级生物所捕食，随食物链循环，污染鱼、肉及奶乳食品。生物体内的PCB生物转化的主要途径有二：一种是形成甲磺基PCB；另一种是转化成羟基PCB，以形成羟基化代谢产物为主，主要通过胆汁和粪便排泄，小于5%的低氯代的异构体通过尿液排出体外。

对哺乳动物的急性毒作用较小，但长期暴露可产生多种毒性效应。①肝毒性：是 PCB 与细胞内多环芳烃受体结合，诱导体内代谢酶尤其是细胞色素 P450 酶活化所致。②生殖毒性：妊娠期暴露可使动物受孕率降低、胚胎吸收增加、窝仔数减少、胎仔死亡率增加、幼仔头围小、胎仔畸形等。人暴露可影响胎儿生长发育，致畸、上腭裂、智力损伤及生殖力下降等。③干扰内分泌活性：PCB 及其代谢产物，可从激素的合成、转运、结合、代谢和反馈调节等多环节干扰雌/雄激素系统、甲状腺激素系统等多个内分泌系统的功能。PCB 的代谢产物 OH-PCB 能与雌激素受体结合，形成的复合物可转移至细胞核内与雌激素反应元件结合，干扰细胞的正常生理功能，表现类雌激素活性。通过干扰雄激素与雄激素受体结合，发挥抗雄激素活性，表现为拟雌激素作用。甲状腺是 PCB 的重要靶器官之一，其对甲状腺细胞结构损伤呈剂量依赖性正相关，甲状腺细胞形态结构、$T_4$ 和甲状腺球蛋白的浓度随着 PCB 剂量的增加发生显著的变化，随着 PCB 剂量的增加，甲状腺细胞凋亡增加，并呈剂量相关性。④致癌性：某些类型的 PCB 可使大鼠肝癌和癌前病变发生率显著增加。含氯 54% 的 PCB 可诱发胃肠道肿瘤。人群职业性暴露 PCB 与乳腺癌的发生及肝癌、胆囊癌等的死亡率有关联。国际癌症研究机构将 PCB 归类为"人类可能的致癌物"。⑤对水生生物的毒性：水中浓度 0.1mg/L 时，幼虾 48 小时内全部死亡；浓度 2.4~4.3μg/L 时，17~53 天内能杀死成虾。

**防治措施** 2001 年 90 多个国家在瑞典的首都斯德哥尔摩共同签署了《关于持久性有机污染物的斯德哥尔摩公约》。中国于 2001 年 5 月签署，2004 年 6 月 25 日第十届全国人民代表大会常务委员会第 10 次会议通过《关于批准<关于持久性有机污染物的斯德哥尔摩公约>的决定》，2004 年 11 月 11 日该公约在中国正式生效。PCB 是该公约规定 12 种持久性有机污染物之一。世界上的一些发达国家于 20 世纪 70 年代就禁止生产和使用 PCB。中国国家环境保护部/能源部于 1991 年 1 月 23 日颁布了《防止含多氯联苯电力装置及其废物污染环境的规定》。对 PCB 的生产、储存、运输、使用和废物处理要严格按照国家标准执行，防止 PCB 泄漏到环境；积极采取新工艺和新材料，替代生产过程中 PCB 的使用；建立和发展系统化、规范化的 PCB 监测分析方法，适时、全面、系统地开展环境介质及生物体内 PCB 浓度的监测；加强监管，防止已封存的 PCB 再次进入环境；加强科学研究，特别要重视研究 PCB 对动物和人的危害，为保护动物和人的健康以及行政执法提供科学依据。

（杨克敌）

duōxiùliánběnmí wūrǎn

## 多溴联苯醚污染（polybrominated diphenyl ether contamination）

生产生活中排放的多溴联苯醚类化合物所致环境污染。多溴联苯醚（polybrominated diphenyl ethers，PBDE）属溴系阻燃剂（BFR）类化合物，是一种重要的新型持久性有机污染物。PBDE 有阻燃效率高、热稳定性好、添加量少、对材料性能影响小、价格便宜等特点，常被作为重要的工业阻燃添加剂用于树脂、聚苯乙烯和聚氨酯泡沫等高分子合成材料中。作为防火材料，广泛地应用于电子、电器、化工、交通、建材、纺织、石油、采矿等领域。溴原子数的多少决定 PBDE 本身的性质及其在环境中的降解能力。按溴原子数目和取代位置的不同，有 209 种同系物。一般在催化剂的存在下，通过联苯醚的溴化生成 PBDE 的产物主要为十溴联苯醚、八溴联苯醚和五溴联苯醚三种。在室温下 PBDE 有疏水性、低蒸汽压、高脂溶性和高沸点（310~425℃）等特性，在制备、燃烧及高温分解时可生成毒性更强的多溴代二苯并-对-二噁英（PBDD）和多溴代二苯并呋喃（PBDF）。

**来源** BFR 的广泛生产和使用始于 20 世纪 70~80 年代。全球四溴联苯醚销量的 75% 集中在亚洲，主要因为亚洲拥有全球 80% 以上的电子产品出口国。六溴联苯醚主要应用于绝缘材料和电子设备，其中欧洲的需求量占 57%，其次是亚洲和北美洲。与其他阻燃剂相比，BFR 具有稳定性好、阻燃性能优良、制造工艺成熟、价格适中等特点，因而其在世界范围内，特别是在发展中国家还将使用相当长的时间，且仍将保持相当快的增长速度。环境中 PBDE 主要来自生产和使用 PBDE 作阻燃剂的工厂，如阻燃聚合产品生产厂、塑料制品厂等。用 PBDE 阻燃剂处理的电子器件通电加热后，PBDE 易于挥发而扩散到环境中。PBDE 的污染来源还包括城市生活垃圾和医院垃圾的焚烧、废弃电器电子产品的资源循环利用、垃圾填埋以及意外的火灾等。添加五溴联苯醚的聚亚胺酯泡沫塑料、用作肥料的污泥中都含有相当高的 PBDE。用作农作物肥料的污泥也可能是人类摄入 PBDE 的途径之一。PBDE 还具有持久性、迁移性、生物蓄积性和生物毒性等特点。

**污染途径**　PBDE 可通过多种途径进入人体。也可通过"蚱蜢跳效应"发生远距离迁移，导致全球污染。环境中的 PBDE 对生物降解、光降解作用有较高抵抗能力，一旦进入环境，可在水体、土壤和底泥等环境介质中存留数年，甚至更长时间。普通人群接触 PBDE 主要途径是摄入。职业人群暴露的重要途径是吸入，如电器循环回收工人、修理和维护计算机的技术人员、橡胶生产工人等。室内装饰材料、家具和电器中大都添加 PBDE 作为阻燃剂，使用过程中 PBDE 会不同程度地散逸到空气中。PBDE 可通过食物链发生生物蓄积和生物放大作用，经食物摄入是体内 PBDE 的最主要来源，富含脂肪组织的鱼类是人体接触 PBDE 最主要的来源，母乳是哺乳期婴儿摄入 PBDE 的主要来源。

**危害**　PBDE 进入体内后，主要分布于在肝、肺、肾和大脑等脏器。PBDE 可蓄积于动物体内，其在鼠类脂肪组织中的半减期为 19~119 天，其含溴越多，生物半减期越长。在体内不仅可发生脱溴转化，而且可出现羟基化和甲基化作用而形成羟基-PBDE 和甲氧基-PBDE。体内 PBDE 能诱导 I 相和 II 相毒物代谢酶的活性。在同系物中，溴含量低者对肝中酶诱导作用较强，其诱导能力五溴联苯醚>八溴联苯醚>十溴联苯醚。能诱导细胞色素 P450 中的 CYP1A1 和 CYP1A2 活性，对肝微粒体乙氧基羟基-9-羟基异吩噁唑酮-邻去乙基酶（EROD）与戊-氧基-9-羟基异吩噁唑酮-邻去

乙基酶（PROD）的活性也有诱导作用。

健康危害包括肝毒性、生殖毒性、神经发育毒性、内分泌干扰作用及致癌作用等，其靶器官主要为神经系统、脂肪组织、甲状腺和生殖发育系统。毒性资料大多来自动物实验。肝毒性表现为肝微粒体酶活性诱导、退行性组织病理学改变、肝大和肝癌。孕期大鼠暴露后，可致仔鼠肛-殖距缩短、发育迟缓、进入青春期的时间延迟、骨骼弯曲等发育异常现象。成年仔鼠前列腺、大脑性别分化区域、子宫中性激素调控基因表达受抑制，成年雄性仔鼠血清中雌二醇和睾酮下降。神经发育早期暴露可损害学习与记忆功能，影响感觉运动和自主行为的发育等。PBDE 至少可通过三个途径影响脑发育：甲状腺激素干扰、神经递质改变和第二信使信号干扰。PBDE 的分子结构与甲状腺激素 $T_3$ 和 $T_4$ 酷似，故一些同系物可增强、降低或模仿甲状腺激素的生物学作用。喂饲高剂量 PBDE 的动物表现出甲状腺素缺失症状，表现为甲状腺肥大、甲状腺素水平和维生素 A 含量降低，且呈剂量-效应关系；EROD 和 PROD 等酶活性均明显增加。PBDE 不但可与甲状腺激素受体 α 和 β 结合，还可与芳烃受体、甲状腺激素结合蛋白结合。职业暴露工人也见有甲状腺功能减退的现象。某些同系物还可能有拟雌激素样作用和抗雄激素作用。

**防治措施**　①禁止或限制 BFR 生产和使用，寻找和开发新型有机阻燃剂，是预防 PBDE 危害的根本措施。但是，由于 BFR 的良好性能以及寻找代用品比较困难，仍有不少国家尚未禁止或

限制 BFR 的生产和使用。2009 年 5 月在《关于持久性有机污染物的斯德哥尔摩公约》受控清单中增补"六溴联苯醚和七溴联苯醚、四溴联苯醚和五溴联苯醚"为持久性有机污染物。欧盟已经决定停止生产和使用五溴联苯醚，并规定从 2006 年 7 月 1 日起，在欧盟市场上投入的电器、电子设备中不得含有多溴联苯和 PBDE 等 6 种有害物质。北美洲生产商已于 2004 年 12 月中止生产五溴联苯醚和八溴联苯醚。②要加强电子固体废弃物监管和处置技术的研究，制定切实可行的措施便于废弃电器电子产品的回收、利用。③应加强对电子固体废弃物处置技术的研究，防止在废弃电器电子产品回收处置过程中 PBDE 的释放。④要建立和发展系统化、规范化的 PBDE 监测分析方法，积极开展与 PBDE 有关的环境监测和食品安全检测，尽早制订相关环境质量标准和环境卫生标准。

(杨克敌)

èr èyīng wūrǎn

**二噁英污染**（dioxin contamination）　生产生活中排放的二噁英类化合物所致环境污染。二噁英是一类含氯的双苯环类化学物质的统称，是由氯代含氧三环芳烃类化合物，其两个苯环通过一个或两个氧原子相连，前者是多氯代二苯并呋喃（PCDF），后者是多氯代二苯并二噁英（PCDD）。这类化合物环上的氢可以被氯取代，氯取代的数量和位置决定了其同系物异构体的数量。多氯联苯也属二噁英类化学物质（见多氯联苯污染）。尽管有 210 种氯代二噁英和呋喃分子，但只有 17 种（7 种二噁英，10 种呋喃）被认为有毒。二噁英类化学物质具有以下特征：①耐热性强，加热至

800℃才会逐渐降解。②低挥发性，因其蒸气压低，除气溶胶颗粒吸附外在大气中分布极少，而在地表中可持续存在。③高脂溶性，易在食物链中通过脂质发生转移和生物蓄积，故易通过奶制品、蛋类或肉类食品等被摄入人体。④环境中极其稳定，二噁英样化学物对理化因素和生物降解具有很强的抵抗力，平均半减期约为9年。

**来源** PCDD和PCDF的环境来源主要是人类生产过程的副产品。其产生的途径主要有：①工业生产过程的副产品。PCDD/PC-DF可通过氯化自然界存在的酚类物质（如存在于木浆中酚）形成，如造纸工业中由于使用氯漂白纸浆，形成PCDD/PCDF，并且存在于纸张和生产废弃物；某些化工产品包括氯和一些氯化物如氯酚（如五氯酚）、多氯联苯、苯氧基除草剂如2,4,5-三氯苯氧基乙酸（2,4,5-T）、氯苯、脂肪族氯化物、氯化的催化剂、卤代二苯乙醚等生产过程的副产品。②焚烧过程中形成，如各种含氯的固体垃圾、排污管道淤泥、医源性和危险性废物等焚烧过程可产生和释放PCDD/PCDF。③冶金过程如高温炼钢、熔铁、废旧金属回炉及燃料燃烧也可产生PCDD/PCDF。有不易降解及水溶性小的特性，导致其易积聚于土壤、底泥和有机物，并可以在垃圾填埋场中持续存在。存在于土壤、水体、底泥等环境介质中的PCDD/PCDF，脂溶性高和水溶性低，主要与微粒或有机物结合，很少挥发或被滤除。

**危害** 职业与事故常引起较高水平的暴露。职业暴露的典型事件是农药2,4,5-T的制造者和散布者受到较高浓度2,3,7,8-四氯二苯并-对-二噁英的暴露。二噁英主要通过消化道、皮肤和呼吸道吸收。日常生活中所受的暴露90%以上来源于饮食，特别是肉类、乳制品等动物性食品的摄取。婴儿主要来源于母乳。经口摄入后，主要分布于血液、肝、肌肉、皮肤、脂肪，特别是在肝和脂肪等脂质丰富的器官。在人体内的代谢速率很低，其半减期长达5~10年，可以通过胎盘转运到胎儿体内，也可以经乳腺分泌于乳汁，通过乳汁转移到婴儿体内。二噁英是世界上毒性最强化学物质之一，猴、兔、大鼠、小鼠和狗的半数致死剂量在100~300μg/kg，对豚鼠的经口半数致死剂量为0.6μg/kg。职业性接触较高水平的二噁英可引发氯痤疮、出疹，出现囊泡、小脓疱，重者全身疼痛，可持续数年。二噁英被列为一类致癌物。二噁英还有肝毒性，其对大鼠肝损害包括变性与坏死，伴单核细胞浸润。二噁英可引起实验动物胸腺萎缩。人类胸腺是二噁英的敏感器官，对实验动物和人的体液免疫与细胞免疫均有明显抑制作用。二噁英还有生殖毒性、发育毒性和致畸作用，有抗雌激素和雄激素作用。

二噁英的毒作用机制包括：①影响芳烃受体介导的基因表达，是其毒性作用最主要也是最基本的作用机制。其基本过程为：二噁英类化学物进入细胞→化合物与芳烃受体结合→配体-受体复合物与DNA识别位点结合→特异基因的转录及翻译→表达蛋白发挥作用。②芳烃受体介导的蛋白激酶途径，可通过激活蛋白激酶而产生各种生物学活性。酪氨酸蛋白激酶在胞质中与芳烃受体复合物结合后，酪氨酸蛋白激酶被释放、激活，使细胞内蛋白质的酪氨酸残基的磷酸化程度增加；也可通过芳烃受体使细胞内的cAMP依赖的蛋白激酶激活，使细胞内Ca$^{2+}$水平增高，细胞分泌功能加强，以及对糖原分解和合成途径及葡萄糖的摄取产生影响。③二噁英类化学物质对机体营养代谢影响，主要体现在高脂血症（高三酰甘油和高胆固醇）、进行性衰竭及细胞葡萄糖摄取减少。细胞摄取葡萄糖的减少将导致脂肪组织中脂蛋白脂肪酶的活性降低和肝脏细胞膜上低密度脂蛋白受体的减少，这也是二噁英类化学物质导致衰竭综合征的基本原因。④激素及其受体改变，二噁英可降低雌激素受体、糖皮质激素和胰岛素的水平；也可改变动物及其组织中雌激素、孕激素、雄激素、甲状腺激素以及维生素A的水平。⑤生长因子及其受体的改变，二噁英可改变生长因子及其受体的表达水平，而生长因子通过膜受体进行信号转导，调节细胞的增殖、分化和凋亡。⑥酶活性改变，其诱导的特征改变是对细胞色素P450的1A1和1A2亚类（CYP1A1和CYP1A2）的作用。CYP1A1和CYP1A2是机体对体内外接触的化学物进行代谢活化与解毒的一组蛋白质。二噁英可以增加CYP1A1和CYP1A2活性，改变涉及细胞代谢的许多酶的活性。

**防治措施** ①减少二噁英的排放：垃圾焚烧和工业生产的副产物是中国二噁英的主要来源。要减少二噁英的排放需改进垃圾焚烧和工业生产工艺，提高焚烧炉温度，控制有关化工品生产过程中二噁英的产生，并最终达到消除的目的；加强有关企业的管理，杜绝事故的发生，并防止生产过程中的跑、冒、滴、漏；对造纸厂、印染厂的漂白方法加速改进，并加强污水处理。聚氯乙烯塑料是形成二噁英的主要材料，中国应逐步限制此类制品的生产，并研制新的可以降解的代用品；在消灭血吸虫中间宿主的钉螺中使用的五氯酚钠是二噁英形成的原因之一，应停止使用此类药物灭螺并研制新的代用品。②控制二噁英的二次污染：对已经受到二噁英污染的设备、食品，应加强管理，严密封存。③环保部门、卫生部门特别是疾病控制部门应及时收集有关二噁英的资料，为国家制定措施和有关标准提供依据。④对环境、食品中的含量及人群的二噁英的体内负荷进行有效的常规监测，并建立有效的信息交流机制，及时互通信息。⑤建立一条快速高效的信息通道，使对来自各方的信息得以快速准确的互相反馈。加强国际合作，准确掌握其全球的动态，使环境监测、食品监测及市场监督工作更有目的性。

(杨克敌)

héchéngxǐdíjì wūrǎn

# 合成洗涤剂污染 （pollution by syndet）

生产生活中产生、排放和使用去污混合制剂所致环境污染。去污混合制剂由表面活性剂和助剂组成。表面活性剂是洗涤剂的主要成分，有固定的亲水亲油基团，可降低表面张力起乳化作用而具去污功能。根据其在水中的电离状态，可分为阴离子型、阳离子型、非离子型和两性离子型。阴离子型是亲水基团带负电，如支链烷基苯磺酸钠属硬性洗涤剂，不易被生物降解。直链烷基苯磺酸钠属软性洗涤剂，可被生物降解，是常用的表面活性剂。烷基硫酸盐由于其分散、乳化和去污力强而广泛用于毛织物、餐具、地板清洁等洗涤剂。阳离子型的亲水基团带正电，如季铵盐、烷基吡啶、铵盐类，为一类具强杀菌力的表面活性剂。两性离子型则有两个亲水基团，同时带正负电荷；如氨基丙酸、咪唑啉、甜菜碱、牛磺酸等。非离子型，不带电荷，主要用环氧乙烷与脂肪醇、脂肪酸或烷代酚缩合而成，如脂肪醇聚氧乙烯醚，也是合成洗涤剂中广泛使用的表面活性物质。合成洗涤剂助剂为洗涤剂的辅助组分，在洗涤过程中起增强主要组分的洗涤特性，包括三聚磷酸钠（$Na_5P_3O_{10}$，STPP）、硫酸钠、香料、荧光增白剂、蛋白质分解酶等，主要起软化硬水、乳化、悬浮、分散、增香、增白等辅助去污的作用。其中三聚磷酸钠因络合作用强，能与硬水中的钙、镁等离子形成可溶性络合物，降低水的硬度增强去污力。STPP应用广泛且量大，是洗涤剂污染环境的主要特征污染物。

**来源** 环境中的合成洗涤剂可来源于生产，洗涤剂在生产过程中，因设备不密闭、故障的泄漏，生产企业的废气、废水、废渣未经处理的排放等均可污染外环境。合成洗涤剂的使用是环境污染的另一主要来源，包括工业上部件的清洗、商业的洗车、洗衣业污水的排放和家庭日常的洗涤均可经生活污水外排而污染环境。合成洗涤剂应用广泛、使用量大，且污染源分散，是被广泛关注的环境问题。

**污染途径** 合成洗涤剂的污染途径以水体污染为主，即主要通过工业废水和生活污水污染水体，地表水环境是合成洗涤剂的受纳主体。合成洗涤剂也可经多种途径污染土壤：被合成洗涤剂污染的水用于农田灌溉可进一步污染土壤；合成洗涤剂制造厂合成塔或工艺设备的无组织排放，也可经大气扩散后沉降造成土壤污染。合成洗涤剂污染土壤后被植物吸收的较少，但可随降水渗入地下污染地下水。

**危害** 暴露途径主要是皮肤，清洁物品时的手部皮肤接触，沐浴时可有较大面积的皮肤接触，清洁餐具、蔬果洗涤剂残留可经消化道进入人体。合成洗涤剂中的化学成分，一般毒性不高。合成洗涤剂污染危害，最早报道见于从事合成洗涤剂生产工人的皮肤炎症和肝损伤所致的面部蝶形色斑。非职业接触对人体的危害主要是长期反复接触对使用者皮肤的刺激和致敏。由于烷基酚类属环境内分泌干扰物质，可污染饮用水经消化道进入人体，对群体健康构成潜在的危害。

对水净化处理的影响：低浓度的洗涤剂可使生活饮用水水质产生臭味或异味，影响水质的感官性状，其表面活性剂的特性也可降低生活饮用水生产工艺中净水剂的净水效果。含合成洗涤剂的水体，可在水面形成积聚泡沫，妨碍污水与空气的接触，降低有机物在微生物参与下的好氧分解能力。用氧化塘处理污水时，烷基苯磺酸类对藻类和凤眼莲等水生植物生长的抑制作用可降低生物氧化塘的处理效果。

对水生生物的影响：三聚磷酸钠是合成洗涤剂的主要助剂，磷是藻类生长必需的营养素。含磷洗涤剂的污水污染地表水体，可引起水体富营养化，洗涤剂在水中分解也消耗溶解氧加重水质恶化。水中的表面活性剂有溶出分解脂肪的作用，可干扰含脂肪的鱼味蕾而妨碍其觅食，也可与

1899～1908 年分别对此病进行了临床流行病学研究，故此命名为 "Kaschin-Beck disease"。

**流行特点** 主要有地区、人群、时间分布特点。

**地区分布** 大骨节病区多地处荒凉偏僻山区，其地理环境和生存条件恶劣，经济发展缓慢，群众居住条件简陋，生活水平低下。20 世纪 80 年代以来，由于生活条件改善，大骨节病发病率大幅度下降。中国大骨节病主要分布于自东北至西南延伸的一条宽阔带状区域内，其病区分布具典型的灶状分布。病区主要分布于山区、半山区、丘陵地带，如大兴安岭、长白山、燕山、吕梁山、太行山、秦岭、巴山、青藏高原、陕北黄土高原、毛乌素沙漠及内蒙古高原；个别平原地区例如东北松辽、松嫩平原亦有病区分布。病区范围波及 15 个省区，297 个县（市、旗），约有 200 万人患大骨节病。

**人群分布** 大骨节病性别间差异不明显，但 16 岁以上的青年及成人患者，男性略高于女性。大骨节病的发病与病区居住年限无关，从外地迁入病区的外来人群，发病率高于本地人群。不同民族、职业发病率之间无差异，但农业人口高发，且有家庭多发倾向。大骨节病从幼儿到高龄老人均有病例发生，但以 8～15 岁学龄儿童为高发人群。青少年时期是骨骼发育极为活跃的阶段，也是内分泌器官功能最活跃的时期，故最易遭受机体内外环境中致病因子的损伤。

**时间分布** 大骨节病病程长、进展缓慢，很难确定发病准确时间，在实际工作中多根据患者"自述出现症状的时段"来确定发病时间。各季节中发病率有很大差别，温带地区多发生于春季（3～4 月份）；暖带多发生于冬春之间（2～3 月份）；寒冷地带多发生于春夏之交（4～5 月份）。上述结论尚有争议，因为大骨节病患者早期症状不明显，绝大多数早已罹患此病的人自觉症状多在春天加重，故此病的"季节性多发"有待于客观、灵敏、准确的判定方法来进一步证实。

**病因及发病机制** 软骨是有支持和分化成骨作用的特殊结缔组织，在体内分布于关节面、骺板等处。人出生后骨组织的成熟发育一般有两种形式，即骨膜内成骨和软骨内成骨，其中软骨内成骨是长管骨纵向生长、身高增长的主要机制。机体内环境的紊乱及外环境中理化、生物致病因素均可影响软骨内成骨作用，并可破坏骨骺板软骨、关节面软骨的结构，影响儿童生长发育。

**环境硒水平过低** 学者们对大骨节病的病因提出了许多学说，其中环境硒水平过低受到广大学者认可。中国范围内的环境流行病学调查显示，大骨节病病区分布于从东北至西南的宽阔缺硒地带；病区土壤、粮食中硒含量明显低于非病区；病区人群生物样品（毛发、血清、指甲等）中硒含量亦明显低于非病区。自 20 世纪 80 年代以来，中国许多病区推广硒盐和口服亚硒酸钠进行防治，使大骨节病的发病率明显下降。这对大骨节病的缺硒学说均具强有力支持，但是并非所有低硒地区均有大骨节病流行。故可以认为：除缺硒外，尚存在有其他致病因子。

**真菌毒素中毒** 大骨节病病区粮食易被镰刀菌污染，可产生某些对机体有害的毒素，如单端孢霉烯族真菌毒素中致病性较强的代表性毒素 T-2 毒素。毒素进入体内后，可通过多种机制使骨骺板软骨和干骺区的血管变窄、软骨基质营养不良、软骨细胞变性坏死。镰刀菌最容易污染的粮食是小麦、玉米，大米基本不受污染；病区玉米镰刀菌检出率明显高于对照区；已从病区粮食面粉中分离检出 T-2 毒素，范围为 2.0～1549.4$\mu$g/kg。用含 T-2 毒素的饲料喂养大鼠、雏鸡、幼兔、小猪等动物，可出现类似人大骨节病样软骨病变。细胞超微观察发现，T-2 毒素能破坏体外培养软骨细胞的细胞器，引起粗面内质网囊状扩张、数量减少以及分泌功能缺失；线粒体空泡变性和髓样改变。分子机制研究表明，T-2 毒素能影响 c-jun、p53、bcl-2 家族、caspase-3 蛋白酶等凋亡相关基因的表达，引起软骨细胞凋亡。

**饮水中有机物中毒** 在 20 世纪初，有学者提出饮水有机物污染是大骨节病可能原因。用大骨节病区饮用水饲喂家兔，发现家兔明显消瘦、骨骼生长发育停滞。对大骨节病区饮用水中有机物检测分析，发现大骨节病发病率与水中高锰酸钾耗氧量呈平行关系；用酸化萃取法检测病区饮水，表明腐殖酸含量与大骨节病发病率有关。大骨节病区饮水中有机物主要指阿魏酸、对羟基桂皮酸、黄腐酸等植物自然腐败产物，其中黄腐酸与大骨节病因果联系较为密切。用含黄腐酸饮水饲喂大鼠，可引起膝关节软骨细胞变性、纤维化。从病区水源旁边土壤中提取的黄腐酸，对体外培养的软骨细胞染毒，可引起细胞损伤、变性、坏死。也有实验表明，黄腐酸能破坏软骨细胞膜完整性、导致脂质过氧化损伤，并可蓄积于骨和软骨细胞中。

**病理改变** 采用病区水、粮食饲喂动物已成功地复制出大骨节病动物（恒河猴）病理模型，动物四肢软骨出现营养不良性退行性改变。这种改变与大骨节病尸检时关节病理学改变一致。基本的改变是四肢骺板软骨细胞柱排列紊乱、短小、稀疏；骺板和关节软骨内小灶性基质红染、原纤维显现，或出现小片无细胞区；骺板下骨小梁稀少、排列不整齐等；尚可见到范围较大、较严重的软骨坏死性病灶。①关节软骨：关节软骨面上可见不同程度的软骨坏死灶。轻者关节软骨深层小范围软骨细胞轮廓消失，核红染，但病灶内见不到软骨细胞增生反应。严重者关节软骨内层可见软骨组织灶状或带状凝固坏死，病灶内软骨细胞消失或残留少数细胞；基质均匀红染；坏死灶内形成（与关节平行的）裂隙。坏死灶周围软骨细胞增生，形成软骨细胞团。上述病变（坏死和修复）过程交替出现，致使关节面凹凸不平，大体外观上可见不规则的龟裂、纹沟、丘样隆起、骨赘形成、骨端增粗，从而表现出变形性关节病外观。②骨骺板软骨：在骺板软骨的各层均可见到灶状、片状和带状软骨坏死灶，周围有软骨细胞增生所形成的细胞团。在坏死病灶内可见来自骨髓腔的纤维组织增生、侵入等修复现象。病变严重者，骨骺板可形成整层穿通，以致骨骺板部分或全部消失、融合。贯穿骺板全层的坏死灶，内部崩解形成裂隙。坏死灶在吸收、骨化的过程中，以不规则的软骨内成骨和膜内成骨的方式形成骨化组织，导致骨干与骺板的早期骨性愈合。这种骺板与骨干的愈合可从骺板中央开始，逐渐向四周扩大，最终导致骨骺

板部分或完全消失，此时该管状骨纵向生长停止。可以认为，骺板与骨干的（坏死后）骨性愈合，是造成管状骨纵向生长停止、患者发生矮小、短肢、短指（趾）、畸形的病理基础。

**临床表现** 有症状与体征、X线表现，还包括实验室检查。

**症状与体征** 大骨节病病程进展缓慢，患者早期可无明显自觉症状，常在不知不觉中指、趾、肘、膝、踝等关节增粗、弯曲、变形。随着病情发展患者可有乏力、食欲减退、肌肉酸痛、四肢麻木（或蚁走感）等症状；部分患者可出现四肢关节晨僵，并伴疼痛（负重关节重），多为对称性、固定性、针刺样或酸沉胀痛，劳动或天气变化时加重。关节僵硬、疼痛可造成患者行走、下蹲、弯腰、抬臂等困难，严重者影响生活和劳动能力。重症晚期患者因短肢、短指（趾）畸形，出现身材矮小、四肢不均匀性短缩。尺骨、桡骨特别短，致使手指不能触及大转子处；胫骨、腓骨缩短，并出现弯曲变形，致使步态不稳。

大骨节病患者体征非常独特，早期即可见到手指末节粗大如"鹅头"状，并向掌侧弯曲。随着病情进展，关节增粗、变形。肌肉萎缩等改变出现于指间关节、趾、踝、腕、掌指关节等处；中期可发展至肘、膝关节；晚期累及肩关节、髋关节及脊柱关节。对关节增粗部位触诊时呈骨样感觉，但患者并不感有压痛。指间关节增粗后外观如"算盘珠"状，触诊时可摸到横行结节（赫伯登结节）。手腕部因尺骨茎突隆起，可变得扁宽或厚窄，并向尺侧（或桡侧）倾斜。增粗的肘关节弯曲、伸展受限。膝关节粗大，可

使下肢呈"X"或"O"形弯曲。踝关节、足趾关节增粗，可以使脚部活动受限。关节增粗变形、活动范围受限，致使失用性肌肉萎缩。

**X线表现** 大骨节病由于年龄、病变部位、病变性质、轻重程度的不同，X线征象颇为复杂，最基本的有以下6种，且多见于掌指骨、腕骨、尺骨、桡骨、肱骨、胫骨、腓骨、股骨及足踝部骨骼。①干骺端先期钙化带模糊、凹陷、不整，或呈波浪状。②干骺端先期钙化带凹陷、硬化、增宽。③骨端骨性关节面毛糙、不整、凹陷。④骨端囊状改变、骨质缺损、骨刺，或变形、粗大。⑤骨骺变形与干骺端早期闭合，或骨骺融解、碎裂。⑥骨干短缩、变形且骨质疏松、骨纹理紊乱，关节变形并且伴有关节腔内游离碎块。

**实验室检查** 经常开展的实验室检验指标有以下几种。①血清、毛发、尿中硒水平：病区人群调查显示，患者上述生物标本中硒水平明显低于非病区。②谷胱甘肽过氧化物酶（GSH-Px）：此酶的活性中心是含硒氨基酸，在体内催化一系列生化反应，并能阻止过氧化物的产生、堆积，减少组织过氧化损伤。大骨节病病区人群调查测定结果显示，GSH-Px活性均值明显低于非病区人群。③与胶原代谢有关的指标：由于软骨组织中富含胶原蛋白，有许多研究者检测分析了软骨组织中硫酸软骨素的硫酸化程度，分析了大骨节病患者尿中羟脯氨酸和羟赖氨酸水平，结果均显示：大骨节病患者软骨组织硫酸软骨素硫酸化程度降低；尿羟脯氨酸、羟赖氨酸排出量明显高于非病区人群，证实了大骨节病机体胶原

代谢紊乱。④其他代谢酶活性：对大骨节病患者血清酶活性测定发现，血清碱性磷酸酶、谷草转氨酶、乳酸脱氢酶、羟丁酸脱氢酶等活性显著升高，反映大骨节病存在着机体组织细胞代谢功能紊乱。

**治疗原则** 早期与中晚期治疗原则不同。

**早期治疗** 治疗效果取决于是否"早发现、早确诊、早治疗"。早期患者除补充含硒制剂外，还可运用解毒、抗氧化制剂，临床经常选用的药物有维生素 C、维生素 E、葡萄糖醛酸钠、硫酸软骨素、复方硫酸钠等；可应用活血化瘀、通经活络中草药。中西医结合措施可以明显阻止病情进展。

**中晚期治疗** 若未能早期发现，关节增粗、变形后，治疗效果不佳，但仍可采取中西医结合方案，以减轻疼痛、保护关节，具体手段包括药物治疗、物理治疗、手术治疗等。如有地方病防治研究所采用"经皮穿刺减压术"治疗晚期疼痛剧烈的大骨节病患者，具良好的疗效。其基本原理在于打破了"骨内微循环障碍与骨内压增高互为因果"的恶性循环，对关节僵硬、疼痛难忍、步履蹒跚具明显的缓解作用。

**预防** 应采取综合性的预防措施。

**补硒** ①硒盐：亚硒酸钠粉剂配成水溶液，喷洒到食盐中，制成 1/60 000 的硒盐。②亚硒酸钠片：每周服用 1 次，按人群服用不同剂量，连续口服 7～10 次后，改为半月口服 1 次。③田间粮食作物施硒：将亚硒酸钠溶于水，在扬花期喷洒到粮食作物上，并且在作物灌浆期喷洒 2～3 次。在土壤偏碱地区，也可以按每亩玉米或小麦喷施亚硒酸钠 20g，或把亚硒酸钠均匀混入玉米、小麦专用化肥中，制成富硒底肥，在播种时施入田间。如无严重洪水或涝灾，施富硒底肥一次可维持 3 年。④富硒酵母：依年龄不同按含硒量计算，每日 1 次；或把各剂量乘以 7，作为每周一次的口服剂量。⑤高硒鸡蛋：先在鸡饲料中加入亚硒酸钠，使鸡产生高硒鸡蛋，可隔 2～3 天食用 1 个。⑥其他含硒食物：在经济条件许可的前提下，适当增加含硒丰富的食物，如动物肝、肾、禽蛋、鱼类、芝麻、蘑菇、大蒜等。

**改水** ①选择水质较好的生活饮用水水源：应水量充沛，水温恒定（冬夏均在 14℃ 左右），感官性状良好，水中有鱼虾存活，水流经过之处生长有水芹菜等绿色植物。②水质净化：可采用吸附或过滤方法对病区饮用水进行净化，如对浅层地下水水井可在掏净后于井底加硫黄（每吨水 25kg）、煤炭（每吨水 125kg），上层覆以沙石。另外可修造小型过滤池，其滤料为硫黄、碎煤粒、细沙、粗沙、棕树皮等。

**改粮** ①改旱田为水田：在以玉米、小麦为主食的病区，扩大水稻种植面积，若大米在主食中比例增加至 30% 以上，可使大骨节病发病率明显下降；若大米比例达到 80% 以上，基本可以控制大骨节病的流行。②改自产粮为供应粮或非病区粮：病区居民主食中供应粮或非病区粮应超过 50%，或达到 90% 以上，基本上可以控制大骨节病的发生。③防止粮食霉变：粮食收获后彻底晒干、烘干，并置于通风干燥处存放，以防止产毒真菌污染。④膳食结构多样化：在没有条件实行旱田改水田或自产粮改供应粮的地区，应改变膳食结构，降低小麦、玉米在主食中比例，增加大豆、小米摄入量。另外多种、多储、多吃蔬菜，以增加维生素和无机盐的摄入量，同时教育儿童克服不爱吃菜等偏食、挑食习惯。

**人群筛查** 大骨节病的早期发现主要依靠 X 线摄片，生活在病区的儿童，从断奶时起每年进行 1 次右手（包括腕关节在内）的 X 线摄片，一旦发现手指间关节干骺端或骨端异常，即可按大骨节病治疗。少数儿童右手部 X 线可能无异常，但主诉有关节疼痛，检查时发现关节运动不灵活、手指向掌侧弯曲或手指末节向掌侧下垂，也应按大骨节病处理。

（徐兆发）

diǎnquēfábìng

**碘缺乏病**（iodine deficiency disorders, IDD） 胚胎发育至成人期碘摄入量不足所致的生物地球化学性疾病。包括地方性甲状腺肿、地方性克汀病、地方性亚临床克汀病、流产、早产、死产等。

**碘**（I） 广泛分布于自然界，以碘化物形式存在。一般空气含碘极微，水碘含量与 IDD 的流行有密切关系，在 IDD 病区多在 $10\mu g/L$ 以下。陆产食物中的碘绝大部分为无机碘，受土壤水溶性碘含量的影响，不同地区所产蔬菜和粮食的碘含量不同，为 $10～100\mu g/kg$。在碘缺乏地区碘含量较低，一般在 $10\mu g/kg$ 以下。海产品中碘含量较高，可达到 $100\mu g/kg$ 以上，特别是海藻类碘含量更高。海藻中碘有一部分是以碘化酪氨酸形式存在的有机碘。碘化物溶于水，可随水迁移。山区水碘低于平原，平原低于沿海。

碘是人体必需微量元素，主要来源于食物。人体由食物提供的碘几乎占所需碘的 90% 以上，食物中的无机碘易溶于水形成碘离子。在消化道，碘主要在胃和小肠被迅速吸收，空腹时1~2小时即可完全吸收，胃肠道有内容物时，3小时也可以完全吸收。消化道吸收的无机碘经过门静脉进入体内循环，正常人血浆无机碘浓度为0.8~6.0μg/L。经血液循环，碘离子分布到全身组织器官，一般仅存在于细胞间液而不进入细胞内。甲状腺是富集碘能力最强的组织，24小时内可富集摄入碘的15%~45%。在碘缺乏地区，其浓集能力更强，可以达到80%。正常成人体内含碘量为20~50mg，其中20%存在于甲状腺中。血碘被甲状腺摄取，在甲状腺滤泡上皮细胞内生成甲状腺激素。甲状腺激素中的碘被脱下成为碘离子，再重新被甲状腺摄取作为合成甲状腺激素的原料。碘主要通过肾脏由尿排出，少量由粪便排出，极少部分可以经乳汁、毛发、皮肤汗腺和肺呼气排出。正常情况下每日由尿排出50~100μg碘，占排出量的40%~80%。通过涎腺、胃腺分泌及胆汁排泄，最后从粪便排出的碘，占10%左右。通过乳汁分泌方式排泄的碘对婴儿供碘有重要作用。乳汁中的含碘量为血浆的20~30倍，母体泌乳会丧失较多碘，约在20μg以上。通常用尿碘排出量估计碘的摄入量。碘的最低生理需要量为每人75μg/d，供给量则为每人150μg/d。

**碘的生理作用** 主要是通过其在甲状腺合成甲状腺素（又称四碘甲腺原氨酸，$T_4$）和三碘甲腺原氨酸（$T_3$）来实现的。

**甲状腺激素合成** 甲状腺激素包括$T_4$和$T_3$。甲状腺上皮细胞是合成人体甲状腺激素的功能细胞。甲状腺上皮细胞摄入的$I^-$在过氧化物酶的作用下被活化，生成$I_2$并立即与甲状腺球蛋白上的酪氨酸基团结合。首先生成一碘酪氨酸残基（MIT）和二碘酪氨酸残基（DIT）。两分子的DIT偶联生成$T_4$；一分子的MIT与一分子的DIT发生偶联，形成$T_3$。合成后的$T_4$或$T_3$仍连在甲状腺球蛋白分子上，并分泌到滤泡胶质中贮存。贮存中的胶质被甲状腺上皮细胞微绒毛包围，通过胞饮作用进入细胞，在蛋白水解酶作用下$T_4$和$T_3$解离，通过细胞基膜释放到毛细血管进入血液循环。在血浆中的99%以上$T_4$和$T_3$均与血浆蛋白结合，起激素作用的游离$T_4$和$T_3$含量极微，这种极微量的游离激素到达体细胞与受体结合发挥其生理作用。甲状腺激素的合成、分泌等受垂体腺分泌的促甲状腺激素（TSH）及下丘脑分泌的促甲状腺激素释放激素（TRH）调节。血中甲状腺激素水平降低时，通过反馈作用下丘脑室旁核与弓状核神经细胞合成、分泌TRH，经门静脉到达垂体，促进TSH的分泌作用。TSH刺激甲状腺聚碘与甲状腺激素的合成和释放。血中激素水平过高时，甲状腺激素又对TRH和TSH分泌起抑制作用，减少TRH及TSH分泌。机体通过下丘脑-垂体-甲状腺轴的反馈与负反馈作用，维持正常$T_4$和$T_3$水平。

**甲状腺激素的生理作用** 血液中的甲状腺激素2%是$T_3$，98%是$T_4$。$T_4$含碘65%，正常情况下$T_4$可在外周组织中脱去一个碘形成$T_3$，$T_3$含碘58%，其发挥生理作用的能力却为$T_4$的3~5倍，但持续时间较短。$T_4$的生理作用很可能是通过$T_3$形式而发挥的。①促进生长发育：人类胚胎期缺乏甲状腺激素时，神经系统发育、分化受影响，出生后往往智力低下。儿童期缺乏甲状腺激素，体格和性器官发育受严重影响。②维持正常新陈代谢：甲状腺激素刺激机体细胞产生ATP酶，使ATP分解产热，使基础代谢升高，耗氧增加。人类甲状腺激素分泌不足时，基础代谢低，耗氧量降低，产热少，体温低，心率慢，语言、思维、行动迟缓，肌肉软弱无力。③影响蛋白质、糖和脂类的代谢：甲状腺激素能促进葡萄糖吸收和糖原分解，加速组织对糖的利用。甲状腺激素能促进脂肪分解以产热，并能促进胆固醇利用、转化和排泄，使血胆固醇含量降低。④调节水和无机盐：适量甲状腺激素使钙盐在骨组织中沉积，激素分泌不足时，钙盐沉积障碍，骨发育受影响。过量甲状腺激素又可使钙盐从骨中动员出来。适量甲状腺激素对于维持人体正常水分，防止含透明质酸黏蛋白堆积有重要作用，甲状腺激素严重缺乏时常使细胞间水潴留。大量含透明质酸黏蛋白沉积可引起黏液水肿。⑤维持神经系统正常功能：甲状腺激素除为神经系统发育所必需外，对于维持正常神经活动也十分重要。当其缺乏时患者反应迟钝，智力低下，对交感神经通过加强儿茶酚胺敏感性发挥作用。过量则显示过度兴奋，易激动，心率快。⑥其他：甲状腺激素不足使消化功能减弱，肠蠕动变慢，并可影响造血功能而发生贫血。甲状腺激素不足还可使性器官发育延迟、性功能减弱、男性可出现乳房发育等。

**流行特点** 除流行特征外，还包括影响流行的因素及病区划分标准。

**流行特征** 全世界有110个国家流行此病，受碘缺乏威胁的人口达 16 亿，占全世界总人口的 28.9%。其中约有 6.5 亿人患甲状腺肿，3 亿人有不同程度的智力落后。中国是世界上 IDD 流行最严重国家之一，在全面实施食盐加碘为主的综合防治措施以前，除上海市外，均不同程度地存在 IDD。据 20 世纪 70 年代资料，中国病区人口 3.74 亿，曾有地方性甲状腺肿患者近 3500 万人、地方性克汀病患者约 25 万人。1979 年起，在一些重病区推广实施了以食盐加碘为主的综合防治措施。到 1993 年，中国地方性甲状腺肿患者减少到约 800 万人、地方性克汀病患者约 18 万人。2008 年全国有地方性甲状腺肿患者 550 多万，地方性克汀病患者近 12 万。

地区分布：明显的地区性是此病的主要流行特征。主要流行在山区、丘陵以及远离海洋的内陆，但平原甚至沿海也有散在的病区。全世界除冰岛外，各国都有程度不同的流行。亚洲的喜马拉雅山区、拉丁美洲的安第斯山区、非洲的刚果河流域等都是有名的重病区。中国病区主要分布在东北的大小兴安岭、长白山山脉；华北的燕山山脉、太行山、吕梁山、五台山、大青山一带；西北的秦岭、六盘山、祁连山和天山南北；西南的云贵高原、大小凉山、喜马拉雅山山脉；中南的伏牛山、大别山、武当山、大巴山、桐柏山等；华南的十万大山等地带。这些地带的共同特点是地形倾斜，洪水冲刷严重；有的降雨量集中，水土流失大，碘元素含量极少。一些内陆丘陵、平原地带也有不同程度的流行。IDD 地区分布总的规律是：山区高于丘陵，丘陵高于平原，平原高于沿海；内陆高于沿海，内陆河的上游高于下游，农业地区高于牧区。

人群分布：任何年龄的人都可发病。发病的年龄一般在青春期，女性早于男性。IDD 流行越严重的地区发病年龄越早。成年人的患病率，女性高于男性，但在严重流行地区，男女患病率差别不明显。从重病区到轻病区男女患病率比可以从 1∶1 到 1∶8。

时间趋势：采取补碘干预后，可迅速改变 IDD 的流行状况。过去未进行大规模补碘干预前，中国病区人口患病率约为 11%。1980～1988 年，采取食盐加碘为主的综合性防制措施后，患病率下降到 2% 左右。

**影响流行的因素** 主要包括下列几方面。

自然地理：环境中碘的水平受地形、气候、土壤、水文、植被等因素的影响，IDD 的流行与自然地理因素有极密切的关系。容易造成流行的自然地理因素，包括远离海洋、山高坡陡、土地贫瘠、植被稀少、降雨集中和水土流失等。

水碘含量：人体需要的碘来自土壤和水。土壤中的碘只有溶于水才能被植物吸收，最后通过食物被人体摄入。水碘含量不仅反映了环境中碘的水平，而且反映了人体碘的摄入水平，水碘含量与 IDD 的流行有着密切的关系。

协同作用：环境中广泛存在的致甲状腺肿物质，一般情况下含量甚微，不致引起甲状腺肿的流行。但如果在环境严重缺碘的同时致甲状腺物质含量也很高，二者就会产生强大的协同作用，成为形成重病区的主要原因。

经济状况：地方性甲状腺肿主要分布在发展中国家，而且越贫穷的国家流行越严重。同在一个病区内，也是越贫穷的家庭发病越多。病区大多在偏僻的山区和农村，交通不便，经济落后，食用当地自产粮菜。一旦交通条件改善，物质交流频繁，生活水平提高，即使不采取食盐加碘等防治措施，流行情况也会缓解。

营养不良：蛋白质和热量不足以及维生素缺乏，会增强碘缺乏和致甲状腺肿物质的效应，促进地方性甲状腺肿的流行。

**病区划分标准** 中国制定的国家标准《碘缺乏病病区划分》（GB 16005-2009），以乡镇为单位，同时具备以下三项指标即可判定为 IDD 病区：①水碘，饮用水中碘化物含量中位数小于 10μg/L。②尿碘，8～10 岁儿童尿碘中位数小于 100μg/L，且小于 50μg/L 的样品数占 20% 以上。③8～10 岁儿童甲状腺肿大率大于 5%。病区类型划分标准见表。

**预防** 经过长期努力，中国在 IDD 防治工作中取得了很大成绩，大部分地区已基本上控制了 IDD 的发生。2005 年全国第 5 次 IDD 监测结果显示，居民合格碘

**表　碘缺乏病病区类型划分标准**

| 病区类型 | 8～10 岁儿童尿碘 | | 8～10 岁儿童甲状腺肿大率（TGR%） | 地方性克汀病 |
|---|---|---|---|---|
| | 中位数（MUI, μg/L） | 50μg/L 的百分数（%） | | |
| 轻病区 | 50≤MUI<100 | ≥20 | 5<TGR<20 | 无 |
| 中等病区 | 20≤MUI<50 | - | 20≤TGR<30 | 有或无 |
| 重病区 | MUI<20 | - | ≥30 | 有 |

当 3 项指标不一致时，以 8～10 岁儿童甲状腺肿大率为主

盐食用率从 1995 年的 39.9% 上升到 2005 年的 90.2%；儿童甲状腺肿大率由 1995 年的 20.4% 下降到 2005 年的 5.0%；尿碘中位数达 246.3μg/L；儿童平均智商达 103.5。居民合格碘盐食用率、儿童甲状腺肿大率、尿碘中位数等三项指标都达到了国际消除 IDD 的标准。2011 年 5 月 10 日卫生部公布，海南、重庆、四川、甘肃 4 个省（直辖市）居民户合格碘盐食用率均达到 90% 以上，儿童甲状腺肿大率均小于 10%，实现了消除 IDD 阶段目标。但是中国消除 IDD 工作还存在不少差距：全国还有西藏、青海、新疆 3 个省（区）未实现消除 IDD 阶段目标，这些省份主要分布在中国西部地区，防治工作难度较大。特别是一些原盐产区、少数民族地区和边远贫困山区，由于受自然环境、经济、文化及生活习俗等因素影响，碘盐覆盖率长期处于较低水平，人们仍然遭受缺碘危害，局部地区已出现了地方性克汀病病例。与此同时，一些已经实现或基本实现消除 IDD 目标地区，由于重视不够、疏于防范、淡化管理，防治工作出现滑坡，非碘盐销售日趋严重，出现 IDD 病情反弹趋势。加之自然环境缺碘是难以改变的客观现实，长期坚持补碘措施是持续改善人群碘营养状况的唯一有效途径。

碘盐　食盐加碘是预防 IDD 的首选方法。为防止碘化物损失，碘盐应该干燥、严防日晒。通常，每人每天平均碘的生理需要量为 150μg，成人摄入量的安全范围为 50~500μg。实践证明，食盐加碘是最易坚持的有效措施，其简便、经济、安全可靠是其他方法无法替代的。中国从 1995 年决定改变过去只对病区供应碘盐的措施，

在全国实行全民食盐加碘，实践证明全民食盐加碘在消除 IDD 取得巨大成就。但过去的实际工作中，也发现在长期慢性缺碘患者快速增加碘摄入量，或碘摄入量过高之后可出现一定的副作用，表现为甲状腺功能亢进和自身免疫性甲状腺疾病发病率增高。为贯彻"因地制宜、分类指导、科学补碘"的 IDD 防治策略，中国卫生部于 2011 年 9 月 15 日发布了《食品安全国家标准 食用盐碘含量》（GB 26878-2011），规定食用盐产品（碘盐）中碘含量的平均水平（以碘元素计）为 20~30mg/kg，允许波动范围为平均水平 ±30%。标准中规定，食用盐碘含量的 3 个水平分别是 20mg/kg（14~26mg/kg），25mg/kg（18~33mg/kg），30mg/kg（21~39 mg/kg）。

碘油　碘油是以植物油，如核桃油或豆油为原料加碘化合物制成的。碘油分肌内注射和口服两种。1 周岁以内的婴儿注射 0.5ml（含量 237μg），1~45 岁注射 1.0ml，每 3 年注射 1 次，注射后半年至 1 年随访 1 次，观察有无甲状腺功能亢进或低下。口服碘油剂量一般为注射量的 1.5 倍左右，每两年重复给药 1 次。尽管碘油是防治 IDD 的有效措施，但不能代替碘盐，在没有推广碘盐的病区，应尽早实行碘盐预防。

其他　对患者可口服碘化钾，但用药时间长，不易坚持。还有碘化面包、碘化饮水，加工的富碘海带、海鱼等。

在推行全民补碘时要注意高碘区的特殊性。用碘盐和碘油应适量，若用量过多，可引发碘中毒或高碘性甲状腺肿。在高碘地区应供应无碘盐。高碘性甲状腺肿预防是除去高碘来源，把过量

摄碘降低到正常碘量，对饮水型病区可改用含碘正常饮水，进食海产品过多地区可发展蔬菜生产，以陆产蔬菜代替海产食品，减少过量碘的摄入。非缺碘性甲状腺肿流行区，应进一步调查清楚原因加以针对性的预防。例如，水源被污染，则应清除污染、改善水质；水中不缺碘而硬度过高时，则应另选软水水源或饮用煮沸过的水；存在致甲状腺肿物质时，则应进行有针对性的净化处理，以去除或破坏此类物质。

（徐兆发）

difāngxìng jiǎzhuàngxiànzhǒng

## 地方性甲状腺肿（endemic goiter）

地区性环境缺碘所致以甲状腺肿大为主要临床表现的生物地球化学性疾病。

**病因**　主要原因有下列几个方面。

缺碘　缺碘是引起此病流行的主要原因。绝大多数流行区的饮水、食物及土壤中，都有碘缺乏或不足。碘含量与地方性甲状腺肿患病率呈现负相关。缺碘地区补碘后，地方性甲状腺肿患病率显著下降。用缺碘饲料喂养动物，引发出动物实验性甲状腺肿。缺碘影响甲状腺激素的合成，使血浆甲状腺激素水平降低，甲状腺发生代偿性增大。碘的生理需要量成人为 100~300μg/d，中国推荐碘供给量 150μg/d。妊娠与哺乳妇女及青少年需要量比一般人高。碘主要来源于食物和水，碘摄入量低于 40μg/d 或水中含碘量低于 10μg/L 可能发生地方性甲状腺肿的流行。

致甲状腺肿物质　一些流行病学调查发现某些地区环境中（水、土壤、粮食）并不缺碘，却有此病流行；一些病区居民补碘后，甲状腺肿的患病率并无明显

下降。可见缺碘并非唯一病因，尚存在其他致甲状腺肿物质，主要有：①有机硫化物，如硫氰化物、硫葡萄糖苷和硫脲类等，主要存在于木薯、杏仁、黄豆、芥菜、卷心菜等中。②某些有机物，包括生物类黄酮、酚类、邻苯二甲酸酯和有机氯化合物等。③某些无机物，包括存在于水中的钙、氟、镁、锂等以及硝酸盐。单独作用者较少，常与缺碘联合作用。

**其他原因** 有报道，长期饮用高硬度水、含氟化物或硫化物过高的水以及某些化学物质污染的水引起地方性甲状腺肿流行。钴、锰、铁、铅等元素与碘代谢和地方性甲状腺肿的关系，也引起一些学者的关注。某些药物如氯丙嗪、磺胺类和对氨基水杨酸等，也曾有诱发此病的报道。有人发现，某些病区居民膳食中维生素 A、C、$B_{12}$ 不足可促使甲状腺肿发生，因为维生素是氧化、还原酶的重要组成成分。因此，在某种意义上说碘缺乏病是以缺碘为主的多种营养素缺乏症。

**发病机制** 碘是合成甲状腺激素的主要原料。环境缺碘，机体摄入碘不足时，甲状腺激素合成减少，可反馈性地促使腺垂体分泌促甲状腺激素增加，甲状腺组织出现代偿性增生，腺体肿大。初期为弥漫性甲状腺肿，属代偿性的生理肿大，不伴甲状腺功能异常，如及时补充碘，肿大的甲状腺可完全恢复正常。如进一步发展，酪氨酸碘化不足或碘化错位，便产生异常的甲状腺球蛋白，失去正常甲状腺激素作用，并不易水解分泌而堆积在腺体滤泡中，致使滤泡肿大，胶质充盈，呈胶质性甲状腺肿。胶质不断蓄积，压迫滤泡上皮细胞，局部纤维化，使供血不足，细胞坏死，出现退行性变。最终形成大小不等、软硬不一的结节，即为结节性甲状腺肿，成为不可逆的器质性病变。

**临床表现** 主要为甲状腺肿大。弥漫性肿大的甲状腺表面光滑，有韧性感；若质地较硬，说明缺碘较严重或缺碘时间较长。患者仰头伸颈，可见肿大的甲状腺呈蝴蝶状或马鞍状。早期无明显不适。随着腺体增大，可出现周围组织的压迫症状：①气管受压时出现憋气、呼吸不畅甚至呼吸困难。巨大的甲状腺肿可造成气管腔狭窄、弯曲、变形、移位或软化，诱发肺气肿及支气管扩张，严重者可导致右心肥大，查体时可听到喘鸣音。②食管受压造成吞咽困难。③肿大的甲状腺压迫喉返神经，早期出现声音嘶哑、痉挛性咳嗽，晚期可失声；静脉受压引起喉黏膜水肿，发音沙哑。④颈交感神经受压使同侧瞳孔扩大，严重者出现霍纳综合征（Horner syndrome），即眼球下陷、瞳孔变小、眼睑下垂。⑤上腔静脉受压引起上腔静脉综合征，使单侧面部、头部或上肢水肿；胸廓入口处狭窄可影响头、颈和上肢的静脉回流，造成静脉淤血，上臂举起时阻塞表现加重，可伴头晕甚至晕厥；甲状腺内出血可造成急性甲状腺肿大，加重阻塞和压迫症状。⑥异位甲状腺（如胸骨后甲状腺）肿可压迫颈内静脉或上腔静脉，造成胸壁静脉怒张或皮肤淤点及肺不张。

**诊断与鉴别诊断** 诊断标准：①居住在地方性甲状腺肿病区。②甲状腺肿大超过本人拇指末节，或小于拇指末节有结节。③排除甲状腺功能亢进症、甲状腺炎、甲状腺癌等其他甲状腺疾病。④尿碘低于 $50\mu g/g$ 肌酐，甲状腺吸 $^{131}I$ 率呈"饥饿曲线"可作为参考指标。

分型：①弥漫型，甲状腺均匀肿大，质较软，摸不到结节。②结节型，在甲状腺上摸到一个或几个结节。此型多见于成人，特别是妇女和老年人，说明缺碘时间较长。③混合型，在弥漫肿大的甲状腺上，摸到一个或几个结节。

分度：①正常，甲状腺看不见，摸不着。②Ⅰ度，头部保持正常位置时，甲状腺容易看到。由超过本人拇指末节大小到相当于 1/3 拳头大小，特点是"看得见"，甲状腺不超过本人拇指末节大小，但摸到结节时也算Ⅰ度。③Ⅱ度，甲状腺肿大，颈根部明显变粗，大于本人 1/3 个拳头到相当于 2/3 个拳头，特点是"颈根粗"。④Ⅲ度，颈部失去正常形状，甲状腺大于本人 2/3 个拳头，特点是"颈变形"。⑤Ⅳ度，甲状腺大于本人的一个拳头，多带有结节。

此病应与下列疾病相鉴别。①单纯性甲状腺肿（或称散发性甲状腺肿）：这类患者大多为居住于非此病流行区的青春发育期男女，既无碘缺乏的化验依据，也无甲状腺激素或功能方面的变化。②甲状腺功能亢进症：此类患者甲状腺常呈弥漫型肿大，局部常有血管杂音及震颤；自觉眼胀或有突眼，性情急躁，消瘦乏力，体重减轻，食欲亢进，心悸，怕热，多汗，大便次数增多，手颤，月经不规则；基础代谢率增高，甲状腺吸 $^{131}I$ 率增高且峰值提前，血清 $T_3$ 及 $T_4$ 增高。③急性化脓性甲状腺炎：多系细菌感染，有高热、寒战，甲状腺迅速增大，局部明显红肿压痛。血中性粒细胞显著增多，脓液细菌培养阳性。④亚急性甲状腺炎：多系病毒感染，女性多见。先有咽痛或上呼吸道感染症状，继而发热，甲状腺部位疼痛，甲状腺肿大，为单侧或双侧，表面光滑坚实，压痛明显，无血管杂音及震颤。血白细胞计数正常，血沉加快。甲状腺吸$^{131}$I率明显降低，而血清$T_3$及$T_4$增高，疾病初期尤为明显，这是诊断该病的重要依据。患者血清中病毒抗体效价增高。甲状腺活检有诊断价值。皮质激素加甲状腺片治疗，可获得明显疗效。⑤慢性淋巴细胞性甲状腺炎（桥本病）：自身免疫性疾病，女性多见，起病缓慢，甲状腺多呈对称性两侧肿大，质地似硬橡皮，多无压痛，也无血管杂音及震颤。各种甲状腺功能测定可正常，也可降低。血清蛋白结合碘常增高，此为该病特点之一。甲状腺扫描常有$^{131}$I稀疏区，这是由于该病病变分布不均匀，可有不同区域的纤维化、萎缩及滤泡上皮增生所致。为提高确诊率，应测定患者血清中的甲状腺抗体，如甲状腺球蛋白抗体、甲状腺微粒体抗体、抗核因子、胶质第二成分抗体等。患者或其家族成员中常并发有其他自身免疫性疾病，如类风湿性关节炎、系统性红斑狼疮、重症肌无力、恶性贫血、溶血性贫血、非结核性艾迪生病等，最重要的诊断依据是甲状腺穿刺活检，可见淋巴细胞广泛浸润而确诊。⑥甲状腺癌：甲状腺单个结节突然变大变硬或出现压迫邻近器官的症状以及颈部或锁骨上淋巴结肿大，即应考虑恶性变的可能，对40岁以上的患者尤应注意。需用病理组织切片法检查方能最后确诊。⑦先天性舌下甲状腺肿：先天性畸形，较少见，$^{131}$I扫描可见舌根部位的甲状腺图形，此图形较小且失去正常腺体形态，据

此即可明确诊断。

**治疗** 除口服碘化物、甲状腺制剂外，还可采用中医中药或手术治疗。

**口服碘化物** 适应证：①早期弥漫型甲状腺肿。②成人弥漫型甲状腺肿。③无神经质倾向或无甲状腺功能亢进倾向的甲状腺肿患者。④拒绝手术或有手术禁忌证的甲状腺肿患者。⑤胸骨后甲状腺肿。其中以前两种病例疗效良好，后几种情况的疗效不一定满意，但部分患者甲状腺肿会缩小，主观症状可改善。对结节型甲状腺肿患者，尤其是中年以上患者，碘化物治疗效果不明显。缺碘造成的增生状态的甲状腺对碘的亲和力很强，摄入的大部分碘可被甲状腺摄取，因而碘化物的治疗剂量不需要很大。最简单给药方法是：①1%的碘化钾溶液，连服3个月；对生长发育期的儿童和孕妇、乳母，每天可增加剂量；3个月不见效时，换其他疗法。也可用复方碘溶液，连服2~3周为1个疗程；中间休息30~40天，可持续治疗半年。②口服碘化钾片（或碘酸钾），每周服2~3次，每次1片；直至甲状腺肿消退。用碘化物治疗，在开始阶段甲状腺可以变坚实或稍增大，但不久就会消退。大剂量口服碘化钾疗法，剂量可因人而异。疗效在短期内比较显著，但所需药量很大，而且停药后常常复发。由于碘化钾（钠）很容易从胃肠道吸收，故一般不需要注射治疗。

**甲状腺制剂** 其治疗作用是依靠制剂中所含甲状腺激素纠正可能存在的甲状腺功能低下。更重要的作用则是通过甲状腺激素负反馈作用，抑制垂体促甲状腺素分泌，使甲状腺肿缩小。甲状腺粉所含的各种碘化合物，可脱

碘供给患者碘。成年人可由少量开始，逐渐增大剂量，20~30天为1个疗程，间隔20~30天，再进行下1个疗程。停药后如有复发，可重复治疗。在治疗过程中，如有心悸、心动过速、气促、多汗、烦躁等，是药源性甲状腺功能亢进迹象，应立即暂停用药或减小剂量。比碘化物疗效迅速，腺肿缩小后需须继续服用。

**中医中药** 有效中药多为含碘丰富的药物，常用者有五海丸与柳海片。针刺治疗甲状腺肿常用穴位有曲池、合谷、天突和阿是穴。阿是穴是在肿物两侧向肿物针刺2~4cm，缓慢进针，待局部有沉胀感后退针。手法为强烈刺激，隔日针刺一次，7天为1个疗程。进针时要避开血管、气管及胸膜，以防止出血及发生气胸。针刺治疗疗效为一时性的。

**外科手术** 适用于内科治疗无效而又符合手术治疗指征的病例。凡有压迫食管、气管、神经等症状以及甲状腺毒症而药物治疗无效的患者，均应考虑手术治疗。适应证：有恶变嫌疑的结节型甲状腺肿；压迫食管和气管的巨大甲状腺肿；胸骨后，舌下或牵扯迷走神经的甲状腺肿。禁忌证：儿童和青少年的甲状腺肿；已具有动脉硬化或动脉栓塞症状的老年甲状腺肿；已有气管软骨软化症状的甲状腺肿和周围组织粘连广泛，颈部有创口感染灶或皮肤病的甲状腺肿患者。甲状腺生理增大，基本上不需要治疗，只要供应碘盐即可。Ⅰ~Ⅱ度弥漫型甲状腺肿，特别是处于轻、中病区的青少年，而本人无治疗要求时，已经供应碘盐就无须采取特殊治疗措施；Ⅰ~Ⅲ度的结节型甲状腺肿，在未纤维化、钙化之前，可用甲状腺片；Ⅲ度以

上的巨大结节型甲状腺肿，特别是已经纤维化、钙化者，可用外科手术疗法。

**预防** 预防主要是用碘制剂和含碘多的海产品，大面积预防可以采用食盐加碘的方法。碘盐和碘化油（简称碘油）是预防此病的有效措施。

**碘盐** 碘化钾（钠）或碘酸盐加入低碘原盐后供应居民食用。它不仅对此病有显著的防治作用，对地方性克汀病也具有预防作用，碘盐中应含碘化物的量，各国的规定差异很大。世界卫生组织推荐的标准是1:100 000。中国不同省、市、自治区曾使用1:5000至1:100 000的浓度。瑞士用1:200 000和1:100 000碘盐50年后，20~30岁年龄组人群中的甲状腺大率仍接近20%，表明碘盐含碘尚少，不能完全控制其流行。美国1924年应用1:10 000的碘盐，1968~1970年对加利福尼亚、得克萨斯等10个州进行甲状腺肿和尿碘的调查表明，在10~15岁的7785名儿童中，甲状腺肿患病率为6.8%，尿碘平均值为462μg/g肌酐。引人注意的是，有甲状腺肿的儿童尿中排出的碘比无甲状腺肿的儿童更多。摄入高浓度的碘可能是甲状腺肿患病率维持高水平的一个原因。碘盐中的碘化物和原盐的比例以1:20 000~1:50 000为宜。碘盐中的碘化物是一种相对不稳定的物质，易氧化为分子碘升华逸失，所以，对碘盐有以下要求：原盐加碘后存放在干燥的暗处，避免照晒及高温潮湿的环境；长途运输包装要严密。碘酸盐比碘化钾（钠）稳定。

**碘油** 国外用的乙基碘油，是由罂粟油皂化成脂肪酸，再乙酯化，然后与碘分子结合而成。中国多为核桃油直接与碘合成，亦有地方试用豆油与碘合成碘油。1957年麦卡拉（McCullagh）在新几内亚首次使用碘油，并取得满意成果。据在扎伊尔长达7年半的观察，注射碘油1年以后，患病率由49.0%下降至16.3%，81.4%~87.3%的患者腺肿都有所缩小。碘油能长期防治此病，是由于1次大剂量肌内注射后，可在注射部位形成碘库，缓慢地释放进入血流，持续地供应甲状腺合成甲状腺激素所需的碘。通常认为20岁以下的男子和45岁以下的女子都应注射碘油。碘油中含碘量约为475mg/ml。对结节型甲状腺肿患者，为了避免发生甲状腺功能亢进症，注射剂量应减少到0.2ml。但1974年泛美卫生组织建议用0.5ml和1.0ml两种剂量，即0~12个月注射0.5ml，1~45岁注射1.0ml，而且对结节型不必改变剂量。注射碘油的间隔时间，以每隔3年注射1次为宜。中国试用碘化豆油的注射间隔期尚待观察确定。在两次注射的间隔期，胎儿和新生儿可借胎盘传递和哺乳而获得碘。中国河南等省试用口服碘油代替肌内注射，口服剂量相当于注射剂量的1.4倍，也取得了较好效果，有效期长短正在观察研究中。

**其他** 除了碘盐、碘油外，还可因地制宜地推销加碘面包，采用碘化饮水源，开发含碘量适当的井水源以及发展海产食品供应等措施。大中城市主副食品物资交流丰富，生活水平较高，不易出现碘缺乏问题。

（徐兆发）

dìfāngxìng kètīngbìng

## 地方性克汀病（endemic cretinism）

胚胎及新生儿期严重缺碘所致发育障碍、智力低下伴甲状腺肿大的生物地球化学性疾病。又称呆小病。此病原系指欧洲阿尔卑斯山区常见的一种体格发育落后、痴呆和聋哑的疾病。这是在碘缺乏地区出现的一种比较严重的碘缺乏病的表现形式。患者出生后即有不同程度的智力低下、体格矮小、听力障碍，神经运动障碍和甲状腺功能低下，伴有甲状腺肿。此病可概括为呆、小、聋、哑、瘫。

**流行特点** 与地方性甲状腺肿相同。但在地方性甲状腺肿比较轻的地区，一般没有此病；只在较严重的地方性甲状腺肿流行区，才会发生。虽然也有个别严重的地方性甲状腺肿流行区没有此病，但非甲状腺肿流行区却没有此病流行的报告。粗略测算，地方性甲状腺肿与此病的比例，高的可达10:1，低的仅100:1。例如，中国华北燕山和太行山区，河南、湖北山区，陕甘宁山区，新疆南疆地区，西南四川、云南、贵州地区，东南福建、台湾山区以及黑龙江佳木斯地区等，都是地方性甲状腺肿的严重流行区，此病的流行也同样很严重。患病率各病区不同，低的在1%以下，高的可达10%左右。性别差异不大。有家族多发倾向。母亲是此病或甲状腺肿患者其子女患病的较多；病区表面正常的妇女也有生育克汀病子女的实例。患者碘代谢的许多特点，与地方性甲状腺肿患者仅有程度上的差异。在非甲状腺肿地区居住的无甲状腺肿居民，迁入严重缺碘地区定居半年后，就有可能生育患有此病的子女；而居住在严重缺碘地区多次生育患有此病子女的母亲，在补充碘盐后，再生育的子女一般不再患有此病。老病区可以见成年或老年克汀病患者，而新病区的克汀病人仅限于儿童和青年患者。

**病因及发病机制** 此病病因明确,是胚胎期和新生儿期严重缺碘的结果。病区饮水碘含量常在 $1\mu g/L$ 以下,当地居民(包括甲状腺肿及此病患者)24 小时尿碘常在 $25\mu g$ 以下。此病同时伴有甲状腺功能低下的患者较多,严重时表现为黏液性水肿。在流行区经用碘盐或碘油防治后,即不再有新发病例。

此病的发病机制为胚胎期和新生儿期碘缺乏和甲状腺激素缺乏,造成神经系统和其他器官或组织发育、分化不良。①胚胎期:由于缺碘,胎儿的甲状腺激素供应不足,胎儿的生长发育障碍。特别是中枢神经系统的发育分化障碍。胚胎期大脑发育分化不良,可引起耳聋、语言障碍、上运动神经元障碍和智力障碍等。②出生后至两岁:出生后摄碘不足,使甲状腺激素合成不足,引起甲状腺激素缺乏,明显影响身体和骨骼的生长,表现出体格矮小、性发育落后、黏液性水肿及其他甲状腺功能低下等症状。婴幼儿可以通过母乳(乳腺有浓集碘的作用)及自身进食两方面摄取碘,改善部分碘缺乏状况。

**临床表现** 分为神经型、黏液水肿型和混合型三种。神经型的特点为精神缺陷、聋哑、神经运动障碍,没有甲状腺功能低下的症状;黏液水肿型的特点为严重的现症甲状腺功能低下,生长迟滞和侏儒;混合型兼有上述两型的特点,有的以神经型为主,有的以黏液水肿型为主。

**智力低下** 此病的主要症状,其程度可轻重不一。严重的智力低下患者,生活不能自理,甚至达到白痴的程度。有的生活虽可自理,但运动障碍较明显,不能从事复杂的劳动,不会计数,不能适应社会生活。轻者能做简单运算,参加简单农业生产劳动,但劳动效率低下。

**聋哑** 此病(尤其神经型患者)的常见症状,其严重程度大致与病情一致,多为感音神经性耳聋,同时伴有语言障碍。神经型听力障碍较黏液水肿型严重。

**生长发育落后** ①身材矮小:一般病情愈重,身材矮小就愈明显,黏液水肿型患者比神经型患者明显,特点是下肢相对较短,保持婴幼儿时期的不均匀性矮小。②婴幼儿生长发育落后:表现为囟门闭合延迟,骨龄明显落后,出牙、坐、站、走等延迟。③克汀病面容:表现为头大、额短、眼裂呈水平状、眼距宽、鼻背下塌、鼻翼肥厚、鼻孔向前、唇厚、舌厚而大、常伸出口外、流涎等。④性发育落后:黏液水肿型患者性发育落后较神经型明显。神经型主要表现为外生殖器发育较晚,男性性成熟晚,女性月经初潮晚,但大多数还可以结婚生育。黏液水肿型常表现为外生殖器官在成年时仍保持儿童型,第二性征发育差,多数不能生育。⑤碘缺乏可造成不同程度的脑发育障碍,生后表现为不同程度的智力落后。轻度缺碘导致亚临床克汀病,儿童上学后智力不正常,其智力商数(IQ)在 $55\sim70$ 属轻度智力落后。此病根据测定的智力商数分为:轻度:IQ $40\sim54$;中度:IQ $25\sim39$;重度:IQ<25。

**神经系统症状** 神经型的神经系统症状尤为明显。一般有下肢痉挛性瘫痪,肌张力增强,腱反射亢进,可出现病理反射及踝阵挛等。

**甲状腺功能低下症状** 主要见于黏液水肿型患者,神经型少见。主要表现为黏液水肿。皮肤干燥,弹性差,皮脂腺分泌减少;精神及行为改变,表现为反应迟钝,表情淡漠,嗜睡,对周围事物不感兴趣。

**甲状腺肿** 神经型克汀病患者多数有甲状腺肿,黏液水肿型甲状腺肿大者较少。

**诊断与鉴别诊断** 诊断标准:①必备条件,出生、居住在碘缺乏地区;有精神发育不全,主要表现在不同程度的智力障碍。②辅助条件,神经系统症状如不同程度的听力障碍、语言障碍和运动神经功能障碍。甲状腺功能低下症状,不同程度的身体发育障碍;克汀病征象,如面宽、眼距宽、鼻背低、腹部隆起等;甲状腺功能低下表现,如出现黏液性水肿,皮肤、毛发干燥。X 线骨龄落后和骨骺愈合延迟。血清四碘甲腺原氨酸($T_4$)降低,促甲状腺激素(TSH)升高。具必备条件,再加辅助条件中神经系统症状或甲状腺功能低下症状任何一项或一项以上,可诊断。

此病需与下列疾病相鉴别。①散发性克汀病:又称先天性甲状腺缺如症。患者甲状腺萎缩、变小或完全缺如,$30\%\sim70\%$ 为异位甲状腺,可能是自身免疫抗体或某些毒性物质在胚胎期破坏了甲状腺组织所致。这类患者有明显的甲状腺功能低下,甲状腺吸 $^{131}I$ 率很低,甚至到零。甲状腺扫描经常见不到甲状腺影像。其智力低下程度不如严重地方性克汀病,但甲状腺功能低下症状明显,常有黏液性水肿。血 $T_4$、$T_3$ 及蛋白结合碘均明显降低,TSH 升高。体格发育障碍如身材矮小、骨化中心出现延缓或骨化核呈破碎状、骨骺延缓闭合等均明显,患者一般无聋哑，不具有地方性克汀病的神经肌肉运动障碍。②家族性甲状腺肿：包括彭德莱综合征（Pendred syndrome），系一组遗传性疾病。患者均有不同程度甲状腺肿。在甲状腺激素的合成和代谢的不同环节，出现不同的酶系障碍，如甲状腺摄碘无能、碘的有机化缺陷、碘化酪氨酸偶联缺陷、脱碘酶缺乏、甲状腺球蛋白合成异常等，均可导致体内甲状腺激素产量降低，甚至缺如。有程度不等的甲状腺功能低下，使垂体促甲状腺激素代偿性分泌增多，而继发甲状腺肿。有的尚有不同程度的智力低下，此系胚胎期甲状腺功能低下，导致大脑发育障碍的结果，其发病机制类似克汀病。这类疾病中较为多见的是彭德莱综合征，并多见于女性，出生后即有听力障碍，为神经性耳聋。有甲状腺肿，但没有碘缺乏证据，有轻度或代偿性甲状腺功能低下，硫氰酸盐或过氯酸盐释放试验时，甲状腺摄取的 $^{131}I$ 可有部分释放。甲状腺组织活检显示组织正常或有轻度增生。一碘酪氨酸/二碘酪氨酸，以及碘化酪氨酸，碘化甲腺原氨酸的比值升高。③唐氏综合征（21三体综合征）：这是一种遗传性疾病。智力低下、发育迟缓、口张舌伸、囟门晚闭等；头颅短小、前后径短；两眼向外上斜，可有眼球震颤及白内障，并常有其他先天畸形，如先天性心脏病、色盲、多指或小指短小且向内弯、小耳等。最重要的特点是第21对染色体有3个。患者一般有中度以上的智力障碍，但不出现聋哑；既无甲状腺肿，也无甲状腺功能低下。④普通聋哑：患者无智力障碍，而且常有中耳炎、耳膜外伤，药物中毒（链霉素）等病史。

⑤苯丙酮尿症：系隐性遗传疾病，由于机体缺乏苯丙氨酸羟化酶，苯丙氨酸不能进行正常代谢，产生了苯丙酮酸，影响婴儿神经发育，导致智力低下。没有甲状腺肿和甲状腺功能低下，也无聋哑。诊断主要依据血和尿苯丙酮酸含量明显增高。

**治疗原则** 主要针对甲状腺功能低下治疗。对智力低下、聋哑和其他神经系统症状尚无真正有效的办法。治疗此病最常用的药物是甲状腺制剂，如甲状腺片或粉剂，投药越早，疗效越佳。甲状腺制剂的口服剂量，宜从小量（日量的 1/3～1/4）开始，逐日增加，1～2 周内达到全量，连续服用至出现疗效为止。随后应用维持量。夏季酌减，冬季酌增。但依病情轻重用量也要相应减增。如用 L-甲状腺激素钠盐或 L-三碘甲腺原氨酸治疗，可按 60mg 甲状腺片相当于 100μg L-甲状腺素钠盐或 30～40μg L-三碘甲腺原氨酸计算。$T_3$ 较 $T_4$ 及甲状腺片作用快，但对老年患者易引起心绞痛发作，应予注意，治疗过程中如有心悸、心动过速、气短多汗、烦躁等表现，应立即停药。服甲状腺制剂后，除智力低下、聋哑、瘫痪、痉挛等症状不会有明显改善外，一般情况都会有所好转。在骨骺线闭合以前治疗，体格发育也会有增进。随年龄增长，与社会接触增多，智力可能有所进步，但神经运动障碍难以改善。患者除给以甲状腺制剂外，还可服用各种维生素如鱼肝油、维生素 B、维生素 C 等，并应改善营养。中药可以试用六味地黄丸、补中益气汤、胡麻丹、菖蒲丸、仙灵脾汤等。

除药物治疗外，对此病患者特别是神经型患者的教育与训练，最重要。患者家庭、学校教师、医务及有关人员，均应重视加强对患者的训练与教育、特别是加强智力训练。中国有些地区如湖北省郧西县、陕西省西安市长安区、内蒙古自治区赤峰市等，将部分患者集中管理、按时给药，加强智力教育，逐步进行劳动职业训练，都取得很好的效果，应大力提倡和推广。

**预防** ①碘盐：对地方性甲状腺肿地区的居民长期坚持供应碘盐是预防此病的一项根本性措施。②碘油：肌内注射碘油对预防此病有极显著的成效。生育期妇女肌内注射碘油可预防生育此病新生儿。必须在妊娠前即给予碘油预防，才能确保有效。碘油经济有效，使用方便，在一切尚未落实碘盐的地方性甲状腺肿与此病流行区，应立即组织一次普遍的（特别是生育期妇女）的碘油注射，以防止此病的发生。③改善营养：流行区发展生产，提高居民的营养水平，也是很重要的措施。此外，对此病严重流行区的孕妇供给适量的甲状腺制剂，亦有裨益。

（徐兆发）

gāodiǎnxìng jiǎzhuàngxiànzhǒng

**高碘性甲状腺肿**（iodine excess goiter） 吸入过量碘致甲状腺肿的生物地球化学性疾病。日本早在 20 世纪 40 年代即发现高碘性甲状腺肿，后来在北海道沿海居民中调查，长期食用含碘很高的海产品，尿碘很高但甲状腺激素水平及血碘水平低，有甲状腺肿流行。中国河北以及山东沿海等地也发现饮用高碘深井水（100～1000μg/L）及腌海带盐（含碘约 200μg/kg）引起的甲状腺肿流行。

**流行特点** 根据摄入途径，

可分为食源性和水源性两种；根据发病地区又可分为滨海性和内陆性两类。1964 年铃木（Suzuki）首次报道日本北海道沿海居民食用大量海藻，每天摄碘 10~50mg，学龄儿童甲状腺肿大患病率高达 6.6%~7.0%，而北海道的内地只有 1.3%。20 世纪 80 年代中国马泰首次报道河北黄骅市滨海居民因饮用高碘水而造成高碘性甲状腺肿的流行，甲状腺肿大率高达 28.36%。山东、广西也有类似报道，均在滨海地区属水源或食源性。后又在新疆、山西、内蒙古发现了内陆性高碘性甲状腺肿，这些地区多为盆地或山脉延伸的高地，系古代洪水冲刷、含碘丰富的水沉积所致。高碘可导致甲状腺肿，并已为大量的流行病学资料所证实。许多学者对碘摄入量与甲状腺肿大率的关系进行了深入探讨，1987 年于志恒等编制出了著名的"U"曲线，表明碘摄入量与人群甲状腺肿大率之间存在明显的剂量-效应关系，碘摄入量在一定的适宜范围内，甲状腺肿处于散发水平，摄入量超过一定水平，甲状腺肿大率就会升高。从流行病学角度，水碘大于 $300\mu g/L$，尿碘大于 $800\mu g/L$ 就会发生高碘性甲状腺肿流行。中国 2012 年《全国地方病防治"十二五"规划》提到，水源性高碘病区和地区分布于 9 个省（区、市）的 115 个县（市、区），受威胁人口约 3000 余万。

**病因及发病机制**　发病原因是人体摄入过量碘。高碘性甲状腺肿的发病机制不十分清楚，可能是摄入过多的碘占据过氧化物酶的活性基团，使酪氨酸被氧化的机会减少，以致甲状腺激素的合成受到抑制，促使甲状腺滤泡代偿性增生。高碘摄入后主要是抑制了钠-碘转运体，使碘向甲状腺细胞内转运减少，造成细胞内碘水平下降，三碘甲腺原氨酸（$T_3$）和四碘甲腺原氨酸（$T_4$）合成减少，反馈性促甲状腺素分泌增高，促进了甲状腺肿的发生。然而，碘阻断效应是暂时的，多数人机体很快适应，称为碘阻断的逃逸现象，故大多数人并不发生高碘性甲状腺肿。长期摄入高碘，尽管机体的适应可使激素代谢维持正常，但由于胶质合成过多而潴留，高碘又抑制蛋白脱碘，最终导致滤泡腔扩大而形成甲状腺肿。

**临床表现**　与地方性甲状腺肿相似，多无自觉症状。触诊可感到腺肿韧性较大，易触知，一般为生理增大到Ⅰ度范围，个别达Ⅱ度。以青少年为主，女性较男性多见。实验室检查，血清无机碘、尿碘升高，血清激素如 $T_4$、$T_3$、促甲状腺激素（TSH）水平在正常范围。甲状腺摄 $^{131}I$ 率明显降低，24 小时值低于 15%。长期高碘摄入可以有自身免疫过程增强的改变，如出现自身免疫抗体，自身免疫性甲状腺疾病或甲状腺功能减退的发病率增高，甲状腺癌的发病增高（主要是乳头甲状腺癌）。

**高碘病区判定和诊断**　高碘病区的判定：凡一地区 8~10 岁儿童甲状腺肿大率大于 5%；儿童尿碘水平（群体）大于 $800\mu g/L$；人群有明确的高碘摄入（如果是水源性，则水碘大于 $300\mu g/L$），该地区则可确定为高碘病区。这意味着高碘摄入或高碘性甲状腺肿的流行已构成公共卫生问题。

高碘性甲状腺肿的诊断：该患者生活或居住在高碘地区，甲状腺肿大，质地硬（必要时可以做甲状腺活检），尿碘大于 $800\mu g/L$，吸碘率低（一般 24 小时低于 10%），有明确的高碘摄入史，且能排除其他原因引起的甲状腺肿，可以诊断为高碘性甲状腺肿。

**预防**　高碘主要发生于进食海藻过多的沿海居民或渔民及饮水含碘量在 $100\mu g/L$ 以上居民中。控制碘过量摄入，改饮适量碘饮用水后病情即可控制。高碘性甲状腺肿少数人有 TSH 升高，表明有亚临床的甲状腺功能减退。病因清楚，预防和控制策略是限制人群的高碘摄入，禁用碘盐。碘摄入量、甲状腺肿大率达到病区划分标准时就应立即采取干预措施，以降低碘的摄入量，保障人民群众身体健康。对一些尽管不是高碘病区，但碘摄入量较高，即高碘地区，也不能食用碘盐，否则会造成高碘性甲状腺肿的流行。

中国学者对高碘防治进行了一些初步探索。20 世纪 80 年代山东日照食源性高碘病区停用海带盐（当地人群有食用腌制过海带的盐的习惯）采用碘含量低得多的普通盐后，人群甲状腺肿大率、尿碘水平明显下降，人群中高碘性甲状腺肿得到了控制。山西、河北、河南高碘病区采用碘含量较低的饮用水后半年左右甲状腺肿大率会明显降低。一些地区还尝试物理化学的方法除碘，取得一定的效果。

（徐兆发）

dìfāngxìng fúzhòngdú

**地方性氟中毒**（endemic fluorosis）　特定地理环境中，人体摄入过量氟化物引起以氟骨症和氟斑牙为主要表现的生物地球化学性疾病。又称地方性氟病。

**氟（F）**　在自然界中分布广泛，化学性质活泼，常温下能同所有元素化合，以化合物形式存在。氟的成矿能力很强，各种岩石都含有一定量的氟，平均为550mg/kg。地下水中含氟量较地表水高。空气含氟较低，但大气受到较严重的氟污染时，可从空气中吸入较多氟。各种食物都含有不同浓度氟，植物中氟含量和品种、产地土壤及灌溉用水的氟含量有关。瓜果类含氟较低，即使在氟中毒病区，鲜品含氟量多在0.5mg/kg以下。叶类蔬菜氟含量较果实类为高，用高氟水灌溉有时可达较高浓度。粮食含氟量一般高于瓜果类，有些地区含量可以超过1mg/kg。除奶类含氟很低外，动物性食物往往高于植物性食物，且与动物生长环境有关。多数情况下海产动物食品高于陆生动物食品。在动物食品中，骨组织及筋腱等部位含氟较高。每千克食盐可含氟数毫克至数十毫克。燃烧高氟煤取暖、做饭和烘烤粮食可引起室内空气污染和粮食氟污染。砖茶中氟含量很高，一般在100mg/kg以上。

人体氟主要来源于饮水及食物，少量来源于空气。氟主要经消化道，其次是经呼吸道吸收。皮肤虽可吸收少量的氟，但与消化道和呼吸道相比其量甚微。氟吸收后进入血液，在血液中约75%的氟存在于血浆，25%与血细胞结合。血浆中氟约75%与血浆白蛋白结合，游离的氟离子占25%。用氟离子选择电极直接测定血浆氟时其量是很低的，即使在氟中毒病区也很少超过0.5mg/L。在血浆中氟离子与血浆白蛋白结合氟之间呈动态平衡。较多氟进入体内时，血浆氟离子浓度上升。通过血液循环氟被逐渐转运到全身组织中，血浆氟离子浓度增高，转运到各组织中氟也增多。氟在体内分布于全身各器官组织，主要是硬组织如骨骼和牙齿等分布较多。氟通过尿液、粪便和汗液等途径排出体外，以肾脏排氟的途径最重要。乳汁、涎液、头发、指甲等也排出微量的氟。

**氟的生理作用** 氟对人体健康具有双重作用，适量氟是人体必需的微量元素，长期大量摄入氟可引起氟中毒。

构成骨骼和牙齿的重要成分 正常人体内含有一定量的氟，主要分布在富含钙、磷的骨骼和牙齿等硬组织中。氟易与硬组织中的羟基磷灰石结合，取代其羟基形成氟磷灰石，后者的形成能提高骨骼和牙齿的机械强度和抗酸能力，增强钙、磷在骨骼和牙齿中的稳定性。适量氟对参与钙磷代谢酶的活性有积极影响，氟缺乏使其活性下降而影响钙、磷代谢，导致骨质疏松。牙齿中含有较高浓度氟，对于增强牙齿机械强度有一定意义。牙釉质中适量氟使其抗酸蚀能力增强，提高抗龋能力，这也是应用氟化物防龋的原因之一。氟在口腔内对细菌和酶的抑制作用可减少酸性物质的产生，与口腔液体中磷酸根、钙离子共同作用，引起釉质表面再矿化等，也是增强牙齿抗龋病原因。

促进生长发育和生殖功能 在动物实验中，缺氟可以使其生长发育减慢，且使动物的繁殖能力下降，其子代生活能力差，易发生死亡，且子代的繁殖能力也较低。

对神经肌肉的作用 氟能抑制胆碱酯酶活性，使乙酰胆碱的分解减慢，提高了神经传导效果。氟抑制腺苷三磷酸酶，使腺苷三磷酸分解减少，有利于提高肌肉对乙酰胆碱的敏感性及肌肉本身的供能效果。适量氟对动物造血功能有刺激作用，氟不足可使妊娠母鼠及发育中的幼鼠发生贫血。

**流行特点** 包括病区类型和分布、人群分布以及病区确定与划分。

病区类型和分布 此病流行于世界50多个国家和地区。亚洲是氟中毒最严重的地区，中国是发病最广、波及人口最多、病情最重的国家之一，除上海市外均有发生。30个省市自治区存在饮水型氟中毒病区，14省市存在不同程度的燃煤污染型氟中毒病区，6省市特别是在少数民族地区存在饮茶型氟中毒病区，主要分布于广大农村地区。中国2012年发布《全国地方病防治"十二五"规划》显示，饮水型地方性氟中毒病区分布于28个省（区、市）的1137个县（市、区），受威胁人口约8728万。燃煤污染型地方性氟中毒病区分布于13个省（市）的188个县（市、区），受威胁人口约3582万。饮茶型地方性氟中毒病区分布于7个省（区）的316个县（市、区），受威胁人口约3100万。

饮水型病区 是最主要的病区类型。以地下水氟含量高为主要特征，受干旱、半干旱气候影响。离子淋溶累积规律导致地势高的山区水氟较低，倾斜平原及平原区水氟逐渐升高，形成平原病区。主要分布在淮河-秦岭-昆仑山一线以北广大北方地区的平原、山前倾斜平原和盆地，如东北平原西部、华北平原、华东平原、中原地区、河西走廊、塔里木盆地、准噶尔盆地，形成东起山东半岛西至新疆南天山山脉的面积辽阔的氟中毒病区。有些地区受含氟矿藏影响形成局部高氟区，如浙江、河南、云南、辽宁、四川等地萤石矿或磷灰石矿。其特点是饮水中氟含量高于国家饮用水标准 1.0mg/L，最高甚至可达 17mg/L。氟中毒患病率与饮水氟含量呈明显正相关。

燃煤污染型病区 居民燃用当地含高氟煤做饭、取暖，敞灶燃煤，炉灶无烟囱，并用煤火烘烤粮食、辣椒等严重污染室内空气和食品，居民吸入污染的空气和食入污染的食品引起的地方性氟中毒的病区，是中国 20 世纪 70 年代后确认的一类病区。主要分布在陕南、四川、湖北、贵州、云南、湖南和江西等地区。以西南地区病情最重，北方也有少数面积不大的病区。煤氟含量世界平均浓度为 80mg/kg，中国病区为 1590～2158mg/kg，最高可达 3263mg/kg。空气中氟含量为 0.018～0.039mg/m³，超过日平均最高容许浓度 0.007mg/m³，最高的可达 0.5mg/m³。煤火烘烤的玉米以及辣椒中氟含量，分别可以达 84.2mg/kg 干重以及 565mg/kg 干重。

饮茶型病区 主要分布在西藏、内蒙古、四川等习惯饮砖茶的少数民族地区。这些地区的居民有饮奶茶习惯，煮奶茶的茶叶主要为砖茶。茶可富集氟。根据世界卫生组织的数据，世界茶氟含量平均为 97mg/kg，茶 125mg/kg，砖茶可高达 493mg/kg，最高 1175mg/kg。

人群分布 地方性氟中毒的发生与摄入氟的剂量、时间长短、个体排氟能力及对氟敏感性、蓄积量、生长发育状况等多种因素有关，显示出其人群分布规律。当地居民氟中毒的发病时间与接触氟的剂量有关，氟含量高者氟骨症潜伏期短。发病时间长者可达 10～30 年，重病区 2～3 年即可发生氟中毒。在饮水型和燃煤污染型病区，在生活条件和习惯不影响摄氟量的情况下，发病与民族无关。饮水型病区发病与职业关系不大。但牧业人员饮茶较农业人员多，其发病也较多。在燃煤污染型病区农民摄氟多于用城镇居民，显示发病上差异。在饮茶型氟中毒病区，则嗜饮高氟砖茶民族发病多于饮茶量少者，当地汉族几乎不发病。氟斑牙和氟骨症的发生率和病情均与氟摄入量呈正相关。以饮水型病区为例，大体上水氟在 0.5mg/L 以上开始出现氟斑牙，在 1.0mg/L 时氟斑牙发生率可达 20%～30%，在 1.5mg/L 时继续上升，2.0mg/L 可达 80% 左右。①年龄：地方性氟中毒与年龄有密切关系。氟斑牙主要发生在正生长发育中的恒牙，乳牙一般不发生氟斑牙。恒牙形成后再迁入高氟地区一般不患氟斑牙。氟骨症发病主要在成年人，发生率随着年龄增长而升高，且病情严重。②性别：地方性氟中毒的发生一般无明显性别差异。但是，由于生育、授乳等因素的影响，女性的病情往往较重，特别是易发生骨质疏松软化，而男性则以骨质硬化为主。③居住时间：恒牙萌出后迁入者一般不会再发生氟斑牙，但氟骨症发病往往较当地居民更敏感。在病区居住年限越长，氟骨症患病率越高，病情越重。非病区迁入者发病时间一般较病区居民短，迁入重病区者，可在 1～2 年内发病，且病情严重。④其他影响因素：地方性氟中毒的发生也受其他因素影响，主要为饮食营养因素。蛋白质、维生素类、钙、硒和抗氧化物具有拮抗氟毒性作用。在暴露相同氟浓度条件下，经济发达、营养状况好的地区氟中毒患病率低，病情较轻。相反，营养状况不佳的地区患病率高，病情较重，甚至在饮水氟低于 1mg/L 情况下也有氟斑牙发生。其次，饮水中钙离子浓度低、硬度小、pH 值高等可促进氟的吸收。饮水型病区往往水中钙、镁含量较低，水质常为偏碱性软水。含钙、镁离子较高的饮水区发病轻。气候因素影响水消耗量，从而影响发病。温度较低的湿润地区，用水量少发病轻。如新疆阿勒泰地区水氟在 1.0mg/L 时氟斑牙发生率很低，而干旱且夏季炎热的莎车地区，水氟在 0.6mg/L 左右，氟斑牙率却超过 30%。氟中毒发病存在个体差异。同一病区，甚而同一家人存在发病与不发病或病情程度上的差异。

病区确定与划分 病区判定：在特定的地理环境中，因从饮水、食物和空气中摄入过量的氟，造成人群氟中毒的流行，即可定为地方性氟中毒病区。病区确定的条件是人均摄入总量在 3.5mg/d 以上，致使当地居民该地区人群尿氟浓度平均在 1.5mg/L 以上，其他生物样品氟含量明显高于非病区。当地出生的 8～15 岁儿童恒牙氟斑牙检出率大于 30% 或氟斑牙指数大于 0.4，并检出有氟骨症患者的地区。

饮水型病区划分 ①轻病区：饮水含氟量在 1.1～2.0mg/L；当地出生的 8～15 岁人群中氟斑牙检出率在 30% 以上；氟斑牙指数在 1.0～2.0；氟斑牙以轻度为主；无中、重度氟骨症患者；人群尿氟几何均数为 1.6～3.0mg/L。②中等病区：饮水含氟量在 2.1～4.0mg/L；氟斑牙指数在 2.0～3.0；氟斑牙基本在轻度以上；中度氟斑牙在 50% 以上；有中、重度氟骨症患者，但重度氟骨症患者患病率不超过 2%；人群尿氟几何均数为 3.1～5.0mg/L。③重病区：此区饮水含氟量在 4.1～6.0mg/L；氟斑牙指数为 3.0 以上；氟斑牙基本在中度以上；重度氟骨症患者的检出率在 2.1%～5.0%；人群尿氟几何均数为 5.1～7.0mg/L。

燃煤污染型病区划分　①轻病区：尿氟 0.80～1.60mg/L；当地出生儿童氟斑牙患病率缺损型低于 9%；没有中度以上氟骨症患者。②中等病区：此区尿氟 1.61～3.0mg/L；缺损型氟斑牙为 9%～17%；有中、重度氟骨症患者，但不超过 2%。③重病区：尿氟 3.1～4.9mg/L；缺损型氟斑牙占 18%～27%；重度氟骨症患者达到 2%～5%。④特重病区：尿氟 5.0mg/L 以上；缺损型氟斑牙占 27% 以上。

**病因及发病机制**　长期摄入过量氟是发生此病根本原因，人体摄入总氟量超过 4mg/d 可引起慢性氟中毒。中国北方病区主要为饮水所致，西南病区为燃煤污染。此病好发年龄为青壮年，女性常高于男性，患病率可随年龄增长而升高。妊娠和哺乳妇女更易发病，且病情较重。营养不良，特别是蛋白质、钙、维生素供给缺乏时，机体对氟的敏感性增高。发病机制与过量氟破坏钙磷的正常代谢、抑制某些酶的活性、损害细胞原生质以及抑制胶原蛋白合成等有关。

对骨组织和钙磷代谢的影响　氟进入骨组织后，骨骼中的羟基磷灰石 $[Ca_{10}(PO_4)_6(OH)_2]$ 的羟基可被氟置换形成氟磷灰石 $[Ca_{10}(PO_4)_6F_2]$，取代其磷酸根最终形成难溶性氟化钙（$CaF_2$）。它主要沉积于骨、软骨、关节面、韧带和肌腱附着点，造成骨质硬化、骨密度增加，并可使骨膜、韧带及肌腱等发生硬化。成骨细胞和破骨细胞活动，又促进新骨形成，骨内膜增生，造成骨皮质增厚、表面粗糙、外生骨疣等病变。过量氟可消耗大量的钙，使血钙水平降低，刺激甲状旁腺分泌激素增多，抑制肾小管对磷的重吸收，使磷排出增多，继而导致了磷代谢的紊乱。血钙减少和甲状旁腺激素的增加反过来又刺激钙从骨组织中不断释放入血，造成骨质脱钙或溶骨，临床上可表现为骨质疏松及骨软化甚至骨骼变形。氟离子可改变骨基质胶原的生化特性，导致异常胶原蛋白形成。氟对胶原的影响使骨基质性质改变也影响了骨盐沉积，导致骨质疏松和软化。钙和维生素 D 不足、营养不良，加之妊娠、哺乳，使女性受影响更大，易导致严重骨质疏松或骨软化。氟对骨的双向作用使氟中毒时出现骨质硬化、骨质疏松或两者同时并存。对软骨细胞毒害影响了软骨成骨作用，严重者使身高发育受影响。对骨膜、骨内膜刺激常导致骨膜、骨内膜增生和新骨形成，发生骨骼形态和功能改变。

对牙齿的影响　过量的氟进入体内，可使大量的氟化钙沉积于正在发育的牙组织中，致使牙釉质不能形成正常的棱晶结构，产生不规则的球形结构，局部呈粗糙、白垩状斑点、条纹或斑块，重者牙釉质松脆易出现继发性缺损。釉质正常的矿化过程受损，使釉质（主要是外层 1/3）出现弥漫性矿化不全和疏松多孔区，牙齿硬度减弱，质脆易碎，常发生早期脱落。牙齿萌出后釉质异常处逐渐发生色素沉着，形成色泽逐渐加深的棕色或棕黑色。儿童在 2 岁以后逐渐断奶，吃普通食物，此时摄入氟较多则釉质发育易受到损害，导致氟斑牙形成。

对其他组织的影响　氟不仅损伤骨骼和牙齿，而且对神经系统、肌肉、肾、血管和内分泌腺等也有一定的毒性作用，其致病机制可能与氟对细胞原生质和多系统酶活性有广泛的不良影响有关。氟对神经系统毒作用表现为损伤神经受体，使神经纤维脱髓鞘，影响神经传递，抑制乙酰胆碱酯酶活性等。氟对神经元直接作用可使脊髓前角细胞数目减少。氟作用于骨骼肌使肌纤维萎缩，肌原纤维和肌丝变性，导致肌原性损害。高浓度排氟损伤肾小管使之发生退行性变，影响肾功能。氟对血管的影响使其易发生血管壁钙化、硬化，影响脏器血液供应。氟作用内分泌腺使甲状旁腺和甲状腺中分泌降钙素的 C 细胞功能紊乱，抑制垂体前叶生长激素和催乳素的分泌。氟可直接作用于雄性生殖系统，破坏睾丸细胞的结构，影响它的内分泌功能，导致生殖功能下降。

抑制酶的活性　氟可与某些酶结构中的金属离子形成复合物，或与其中带正电的赖氨酸和精氨酸基团、磷蛋白以及一些亲氟的不稳定成分相结合，改变酶结构，抑制酶的活性。由于氟与钙、镁结合成难溶的氟化钙及氟化镁，体内需要钙、镁参加的酶的活性被抑制。例如，抑制细胞色素氧化酶、琥珀酸脱氢酶和烯醇化酶等多种酶的活性，使三羧酸循环障碍、能量代谢异常，使腺苷三磷酸生成减少，使骨组织营养不良；氟能抑制骨磷酸化酶，影响骨组织对钙盐的吸收和利用。

**治疗原则**　尚无特效治疗方法，主要是减少氟的摄入和吸收，促进氟的排泄，拮抗氟的毒性，增强机体抵抗力及适当的对症处理。①合理调整饮食和推广平衡膳食：加强和改善患者的营养状况，可增强机体的抵抗力，减轻原有病情。提倡蛋白质、钙、镁、维生素丰富的饮食，达到热量足够，特别应重视儿童、妊娠妇女的营养补充。高钙、蛋白和维生素 A、维生素 C、维生素 D 饮食尤为重要。②药物治疗：钙剂和维生素 D、氢氧化铝凝胶、蛇纹石等治疗。对有神经损伤者宜给予维生素 B 族（$B_1$、$B_6$ 和 $B_{12}$）、腺苷二磷酸、辅酶 A 等以改善神经细胞正常代谢，减少氟的毒性作用。③其他：对因有椎管狭窄而出现脊髓或马尾神经受压的氟骨症患者应进行椎板切除减压。对已发生严重畸形者，可进行矫形手术。氟骨症的对症疗法主要是镇痛，对手足麻木、抽搐等症状可给予镇静剂。

**预防** 根本预防措施是减少氟的摄入量。

饮水型氟中毒 ①改换水源：病区内如有低氟水源可以利用，应首先改换水源。打低氟深井水，中国大部分干旱地区浅层地下水氟含量高，而深层地下水氟含量低，适于饮用，符合防病要求；引用低氟地面水，将病区附近低氟的江、河、湖和泉水等地面水引入病区作为水源；收集降水，在缺水地区修建小型水库或水窖，蓄积天然降水。②饮水除氟：适用于无低氟水源可供利用的病区。采用理化方法降氟，如电渗析、反渗透、活性氧化铝吸附法、铝盐或磷酸盐混凝沉淀法、骨炭吸附法等除氟技术。如为饮水中氟含量不高的地区，则应采取措施降低食品中的含氟量。在高氟地区选择种植含氟量较低的农作物，不使用含氟高的化肥（如磷矿粉

等）和农药（如氟酰胺等）。

燃煤污染型氟中毒 ①改良炉灶：改造落后的燃煤方式，炉灶应有良好的炉体结构并安装排烟设施，将含氟烟尘排出室外。②减少食物氟污染：应防止食物被氟污染，如改变烘烤玉米及辣椒等食物的保存方法，可用自然条件烘干粮食，或用烤烟房、火炕烘干，避免烟气直接接触食物。③不用或少用高氟劣质煤：更换燃料或减少用煤量，最大限度地降低空气中氟含量。

饮茶型氟中毒 研制低氟砖茶和降低砖茶中氟含量，并在饮砖茶习惯病区增加其他低氟茶种代替砖茶。

（徐兆发）

fúbānyá

# 氟斑牙（dental fluorosis）

牙形成与发育过程中摄入过量氟导致釉细胞损害，钙化障碍的地方性氟中毒。又称氟牙症。牙齿组织包括牙体和牙周组织。牙体又分硬组织即釉质、牙本质和牙骨质，和软组织即牙髓。覆盖于牙冠表面的釉质是人体中钙化程度最高最硬的组织，无机物占 96%，半透明，乳白色，由釉柱和柱间质组成，表面为釉护膜。牙本质含无机物 70%，其基质有来自牙髓的胶原纤维，硬度仅次于釉质。牙骨质覆盖牙根表面，硬度与骨相似，含无机物 40%～50%，有胶原纤维、钙化基质与牙骨质细胞。过量氟摄入对牙齿作用可持续到 12 岁第二磨牙前磨牙萌出时。如果儿童期一直生活于低氟区，12 岁后进入高氟区就不会再发生氟斑牙，只可能发生氟骨症。影响氟斑牙流行严重程度取决于接触氟的量、浓度和时间，在牙齿发育期受到氟的作用，个体敏感性差异，某些环境因素的变化。

**病因及发病机制** 长期摄入过量氟是发生此病的根本原因。氟斑牙形成机制尚不完全清楚，氟对牙齿的作用机制的研究主要为动物实验结果，以及牙齿氟含量分析。

氟直接作用成釉细胞 氟斑牙是牙齿发育期即成釉细胞演变发展时期，受到过量氟的作用而引起牙釉质发育不全的结果，基本病变为白垩、着色、缺损。釉质发育早期，成釉细胞形成原浆突，分泌釉基质，节节增生形成釉柱。早期对氟的作用最敏感，过量氟导致细胞死亡，受损区塌陷，最终形成牙釉质缺损；釉柱间隙增大，使内外源性色素易于沉着，形成着色型氟斑牙。牙釉质发育中期，受高氟作用可使釉柱钙化障碍，钙化不规则，造成折光不一致性而形成白垩型氟斑牙。牙釉质发育成熟后期受到高氟作用，不会发现对牙釉质的损害。牙齿氟含量与氟斑牙病变呈正相关。氟斑牙中毒动物模型的形态学研究，采用电镜和光学显微镜检查牙釉表面，在釉柱之间有分离的沟，即形成微孔或多孔。大鼠下颌门齿切取釉质颗粒用于分析有关发育期发生的化学变化以及发育釉质氟的分布，结果指出氟浓度随组织矿化而降低，早期的牙齿发育期组织为多微孔，因而釉质微孔有相当高的氟浓度。这样的机制可能解释釉质对氟的敏感性，当组织多孔的形成后期到成熟早期的釉质有优先摄取氟离子的趋势。氟影响成釉细胞的调节功能，改变釉质矿化过程，作用于釉质基质蛋白。因此，氟斑牙发生一般认为和珐琅质形成不全有关，一是直接破坏造釉细胞，另一是氟受酶作用而沉积，使釉质羟基磷灰石一部分转为氟

磷灰石。它妨碍了钙化中的酶作用，特别是磷酸酶使釉质不能正常钙化。

氟对牙胶原的作用 牙齿组织中含有成纤维细胞、成软骨细胞、成骨细胞、成釉细胞和成牙质细胞，均与胶原相关。成釉细胞和成牙质细胞构成使钙和磷酸盐沉积在基础网架上而生成牙的珐琅和牙本质的骨胶原。骨胶原特性与其他蛋白质不同，因含2个附加的氨基酸，即羟基脯氨酸和羟基赖氨酸。有认为牙齿的斑点是氟化物影响骨胶原所致。氟干扰了牙齿胶原代谢，形成不完整胶原，使牙釉质失去其透明、易断、出现斑点，甚至牙齿缺损。

着色的解释 不管釉质的多孔结构程度如何，在牙萌出时期不褪色。褪色与着色发生在牙齿萌出期后，主要为外源性色素着色的结果。多孔结构和褪色在同一牙齿的不同区域中所表观的程度也不一样。组织学上分析，粉笔样白垩色是在相对好的矿化表面下的釉质矿化不良的结果。

临床表现 ①釉面光泽度改变：釉面失去光泽，不透明，可见白垩样线条、斑点、斑块，白垩样变化也可布满整个牙面。一经形成，永不消失。②釉面着色：釉面出现不同程度的颜色改变，浅黄、黄褐乃至深褐色或黑色。着色范围可由细小斑点、条纹、斑块，直至布满大部釉面。③釉面缺损：缺损的程度不一，可表现釉面细小的凹痕，小的如针尖或鸟啄样，乃至深层釉质较大面积的剥脱。轻者缺损仅限于釉质表层，严重者缺损可发生在所有的牙面，包括邻接面，以至破坏了牙齿整体外形。

牙齿发育完成后发病者不产生氟斑牙，可表现为牙磨损。磨损面可有棕色环状色素沉着，牙剥脱、牙龈萎缩、松动、脱落等表现，多发生在较重病区。

氟斑牙分度的方法很多，其中迪安（Dean）法得到世界卫生组织的认可和推荐，是广泛使用的分类方法（表）。

氟斑牙指数（fluorosis community index，FCI）：用于判断一个地区氟斑牙流行的强度。氟斑牙指数=（0.5×可疑人数+1×很轻人数+2×轻度人数+3×中度人数+4×重度人数）/受检人数。氟斑牙指数0.4以下为氟斑牙阴性区，0.4~0.6为边缘线，0.6以上为氟斑牙流行区。

诊断与鉴别诊断 中国卫生部发布的《氟斑牙诊断》标准（WS/T 208-2011）规定，有明确的牙发育期间摄氟过量病史，结合临床检查，按照诊断要求，具有以下1项，可诊断为氟斑牙。①白垩样变：牙表面部分或全部失去光泽，出现不透明的云雾状或粗糙似粉笔样的条纹、斑点、斑块，或整个牙面呈白色粉笔样改变。②釉质着色：牙表面出现点、片状浅黄褐色、黄褐色、深褐色病变，重者呈黑褐色，着色不能被刮除。③釉质缺损：牙釉质破坏、脱落，牙面出现点状甚至地图样凹坑，缺损呈浅蜂窝状，深度仅限于釉质层，严重者釉质大片缺失。

此病需与下列疾病相鉴别。①牙外源性染色：一般为沉积于牙冠表面的牙菌斑、牙石、软垢及色素（烟、茶）渍等，常常是牙的舌面较唇颊面重，下颌牙较上颌牙重。仔细观察可见其附着在牙面上，外力可以除去。②釉质混浊：多见于一颗或少数几颗牙，常见于下切牙唇面及乳牙，很少对称发生，浑浊集中在牙面某区也可累及全牙，损害表现为牙面出现奶白色或黄色斑点，边界清楚，强光下垂直观察更明显，色泽为油黄色或深褐色。③釉质发育不全：在牙发育矿化时期，因营养缺乏、内分泌失调或婴儿及母体发生高热性疾病导致的釉质发育障碍。釉质表面形成带状或窝状凹陷是此病的主要特点。凹陷处常有棕色着色。诊断要点是：本症发生在同一时期形成和萌出的牙。探诊时，缺陷处表面光滑、质地坚硬，而未被累及的牙釉质的色泽及透明度均正常。④四环素牙：在牙发育矿化期间服用四环素类药物，四环素类药物与牙本质形成四环素钙正磷酸盐复合物而使牙弥漫性着色，颜

## 表 氟斑牙的迪安分度标准

| 分度（记分） | 标准 |
| --- | --- |
| 正常（0） | 釉质半透明，表面光滑有光泽，通常呈浅乳白色 |
| 可疑（0.5） | 釉质半透明度有轻度改变，可见少数白垩纹或偶见白色斑点。临床不能诊断为很轻型，而又不完全正常的情况 |
| 很轻（1） | 小的似纸一样白色的不透明区（白垩改变）不规则地分布在牙齿上，但不超过牙面的25% |
| 轻度（2） | 釉质表面失去光泽，明显的白垩改变，但不超过牙面的50% |
| 中度（3） | 除白垩改变外，多个牙齿釉面有明显磨损，并呈棕黄色 |
| 重度（4） | 釉面严重损害，同一牙齿有几个缺损或磨损区，可影响牙齿整体外形。着色广泛，呈棕黑或黑色 |

色从淡的灰色、黄色或黄褐色，直至更深的灰色、黄色或棕色；牙釉质正常。⑤龋齿：牙在外界因素影响下，牙釉质、牙本质或牙骨质发生的一种进行性破坏的疾病。龋病多发生在牙的窝沟点隙及邻面，轻者可见棕褐色至棕黑色斑，表面失去光泽，重者可见到龋洞，病变较单一，探诊时龋坏处釉质粗糙，质地较软，被检者主诉对冷、热、酸、甜等刺激较敏感。

**治疗原则** 涂膜覆盖法、药物脱色法（过氧化氢或稀盐酸等）、修复法等治疗。使用防氟牙膏也有一定疗效。

**预防** 减少氟的摄入量（见地方性氟中毒）。

（徐兆发）

fúgǔzhèng

**氟骨症**（skeletal fluorosis） 长期摄入过量氟所致骨骼结构改变、功能受损的地方性氟中毒。又称氟骨病。主要见于成年人。机体摄氟后绝大部分蓄积在骨骼，适量氟有助于骨骼的正常矿化，增强骨盐结晶的稳定性，促进成骨活动和维持正常骨量，增加骨骼的强度和硬度。但在骨盐的其他成分（如钙、磷等）达到稳定状态基本保持不变之后，氟在骨中的蓄积量还可以不断增加。长期摄入过量氟使骨骼发生病理改变，影响骨正常生理功能。

**病因及发病机制** 长期摄入过量氟是发生此病的根本原因。

过量氟对成骨细胞、破骨细胞和骨转换的作用 氟在骨骼中集中于两个特殊区域：①骨形成区氟浓度高。②氟直接附着骨细胞腔和小管的表层，即氟吸收后，血液与细胞外液氟浓度升高，细胞外液氟灌注到细胞腔与小管内，在细胞分裂期被吸收而掺入晶格。

骨腔隙有完整钙化的骨晶格，它们紧密联系在一起，可阻止离子氟的进一步扩张。为此认为骨细胞外液的氟主要集中在骨细胞腔隙和小管边界矿物质表层；骨细胞外液氟和骨矿化相处于缓慢平衡状态。过量氟对骨盐晶体的损害的反应，氟离子置换了骨盐中的磷酸根，氟吸收入血液后很快与钙起反应形成氟化钙，并以这种形式到达骨组织，经过一系列离子交换和再结晶过程，最终形成氟磷灰石，进入骨盐晶格内面。氟取代羟基所形成的氟磷灰石，和羟基磷灰石的晶体结构类似。羟基磷灰石结晶更加稳定，溶解度更低，故有人推测这将抑制骨吸收，使血钙降低，导致甲状旁腺功能亢进而启动一系列病变，但要把大量羟基磷灰石转变为氟磷灰石需要很长时间，而氟化物对骨骼发挥毒性作用要比这快得多。氟磷灰石结晶比羟磷灰石大2~9倍，在生理情况下很少量的氟磷灰石与大量羟基磷灰石并存，对骨骼可能并不造成不良影响，但如果氟磷灰石结晶数量过多，或形成正常骨所没有的巨大板状结晶，则可能使骨盐晶力学框架的连续性、规则性遭到破坏。氟中毒时常可看到成骨细胞与破骨细胞都很活跃，但成骨活动与破骨活动的主、从、先、后关系不甚清楚。氟对破骨细胞的激活需经过甲状腺激素来介导；氟中毒继发甲状旁腺功能亢进通常认为是血清钙降低的结果。过量氟对骨转换调控系统的影响研究表明，虽然氟对骨的各种靶成分有直接作用，但在机体内离不开调控系统的影响，特别是各种调节骨代谢的激素（趋钙性激素）和一些局部调节因子的影响。甲状旁腺激素是研究得最为充分的一种趋

钙性激素，但关于氟中毒时是否有继发性甲状旁腺功能亢进的发生及其发生机制尚无一致意见。

氟对骨胶原的作用 过量氟可抑制胶原合成，主要通过干扰羟化和交联过程，影响胶原代谢。在前胶原合成阶段，脯氨酸和赖氨酸在羟化酶作用下被羟化为羟脯氨酸和羟赖氨酸，后者维持胶原生物学稳定。胶原合成中前α-肽链分子内的赖氨酸、羟赖氨酸和脯氨酸、羟脯氨酸在赖氨酰氧化酶作用下氧化脱氨形成胶原，经醛缩反应使前胶原交叉联结形成胶原。氟中毒人群尿羟脯氨酸排出量增加。

相关基因与自由基作用研究 实验资料表明，氟中毒时伴血清脂过氧化物含量增高，谷胱甘肽过氧化物酶（GSH-Px）、超氧化物歧化酶（SOD）活性降低，并推断这种抗氧化酶增高现象是机体一种适应性保护反应，承担清除和抑制自由基所产生的毒性作用，保护体细胞，有助于维持细胞膜结构和分子稳定。但也有人群调查及动物实验结果提示，摄入过量氟可使血浆 GSH-Px 及全血 SOD 活性增高不明显。

膳食营养对氟骨症发生发展的影响 ①蛋白质和钙：以蛋白质和钙为主的膳食营养对氟骨症的影响，已有人群环境流行病学和动物实验的研究报道。通常都认为蛋白质缺乏可增加机体对氟中毒的易感性，用高蛋白食物喂饲大鼠，发现食物内氟化物的生物利用率低于喂饲低蛋白的动物，其粪氟排泄减少伴有尿氟排泄增加，且股骨氟含量显著下降，推测饲料中高蛋白可引起肾小球滤过率增加，加速氟的排出。钙和氟在生物学上的拮抗，缺钙可能促进与加重氟骨症的形成与发展。

②维生素C：在印度一些地区的调查发现，严重氟骨症患者常兼有维生素C缺乏，有人用大剂量维生素C治疗氟骨症，患者骨骼的X线变化有一定改善。

**临床表现** 程度不同，临床表现也不尽相同。

症状 无特异性。①疼痛：是最常见的自觉症状。疼痛部位可为1~2处，也可遍及全身。通常由腰背部开始，逐渐累及四肢大关节一直到足跟。疼痛一般呈持续性，多为酸痛，无游走性，局部也无红、肿、发热现象，活动后可缓解，静止后加重，尤其是早晨起床后常不能立刻活动。受天气变化的影响不明显。重者可出现刺痛或刀割样痛，这时患者往往不敢触碰，甚至不敢用力咳嗽和翻身，患者常保持一定的保护性体位。②神经症状：部分患者除疼痛外，还可因椎孔缩小变窄，使神经根受压或营养障碍，出现如肢体麻木、蚁走感、知觉减退等感觉异常；肌肉松弛，有脱力感，握物无力，下肢支持躯干的力量减弱。③肢体变形：病情发展可出现关节功能障碍及肢体变形，表现为脊柱生理弯曲消失，活动范围受限。④其他：不少患者可有头痛、头昏、心悸、乏力、困倦，也可有恶心、食欲减退、腹胀、腹泻或便秘。

体征 轻症者一般无明显体征，随着病情的发展，可出现关节功能障碍及肢体变形。①硬化型：以骨质硬化为主，表现为广泛性骨质增生，硬化及骨周软组织骨化所致的关节僵硬及运动障碍、脊柱固定、胸廓固定、四肢关节强直。②混合型：在骨质硬化即骨旁软组织骨化的同时，因骨质疏松、软化而引起脊柱及四肢变形。

X线表现 ①骨结构改变：密度增高，主要表现为骨小梁均匀变粗、致密，骨皮质增厚，骨髓腔变窄或消失，尤以腰椎、骨盆明显。密度减低，主要表现为骨小梁均匀变细、变小，骨皮质变薄，骨髓腔扩大，多见于脊椎、骨盆和肋骨。混合型则兼有硬化和疏松两种改变，多为脊柱硬化和四肢骨的吸收及囊性变。②骨周改变：主要表现为软组织钙化，包括韧带、肌腱附着处和骨膜、骨间膜即关节周围软组织的钙化（骨化），有骨棘形成，是此病特征性表现之一。多见于躯干骨和四肢长骨，尤以胫腓骨和尺桡骨骨膜钙化最为明显，对诊断有特殊意义。③关节改变：关节软骨发生退变坏死，关节面增生凸凹不平，关节间隙变窄，关节边缘呈唇样增生，关节囊骨化或有关节游离体，多见于脊椎及髋、膝、肘等大关节。

临床分度 ①轻度：有持续性腰腿痛及其他关节疼痛的症状，而无其他阳性体征者（当地出生者可有氟斑牙），能从事正常体力劳动。②中度：除上述症状加重外，兼有躯干和四肢大关节运动功能受限，劳动能力受到不同程度的影响。③重度：一个或多个大关节屈曲、强直、肌肉挛缩或出现失用性萎缩。脊柱、骨盆关节发生骨性粘连，患者有严重的弯腰驼背，基本无劳动能力或成为残疾。

**诊断** 主要依据临床表现和X线诊断。

诊断标准 ①生活在高氟地区，并有饮高氟水，食用被氟污染的粮食或吸入被氟污染的空气者。②临床表现有氟斑牙（成年后迁入病区者可无氟斑牙），同时伴有骨关节痛，肢体或躯干运动

障碍即变形者。③骨及骨周软组织具有氟骨症X线表现者。④实验室检查资料，尿氟含量多超过正常值。

X线诊断标准 根据X线检查显示的骨结构、骨周及关节改变的形态及程度，分为四型度。

骨结构分型分度标准 ①硬化型：骨密度增高、骨小梁增粗、粗疏、粗密、细密、融合，骨皮质增厚、骨髓腔变窄或消失。极轻度（0~Ⅰ期），局限性骨小梁呈细砂粒样改变。轻度（Ⅰ期），骨密度稍高、骨小梁粗密呈颗粒状，粗细不等，网眼增大，骨结构呈粗砂布状或骨小梁细密清晰。中度（Ⅱ期），骨密度普遍增高，骨小梁粗密且出现骨斑，或粗密加粗疏，可有少量融合和吸收，大部分骨结构呈"麻袋布"状或骨小梁细密融合。重度（Ⅲ期），骨密度显著增高，骨小梁普遍粗密、融合呈象牙质状，或骨小梁普遍细密融合结构消失。②疏松型：骨密度减低、骨小梁细、疏、少、骨皮质变薄，髓腔扩大。极轻度（0~Ⅰ期），骨密度略低，部分区域骨小梁变细。轻度（Ⅰ期），骨密度减低、骨小梁变细清晰。中度（Ⅱ期），骨密度普遍减低，骨小梁明显见细、疏、少，骨小梁间隔增大，骨皮质变薄。重度（Ⅲ期），骨密度显著减退，骨小梁明显细、疏或区域性消失，骨皮质菲薄有时可发生病理骨折。③软化型：该型氟骨症区别于营养性骨软化症。表现为骨密度增高，骨结构消失或骨纹理粗疏、模糊、紊乱。或骨密度明显减低兼有骨间膜骨化；并出现椎体双凹变形。胸廓塌陷、髋臼内陷、骨盆变形及假骨折线。软化型氟骨症均为重度（Ⅲ期）。④混合型：该型氟骨症表现为硬化和疏

松混合存在。全身骨骼可表现为躯干骨硬化及四肢骨疏松，松质骨硬化，密质骨松化。在骨内骨结构紊乱，骨质广泛致密伴有大片透亮区。骨小梁大片吸收，骨结构成"破毯子"状。混合型氟骨症不包括骨盆变形。该型均为重度。

骨周骨化分度标准 ①极轻度（0~Ⅰ期）：肌腱、韧带、骨间膜附着处骨皮质缘出现粗糙或幼芽破土状骨化影。②轻度（Ⅰ期）：骨周出现薄层状、双峰状、波浪状或尖刺状骨化影。③中度（Ⅱ期）：骨周多处骨化，呈断续条带状、片状、羽毛状、鸟嘴状或鱼鳍状骨化影。④重度（Ⅲ期）：骨周广泛骨化并相互连接成桥。

关节改变分度标准 ①极轻度（0~Ⅰ期）：骨性关节面局限性毛糙，变薄或部分中断。②轻度（Ⅰ期）：骨性关节面部分中断并伴有骨端囊变。③中度（Ⅱ期）：关节间隙变窄不均。关节面硬化，骨端囊变，关节边缘骨棘形成，关节周围韧带肌腱骨化。④重度（Ⅲ期）：关节面硬化，凹凸不平，关节间隙明显狭窄或消失。关节边缘唇样增生，关节内可出现游离体，关节严重变形。

鉴别诊断 此病应与以下疾病进行鉴别。①类风湿关节炎：为一种常见的全身性结缔组织病。常出现非特异炎症性多发性关节炎，有反复发作的关节痛和红肿、畸形，多见于女性。②风湿性关节炎：急性起病时有发热、多汗等，常有急性扁桃体炎或咽喉炎史。关节炎表现为多发性、对称性、游走性，以四肢大关节为主，不遗留关节后遗症。③骨与关节结核：以青少年多发，常见于负重关节如胸椎、腰椎、髋、膝等，

慢性低热、盗汗、病变部疼痛、肿胀、破溃等，X线片有骨关节间隙变窄、骨及关节面改变，无氟骨症改变。④强直性脊椎炎：其特点从骶髂关节开始向上蔓延引起脊柱强直，可波及髋关节。但很少波及四肢小关节。⑤退行性骨关节病：多发生在负重关节及活动较多的关节，开始多为关节钝痛，有静息痛，活动后减轻，活动过多又出现疼痛现象。活动时病变关节有摩擦音。⑥神经根痛：一般为支配区走行的放射性痛，氟骨症有时也有神经根受刺激疼痛，通过X线片观察有无改变及韧带骨化致椎骨狭窄或椎间孔狭窄以判断。

治疗原则 尚无特效治疗方法。主要是减少氟的摄入和吸收，促进氟的排泄，拮抗氟的毒性，增强机体抵抗力及适当的对症处理。①合理调整饮食和推广平衡膳食：加强和改善患者的营养状况，可增强机体的抵抗力，减轻原有病情。提倡蛋白质、钙、镁、维生素丰富的饮食，达到热量足够，特别应重视儿童、妊娠妇女的营养补充。高钙、蛋白和维生素A、维生素C、维生素D饮食尤为重要。②药物治疗：可用钙剂和维生素D、氢氧化铝凝胶、蛇纹石等治疗。对有神经损伤者宜给予维生素B族（$B_1$、$B_6$和$B_{12}$）、腺苷三磷酸、辅酶A等以改善神经细胞正常代谢，减少氟的毒性作用。③手术疗法：对因有椎管狭窄而出现脊髓或马尾神经受压的氟骨症患者应进行椎板切除减压。对已发生严重畸形者，可进行矫形手术。氟骨症的对症疗法主要是镇痛，对手足麻木、抽搐等症状可给予镇静剂。

预防 具体见地方性氟中毒。

（徐兆发）

fēigǔxiàng fúzhòngdú

非骨相氟中毒（non-skeletal fluorosis） 过量氟对骨外软组织及其他器官系统造成损害的地方性氟中毒。大多是以动物染毒与细胞实验的研究结果支持，缺乏有力的高氟暴露人群相联系的环境流行病学研究资料与骨外中毒表现，需要深入研究。以神经系统损害多见，还有骨骼肌、肾损害。

神经系统损害：神经根损害症状常为首发症状，特点是沿受损神经根走行方向的放射性疼痛，咳嗽、打喷嚏、用力排便等可使疼痛加剧，神经根痛区皮肤常可查出痛觉过敏或痛觉减退。脊髓损害症状以截瘫多见，也有呈四肢瘫痪者。感觉障碍症状多由下向上发展，先有双下肢远端麻木、烧灼、刺痛、蚁走感等异常感觉，逐渐上升至病变平面。括约肌功能障碍随病情进展，渐渐出现尿急、尿频、尿失禁、便秘或大便失禁等症状。

骨骼肌损害：地方性氟中毒患者常见手部肌肉或下肢肌肉萎缩，可由神经系统损害引起骨骼肌继发性改变，也可能是氟对骨骼肌直接毒作用的结果，部分是肢体瘫痪引起的失用性萎缩。

肾、肝及其他损害：主要表现为肾功能不全，因而肾排氟能力下降，造成机体氟贮留而加重氟中毒。过量氟对大鼠肝产生毒作用，致肝细胞肿胀和空泡样变性，酶活性改变，肝功能异常。地方性氟中毒能引起继发性甲状旁腺功能亢进，对心血管系统也有一定影响。

（徐兆发）

dìfāngxìng shēnzhòngdú

地方性砷中毒（endemic arsenicosis） 特定地理环境中，人体长期摄入过量砷所致以皮肤色素沉

着和（或）脱失、掌跖角化为特征的生物地球化学性疾病。是伴神经系统、周围血管、消化系统等多方面症状的全身性疾病。

**砷（As）** 地壳的构成元素，其丰度为 1.7～1.8mg/kg，在自然界广泛分布于岩石、土壤和水环境中。环境中的砷多以含砷矿石的形式存在。含砷矿石自然风化后可以向环境中释放砷，使土壤、空气、动植物体内均含有微量的砷，但不足以引起健康危害。随着矿藏的开采、冶炼和煤炭燃烧量的增加，大量的砷以废弃物的形式进入土壤，使土壤砷呈逐步积累趋势。地表水中砷含量因地理、地质条件不同而差别很大，淡水中砷含量 0.01～0.6mg/L，海水中 0.03～0.06mg/L。在地下水被开发利用的过程中，流经含砷岩层时，大量的砷溶解于水中，致使含砷量升高，如砷矿区附近的地下水含砷量高达 10mg/L 以上。某些湖泊、沼泽地区或沿海地区，由于土壤中砷的累积，致使地下水砷浓度可以达到 0.2～1.82mg/L。含硫化物很高的温泉水、地热水，其含砷量较一般浅层地下水高。自 20 世纪 90 年代以来，印度、孟加拉国、智利、美国、中国等先后报道了水砷致病病例。不同地区的煤炭含砷量多少不等，如在无排烟、抽风装置的室内敞开式燃烧，可造成室内空气砷污染。中国贵州省西南部农村，煤炭含砷量为 876.3～8 300mg/kg，个别地区达 35 000mg/kg。当地居民以高砷煤为燃料取暖、做饭、烘烤粮食蔬菜，致室内空气、玉米、辣椒中砷含量升高。经计算当地居民每人每天平均摄砷量达 6.788mg。

**砷的体内代谢** 包括砷在体内的吸收、运输、分布、蓄积与排泄。

**吸收** ①呼吸道：室内外空气中的砷大部分是三价砷，并多以颗粒物为"载体"被吸入肺部。其沉积率与颗粒物直径大小有密切关系。室内外空气中的砷来自于含砷煤炭的燃烧，并多以氧化物的形式向空气中排放，其中以三氧化二砷具较强的毒性。中国贵州省部分农村地区，由于煤中含砷量较高，在没有烟囱的室内敞开燃烧，使室内空气中砷含量厨房达 0.43mg/m³，客厅、卧室 0.072～0.20mg/m³。②消化道：饮用水、粮食、蔬菜中的砷以三价或五价砷的形式经消化道摄入后，95%～97%在胃肠道吸收。东南亚地区及中国台湾、新疆等省区的地方性砷中毒多系居民长期饮用高砷水所致。无机砷进入胃肠道后，以可溶性砷化物的形式被迅速吸收，有机砷化物主要通过肠壁扩散吸收。③皮肤黏膜：吸收机制不十分清楚。但可肯定，经皮肤吸收的砷以及由呼吸道、胃肠道吸收的砷可以贮存于皮肤角蛋白中。

**运输、分布与蓄积** 砷吸收入血后首先在血液中聚集，其中 95%的三氧化二砷、砷酸盐、亚砷酸盐与血红蛋白中的珠蛋白结合，被运输至肝、肾、脾、肺、脑、皮肤及骨骼，对多个组织器官造成毒性作用。砷在体内有较强的蓄积性，特别是三价砷极易与巯基结合，并于吸收后 24 小时内分布于富含巯基的组织器官。五价砷主要以砷酸盐的形式取代骨组织中磷灰石的磷酸盐，蓄积于骨组织中。三价砷易蓄积于角蛋白含量高的皮肤、指（趾）甲、毛发。砷在毛发中易蓄积贮留，故在研究砷化物所致的健康损害时，毛发砷含量已成为

人群早期、敏感的内暴露水平生物标志。

**排泄** 砷在生物体内的半减期可达 30 小时以上。肾是砷化物排泄的主要器官，尿砷测定亦可灵敏地反映机体砷负荷（内暴露）水平。经消化道摄入的砷由门静脉入肝，经甲基化或其他代谢反应后，由胆汁排入肠道，随大便排出体外。由于肝-肠循环的作用，每经胆汁排泄 1 次约有 20% 左右的砷被重吸收。经皮肤、汗腺、涎腺、泌乳、毛发、指甲脱落等途径也可排出部分砷。

**流行特点** 包括病区类型、人群分布特征。

**病区类型及其特征** 分为两个流行类型。①饮水型病区：由于饮用水中含砷量较高，造成机体摄入过量的砷，导致砷在体内蓄积，使暴露人群表现出砷中毒症状群。加拿大、美国、匈牙利、俄罗斯，以及东南亚的孟加拉、印度、尼泊尔、越南、柬埔寨等国家均有饮水型砷中毒病区。中国属亚洲地区病区分布较广的国家之一。最早报告饮水型砷中毒流行的省区是中国台湾，个别县区水砷浓度在 0.25～0.85mg/L，当地居民中有砷中毒流行，且多表现"黑脚病"。20 世纪 80 年代初，中国新疆奎屯地区发现井水砷含量较高，高砷水覆盖面积达 1200km²，暴露人口约 50 000 余人；井水砷含量最高达 0.88mg/L。20 世纪 90 年代以来，山西、内蒙古、吉林、辽宁等省（区）也发现了许多饮水型砷中毒病区，且多以浅层地下水为主要摄砷介质。②燃煤污染型病区：燃煤污染型砷中毒病区主要分布于中国贵州西南部的农村地区，病区范围波及 6 个县（市）；暴露人群达 20 余万；患者有 3000 余人。经监

测当地煤炭含砷量在 800mg/kg 以上，个别地区可达 35 000mg/kg。

**人群分布** 此病多发于农业人口，且有一定的家族聚集性。从幼儿到高龄老人均有病例报告，患病率有随年龄增长而升高的趋势。性别间差异不明显，砷的不良生物学效应是一个漫长过程。应加强砷暴露人群疾病前期效应研究，并建立早期生物学标志物，尽早确定患病个体，研究此病的人群分布特点。

**病因及发病机制** 长期摄入过量砷是发生此病的根本原因。发病机制尚未完全阐明，现有的研究报告大多证明砷是一种细胞原浆毒，与组织中某些物质具较强的亲和力，且能从细胞水平、分子水平影响机体正常代谢，产生诸多不良生物学效应。

抑制酶的活性 三价砷与酶蛋白分子上的双巯基或羧基结合，形成较稳定的络合物或环状化合物，使酶活性受到抑制。最易受到三价砷抑制的酶有转氨酶、丙酮酸氧化酶、丙酮酸脱氢酶、磷酸酯酶、细胞色素氧化酶、脱氧核糖核酸聚合酶等。五价砷能抑制 α-甘油磷酸脱氢酶、细胞色素氧化酶，取代稳定的磷酰基（$\equiv P = O$），阻断肝细胞线粒体中的氧化磷酸化过程，抑制 ATP 的合成。

诱发脂质过氧化 砷能诱发机体某些组织器官发生脂质过氧化，引起机体过氧化损伤。①甲基化作用：砷在参与机体甲基化代谢过程中可产生有机砷自由基，诱发脂质过氧化。甲基化代谢是有机砷的解毒机制之一，其最终产物是二甲基砷。后者是一种过氧化损伤的毒物，它可使分子氧的一个电子发生丢失，产生超氧阴离子自由基，造成 DNA 损伤，

改变细胞的遗传学性状。②激活肺泡巨噬细胞：活化巨噬细胞自由基生成系统，产生大量活性氧，损害肺泡上皮细胞表面活性物质，引起肺组织氧化损伤。③抑制机体抗氧化酶活性：抑制谷胱甘肽过氧化物酶、超氧化物歧化酶的活性，导致机体抗氧化系统平衡失调，引起脂质过氧化损伤。④金属硫蛋白诱导能力下降。

导致细胞凋亡 自 20 世纪 90 年代以来，许多国内外研究者发现砷对机体的损伤与细胞凋亡有密切关系。砷及其化合物诱导的细胞凋亡可以发生在许多细胞如胚胎细胞、神经细胞、甲状腺细胞、淋巴细胞，急性早幼粒细胞白血病细胞株 HL60、NB4 等。其机制有：①影响细胞凋亡调控基因的表达。②改变端粒活性。③细胞内信号传导异常。④阻断从 mRNA 水平到蛋白质水平的转录表达。

**临床表现** 皮肤损伤伴神经、血管、消化系统等全身性改变。

皮肤损伤 色素沉着、色素脱失、掌跖角化和皮肤癌是地方性砷中毒的特征性表现。根据中毒程度、暴露时间、暴露浓度不同，每个患者可有不同表现，或以色素改变为主，或以角化为主，或兼而有之。当一个患者同时有色素沉着、脱失及角化时，常称为"皮肤三联征"。①皮肤色素改变：色素变化基本形态是皮肤色素沉着和脱失，特点呈对称性、弥漫性分布，多见于身体非暴露部位，尤以胸腹和腰背部为多见。色素沉着表现为总体观察皮肤颜色加深，呈浅灰或浅黑色。色素脱失呈针尖至米粒样大小不等的脱色斑点。在水砷浓度很高的地区，色素沉着呈弥漫性并和色素脱失斑点交互相称，形成所谓

"花皮病"，严重患者，在口腔和生殖器黏膜等处也可见到色素沉着。②掌跖角化：主要发生在掌跖部位，且呈对称性。角化初发生时，可见隐匿于皮下小丘疹。继续进展丘疹变大，因摩擦或切削刺激中心可出现角质栓而呈鸡眼状、疣状，表面破裂呈皲裂状。严重者，整个掌跖角化连成一片呈底板状，患者曲指或行走困难，2~3 天需切削 1 次。③皮肤癌：高砷暴露经过 30~40 年潜伏期后，可以诱发皮肤癌。鲍恩病（Bowen disease）是砷性皮肤癌的重要类型。

对神经系统损害 中枢神经系统和周围神经都可受累，症状出现早、持续时间长。类神经症，重者可伴有头痛、头晕、记忆力减退、视力或听力下降。患者可有手脚麻木，手套、袜套样感觉异常。

对消化系统损害 食欲减退、恶心、腹痛、腹泻、消化不良，部分患者可出现肝大、肝硬化等。肝功能异常多表现为谷丙转氨酶、碱性磷酸酶升高，血清胆红素升高并伴食欲减退、乏力、腹胀等非特异性肝病症状，酷似慢性病毒性肝炎。个别敏感个体反复发作的肝功能损伤，可发展为肝纤维化、肝硬化，出现腹腔积液、脾大、血清蛋白代谢异常（球/白倒置）、肝性脑病。

对心脑血管及末梢循环损害 小动脉内膜增生，心肌肥大与心肌梗死。0~5 岁儿童死亡病例剖检可见全身闭塞性动脉炎。砷化物是一种毛细血管毒物，可作用于血管壁，使之麻痹、通透性增加；亦可损伤小动脉血管内膜，使之变性、坏死、管腔狭窄、血栓形成。多发生于下肢远端脚趾部位，患者主诉脚背、脚趾发凉，

颜色苍白,血管搏动减弱(或消失)。由于血供减少,脚趾疼痛明显,早期以间歇性跛行为主要表现,久之脚趾皮肤发黑、坏死(黑脚病)。失活、坏死、发黑的皮肤可部分自行脱落。除中国台湾报道砷中毒病区发生黑脚病外,中国内地及其他国家尚未见报道。

**其他损害** ①肾:砷对肾的损伤可致尿中可出现蛋白、白细胞、红细胞、管型、糖类等物质,严重者可出现尿量减少和血清非蛋白氮、尿素氮、肌酐等代谢废物的蓄积;24小时尿酚红排泄试验<50%;同位素肾图显示肾的排泄能力下降。病理组织学检验证实慢性砷暴露可引起肾小球肿胀、间质性肾炎、肾小管空泡变性、炎细胞浸润、肾小管萎缩等改变,严重者可使肾皮质、肾髓质广泛性坏死。②血液系统:砷中毒可使红细胞、白细胞(特别是粒细胞)减少。慢性砷中毒患者表现出程度不同的贫血症状,多系红细胞破坏过多、血红蛋白合成减少所致。③雄性生殖系统:砷具有较强的生殖毒性,可引起人类少精、不育等。

**治疗原则** ①营养支持:增加优质蛋白、多种维生素等营养素摄入,提高机体抗病能力。②治疗末梢神经炎:维生素 $B_1$、维生素 $B_{12}$、肌苷、腺苷三磷酸、辅酶A、辅酶 $Q_{10}$ 等制剂,减轻砷对神经系统的损害。③处理皮肤损害:5%二巯基丙醇油膏涂抹可缓解慢性砷中毒皮肤损害;经久不愈的溃疡或短期内明显增大的赘状物应及时做病理学检查,早期确诊、早期处理皮肤恶变组织。④使用解毒剂:可采用二巯基丙磺酸钠,视尿砷浓度变化决定用药期限。如无巯基解毒剂,也可选用10%硫代硫酸钠。

**预防** 主要包括下列几方面。

**改换水源** 在地下水含砷量较高的地区,可改换水源,引来水质清洁的地表水,以供居民饮用和灌溉农田。

**饮水除砷** 效果比较肯定的饮水除砷技术有以下几种。①沉淀:水中的砷多吸附于悬浮物质,故经过沉淀可以除去一部分。自然沉淀除砷效果不佳,常须修建混凝沉淀池,并投加明矾、碱式氯化铝、活性氧化铝、硫酸铝、硫酸亚铁、硅酸等混凝剂和助凝剂。②过滤:孟加拉国、印度等国家多采用家庭自制滤水器、社区小型砂滤池等过滤设施。中国流行区的农村,已将沉淀过滤技术结合应用,兴建小型集中式供水设施,其除砷效果良好。③吸附:在除砷设施中放置骨炭、活性炭等吸附材料,除去部分水中的砷。中国许多科研院所致力开发研制高性能除砷吸附剂及其除砷装置,取得了可喜成绩,其中铈铁吸附剂是一种稀有元素复合吸附剂,具有吸附性强、pH适用范围广等优点。每克铈铁吸附剂pH 3~7,可吸附15.96mg砷。

**限制高砷煤炭的开采使用** 中国西南地区的煤烟型砷中毒病区,对于高砷煤矿采用封闭、禁采政策,减少了砷化物向环境中的排放,降低了人群外暴露水平。

**改良炉灶** 加强宣传教育,改变敞开式燃烧炉灶,修建烟囱以加强室内通风换气。把粮食、蔬菜等食物贮藏室与厨房分开,以防止含砷煤烟污染食品,减少室内空气砷污染。

(徐兆发)

**hēijiǎobìng**

**黑脚病**(blackfoot disease) 长期饮用含砷量高的水所致以四肢为主血管病变、皮肤变黑坏死的

地方性砷中毒。中国台湾省西南部一些沿海地区,由于地质原因,地下水砷的含量较高(可达1.82mg/L),居民长期饮用这种高砷水,发生了慢性砷中毒,其中部分患者发展成具有特殊临床表现的"黑脚病"。

此病的病因尚未研究清楚,多数学者认为与饮用当地的井水有密切关系。病区井水中砷含量平均为0.8mg/L,其他地区水中砷含量则<0.15mg/L。黑脚病患者及其家族成员中血浆砷含量明显高于正常人之血浆砷含量。但是,黑脚病患者和其家族中未患此病的成员之间,血浆中砷含量并无差别,可能还有其他致病因素。在黑脚病病区井水中含有一种呈蓝绿色荧光的有机化合物,能造成鸡胚胎畸形发育,对组织培养细胞具有毒性,推测井水中此物质与黑脚病病因有密切关系。

砷进入人体后,引起四肢血管神经紊乱,特别是下肢,能使肢体血管狭窄,进而发展至完全阻塞。临床上开始表现为间歇发作性的脚趾发冷、发白、脉搏微弱、疼痛、间歇性跛行,经过数月或数年,可发展到坏死。一般是第一趾先发病,然后向中心发展,皮肤变黑坏死,最后自发脱落或手术切除。患者血胆固醇含量正常,但病理表现可见动脉硬化及血栓闭塞性脉管炎。其动脉病变有的类似动脉粥样硬化,有的则类似血栓闭塞性脉管炎。

此病主要是根据饮水中砷含量的卫生标准,饮用低砷水源水,并研究与采用饮水除砷措施等。

(徐兆发)

**dìfāngxìng xīzhòngdú**

**地方性硒中毒**(endemic selenium poisoning) 长期摄入过量硒所致以脱发、脱甲为主要特征

的生物地球化学性疾病。此病最早发现在中国湖北省恩施县部分地区，症状以脱甲和脱发为主，当地称脱甲风，1961~1964年曾暴发流行。1966年研究者弄清了病因，发现该地区属于高硒地区。以慢性中毒多见，在动物和人群中均有流行。

**硒（Se）** 参与地壳构成的元素，人类生存环境的硒主要来自于地壳岩石。在各种岩石中火成岩和变质岩硒含量较低，为$10~50\mu g/kg$。沉积岩一般含量较高，特别是由火山活动而形成的海相页岩中，可以达到$0.5~28\,000\mu g/kg$。硒可进入生活空间使之成为一种污染物。

土壤中硒含量的中位数为$0.4mg/kg$，在地表土壤中的分布呈现明显的地区性差异。土壤中的硒多以硒酸盐、亚硒酸盐、元素硒和有机硒化合物的形式存在，其中硒酸盐较易溶解，形成水溶性硒，也最容易被植物根系吸收利用。元素硒、碱金属硒化物、亚硒酸盐因水溶性差，易被黏土矿物胶体吸附，不易被溶解、吸收、迁移。土壤的硒含量受土壤pH值、土壤的氧化还原电位及土壤腐殖质含量等因素的影响。上述因素直接影响硒的存在状态及向农作物、地下水等介质中迁移转化的速度，间接地影响人体对硒的吸收利用。

农作物中硒含量差别很大。棕褐土壤生产的农作物（如粮食、蔬菜）硒含量较低；红黄土壤生产的粮菜硒含量较高。机体硒几乎全部来自于粮食，硒中毒或硒缺乏病与粮食中硒含量关系最为密切。农作物硒含量的检测发现，蔬菜、水果中硒含量，大都小于$0.1~0.3mg/kg$，而在谷物类作物中硒含量差别甚大，多在

$0.02~0.8mg/kg$。某些有经济价值的作物品种如大蒜、黄芪，对土壤中硒有较强的富集作用。有人测定了黄芪中硒含量竟高达$5560mg/kg$。在低硒地区小麦、玉米、水稻等作物含硒量大多低于$0.025mg/kg$，而在非缺硒地区上述作物中硒含量大于或等于$0.04mg/kg$。

地表水和地下水中硒含量亦差别很大。全球水文地质监测资料显示，海水与地表淡水中硒含量分别接近$2.1\mu g/L$和$2.2\mu g/L$；河流中水溶性硒含量均值为$0.02\mu g/L$；地下水硒含量都低于$100\mu g/L$，但个别地区可达$900\mu g/L$。地表水和地下水的硒含量主要受水流流经地区的基岩和土壤含硒量的影响，变化范围较大。多种重金属硫化物矿石中含有硒元素，金属硫化物矿藏开采、冶炼或硒本身的冶炼过程中，可产生含硒废气和含硒粉末状硒化物。煤炭燃烧、石油燃烧过程中亦可产生含硒污染物。农田施用的某些杀虫剂、过磷酸钙或硫酸铵肥料也可向环境中释放一些含硒杂质。某些化学工业在工艺过程中可产生含硒废水、废渣。

**病因及发病机制** 病因明确，摄入过量硒所致。发病机制尚不十分清楚，有两种观点。①自由基形成学说：1989年日本人濑古（Seko）首先提出，并且已由大量实验证实，亚硒酸盐（$SeO_3^{2-}$）与谷胱甘肽反应，可产生硒化氢（$H_2Se$）；与氧反应可产生超氧阴离子或其他形式的活性氧，均可引起过氧化损伤。②硒对酶活性的抑制：许多研究都证明，硒抑制生物氧化过程中的某些脱氢酶体系的活性。脱氢酶体系中的许多酶结构中富含巯基，大量的硒化物进入体内后，可取代巯基，

使酶失去活性。在无机硒的代谢转化（解毒）过程中，需要消耗大量S-腺苷蛋氨酸为其提供甲基，才能形成毒性相对较低的二甲基硒化合物。S-腺苷蛋氨酸是生化代谢中重要的甲基供体，可为许多物质的生物转化提供甲基。硒的毒性作用，使S-腺苷蛋氨酸大量耗损，妨碍细胞的正常生化代谢过程。

**临床表现** 高硒土壤中生长的粮食、蔬菜是硒的主要摄入介质。土壤中硒含量在$0.5mg/kg$、植物中硒含量在$5mg/kg$以上时，就可能引起慢性硒中毒。人群硒中毒多系慢性中毒，病程相对较长，动物硒中毒可表现急性和慢性两种形式。

*慢性地方性硒中毒* ①消化道症状：早期表现多无特异性，患者出现食欲减退、腹胀、恶心等症状，呼出气中有大蒜臭味。②毛发脱落：一次大量摄入高硒食物，可使患者在1~2天内全部头发脱落；长期摄入含硒较高食物，可使毛发逐渐脱落。高硒所致头发、胡须、眉毛、阴毛脱落一般可再生，但新长出的毛发干枯、发黄、缺少光泽。③指甲脱落：甲床、甲沟发红、肿痛、化脓达2~3个月，最后病甲脱落。亦有部分患者指甲不发炎，新生指甲将病甲自甲床推出，被称为"干脱"。④皮肤损害：出现湿疹样改变，表现为皮肤充血潮红、起小疱，逐渐溃烂，且经久不愈。经处理后病变恢复，但遗留色素沉着或红斑。⑤神经系统损害：患者可有多发性神经炎表现，如皮肤发痒、刺痛或感觉迟钝，逐渐出现四肢肌肉无力、麻木、抽搐、腱反射亢进，继而出现抬举困难、瘫痪等运动障碍。

*动物硒中毒* 急性硒中毒多

表现出厌食、腹胀、腹泻、腹痛、呼吸急促、体温升高、脉搏加快、瞳孔散大，多死于肝坏死、肾出血、肺出血、呼吸衰竭、心肌坏死。慢性硒中毒多表现出食欲减退、生长停滞、消瘦、脱毛等症状，进而出现掌蹄变形、蹄脆脱落、跛行、视力减退，最后消耗衰竭而死亡。

**治疗原则** 试用硫代硫酸钠、维生素E、维生素C，以加强硒的排泄和拮抗硒的毒性作用。对毛发、指甲和神经炎可做相应的对症治疗。

**预防** 病区应加强监督监测，以了解土壤、地下水、粮食、蔬菜及牲畜饲料的硒含量和人群暴露水平。在富硒地区开展人群健康检查，了解机体硒负荷，以便早期发现、早期治疗。改变膳食结构，避免食用高硒粮菜，并增加优质蛋白、必需脂肪酸、维生素等营养素的摄入，以拮抗硒的毒性作用。高硒土壤，可施以碳酸钙、氧化钡等物质以减少植物对硒的吸收，同时应改变种植结构，少种粮食，多种棉花、花草、树木等经济作物。

（徐兆发）

**Kèshānbìng**

**克山病**（Keshan disease） 与环境低硒密切相关，以心肌变性坏死为主要病理改变的地方性心脏病。1935年在中国黑龙江省克山县发现大批急性病例，主要表现为心脏扩大、心力衰竭、心律失常，因其病因未明，故被称为"克山病"。半个多世纪以来，中国对此的病因、病理学、流行病学特征、临床诊断及其防治的研究，取得了显著成绩。

**流行特点** 主要有病区、时间、人群分布的特点。

**病区分布** 中国病区主要分布于北纬21°~53°，东经89°~135°地区。自东北至西南，包括河北、山西、内蒙古、辽宁、吉林、黑龙江、山东、河南、湖北、重庆、四川、贵州、云南、陕西、甘肃，共15个省（市、自治区），300多个县（市、旗），受威胁的人口达1.24亿以上。病区分布与自然地理条件密切相关，多沿大山系两侧、水系上游，分布于中低山区、丘陵地带及其相邻的平原地带，海拔一般大多在100~2500m。呈灶状分布，病情轻重不一。轻、中、重病区相互毗连成片，逐渐移行，直至过渡至非病区。

**时间分布** 年度发病率波动较大，有高发年、低发年、平年之区别，亦可间隔年数不等出现暴发。病区高发年的发病水平并非一致。中国2007~2009年监测资料显示，2007年发病人数最多，且以历史重病区为甚。急型、亚急型有明显的季节多发现象。中国北方地区多集中在11月至翌年2月，12月至翌年1月发病人数最多，被称为"冬季型"。西南部病区小儿亚急型克山病多集中于6~9月份，以7~8月份为发病高峰期，被称之为"夏季型"。介于东北和西南之间的陕西、山西、山东、河南等省区，多流行"春季型"，并集中于4、5月份，以2~4月为高发月份。潜在型克山病年度和月份检出率基本上与急型、亚急型相平行。

**人群分布** 以农业人口为主；同一地区中非农业人口则发病率极低。以生育期妇女和儿童为高发人群，占发病人数的75%以上。生育期女性比同年龄组男性发病人数较多，男女之比总体上为1：2.32。潜在型克山病男、女检出率区别不大，但慢型克山病女性检出率高于同年龄段的男性。

此结果与高发年代流行趋势比较，基本无变化。2~7岁儿童发病率、检出率较高，约占发病总人数的80%。随年龄升高，克山病检出率也有增高趋势，其中70~80岁年龄段克山病的检出率最高，符合随年龄增长而"累积病例增多"的规律。此结果提示，克山病高发年代遗留病例仍需要关注。克山病在农业人口家庭中多发。这些家庭多是生活条件差、多子女的贫困户及外来人口。在民族混合居住地区，若生产方式、粮菜种类及生活方式相似，克山病的民族间差异不明显。

**病因及发病机制** ①环境硒水平过低：20世纪70年代以来，人们逐渐认识到环境硒水平过低是克山病发生、发展、流行的主要原因。病区多分布于中国的低硒地带；病区岩石、土壤、粮菜中硒含量均明显低于非病区；病区人群血清硒、毛发硒及尿硒水平亦明显低于对照区人群。20世纪80年代以来，流行区补硒干预取得了明显防治效果。②生物感染因素：急型、亚急型克山病人血清中柯萨奇病毒B组（COXB$_{1-6}$）中和抗体效价明显高于健康人，已分离出50株病毒，主要是COXB组和COXA$_9$、Echo 12、2、33、27。将分离成功的COXB$_2$、COXB$_4$、COXA$_9$转染到低硒喂养的昆明乳鼠，可引起心肌坏死等组织病变。真菌感染也可能是另一重要感染因子。已有学者从病区玉米等粮食中分离、提纯串珠镰刀菌素，并发现转染动物后，使之心肌变性。③膳食中营养素失衡：流行区居民膳食中，常伴优质蛋白、钙、铁、锌、维生素B族和维生素E等营养素的缺乏。某种必需氨基酸（例如含硫氨基酸）的缺乏，可加重此病病情。随着生活水平的提高和膳食结构的趋于合理，此病的流行已显现出明显的"自限性"。

**病理学改变** 主要阐述心脏心肌病理改变。①心脏外观改变：心脏扩大、重量增加，多见于慢型克山病患者，心脏可达正常心脏的2~3倍，导致心前区隆起和胸廓变形。急型和潜在型克山病心脏扩大不明显。②心肌病理形态学改变：早期心室壁切面可见界限清楚的灰黄、晦暗、质软、不凹陷的多发性坏死病灶；随着病程进展，坏死灶可逐渐演变成为灰白色、凹陷、质坚实的片状或树状瘢痕。③心肌微细结构改变：心肌纤维肿胀，横纹模糊不清，并可出现心肌水疱变性和脂肪变性。心肌纤维内含有多个小气泡，原纤维稀疏，空泡互相融合；胞核肿大，核仁明显；染色质周边化，呈空泡状。病变轻者可见心肌细胞内细小脂滴排列整齐，严重者脂滴粗大，肌原纤维及横纹不清。可逐渐演变为心肌凝固性坏死镜下可见：心肌细胞收缩成分的凝集、崩解，胞质呈透明变性，或出现一系列不规则的横带或粗大的颗粒、团块；还可见到点状、粟粒状、融合片状坏死病灶，并伴纤维修复瘢痕。电镜下可见：心肌细胞膜形成大小不等的突起，线粒体肿胀、变性、嵴分离、断裂、基质空泡。

**临床表现** 以分型不同，表现亦不同。

**急型克山病** 多见于成人，大龄儿童亦是高发人群。起病急骤、病情危重、变化较快。主要表现为心源性休克、急性左心衰竭和严重心律失常。多发生于冬季，大多因过度劳累、感冒受凉、精神刺激或合并感染而诱发。成人常主诉全身不适、头痛、头晕、烦躁，继而出现恶心、呕吐、心悸、闷气等症状。儿童可出现四肢发冷、咳嗽、气喘、阵发性腹痛、哭闹不安、烦渴喜饮。不论成人或儿童，频繁喷射性呕吐提示病情危重。①心源性休克型：表现为面色苍白、表情淡漠、反应迟钝、心率加快、脉搏细速、呼吸急促、尿量减少、四肢厥冷。休克前期血压可正常；进入休克淤血期后，血压降低，尿量减少。多有心电图异常，心律失常，房室传导阻滞，心房心室肥大。②急性左心衰竭型：比心源性休克型少见但病情危险预后不佳，常在数小时内死亡。③实验室检查：急性白细胞增多，红细胞沉降率增快；X线提示心脏轻度扩大、肺纹理增粗、肺水肿等指征；血清磷酸肌酸激酶、谷草转氨酶、乳酸脱氢酶活性升高。

**亚急型克山病** 发病比急型缓慢，是小儿（2~6岁）克山病的一种常见临床类型。临床主要表现为心脏扩大、水肿，数日内发生心力衰竭，并可合并心源性休克。经救治病情多可缓解，但经3个月治疗未愈者多转变为慢型克山病。早期多有咳嗽、气促、精神萎靡、食欲减退、烦渴思饮、阵发性腹痛、恶心、呕吐。部分以轻度发热伴咳嗽、气喘起病，酷似上呼吸道感染。年龄较大儿童常主诉头痛、头晕、心里难受。多数在起病1周内发生心力衰竭。患儿多呈急性重病容，表情淡漠、嗜睡或哭闹不安，颜面苍白、灰暗或发绀，呼吸节律加快，面部或下肢水肿。95%以上出现心脏扩大、心动过速，心率可达130~180次/分，心前区可闻及舒张期奔马律。大部分患儿具备四肢冰冷、脉搏细弱、血压下降、脉压缩小、尿量减少或无尿等微循环障碍体征。右心衰竭出现时颜面及下肢水肿加重，颈静脉怒张，肝大且有压痛，肝颈静脉反流征阳性，两肺布满湿性啰音，或出现胸膜腔积液。心电图、血常规及血清生化检查与急型大致相同。

**慢型克山病** 起病缓慢，多在不知不觉中发病，亦称"自然慢型克山病"。小儿患者多由急型、亚急型克山病转变而成。疾病演变过程中可出现急性发作，其症状、体征与急型、亚急型克山病相同，但大多数以慢性心功能不全为主要表现。常诉头痛、头晕、上腹部不适、食欲不振、全身乏力、恶心、呕吐，活动后出现心悸、气短、咳嗽、咳痰，夜间可出现阵发性呼吸困难，常有下肢、颜面及全身水肿，甚至出现漏出性胸、腹腔积液。常见的体征是两颊发红、口唇及颜面发绀，血压偏低，脉搏细弱。轻者仅有下肢水肿，重者全身高度水肿、颈静脉怒张、肝淤血性肿大、肝颈静脉反流征阳性，个别患者出现心包、胸腔及腹腔积液。心浊音界向两侧扩大。心尖部第一心音减弱，心前区可闻及收缩期吹风样杂音或出现舒张期奔马律；两肺可布满湿性啰音。心电图检查可发现各种心律失常。X线摄片可发现心脏扩大、心包积液，并提示肺部淤血、肺动脉高压、胸腔积液。如无急性发作或心肌坏死，其血象、红细胞沉降速率、血清生化（酶）等指标均在正常值范围。

**潜在型克山病** 心肌病变较轻，心脏功能代偿良好，仅在普查中发现。可由急型、亚急型、慢型好转而成，但大多数人起病即为潜在型。多无明显不适，仅在活动后出现心悸、气短、乏力、头晕。心界正常或轻度增大，第一心音减弱，心尖部闻及 1~2 级收缩期吹风样杂音。偶发性室性期前收缩或完全性右束支传导阻滞，部分患者可发现 T 波和 S-T 段的改变或有 Q-T 间期延长。分为两型。①稳定潜在型：起病即为潜在型克山病，符合潜在型诊断条件，其预后良好，很少转变为慢型、亚急型或急型；心电图改变以完全性右束支传导阻滞或室性期前收缩为主要表现。②不稳定潜在型：多由急型或慢型克山病转变而来，经治疗后心脏功能恢复至正常；心电图改变以 T 波、S-T 段异常或伴有 Q-T 间期延长为主要表现；常导致急型、亚急型发作，或转变为慢型克山病。

**治疗原则**  ①急型克山病：应坚持"就地治疗"的原则，密切观察病情，合理妥善用药，待患者病情稳定缓解后方可转上级医院。关键是纠正心源性休克、处理急性肺水肿、缓解心律失常，具体用药按内科心血管常规方案实施。②亚急型、慢型克山病：主要临床表现均为充血性心力衰竭，故治疗原则基本相同。应对亚急型、慢型克山病人建立家庭病床，由基层医生负责治疗。针对充血性心力衰竭可选用洋地黄制剂或 β 受体阻断剂，并配合利尿剂，以减轻心脏负担。对于心律失常应根据其性质，合理选用药物，对顽固性心房纤颤、心室纤颤可考虑应用电除颤。③潜在型克山病：本型心功能代偿良好，一般不需治疗。加强生活指导，注意劳逸结合，生活规律，减少精神刺激。告诫患者定期复查，发现异常尽早处理；可小量应用调节心肌代谢药物。④并发症处理：常见并发症有呼吸道感染、心律失常、血栓、栓塞、水电解质紊乱，应在严密观察病情的基础上尽早发现，并予以及时正确处理。

**预防**  包括下列几方面。

**建立健全三级预防网络**  以县、乡、村三级医务人员为基础组建防治队伍，大力宣传克山病防治知识，定期进行人员业务培训，开展疾病监测、监督、疫情报告，做到早发现、早诊断、早治疗。

**治理生态环境**  制定病区长远治理规划，加强水土保持，改善生态条件，不断提高环境中硒水平；有侧重地改良水质，保证安全供水；改善居住条件，修建防寒、防烟、防潮住宅；开展爱国卫生运动，加强垃圾及粪便无害化处理，减少感染因素。

**消除诱发因素**  开展健康教育，告诫当地居民注意防寒、防暑、避免过度疲劳，预防暴食暴饮和精神刺激，同时积极开展呼吸道和消化道感染性疾病防治。

**提倡合理营养**  引进外来粮菜，逐渐纠正自产自给；合理搭配主副食，做到膳食品种多样化，增加优质蛋白、无机盐、维生素的摄入量。在经济条件许可的情况下适当增加肉、蛋、禽、奶类、大豆制品的摄入量，并注意多吃新鲜的蔬菜水果。实践证明，人群营养素的平衡和营养水平的提高可降低克山病的流行强度。

**科学合理补硒**  ①硒盐：每吨食盐中均匀喷加亚硒酸钠 15g（溶于 1kg 水中），作为居民烹调用盐，并且常年坚持使用。②亚硒酸钠片：从克山病高发季节前 1~2 个月开始服用，至高发季节过后方可停药。③硒粮：在主要粮食作物的抽穗期，按每亩 0.6~1.0g 亚硒酸钠喷施水溶液，通过叶面吸收可增加籽实中硒含量。④其他高硒食品：天然含硒食物如海产品、动物肝、肾、蛋等，可适当摄入；可大力开发研制硒强化食物，在安全摄硒量范围内推广食用。

（徐兆发）

gōnghàibìng

**公害病**（public nuisance disease）

公害事件所导致地区性疾病。公害是指人类生产、生活及其他活动产生的环境污染和环境破坏对公众的健康、安全、财产和生活舒适度造成的危害。"公害"一词起源于 13 世纪初，英国的工业革命使燃煤大量增加，导致大量污染物排放进入大气，导致严重污染。1661 年，在英国历史学家约翰·伊夫利（John Evely）就煤烟污染问题向查尔斯二世提交的一份陈述书中首次使用了"公害"一词。日本发展工业经济也遇到同样问题。1896 年，日本的《河川法》中规定"公害"是与"公益"相对应的用语，但未引起广泛重视。直到 1972 年无处申诉的患者被迫在斯德哥尔摩人类环境会议上将水俣病和盘托出，国际舆论哗然。之后，日本法院才做出判决，认定水俣病为公害病，并对污染企业处以罚款。1974 年，日本施行的《公害健康被害补偿法》确认与大气污染有关的四日市哮喘，与水体污染有关的水俣病、痛痛病，以及与食品污染有关的米糠油事件引起的多氯联苯中毒等为公害病。中国 1978 年颁布的《中华人民共和国宪法》第二十六条首次提到："国家保护和改善生活环境和生态环境，防治污染和其他公害。"但至今尚未出台明确的公害病认定、诊断标准及相关赔偿的法律法规。

**产生原因**  随着工业革命的发展，世界人口急剧增加，人口密度加大，带来垃圾、污水、噪声、汽车尾气等一系列环境问题；生产力水平不断提高，人类改造自然的规模继续扩大；高度发展的工业使得随意向环境排放的各种废弃物数量持续升高、种类不断增加；加之不合理的开发和利用自然资源，却又不注意保护生态环境，致使环境污染越加严重，公害事件频发，严重威胁经济的发展、社会的稳定以及人类的生存。18 世纪末到 20 世纪初，采矿、化工、冶金等为主的工业生产体系迅速发展，开始大量使用煤炭作为原料，燃烧产生的二氧化硫、二氧化碳、烟尘等有害物质造成了严重的大气污染。例如，1930 年比利时发生马斯河谷烟雾事件，中毒、患病人数达 6000 人。1968 年 3 月日本北九州市爱知县在生产米糠油过程中采用多氯联苯作脱臭工艺中的热载体，多氯联苯混入米糠油，食用后引起中毒，共有约 13 000 人受害，患病人数超过 5000 人，死亡 16 人。内燃机的发展使石油等新兴燃料大量应用，石油和油品的污染大量增加，公害事件频发。放射性污染和有机合成物质的出现，使环境污染危机向着更加复杂而多样化的方向转化。例如，1986 年苏联切尔诺贝利核电站放射性物质泄漏，事故造成约 4000 人死亡，另有约 5000 人死于癌症，至今仍然有约 700 万人居住在辐射水平较高的地区。

**一般特征** ①公害病有法律和医学的双重含义：政府和相关部门经过调查并确定该病源于某种环境污染方可称为公害病；公害病有严格的法律意义，需要经过严格的鉴定和国家法律的认可，一旦确定为公害病，受害者享受国家补贴，而污染企业须承担经济赔偿。②公害病源于人类活动造成的环境污染引发的某种地方性疾病，一旦污染源被消除，环境污染得以控制，疾病即可控制。③公害病不分性别年龄：公害病源于环境污染，生活在该环境的人群均不能幸免，如印度博帕尔异氰酸甲酯泄漏灾难相关的疾病。④公害病有明显的地区性：位于环境污染区域内的人群都有与污染物相关的共同症状和体征，如痛痛病。⑤低剂量长时间暴露慢性发病：除急性中毒以及事故性污染事件，公害病一般都是在低剂量长时间暴露的情况下发病，如水俣病。

**防治措施** 《2008 年中国环境状况公报》显示，全国突发环境污染事件呈上升趋势，环保部直接处理突发环境事件 135 起，比 2007 年增长 22.7%，其中重大环境事件 12 起，比上年增加 4 起。保护环境、防治公害病迫在眉睫，具体措施如下。

提高政府管理环境的主动性和自主性，建立企业自我环境管理和治理制度。历史证明，"先污染后治理"的环境管理方针必将付出沉重的代价。中央政府必须提高管理环境的主动性，制定相应的排放标准，企业应建立自我环境管理和治理的制度，做到达标排放，进行技术革新，努力实现经济发展与环境保护的"双赢"。地方政府招商引资慎重考虑经济发展与环境保护，切忌以牺牲环境换取经济发展。增加污染治理投入，引进先进环保技术、开发环保行业，增加就业、促进经济持续发展，减轻环境污染和经济损失，从根本上杜绝公害病的发生。

加大环境教育力度，加强环保从业人员的知识培训。增强民众环保意识，加强环境保护的宣传教育力度，提高人们对政府部门和相关行政部门的监督力度，对于环境保护至关重要。加强环保从业人员的知识培训，使其了解有关环境污染对人群健康影响的专业知识，使他们在进行环境评价工作时更多考虑污染排放对人群健康的影响。

完善国家关于公害病认定、诊断标准和赔偿的相关法律体系，加强环境管理的法制化。缺乏完整的公害防治、环境保护法律体系是公害病防治的一个短板。一旦发生严重的环境污染事件，没有法律法规的支持，执法人员无法可依，经济损失不可避免，更重要的是政府的公信力和人民群众的健康将受到严重威胁。

建立健全全国性公害病监控网络和应急响应协调机制。通过在各级地方政府设立公害病监测点，建立公害病报告和应急响应制度，能够迅速判断分析公害病发生的原因、区域和规模，有助于及时救助公害病患者和避免严重的经济损失。建立统一标准、互相协调的应急机制十分重要。

（张遵真）

mànxìng gézhòngdú

**慢性镉中毒**（chronic cadmium poisoning） 长期摄入过量镉导致以肾和骨骼损伤为主要表现环境污染性疾病。痛痛病是典型的慢性镉中毒。

**镉（Cd）** 在自然界中大多以化合态存在，大气中的含镉量 $\leq 0.003\mu g/m^3$，水 $\leq 10\mu g/L$，土壤 $\leq 0.5mg/kg$。镉主要用于电镀、颜料、塑料稳定剂、合金、电池、陶瓷制造等，占镉总消耗量的 90%；还可用于生产电视显像管磷光体，高尔夫球场杀真菌剂，核反应堆的慢化剂和防护层，橡胶硫化剂的生产等。自 20 世纪初发现镉以来，镉的产量逐年增加，全球镉产量高达 17 000 余吨/年。相当数量的镉通过工业企业"三废"污染环境。中国每年有 600 余吨镉排入环境。在镉污染区，大气中镉含量可超过 $1\mu g/m^3$，地表水的含量高达 3.2mg/L，土壤中含量高达 50mg/kg。镉污染后，镉不仅在环境中蓄积，而且可在生物体内及农作物中富集。

日本土壤镉污染十分严重，痛痛病发病地区水体镉超过 $100\mu g/L$，土壤超过 50mg/kg，大米中的镉含量超过 0.68mg/kg。中国约有 1.3 万公顷耕地受到镉污染，涉及 11 个省市的 25 个地区，镉污染除矿冶资源的私挖乱采，或含镉工业废水的无组织排放，主要来源于农田的污水灌溉，部分地区已经发展到产出"镉米"的程度，甚至出现了疑似"痛痛病"的患者。吸烟对人体镉摄入也具有重要意义。每吸烟 20 支会摄入镉 $15\mu g$。侧流烟雾中的镉含量比主流烟雾中的高，因此被动吸烟者可能处在浓度更高的含镉烟气中，对暴露人群有潜在的毒害作用。

**流行特点** 主要有三个方面。

地区分布 环境镉污染是引起区域性慢性镉中毒的主要原因。在发病地区可找到镉污染源，无序排放污染环境，大气、土壤、水体、农作物、水生生物镉含量增加，引起人群慢性镉中毒。例如，2006 年 1 月，由于工业废水排放导致土壤和作物长期镉污染，株洲市天元区马家河镇新马村有 1000 余村民被检出尿镉超标 2～5 倍，150 余人被诊断为慢性轻度镉中毒。

年龄、性别与发病关系 慢性镉中毒发病年龄 30～70 岁，一般为 47～54 岁。此病潜伏期可长达 l0～30 年，一般为 2～8 年。患者多为 40 岁以上的妇女。妊娠、哺乳、营养不良、更年期等是发病的诱因。

镉摄入量与发病关系 尿镉主要与体内镉负荷量及肾镉浓度有关，可以用作镉暴露和吸收的生物标志。研究显示，尿镉达 5～$10\mu g/g$ 肌酐时，肾小管功能异常的患病率可达 5%～20%，故以 $5\mu g/g$ 肌酐的尿镉作为慢性镉中毒的诊断下限值。慢性镉中毒时，尿镉通常超过此值，脱离接触较久者可有所降低，但仍高于当地正常参考值上限。

**病因及发病机制** 长期摄入过量的镉是造成慢性镉中毒的主要原因。国际癌症研究机构已将镉列为 I 类致癌物，世界卫生组织确定镉为优先研究的食品污染物，联合国环境规划署提出 12 种具有全球性意义的危险化学物质，镉被列为首位。镉也被美国毒理委员会列为第 6 位危及人体健康的有毒物质。镉主要通过食物、水、空气、吸烟等途径经由消化道和呼吸道进入人体。通过消化道摄入镉的吸收率约为 5%，通过呼吸道吸入镉的吸收率高达 20%～40%。成年人每天从食物中摄入 20～$50\mu g$ 的镉。镉在人体中的生物半减期长达 10～25 年，可在体内不断积累。

镉进入血液后，部分与血红蛋白结合，部分与低分子硫蛋白结合，形成镉硫蛋白，通过血液到达全身，并有选择性地蓄积于肾、肝。在脾、胰、甲状腺、睾丸和毛发也有一定的蓄积。镉与含羟基、氨基、巯基的蛋白质分子结合，能使许多酶系统受到抑制，影响肝、肾器官中酶系统的正常功能；能干扰铁代谢，使肠道对铁的吸收减低，破坏红细胞，引起贫血症。损伤肾小管后，使人出现糖尿、蛋白尿和氨基酸尿等症状，并使尿钙和尿酸的排出量增加。肾功能不全又会影响维生素 $D_3$ 的活性，使骨骼的生长代谢受阻碍，造成骨骼疏松、萎缩、变形等。肾小管出现退行性变，管腔扩大或呈慢性间质性改变，近端肾小管和部分远端肾小管上皮细胞改变，线粒体膨化，核浓缩，线粒体内颗粒增加，细胞质内出现电子密度高的含镉颗粒。慢性镉中毒时出现骨软化症的形成机制迄今尚无定论，一般认为源于肾功能的损害抑制了维生素 D 的活性。镉的致畸作用和致癌作用（主要致前列腺癌），也经动物实验得到证实，但尚未得到人群流行病学调查的佐证。

有关镉的毒性作用分子机制的研究结果显示：①镉通过与酶类巯基结合或替代作用，置换出细胞内酶类金属，尤其是降低机体抗氧化酶的活性，使机体清除自由基的能力下降，引起氧化损伤，如镉与超氧化物歧化酶（SOD）、谷胱甘肽还原酶的巯基结合，与谷胱甘肽过氧化物酶（GSH-Px）中的硒形成 Cd-Se 复合物，或取代 CuZn-SOD 中的 Zn 形成 CuCd-SOD，使这些酶的抗氧化活性降低或丧失。②镉可以损伤线粒体，活化黄嘌呤氧化酶、血红素氧化酶，协同铜、铁离子在受干扰的相关细胞呼吸过程中产生氧自由基，引起脂质过氧化反应，造成肾功能及结构损害；镉可以引起炎症反应，活化的炎症细胞释放多种细胞因子引发氧化损伤，并伴随细胞因子的基因表达。镉是一种强的脂质过氧化诱导剂，可通过自由基促进细胞脂质过氧化使细胞膜的结构和功能受到损害；但也发现，用维生素 A、维生素 C 等脂质过氧化拮抗剂虽可抑制镉引起的细胞脂质过氧化水平，却不能对抗镉引起的细胞其他损害，提示氧化性损伤并非镉引起肾损伤的直接原因，可能是一种伴随现象。③镉能降低内源性抗氧化物还原型谷胱甘肽的水平，妨碍细胞 GSH 循环系统正常执行抗氧化功能。④镉可以使细胞内钙稳态失衡，占据钙离子通道并进入细胞内，也可在进入细胞前与细胞表面的孤儿受体上的抗原决定簇胞外锌位点结合，干扰细胞钙代谢。⑤镉能诱导富含巯基的金属硫蛋白的形成，金属硫蛋白参与了镉在机体内的吸收、转运、排泄和蓄积。⑥镉能引起 DNA 单链断裂，并损害 DNA 修复系统，导致细胞凋亡。

**临床表现**　病情呈渐进性加重，发病初期腰、背、膝关节刺痛，随后遍及全身。活动时加剧。髋关节活动障碍，步态不稳。数年后骨骼变形，身长缩短，可比健康时缩短 $20 \sim 30 cm$，骨骼严重畸形。骨脆易折，不同地区慢性镉中毒患者的临床表现特征有一定的差别，在日本痛痛病地区，慢性中毒患者有明显的骨软化症。患者疼痛难忍，卧床不起，呼吸受限，最后往往死于其他并发症。慢性镉中毒肾功能损伤明显，常见贫血症状。患者尿糖增高，尿钙增多，尿中低分子蛋白增多，尿酶改变。尿中镉含量，最高可达 $100 \mu g/g$ 肌酐以上（正常情况下，人体尿镉含量大多在 $2 \mu g/g$ 肌酐以下，上限在 $5 \mu g/g$ 肌酐以下）。尿镉测定对慢性镉中毒的诊断具有重要意义，在一定程度上反映了镉性肾损伤和体内镉负荷。以肾脏损伤为主，最终出现肾衰竭；也可累及其他器官，

但缺乏特异性。

**诊断**　中国对慢性镉中毒的诊断标准参照《职业性镉中毒诊断标准》（GBZ 17-2002）慢性中毒部分，分为两类。①慢性轻度镉中毒：除尿镉增高外，可有头晕、乏力、嗅觉障碍、腰背及肢体痛等症状，实验室检查发现有以下任何一项改变时，可诊断为慢性轻度镉中毒。尿 $\beta_2$-MG 含量在 $9.6 \mu mol/mol$ 肌酐（$1000 \mu g/g$ 肌酐）以上；尿视黄醇结合蛋白质（RBP）含量在 $5.1 mol/mol$ 肌酐（$1000 \mu g/g$ 肌酐）以上。②慢性重度镉中毒：除慢性轻度中毒的表现外，出现慢性肾功能不全，可伴骨质疏松症、骨软化症。在慢性镉中毒的肾损害中，公认的早期改变主要是近端小管重吸收功能减退，故以肾小管性蛋白尿为诊断起点。诊断的主要依据是尿 $\beta_2$-MG、RBP 等低分子量蛋白排出增多。早期镉中毒时，尿中低分子量蛋白质 $\beta_2$-MG、RBP、清蛋白及尿 N-乙酰-β-D-氨基葡萄糖苷酶（NAG）等都是肾损伤较为理想的生物标志。尿金属硫蛋白（MT）作为一种分子量比 $\beta_2$-MG 更小的低分子金属结合蛋白，具有较高的灵敏度，其在尿中的变化，先于尿蛋白总量和肾小球滤过率（GFR）的变化；随着肾损伤的加重，尿 MT 与 $\beta_2$-MG 不断增加，已作为镉暴露的生物标志。测定尿 $\beta_2$-MG 和 RBP 主要有放射免疫分析法和酶联免疫分析法两种，可任选一种。多用点采样标本，易受尿液稀释度的影响，故上述尿中被测物的浓度均需用尿肌酐校正。对肌酐浓度 $<0.3 g/L$ 或 $>3.0 g/L$ 的尿样应重新留尿检测。病情发展到慢性肾功能不全，可伴有骨质疏松、骨质软化时，已属于重度中毒，其

诊断的依据与其他有关临床学科相同。

必要的医学检查项目包括：①一般检查，包括既往史，如镉接触史、治疗史、遗传关系和临床检查，如骨骼变形、疼痛，运动障碍、步态不稳等。②血液检查，血清无机磷和钙、血清碱性磷酸酶和其他常规项目。③X 线检查，摄影部位为胸骨、骨盆、股骨和疼痛部位，检查所见具有骨萎缩、骨变形层和骨骼变形等。④尿检查，尿蛋白定性和定量，尿糖定性和定量，尿中氨基酸和尿镉。其他如尿磷比值和肾小管功能等。

**治疗原则**　以对症支持治疗为主。用大量维生素 D 并补充钙、磷，同时给予高蛋白高热量富营养膳食，可使病情缓解。对于体内蓄积的镉，尚无安全的排镉方法，用络合剂驱镉治疗时必须慎重，应从小剂量开始。

**预防**　有下列几方面。

消除污染源　镉一旦排入环境，污染就很难消除，因此预防镉中毒的关键在于控制排放和消除镉污染源。日本痛痛病地区消除镉污染用了二十多年时间，耗资超过 700 亿日元。

加强监测，控制摄入量　中国《生活饮用水卫生标准》（GB 5749-2006）规定，生活饮用水中镉含量不得超过 $0.005 mg/L$；《地表水环境质量标准》（GB 3838-2002）规定，地表水中镉最高容许浓度为 $0.005 mg/L$；《污水综合排放标准》（GB 8978-1996）规定，废水中总镉含量不得超过 $0.1 mg/L$。为了预防摄入过量的镉，世界卫生组织建议成人每周摄入的镉不应超过 $500 \mu g$。日本规定糙米含镉不得超过 $1 mg/kg$，精白米含镉不得超过 $0.9 mg/kg$。

为早期发现镉污染的健康危害，中国制订了《环境镉污染健康危害区判定标准》（GB/T 17221-1998）。适用于环境受到含镉工业废弃物污染，并以食物链为主要接触途径而导致镉对当地一定数量的定居人群产生靶器官肾慢性损伤的污染危害区。

保护高危人群　加强对镉污染区居民的定期健康检查，建立健康档案，实施高危人群健康动态监控。

（徐兆发）

tòngtòngbìng

**痛痛病**（Itai-itai disease）　发生在日本富山县神通川流域部分地区，长期摄入过量镉致全身剧烈疼痛为主要表现的环境污染性疾病。1968 年痛痛病被日本政府认定为公害病。

**流行特点**　富山县位于日本中部地区。神通川河贯穿富山平原，注入富山湾，它不仅是居住在河流两岸人们的饮用水源，也灌溉着两岸肥沃的土地，是日本主要粮食基地的命脉水源。20 世纪初期开始，人们发现该地区的水稻普遍生长不良。1931 年又出现了一种怪病，患者大多是妇女，病症表现为腰、手、脚等关节疼痛。病症持续几年后，患者全身各部位会发生神经痛、骨痛现象，行动困难，甚至呼吸都会带来难以忍受的痛苦。到了患病后期，患者骨骼软化、萎缩，四肢弯曲，脊柱变形，骨质松脆，甚至咳嗽都能引起骨折。患者不能进食，疼痛无比，由此得名为"痛痛病"。有的人因无法忍受痛苦而自杀。医院医生和研究人员解剖了患者的尸体，进行了一系列检查。患者喊痛源于骨多处断裂，有的骨折多达 70 处，身长甚至可缩短 20～30cm。1955 年在日本临床外

科医师学会上，富山县的一位医生首次报道了这种原因不明的怪病。1961 年，富山县成立"富山县地方特殊病对策委员会"并着手展开官方调查。1967 年，委员会认定痛痛病是慢性镉中毒。1968 年，日本厚生省认定痛痛病发病的主要原因是当地居民长期饮用受镉污染的河水，并食用此水灌溉的含镉稻米，致使镉在体内蓄积而造成肾损害，进而导致骨软化症。早在 19 世纪 80 年代，富山县神通川上游的神冈矿山已成为了日本铝矿、锌矿的主要生产基地。1913 年该区域又开始了大规模炼锌。冶炼厂的含镉废水大量排入了神通川河，造成了河流严重的镉污染。农民又用这种含镉的水浇灌农田，导致稻秧生长不良，生产出来的稻米成为"镉米"。河水中的镉被鱼所吸收，使得鱼组织中富集高浓度的镉。含镉的稻米和鱼被人食用，使人体中镉含量蓄积增多，发生慢性镉中毒，导致了痛痛病的发生。

**病因及发病机制**　此病是长期食含镉的米而引起的慢性镉中毒。发病机制是镉到体内取代钙离子与体内的负离子结合，导致骨骼中镉的含量增加而脱钙，造成严重的骨质疏松。它首先使肾脏受损，继而引起骨软化症，是在妊娠授乳、内分泌失调、老年化和钙不足等诱因作用下形成的疾病。

**临床表现**　主要症状为头痛，腰、背、肩等处疼痛，腹股沟及耻骨部疼痛尤甚，以后刺痛逐渐遍及全身，活动时加剧。跌倒或受外力轻微的挫伤，即可造成骨折。晚期患者咳嗽或深呼吸，均可引起周身剧痛。卧床不起，呼吸受限，睡眠不安，食欲减退，

营养障碍，极度衰弱，最后并发其他疾病而死亡。

体检可见患者营养不良，蹒跚步态，疼痛的肢体骨骼有明显的压痛。重病者肢体明显萎缩变形。尿中氨基酸和钙增加，钙磷比值明显增高，肾小管功能异常，尿浓缩能力低下，尿量较多，尿镉含量明显增加。尿镉含量多为 10μg/L，甚至高达 30μg/L、50μg/L 或者 100μg/L（正常人小于 2μg/L）。

此病可分为五期。第 I 期（潜伏期）：过劳后感到肢体疼痛，休息后恢复。第 II 期（警戒期）：肢体持续疼痛，牙颈部，主要是切牙和前磨牙上缘，常出现所谓"镉环"的黄色带，尿中偶尔出现微量蛋白。第 III 期（疼痛期）：身体各部疼痛明显，骨盆和耻骨部尤甚，步态蹒跚，骨骼发生脱钙和骨质疏松；尿钙增多，尿中常出现蛋白，尿糖偶尔阳性，尿镉含量经常高于正常。第 IV 期（骨骼变形期）：疼痛遍及全身，卧床不起，骨骼软化变形、萎缩。第 V 期（骨折期）：骨骼继续脱钙和高度萎缩，随时可能发生各部位的自然骨折。

典型患者骨骼 X 线检查，除颅骨外，均有明显萎缩、脱钙、骨质疏松，初发部位多在股骨及骨盆。

**诊断**　日本在《公害病特殊救济措施法》规定，必要条件：①在镉污染区居住，有镉接触史。②不引起③、④两项改变的先天性疾患，主要是更年期后的妇女。③肾小管障碍。④X 线及活检证实骨质疏松和骨软化症。对不能确定骨软化者，如符合必要的医学检查项目也可确定为痛痛病。长期居住在镉污染地区，肢体疼痛，血清无机磷降低，碱性磷酸

酶上升，尿蛋白和尿糖阳性，尿镉含量增高，表明有潜在发病的可能。流行病学调查以及饮食中镉含量的检测有助于诊断。尿中镉含量虽有特异性，但个体差异很大。尿中低分子量球蛋白增多以及尿酶的改变是早期镉中毒较敏感的指标。

**防治措施** 大量维生素 D 虽对此病有一定疗效，但清除镉污染，改善生活条件才是根本措施。鉴于镉的毒性大，蓄积性高，对饮食中镉含量需提出严格限量要求。尚未见到各国有关镉的容许摄入量的报告，1972 年世界卫生组织曾建议，暂时容许成年人摄入量，每周不超过 $400 \sim 500 \mu g$ 或 $8.3 \mu g/kg$ 体重。

（徐兆发）

mànxìng jiǎjīgǒng zhòngdú

**慢性甲基汞中毒**（chronic methylmercury poisoning） 长期摄入过量汞（甲基汞）所致以中枢神经系统损害为主要表现的环境污染性疾病。水俣病是典型慢性甲基汞中毒。

自然界中大部分汞以硫化汞的形式广泛分布于地壳表层，在风化作用下，汞以固态微粒等形态进入环境。大气中的汞可沉降到地表或水体中；土壤中的汞可挥发进入大气，也可随降水进入地表水和地下水中。地表水中的汞一部分挥发进入大气，大部分则沉降进入底泥。无机汞不论呈何种形态，都会直接或间接地在微生物的作用下转化为有机汞，主要包括甲基汞、二甲基汞、苯基汞、甲氧基乙基汞等。汞在环境中以金属汞、无机汞和有机汞三种形态存在。大气、水、土壤等环境介质中都可能含有汞。土壤中汞的含量为 $0.03 \sim 0.3 mg/kg$。未受污染的天然水体中汞含量较低，但因水域不同其汞含量有一定差别。河水、湖水以及内陆地下水的汞含量一般不超过 $0.1 \mu g/L$，雨水中汞的平均含量为 $0.2 ng/m^3$，泉水中可达 $80 \mu g/L$。中国《生活饮用水卫生标准》（GB 5749-2006）规定生活饮用水中汞含量不得超过 $0.001 mg/L$。采矿、冶炼、氯碱、化工、仪表、电子、颜料等工业企业排出的废水及含汞农药的使用是水体汞污染的主要来源。

**流行特点** 包括下列特点。

地区分布 流行地区通常存在汞和甲基汞的污染源。使用和生产汞或汞化合物的企业排出的"三废"造成区域性汞污染主要是水体汞污染后，汞经微生物转化成为毒性较大的甲基汞，通过食物链不断富集，最终造成区域性人群慢性甲基汞中毒。日本水俣病发病范围涉及遭受甲基汞废水污染的多个地区，包括熊本水俣湾地区、新潟县阿贺野河地区，以及天草岛御所浦市等，受害人数多达 1 万余人。20 世纪 60 年代，中国第二松花江和松花江出现汞和甲基汞污染。松花江上游的醋酸和乙醛制造厂等化工企业是主要污染源，其中含汞废水排放最严重的工厂年排汞量达 $20 \sim 25$ 吨。70 年代是松花江水系汞污染高峰时期，江水中的汞含量高达 $5.6 \mu g/L$，底泥中的汞含量为 $89.8 mg/kg$，鱼体中的汞含量为 $0.922 mg/kg$，沿岸渔民头发中的汞含量平均值为 $13.5 mg/kg$。1982 年汞污染源被彻底切断前，已有大约 $5.4$ 吨甲基汞和 $150$ 余吨汞被排入江中。污染源被切断后，仍有大量的汞沉积在江底淤泥中，这部分汞通过向环境中释放成为松花江汞污染的主要来源。20 世纪 80 年代对沿江渔民健康状况连续 10 年的调查结果显示，部分渔民体内已有相当量的甲基汞蓄积，达到了水俣病患者的低限水平，出现了周围型感觉障碍、向心性视野缩小、听力下降、神经性耳聋等慢性甲基汞中毒的典型体征。

年龄、性别与发病的关系 污染区各年龄的人均可发病，症状取决于甲基汞的摄入量。发病与性别关系不大，但已有资料提示孕妇和哺乳母亲可能是危险人群。甲基汞易通过胎盘屏障，而且胎儿对甲基汞的敏感性更强，在慢性甲基汞中毒流行的日本水俣湾地区，先天性水俣病的发病率很高，甚至达到 100%。

汞摄入量与发病的关系 世界卫生组织/联合国粮农组织食品添加剂联合专家委员会提出人体总汞每周耐受摄入量为 $5 \mu g/kg$ 体重，其中甲基汞不超过 $3.3 \mu g/kg$ 体重。关于甲基汞的每日安全摄入量尚无统一规定，一些国家提出人体摄入的甲基汞量不得超过 $0.5 \mu g/kg$ 体重（日本）、$0.43 \mu g/kg$ 体重（瑞典）和 $0.1 \mu g/kg$ 体重（美国）。有资料显示，甲基汞在母乳中的浓度达 5% 时，对被哺乳的幼儿已具有相当的危险性。人的症状与甲基汞体内积蓄量密切相关，某些症状与体内甲基汞蓄积量的关系分别为：使人知觉异常约为 25mg，步行障碍约为 55mg，发音障碍约为 90mg，200mg 以上可导致死亡。据估算引发成人（体重 60kg）水俣病最低需汞量为 25mg 或发汞含量为 $50 \mu g/g$。

**病因及发病机制** 水体汞污染是慢性甲基汞中毒的重要原因。甲基汞易于被水生生物吸收，并通过食物链在水生生物体内富集浓缩，这种生物放大作用可使鱼、贝等水生生物体内甲基汞富集百

生霍乱流行，但发展中国家仍时有发生。霍乱弧菌对化学消毒剂很敏感，水中加 0.5mg/L 氯 15 分钟可被杀死，做好饮水消毒和监测工作是预防霍乱的有效手段。

**新型介水传染病**　如隐孢子虫病和贾第鞭毛虫病。20 世纪 90 年代以后，水体污染不断加重，水体中不断出现新的病原生物。抗氯性病原生物如隐孢子虫、贾第鞭毛虫是最受关注的问题。隐孢子虫病是饮用含隐孢子虫卵囊水所致以腹泻为主要症状的肠道传染病，症状严重，病情持续期长，免疫功能缺陷者可危及生命。已有 80 多个国家，至少 300 个地区发现此病。隐孢子虫存在于各种水体中，世界卫生组织已于 1986 年将隐孢子虫病列为获得性免疫缺陷综合征（艾滋病）的怀疑指标之一，并作为艾滋病的常规检查项目。引起人类感染的主要是伯温隐孢子虫。囊合子随粪便排出有感染性，卵囊对恶劣的自然环境和臭氧及加氯消毒有很强的抵抗力，水源一旦受到污染终端自来水的囊合子阳性率可达27%~54%，但污染水水质外观大都良好，符合一般的标准。贾第鞭毛虫病也是饮水所致腹泻疾病。该虫有一层外壳，可保护其在体外存活较长时间，有一定的抗氯性，寄生在人体小肠、胆囊和十二指肠，引起腹痛、腹泻、排气，持续 7~10 天。非洲、亚洲和拉丁美洲的发病率占传染病的 20%，在发展中国家感染者达 2.5 亿人。中国贾第鞭毛虫的分布也很广，发病率为 10%~20%，儿童感染高于成人。旅游者中发病率较高，又被称为"旅游者腹泻"症，已引起各国的普遍重视。常规水处理过程中的加氯消毒，不能有效杀死隐孢子虫和贾第鞭毛虫，需

采取强化措施，如采用活性炭、膜过滤、硅藻土过滤。

**危害**　危险性极大，原因是：①地表水和浅井水都极易受病原体污染，输送水设施（水箱和蓄水池）因卫生管理和维护不善受污染的情况也不少见。②病原体在水中可存活数日甚至数月，有的在适宜条件下还能繁殖。③肠道病毒或某些原虫包囊，用常规饮水消毒方法不易杀灭。④饮用同一水源和同一供水系统的人数较多，一旦水源污染将引起大规模流行暴发。例如，印度新德里 1955 年 11 月~1956 年 1 月，集中式供水水源受生活污水污染，曾引起甲型肝炎大流行，在 170 万人口中仅黄疸病例就有 29 300 人。

**预防措施**　①加强集中式供水单位的监督检查：供水工程中的输水、蓄水和配水等设施应当密封，定期清洗、消毒，严禁与排水设施相连；新设备、新管网投产前及旧设备、旧管网修复后必须经水质检验合格后方可使用；集中式供水单位应当划定生产区的范围，并设立明显标志。在其周围 30m 范围内，不得设置生活居住区和修建禽畜饲养场、渗水厕所、渗水坑等污染源。②加强二次供水设施的卫生监督检查：供水设施周围 15m 内不得有污水井、化粪池及其他污染源的存在；二次供水的产权单位应当保证设施及设备完好，提供经卫生监督机构检验合格的报告。③加强涉及饮用水卫生安全产品的监督检查：任何单位和个人不得生产、销售、使用无批准文件的涉及饮用水卫生安全的产品。④严密监督检查无消毒设施水厂的饮水消毒剂：用漂白精（粉）、次氯酸和液氯消毒的必须保证游离余氯达标、细菌指标合格出厂。⑤防止

饮用水消毒设施故障：出现故障时有效补救饮用水消毒的措施，需储备一定量的饮用水消毒药物（漂白精、漂白粉等）或具有复式消毒设备；遇生活饮用水水质污染或不明显原因水质突然恶化及水源性疾病暴发事件时，集中式供水单位须发现上述情况后立即采取应急措施，以最快的方式报告当地卫生行政部门。⑥提高饮用水卫生意识，养成良好饮水习惯：长期不用的水龙头，使用时宜放水 1~2 分钟后使用。如使用瓶（桶）装饮用水，用户应选择购买有卫生许可和质量安全标志的桶装水和饮水机，并注意察看生产日期和保质期，对饮水机的出水系统要定期清洗消毒，尽可能地缩短每桶水的使用周期。

（周敦金　刘俊玲）

huàxué wùzhì mǐngǎnzhèng

**化学物质敏感症**（chemical sensitivity）　由多种化学物质作用于人体多种器官，引起多种症状的疾病。又称多种化学物质敏感症（multiple chemical sensitivity, MCS）。该疾病具有易于复发、进程缓慢、由低浓度化学物质引发的特点。患者对多种化学物质产生过敏，多种器官同时发病，排除致病因素后症状可以改善或消失。此病是与室内环境污染有关的一种疾病，世界卫生组织和国际化学物质安全委员会曾提出将这种病症称为"特发性环境非宽容症"。MCS 首次由过敏症专家伦道夫（Randolph）20 世纪 50 年代开始研究人体对化学品的过敏反应时提出。据一些医疗机构研究统计，化学物质敏感症患者以入住刚装修完的住宅、在豪华装饰的大厦工作及环境中使用了杀虫剂、空气清新剂等化学物质的人居多。此外，从事化工生产工作

的人也容易罹患此症。

**病因及发病机制** 尽管化学污染物敏感性问题在全球流行，但与化学物质敏感症相关的医学研究文献较少，导致当代社会对化学物质敏感症缺乏了解，以致化学物质敏感症患者往往被认为是"心理障碍"，影响疗效。MCS的病因复杂，是对化学物质产生过敏反应（或称变态反应），医生大多根据临床症状进行判断，难以确诊。可由装修型化学性室内空气污染引起，也可由皮肤和食物的暴露引起。引发化学物质过敏的化学污染主要来自以下几类。

**日用化工产品类** 日用化工产品如洗洁精、漂白水、洁厕剂、洗衣液等都对人体健康有着直接或间接影响。直接接触洗涤剂，可能引发皮炎等过敏反应，表现为红肿、充血、脱皮，重者可引发表皮坏死和断裂。通过衣服、食品等间接接触洗涤剂，也可能发生过敏反应，表现为红肿、湿疹等。

**建筑、装饰材料类** 现代建筑材料包括大量的化工产品如壁纸、地板革、塑料贴面、油漆、涂料、刨花板、木屑纤维板、复合板、各类黏合剂等，其中不少含有甲醛、苯、铅、聚氯乙烯、石棉和酚等有害物质。有害物质散发到空气中会刺激人体的呼吸道和皮肤，还可能通过呼吸和皮肤进入人体，造成胸闷、咳嗽、鼻塞，甚至发生过敏、哮喘、关节痛、脑障碍及癌症等。

**农药类** 农药从呼吸道、皮肤、消化道等不同途径进入人体，直接危及人体的神经系统和肝脏、肾脏等重要组织器官。少量的残余农药长期蓄积在体内可能出现头晕、头痛、腹痛、恶心、食欲减退、视力模糊、多汗、皮肤过敏等症状，严重的还会导致一些慢性疾病，如出现肌肉麻木、咳嗽、糖尿病、心血管疾病、诱发癌症等。

**临床表现** 日常诊疗中确诊的患者，主要症状：①中枢神经系统症状。②呼吸和黏膜刺激症状。③肠胃道症状。④其他，如疲劳、注意力不集中、情绪低落、记忆力丧失、虚弱、头晕、头痛、怕热、关节炎等。MCS虽然不像食物中毒、急性感染性疾病那样引起剧烈的机体反应，但它对人体慢性的危害却不容忽视。它可令机体各器官功能衰退，引起免疫系统紊乱，并持续相当长的一段时间。

**诊断与鉴别诊断** 1999年美国、英国、加拿大三国共同对MCS下了准确的定义，提出诊断化学物质敏感症的6条标准：①病症有复发性。②症状呈慢性过程。③由低浓度物质引发。④对多种化学物质产生过敏。⑤多种器官同时发病。⑥致病因素排除后症状将会改善或消退。该症的一大特征是很难找到具体单一的对应致病源，且家庭中不同成员虽然居住于同一环境中，其症状轻重程度却可以有明显差异，如有的可很快发病，症状严重，而有的却需很长时间才会出现轻度不适。

该病和病态建筑物综合征的主要区别在于：①病态建筑物综合征的不适感觉在离开了建筑物之后会减轻或消失，而该病不舒适感觉总是存在。②病态建筑物综合征受心理因素影响较少，而该病的发病与心理因素有很大的关系。

**预防** 该病是慢性疾病，有害化学物质还无有效手段进行控制，且MCS的诊断也相当困难。保持健康的生活方式，加强室内环境保护，远离致病物质，可有效地防止MCS的发生。例如，生活中少用化学制剂，多选用不含食品添加剂的绿色食品，少吃喷洒过农药的果蔬。住宅装修中多选用合格建材，在装修完3个月后入住；选择适用有效的室内空气净化设施，可根据居室、厨房、卫生间的不同污染物选用具有不同功能空气净化装置，如空气净化器、排油烟机、臭氧消毒器等。注意工作生活环境中的空气流通。对化学物质过敏者应撤去患者身边的可能引发过敏的物质，并及时看病服药。

（周敦金 刘俊玲）

**jiànzhùwù xiāngguānbìng**

**建筑物相关病**（building related illness, BRI） 人体暴露于建筑物内有害因素所致疾病。这类疾病包括呼吸道感染、哮喘、变应性鼻炎、皮肤过敏、军团病、心血管病、肺癌等。有害因素有细菌、真菌、尘螨、氡气、一氧化碳等。

1991年欧洲室内空气质量联合行动组织，为了界定和鉴别诊断与建筑物相关的3种不同类型的疾病，分别给予以下定义：BRI专指特异性致病因素已经得到鉴定，具有一致的临床表现的疾病。这些特异性致病因素包括感染原、变应原、特异的大气污染物和特定的环境条件（例如气温和气湿）；病态建筑物综合征（sick building syndrome, SBS）专指由受到影响的工作人员所主诉报告的，在工作期间所发生的非特异症状，包括黏膜和眼刺激征、咳嗽、胸闷、疲劳、头痛和不适；密闭环境相关病（tight related illness, TRI）是专指在新的、密闭的办公楼中发生的原因不明的综合征。

BRI和SBS明显不同之处主

要有三个方面：①BRI 患者的症状在临床上可以明确诊断。②病因可以得到鉴别确认，可以直接找到致病的空气污染物和污染源。③患者即使离开了发病现场，症状也不会很快消失，必须进行治疗才能恢复健康。

（杨 旭）

bìngtài jiànzhùwù zōnghézhēng
## 病态建筑物综合征（sick building syndrome，SBS）
现代办公室或住宅内多种环境因素联合作用对健康产生影响所引起的综合征。包括眼、鼻、咽喉和上呼吸道的刺激感觉，头痛、疲劳、精力不济、健忘、嗜睡、全身不适和工作效率低下等，其明确原因至今还不十分清楚。据世界卫生组织的定义，SBS 为病态建筑物室内大多数逗留人员对环境的一系列不良反应和不适感觉。其症状不能明确地归咎于某种确定的因素，比如某种空气污染物或者室内小气候的改变。患者产生的症状涉及多种环境暴露因素和多种致病机制的联合作用。

在发达国家"病态建筑物"的数量约占办公建筑物的 30%。尽管有 SBS 诊断基准，但它是诸多症状的组合，没有公认的流行病学诊断执行定义，故难获得其总罹患率。文献中常将综合征中各项症状分别统计，进行综合报道。根据国外数十次 SBS 流行病学研究，人群眼刺激症的罹患率变动于 9%~40%。

SBS 的流行特征：①高度的建筑物依赖性。患者集中出现在某一特定的病态建筑物内，室内建材和装饰材料及家具的种类、环境理化因素的暴露水平、空调和通风系统的效率、房间的密闭程度都与 SBS 的发生有着极为密切的关系。离开了病态建筑物，患者的症状会在短时间内得到改善或消失。②有生理与性别差异。有过敏体质的个体的罹患率高于非过敏体质的个体，其比例为 2∶1~4∶1；女性高于男性，其比例为 2∶1~4∶1。③受生活方式和工作方式的影响。吸烟者的罹患率低于非吸烟者，室内计算机终端和复印机的使用对 SBS 的发生有促进作用。可见此征源于建筑物内空气污染、空气交换律低、小气候不佳。美国环境保护署曾将 SBS 归纳出 30 多种症状。SBS 的发病特点：发病快；患者数多；病因很难鉴别和确定；患者一旦离开病态建筑，症状即可缓解或消失。

有关文献将 SBS 的危险因素分为四类。①物理因素：包括气温、相对湿度、新通风量、人工光照强度、噪声和振动、正负离子水平、颗粒物、纤维。②化学因素：包括环境烟草烟雾、甲醛、挥发性有机化合物、生物杀虫剂、嗅味物质，其他无机化学污染物如二氧化碳、一氧化碳、二氧化氮、二氧化硫、臭氧等。③生物因素：包括真菌、皮屑、细菌、螨虫。④心理因素：情绪波动、心理调节能力不稳定等。

（杨 旭）

jūntuánbìng
## 军团病（legionnaires disease）
嗜肺军团菌所致的感染性疾病。主要包括军团菌肺炎和庞蒂亚克热。嗜肺军团菌（*Legionella pneumophila*，*Lp*）在含有 L-半胱氨酸亚铁盐酵母浸膏和活性酵母浸液琼脂培养基（BCYE 培养基）上才能生长。该菌存在于水和土壤中，常经供水系统、空调和雾化吸入而被吸入，引起呼吸道感染，亦可呈小的暴发流行。中老年人以及有慢性心、肺、肾病，糖尿病、血液病、恶性肿瘤、获得性免疫缺陷综合征或接受抑制剂者易发该病。对该病最早的认识起源于 1976 年在美国宾夕法尼亚洲费城召开的宾州地区美国退伍军人代表大会。参加此会议部分人员暴发一种主要症状为发热、咳嗽及肺部炎症的疾病，故称此病为"军团病"。

**军团菌肺炎** 以肺部感染伴全身多系统损害为主要表现，可散发或暴发流行。

**病因及发病机制** *Lp* 被呼吸道吸入或创面进入人体而致病。污染含菌气溶胶被人吸入后，可直接穿入呼吸性细支气管和肺泡，与巨噬细胞、中性粒细胞附着，进入细胞进行繁衍，直到细胞破裂。*Lp* 可合成、分泌外毒素和酶及菌体破裂时释放内毒素，引起肺损伤，损害单核-巨噬细胞杀菌功能，抑制吞噬细胞活化。

**临床表现** 发热、寒战、咳嗽、胸痛可因败血症而并发胃肠道、肾、神经系统损伤，少数病例可发生肝脏损害、心包炎、局灶性心肌炎、肛周脓肿、皮肤黏膜改变等。

**流行特点** 军团菌在水温较低、营养较贫乏的天然水体中不易繁殖。供水温度较高或管道和蓄水池管壁和池壁形成积垢和生物膜，可为军团菌繁殖提供适宜条件。与此类似的还有冷却塔的循环水和空调的冷凝水。供水系统及冷却塔和空调系统军团病的传染源。气溶胶是传播途径。人群普遍易感。主要特点：①医院获得性感染，多数院内军团病患者是因其他疾病而住院的患者，免疫力低下，受到军团菌感染而并发军团病。②社区获得性感染，日常生活环境和公共场所中受到军团菌感染而致病。③其他获得性感染，某些特殊职业使得工作人员在作业中接触军团菌污染源的机会较高，而逐渐感染军团病；或者长期在密闭、通风不良的空调办公室中工作的员工容易发生该病。

诊断　按世界卫生组织推荐的军团菌肺炎诊断标准，包括：①临床特征。主要表现为下呼吸道感染症状，有肺炎的典型体征和（或）影像学检查支持肺炎的诊断。②实验室诊断标准。初筛（一个或多个下列试验结果呈阳性）：在呼吸道分泌物或尿液中检测到 $Lp$ 特异性抗原；呼吸道分泌物或肺部组织直接荧光抗体试验阳性；排除了 $Lp1$ 以外的其他 $Lp$ 血清型，血清抗体效价升高 4 倍以上。确认（一个或多个下列试验结果呈阳性）：从呼吸道分泌物、肺部组织、胸膜表面的黏液或者血液中分离出 $Lp$ 菌体；间接免疫荧光抗体试验或微凝集试验，$Lp1$ 特异性血清抗体效价升高 4 倍或以上。

预防　监控与人相关的且可能被军团菌污染的水源，如供水系统定期检查和消毒；有空调的室内要经常通风；冷却塔和空调系统的管道和过滤部件要经常清洁；供水和管道定期消毒。消毒方法：常规氯消毒法、臭氧消毒法、紫外消毒法、铜银离子消毒法。高温可抑制或杀灭军团菌和原虫，小范围供水可在短期采用提高温度供水法；对于水池、管道、水龙头、淋浴喷头可采用热水冲刷法。军团病患者以老年人、儿童、住院患者等免疫力较差的人居多，除了集中预防和控制措施外，应采取个人预防，如注意个人卫生、居室清洁通风，以及室外活动和适当身体锻炼增强机体免疫力。

庞蒂亚克热　$Lp$ 引起的无肺炎症状急性自限性流感样疾病，可能是军团病的一种温和形式。通过吸入含 $Lp$ 的水雾感染。潜伏期从几小时到 2 天，发热和肌肉疼痛，无须治疗在 2～5 天恢复。此病命名源于 1968 年 7～8 月在美国密歇根州庞蒂亚克市发生一起不明原因的疾病流行，症状为发热、头痛、肌痛、腹泻及呕吐，144 人发病，无死亡病例。回顾性研究认定这是 $Lp$ 所致，故得名。

(杨　旭)

## wàiyuánxìng biànyìngxìng fèipàoyán

外源性变应性肺泡炎 （extrinsic allergic alveolitis）　人体吸入的外源性抗原与体内特异性抗体结合成免疫复合物作用于支气管和肺泡所致Ⅲ型变态反应疾病。又称过敏性肺炎。与此相近似的疾病还有"农民肺"，农民处理发霉的干草引起；"饲鸽者病"，饲鸽者处理鸟粪引起。

此病与室内空气变应原污染有关，包括细菌、真菌、原生动物和它们的代谢产物。停止这些变应原的暴露，可缓解症状，机体康复；若变应原暴露持续存在，可致患者永久性肺损伤，最后因肺功能不全而死亡。

此病临床表现为肺功能急性下降，并伴肺张力降低。其特点是肺泡炎和支气管炎反复发作，气短，呈感冒样症状，有二期临床表现。①急性期：潜伏期为 4～12 小时，出现类似流感样症状，合并咳嗽，对人体健康影响严重。②亚急性/慢性期：潜伏期可为数周至数年，表现为亚急性肺炎、呼吸困难、咳嗽反复发作。多数患者在变应原消除之后完全康复，但长期接触可能致疾病情恶化，甚至产生肺间质纤维化。此病首选诊断方法为胸部 X 线检查。常规胸部 X 线简便易行，与患者的临床表现相结合，诊断不难。高分辨率 CT 扫描可以用于鉴别诊断。

(杨　旭)

## mànxìng zǔsèxìng fèijíbìng

慢性阻塞性肺疾病 （chronic obstructive pulmonary disease, COPD）　以慢性气流受限不完全可逆并呈进行性发展为特点的慢性呼吸系统疾病。COPD 是呼吸系统中的常见病和多发病，患病率和病死率均高。肺功能进行性减退，严重影响患者的劳动力和生活质量。与慢性支气管炎和肺气肿密切相关，该两种病出现气流受限并且不能完全可逆时，诊断为 COPD。如患者只有慢性支气管炎和（或）肺气肿，而无气流受限，则不能诊断为 COPD，视为 COPD 的高危期。

流行特点　由于全球各地区人群特征和环境暴露因素不同，流行病学统计方法存在差异，世界各地的 COPD 流行病学报道的发病率不尽一致。同一项流行病学调查资料，若分别按美国胸科学会、欧洲呼吸学会、COPD 全球创议对 COPD 的诊断标准进行分析，成人 COPD 的发病率分别为 2.9%、14.3% 和 13.9%。根据世界银行/世界卫生组织（WHO）发表的研究报告，至 2020 年，COPD 将成为世界疾病经济负担的第五位。据 WHO 估计，COPD 引起的 45 岁以上人口死亡占该年龄组人群总死亡的 10% 以下。在 65～74 岁年龄组人群，COPD 病死率最高的国家依次是罗马尼亚、爱尔兰、苏格兰、英格兰和威尔士、波兰、匈牙利等，最低的国家是日本和希腊。由于 COPD 并发其他疾病而死亡时常被列入其他死因，COPD 对总死因的实际贡献可能会更大。例如，中国 2014 年呼吸系统疾病（主要是 COPD）在城市居民主要死亡构成中占 12.03%，居第四位；在农村占 12.07%，居第四位。COPD 的患病存在着性别差异，女性的发病率和病死率普遍低于男性。北京市的一项调查研究表明，2004 年延庆地区 COPD 总患病率为 9.11%，其中男性为 15.50%，女性为 3.76%。

**病因及发病机制** 确切病因不清楚。与环境、个体等导致慢性支气管炎的因素有关。

**环境因素** 室内外空气污染、职业性有害物质、社会经济状况等都是慢性阻塞性肺疾病的危险因素。

**烟草烟雾** 吸烟是 COPD 最重要的危险因素。与不吸烟者相比，吸烟者中呼吸系统症状率、肺功能异常率以及 COPD 病死率较高。吸烟引起 COPD 的发生机制很复杂。烟草中含焦油、尼古丁和氢氰酸等化学物质，可损伤呼吸道上皮细胞，使纤毛运动减退和巨噬细胞吞噬功能降低；支气管黏液腺肥大、杯状细胞增生，黏液分泌增多，使气道净化能力下降；支气管黏膜充血水肿、黏液积聚，容易继发感染，慢性炎症及吸烟刺激黏膜下感受器，使副交感神经功能亢进，引起支气管平滑肌收缩，气流受限。烟草烟雾还可使氧自由基产生增多，诱导中性粒细胞释放蛋白酶，抑制抗蛋白酶系统，破坏非弹力纤维，诱发肺气肿形成。吸烟者慢性支气管炎的患病率比不吸烟者高 2~8 倍，烟龄越长，吸烟量越大，COPD 患病率越高。经常暴露于环境烟草烟雾中的儿童和成人出现呼吸系统症状率增加，肺功能降低。父母吸烟的儿童呼吸道感染率要比非吸烟者父母的儿童高。

**职业性粉尘和化学物质** 职业性粉尘、化学物质及室内空气污染等，浓度过大或接触时间过长，均可能产生与吸烟无关的 COPD。职业性有害因素中的烟尘、硅尘、石棉尘、水泥尘、木尘、二氧化硫、氮氧化物和以松节油为基质的涂料油等的暴露与 COPD 的关系密切。在同一吸烟的人群中，职业性粉尘、烟尘和有害气体暴露者的第一秒用力呼气量（$FEV_1$）下降更为明显，其影响程度与粉尘、烟尘和气体的理化特性有关。从事水泥厂工作的工人，其肺功能降低且呼吸道症状发病率增高。从事橡胶工作，肺功能每年下降 0.08%。

**大气污染** 大气中的有害气体如二氧化硫、二氧化氮、氯气等损害呼吸道黏膜并有细胞毒作用，使纤毛清除功能下降，黏液分泌增加，为细菌感染增加条件。严重大气污染可使人群呼吸系统疾病的患病率和病死率增加，但长期暴露于低浓度大气污染物是否会引起 COPD 尚有争议。美国的研究发现，大气可吸入颗粒物（$PM_{10}$）浓度每增加 $10\mu g/m^3$，65 岁以上人群哮喘和 COPD 的入院率增加 1%。对中国大气颗粒物污染与健康效应的 Meta 分析显示，总悬浮颗粒物浓度每升高 $100\mu g/m^3$，慢性支气管炎的病死率增加 30%，肺气肿的病死率增加 59%。

**室内空气污染** 与 COPD 的关系在发展中国家较为明显。土耳其的调查结果显示，使用生物燃料在室内做饭，其 COPD 发病率为 12.4%，高于不使用该燃料者的 3.9%。有研究表明，面包烘烤、地毯编织、生物燃料是造成肺疾病的重要危险因素，家禽饲养、使用煤油、气体燃料是相对危险因素。取暖造成的污染与 COPD 发病率有关，尤其是取暖月份长短与 COPD 发病率存在剂量-反应关系。

**社会经济状况与居住条件** 二十世纪五六十年代英国的研究表明，COPD 的患病率在社会经济状况低和居住条件差的人群中较高。其他国家的研究也得出类似的结论。

**个体因素** 主要与个体的内在因素有关。

**遗传因素** 吸烟引起 COPD 的危险度有明显的个体差异和个体易感性，仅 10%~20% 的长期吸烟者最终发展为有症状的 COPD。COPD 的发生还有明显的家族聚集性，患者亲属中 COPD 患病率明显高于其他人群。此外，不同国家、不同民族的患病率也有差异，中国人群的患病率低于西方国家。这些提示在 COPD 的发生、发展过程中遗传因素也起一定的作用。COPD 的易感性为多基因遗传，如遗传性 $\alpha_1$-抗胰蛋白酶基因、微粒体环氧化物水解酶（mEPHX）基因和谷胱甘肽硫转移酶 pi（GSTP）基因、维生素 D 结合蛋白（VDBP）基因、TNF-A 基因等的缺乏或突变被认为与 COPD 有关，其中较为肯定的是遗传性 $\alpha_1$-抗胰蛋白酶的缺乏为 COPD 的易感因素。

$\alpha_1$-抗胰蛋白酶可抑制弹性蛋白酶对弹性蛋白的降解，正常生理状态下，弹性蛋白酶与 $\alpha_1$-抗胰蛋白酶保持着平衡状态，是防止肺气肿发生的重要因素。但是遗传表型为 PiZZ 型人的血清 $\alpha_1$-抗胰蛋白酶活性仅为 PiMM 型的 16% 左右，患 COPD 的危险性较大。因此 $\alpha_1$-抗胰蛋白酶的缺乏人群具有患 COPD 的易感遗传因素。mEPHX 是体内重要的 II 相代谢酶，参与许多种外源性氧化剂和环氧化物的水解，mEPHX 基因的慢等位基因纯合突变可以使该酶活性降低，增加个体患 COPD 的风险。

**呼吸道感染** 儿童早期呼吸道感染可增加其呼吸道症状发生和肺功能降低的危险性。下呼吸道的病毒感染可能导致呼吸道狭窄而使婴幼儿出现支气管阻塞。感染使患者可能发生对致病微生物抗原的过敏反应，可导致下呼吸道嗜酸性粒细胞浸润及炎症反应，影响呼吸道功能，导致进行性肺损伤的轻度慢性炎性反应永久存在。

**临床表现** 该病起病缓慢、病程较长，主要症状和体征有下列方面。

**症状** ①慢性咳嗽：随病程发展可终身不愈。常晨间咳嗽明显，夜间有阵咳或排痰。②咳痰：一般为白色黏液或浆液性泡沫性痰，偶可带血丝，清晨排痰较多。急性发作期痰量增多，可有脓性痰。③气短或呼吸困难：早期在劳力时出现，后逐渐加重，以致在日常生活甚至休息时也感到气短，是 COPD 的标志性症状。④喘息和胸闷：部分患者特别是重度患者或急性加重时出现喘息。随着病情加重，各种症状发作更加频繁，严重时发生低氧血症和（或）高碳酸血症，并可发生肺源性心脏病。

**体征** 早期体征可无异常，随疾病进展可出现胸廓前后径增大，剑突下胸骨下角增宽（桶状胸）。部分患者呼吸变浅，频率增快。肺部过清音，心浊音界缩小，肺下界和肝浊音界下降。两肺呼吸音减弱，呼气延长，部分患者可闻及干性啰音和（或）湿性啰音。疾病晚期，患者呼吸困难加重，常采取身体前倾位，颈和肩部辅助呼吸肌参加呼吸运动，可出现缩唇呼吸，有口唇发绀以及右心衰竭体征。

**检查手段** 分为肺功能检查及特殊检查，特殊检查包括胸部 X 线检查、胸部 CT 检查、心电图检查及血气检查等其他检查。

**肺功能检查** 肺功能是判断气流受限的主要客观指标，对 COPD 诊断、严重程度评价、疾病进展、预后及治疗反应等均有重要意义。用肺容量测定法测定第一秒用力呼气量（$FEV_1$），是建立 COPD 诊断必要的生理学评价。第一秒用力呼气量占用力肺活量百分比（$FEV_1/FVC$）是评价气流受限的一项敏感指标，第一秒用力呼气量占预计值百分比（$FEV_1$% 预计值）是评价 COPD 严重程度的良好指标，其变异性小，易于操作。吸入支气管舒张药后 $FEV_1/FVC < 70$% 以及 $FEV_1$%<80% 预计值者，可确定为不能完全可逆的气流受限。肺过度充气也是评价肺功能的重要指标，肺总量（TLC）、功能残气量（FRC）和残气量（RV）增高、肺活量（VC）降低，表明肺过度充气，肺过度充气若伴随呼吸频率增加而恶化，则发展为动态肺过度通气，动态肺过度充气主要是由于气体闭陷所造成，是造成劳力性呼吸困难的主要原因。一氧化碳弥散量及一氧化碳弥散量与肺泡通气量（$V_A$）比值下降，也可为 COPD 的诊断提供参考。

**胸部 X 线检查** COPD 早期胸片可无变化，以后可出现肺纹理增粗、紊乱等非特异性改变，也可出现肺气肿改变。COPD 是一种功能性诊断，X 线胸片改变对 COPD 诊断特异性不高，主要作为确定肺部并发症及其与其他肺疾病鉴别时用。

**胸部 CT 检查** 高分辨 CT（HRCT）用于评价 COPD 患者气道、间质及血管病变的程度，并可发现支气管扩张及早期癌症性病变。HRCT 可以敏感地探测肺气肿的变化，检测出每年肺密度和低密度区多占比例的变化，肺实质的炎性渗出表现为磨玻璃样改变；支气管炎可以看到实质的微小结节；肺气肿可见其为低密度区。

**心电图检查** COPD 可以影响心脏的电活动，肺过度充气可以阻隔和减弱心电向电极的传导，心脏可下垂到胸腔内较低的位置。可导致右心室肥大（QRS 电轴右偏）和扩张及右心房的增大（P 波电轴右偏）。进行性加重时 QRS 电轴右偏进展，P 波电轴右偏进展。

**其他检查** ①血气分析：对确定患者发生低氧血症、高碳酸血症、酸碱平衡失调以及判断呼吸衰竭的类型有重要价值。②细菌学检查：合并感染时，血白细胞增多，中性粒细胞核左移。痰培养可能检查出病原菌。

**诊断与鉴别诊断** 主要根据吸烟等高危因素史、临床症状、体征及肺功能检查等综合分析确定。不完全可逆的气流受限是 COPD 诊断的必备条件。根据 $FEV_1/FVC$、$FEV_1$% 预计值和症状可以对 COPD 的严重程度做出分级（表）。

COPD 需与下列疾病鉴别。①支气管哮喘：多在儿童和青少年期起病，以发作性喘息为特征，发作时两肺布满哮鸣音，缓解后症状消失，常有家庭或个人过敏史。哮喘的气流受限多为可逆性，

**表　COPD 严重程度分级**

| 级别 | 特点 |
|---|---|
| 0 级（高危） | 具有罹患 COPD 的危险因素，有慢性咳嗽、咳痰症状，肺功能正常 |
| Ⅰ 级（轻度） | $FEV_1/FVC<70\%$，$FEV_1\%\geqslant80\%$ 预计值<br>有或无慢性咳嗽，咳痰症状 |
| Ⅱ 级（中度） | $FEV_1/FVC<70\%$，$50\%\leqslant FEV_1\%<80\%$ 预计值<br>有或无慢性咳嗽、咳痰症状 |
| Ⅲ 级（重度） | $FEV_1/FVC<70\%$，$30\%\leqslant FEV_1\%<50\%$ 预计值<br>有或无慢性咳嗽、咳痰、气短症状 |
| Ⅳ 级（极重度） | $FEV_1/FVC<70\%$，$FEV_1\%<30\%$ 预计值或 $FEV_1\%<50\%$ 预计值<br>伴呼吸衰竭/心力衰竭临床征象 |

"0 级"代表高危患者，不诊断 COPD

其支气管舒张试验阳性。②支气管扩张：有反复发作的咳嗽、咳痰特点，常反复咯血。合并感染时有多量脓性痰，查体常有肺部固定性湿啰音。部分胸部 X 片显示肺纹理紊乱呈卷发状，高分辨 CT 可见支气管扩张改变。③肺结核：午后低热、乏力、盗汗等结核中毒症状，痰检查可发现结核分枝杆菌、胸部 X 线片检查可发现病灶。④肺癌：伴慢性咳嗽、咳痰，近期痰中可带血，并反复发生，胸部 X 线及 CT 检查可发现占位病变或阻塞性肺不张或肺炎。痰细胞学检查、纤维支气管镜检以及肺活检有助于确诊。⑤其他原因所致呼吸气腔扩大：肺功能测定没有气流受限的改变，即 $FEV_1/FVC\geqslant70\%$ 时，与 COPD 不同。

**治疗原则**　分为稳定期和急性加重期的治疗，根据不同的病情，应采取不同的措施。

稳定期治疗　教育和劝导患者戒烟；因职业或环境粉尘、刺激性气体所致者，应脱离污染环境。然后使用一些针对性的处理或药物治疗，如支气管舒张药和祛痰药，可通过扩张支气管和降低呼吸道黏液而保持呼吸道通畅；长期家庭氧疗可提高 COPD 患者的生活质量和生存率。

急性加重期治疗　①用支气管扩张药和祛痰药：作用同稳定期治疗。②控制性吸氧：可缓解呼吸功能降低引起的通气/换气不足。③应用抗生素：COPD 的加重多与病毒、细菌感染有关，控制感染是治疗 COPD 急性加重的重要措施。④应用糖皮质激素：COPD 患者应慎用糖皮质激素，但在加重期时合并有哮喘或对 $\beta_2$ 受体激动剂有肯定效果时，可考虑口服或静脉滴注糖皮质激素。

**预后**　有轻度气流受限的 COPD 患者若能戒烟，则预后较好，最初吸入支气管扩张剂后的 $FEV_1\%\geqslant50\%$ 预计值的患者的生存率，仅轻度差于吸烟而没有气流受限的人，戒烟对 COPD 的转归具有十分积极的意义。高龄、$FEV_1\%<50\%$ 预计值、同时患有慢性肾功能衰竭及肺源性心脏病者预后差，有些严重 COPD 患者可存活 15 年之久。COPD 所致死亡一般源于并发症。终末期患者的生活质量和情感健康明显受损。

**预防**　主要是避免发病的高危因素、急性加重期的诱发因素以及增强机体免疫力。主要措施有：①戒烟，是预防 COPD 的重要措施，患 COPD 的危险度在戒烟后逐年降低，戒烟后 3 个月，咳嗽、咳痰和喘息等症状很快下降，肺功能降低的速率也减慢。②控制职业和环境污染，减少有害气体或有害颗粒物的吸入，可减轻气道和肺的炎症反应。③积极防治婴幼儿和儿童期的呼吸系统感染，流感疫苗、肺炎链球菌疫苗等对防止 COPD 患者反复感染、减少其发作有一定作用。④对有 COPD 高危因素的人群，如对慢性支气管炎患者进行肺通气功能监测，及早发现气流阻塞并及时采取措施。⑤加强体育锻炼，增强体质，提高机体免疫力，可帮助改善机体一般状况。

（郭新彪　魏红英）

chūshēng quēxiàn

**出生缺陷**（birth defects）　胚胎或胎儿发育过程中受环境污染影响所发生的结构或功能的异常。包含两个方面：一是指婴儿出生前，在母体内发育紊乱引起的形态、结构、功能、代谢、精神、行为异常。形态结构异常表现为先天畸形，如无脑儿、脊柱裂、兔唇、四肢异常等；生理功能和代谢缺陷常常导致先天性智力低下，以及聋哑、致盲等异常。二是指婴儿出生后表现为肉眼可看见或辅助技术诊断的器质性、功能性异常，如先天性心脏病、白血病、青光眼等。

全世界每年大约有 500 万出生缺陷婴儿诞生，85% 在发展中国家。中国是出生缺陷高发国家之一，每年 2000 万新生儿中，有 80 万~120 万出生缺陷儿出生，占总出生人口的 4%~6%。2003 年以后，出生缺陷率在不断地上升，已成为婴儿死亡的主要原因，出生缺陷所致寿命缩短分别为肿瘤和心脏病的 8 和 5 倍。出生缺陷不但可致新生儿死亡，存活者大部分也都留有残疾，严重影响生活质量，并给家庭和社会造成沉重经济负担，每年因神经管畸形造成的直接经济损失超过 2 亿元，唐氏综合征治疗费超过 20 亿元，先天性心脏病治疗费高达 120 亿元。出生缺陷严重影响人口素质，关系到民族兴衰与国家未来。

**原因** 人类出生缺陷，由遗传因素引起的约占 25%，单纯环境因素引起的占 10%，二者相互作用引起的约占 65%。环境因素引起的出生缺陷是可以预防的。早在 1941 年，澳大利亚医生格雷格（Gregg）就发现，母亲妊娠期特别是妊娠早期感染风疹病毒，新生儿先天性白内障、先天性心脏病、先天性聋哑的发生率显著增加。

环境中存在大量有害因素，包括物理性、化学性和生物性有害因素。物理因素如电离辐射可引起胎儿畸形，妊娠中期（第 6 个月）强噪声暴露可使胎儿听器官发生永久性损伤。环境化学有害因素种类多、数量大、成分复杂，每年约有 3 亿吨有机化学物质排放入环境，达 10 万种之多，其中绝大多数并未进行过危害性评价，对人类健康和正常生殖发育构成巨大威胁。现已确认的人类致畸物有 30 多种，还有数百种具内分泌干扰作用的环境污染物，可致生殖障碍、出生缺陷、发育异常、代谢紊乱及影响某些癌症的发生、发展。生物性因素如风疹病毒、人巨细胞病毒、梅毒螺旋体、弓形虫、某些真菌毒素均可对胚胎和胎儿产生严重危害。

环境有害因素直接作用于发育中胚胎所致先天缺陷不遗传。环境因素中也存在致突变物质，通过作用于机体的遗传物质引起遗传物质变异。若其作用于生殖细胞，其子孙后代将携带此种突变的基因于生殖细胞内，也可能影响生殖功能或妊娠结局，如不孕、流产、死胎、畸胎或其他类型的出生缺陷。遗传物质的变异所致出生缺陷是通过遗传机制引发的，具有遗传性。其中以对环境化学污染物的致畸胎作用研究较多。环境化学污染物胚胎毒作用的妊娠结局有：①自然流产并常伴畸形，是同一类损伤的不同程度反应。②畸形发生。③胎儿生长发育迟缓，如低体重儿、小头畸形等。④功能发育不全，如神经系统功能或免疫力低下。致畸原导致畸形率增高呈剂量-反应关系，但缺陷胚胎死亡使畸形率反而降低；剂量进一步增大可造成母体死亡。大量环境化学污染物对动物有胚胎毒性和致畸作用，但动物实验结果不能简单地外推于人类。对动物没有致畸作用的环境化学污染物也不能肯定对人也没有作用。

**典型事例** 简要描述如下。

**环境物理因素引发的出生缺陷** 日本广岛、长崎遭受过核爆炸辐射的早期孕妇所生的婴儿患有小头症、身材矮小，并伴精神发育迟缓和智力低下者明显增多。对小儿的生长发育有明显影响，6 岁以下受核爆炸辐射儿童，身高、体重增长减慢。受核爆炸辐射的儿童及胎儿出现末梢血淋巴细胞染色体异常，异常发生率随辐射剂量增大而增加。受核爆炸辐射时年龄在 15 岁以下的儿童，10 年后急性白血病患者显著增加。当年 10 岁以下的儿童中 50~60 年后癌症发病率明显增加。苏联切尔诺贝利核电站爆炸事件，放射物质大量泄漏，13 万居民急性暴露，31 人死亡，233 人受伤，周围环境严重污染。3 年后距核电站 80km 的地区，皮肤癌、舌癌、口腔癌及其他癌症患者增多，儿童甲状腺病患者剧增，畸形家畜增多。高强度的噪声会造成胎儿听觉器官的损伤，长留织布机旁的孕妇，新生儿可能出现听力减弱，甚至儿聋。妊娠 6 个月一次性 120dB（A）的强噪声 30 分钟，就可以使听器官发生永久性损伤。

**环境化学因素所致出生缺陷** ①先天性水俣病：世界上第一个由于水体污染经食物链引起的严重危害后代健康的出生缺陷。是孕妇摄入受甲基汞严重污染的鱼贝类，甲基汞通过胎盘转运引起胎儿中枢神经系统发育障碍为主要特征的先天性甲基汞中毒，表现为精神迟钝，协调障碍，共济失调，步行困难，语言、咀嚼、吞咽困难，生长发育不良，肌肉萎缩，大发作性癫痫，斜视。病理变化是小头症、小脑颗粒细胞萎缩、弥漫性髓质发育不良、胼胝体和锥体发育不良。②"橙剂"引发出生缺陷：1961 ~ 1971 年，美军在越南中部和南部地区喷洒"橙剂"，其主要成分是 2,4-二氯苯氧乙酸（2,4-D）和 2,4,5-三氯苯氧乙酸（2,4,5-T），副产物二噁英对当地生态环境造成严重破坏（见橙剂污染）。污染区孕妇所生婴儿的畸形率显著增加。③大气污染与出生缺陷：严重环境污染地区调查发现，大气污染能使流产、死产率显著增高。大气中二氧化硫（$SO_2$）和总悬浮颗粒物（TSP）浓度与出生缺陷率之间有一定的关系，特别是孕早期处于 $SO_2$、TSP 浓度较高的季节，胎儿发生出生缺陷的可能性要高于 $SO_2$、TSP 浓度较低的季节。④土壤污染与出生缺陷：土壤的重金属和持久性有机物对土壤的污染可通过饮水、陆生食物链进入孕妇体内，对发育中的胎儿造成危害。用回顾性队列研究方法分析农药暴露5674名孕妇发生不良妊娠结局的相对危险度，结果表明所暴露的品种愈多，发生自然流产和出生缺陷的危险度愈大，二者存在剂量-效应关系。⑤地质环境原因造成出生缺陷：在严重的碘缺乏病病区，常可见地方性克汀病流行，主要是妊娠前3个月至出生后两年内脑发育临界期严重缺碘，主要特征包括呆小、聋哑，严重智力发育障碍和运动系统功能障碍，行走蹒跚或呈痉挛性瘫痪。生活在高氟区的人群，由于长期摄入过量的氟，可自胚胎期开始即受到高氟毒作用，出生后又直接受到高氟危害。母体妊娠中期摄入过量氟可直接影响造釉细胞，使釉质形成和钙化发生障碍引起斑釉症，表现为出生后婴幼儿期的乳齿氟斑牙。⑥胎儿油症（胎儿多氯联苯中毒）：1968年发生在日本的"米糠油中毒事件"和1979年发生在中国台湾的"油症事件"，均有1000多人中毒。孕妇食用被污染的米糠油后，出现胎儿死亡，新生儿体重减轻、皮肤颜色异常、眼分泌物增多等。⑦吸烟与出生缺陷：孕妇主动或被动吸烟易发生早产、流产或死胎，对胎儿的生长发育具有诸多危害。孕妇吸烟导致新生儿发生无脑儿、腭裂、唇裂、痴呆和体格发育障碍等畸形者是不吸烟孕妇的2.5倍。若孕妇每天吸烟达20支以上，胎儿、新生儿死亡率高达35%，其流产、早产的发生概率比非吸烟者增加2~3倍。在美国，14%的吸烟孕妇发生流产、分娩低体重儿，其所产婴儿出现身体和智力发育迟缓。⑧胎儿酒精综合征：孕妇酗酒能导致不良妊娠结局，引起自发性流产或早产、死产，围生期胎婴儿死亡率很高；孕妇长期大量饮酒，造成慢性或急性酒精中毒，导致其后代出现多种先天异常，主要表现为胎儿宫内发育迟缓、小头畸形、颌骨发育不全、眼裂短小、心血管系统畸形以及中枢神经系统发育障碍等。

环境生物因素所致出生缺陷病毒（如风疹病毒、巨细胞病毒、单纯疱疹病毒、水痘-带状疱疹病毒、艾滋病病毒等）、螺旋体（如梅毒螺旋体）和寄生虫（如弓形虫）等，可经胎盘造成胎儿感染，引起流产、死胎、宫内感染、先天畸形等以及宫内发育迟缓、智力低下、新生儿死亡等不良后果。感染发生在妊娠早期多造成流产、先天性畸形，发生在妊娠晚期多导致早产、胎膜早破、新生儿感染。出生缺陷主要表现为低体重、小头畸形、先天性心脏病、脑积水、先天性白内障、肝脾大、黄疸、血小板减少、贫血等。

**预防控制** ①开展出生缺陷监测：及时发现和控制危害胎婴儿健康的环境有害因素，充分利用出生监测网络，统计和确定一个地区或国家人群中各种出生缺陷的发生水平及其动态，及时发现出生缺陷发生率的异常变化，为病因研究提供线索，为研究减少出生缺陷策略和措施及其效果评价提供基础资料。②开展环境有害因素的危险度评价：对环境有害物质可能引起的健康效应及其危害程度进行定性和定量评价，并预测环境有害物质对暴露人群可能产生的有害效应的概率；要特别重视环境有害因素对人类生殖发育可能产生的危害。③大力开展健康教育和优生咨询，降低出生缺陷的发生：大力开展宣传教育和优生优育知识的普及，使人们充分认识到人类的出生缺陷大多与环境有害因素有密切关系，而遗传因素引发的出生缺陷仅占全部出生缺陷的一小部分，从而采取有效措施预防或减少出生缺陷的发生。

（杨克敬）

**huánjìng zhìliàng biāozhǔn**

**环境质量标准**（environmental quality standard） 对环境中各种有害物质和因素在一定时间和空间范围的容许水平所做的规定。此类标准旨在保护人群健康和生存环境，适应社会经济发展水平，体现国家的环境保护政策和要求，是衡量环境是否受到污染的尺度，是环境规划、环境管理和制订污染物排放标准的依据。分为：大气环境质量标准、水环境质量标准、土壤环境质量标准、声环境质量标准。

大气环境质量标准：即环境空气质量标准，是中国政府防治大气污染，保护和改善大气环境所追求的具体目标，可以反映保护人体健康和动植物生命的基本要求。

水环境质量标准：根据水的类型制定5项水环境质量标准：地表水、地下水、海水、农田灌溉水、渔业水。地下水标准由原地矿部提出；海水标准由海洋局提出；其余3项由环保部（原国家环境保护总局）提出。地表水环境质量标准是为了贯彻《中华人民共和国环境保护法》和《中华人民共和国水污染防治法》，防治水污染，保护地表水水质，保障人体健康，维护良好的生态系统而制定的；规定了中国领域内江河、湖泊、运河、渠道、水库等具有使用功能的地表水的水质要求，按照功能高低分为5类水质，其中规定了 109 项指标的限值。地下水环境质量标准是为保护和合理开发地下水资源，防止和控制地下水污染，保障人体身体健康而制定的，是地下水勘察评价、开发利用和监督管理的依据；根据不同的用途划分为五类。其中规定了 39 项指标的限值。海水水质标准规定了海域水质的各类要求，根据海域的不同功能和保护目标，分为四类区域；规定了 35 类（39 项）指标的限值。农田灌溉水质标准是为防止土壤、地下水和农产品污染、保障人体健康、维护生态和经济发展而制定，规定了 29 项指标的限值。渔业水质标准是为防止和控制渔业水域水质污染，保证鱼、虾、贝、藻类正常生长，繁殖和水产品的质量而制定，规定了 33 项指标的限值。

土壤环境质量标准：为防止土壤污染，保护生态环境，保障农林生产，维护人体健康而制定。按土壤应用功能、保护目标和土壤主要性质，规定了土壤中污染物的最高允许浓度指标值及相应的监测方法。

声环境质量标准：包括《声环境质量标准》（GB 3096-2008）、《机场周围飞机噪声环境标准》（GB 9660-1988）和《城市区域环境振动标准》（GB 10070-88）。

（金银龙　徐东群）

dàqì zhìliàng jīzhǔn

## 大气质量基准（ambient air quality criterion, AAQC）

保护人群健康和生存环境的大气质量基本标准。根据大气污染物对自然生态和人群健康不产生不良或有害影响的最大剂量或浓度，以及剂量反应关系和一定的安全系数确定。基准是自然科学的研究结果，没有考虑社会、政治、经济和技术等因素，也不具有法律效力。大气质量基准的研究始于 19 世纪末，1898 年俄国卫生学家尼基京斯基在《医生》杂志发表了"石油制品对河流水质和鱼类的影响"，阐述了原油、重油和其他石油制品对鱼类的毒害，提出了环境质量基准的概念。基准是世界各国可互相借鉴的科学资料，但由于各国在研究基准时采用的实验方法或观测项目不同，同一污染物的基准往往有所不同。世界卫生组织（WHO）于 1987 年首次出版 WHO 欧洲大气质量基准，于 2000 年修订再版了 WHO 欧洲大气质量基准，2006 年修订为 WHO 全球大气质量基准。WHO 提出的大气质量基准值是在科学的基础上保护人群不会受到大气污染所致不良健康影响的数值。这里所指的人群包括世界各国、各地区的所有人群。大气质量基准为各国政府制订空气质量标准提供了可靠的科学依据。

（金银龙　徐东群）

kōngqì zhìliàng biāozhǔn

## 空气质量标准（air quality standards, AQS）

对空气质量水平的描述，衡量空气质量优劣的科学依据。空气质量标准应包括大气或环境空气质量标准和室内空气质量标准。

**制定依据**　制定空气质量标准只是进行空气质量管理的一部分，还需要立法、明确执行排放标准的管理责任，以及对超过标准的处罚等措施。制定空气质量标准的依据通常是国际准则（如世界卫生组织《空气质量准则》）和国家标准文件。它们考虑了每种污染物对人体健康、家畜、野生动植物、农作物、森林、天然生态系统等效应的剂量-效应关系，同时还需要考虑国家内部的技术、社会、经济和政治等诸多因素。

立法是制定空气质量标准的政策基础。制定空气质量标准要紧密依靠所采用的危险度管理策略，要考虑国家特定的社会政治和国际协议的影响。尽管国家间的立法和空气质量标准各不相同，但通常需要考虑如下问题：选择和确定要避免的对公众健康和环境的负面效应、确定要保护的受负面影响的人群、确定需考虑的污染物、对不同污染物或决策过程所需的数值、空气污染物的现有本底浓度、可用的监测方法及质量保证、在一定时间内贯彻空气质量标准并使用达标的实施程序、排放控制手段或排放标准、环境影响评价程序、确定负责实施的机构、资源投入。

**制定原则**　在根据空气质量准则制定空气质量标准的过程中，必须确定要保护人群的健康效应。健康效应的范围可以从死亡与急性疾病，到慢性疾病，暂时性生理改变。负面效应指任何可能引起器官形态、生理、生长、发育或寿命改变的效应，它会导致功能性损伤，或损伤了对外界压力的补偿能力，或增加了对其他环境影响有害效应的易感性。在制定空气质量标准时，要考虑空气质量准则给出的暴露-效应关系的不确定度，人群结构、气候、地理等方面的差异会影响健康效应，因此必须使用修正后的暴露-效应关系。

在制定空气质量标准时，简单考虑环境空气污染物的浓度是不够的，还应考虑人群的个体暴露量，来自污染物的人群总暴露量，还与人停留在污染环境中的时间有关，如室外、室内等。人类活动造成的空气污染源可分为三大类：固定污染源、移动污染源和室内污染源。一个人每日受到的大气污染总暴露量，是他在一天之中接触一系列环境（包括室内和室外）中大气污染的总和。在每个这样环境中受到的暴露量，是污染浓度与在此环境中停留时间的乘积。

制定空气质量标准的基础是健康和生态危险度模型，要逐渐通过模型使决策人员了解选用不同标准会对相应的空气污染水平带来什么样的后果。选择空气质量标准时，要求管理人员考虑公众可接受的危险度，可接受危险度的选择，即标准的选择取决于预期发病率与潜在效应的严重程度，受影响人群的规模，对危险度的认识以及在特定空气污染水平出现效应的不确定程度的影响，可接受的危险度可能存在差别。从空气质量准则导出空气质量标准，既要考虑健康、文化、与环境后果，又要进行成本-效益或代价-利益分析，以保证控制行动最大的经济利益。

**标准修订** 中国 1982 年颁布了《大气环境质量标准》，1996、2012 年两次修订，并更名为《环境空气质量标准》，该标准适用于环境空气（即大气）质量评价。2002 年发布的《室内空气质量标准》，适用于住宅和办公建筑物，其他室内环境可参照执行。

（金银龙 徐东群）

huánjìng kōngqì zhìliàng biāozhǔn

# 环境空气质量标准（ambient air quality standard, AAQS）

特定时间内室外空气污染物最大可接受平均浓度，是评价大气环境品质优劣的尺度。又称大气环境质量标准。中国 1982 年颁布了《大气环境质量标准》，1996 年修订并更名为《环境空气质量标准》。该

标准规定了环境空气质量功能区划分、标准分级、污染物项目、取值时间及浓度限值，采样与分析方法及数据统计的有效性。环境空气质量功能区分为三类，一类区为自然保护区、风景名胜区和其他需要特殊保护的地区；二类区为城镇规划中确定的居住区、商业交通居民混合区、文化区、一般工业区和农村地区；三类区为特定工业区。一类区执行一级标准；二类区执行二级标准；三类区执行三级标准。该标准还规定了二氧化硫、总悬浮颗粒物、可吸入颗粒物（$PM_{10}$）、氮氧化物、二氧化氮（$NO_2$）、一氧化碳、臭氧、铅（Pb）、苯并[a]芘（BaP）和氟化物的浓度限值。2012 年该标准再次由环境保护部和国家质量监督检验检疫总局修订发布，标准号 GB 3095-2012，2016 年 1 月 1 日实施。调整了空气质量功能区分类，将三类区并入二类区，增加了细颗粒物（$PM_{2.5}$）的浓度限值，并调整了 $PM_{10}$、$NO_2$、Pb、BaP 等的浓度限值。

**制定依据** 该标准以大气质量基准为依据，并考虑社会、经济、技术等因素，经过综合分析制定。

该标准中的浓度限值是对各项污染物环境浓度的法律要求，是中国实施环境空气质量定量化管理的法律依据。中国在修订《环境空气质量标准》时，以世界卫生组织（WHO）和美国环境保护署对环境基准的研究成果为基础，结合污染物对人体健康、动植物危害影响的最新研究数据和流行病学调查资料，借鉴国外先进标准对环境基准转化为环境标准所采用的风险评价和管理影响分析定量化方法思路，认真分析

了中国各污染物浓度水平及分布和排放控制的技术经济能力以及达标的可行性，最后确定了污染物的浓度限值。

WHO 根据环境污染物的性质和浓度-时间-效应的关系，提出了空气质量标准的四级要求，以此作为制定标准的基本依据。第一级：在小于此种浓度和接触时间内，根据现有知识，不会观察到直接或间接的反应（包括反射性和保护性反应）。第二级：在大于此种浓度和接触时间内，对人的感觉器官有刺激，对某些植物有损害或对环境产生其他有害作用。第三级：在大于此种浓度和接触时间内，可使人的生理功能发生障碍或衰退，引起慢性疾病或缩短寿命。第四级：在大于此种浓度和接触时间内，可使对污染物敏感者发生急性中毒或死亡。

**制定原则** WHO 推荐的制定空气质量标准的原则包括：非致癌终点原则、可观察到有害效应的最低水平选择原则、选择不确定因素原则、选择平均时间原则、感官效应考虑原则、致癌终点原则。中国制定、修订大气质量标准的原则是：对机体不引起急、慢性中毒，对主管感觉无不良影响，对人体健康无间接危害。根据上述基本原则，中国制定、修订大气质量标准时，首先考虑保障人体健康和保护生态环境这一大气质量目标，研究此目标与大气中污染物浓度之间相关关系的资料并进行定量分析，确定符合这一目标的污染物的容许浓度。其次还应充分考虑地区的差异性原则，需注意各地区的人群构成、生态系统的结构功能、技术经济发展水平等的差异性。第三要合理地协调实现标准所需的社会经济效益之间的关系，需进行损益

分析，以取得实施环境标准投入的费用最少，收益最大。

**标准分级** 即根据污染物浓度的限值对空气环境质量的分级。中国制定的大气质量标准分为三级。第一级：在处于或低于所规定的浓度和接触时间内，观察不到直接或间接的反应（包括反射性或保护性反应）。第二级：在达到或高于所规定的浓度和接触时间内，对人体的感觉器官有刺激，对植物有损害，并对环境产生其他有害作用。第三级：保护人群不发生急慢性中毒和城市一般动植物正常生长的空气质量要求。

（金银龙　徐东群）

kōngqì wūrǎnwù nóngdù xiànzhí

## 空气污染物浓度限值 (air pollutant concentration limit)

污染物在空气中的容许浓度。世界卫生组织给出容许浓度的定义为：将每日容许摄入量（即安全剂量）按照各种可能的暴露途径及程度按比例分配求得的该物质在环境介质（如空气、水）中推荐容许浓度。人体终生暴露于此容许浓度下，不会产生明显的不良健康效应。对于有阈化学物质，在阈值以下即低于安全剂量时，不会产生或未能观察到有害作用。无阈化学物质是指在任何低的暴露水平下，仍存在一定的有害作用发生的概率，即不存在阈值（如具有遗传毒性的化学物）。对于无阈化学物质，是在剂量-反应关系曲线的基础上，用数学模型进行定量外延来估计人群在可能的摄入/暴露量时发生肿瘤的危险度，即低剂量危险度外推。外推中存在一定的不确定性。根据取值时间的不同，空气污染物浓度限值可分为：年平均浓度、季平均浓度、月平均浓度、日平均浓度、小时平均浓度。

小时平均浓度为在进行污染物浓度监测时，任何一小时的平均浓度，对数据统计的有效性规定，每小时至少有 45 分钟的采样时间。日平均浓度为在进行污染物浓度监测时，任何一日的平均浓度，对数据统计的有效性规定，对于二氧化硫、氮氧化物、二氧化氮和一氧化碳，每日至少有 18 小时的采样时间；对总悬浮颗粒物、可吸入颗粒物、苯并[a]芘和铅，每日至少有 12 小时的采样时间。年平均浓度为在进行污染物浓度监测时，任何一年日平均浓度的算数均值，对数据统计的有效性规定，每年至少有分布均匀的 144 个日均值；每月至少有分布均匀的 12 个日均值。

（金银龙）

huánjìng zàoshēng biāozhǔn

## 环境噪声标准 (standard for the environment noise)

对环境噪声容许范围规定。以保护人的听力、睡眠休息、交谈思考为制定原则，包括不同地区的户外噪声标准和不同使用要求的室内噪声标准。各国大都参照国际标准化组织（ISO）推荐的基数（如睡眠 30dB），并根据不同地区、一天内的不同时间和室内噪声受室外噪声影响的修正值，以及本国和地方的经济技术条件制定标准，为合理采用噪声控制技术和实施噪声控制立法提供依据。

较强的噪声对人的生理与心理会产生不良影响。在日常工作和生活环境中，噪声主要造成听力损失，干扰谈话、思考、休息和睡眠。根据 ISO 的调查，在噪声级 85dB 和 90dB 的环境中工作 30 年，耳聋的可能性分别为 8% 和 18%。70dB 的环境中，谈话感到困难。对工厂周围居民的调查结果表明，干扰睡眠、休息的噪

声级阈值，白天为 50dB，夜间为 45dB。美国环境保护局于 1975 年提出了保护健康和安宁的噪声标准。中国制定了《声环境质量标准》（GB 3096-2008）、《社会生活环境噪声排放标准》（GB 22337-2008）、《工业企业厂界环境噪声排放标准》（GB 12348-2008）等环境噪声标准。

（周敦金）

shēnghuánjìng zhìliàng biāozhǔn

## 声环境质量标准 (environmental quality standard for noise)

中国实施的环境噪声限值。2008 版标准由中国环境保护部 2008 年 7 月 30 日批准，由环境保护部和国家质量监督检验检疫总局于 2008 年 8 月 19 日发布，编号 GB 3096-2008。2008 年 10 月 1 日实施。该标准于 1982 年首次发布，1993 年第一次修订，2008 年为第二次修订。《声环境质量标准》是对《城市区域环境噪声标准》（GB 3096-1993）和《城市区域环境噪声测量方法》（GB/T 14623-1993）的修订，主要修订内容为：①扩大了标准适用区域，将乡村地区纳入标准适用范围。②将环境质量标准与测量方法标准合并为一项标准。③明确了交通干线的定义，对交通干线两侧 4 类区域环境噪声限值作了调整（表）。④提出了声功能区监测和噪声敏感建筑物监测的要求。

按区域的使用功能特点和环境质量要求，声环境功能区分为五种类型：0 类声环境功能区，康复疗养区等特别需要安静的区域；1 类声环境功能区，以居民住宅、医疗卫生、文化教育、科研设计、行政办公为主要功能，需要保持安静的区域；2 类声环境功能区，以商业金融、集市贸易为主要功能，或者居住、商业、

工业混杂，需要维护住宅安静的区域；3 类声环境功能区，以工业生产、仓储物流为主要功能，需要防止工业噪声对周围环境产生严重影响的区域；4 类声环境功能区，交通干线两侧一定距离之内，需要防止交通噪声对周围环境产生严重影响的区域，包括 4a 和 4b 两种类型。4a 类为高速公路、一级公路、二级公路、城市快速路、城市主干路、城市次干路、城市轨道交通（地面段）、内河航道两侧区域；4b 类为铁路干线两侧区域。

**表 环境噪声限值〔单位：dB（A）〕**

| 声环境功能区类别 | | 昼间 | 夜间 |
|---|---|---|---|
| 0 类 | | 50 | 40 |
| 1 类 | | 55 | 45 |
| 2 类 | | 60 | 50 |
| 3 类 | | 65 | 55 |
| 4 类 | 4a 类 | 70 | 55 |
| | 4b 类 | 70 | 60 |

该标准的制定旨在贯彻《中华人民共和国环境噪声污染防治法》，防止噪声污染，保障城乡居民正常生活、工作和学习的声环境质量，规定了五类声环境功能区的环境噪声限值及测量方法，适用于声环境质量评价与管理。机场周围区域受飞机通过（起飞、降落、低空飞越）噪声的影响不适用于该标准。2008 年 10 月 1 日开始实施，由县级以上人民政府环境保护行政主管部门负责组织实施，由环境保护部负责解释。

（周敦金）

zàoshēng wūrǎnkòngzhì biāozhǔn

# 噪声污染控制标准（control standard of noise pollution） 国家规定的各类噪声限值。为保障人们的健康，在不同区域和不同的

情况下所容许的噪声声压级，用以减少人们在噪声污染的环境暴露中。制定标准所需考虑的情况包括人们对噪声的容忍程度、暴露于强噪声下对听力损伤的危险性、各类建筑物的容许噪声级、居民对噪声的反应等。

**环境噪声标准值** 世界各国都颁布了一系列环境噪声标准，但因国家、地区的不同而有所差别。

1971 年，国际标准组织提出的环境噪声容许标准中规定：住宅区室外环境噪声的容许声级为 35~45dB（A），对不同的时间按表 1 修正，对不同地区按表 2 修正，非住宅区的室内噪声容许标准见表 3。

**表 1 不同时间的声级修正值**

| 时间 | 修正值〔dB（A）〕 |
|---|---|
| 白天 | 0 |
| 晚上 | -5 |
| 深夜 | -10~-15 |

**表 2 不同地区声级修正值**

| 地区 | 修正值〔dB（A）〕 |
|---|---|
| 农村住宅，医疗地区 | 0 |
| 郊区住宅，小马路 | +5 |
| 市区住宅 | +10 |
| 附近有工厂或沿主要大街 | +15 |
| 市中心 | +20 |
| 工业地区 | +25 |

1971 年国际标准化组织（ISO）公布的噪声容许标准：为了保护人们的听力和健康，规定每天工作 8 小时，允许等效连续 A 声级为 85~90dB；时间减半，允许噪声提高 3dB（A）。但最高不得超过 115dB（A）。ISO 推荐的噪声标准见表 4。

**表 3 非住宅区的室内噪声容许标准**

| 地区 | 修正值〔dB（A）〕 |
|---|---|
| 办公室、会议厅等 | 35 |
| 餐厅、带打印机的办公室、体育馆 | 45 |
| 大的打字室 | 50 |
| 车间（根据不同用途） | 45~75 |

80dB 以上的噪声环境中长期工作可能导致耳聋。世界大多数国家采用的标准是每天接触 8 小时或每周接触 40 小时噪声级为 90dB，少数国家采用 85dB。

中国颁布的《工业企业噪声卫生标准》规定，工业企业生产车间和作业场所的噪声标准为 85dB，现有企业暂时达不到标准的可放宽至 90dB，工业企业厂区内各地点噪声具体限值见表 5。

颁布的噪声标准可分为两类：产品噪声标准和噪声排放标准。

**产品噪声标准** 环境噪声的基本要求是在声源处将噪声控制在一定范围内。产品种类繁多，如家电产品、交通工具等，此处仅列举汽车和列车车辆噪声标准为例。

汽车定置噪声限值：《汽车定置噪声限值》（GB 16170-1996）

**表 4 ISO 推荐的噪声容许标准**

| 累积噪声暴露时间（小时） | 8 | 4 | 2 | 1 | 1/2 | 1/4 | 1/8 | 最高限 |
|---|---|---|---|---|---|---|---|---|
| 噪声级〔dB（A）〕 | 85 | 88 | 91 | 94 | 97 | 100 | 103 | 115 |
| 噪声级〔dB（A）〕 | 85 | 88 | 91 | 94 | 102 | 105 | 108 | 115 |

对城市道路允许的在用汽车规定了定置噪声的限值（表6）。汽车定置是指车辆不行驶而发动机处于空载运转状态。反映了车辆主要噪声源——排气噪声和发动机噪声的状况。

列车车辆噪声限值：《城市轨道交通列车噪声限值和测量方法》（GB 14892-2006）中对车辆组司机室及客室噪声作了如下限值要求（表7）。

**噪声排放标准** 主要包括工业企业厂界环境噪声排放标准、建筑施工场界噪声限值标准和铁路及机场周围环境噪声标准。

建筑施工场界噪声限值：对城市建筑施工期间施工场地产生的噪声，《建筑施工场界噪声限值》（GB 12523-1990）中规定了不同施工阶段与敏感区域相应的建筑施工场地边界线处的噪声限值（表8）。

铁路及机场周围环境噪声标准：铁路边界系指距铁路外侧轨道中心线30m处。既有铁路昼间和夜间噪声限值均为70dB（A）；新建铁路昼间为70dB（A），夜间为60dB（A）。既有铁路指2010年12月31日前已建成运营的铁路或环境影响评价文件已通过审核的铁路建设项目。新建铁路指2011年1月1日起环境影响评价文件通过审批的铁路建设项目（不包括改、扩建）。

对于机场周围地区，有《机场周围飞机噪声环境标准》（GB9660-1988），该标准适用于机场周围受飞机通过所产生噪声影响的区域，采用"计权等效连续感觉噪声级 $L_{WECPN}$（dB）"作为机场周围环境噪声评价量。机场周围一类区域为特殊住宅区，居住、文教区；二类区域为除一类区域以外的生活区；标准适用范

**表5 工业企业厂区内各类地点噪声限值（A计权声级）**

| 序号 | 地点类型 | | 噪声限值（dB） |
|---|---|---|---|
| 1 | 生产车间及作业场所（连续接触噪声8小时） | | 90 |
| 2 | 高噪声车间设置的值班室、观察室、休息室 | 无电话通话要求时 | 75 |
| | | 有电话通话要求时 | 70 |
| 3 | 精密装配线、精密加工车间的工作地点、计算机房（正常工作状态） | | 70 |
| 4 | 车间所属办公室、实验室、设计室（室内背景噪声级） | | 70 |
| 5 | 主控制室、集中控制室、通讯室、电话总机室、消防值班室（室内背景噪声级） | | 60 |
| 6 | 厂部所属办公室、会议室、设计室、中心实验室（包括试验、化验、计量室）（室内背景噪声级） | | 60 |
| 7 | 医务室、教室、哺乳室、托儿所、工人值班室（室内背景噪声级） | | 55 |

**表6 中国汽车定置噪声限值（dB）**

| 车辆类型 | 燃料类型 | 车辆出厂日期 | |
|---|---|---|---|
| | | 1998年1月1日前 | 1998年1月1日后 |
| 轿车 | 汽油 | 87 | 85 |
| 微型客车、货车 | 汽油 | 90 | 88 |
| 轻型货车、货车越野车 | 汽油 $n_t \leq 4300r/min$ | 94 | 92 |
| | $n_t \geq 4300r/min$ | 97 | 95 |
| | 柴油 | 100 | 98 |
| 中型客车、货车、大型客车 | 汽油 | 97 | 95 |
| | 柴油 | 103 | 101 |
| 重型货车 | 柴油额定功率 P≤147kW | 101 | 99 |
| | 额定功率 P>147kW | 105 | 103 |

**表7 列车噪声等效声级 $L_{eq}$ 最大容许限值（dB）**

| 车辆类型 | 运行线路 | 位置 | 噪声限值 |
|---|---|---|---|
| 地铁 | 地下 | 司机室内 | 80 |
| | 地下 | 客室内 | 83 |
| | 地上 | 司机室内 | 75 |
| | 地上 | 客室内 | 75 |
| 轻轨 | 地上 | 司机室内 | 75 |
| | 地上 | 客室内 | 75 |

**表8 不同施工阶段作业噪声限值 [dB（A）]**

| 施工阶段 | 主要噪声源 | 噪声限值 | |
|---|---|---|---|
| | | 昼间 | 夜间 |
| 土石方 | 推土机、挖掘机、装载机等 | 75 | 55 |
| 打桩 | 各种打桩机等 | 85 | 禁止施工 |
| 结构 | 混凝土搅拌机、振捣棒、电锯等 | 70 | 55 |
| 装修 | 吊车、升降机等 | 65 | 55 |

围由当地人民政府划定。一类区域噪声标准值≤70L$_{WECPN}$（dB），二类区域≤75L$_{WECPN}$（dB）。

（吴 峰）

shèhuì shēnghuó huánjìng zàoshēng páifàng biāozhǔn

## 社会生活环境噪声排放标准

（emission standard for community noise） 中国实施的社会生活环境噪声排放限值。由中国环境保护部和国家质量监督检验检疫总局于 2008 年 8 月 19 日发布，编号 GB 22337-2008。2008 年 10 月 1 日实施。社会生活噪声指营业性文化娱乐场所和商业经营活动中使用的设备、设施产生的噪声。

**制定依据** 贯彻《中华人民共和国环境保护法》和《中华人民共和国环境噪声污染防治法》，防治社会生活噪声污染，改善声环境质量。

**适用范围** 该标准规定了营业性文化娱乐场所和商业经营活动中可能产生环境噪声污染的设备、设施边界噪声排放限值和测量方法，适用于对营业性文化娱乐场所、商业经营活动中使用的向环境排放噪声的设备、设施的管理、评价与控制。

**标准值** 可以分为边界噪声排放限值、结构传播固定设备室内噪声排放限值。

边界噪声排放限值：社会生活噪声排放源边界噪声不得超过表 1 规定的排放限值。在社会生活噪声排放源边界处无法进行噪声测量或测量的结果不能如实反映其对噪声敏感建筑物的影响程度的情况下，噪声测量应在可能受影响的敏感建筑物窗外 1m 处进行。当社会生活噪声排放源边界与噪声敏感建筑物距离小于 1m 时，应在噪声敏感建筑物的室内测量，并将表 1 中相应的限值减

10dB（A）作为评价依据。

**表 1 社会生活噪声排放源边界噪声排放限值〔单位：dB（A）〕**

| 边界外声环境功能区类别 | 昼间 | 夜间 |
|---|---|---|
| 0 | 50 | 40 |
| 1 | 55 | 45 |
| 2 | 60 | 50 |
| 3 | 65 | 55 |
| 4 | 70 | 60 |

结构传播固定设备室内噪声排放限值：在社会生活噪声排放源位于噪声敏感建筑物内情况下，噪声通过建筑物结构传播至噪声敏感建筑物室内时，噪声敏感建筑物室内等效声级不得超过表 2 和表 3 规定的限值。而对于在噪声测量期间发生非稳态噪声（如电梯噪声等）的情况，最大声级超过限值的幅度不得高于 10dB（A）。

注意事项：A 类房间是指以睡眠为主要目的，需要保证夜间安静的房间，包括住宅卧室、医院病房、宾馆客房等；B 类房间是指主要在昼间使用，需要保证思考与精神集中、正常讲话不被干扰的房间，包括学校教室、会议室、办公室、住宅中卧室以外的其他房间等。

**实施与管理** 此标准由县级以上人民政府环境保护行政主管部门负责监督实施。

（周敦金）

gōngyè qǐyè chǎngjiè huánjìng zàoshēng páifàng biāozhǔn

## 工业企业厂界环境噪声排放标准

（emisson standard for industrial enterprises noise at boundary） 中国实施的工业企业厂界环境噪声排放限值。由中国环境保

**表 2 结构传播固定设备室内噪声排放限值（等效声级）〔单位：dB（A）〕**

| 噪声敏感建筑物声环境所处功能区类别 | A 类房间 | | B 类房间 | |
|---|---|---|---|---|
| | 昼间 | 夜间 | 昼间 | 夜间 |
| 0 | 40 | 30 | 40 | 30 |
| 1 | 40 | 30 | 45 | 35 |
| 2、3、4 | 45 | 35 | 50 | 40 |

**表 3 结构传播固定设备室内噪声排放限值（倍频带声压级）（单位：dB）**

| 噪声敏感建筑所处声环境功能区类别 | 时段 | 室内噪声倍频带声压级限值 | | | | |
|---|---|---|---|---|---|---|
| | | 频率（Hz） 31.5 | 63 | 125 | 250 | 500 |
| 0 | 昼间 A、B 类房间 | 76 | 59 | 48 | 39 | 34 |
| | 夜间 A、B 类房间 | 69 | 51 | 39 | 30 | 24 |
| 1 | 昼间 A 类房间 | 76 | 59 | 48 | 39 | 34 |
| | B 类房间 | 79 | 63 | 52 | 44 | 38 |
| | 夜间 A 类房间 | 69 | 51 | 39 | 30 | 24 |
| | B 类房间 | 72 | 55 | 43 | 35 | 29 |
| 2、3、4 | 昼间 A 类房间 | 79 | 63 | 52 | 44 | 38 |
| | B 类房间 | 82 | 67 | 56 | 49 | 43 |
| | 夜间 A 类房间 | 72 | 55 | 43 | 35 | 29 |
| | B 类房间 | 76 | 59 | 48 | 39 | 34 |

护部和国家质量监督检验检疫总局于 2008 年 8 月 19 日发布，编号 GB 12348-2008。2008 年 10 月 1 日实施。工业企业厂界环境噪声指在工业生产活动中使用固定设备等产生的、在厂界处进行测量和控制的干扰周围生活环境的声音。该标准于 1990 年首次发布，2008 年对《工厂企业厂界噪声标准》（GB 12348-90）和《工业企业厂界噪声测量方法》（GB 12349-90）进行了第一次修订。主要修订内容为：①将《工厂企业厂界噪声标准》（GB 12348-90）和《工业企业厂界噪声测量方法》（GB 12349-90）合并为一个标准，名称改为《工业企业厂界环境噪声排放标准》。②修改了标准的适用范围、背景值修正表。③补充了 0 类区噪声限值、测量条件、测点位置、测点布设和测量记录。④增加了部分术语和定义、室内噪声限值、背景噪声测量、测量结果和测量结果评价的内容。

**制定依据**　贯彻《中华人民共和国环境保护法》和《中华人民共和国环境噪声污染防治法》，防治社会生活噪声污染，改善声环境质量。

**适用范围**　该标准规定了工业企业和固定设备厂界环境噪声排放限值及其测量方法。适用于工业企业噪声排放的管理、评价及控制，机关、事业单位、团体等对外环境排放噪声的单位也按该标准执行。0 类标准：适用于疗养区、高级别墅区、高级宾馆区等特别需要安静的区域，位于城郊和乡村的这一类区域分别按严于 0 类标准 5dB 执行。1 类标准：适用于以居住、文教机关为主的区域。乡村居住环境可参照执行该类标准。2 类标准：适用于居住、商业、工业混杂区。

3 类标准：适用于工业区。4 类标准：适用于城市中的道路交通干线道路两侧区域、穿越城区的内河航道两侧区域。穿越城区的铁路主、次干线两侧区域的背景噪声（即不通列车时的噪声水平）限值也执行该类标准。

**标准值**　分为厂界环境噪声排放限值和结构传播固定设备室内噪声排放限值。

厂界环境噪声排放限值：工业企业厂界噪声标准不得超过表中规定的排放限值。在标准执行过程中，应遵守以下要求：①在夜间频发噪声的最大声级超过限值的幅度不得高于 10dB（A）。②夜间偶发噪声的最大声级超过限值的幅度不得高于 15dB（A）。③工业企业若位于未划分声环境功能区的区域，厂界外有噪声敏感建筑物时，由当地县级以上人民政府参照《声环境质量标准》（GB 3096-2008）和《声环境功能区划分技术规范》（GB/T 15190-2014）的规定确定厂界外区域的声环境质量要求，并执行相应的厂界噪声排放限值。④厂界与噪声敏感建筑物距离小于 1m 时，厂界环境应在噪声敏感建筑物的室内测量，并将声环境质量标准中的"环境噪声限值"减 10dB（A）作为评价依据。

结构传播固定设备室内噪声

**表　工业企业厂界环境噪声排放限值［单位：dB（A）］**

| 厂界外声环境功能区类别 | 昼间 | 夜间 |
|---|---|---|
| 0 | 50 | 40 |
| 1 | 55 | 45 |
| 2 | 60 | 50 |
| 3 | 65 | 55 |
| 4 | 70 | 60 |

排放限值：同社会生活环境噪声排放标准中结构传播固定设备室内噪声排放限值。

**实施与管理**　该标准由县级以上人民政府环境保护行政主管部门负责监督实施。

（周敦金）

tǔrǎng huánjìng zhìliàng biāozhǔn

# 土壤环境质量标准（environmental quality standard for soil）

土壤污染物的最高允许浓度指标值及相应的监测方法。由国家环境保护局和国家技术监督局于 1995 年 7 月 13 日发布，编号 GB 15618-1995。1996 年 3 月 1 日实施。适用于农田、蔬菜地、茶园、果园、牧场、林地、自然保护区等地的土壤。

土壤环境质量分级：Ⅰ类土壤环境质量，土壤质量保持自然背景水平的自然保护区、集中式生活饮用水源地、茶园、牧场等保护地区的土壤；土壤环境质量执行一级标准。Ⅱ类土壤环境质量，土壤质量对植物和环境不造成危害和污染的农田、蔬菜地、茶园、果园、牧场等土壤；土壤环境质量执行二级标准。Ⅲ类土壤环境质量，污染物容量较大的高背景值，但对植物和环境不造成危害和污染的林地土壤和矿产区附近的农田土壤；土壤环境质量执行三级标准。

土壤环境标准分级：为保护区域自然生态，维持自然背景的土壤环境质量的限制值为一级标准；为保障农业生产，维护人体健康的土壤限制值为二级标准；为保障农林业生产和植物正常生长的土壤临界值为三级标准。

土壤环境质量指标：镉、汞、砷、铜、铅、铬、锌、镍、六六六、滴滴涕等 10 项指标各有三级标准值，同时按不同的 pH 值、果园、农田的水田和旱田等情况细分，总共规定了 61 项标准值。

标准还规定了监测方法，包括采样方法和 11 项测定方法等。

（金银龙　王俊起）

**wūshuǐ zōnghé páifàng biāozhǔn**

## 污水综合排放标准（integrated wastewater discharge standard）

管控水污染物排放浓度及排放量的指标和要求。中国国家环境保护局于 1996 年 10 月 4 日发布，编号 GB 8978-1996。1998 年 1 月 1 日实施。该标准按照污水排放去向，分年限规定了 69 种水污染物最高允许排放浓度及部分行业最高允许排放量。适用于现有单位水污染物的排放管理，以及建设项目的环境影响评价、建设项目环境保护设施设计、竣工验收及其投产后的排放管理。排入《地表水环境质量标准》（GB 3838-2002）中 Ⅲ 类水域和《海水水质标准》（GB 3097-1997）中二类海域的污水执行一级标准，排入 GB 3838 中 Ⅳ、Ⅴ 类水域和 GB 3097 中三类海域的污水执行二级标准，排入设置二级污水处理厂的城镇排水系统的污水执行三级标准。

污水中的污染物分类：按其性质分为两类。第一类污染物包括总汞、烷基汞、总镉、总铬、六价铬、总砷、总铅、总镍、苯并[a]芘、总铍、总银、总 α 放射性、总 β 放射性共 13 项最高允许排放浓度限值，不分行业和污水排放方式，也不分受纳水体的功能类别，其最高允许排放浓度必须达到该标准要求。第二类污染物按生产单位建设年限划分，1997 年 12 月 31 日之前建设的单位污水排放污染物包括 pH、色度、悬浮物、五日生化需氧量、化学需氧量、石油类、动植物油、挥发酚、总氰化合物、硫化物、氨氮、氟化物、磷酸盐、甲醛、苯胺类、硝基苯类、阴离子表面活性剂、总铜、总锌、总锰、彩色显影剂、显影剂及氧化物总量、元素磷、有机磷农药、粪大肠菌群数、总余氯等 26 项，各按一、二、三级标准设定的最高允许排放浓度执行。1998 年 1 月 1 日起建设的单位，污水排放污染物除上述 26 项外，还增加了乐果、对硫磷、甲基对硫磷、马拉硫磷、五氯酚及五氯酚钠、可吸附有机卤化物、三氯甲烷、四氯化碳、三氯乙烯、四氯乙烯、苯、甲苯、乙苯、邻-二甲苯、对-二甲苯、间-二甲苯、氯苯、邻-二氯苯、对-二氯苯、对-硝基氯苯、2,4-二硝基氯苯、苯酚、间-甲酚、2,4-二氯酚、2,4,6-三氯酚、邻苯二甲酸二丁酯、邻苯二甲酸二辛酯、丙烯腈、总硒、总有机酸共 30 项，并各按一、二、三级标准设定的最高允许排放浓度执行。

污染物最高允许排放浓度：1997 年 12 月 31 日前建设的矿山工业、焦化企业、有色金属冶炼及金属加工、石油炼制工业、合成洗涤剂工业、合成脂肪酸工业、湿法生产纤维板工业、制糖工业、皮革工业、发酵酿造工业、铬盐工业、硫酸工业、苎麻脱胶工业、化纤浆粕、粘胶纤维工业、铁路货车洗刷、电影洗片、石油沥青工业等 18 类行业执行 39 项污染物最高允许排放浓度。1998 年 1 月 1 日起建设的除了上述 18 类行业外，增加了制药工业医药原料药、有机磷农药工业、除草剂工业、火力发电工业 4 项共 22 类行业执行 69 项污染物最高允许排放浓度。

该标准还规定了监测方法，包括采样点、采样频率和 69 项测定方法等。

（金银龙　王俊起）

**gùtǐ fèiqìwù chǔlǐ-chǔzhì wūrǎn kòngzhì biāozhǔn**

## 固体废弃物处理处置污染控制标准（standards for pollution control of solid wastes disposal and management）

管控固体污染物处理的指标和要求。中国环境保护部原国家环境保护总局制订和发布的固体废物中污染物控制和环境保护控制标准群，见表。

部分标准的要点：《农用污泥中污染物控制标准》（GB 4284-84）规定了镉、汞、铅、铬、砷、硼、矿物油、苯并[a]芘、铜、锌、镍等 11 项控制指标，同时按土壤的不同 pH 值设定最高允许浓度标准值 22 项。《建筑材料用工业废渣放射性物质限制标准》（GB 6763-86）规定了镭-226、钍-232、钾-40 的放射性比活度的标准限值以及相应的测定方法。《城镇垃圾农用控制标准》（GB 8172-87）规定了杂物、粒度、蛔虫卵死亡率、大肠菌值、镉、汞、铅、铬、砷、有机质、氮、磷、钾、pH、水分等 15 项标准限值和施用限制。《农用粉煤灰中污染物控制标准》（GB 8173-87）规定了镉、砷、钼、硒、硼、镍、铬、铜、铅、全盐量与氯化物、pH 等 11 项控制指标，同时按土壤的不同 pH 值和作物的不同敏感性设定最高允许浓度标准值 26 项。《含多氯联苯废物污染控制标准》（GB 13015-91）规定了多氯联苯的标准限值、含多氯联苯废物的处置方法以及废物中多氯联苯的测定。《生活垃圾填埋场污染控制标准》（GB 16889-2008）规定了生活垃圾填埋场选址要求，工程设计与施工要求，填埋废物的入场条

**表　固体废物污染控制标准群**

| 序号 | 标准编码 | 标准名称 | 发布年份 | 实施年份 |
|---|---|---|---|---|
| 1 | GB 4284-84 | 农用污泥中污染物控制标准 | 1984 | 1995 |
| 2 | GB 6763-86 | 建筑材料用工业废渣放射性物质限制标准 | 1986 | 1987 |
| 3 | GB 8172-87 | 城镇垃圾农用控制标准 | 1987 | 1988 |
| 4 | GB 8173-87 | 农用粉煤灰中污染物控制标准 | 1987 | 1988 |
| 5 | GB 13015-91 | 含多氯联苯废物污染控制标准 | 1991 | 1992 |
| 6 | GB 16889-2008 | 生活垃圾填埋场污染控制标准 | 2008 | 2008 |
| 7 | GB 18484-2001 | 危险废物焚烧污染控制标准 | 2001 | 2002 |
| 8 | GB 16487.1-2005 | 进口可用作原料的固体废物环境保护控制标准——骨废料 | 2005 | 2006 |
| 9 | GB 16487.2-2005 | 进口可用作原料的固体废物环境保护控制标准——冶炼渣 | 2005 | 2006 |
| 10 | GB 16487.3-2005 | 进口可用作原料的固体废物环境保护控制标准——木、木制品废料 | 2005 | 2006 |
| 11 | GB 16487.4-2005 | 进口可用作原料的固体废物环境保护控制标准——废纸或纸板 | 2005 | 2006 |
| 12 | GB 16487.5-2005 | 进口可用作原料的固体废物环境保护控制标准——废纤维 | 2005 | 2006 |
| 13 | GB 16487.6-2005 | 进口可用作原料的固体废物环境保护控制标准——废钢铁 | 2005 | 2006 |
| 14 | GB 16487.7-2005 | 进口可用作原料的固体废物环境保护控制标准——有色金属 | 2005 | 2006 |
| 15 | GB 16487.8-2005 | 进口可用作原料的固体废物环境保护控制标准——废电机 | 2005 | 2006 |
| 16 | GB 16487.9-2005 | 进口可用作原料的固体废物环境保护控制标准——废电线电缆 | 2005 | 2006 |
| 17 | GB 16487.10-2005 | 进口可用作原料的固体废物环境保护控制标准——废五金电器 | 2005 | 2006 |
| 18 | GB 16487.11-2005 | 进口可用作原料的固体废物环境保护控制标准——供拆卸的船舶及其他浮动结构体 | 2005 | 2006 |
| 19 | GB 16487.12-2005 | 进口可用作原料的固体废物环境保护控制标准——废塑料 | 2005 | 2006 |
| 20 | GB 16487.13-2005 | 进口可用作原料的固体废物环境保护控制标准——废汽车压件 | 2005 | 2006 |
| 21 | GB 18485-2014 | 生活垃圾焚烧污染控制标准 | 2014 | 2014 |

件,填埋作业要求,封场及后期维护与管理要求,污染物排放限值及环境监测等要求;生活垃圾填埋场排放大气污染物(含恶臭污染物)、环境噪声适用相应的国家污染物排放标准。《危险废物焚烧污染控制标准》(GB 18484-2001)规定了焚烧厂选址原则、焚烧基本技术性能指标、焚烧排放大气污染物最高允许排放限值、焚烧残余物的处置原则的相应的环境监测等。《生活垃圾焚烧污染控制标准》(GB 18485-2014)规定了垃圾焚烧厂选址要求、技术要求、入炉废物要求、运行要求、排放控制要求、监测要求、实施与监督等内容。《进口废物环境保护控制标准》(GB 16487.1~13-2005)共有13项分标准,它们包括骨废料、冶炼渣、木和木制品废料、废纸或纸板、废纤维、废钢铁、废有色金属、废电机、废电线电缆、废五金电器、供拆卸的船舶及其他浮动结构体、废塑料和废汽车压件。

(金银龙　王俊起)

**yībān gōngyè gùtǐ fèiwù zhùcún、chǔzhìchǎng wūrǎn kòngzhì biāozhǔn**

**一般工业固体废物贮存、处置场污染控制标准**(standard for pollution control on the storage and disposal site for general industrial solid wastes)　管控企业对固体污染物存处的标准和要求。中国环境保护总局和国家质量监督检验检疫总局于2001年12月28日发布,编号GB 18599-2001。2002年7月1日实施。该标准规定了一般工业固体废物贮存、处理场的选址、设计、运行管理、关闭与封场,以及污染控制与监测等要求。适用于新建、扩建、改建及已经建成投产的一般工业固体废物贮存、处理场的建设、运行和监督管理。

贮存、处置场的分类:可划分为Ⅰ和Ⅱ两类。Ⅰ类系按照《固体废物 浸出毒性浸出方法 翻转法》(GB 5086.1-1997)规定方法进行浸出试验而获得的浸出液中,任何一种污染物的浓度均未超过《污水综合排放标准》(GB 8978-2002)最高允许排放浓度,且pH在6~9的一般工业固体废物处置场;Ⅱ类为浸出液中有一种或一种以上的污染物浓度超过《污水综合排放标准》(GB 8978-2002)最高允许排放浓度,或者是pH在6~9之外的一般工业固体废物处置场。

环境保护要求：①对Ⅰ类场和Ⅱ类场的共同要求。对场址选择、贮存处理场设计、运行管理、关闭与封场等提出要求。②对Ⅰ类场和Ⅱ类场在场址选择、贮存处理场设计、运行管理、关闭与封场等提出了不同要求。

标准还规定了渗滤液及其处理后的排放水、地下水、大气监测方法，包括采样点、采样频率和测定方法的要求。

（金银龙　王俊起）

## huánjìng wèishēng fǎguī

### 环境卫生法规（environmental health statutes and regulations）

必须共同遵守、执行的环境卫生法律规定。主要有《中华人民共和国传染病防治法》、《中华人民共和国传染病防治法实施办法》、《公共场所卫生管理条例》、《化妆品卫生监督条例》、《生活饮用水卫生监督管理办法》、《公共场所卫生管理条例实施细则》、《化妆品卫生监督条例实施细则》等。

《中华人民共和国传染病防治法》1989 年 2 月第 1 次颁布，2004 年 8 月修改后第 2 次颁布，2004 年 12 月实施。其中涉及环境卫生领域预防控制传染病的要求包括：①第十四条，地方各级人民政府应当有计划地建设和改造公共卫生设施，改善饮用水卫生条件，对污水、污物、粪便进行无害化处置。②第二十九条，饮用水供水单位供应的饮用水和涉及饮用水卫生安全的产品应当符合国家卫生标准和卫生规范，饮用水供水单位从事生产或者供应活动应当依法取得卫生许可证。③第五十三条，对饮用水供水单位从事生产或者供应活动以及涉及饮用水卫生安全的产品进行监督检查，对公共场所的卫生条件和传染病预防控制措施进行监督

检查。

《公共场所卫生管理条例》（简称条例）1987 年由国务院颁布实施，条例规定了中国 7 类 28 种公共场所属于卫生行政部门实施许可和监管的范围，提出公共场所的空气和微小气候、水质、采光和照明、噪声、顾客用具和卫生设施等五个方面应符合国家卫生标准和要求，并确定包括国家对公共场所的建设和经营实施卫生许可证制度、公共场所经营单位对该公共场所卫生管理负责制度、公共场所从业人员实行"健康合格证"制度、公共场所从业人员实行卫生知识培训考核制度、公共场所经营单位发生危害健康事故的报告制度在内的公共场所卫生管理制度。1991 年第 11 号卫生部令发布了《公共场所卫生管理条例实施细则》（以下简称实施细则），"实施细则"具体细化了条例的要求，主要包括公共场所从业人员培训的具体要求和健康体检的具体规定，卫生许可证的发放管理规定，危害健康事故报告的范围、责任人、时限，以及卫生监督部门职责。随着中国经济和公共场所的发展，卫生管理的理念与模式也发生了巨大转变，2011 年第 80 号卫生部令发布了新的"实施细则"，并于 2011 年 5 月 1 日起实施；新细则主要变化为授权地方卫生行政部门确定公共场所实施卫生监督管理的范围以及预防性卫生审查，根据卫生防病工作需要由室内空气质量延伸对集中空调系统提出卫生要求，增加公共场所健康危害因素监测和量化分级管理，进一步明确场所法人是公共场所卫生的责任主体，细化了公共场所卫生管理档案具体内容与要求，提出室内公共场所全面禁止吸烟。

《生活饮用水卫生监督管理办法》1996 年由建设部和卫生部联合颁布，明确规定了饮用水卫生监督中的管辖、职责和对象，规定国家对供水单位和涉及生活饮用水卫生安全产品实行卫生许可制度，国务院 2004 年第 412 号令确认予以保留，规定饮用水水源地必须设置水源保护区，规定了集中式供水单位和二次供水的卫生要求，发生饮用水污染事故报告与处理要求，以及供、管水人员的卫生要求。

（金银龙　刘　凡）

## huánjìng wèishēng biāozhǔn

### 环境卫生标准（environmental health standards）

对环境中影响或可能影响健康和生活质量的因素及其他影响人类行为的相关因素以法律形式做出的量值规定及为实现量值所做的有关技术行为规范的规定。经国家标准化主管部门批准，并以一定形式发布的法定卫生标准。环境卫生标准是卫生法律法规体系的重要组成部分，为保障人民身体健康、促进经济、社会的和谐发展发挥着重要作用。定义和范围随社会和经济的发展不断变化，是一个动态体系。总体原则是在世界卫生组织环境卫生定义的框架内，围绕人群健康因素这一核心，结合卫生部门的管理职能范围，开展环境卫生标准工作。

**标准体系**　中国现行环境卫生标准和卫生规范有 140 多项，它们对中国社会和经济的发展、保障人民群众身体健康发挥了重要作用，也构成了中国环境卫生标准体系。按照《中华人民共和国传染病防治法》、国务院《公共场所卫生管理条例》和卫生部《生活饮用水卫生监督管理办法》、《公共场所卫生管理条例实施细

则》等国家法律、法规、规章的要求，以及环境污染物所致人群健康危害的重点需求，建立环境卫生标准体系的范围和内容。环境卫生标准体系包括专业基础标准和个性标准两大部分，其中专业基础标准包括名词术语、编写指南和危险度评价。个性标准包括生活饮用水、公共场所、健康影响和危害判定、环境空气、村镇卫生、卫生防护距离和保健用品、抗菌纺织品等卫生标准 7 部分，生活饮用水、公共场所、健康影响和危害判定等方面是环境卫生标准体系中的主体内容。

环境卫生标准涉及面广，同一环境因素或环境介质制定标准时常会遇到多个部门或专业标准的交叉协调问题。如在生活饮用水标准方面存在与环境保护部、建设部、水务局、国土资源部等部门的协调问题，在环境空气卫生标准方面存在与环境质量标准的协调问题，在公害病判定标准方面涉及生物地球化学性疾病时存在与其他专业标准的协调问题。

环境卫生标准体系中的生活饮用水标准、公共场所标准、卫生防护距离标准等经过几年的努力已经初步形成比较完整和清晰的框架，但人群健康影响及环境污染所致健康危害的评价标准还相对缺乏，应加强健康危险度/健康风险评价的方法在环境卫生标准制修订中的应用。

**生活饮用水卫生标准** 城乡生活饮用水、二次供水、分质供水等水质卫生标准，水质理化指标、消毒副产物指标、微生物指标、放射指标等检验方法标准，水化学处理剂、水质处理器、输配水设备与材料等涉水产品卫生安全评价标准以及集中供水单位卫生管理规范等，构成生活饮用

水卫生标准体系。

现行《生活饮用水卫生标准》（GB 5749-2006）设置水质指标106 项，适用于城乡各类集中式供水和分散式供水。《生活饮用水标准检验方法》（GB/T 5750-2006）由总则、水样的采集和保存、水质分析质量控制、感官性状和物理指标、无机非金属指标、金属指标、有机物综合指标、有机物指标、农药指标、消毒副产物指标、消毒剂指标、微生物指标、放射指标等 13 个部分标准组成。《二次供水设施卫生规范》（GB 17051-1997）对二次供水设施、设施设计、设施日常使用、二次供水水质、预防性卫生监督等方面提出了卫生要求，适用于从事二次供水设施设计、生产、加工、施工、使用和管理单位，该标准正在修订中。《饮用水化学处理剂卫生安全评价》（GB/T 17218-1998）、《生活饮用水输配水设备及防护材料的安全性评价标准》（GB/T 17219-2001）、《生活饮用水水质处理器卫生安全与功能评价规范》和《涉及饮用水卫生安全产品生产企业卫生规范》形成了较完整的涉水产品卫生安全评价标准和检验方法。《生活饮用水集中式供水单位卫生规范》从水源选择和卫生防护、饮用水生产和污染事故处理、水质检验、从业人员等方面提出了卫生要求，适用于城市集中式供水单位，农村集中式供水单位可参照执行，地方各级人民政府卫生行政部门在各自职责范围内负责监督该规范的实施。

《二次供水设施卫生规范》、《饮用水化学处理剂卫生安全评价》、《生活饮用水集中式供水单位卫生规范》、《生活饮用水卫生检验方法》等卫生标准正在制修

订过程中。

**公共场所卫生标准** 现行标准包括 GB 9663~9673、GB 16153 等 12 个卫生限值与卫生要求标准，规定了宾馆和饭店等住宿场所、影剧院和音乐厅等文化娱乐场所、公共浴室、理发店、美容院、游泳场所、体育馆、展览馆、商场、医院候诊室、公共交通等候室、公共交通工具的微小气候、空气质量、噪声、照度和通风等卫生指标，公共场所设计卫生要求和经常性卫生要求。《公共场所卫生检验方法》（GB/T 18204.1~6-2013）标准规定了物理因素、化学污染物、空气微生物、公共用品用具、集中空调共46 个指标的 70 多个检验方法以及公共场所卫生监测的技术要求。《公共场所卫生综合评价方法》（WS/T 199-2001）标准规定了采用综合指数方法评价公共场所卫生状况，《公共场所空气中可吸入颗粒物（$PM_{10}$）测定方法—光散射法》（WS/T 206-2001）规定了公共场所空气中 $PM_{10}$ 的快速检测方法；《公共场所集中空调通风系统卫生规范》（WS 394-2012）、《公共场所集中空调通风系统卫生学评价规范》（WS/T 395-2012）、《公共场所集中空调通风系统清洗规范》（WS/T 396-2012）等 3 个卫生行业标准规定了集中空调系统的卫生要求、卫生学评价要求和空调清洗消毒要求。

12 个公共场所卫生限值国家标准正在整合修订中，修订后的公共场所卫生标准分为《公共场所卫生指标与限值要求》、《公共场所设计卫生规范第 1 部分：总则》、《公共场所设计卫生规范第 2 部分：住宿场所》、《公共场所设计卫生规范第 3 部分：人工游泳场所》、《公共场所设计卫生规

范第4部分：沐浴场所》、《公共场所设计卫生规范第5部分：美容美发场所》、《公共场所卫生管理规范》和《公共场所卫生学评价规范》，与《公共场所卫生检验方法》（GB/T 18204.1～6-2013）共同构成五大类14个标准的公共场所卫生标准体系。

**健康影响与健康危害判定标准** 包括《水体污染慢性甲基汞中毒诊断标准及处理原则》（GB 6989-1986）、《水利水电工程环境影响医学评价技术规范》（GB/T 16124-1995）、《生物监测质量保证规范》（GB/T 161269-1995）、《环境砷污染致居民慢性砷中毒病区判定标准》（WS/T 183-1999）和《环境污染健康影响评价规范（试行）》。这些标准规范规定了环境水体汞（甲基汞）污染、环境砷污染所引起的人群健康危害的评价与诊断方法，规定了水利水电工程和环境污染健康影响评价的技术方法，规定了人体生物样品采集、监测、统计及报告中需贯彻的质量保证要求。

《环境铬污染健康损害判定标准》、《环境氟污染健康损害判定标准》、《环境镉污染健康判定标准》、《环境汞污染健康损害判定标准》、《环境铅污染健康损害判定标准》、《环境砷污染健康损害判定标准》和《环境污染物暴露与风险评价导则》、《环境污染所致人群健康影响评价导则》已经起草审查完毕。

**环境空气卫生标准** 包括《室内空气质量标准》（GB 18883-2002）、《室内空气中溶血性链球菌卫生标准》（GB/T 18203-2000）等13项室内空气卫生标准。

**村镇卫生标准** 包括《村镇规划卫生标准》（GB 18055-

2012）、《农村住宅卫生标准》（GB 9981-2012）、《农村生活饮用水量卫生标准》（GB 11730-1989）、《农村户厕卫生标准》（GB 19379-2012）、《粪便无害化卫生标准》（GB 7959-2012）等。

**卫生防护距离标准** 包括《石油加工业卫生防护距离》（GB 8195-2011）、《炼焦业卫生防护距离》（GB 11661-2012）、《煤制气业卫生防护距离》（GB/T 17222-2012）、《交通运输设备制造业卫生防护距离 第1部分：汽车制造业》（GB 18075.1-2012）等22类不同企业的卫生防护距离标准，其他类型工业企业卫生防护标准将陆续颁布实施。

（金银龙 刘凡）

chéngshì jūmín shēnghuó yòngshuǐliàng biāozhǔn

# 城市居民生活用水量标准

（standard of water quantity for urban residential use） 对6类地域城市居民每人每日生活用水量的规定。由中国国家建设部和国家质量监督检验检疫总局2002年联合发布，编号GB/T 50331-2002。2002年11月1日实施。该标准旨在合理利用水资源，加强城市供水管理，促进城市居民合理用水、节约用水，保障水资源的可持续利用，科学地制定居民用水价格。

该标准共分三章，包括总则、术语和用水量标准。该标准所指的城市居民是指在城市中有固定居住地、非经常流动、相对稳定地在某地居住的自然人，其含义是指在城市中居住的所有人，不分国籍和出生地，也不分职业和户籍情况。城市居民生活用水是指使用公共供水设施或自建供水设施供水的城市居民家庭日常生活的用水。其具体含义为：用水人是城市居民，用水地是家庭，

用水性质是维持日常生活使用的自来水。

该标准规定，各地在制定本地区的城市居民生活用水量地方标准时，应符合该标准的规定。城市居民生活用水量指标的确定，除应执行该标准外，尚应符合国家现行有关标准的规定。

居民的生活用水量受地区和气候条件的影响，中国地域辽阔，地区之间各种自然条件有很大差异，因此用水量标准应根据不同的地区来确定。"标准"在分区过程中参考了《建筑气候区划标准》（GB 50178-93），结合行政区划充分考虑地理环境因素，力求在同一区域内的城市经济水平、气象条件、降水多少能够处于一个基本相同的数量级上，使分区分类具有较强的科学性和可操作性，因此划分成了6个区域。该标准中每人每日生活用水量指标值的单位"升/（人·日）"是一个阶段日期的平均数。此指标作为计算月度考核周期对居民用水总量的基础值。每个年度按365天计算，可按平均每个月为30.4天核算月度用水量，一年12个月中各月天数不一样，有大月和小月，如以月度或季度作为用水量考核周期，可用此平均天数计算，避免按实际天数核定的繁琐。中国制定的城市居民生活用水量标准见表。

注意事项：①表中所列日用水量是满足人们日常生活基本需要的标准值。在核定城市居民用水量时，各地应在标准值区间内直接选定。②城市居民生活用水考核不应以日作为考核周期，日用水量指标应作为月度考核周期计算水量指标的基础值。③指标值中的上限值根据气温变化和用水高峰月变化参数确定，一个年

表　城市居民生活用水量标准

| 地域分区 | 日用水量〔升/（人·日）〕 | 适用范围 |
|---|---|---|
| 一 | 80～135 | 黑龙江、吉林、辽宁、内蒙古 |
| 二 | 85～140 | 北京、天津、河北、山东、河南、山西、陕西、宁夏、甘肃 |
| 三 | 120～180 | 上海、江苏、浙江、福建、江西、湖北、湖南、安徽 |
| 四 | 150～220 | 广西、广东、海南 |
| 五 | 100～140 | 重庆、四川、贵州、云南 |
| 六 | 75～125 | 新疆、西藏、青海 |

度中对居民用水可分段考核，利用区间值进行调整使用。上限值可作为一个年度当中最高月的指标值。

（鲁文清）

chéngshì gōngshuǐ shuǐzhì biāozhǔn

**城市供水水质标准**（water quality standards for urban water supply）　城市供水的水质要求、水源水质要求、水质检验项目及其限值。由中国建设部于 2005 年 2 月 5 日发布，编号 CJ/T 206-2005。2005 年 6 月 1 日实施。

**适用范围**　该标准规定了供水水质要求、水源水质要求、水质检验和监测、水质安全规定，适用于城市公共集中式供水、自建设施供水和二次供水。"城市供水"指城市公共集中式供水企业和自建设施供水单位向城市居民提供的生活饮用水和城市其他用途的水；"城市公共集中式供水"指城市自来水供水企业以公共供水管道及其附属设施向单位和居民的生活、生产和其他活动提供用水；"自建设施供水"指城市的用水单位以其自行建设的供水管道及其附属设施主要向本单位的生活、生产和其他活动提供用水；"二次供水"指供水单位将来自城市公共供水和自建设施的供水，经贮存、加压或经深度处理和消毒后，由供水管道或专用管道向

用户供水；"用户受水点"指供水范围内用户的用水点，即水嘴（水龙头）。

**标准要求**　城市公共集中式供水企业、自建设施供水和二次供水单位，在其供水和管理范围内的供水水质应达到标准规定的水质要求。用户受水点的水质也应符合标准规定的水质要求。其中，城市供水水质、水源水质、水质检验和监测应达到以下要求。

城市供水水质的要求：水中不得含有致病微生物；水中所含化学物质和放射性物质不得危害人体健康；水的感官性状良好。

水源水质的要求：①选用地表水作为供水水源，应符合《地表水环境质量标准》（GB 3838）的要求；选用地下水作为供水水源，应符合《地下水质量标准》（GB/T 14848）的要求。②水源水质的放射性指标应符合城市供水水质限值的规定。③水源水质不符合要求，不宜作为供水水源，若限于条件需要加以利用时，水源水质超标项目经自来水厂净化处理后应达到该标准的要求。

水质检验和监测的要求：①地表水水源水质监测，应按《地表水环境质量标准》（GB 3838）有关规定执行。②地下水水源水质监测，应按《地下水质量标准》（GB/T 14848）有关规

定执行。③采样点的设置要有代表性，应分别设在水源取水口、水厂出水口和居民经常用水点及管网末梢；水质检验采样点数一般应按供水人口每 2 万人设 1 个采样点计算，供水人口超过 100 万时，按上述比例计算出的采样点数可酌量减少，人口在 20 万以下时应酌量增加。

**标准指标**　共检验 93 项，分为常规检验项目和非常规检验项目。常规检验项目 42 项，分为 4 组，包括微生物学指标 5 项，菌落总数、总大肠菌群、耐热大肠菌群、余氯、二氧化氯；感官性状和一般化学指标 17 项，色度、臭和味、浑浊度、肉眼可见物、氯化物、铝、铜、总硬度、铁、锰、pH、硫酸盐、溶解性总固体、锌、挥发酚类、阴离子合成洗涤剂、耗氧量；毒理学指标 18 项，砷、镉、六价铬、氰化物、氟化物、铅、汞、硝酸盐、硒、四氯化碳、三氯甲烷、敌敌畏、林丹、滴滴涕（包括敌百虫）、丙烯酰胺、亚氯酸盐、溴酸盐、甲醛；放射性指标 2 项，总 α 放射性、总 β 放射性。非常规检验 51 项，分为 3 组，包括微生物学指标 3 项，粪型链球菌群、蓝氏贾第鞭毛虫、隐孢子虫；感官性状和一般化学指标 4 项，氨氮、硫化物、钠、银；毒理学指标 44 项，无机污染物 7 项，其余均为有机性污染物。此外，还有分量指标 18 项，如氯化消毒副产物三卤甲烷（总量）的分量指标就包括三卤甲烷、一氯二溴甲烷、二氯一溴甲烷、三溴甲烷，卤乙酸（总量）的分量指标就包括二氯乙酸、三氯乙酸。

该标准规定，应根据水样类别进行水质检验，不同的水样类别（水源水、出厂水、管网水和

管网末梢水）均制定有不同的检验项目和检验频率要求。检验结果超出水质指标限值应立即重复测定，并增加检测频率。水质检验结果连续超标应查明原因，采取有效措施，防止对人体健康造成危害。

（鲁文清）

yǐnyòngshuǐ shuǐzhì biāozhǔn

## 饮用水水质标准（drinking water quality standards）

对饮用水中有害物质限量、感官性状、微生物学指标及制水中投加物质含量的规定，是评价水质安全性的重要依据。美国是最早提出饮用水标准的国家。国际上具有权威性、代表性的饮用水水质标准主要有三部：世界卫生组织（WHO）制定的《饮用水水质准则》、欧盟制定的《饮用水水质指令》和美国环境保护局制定的《国家饮用水水质标准》。

**中国饮用水水质标准** 中国于1954年首次制定《自来水水质暂行标准》，至2006年，中国政府组织有关部门多次发布与修订饮用水水质标准和有关规定。

《自来水水质暂行标准》：1954年卫生部颁布，1955年在北京、天津、上海等12个城市开始试行，是中国最早的管理生活饮用水的技术法规。

《饮用水水质标准（草案）》：1956年国家建设委员会和卫生部联合颁布，在《自来水水质暂行标准》试行基础上，参考国外相关标准而制定，水质指标15项，包括色、嗅、味、细菌总数、总大肠菌群、总硬度、铅、砷、氟化物、铜、锌、余氯、酚、总铁等。同年，还批准了《集中式生活饮用水水源选择及水质评价暂行规定》，对水源选择和水质评价的原则以及水样采集和检验要求提出了规定。

《生活饮用水卫生规程》：1959年建筑工程部和卫生部联合颁布，在《饮用水水质标准（草案）》和《集中式生活饮用水水源选择及水质评价暂行规定》的基础上修订而成，包括三部分内容：水质指标、水源选择和水源卫生防护，水质指标由15项增加到17项，增加了浑浊度和肉眼可见物的规定。

《生活饮用水卫生标准》（TJ 20-1976）（试行）：1976年国家建设委员会和卫生部联合颁布，该标准在1959年的《生活饮用水卫生规程》的基础上修订而成，包括五部分内容：总则、水质标准、水源选择、水源卫生防护和水质检验，水质指标由17项增至23项。

《生活饮用水卫生标准》（GB 5749-1985）：1985年卫生部颁布，是中国第一部生活饮用水国家标准，在《生活饮用水卫生标准》（TJ 20-1976）（试行）的基础上，参考WHO《饮用水水质准则》和美国《一级饮用水规程》和《二级饮用水规程》编制而成。包括5部分内容：总则、水质标准和卫生要求、水源选择、水源卫生防护和水质检验。指标由23项增至35项，增加了硫酸盐、氯化物、溶解性总固体、银、硝酸盐、三氯甲烷、四氯化碳、苯并[a]芘、滴滴涕、六六六、总α放射性和总β放射性。首次列入了有机化合物指标和放射性指标，还颁发了《生活饮用水标准检验法》（GB/T 5750-1985），提出了40项检验指标和71个检验方法。

《农村实施〈生活饮用水卫生标准〉准则》：1991年全国爱国卫生运动委员会和卫生部联合颁布，适用于农村居民点的集中式供水和分散式供水，水质要求分为三级，一级为期望值，各指标限值等同于《生活饮用水卫生标准》（GB 5749-1985），二级为允许值，符合二级水平的水是在某些情况下，由于某种原因，水质暂时达不到一级水平，但尚属可以饮用的水，三级水是在特殊情况下，没有其他可供选择的水源，处理条件又受到限制的情况下，容许放宽的最大限值。

《生活饮用水卫生规范》：2001年卫生部颁布，以《生活饮用水卫生标准》（GB 5749-1985）为基础修订的。包括七部分内容：生活饮用水水质卫生规范、生活饮用水输配水设备及防护材料卫生安全评价规范、生活饮用水化学处理剂卫生安全评价规范、生活饮用水水质处理器卫生安全与功能评价规范、生活饮用水集中式供水单位卫生规范、涉及饮用水卫生安全产品生产企业卫生规范和生活饮用水检验规范。提出水质指标96项，其中，常规指标34项，非常规指标62项。常规指标在《生活饮用水卫生标准》（GB 5749-1985）35项水质项目的基础上增加了铝、粪大肠菌群和耗氧量，对镉、铅、四氯化碳则作了较原标准更为严格的规定，同时将银、滴滴涕、六六六、苯并[a]芘放入非常规指标中。在62项非常规指标中，除10项无机物外皆为有毒有害有机物，如氯乙烯、苯化合物、藻毒素、农药、氯化消毒副产物等。

《城市供水水质标准》（CJ/T 206-2005）：2005年建设部颁布，适用于城市公共集中式供水企业、自建设施供水和二次供水单位。包括7部分：范围、规范性引用文件、术语和定义、供水水质要求、水源水质要求、水质检验和监测、水质安全规定。提出水质指标93项,其中,常规检测指标42项,非常规检测指标51项。此外,还有分量指标18项。

《生活饮用水卫生标准》(GB 5749-2006):2006年卫生部和国家标准化管理委员会联合颁布,在GB 5749-1985基础上,参考WHO、欧盟、美国等组织或国家的水质标准,并结合中国实际情况修订而成,包括10部分内容:范围、规范性引用文件、术语和定义、生活饮用水水质卫生要求、水源水质卫生要求、集中式供水单位卫生要求、二次供水卫生要求、涉水产品卫生要求、水质监测和水质检验。指标增至106项,还颁布了《生活饮用水标准检验方法》(GB/T 5750-2006),并且提出了142项检验指标和300个检验方法。

**WHO 饮用水水质准则** WHO制订的《饮用水水质准则》在世界各国和组织制定的饮用水水质标准中最具有代表性和权威性,是世界各国制订本国饮用水水质标准的参考依据。WHO于1958年、1963年和1971年分别发布了《饮用水国际准则》第一版、第二版和第三版,1983年更名为《饮用水水质准则》。

1983~1984年,WHO出版了《饮用水水质准则》(第一版),涵盖指标43项,包括微生物学指标2项,具有健康意义的化学指标27项(无机物指标9项,有机物指标18项),感观性状指标12项和放射性指标2项。

1993~1997年,WHO对《饮用水水质准则》(第一版)进行了修订,并陆续出版了《饮用水水质准则》(第二版)的第1、2、3卷。第1卷为"建议书"(1993),给出了饮用水中各指标

的指导值;第2卷为"卫生标准和相关资料"(1996),给出了建立指导值的依据;第3卷为"公共供水的监督和控制"(1997),给出了保证供水安全的工作指南。第二版中涵盖的水质指标达到135项,包括微生物学指标2项、化学指标131项(无机物指标36项,有机物指标31项,农药36项,消毒剂及消毒副产物28项)和放射性指标2项,其中有指导值的指标98项,有感官推荐阈值的指标31项,有些指标暂时未能给出指导值。1998~2002年WHO还分别出版了《饮用水水质准则》(第二版)的附录部分(内容为化学物和微生物),以及《水中的毒性蓝藻》,并在1998年对第二版进行修订,增加了"微囊藻毒素"等关键指标。

2004年WHO出版了《饮用水水质准则》(第三版)第1卷,该卷提出了确保饮用水安全的要求,其中包括最低要求的程序和特定准则值,描述了准则制定的依据。鉴于在微生物危险性评价及与之有关的风险管理方面所取得的重大进展,第三版中大幅度修订了确保饮用水微生物安全性的方法,列举了36种潜在水源性疾病病原微生物的相关资料,提出用于饮用水水质评价的指示微生物指标8项、放射性指标3项、有感官推荐阈值的指标28项,对93项具有健康意义的化学指标给出了准则值。

2011年WHO发布了《饮用水水质准则》(第四版),分为12章内容,对91项具有健康意义的化学指标给出了准则值,提出有感官推荐阈值的指标27项、放射性指标3项、指示微生物指标8项,列举了41种水源性疾病病原微生物的相关资料。

**欧盟饮用水水质指令** 欧盟1980年制订的水质标准(80/778/EEC),又称《饮用水水质指令》,共66项,包括感官性状指标4项、物理化学指标15项、不良物质指标24项、有毒有害物质指标13项、微生物学指标6项、软化水的指标4项,绝大部分指标既设定了指导值又制定了最大允许浓度,是欧洲各国制定本国国家标准的重要参考。1998年欧盟对《饮用水水质指令》进行了修正(98/83/EC),指标从66项减少至48项(瓶装或桶装饮用水为50项),新增指标19项、删减指标36项、标准值做了修改的17项。该版中水质指标分为三部分:微生物学参数2项(瓶装或桶装饮用水为4项)、化学物质参数26项、指示参数(包括感官性状参数、细菌学参数和放射性参数)20项。新指令强调指标值的科学性和与WHO《饮用水水质准则》中规定的准则值的一致性。

**美国国家饮用水水质标准** 美国最早的饮用水水质标准是1914年发布的《公共卫生署饮用水水质标准》,该标准分别于1925年、1942年、1946年和1962年进行过多次修订,每次修订后标准的项目数都大幅度增加。1974年美国国会通过《安全饮用水法》,该法特别授权美国环境保护局开展对污染物最大允许浓度的研究,并监督《安全饮用水法》的实施。根据《安全饮用水法》,美国环境保护局于1975年提出了具有强制性的《饮用水一级规程》(适用于公用给水系统),1979年提出非强制性的《饮用水二级规程》(用以控制水中对美容或感官有影响的污染物,各州可选择性采纳作为强制性标准)。《饮用水一级规程》较之1962年的水质标

准，增加的项目不多，但实质内容有明显变化，如有机物指标明显增加，首次提出了三卤甲烷指标，反映了对控制有机物污染认识的深入和对氯化消毒副产物的关注。2001 年，美国饮用水标准达到 102 项。2002 年、2004 年和 2006 年美国出版《饮用水标准和健康建议》，对饮用水水质标准不断更新。美国现行饮用水水质标准（2006）中，列出一级饮用水标准指标 98 项，其中无机物指标 31 项，有机物指标 63 项，放射性指标 5 项，微生物指标 8 项，并给出这些指标的最大污染物浓度、最大污染物浓度目标和健康指导值；二级饮用水标准 15 项，主要是指水中会对容貌（皮肤、牙齿），或对感官（色、嗅、味）产生影响的污染物。

（鲁文清）

shēnghuó yǐnyòngshuǐ wèishēng biāozhǔn

## 生活饮用水卫生标准（standards for safe drinking water quality）

生活饮用水中与人群健康相关的因素量值及实现量值行为规范的规定。由中国卫生部和国家标准化管理委员会 2006 年 12 月 29 日联合颁布，编号 GB 5749-2006。2007 年 7 月 1 日实施。旨在保障饮用者饮水安全，是具法律效力的标准。该标准以卫生毒理作用或流行病学调查资料为依据，在 1985 年的《生活饮用水卫生标准》和 2001 年的《生活饮用水卫生规范》的基础上，参考世界卫生组织（WHO）、欧盟、美国、日本、俄罗斯等国家和国际组织的现行生活水质标准制定。

**适用范围** 规定了生活饮用水水质、生活饮用水水源水质、集中式供水单位、二次供水、涉及生活饮用水卫生安全产品等卫生要求及水质监测、水质检验方法。适用于中国城乡各类集中式供水或分散式供水的生活饮用水。

**标准要求** 应符合的基本要求：不得含有病原微生物，所含化学物质和放射性物质不得危害人体健康，感官性状良好，需经消毒处理，符合指标限值的要求。

还规定：①地表水做生活饮用水水源时应符合《地表水环境质量标准》（GB 3838）要求。②地下水做生活饮用水水源时应符合《地下水质量标准》（GB/T 14848）要求。③集中式供水单位的卫生要求应按照卫生部《生活饮用水集中式供水单位卫生规范》执行。④二次供水的设施和处理要求应按照《二次供水设施卫生规范》（GB 17051）执行。⑤涉及生活饮用水卫生安全的产品应符合《饮用水化学处理剂卫生安全性评价》（GB/T 17218）和《生活饮用水输配水设备及防护材料的安全性评价标准》（GB/T 17219）要求。还对饮用水水质的监测和水质检验方法做了规定。

**标准指标** 共 106 项，根据各项指标的卫生学意义，分为常规指标和非常规指标。

**常规指标** 反映生活饮用水水质基本状况的水质指标。共计 42 项，包括微生物学指标、毒理学指标、感官性状和一般化学指标、放射性指标和饮用水消毒剂常规指标。

微生物学指标 4 项指标限值。①总大肠菌群：来源于人和温血动物粪便，也可来自植物和土壤，可指示肠道传染病传播的可能性，但不是专一的指示菌，规定任意 100ml 水样中不得检出总大肠菌群。②耐热大肠菌群：即粪大肠菌群，来源于人和温血动物粪便，是判断水质粪便污染的重要指示菌，检出耐热大肠菌群还预示可能存在肠道致病菌和寄生虫等病原体的危险，规定每 100ml 水样中不得检出耐热大肠菌群。③大肠埃希菌：习惯称为大肠杆菌，存在于人和动物的肠道，在土壤和水中能存活数月，是判断水质粪便污染最有意义的指示菌，规定每 100ml 水样中不得检出大肠埃希菌。④菌落总数：是评价水质清洁度和考核净化效果的指标，参照 WHO《饮用水水质准则》，规定其限值为 100CFU/ml（CFU 为菌落形成单位）；菌落总数增多说明水受到微生物污染，但不能识别其来源，必须结合总大肠菌群指标判断污染来源及安全程度。标准规定，当水样检出总大肠菌群时，应进一步检验大肠埃希菌或耐热大肠菌群；水样未检出总大肠菌群，不必检验大肠埃希菌或耐热大肠菌群。

毒理学指标 包括砷、镉、铬、铅、汞、硒、氰化物、氟化物、硝酸盐、三氯甲烷、四氯化碳、溴酸盐、甲醛、亚氯酸盐和氯酸盐共计 15 项指标限值。毒理指标均是以毒理学作用或流行病学调查资料为依据而制定，参考 WHO 以及欧共体和美国等发达国家最新的生活水质标准，对一些人体健康危害大的指标限值做了较 1985 年的《生活饮用水卫生标准》更为严格的规定。例如，①镉：研究报道某地居民长期饮用含镉 0.047mg/L 的水，未发现任何症状；在中国各地，饮水镉的平均浓度几乎均低于 0.01mg/L；1972 年世界粮农组织、食品添加剂专家委员会确定从食物、水和空气中摄取镉的总量每周不得超过 0.4～0.5mg，根据上述情况，1985 年的《生活饮用水卫生标准》中规定饮用水含镉量不得超过 0.01mg/L；参照 WHO《饮用水水质准则》的建议值，该标准对饮用水中镉的含量作了更为严格的规定，规定生活饮用水中含镉量不得超过 0.005mg/L。②铅：1972 年世界粮农组织和 WHO 专家委员会确定每人每周摄入铅的总耐受量为 3mg；儿童、婴儿、胎儿和妇女对环境铅较成人和一般人敏感；研究证实，饮用水中铅含量为 0.1mg/L 时，儿童血铅超过上限值 30μg/100ml；调查表明管网末梢水含铅量一般低于 0.05mg/L。1985 年的《生活饮用水卫生标准》中规定饮用水含铅量不得超过 0.05mg/L，参照 WHO《饮用水水质准则》的建议值，该标准对饮用水中铅的含量作了更为严格的规定，规定生活饮用水中含铅量不得超过 0.01mg/L。

该标准还首次对氯化消毒方法以外的饮水消毒方法所产生的消毒副产物做了规定。例如，①溴酸盐：一般情况下水中不含溴酸盐，当原水含有溴化物并经过臭氧消毒后可产生溴酸盐；溴酸盐经动物试验证实有致癌性。国际癌症研究机构（IARC）将溴酸盐列为对人可能致癌的化学物（2B 类），饮用水中终生过量致癌风险增量为 $10^{-4}$、$10^{-5}$、$10^{-6}$ 时其对应的溴酸钾的浓度分别为 30μg/L、3μg/L、0.3μg/L；参照 WHO《饮用水水质准则》的建议值，首次规定饮水中溴酸盐的含量不得超过 0.01mg/L。②亚氯酸盐：饮用水使用二氧化氯消毒时可产生亚氯酸盐；IARC 将亚氯酸盐列为对人的致癌性尚无法分类（3 类），为保障供水安全，参照 WHO《饮用水水质准则》（第三版）的建议值，首次规定饮水中

亚氯酸盐含量不得超过 0.7mg/L。

感官性状及一般化学指标包括色度、浑浊度、臭和味、肉眼可见物、pH 值、铝、铁、锰、铜、锌、氯化物、硫酸盐、溶解性总固体、总硬度、耗氧量、挥发酚类、阴离子合成洗涤剂共计 17 项指标限值。某些指标为新增指标，例如，①铝：20 世纪 70 年代曾有研究提出铝可能与阿尔茨海默病的脑损害有关，但根据现有毒理学和流行病学研究尚未确定二者因果关系，因此无法推导出铝影响健康的限量值。1985 年的《生活饮用水卫生标准》未订此项目，考虑到水净化处理中常使用铝化合物作为混凝剂，且铝可影响水的感官性状，在 1994 年修订标准中将该项目作为拟增项目，该标准正式将其列为常规检验项目。参照 WHO《饮用水水质准则》（第三版）的建议值规定饮用水中铝不应超过 0.2mg/L。②耗氧量：代表水中可被氧化的有机物和还原性无机物的总量，为有机污染物的主要化学指标之一。饮用水中耗氧量高说明有机物量较多，经加氯消毒后产生的有害副产物亦增多，使水的致突变活性增强，对人体健康有长远的影响。在 1985 年的《生活饮用水卫生标准》中未列入耗氧量的项目，但中国地表水有机物污染日益严重，而且受水土流失等因素的影响，地表面的腐殖质随着地面径流进入水体，使地表水中的有机物浓度普遍比发达国家偏高；水源水中有机物浓度相对较高，不但会增加氯化消毒过程中的耗氧量，影响消毒效果，而且会增加氯化消毒副产物的生成。结合中国国情，该标准规定生活饮用水中耗氧量不得超过 3mg/L；考虑到有些城市水源受到的污染

较严重或者水源受到限制等情况，标准中留有余地，规定原水耗氧量>6mg/L 情况下，生活饮用水中耗氧量不超过 5mg/L。

放射性指标 包括总 β 放射性和总 α 放射性共 2 项指标的限值。标准规定，放射性指标超过指导值，应进行核素分析和评价，判定能否饮用。

饮用水消毒剂常规指标 包括氯气及游离氯制剂、一氯胺、臭氧和二氧化氯共计 4 项。液氯是包括中国在内的多数国家常用的饮水消毒剂，氯胺、臭氧和二氧化氯也在一些水处理工艺中使用。为使消毒剂在出厂水中保留一定浓度，在防止管道输水过程再次污染时能起一定预防作用，使之生活饮用水在出厂和达到用户取水点时尚有一定消毒能力，该标准列出了出厂水中和管网末梢水中的"消毒剂余量"，并另列表说明，以区别"限值"。

非常规指标 根据地区、时间或特殊情况需要的生活饮用水水质指标，参照 WHO、欧盟、美国的饮用水标准、结合中国的实际情况而制订，共计 64 项，包括微生物学指标、毒理学指标和感官性状及一般化学指标。

微生物学指标 有贾第鞭毛虫、隐孢子虫 2 项，它们属于易引起腹痛、腹泻等肠道疾病、一般消毒方法很难被全部杀死的微生物。

毒理学指标 共计 59 项，包括农药、除草剂、苯化合物、微囊藻毒素-LR、金属、有机污染物、氯化消毒副产物等，有锑、钡、铍、硼、钼、镍、银、铊、氯化氰、一氯二溴甲烷、二氯一溴甲烷、二氯乙酸、1,2-二氯乙烷、二氯甲烷、三卤甲烷（三氯甲烷、一氯二溴甲烷、二氯一溴

甲烷、三溴甲烷的总和）、1,1,1-三氯乙烷、三氯乙酸、三氯乙醛、2,4,6-三氯酚、三溴甲烷、七氯、马拉硫磷、五氯酚、六六六、六氯苯、乐果、对硫磷、灭草松、甲基对硫磷、百菌清、呋喃丹、林丹、毒死蜱、草甘膦、敌敌畏、莠去津、溴氰菊酯、2,4-滴、滴滴涕、乙苯、二甲苯、1,2-二氯苯、1,4-二氯苯、三氯苯、甲苯、苯、氯苯、1,1-二氯乙烯、1,2-二氯乙烯、三氯乙烯、六氯丁二烯、四氯乙烯、苯乙烯、氯乙烯、丙烯酰胺、邻苯二甲酸二（2-乙基己基）酯（mg/L）、环氧氯丙烷、苯并[a]芘、微囊藻毒素-LR。

感官性状及一般化学指标有氨氮、硫化物、钠3项。

考虑到一些农村地区因为条件限制无法完全达到标准的要求，标准还对农村小型集中式供水和分散式供水部分水质指标提出了现阶段放宽限值的要求，包括微生物指标1项（菌落总数）、毒理指标3项（砷、氟化物、硝酸盐）、感官性状和一般化学指标10项（色度、浑浊度、pH、溶解性固体、总硬度、耗氧量、铁、锰、氯化物、硫酸盐）。

（鲁文清）

nóngtián guàngài shuǐzhì biāozhǔn

**农田灌溉水质标准**（standards for irrigation water quality） 为防止土壤、地下水和农产品污染，保障人体健康，维护生态平衡，促进经济发展而制定的农田灌溉用水的水质要求。由中国国家质量监督检验检疫总局和国家标准化管理委员会于2005年7月21日发布，编号GB 5084-2005。2006年11月1日实施。中国于1961年由建筑工程部、卫生部、农业部联合颁布了《污水灌溉农田卫生管理试行办法》，对灌溉用水的水质提出了原则性要求。以后又经过几次修改和补充，制定该标准。

**制定原则** 长期利用污水或受到污染的地表水灌溉农田时，不影响农作物的生长，不降低农产品的产量；农产品的可食部分中有害物质的含量不超过食品卫生标准中的有关规定；不污染地下水，即灌溉地区地下水中有害物质的含量不超过生活饮用水水源水质标准中的有关规定；不降低土壤肥力，不破坏土壤结构，不引起土壤次生盐渍化；不影响从事田间作业人员的健康。

**适用范围** 该标准适用于全国以地表水、地下水和处理后的城市污水及与城市污水水质相近的工业废水作水源的农田灌溉用水，不适用于医药、生物制品、化学试剂、农药、石油炼制、焦化和有机化工处理后的废水进行灌溉。

**标准要求** 按照灌溉水的用途，农业灌溉水水质要求分为两类。一类是指工业废水或城市污水作为农业用水的主要水源，并长期利用的灌区。水田灌溉量为800立方米/（亩·年），旱田灌溉量为300立方米/（亩·年）。二类是将工业废水或城市污水作为农业用水的补充水源，实行清污混灌、轮灌的灌区，用量不超过一类的一半。根据农作物的需求状况，将灌溉水质按灌溉作物分为三类。一类是水作，如水稻，灌水量为800立方米/（亩·年）；二类是旱作，如小麦、玉米、棉花等，灌水量为300立方米/（亩·年）；三类是蔬菜，如大白菜、韭菜、洋葱、卷心菜等。蔬菜品种不同，灌水量的差异就会很大，一般为200~500立方米/（亩·茬）。

**标准值** 农田灌溉用水水质应符合表1、表2的规定；向农田灌溉渠道排放处理后的养殖业废水及以农产品为原料加工的工业

表1 农田灌溉用水水质基本控制项目标准值（GB 5084-2005）

| 序号 | 项目类别 | 作物种类 | | |
|---|---|---|---|---|
| | | 水作 | 旱作 | 蔬菜 |
| 1 | 五日生化需氧量（≤mg/L） | 60 | 100 | 40ᵃ，15ᵇ |
| 2 | 化学需氧量（≤mg/L） | 150 | 200 | 100ᵃ，60ᵇ |
| 3 | 悬浮物（≤mg/L） | 80 | 100 | 60ᵃ，15ᵇ |
| 4 | 阴离子表面活性剂（≤mg/L） | 5 | 8 | 5 |
| 5 | 水温（≤℃） | 25 | | |
| 6 | pH | 5.5~8.5 | | |
| 7 | 全盐量（≤mg/L） | 1000ᶜ（非盐碱土地区），2000ᶜ（盐碱土地区） | | |
| 8 | 氯化物（≤mg/L） | 350 | | |
| 9 | 硫化物（≤mg/L） | 1 | | |
| 10 | 总汞（≤mg/L） | 0.001 | | |
| 11 | 镉（≤mg/L） | 0.01 | | |
| 12 | 总砷（≤mg/L） | 0.05 | 0.1 | 0.05 |
| 13 | 铬（六价）（≤mg/L） | 0.1 | | |
| 14 | 铅（≤mg/L） | 0.2 | | |
| 15 | 粪大肠菌群数（≤个/100ml） | 4 000 | 4 000 | 2 000ᵃ，1 000ᵇ |
| 16 | 蛔虫卵数（≤个/L） | 2 | | 2ᵃ，1ᵇ |

a. 加工、烹调及去皮蔬菜；b. 生食类蔬菜、瓜类和草本水果；c. 有一定的水利灌排设施，能保证一定的排水和地下水径流条件的地区，或有一定淡水资源能满足冲洗土体中盐分的地区，农田灌溉水质全盐量指标可以适当放宽

表2　农田灌溉用水水质选择性控制项目标准值（GB 5084-2005）

| 序号 | 项目类别 | 作物种类 | | |
| --- | --- | --- | --- | --- |
| | | 水作 | 旱作 | 蔬菜 |
| 1 | 铜（≤mg/L） | 0.5 | 1 | |
| 2 | 锌（≤mg/L） | 2 | | |
| 3 | 硒（≤mg/L） | 0.02 | | |
| 4 | 氟化物（≤mg/L） | 2（一般地区），3（高氟区） | | |
| 5 | 氰化物（≤mg/L） | 0.5 | | |
| 6 | 石油类（≤mg/L） | 5 | 10 | 1 |
| 7 | 挥发酚（≤mg/L） | 1 | | |
| 8 | 苯（≤mg/L） | 2.5 | | |
| 9 | 三氯乙醛（≤mg/L） | 1 | 0.5 | 0.5 |
| 10 | 丙烯醛（≤mg/L） | 0.5 | | |
| 11 | 硼（≤mg/L） | 1[a]（对硼敏感作物），2[b]（对硼耐受性较强的作物），3[c]（对硼耐受性强的作物） | | |

　　a. 对硼敏感作物，如黄瓜、豆类、马铃薯、笋瓜、韭菜、洋葱、柑橘等；b. 对硼耐受性较强的作物，如小麦、玉米、青椒、小白菜、葱等；c. 对硼耐受性强的作物，如水稻、萝卜、油菜、甘蓝等

废水，应保证其下游最近灌溉取水点的水质符合此标准；若此标准不能满足当地环境保护需要或农业生产需要，省、自治区、直辖市人民政府可补充此标准中未规定的项目或制定严于该标准的相关项目，作为地方补充标准，并报国务院环境保护行政主管部门和农业行政主管部门备案。

（原福胜）

yīliáo jīgòu shuǐwūrǎnwù páifàng biāozhǔn

# 医疗机构水污染物排放标准

（discharge standard of water pollutants for medical organization）管控医疗机构水污染物排放量及处理指标和要求。由中国环境保护总局和国家质量监督检验检疫总局于 2005 年 7 月 27 日发布，编号 GB 18466-2005。2006 年 1月 1 日实施。该标准规定了医疗机构污水、污水处理站产生的废气、污泥的污染物控制项目及其排放和控制限值、处理工艺和消毒要求、取样与监测和标准的实施与监督。该标准代替《污水综合排放标准》（GB 8978-1996）中有关医疗机构水污染物排放标准部分，并取代《医疗机构污水排放要求》（GB 18466-2001）。

**适用范围**　适用于医疗机构污水、污水处理站产生污泥及废气排放的控制，医疗机构建设项目的环境影响评价、环境保护设施设计、竣工验收及验收后的排放管理。当医疗机构的办公区、非医疗生活区等污水与病区污水合流收集时，其综合污水排放均执行该标准。建有分流污水收集系统的医疗机构，其非病区生活区污水排放应执行《污水综合排放标准》（GB 8978）的相关规定。

**标准要求**　医疗机构污水排放要求：①传染病和结核病医疗机构的污水排放要求，执行标准规定的粪大肠菌群数、肠道致病菌、肠道病毒、结核杆菌、pH、化学需氧量、生化需氧量、悬浮物、氨氮、动植物油、石油类、阴离子表面活性剂、色度、挥发酚、总氰化物、总汞、总镉、总铬、六价铬、总砷、总铅、总银、总α放射性、总β放射性、总余氯等 25 项污染物控制项目及其排放限值。如兽医院及医疗机构污水中粪大肠菌群数为 500MPN/L（每升污水中粪大肠杆菌的最大可能数 most probable number，MPN）；传染病、结核病医院污水中的粪大肠菌群数 100MPN/L；采用氯化消毒的医院污水中总余氯的一、二级标准分别规定为 3～10mg/L（接触时间≥1 小时）和 2～8mg/L（接触时间≥1 小时）；传染病、结核病医院污水中总余氯为 6.5～10mg/L（接触时间≥1.5 小时）。②县级及县级以上或 20 张床位及以上的综合医疗机构和其他医疗机构的污水排放要求，执行标准规定的除结核杆菌一项外的 24 项污染物控制项目及其排放限值。③县级以下或 20张床位以下的综合医疗机构和其他所有医疗机构的污水排放要求，必须经过消毒处理后方可排放。采用含氯消毒剂进行消毒的医疗机构污水，若直接排入地表水体和海域，应进行脱氯处理。

医疗机构污水处理的次生污染问题要求：①污水处理站排出的废气应进行除臭味处理，其周边空气中的氨、硫化氢、臭气、氯气、甲烷的浓度，执行标准规定的标准值。传染病和结核病医疗机构应对污水处理站排出的废气进行消毒处理。②污水处理站的污泥应按危险废物进行处理，污泥清掏前应监测粪大肠菌群数、肠道致病菌、肠道病毒、结核杆菌、蛔虫卵死亡率，要求达到标准规定的不同医疗机构类型的控制值。

污水处理工艺与消毒要求：①污水收集分流制，病区与非病区污水分流，传染病区与非传

病区污水分流。②传染病医疗机构和综合医疗机构的传染病房应设专用化粪池，其容量按最高日排水量设计。③各种特殊排水应单独收集、处理，低放射性废水经衰变池处理，洗相室废液应回收银，口腔科废水应除汞，检验室废水应处理有关化学品，含油废水经隔油池处理。④执行排放标准时，污水处理采用二级处理+消毒工艺或深度处理+消毒工艺，执行预处理标准时，污水处理采用一级处理或一级强化处理+消毒工艺。⑤消毒剂应根据技术经济分析选用二氧化氯、次氯酸钠、液氯、紫外线和臭氧。

该标准还规定了水体污染物、大气污染物、污泥的监测方法，包括采样点、采样频率、监测频率和30项测定方法、5项附录。

（金银龙 王俊起）

shuǐlì-shuǐdiàn gōngchéng huánjìng yǐngxiǎng yīxué píngjià jìshù guīfàn

## 水利水电工程环境影响医学评价技术规范（technical specifications for medical assessment of environmental impact on water conservancy and hydroelectric projects）

水利水电工程建设可行性研究阶段，对拟建工程区域内环境有害因素和人群健康影响调查评价工作所做的技术规定。由中国国家技术监督局和卫生部于1996年1月23日发布，编号GB/T 16124-1995。1996年7月1日实施。该规范规定了水利水电工程环境影响医学评价的原则、对象、内容和方法及其适用范围。主要内容包括下列方面。

现状调查：环境水利医学评价工作区域划分原则；拟建工程影响地区背景资料、人群健康资料收集原则；环境水利医学调查采用的方法；对致病因子、环境条件、易感人群进行识别和综合影响分析。

医学评价：环境水利医学评价指标、常用的评价方法。

影响预测：①疾病预测：预测工程运行后3~5年的疾病谱的变化，疾病输出或输入可能水平及波及范围。②人群健康预测：应用专家预测法、趋势外推法、类比预测法、生态机制或成因分析预测法等，预测水利水电工程对人群健康影响。

对策措施：①严格水利水电工程建设环境医学评价审批。②根据不同疾病类型，拟定对策方案，采取相应的措施。③设立疾病监测机构，根据评价、预测结果，有目的地除害灭病，清理水库区，消除各类传染源、污染源扩散的可能性。④加强水利水电工程施工区、移民安置区的选择、规划和卫生设计工作。⑤加强供水工程的渠道、水源地卫生防护。⑥采取措施防止拟建水库区的传染病输出或输入。

（鲁生业）

huàzhuāngpǐn wèishēng biāozhǔn

## 化妆品卫生标准（hygienic standards for cosmetics）

涵盖了化妆品卫生质量、化妆品安全性评价程序和方法、化妆品产品标识以及化妆品卫生化学及微生物指标的检验方法等，共同构成了衡量和保障化妆品卫生质量的标准体系。①对化妆品的外观和安全性的一般要求。②对原料的要求，即化妆品组分中禁用的物质、化妆品组分中限用的物质、化妆品组分中限用的防腐剂、化妆品组分中限用的防晒剂、化妆品组分中限用的着色剂等。③化妆品产品的要求，包括化妆品微生物指标的要求、化妆品中有毒有害物质限量的规定、化妆品卫生检验标准方法和监督的规定。化妆品卫生标准的制定采用了《欧盟化妆品规程》（Dir. 76/768/EEC，及其附录Ⅱ、Ⅲ、Ⅳ、Ⅵ和Ⅶ），根据中国实际情况增加了在化妆品中禁止使用的中草药成分。化妆品关系人体健康，因而属强制性技术标准，所有化妆品的生产销售和经营必须遵照执行。其发布与实施，标志着中国化妆品的卫生管理正逐步实现法制化。

关于化妆品皮肤损害的诊断与处理的系列标准，有《化妆品皮肤病诊断标准及处理原则总则》（GB 17149.1-1997）、《化妆品接触性皮炎诊断标准及处理原则》（GB 17149.2-1997）、《化妆品痤疮诊断标准及处理原则》（GB 17149.3-1997）、《化妆品毛发损伤诊断标准及处理原则》（GB 17149.4-1997）、《化妆品甲损害诊断标准及处理原则》（GB 17149.5-1997）、《化妆品光感性皮炎诊断标准及处理原则》（GB 17149.6-1997）、《化妆品皮肤色素异常诊断标准》（GB 17149.7-1997）。关于化妆品产品标签、安全评价和检验的有《消费品使用说明化妆品通用标签》（GB 5296.3-2008）、《化妆品安全性评价程序和方法》（GB 7919-1987）、《化妆品卫生化学标准检验方法》（GB/T 7917-1987）、《化妆品微生物标准检验方法》（GB/T 7918-1987）等。

化妆品的卫生监督和管理方面，相关法规和部门规章及技术规范还有：《化妆品卫生监督条例》《化妆品卫生监督条例实施细则》《化妆品卫生规范》《化妆品生产企业卫生规范》。这些国家行政法规和部门规章构成了保障化妆品卫生质量的标准体系，在规范化妆品的生产、经营、销售和使用，以及化妆品健康损害的预防上发挥着重要的作用。

（宋　宏）

Ōuméng Huàzhuāngpǐn Guīchéng

## 欧盟化妆品规程（The Cosmetics Directive of the Council European Communities）

欧盟成员国共同遵守的化妆品卫生标准技术文件。欧洲的化妆品产品一直在世界范围占有较大的市场份额，20世纪70年代，欧洲经济共同体为消除各成员国间因技术标准的不统一而产生的贸易壁垒，促进相互间的自由贸易，1976年7月27日颁布了《欧共体化妆品规程》（76/768/EEC）。1992年随欧洲联盟的建立，该规程更名为《欧盟化妆品规程》（76/768/EEC）。欧盟委员会根据科技的发展，不断对76/768/EEC规程进行技术性修订和修正。修订后的规程在技术上日趋完善，禁用物质的增加和限用物质的变化，反映了欧盟化妆品卫生标准既遵从科学的原则，又具实用性。该规程作为完善的化妆品管理制度的规范性文件，是欧盟成员国对化妆品实行监督管理的主要法律依据和技术标准。

该规程是欧盟成员国之间通过协调产生的，各成员国可根据本国的法规制定具体的实施细则。除欧盟成员国外，一些拉丁美洲国家、亚洲国家和英联邦国家也借鉴了该规程的管理模式。鉴于该规程在世界化妆品贸易中的重要影响，中国的化妆品卫生标准和规范很大程度上引用了这一规程的内容。

该规程规定了化妆品的定义、分类、政府部门的监督检查、化妆品安全性评价要求、产品应达到的卫生要求、标签标识的规定及禁用和限用物质名单等内容。

尽管该规程中并没有将化妆品分为非特殊用途化妆品和特殊用途化妆品，但要求所有化妆品产品在正常使用情况下，不得对人体健康产生危害。该规程明确了化妆品安全的责任，规定制造商必须一定程度上证明和保证其产品的安全性，并向消费者提供充分的产品信息。由于化妆品卫生质量很大程度上取决于化妆品原料的成分，该规程对化妆品产品使用的原料中禁限用物质成分的规定是明确而详尽的。对于限用物质还具体规定了适用的范围、产品中的浓度限制和使用条件等，对限用物质化妆品提出了需要标明警示的要求。可见欧盟的化妆品规程注重在化妆品生产的源头把好卫生质量关，化妆品的管理是以企业自律为主的管理模式。

（宋　宏）

fàngshèxìng fánghù yuánzé

## 放射性防护原则（principles of radioactive protection）

保护人体免受或少受辐射危害的行动准则。放射性的来源分天然放射性和人工放射性两类。生活在地球上的人们经常受到这两类放射性的照射。天然放射性即天然本底辐射是不可避免的，人工放射性的应用产生了放射危害，因而出现放射性防护问题。

**重要性**　放射性对人体的影响主要是随机效应和非随机效应。随机效应属于远期效应，指放射性对机体致癌或遗传效应的发生概率，与照射剂量的大小无关，没有明显阈值，其严重程度与剂量有关，如放射性致癌、放射性诱发各种遗传疾病。非随机效应是机体受到照射后短期内出现的急性效应，以及经过一定时间后出现的发育功能低下、白内障和造血功能障碍等。其严重程度随

照射剂量而变化，存在着明确的剂量阈值，效应随着受照射剂量的增加，越来越多的细胞被杀死。国际放射防护委员会（International Commission on Radiological Protection，ICRP）第60号出版物把非随机性效应改称为确定性效应。

外照射：各种射线穿透能力不同，其危害性 γ 线>β 线>α 线受照射部位不同，受害程度也不同，对某种放射性同位素蓄积率高的组织或器官，其受害也严重，如$^{32}$P对骨髓系统危害较大，$^{125}$I和$^{131}$I主要危害甲状腺等。内照射：射线对机体作用可产生电离作用，其大小，决定了放射性物质造成内照射的危害性，α 线>β 线>γ 线。放射防护的必要性在于保护操作者本人免受辐射损伤，防止不必要的射线照射，保护周围人群的健康和安全。

**原则**　放射性防护的目的就在于防止有害的确定性效应，并限制随机性效应的发生率，使其达到认为可以接受的水平。ICRP 1977年第26号出版物中提出防护的基本原则是实践的正当化、放射防护的最优化和个人剂量限值，这三项原则构成的剂量限值体系。

实践的正当化：在进行任何放射性工作时，都应当进行代价和利益分析，要求任何放射性实践，对人群和环境可能产生的危害比起个人和社会从中获得的利益应当是很小的，即效益明显大于付出的全部代价时，所进行的放射性工作就是正当的，是值得进行的。

放射防护的最优化：使放射性和照射量在可以合理达到的尽可能低的水平，避免一些不必要的照射，要求对放射实践选择防护水平时，必须在由放射实践带来的利益与所付出的健康损害的

代价之间权衡利弊，以期用最小的代价获取最大的净利益。放射防护的最优化在于促进社会公众集体安全的卫生保健，它是剂量限值体系的一项重要的原则。

个人剂量限值：在放射实践中，不发生过高的个体照射量，保证任何人的危险度不超过某一数值，即必须保证个人所受的放射性剂量不超过规定的相应限值。ICRP 规定的工作人员全身均匀照射的年剂量当量限值为 50mSv。居民的年剂量当量值为 1mSv。中国放射卫生防护基本标准中，对工作人员的年剂量当量限值，采用了 ICRP 推荐规定的限值，为防止随机效应，规定放射性工作人员受到均匀照射时的年剂量当量不应超过 50mSv。公众每人每年全身受照射的年剂量当量限值不应高 1mSv。这些限值不包括天然本底照射和医疗照射。

个人剂量限值是强制性的，必须严格遵守。各国民政部门规定的个人剂量限值是不可接受的剂量的下限，而不是可以允许接受的剂量上限。即使个人所受剂量没有超过规定的相应剂量当量限值，仍然必须按照最优化原则考虑是否要进一步降低剂量。规定的个人剂量限值不能作为达到满意防护的标准或设计指标，只能作为以最优化原则控制照射的一种约束条件而已。

（鲁生业）

fàngshèxìng wèishēng biāozhǔn

# 放射性卫生标准（radioactive health standards）

根据人体健康要求针对生产、生活环境中放射性因素制定的卫生学容许限值。中国电离辐射防护基本标准是，在遵循电离辐射卫生防护三原则的基础上，总结现有的相关科研成果和管理经验，针对各种各样

放射性物质对人体可能造成的危险，为有效地保护人民安全与健康而确定的统一电离辐射防护指导准则。在电离辐射防护基本标准准则的指引下，具体针对各行各业的放射性实践派生了一系列次级专项电离辐射防护标准，为各领域实践工作的安全提供技术保障。截至 2003 年 6 月，中国已发布电离辐射卫生标准共 76 项，其中国家职业卫生标准 43 项，国家标准 23 项，行业标准 7 项，另有 3 项是和其他部门联合起草的国家标准。

2002 年 10 月，中国国家质量监督检验检疫总局发布了第四代放射防护基本标准《电离辐射防护与辐射源安全基本标准》（GB 18871-2002），2003 年 4 月 1 日实施。它以国际放射防护委员会（ICRP）第 60 号出版物为主要依据，并从中国实际出发，等效采用最新的《国际电离辐射防护与辐射源安全基本标准》（IBSS），其覆盖面广，内容丰富，全部技术内容均为强制性。该标准中的具体要求包括职业照射控制、医疗照射控制、公众照射控制、潜在照射控制、应急照射控制和持续照射控制。该标准明确了一些天然照射的控制要求，突出强调医疗照射的防护。

**天然辐射控制**　关于天然辐射，中国已有许多工作的积累，并且已制定出一些次级专项标准，例如，《地下建筑氡及其子体控制标准》（GBZ 116-2002），《地热水应用中放射性卫生防护标准》（GBZ 124-2002）。新基本标准，对涉及天然放射源的实践所产生的流出物的排放或放射性废物的处置所引起的公众照射；对一定条件工作场所的氡引起的工作人员职业照射；对喷气飞机高空飞

行中机上人员所受宇宙射线照射以及有关实践的其他天然辐射均列在适用范围之内。对于任何本质上不能通过实施基本标准加以控制的情况，例如，人体内的钾-40（$^{40}$K），到达地球表面的宇宙射线所引起的照射，新基本标准均将其列在适用范围之外。

**医疗照射控制**　新基本标准首次确立了放射诊断和核医学诊断的医疗照射指导水平，把医疗照射的剂量约束概念具体化。实施医疗照射的过程中除了患者受到医疗照射外，有可能造成医学放射工作人员的职业照射，还有可能发生探视慰问人员等的公众照射，例如，新基本标准规定接受碘-131（$^{131}$I）治疗的患者，体内放射性活度降至 400mBq 以下方可出院。中国新基本标准这方面的规定比 IBSS 区分得更加明晰。

**公众照射控制**　与实践有关的公众中，关键人群所受到平均照射剂量估计值不应超过下述限值（表1）。

**表1　公众照射剂量限值**

| 项目 | 平均剂量限值（mSv） |
| --- | --- |
| 年有效剂量 | 1 |
| 眼晶体的年当量剂量 | 15 |
| 皮肤的年当量剂量 | 50 |

特殊情况下，如果连续 5 年的各年平均剂量不超过 1mSv，则某单一年份的有效剂量可提高到 5mSv；在患者诊断或治疗期间，慰问者所受的照射不超过 5mSv；探视食入放射性物质患者儿童所受的剂量应在 1mSv 以下。

**职业照射控制**　任何工作人员的职业照射水平不应超过下述

限值（表2）。

**表2 职业照射剂量控制**

| 项目 | 平均剂量限值（mSv） |
| --- | --- |
| 连续5年有效剂量 | 20 |
| 任一年有效剂量 | 50 |
| 眼晶状体的年当量剂量 | 150 |
| 四肢（手和足）或皮肤的年当量剂量 | 500 |

年龄16~18岁接受涉及辐射照射就业培训的徒工和年龄16~18岁在学习过程中需要使用放射源的学生，其职业照射不超过下述限值（表3）。

**表3 16~18岁有关人员职业照射剂量控制**

| 项目 | 平均剂量限值（mSv） |
| --- | --- |
| 年有效剂量 | 6 |
| 眼晶体的年当量剂量 | 50 |
| 四肢（手和足）或皮肤的年当量剂量 | 150 |

特殊情况，依照审管部门的规定剂量平均期破例延长到10个连续年；并且在此期间内任何工作人员所接受的年平均有效剂量不应超过20mSv，任何单一年份不应超过50mSv；此外当任何一个工作人员自此延长平均期开始以来所接受的剂量累计达到100mSv时，应对这种情况进行审查；剂量限值的临时变更应遵循主管部门的规定，但任何一年内不得超过50mSv，临时变更的期限不得超过5年。

**放射性氡的控制** 在大多数情况下，放射性氡（Rn），对于已建住宅持续照射干预的优化行动水平在年平均活度浓度为200Bq$^{222}$Rn/m$^3$；待建住宅氡持续照射干预的优化行动水平在年平均活度为400Bq$^{222}$Rn/m$^3$。

工作场所中氡持续照射情况下，达到500Bq$^{222}$Rn/m$^3$时宜考虑采取补救行动。

（鲁生业）

wèishēng fánghù jùlí biāozhǔn

**卫生防护距离标准**（health protection zone standards） 对产生有害因素的工业企业与居住区之间距离的规定。中国颁布的《工业企业设计卫生标准》（GBZ 1-2010）中，工业企业卫生防护距离标准已广泛应用在国家建设项目选址、环境评价、卫生学评价等领域，为保障人民身体健康、促进国民经济可持续发展起到了积极作用。自1980年起，由中国预防医学科学院环境卫生与卫生工程研究所负责，组织了有关协作单位着手研究制订工业企业卫生防护距离标准。根据工业企业产生有害因素的严重程度，依照先重点后一般、先大型后中小的原则，采用现场调研实测、流行病学资料分析、类比引用的方法，陆续研究制定各类工业企业卫生防护距离标准，一共颁布了31项卫生防护距离标准。1989年颁布了第一批标准共13项（GB 11654~11666），2000年颁布了第二批标准共16项（GB 18068~18083），1987年和1998年各颁布1项。2008年对以前颁布的卫生防护距离标准按照国民经济分类进行了重新修订。截至2015年底已经颁布了24项。

**制定方法** 卫生防护距离标准制定的技术路线包括相关资料收集、污染源分析、预测达标距离、可行性评价。卫生防护距离的估算根据《制定地方大气污染物排放标准的技术方法》（GB/T 13201-91）中推荐的方法进行，计算公式如下：

$$\frac{Q_c}{c_m} = \frac{1}{A}(BL^C + 0.25r^2)^{0.50}L^D$$

式中，$Q_c$为工业企业有害气体无组织排放量可以达到的控制水平，kg/h；$c_m$为标准浓度限值，mg/m$^3$；$L$为工业企业所需卫生防护距离，m；$r$为有害气体无组织排放源所在生产单元的等效半径，m；根据该生产单元占地面积$S$（m$^2$）计算，$r = \sqrt{\frac{S}{\pi}}$；$A$、$B$、$C$、$D$为卫生防护距离计算系数，无因次，根据工业企业所在地区近五年平均风速及大气污染源构成类别从GB/T 13201-91查取。

中国颁布的卫生防护距离标准主要是针对工业企业排放的气态化学污染物、可吸入颗粒物、恶臭污染物和物理因素污染对人体健康影响制定的。

**卫生防护距离** 工业企业中产生有害因素的部门（生产车间或作业场所）的边界至敏感区边界的最小距离。工业企业排放到空气中的污染物主要通过两种方式对居民区人群产生健康影响。①污染物通过烟囱排放：这是主要排放方式，约占污染物排放的95%。这部分污染物可以通过二次燃烧、吸附、过滤等不同方法净化处理后（净化效率>99%）排放，特别是这部分净化后的烟气通过烟囱排入高空，直接对工业企业周边居民区人群健康影响很小。②污染物无组织排放：约占总排放烟气的5%。无组织排放源于设备、管道安置不合理和工艺设计不合理、管理水平低下引起的泄漏。这两种排放相比较，特别是无组织排放难控制和难净化，危害邻近居民健康，设定距离绝对必要。

**气态化学污染物类卫生防护距离标准** 是工业企业在产品生产过程中排放气态化学污染物部门（生产车间或作业场所）的边界至敏感区边界的最小距离。气态化学污染物包括气体和蒸汽，气体是某些物质在常温、常压下所形成的气态形式，蒸汽是某些固态或液态物质受热后引起固体升华或液体挥发而形成的气态物质。蒸汽遇冷，仍能逐渐恢复原有的固体或液体状态。根据工业企业排放气态化学污染物对人体健康影响的程度，共颁布了21项气态化学污染物类卫生防护距离标准。

《造纸及纸制品业卫生防护距离第1部分：纸浆制造业》（GB 11654.1-2012）：按国民经济行业分类，硫酸盐造纸厂属于造纸业。造纸生产过程中无组织排放的主要气态化学污染物为硫化氢、甲硫醇、二甲硫醇、二甲二硫醚等刺激性气体，其卫生防护距离按不同风速设定为500～900m。

《石油加工业卫生防护距离》（GB 8195-2011）：按国民经济行业分类，炼油厂属于石油加工业。炼油生产过程中无组织排放的主要气态化学污染物为二氧化硫、硫化氢、氮氧化物、颗粒物、一氧化碳、氨、非甲烷总烃、酚等，其卫生防护距离根据不同生产能力、不同风速设定为700～1200m。

《炼焦业卫生防护距离》（GB 11661-2012）：按国民经济行业分类，焦化厂属于炼焦、煤气及煤制品业。焦化厂在生产过程中，无组织排放的主要气态化学污染物为一氧化碳和硫化氢，其卫生防护的距离根据不同风速设定为700～1200m。

《基础化学原料制造业卫生防护距离 第3部分：硫酸制造业》（GB 18071.3-2012）：按国民经济行业分类，硫酸厂属于化学工业类。硫酸生产过程中无组织排放的主要气态化学污染物为二氧化硫，其卫生防护距离根据不同风速设定为200～500m。

《基础化学原料制造业卫生防护距离 第1部分：烧碱制造业》（GB 18071.1-2012）：按国民经济行业分类，烧碱制造业属于化学工业类。烧碱在生产过程中，无组织排放的主要气态化学污染物为氯气，其卫生防护的距离根据不同生产规模、不同风速设定为600～1200m。

《基础化学原料制造业卫生防护距离 第6部分：硫化碱制造业》（GB 18071.6-2012）：按国民经济行业分类，硫化碱厂属于化学工业类。硫化碱生产过程中无组织排放的主要气态化学污染物为硫化氢和二氧化硫，其卫生防护距离根据不同生产规模、不同风速设定为800～1200m。

《基础化学原料制造业卫生防护距离 第7部分：黄磷制造业》（GB 18071.7-2012）：按国民经济行业分类，黄磷厂属于化学工业类。黄磷生产过程中无组织排放的主要气态化学污染物为五氧化二磷，其卫生防护距离根据不同生产规模、不同风速设定为700～1200m。

《肥料制造业卫生防护距离 第1部分：氮肥制造业》（GB 11666.1-2012）：按国民经济行业分类，氮肥厂属于化学工业类。氮肥生产过程中无组织排放的主要气态化学污染物为氨，其卫生防护距离根据不同生产规模、不同风速设定为500～1200m。

《钙镁磷肥厂卫生防护距离标准》（GB 11664-89）：按国民经济行业分类，钙镁磷肥厂属于化学工业类。钙镁磷肥生产过程中无组织排放的主要气态化学污染物为氟，其卫生防护距离根据不同风速设定为600～900m。

《肥料制造业卫生防护距离 第2部分：磷肥制造业》（GB 11666.2-2012）：按国民经济行业分类，磷肥属于化学工业类。磷肥生产过程中无组织排放的主要气态化学污染物为氟，其卫生防护距离根据不同风速设定为400～800m。

《油漆厂卫生防护距离标准》（GB 18070-2000）：按国民经济行业分类，油漆厂属于化学工业类。油漆生产过程中无组织排放的主要气态化学污染物为苯系物，其卫生防护距离根据不同风速设定为500～700m。

《合成材料制造业卫生防护距离 第6部分：氯丁橡胶制造业》（GB 11655.6-2012）：按国民经济行业分类，氯丁橡胶属于化学工业类。氯丁橡胶生产过程中无组织排放的主要气态化学污染物为氯丁二烯，其卫生防护距离根据不同风速设定为1400～1800m。

《合成材料制造业卫生防护距离 第1部分：聚氯乙烯制造业》（GB 11655.1-2012）：按国民经济行业分类，聚氯乙烯厂属于化学工业类。聚氯乙烯生产过程中无组织排放的主要气态化学污染物为氯乙烯单体，其卫生防护距离根据不同生产规模、不同风速设定为700～1200m。

《塑料厂卫生防护距离标准》（GB 18072-2000）：按国民经济行业分类，塑料厂属于塑料制品业。塑料生产过程中，无组织排放的主要气态化学污染物为铅，其卫生防护的距离只规定了在小于1000吨/年生产规模为100m。

《非金属矿物制品业卫生防护距离 第4部分：石墨碳素制品业》（GB 18068.4-2012）：按国民经济行业分类，炭素厂属于石墨及碳素制品业。炭素生产过程中无组织排放的主要气态化学污染物为苯并[a]芘，其卫生防护距离根据不同生产规模、不同风速设定为600~1000m。

《炼铁厂卫生防护距离标准》（GB 11660-89）：按国民经济行业分类，炼铁厂属于黑色金属冶炼业。炼铁生产过程中无组织排放的主要气态化学污染物为一氧化碳，其卫生防护距离根据不同风速设定为1000~1400m。

《烧结厂卫生防护距离标准》（GB 11662-89）：按国民经济行业分类，烧结厂属于黑色金属冶炼业。烧结生产过程中无组织排放的主要气态化学污染物为二氧化硫，其卫生防护距离根据不同风速设定为400~600m。

《铜冶炼厂（密闭鼓风炉型）卫生防护距离标准》（GB 11657-89）：按国民经济行业分类，铜冶炼厂属于有色金属冶炼业。铜冶炼生产过程中其无组织排放的主要气态化学污染物为二氧化硫，其卫生防护距离根据不同风速设定为600~1000m。

《交通运输设备制造业卫生防护距离 第1部分：汽车制造业》（GB 18075.1-2012）：按国民经济行业分类，汽车制造厂属于交通运输设备制造业。汽车在制造生产过程中，无组织排放的主要气态化学污染物为苯系物，其卫生防护距离根据不同风速设定为100~500m。

《内燃机厂卫生防护距离标准》（GB 18074-2000）：按国民经济行业分类，内燃机厂属于交通运输设备制造业。内燃机制造生产过程中无组织排放的主要气态化学污染物为苯系物，其卫生防护距离根据不同风速设定为200~400m。

《铅蓄电池厂卫生防护距离标准》（GB 11659-89）：按国民经济行业分类，蓄电池厂属于电工器材制造业。铅蓄电池生产过程中无组织排放的主要气态化学污染物为铅烟，其卫生防护距离根据不同生产规模、不同风速设定为300~800m。

**颗粒物污染物类卫生防护距离标准**　工业企业在产品生产过程中排放颗粒物的部门（生产车间或作业场所）的边界至敏感区边界的最小距离。颗粒物是指能悬浮在空气中的、空气动力学当量直径≤100μm的烟尘、工业粉尘、烟雾、雾滴等颗粒物，虽然本身的毒性并不很大，但作为空气中有害气体的承载体，它对人体的危害作用不容忽视。根据工业企业排放颗粒物污染物对人体健康影响的程度，共颁布了3项颗粒物污染物类卫生防护距离标准。

《非金属矿物制品业卫生防护距离 第1部分：水泥制造业》（GB 18068.1-2012）：按国民经济行业分类，水泥厂属于非金属矿物制品业。水泥生产过程中无组织排放的主要颗粒物污染物为工业粉尘，其卫生防护距离根据不同生产规模、不同风速设定为200~500m。

《非金属矿物制品业卫生防护距离 第2部分：石灰制造业》（GB 18068.2-2012）：按国民经济行业分类，石灰厂属于非金属矿物制品业。石灰生产过程中无组织排放的主要颗粒物污染物为工业粉尘，其卫生防护距离根据不同风速设定为200~500m。

《非金属矿物制品业卫生防护

距离 第3部分：石棉制品业》（GB 18068.3-2012）：按国民经济行业分类，石棉制品厂属于非金属矿物制品业。石棉制品在生产过程中，无组织排放的主要颗粒物污染物为工业粉尘，其卫生防护的距离根据不同风速设定为200~500m。

**恶臭污染物类卫生防护距离标准**　工业企业在产品生产过程中排放恶臭污染物的部门（生产车间或作业场所）的边界至敏感区边界的最小距离。恶臭污染物指所有刺激人体嗅觉器官、引起不愉快以及损坏生活环境的气体物质。常见的恶臭污染物有氨、三甲胺、硫化氢、甲硫醇、甲硫醚、二甲二硫、二硫化碳和苯乙烯等，皮革加工、肉类加工、缫丝加工等工业生产部门会产生恶臭，高浓度的恶臭污染物对人体健康有直接危害。根据工业企业排放恶臭污染物对人体健康影响的程度，共颁布了4项恶臭污染物类卫生防护距离标准。

《农副食品加工业卫生防护距离 第1部分：屠宰及肉类加工业》（GB 18078.1-2012）：按国民经济行业分类，肉类联合加工属于农副食品加工业。肉类联合加工生产过程中无组织排放的主要污染物为臭味，其卫生防护距离根据不同生产规模、不同风速设定为200~700m。

《纺织业卫生防护距离 第1部分：棉、化纤纺织及印染精加工业》（GB 18080.1-2012）：按国民经济行业分类，棉、化纤纺织及印染精加工属于纺织业。其中缫丝生产过程中无组织排放的主要污染物为臭味，其卫生防护距离根据不同生产规模、不同风速设定为50~100m。

《火葬场卫生防护距离标准》

（GB 18081-2000）：按国民经济行业分类，火葬场属于殡葬服务业。在殡葬服务的尸体焚烧过程中无组织排放的主要污染物为臭味，其卫生防护距离根据不同焚尸量、不同风速设定为 300~700m。

《皮革、毛皮及其制品业卫生防护距离 第 1 部分：皮革鞣制加工业》（GB 18082.1-2012）：按国民经济行业分类，制革厂属于皮革制品业。制革过程中无组织排放的主要污染物为臭味，其卫生防护距离根据不同生产规模、不同风速设定为 300~600m。

**物理因素污染类卫生防护距离标准** 工业企业在产品生产过程中排放放射性辐射、电磁辐射、噪声、光的部门（生产车间或作业场所）的边界至敏感区边界的最小距离。根据工业企业排放物理因素污染对人体健康影响的程度，仅颁布了 1 项物理因素污染类卫生防护距离标准。

《以噪声污染为主的工业企业卫生防护距离标准》（GB 18083-2000）：该标准涉及国民经济的纺织、印刷、制钉、机械加工、木器制造、型煤加工、面粉厂、轧钢、锻造、汽车及拖拉机制造、钢丝制造等行业分类。该标准不适用于以气态化学污染物类、颗粒物污染物类、恶臭污染物类为主的工业企业。以噪声污染为主的工业企业卫生防护距离根据不同企业、不同声源强度设定为 50~300m。

（金银龙　洪燕峰）

huánjìng géwūrǎn jiànkāng wēihàiqū pàndìng biāozhǔn

# 环境镉污染健康危害区判定标准（discriminant standard for health hazard area caused by environmental cadmium pollution）

规定了环境镉污染健康危害区的判定原则、观察对象、健康危害指标及其联合反应率的判定值。由中国国家技术监督局和卫生部 1998 年 1 月 21 日发布，编号 GB/T 17221-1998。1998 年 10 月 1 日起实施。联合反应率指数项健康危害指标均达到判定值而且同时出现在同一受检者的例数与受检总人数之百分比。判定标准指从环境医学观点判定环境某污染因子是否已构成当地定居人群某种健康危害的准则。

**判定原则** 根据镉污染区现场的环境医学调查资料，以当地接触镉的定居人群镉负荷量增加为先决条件。排除职业性镉接触，结合靶器官肾脏重吸收功能和肾小管细胞损害的健康危害指标及其达到判定值的联合反应率水平，做出该污染区镉是否已构成当地人群慢性镉危害早期的判定。

**适用范围** 适用于环境受到含镉工业废弃物污染并以食物链为主要接触途径而可能导致镉对当地一定数量的定居人群产生靶器官肾慢性损害的污染危害区。

地区：有明显的工业镉污染源和环境长期受到含镉工业废弃物的污染，当地饮用水、灌溉水和自产粮食、蔬菜等食品含镉量或单项或多项超过 GB 5749、GB 5084、GB 15201 所规定的含镉限量的地区。

人群：①接触状态，有一个长期接触的过程，时间的长短视环境镉污染的轻重程度和单位时间内的接触量而定。生活在环境镉污染区内的观察人群必须是长期居住在污染区并食用当地自产的粮食、蔬菜等主要食品的非流动居民。②接触量，当地居民平均每日镉摄入量达到 300μg。镉摄入量的计算，通过空气、饮用水和主、副食含镉量的测定以及主、副食消费量的调查取得。必须按吸入空气 $15m^3/d$、饮水 $2L/d$、主食和副食不同品种的各自实际消费量比例计算其加权摄入量。镉摄入量的膳食调查抽样应不少于 50 户，必须采用称重法。③人群抽样，年龄 25~54 岁的长期定居居民，划分为 25~34、35~44、45~54 岁三个年龄组，每组随机抽样人数相等，男女性别各半作为观察人群。为减少抽样的误差，每年龄性别组抽样不少于 70 名。抽样总人数不少于420名。

**判定标准** 见表。①个体健康危害：三项健康危害指标同时达到判定值的受检者，应确认为镉污染所致慢性早期健康危害的个体，并列为追踪观察对象。②群体健康危害：三项健康危害指标同时达到判定值的一群受检者例数占受检总人数的联合反应率达到判定值的，应确认该污染区镉已构成对当地定居人群的慢性早期健康危害。

**表 健康危害指标及其联合反应率的判定值**

| 项目 | 判定值 |
| --- | --- |
| 健康危害指标 | |
| 尿镉（μg/g 肌酐） | 15 |
| 尿 $\beta_2$-微球蛋白（μg/g 肌酐） | 1000 |
| 尿 NAG 酶（U/g 肌酐） | 17 |
| 联合反应率（%） | 10 |

（徐兆发）

huánjìng shēnwūrǎn zhì jūmín mànxìng shēnzhòngdú bìngqū pàndìng biāozhǔn

# 环境砷污染致居民慢性砷中毒病区判定标准（standard for identification of area of chronic arsenic poisoning caused by environmental arsenic pollution）

中国实施的判定工业砷污染所致居

民慢性中毒病区的标准。由卫生部于 1999 年 12 月 9 日发布，编号 WS/T 183-1999。2000 年 5 月 1 日实施。包括判定方法、个体病例的诊断和慢性砷中毒病区的判定。

环境污染性慢性砷中毒是因工业砷污染，而非职业性的或地球化学性的砷污染，引起的居民长期接触砷，并在机体内蓄积，导致机体发生以皮肤病变为特征的全身性病理改变。主要表现为皮肤色素异常、皮肤过度角化、多发性神经炎、心血管病变及末梢循环障碍，严重者可发生肢端坏疽，还可引发皮肤癌和各种内脏的癌变。砷是中国最常见的污染物之一，随着工农业的发展，砷化合物的生产发展和广泛利用，导致砷对环境的污染日趋严重，一些厂矿砷污染已经影响了居民的健康。为了贯彻《中华人民共和国环境保护法》，保护人民健康，控制环境污染，特制定了此标准。

**适用范围**　适用于环境受到工业砷污染导致居民发生慢性砷中毒的地区。

**判定方法**　①确定调查地区和人群：根据距污染源的远近，确定 3~4 个污染区和无污染的对照区。在每个调查区选择 10 岁以上长期在当地定居、无职业砷接触历史的居民至少 100 人，男女各半。对照区除了无污染以外。在社会、经济、地理等方面应与污染区一致。②环境砷污染的测量：在每个调查区采集足够数量的环境样品，包括空气、饮用水、食品、土壤等，按标准方法（GB 5750.1~5750.13-2006）测定其砷含量，与卫生标准作比较，并分析其分布特点，以便确定污染范围。③人群生物材料中砷的测量：

该标准规定以头发砷含量作为机体砷蓄积的指标。在每个调查区的目标人群采集头发样品，按标准方法测定其砷含量，并分析其在人群、时间、地区上的分布。④人群健康的测量：在每个调查区的目标人群进行以皮肤为重点的全身体格检查，根据该标准之"个体病例的诊断"，做出慢性砷中毒的诊断，并计算其患病率，分析其在人群、时间、地区上的分布。

**判定标准**　①个体病例的诊断：主要根据如下，a. 长期在砷污染地区生活居住，并且应排除职业性和地球化学性砷暴露。b. 必须至少有一项典型的砷性皮肤病变，即躯干、四肢皮肤色素异常（色素沉着或/和脱失）掌、跖部皮肤过度角化和（或）鸡眼状角化。c. 辅助诊断，多发性神经炎；鼻中隔穿孔；皮肤癌或内脏癌；头发砷含量超过对照区头发砷含量均值±2 倍标准差。②慢性砷中毒病区的判定：a. 该地环境中（空气、饮用水、食品、土壤等）单项或多项砷含量超过卫生标准，并能确定有排放砷的工业污染源，或曾有排放砷的工业污染源。b. 当地定居人群头发砷含量均值超过对照人群头发砷含量均值+2 倍标准差。c. 当地定居人群中有典型慢性砷中毒病例，患病率为 5%~10% 时定为轻病区，10%~30% 为中病区，>30% 为重病区。

**实施与管理**　慢性砷中毒病例的诊断应由县级及县级以上卫生防疫站的卫生医师和县级及县级以上医院的临床医师组成的诊断小组根据该标准进行。省（市）卫生行政部门或卫生部聘请卫生专家、临床专家和环境保护专家组成专门委员会，根据该标准，

对砷污染致居民慢性砷中毒病区进行研究判定。

（徐兆发）

huánjìng zhìliàng píngjià

**环境质量评价**（assessment of environment quality）　按一定标准和方法对某区域范围内环境要素优劣程度进行客观的定性和定量调查分析、描述、评价和预测。包括环境评价因子的确定、环境监测、评价标准、评价方法、环境识别。评价的正确性体现在这些环节中的科学性和客观性。环境质量是指在某个特定环境内的环境总体或环境某些要素对人群生存和繁衍及社会经济发展的适宜程度，是为反映人类具体要求而形成的对环境评定的一种概念，其优劣根据人类的某种具体要求而定。环境质量是存在于大气、水、土壤等环境介质中的感官性状、物理、化学及生物学的质量，用环境要素中物质的含量表征，既是环境的总体质量，也是体现在各环境要素中的质量。

**目的**　掌握和比较环境质量状况及其变化趋势；寻找污染治理重点；为环境综合整治和城市规划及环境规划提供依据；研究环境质量与人群健康的关系；预测和评价拟建的工业或其他建设项目对周围环境可能产生的影响。

**类型**　①按评价因素，分为单要素环境质量评价和综合环境质量评价。前者反映大气、水、土壤等各单项环境因素的质量，如大气质量评价、水环境质量评价、土壤环境质量评价和噪声质量评价等；后者反映综合若干环境因素构成的质量。对单项环境因素进行的质量评价，用多个指标（或污染物参数）表达其质量。评价单项环境因素的质量时，常考虑几个污染物的综合影响。例

如，水质综合评价，常考虑水体中同时存在的化学需氧量、生化需氧量、溶解氧等数种污染物浓度的综合影响。将若干个环境要素综合评价就形成对该地区的"总环境质量"的综合环境质量评价。②按评价时间，分为回顾性评价、环境质量现状评价和环境影响评价。回顾性评价是对评价区域内过去某阶段环境质量变化的评价，并预测其发展趋势；环境质量现状评价是对现时环境质量的评价，为当前的环境决策提供依据；环境影响评价是对拟议中的建设和工程项目等活动可能对环境产生的影响进行评价，体现了对源头污染的早期预防。③按评价区域，分为局地的、区域的、流域的及全球环境质量评价等。既可是地理区域的评价如水系、城市区域、风景旅游区、居住生活区、农田生态、海域、工农业生产等环境质量评价，也可是行政区域的环境质量评价，如上海市环境质量评价。

环境质量评价的内容取决于评价种类和目的，一般应包括对污染源、环境质量和环境效应三部分的评价，并在此基础上做出环境质量综合评价，提出环境污染综合防治方案。例如，水系环境质量评价，需要评价水体的污染来源、水体的环境质量包括水质、底质和水生生物等的质量、水质污染对生态系统以及居民健康的影响并提出水污染防治的综合方案。

(宋伟民)

huánjìng zhìliàng píngjià fāngfǎ

# 环境质量评价方法（method for environment quality assessment）

选择一定数量的评价参数，在环境监测和调查的基础上对监测资料进行统计分析，按一定标准进行评价或在综合加权的基础上转换成环境污染指数进行评价。评价方法需具备：①监测数据，是环境质量评价的基础。要取得准确、足够而有代表性的监测数据，必须通过周密的计划和布点对环境要素中有代表性的监测指标进行监测。②评价参数，即监测指标，是环境质量评价中不可或缺的一部分。环境要素由监测指标来反映。在环境质量综合评价方法中应该根据评价目的选择最常见、有代表性、常规监测的污染物作为评价参数，除考虑评价参数的代表性、全面性外，也要考虑监测技术、工作量及费用等问题。除了常规监测指标外，可针对评价区域的污染源和污染物的排放实际情况，增加某些评价参数。还要考虑评价参数的可比性，如不同时间、不同地点所选用的评价参数和监测技术应该尽量一致。③评价标准，是评判环境质量优劣程度的依据，也是评价环境质量对健康影响的依据。通常采用环境卫生标准或环境质量标准。④评价权重，各评价参数或评价的环境要素对健康影响程度、对环境质量的影响程度以及对社会产生的反应均不相同，在评价中需要对各评价参数或环境要素给予不同的权重以体现其在环境质量中的重要性。可用评价标准的倒数、权重系数等加权方法，权重大小还可以根据公众意见或专家建议等。⑤评价模型，分为指数模型、分级模型等。指数模型可以是对某一环境因子的监测指标计算得到，也可由多个环境因子的监测指标综合算出。环境质量的分级模型是对观察和分析所得到的定量的数值综合归类，明确其所赋予的环境质量等级，以此反映该环境的健康效应或生态效应。

常用的评价方法有数理统计法、环境质量指数法、模糊综合评判法、灰色聚类法、密切值法等。其中最经典、最常用的是数理统计法和环境质量指数法。

**数理统计法** 环境质量评价的最基本方法。通过其对原始监测数据的整理分析，获得环境质量的空间分布及其变化趋势，统计值可作为其他评价方法的基础资料，其作用是不可取代的。对环境监测数据进行统计分析，求出有代表性的统计值，然后对照环境卫生标准或环境质量标准，做出环境质量评价。统计值可反映各污染物的平均水平及其离散程度、超标倍数和频率、浓度时空变化等。

平均值表示一组监测数据的平均水平，是常用的统计值之一。监测数据呈正态分布用算术均数较合理；监测数据呈对数正态分布宜用几何均数；监测数据呈偏态分布则宜用中位数。还可计算算术标准差或几何标准差、各百分位数及监测浓度超过卫生标准的频率（超标样品百分率）等统计指标。监测数据经统计整理后可绘制监测浓度频数分布直方图，各季、各月或一天中各小时浓度变化曲线，各城市（或各监测点）各时期（年、季、月、日）的监测数据统计值的比较等图。

**环境质量指数法** 将大量监测数据经统计处理求得其代表值，以环境卫生标准或环境质量标准为评价标准，把它们代入专门设计的计算式，换算成定量和客观地评价环境质量的无量纲数值，这种数量指标即环境污染指数又叫环境质量指数。设计原则：指数应与待评价的对象（因素）相关，是可比的，可加和的，而且是直观易懂的。环境污染指数的计算，有比值法和评分法两种。从比值法和评分法得到的若干个分指数可以构成一个综合质量指数，常用的构成方法有简单叠加、算术均数和加权平均等方法。

**模糊综合评判法** 在环境质量评价应用比较广泛。基本思路：首先确定评价因素集 $X = \{x_1, x_2, x_3, \ldots x_m\}$ 和评价集 $U = \{u_1, u_2, u_3, \ldots u_n\}$。$r_{ij}$ 表示 $x_i$ 在抉择 $u_j$ 上的可能性程度，在此基础上建立 $m \times n$ 阶的模糊关系矩阵 $R(r_{ij})$。考虑 X 中各因素的地位未必平等，故应根据各因素重要性分配相应的权重，从而建立权重集 A。按式 $B = A \times R$ 进行模糊复合运算，即模糊变换。得到的 B 为各因素的模糊综合决策，即决策集上各种决策的可能性系数，最后根据隶属原则或择近原则进行抉择或评判。隶属原则适合于直接方法的模式识别，即模型是模糊的，但被识别的对象本身是确定的，只要比较它在比较 n 个子集上的隶属度，大的即为所求答案。择近原则适合于间接方法进行模式识别，即模型是模糊的，被识别的对象也是模糊的，要考虑的是模糊集与另一模糊集的贴近关系，取贴近度最大者。按评判标准给予一定评分值经换算就可以进行排序。

模糊复合运算求 B（A. B）一般有两种方法。一是采用先取小（∧）、后取大（∨）的合成运算，二是采用矩阵乘法复合。前者有时损失信息，还要进行归一化处理，后者能充分利用信息并减少归一化处理过程，使计算结果更为精确。

**密切值法** 一种简捷有效的多目标决策优选法，广泛应用于社会、经济及管理等学科，环境质量评价也有应用。基本原理：先找出关于评价方案的最优点及最劣点位置，通过找出各测定点距最优点及最劣点的距离来排列各监测点的环境质量优劣次序。

设某一环境质量评价方案有 n 个评价指标（监测指标），$G_1$、$G_2 \cdots G_n$。有 m 个评价单元（监测点）$A_1$、$A_2 \cdots A_m$。评价单元 $A_i$（$i = 1, 2, \cdots, m$）所对应的评价指标 $G_j$（$j = 1, 2, \cdots n$）下的监测值为 $a_{ji}$。由 $a_{ij}$ 组成的矩阵，称为评价单元 $A_1$、$A_2 \cdots A_m$ 关于评价指标 $G_1$、$G_2 \cdots G_n$ 的指标矩阵。评价单元 $A_i$ 可看作欧氏空间的一个策略点。把 $A^+$ 称为评价单元 $A_1$、$A_2 \cdots A_m$ 的最优点；$A^-$ 称为评价单元 $A_1$、$A_2 \cdots A_m$ 的最劣点。选最优点就是在策略点集当中找出尽可能接近 $A^+$ 而远离 $A^-$ 的策略点。分别算出策略点 $A_i$ 与 $A^+$、$A^-$ 之间的距离 $d_i^+$ 和 $d_i^-$。再算出反映策略点（评价单元）$A_i$ 接近最优点 $A^+$，远离最劣点 $A^-$ 程度的 $Y_i$，即评价单元 $A_i$ 的密切值。根据 $Y_i$ 的大小能对评价单元进行排序，最小 $Y_i$ 值对应的评价单元 $A_i$ 环境质量最好，最大 $Y_i$ 值对应的评价单元 $A_i$ 环境质量最差。

**灰色聚类分析** 灰色系统概念是黑箱概念的拓宽。黑箱代表信息完全未知或信息不确定的系统。白箱则是相对黑箱而言，指能直接观测对象内部结构的现实系统。灰箱则是指既含有已知信息，又含有未知的信息的系统。灰色系统理论是用已知的白化参数通过分析、建模、控制和优化等程序，将灰色问题淡化和白化。

聚类分析研究多变量（或多要素）的客观分类方法。个体间的相互关系不明确，在衡量任何两个个体的相似程度时，常存在灰色性，所以多数的聚类应属于灰色聚类。聚类分析是对不同个体（空间点或时间点）的某些相似性指标进行相似分析，相似的归为一类。用数学方法定量地确定聚类对象间的亲疏关系并进行分类的多元分析方法。以大气灰色聚类评价模型为例，基本步骤：①确定聚类白化数。把聚类对象作为样本，把样本的量化性质作为样本指标。若有 m 个样本（监测点），每个样本各有 n 个指标（污染因子），且每个指标有 j 个灰类（环境质量分级），就可以形成有 m 个样本的 n 个指标的白化数构成一个矩阵。②数据的标准化处理。为了对各样本指标进行综合分析和使聚类结果有可比性，在灰色聚类过程中需要对白化数和灰类进行无量纲化处理，也叫作数据的标准化处理，然后确定白化函数。③确定白化函数反映聚类指标对灰类的亲疏关系。对于第 i 个污染因子第 j 各灰类，可以用白化函数曲线或关系式表达各污染因子的白化值分别对 j 个灰类的亲疏关系。④求聚类权。聚类权是衡量各污染因子对同一灰类的权重，可以通过权重计算公式求得。⑤求聚类系数。聚类系数反映了聚类监测点对灰类的亲疏程度，可通过相应的计算式求得。⑥聚类。根据聚类系数的大小来判别监测点所属的类别，方法是将每个监测点对各个灰类的聚类系数组成聚类行向量，在行向量中聚类系数最大的所对应的灰类即是这个监测点所属的类别，并将各监测点同属的灰类进行归纳，得到灰色聚类的结果。

(宋伟民)

huánjìng zhìliàng píngjià píngfēnfǎ

# 环境质量评价评分法（scoring method for environmental quality assessment）

用环境污染物参数评价环境质量的方法。将各污染物参数按其监测值大小定出评分，应用时根据污染物实测的数据求得其评分。不同污染物根据其监测值可以得到的若干个分指数，用一定数学表达式加以综合，构成一个综合质量指数。也可用分级评分法，根据设定的指标浓度分类标准，将实测指标进行归类打分，求得总分后再根据自设的分级进行水质归类。应用的分级评分法很多，如罗斯水质指数、布朗水质指数、W 值水质评价法以及百分制分级法等。

确定各污染物参数监测值的评分通常采用专家评分法对监测值加以评分，如布朗水质指数就采用专家评分法，该指数采用德尔菲调查程序；也可以依据一定的评价标准进行评分，例如，中国在综合评价大连地下水质量时采用的评分法。参加评分的项目不少于中国国家标准《地下水质量标准》（GB/T 14848-1993）规定的监测项目，但不包括细菌学指标。按国家标准所列分类指标划分组分所属类别（I ~ V 类），对各类别确定单项组分评价分值，再计算综合评价分值 F。最后根据 F 值，划分地下水质量级别。

**评分加权征询法** 该指数是美国学者布朗（R. M. Brown）建立的，通过征询专家意见在 35 项水质参数中选定 9 项水质评价参数，并征求每位专家对各参数的评分尺度。评分范围 0 ~ 100 分，以 0 分代表最差水质，100 分代表最佳水质。收集统计所有专家的评分曲线，整理成平均的评分曲线。具体见布朗水质指数。

**评价权重** 各评价参数或评价的环境要素对健康影响程度、对环境质量的影响程度以及对社会产生的反应均不相同，评价中需要对各评价参数或环境要素给予不同的权重以体现其在环境质量中的重要性。可用评价标准的倒数、权重系数等加权方法。常用的权重确定方法大致可归为两类：一类是主观赋权（重要性赋权）法，主要由专家根据经验主观判断得到，典型的有德尔菲法、层次分析法（AHP）和等权处理法等；另一类为客观赋权（信息量权）法，如离差最大化法、均方差法、主成分分析（PCA）法、熵值法等。它们各有优缺点。主观赋权法在根据指标本身含义确定权系数方面具有优势，客观赋权法在不考虑指标实际含义的情况下，确定权系数具有优势。主观赋权法客观性较差，客观赋权法确定的权数有时与水质评价指标的实际重要程度相悖。

德尔菲法是一种专家调查法，美国"兰德"公司 1964 年首先用于技术预测。由主持意见的测验机构，以书面的形式征询各个专家的意见，背靠背反复多次汇总与征询意见，主要靠人的经验、知识和综合分析能力来进行预测。

德尔菲法权重定量化的要点是在征询表设计中，尽可能地采用定量提问，要求专家作出定量回答，应用统计学方法进行定量化处理。统计方法包括以下几种。

平均值法：将各位专家的预测值进行算术平均，也可采取去掉最高值和最低值后的其余值进行算术平均，以它作为最后预测值。

权重统计法：专家来自众多领域，对某一事件的熟悉程度不一，必须考虑专家的权威程度。专家的权威程度取 0 ~ 1 之间的一个值，所有专家的权重之和为 1。权重统计法的关键就在于给各位专家分配相应的权值。专家权重的求法用自我评定法。由预测小组设计一些问题，将对问题的熟悉程度分成若干等级（如：非常熟悉、熟悉、有所了解、不知道等）。请专家自我评定后统计计算他们的权威程度。求出的权威程度即可作为对专家评价值进行加权平均计算时的权数。

中位值法：采用中位值来统计专家所作出的定量回答。

上述 3 种方法具体应用时，若数据分布的偏态比较大，为避免受个别偏大偏小预测值的影响，一般使用中位值法或先去掉一个最大值和一个最小值之后，再使用平均法；若数据分布的偏态比较小，一般用简单平均法或加权平均法，以便考虑每个判断值的影响。

实际运用德尔菲法存在几个难点，需要引起特别注意。①专家组的形成：选择强代表性的专家组是德尔菲法在综合评价中成功应用的首要前提，这涉及专家组的选择、专家意见的公正性判断等问题。②调查轮次的确定：确定合理的调查轮次是德尔菲法在综合评价中有效率应用的关键，这涉及专家意见一致性的识别、阈值的事先有效确定等问题。③信息反馈技术的控制：使用正确的意见反馈技术是德尔菲法在综合评价应用中准确应用的条件，这涉及离群意见的识别和表达、反馈意见表达形式的选择等问题。④专家意见调查形式的组织：选取科学的专家意见调查形式是德尔菲法在综合评价中成功应用的保障，这涉及"背靠背"设计的具体化形式的选择、各种信息交流机制的优劣识别等问题。

模糊分析法：对事物的定性描述就是模糊性和非定量化，在处理客观事物中的许多问题中，往往不能绝对否定和肯定，而是用模糊的方法思考和推理。这种模糊性是人脑思维的重要方式，往往恰当反映客观现实，模糊数学是对模糊性的一种数学描述。针对德尔菲法定性的特点，应用模糊数学定量分析方法处理专家应答结果，不失为一种可行的重要方法。

**评价参数** 是环境质量评价中不可或缺的一个部分，可反映环境要素的质量好坏。在环境质量综合评价方法中应根据评价目的选择最常见、有代表性、常规监测的污染物作为评价参数。实际工作中除了考虑评价参数的代表性、全面性外，也要考虑监测技术、工作量及费用等问题。一般除了常规监测指标外，可针对评价区域的污染源和污染物的排放实际情况，增加某些评价参数。还要考虑评价参数的可比性，如不同时间、地点所选用的评价参数和监测技术应该尽量一致。可用专家意见选择评价参数，这比较综合地反映了参数各项问题。如布朗水质指数中根据专家意见选用溶解氧、粪大肠菌群数、pH、5日生化需氧量、硝酸盐、磷酸盐、温度、浑浊度和总固体等9项指标作为评价参数。在进行大气质量评价时，通常选取可吸入颗粒物、二氧化硫、二氧化氮等环保系统常规监测指标，因它们搜集容易，有相应的卫生标准可比对。

(宋伟民)

huánjìng wūrǎn zhǐshù

**环境污染指数**（environmental pollution index） 将监测数据统计处理后求得其代表值，以环境卫生标准或环境质量标准为评价标准，把它们代入专门设计的计算式，换算成定量和客观地评价环境质量的无量纲数值。又称环境质量指数。经典环境质量评价方法的指标。分为单要素的环境污染指数和总环境污染指数。前者如空气质量指数、水质指数和土壤质量指数等，它们或是有若干个用单独某一个污染物或参数反映环境质量的"分指数"，或是用该要素若干污染物或参数按一定原理合并构成反映几个污染物共同存在下的"综合污染指数"。若干个环境单要素的污染指数按一定原理可以综合成"总环境质量"。环境污染指数可用于评价某地环境质量各年（或月、日）的变化情况，或比较环境治理前后环境质量的改变即考核治理效果，以及比较同时期各城市或各监测点的环境质量。也适用于向管理部门和社会公众提供关于环境质量状况的信息。建立环境综合质量指数时，要按照各污染物对人体健康或环境的危害性对各参数加权。

**比值法** 最简单和常用的加权方法，是单因子环境质量指数。其公式如下所示：

$$I_i = \frac{C_i}{S_i}$$

式中：$I_i$为第 i 种污染物的环境质量指数；$C_i$为第 i 种污染物在环境中的浓度；$S_i$为第 i 种污染物在环境中的评价标准。

上述环境质量指数 $I_i$ 是无量纲数，$C_i/S_i$比值越大表示该单项的环境质量越差。$I_i$的数值是相对于某一个环境质量标准而言的，当选取的环境质量标准变化时，尽管某种污染物的浓度并未变化，环境质量指数的取值也会不同，因此在进行横向比较时需注意各自采用的标准。环境质量标准是根据一个地区或城市的功能来确定的，同时受到社会、经济等因素的制约。$I_i$只能代表某一种污染物的环境质量状况，不能反映环境质量的全貌，但它是其他环境质量指数、环境质量分级和综合评价的基础。

从比值法可以得到的若干个分指数构成一个综合质量指数，常用的构成方法有简单叠加法、算术均数和加权平均等方法。

**分段线性函数型大气质量指数** 这类指数的各分指数与其实测浓度呈分段线性函数关系，指数的表示也以各分指数分别表示或选择最高的表示，并赋予其健康效应含义和应采取的措施。最早报道、最有代表性的是1976年美国的"污染物标准指数（pollutant standards index，PSI）"，1979年起作为大气质量评价的统一方法。

**综合叠加型总环境质量指数** 区域环境质量所涉及的环境要素一般包括大气、水体、土壤、生物以及噪声等。存在于诸要素中的污染物可以通过转化、迁移而导致多个要素乃至对"全环境"造成影响，因此除了要对各要素分别做评价外，还有必要进行多个要素的综合评价。为了综合评价城市区域的总环境质量，可对几个主要因素环境质量指数再作综合。设计和计算好总环境质量指数的几个关键是要合理地选择环境因素，采用适当的评价标准和对各参数适当加权。要选择对人群健康和生活影响较大的环境要素和污染物作为参数，并根据各要素在区域环境中的重要程度进行加权。为能合理综合各环境要素，各要素的质量指数计算方法应统一使用比值法或评分法。总环境质量指数只是从大体上表达区域总环境质量的某种相对而近似的指标。必须采用包含参数、假设条件、评价标准，以及计算方法都完全一致的总环境质量指数，才有可能比较同一地区不同时期或同一时期不同地区的总环境质量。

北京西郊将评价区域分成 0.5km×0.5km 的网格，求每网格内的 $P_{大气}$、$P_{地表水}$、$P_{地下水}$、$P_{土壤}$（按比值简单叠加型计算），再按下式计算各网格的环境质量综合评价指数。

$$P = \sum_{i=1}^{4} P_i = P_{大气} + P_{地表水} + P_{地下水} + P_{土壤}$$

按 $P$ 值计算结果分为 6 个环境质量等级（表）。

**表　总环境质量指数分级**

| 等级 | 综合指数 | 环境质量状况 |
| --- | --- | --- |
| 一 | 0 | 清洁 |
| 二 | 0.1~1.0 | 尚清洁 |
| 三 | 1.1~5.0 | 轻污染 |
| 四 | 5.1~10.0 | 中污染 |
| 五 | 10.1~50.0 | 重污染 |
| 六 | 50.1~100.0 | 极重污染 |

可用图例和不同深浅颜色绘制环境质量地图，能醒目显示该区域总环境质量的地理分布。

南京城区将 4 个环境因素的综合质量指数 $Q_{大气}$、$Q_{地表水}$、$Q_{地下水}$、$Q_{噪声}$，用下式综合成总环境质量指数 $Q$：

$$Q = \sum_{i=1}^{4} M_i Q_i$$

式中，$Q_i$ 为 i 项环境因素的综合质量指数；$M_i$ 为 i 项环境因素的权重系数（据人民来信对环境污染的投诉，采用的权重为：大气污染 0.6，噪声污染 0.2，地表水和地下水污染各为 0.1）。

西田耕之助（1974 年）把日本大阪府评价区域划分为 2km×2km 网格，以 $SO_2$、颗粒物质、$SO_2$ 与颗粒物质的乘积、噪声、5 日生化需氧量（$BOD_5$）、交通量强度为 6 项因子，用下式计算各网格的总环境质量指数（EQI），计算式为：

$$EQI = \sum_{i=1}^{6} w_i \frac{C_i}{S_i}$$

式中，$W$ 为 i 因子的权重，其余符号的意义同前述。

西田将约 9000 份调查表用主成分分析确定各因子的权重。最后按总环境质量指数把所有网格分为好、一般、稍差、差、最差 5 个环境质量等级，并对不同等级的网格提出环境管理和建设规划的建议。

**幂函数型环境质量指数**　这类指数较多见的是在比值叠加法基础上乘一个常数，再根据其幂值求指数值。有代表性的该类指数是美国原子能委员会橡树岭实验室发表的"橡树岭大气质量指数（ORAQI）"（1971）。它包含 $SO_2$、$NO_2$、CO、$O_3$ 和颗粒物质 5 项污染物，计算式为：

$$ORAQI = \left[ a \sum_{i=1}^{n} \frac{C_i}{S_i} \right]^b$$

大气中各污染物的实测浓度均相当于美国清洁地区背景浓度时，设其 ORAQI 等于 10；各污染物的实测浓度均高达相应的评价标准时，设其 ORAQI = 100。根据这两个假设条件，可求出式中常数，$a = 5.7$ 和 $b = 1.37$。大气质量分成 6 级：ORAQI<20：大气质量优良；20~39：好；40~59：尚可；60~79：差；80~99：坏；>100：危险性。

（宋伟民）

**污染物标准指数**（pollutant standards index, PSI）　将常规监测的几种大气污染物的浓度简化成为单一的概念性数值形式，并分级表征大气质量状况与大气污染的程度。此是大气质量评价的方法。1976 年 9 月美国环境保护署（EPA）公布《污染物标准指数（PSI）》，供各州、市用于评价大气质量逐日变化情况。1999 年 7 月美国 EPA 公布了空气日报发布规范（EPA-454/R-99-010），要求人口超过 35 万的城市和地区都应向公众报告每日的空气质量，并使用空气质量指数（air quality index，AQI）取代了 PSI，同时美国率先将 $PM_{2.5}$ 也纳入了 AQI 的计算范围，并且用 8 小时臭氧浓度取代了原有的 1 小时臭氧浓度。2004 年，美国 EPA 又将 AQI 分级标准中的 $PM_{2.5}$ 标准由 $40\mu g/m^3$ 调至 $35\mu g/m^3$。

**制定依据**　PSI 是以美国的大气质量标准、大气污染事件基准值（分为警戒、警报和紧急三级水平），以及显著危害水平规定的各相应浓度值作为分段线性函数的几个折点，确定标准指数的分级数值及相应的污染物浓度限制值。各污染物实测浓度相当于大气质量标准时，其分指数 PSI 定义为 100。PSI 考虑二氧化硫（$SO_2$）、二氧化氮（$NO_2$）、一氧化碳（CO）、臭氧（$O_3$）和颗粒物质 5 个参数，以及 $SO_2$ 和颗粒物质浓度的乘积。各污染物的分指数与浓度的关系，用分段线性函数表示。已知某日某地 5 个污染物的实测浓度，可从 PSI 的相应分段线性方程计算出 6 个 PSI 指数，选择其中的最高的 1 个 PSI 作为该地该日的 PSI 值，向社会上发布。

表1 污染物标准指数（PSI）与各污染物浓度的关系及 PSI 的分级

| PSI | 大气质量分级 | 颗粒物（24小时）μg/m³ | SO₂（24小时）μg/m³ | CO（8小时）μg/m³ | O₃（1小时）μg/m³ | MO₂（1小时）μg/m³ | SO₂×颗粒物 μg/m³ |
|---|---|---|---|---|---|---|---|
| 500 | 危险 | 1000 | 2620 | 57.5 | 1200 | 3750 | 490000 |
| 400 | | 1875 | 2100 | 46.0 | 1000 | 3000 | 393000 |
| 300 | 很不健康 | 625 | 1600 | 34.0 | 800 | 2260 | 261000 |
| 200 | 不健康 | 375 | 800 | 17.0 | 400 | 1130 | 65000 |
| 100 | 中等 | 260 | 365 | 10.0 | 160 | ① | ① |
| 50 | 良好 | 75② | 80② | 5.0 | 80 | | |
| 0 | | 0 | 0 | 0 | 0 | | |

①，浓度低于警戒水平，不报告此分指数；②，一级标准年平均浓度

**分级** 各国反映和评价空气质量的方式略有不同，中国使用大气污染指数，日本使用空气质量分级指数，英国使用空气污染指数，它们与 PSI 均属于同一类型，只是所包含的参数不完全相同，分段线性的转折点值及分级根据国情略有差异。中国大气污染指数分为 5 个等级，并用绿、蓝、黄、红、黑 5 种颜色分别表示优、良、轻度污染、中度污染、重度污染 5 个污染等级。大气污染指数主要考虑 $SO_2$、氮氧化物、总悬浮颗粒物、CO 日均值和 $O_3$ 8 小时均值 5 个参数。日本的空气分级质量指数共分为 6 级，并根据不同污染物的浓度限值将污染状况用蓝、青、绿、黄、橙、红 6 种颜色表示。日本将非甲烷总烃也列入空气质量分级系统，有助于光化学污染的及时预警。英国的空气污染物指数共分为 4 个等级 10 个指数，分别用由绿、橙、红、紫的 4 种颜色，分 10 个不同深浅的等级表示。$O_3$ 浓度同时采用了 8 小时和 1 小时均值中较高值参与计算，兼顾了瞬时和单日的污染状况。$SO_2$ 以 15 分钟均值计算，能更好地反映实时的污染。

PSI 将大气质量分成 5 级：PSI 指数值：0~50 为良好；51~100 为中等；101~200 为不健康；201~300 为很不健康；301~500 为危险（表1）。

**应用** 1976~1999 年，美国许多城市通过报纸、电台广播、电视或录音电话，每日向公众公布当地的 PSI。向公众提供及时、准确、易于理解的城市地区空气质量状况。表 2 列出了 PSI 表征的大气污染浓度水平、对人体健康的影响及当 PSI 超过 100 时人们为保护健康应采取的对策。

各城市长期的大气质量，也可用 PSI 进行比较评价，即分析一年内逐日 PSI 值的频数分布，用统计学方法求出一年内 >100、200、300（即大气质量中等、不健康、很不健康）的日数，以比较各城市间的差异或某城市的历年变化。

（周敦金 刘俊玲）

wūrǎnyuán píngjià

## 污染源评价（pllution source evaluation）

对污染源进行综合评价的方法。对污染源进行调查和评价是为了弄清污染源的类型、数量、分布和所排放的主要污染物，找出造成区域环境污染的主要根源。

**污染源调查** 污染源是指向环境排放或释放对环境和人体有

表2 PSI 表征的大气污染浓度水平对健康的影响及应采取的措施

| PSI | 大气污染浓度水平 | 对健康的一般影响 | 要求采取的措施 |
|---|---|---|---|
| 500 | 显著危害水平 | 患者和老年人提前死亡，健康人出现不良症状，影响正常活动 | 全体人群应停留在室内，关闭门窗。所有的人均应尽量减少体力消耗 |
| 400 | 紧急水平 | 健康除出现明显症状和降低运动耐受力外，提前出现某些疾病 | 老年人和患者应停留在室内避免体力消耗。一般人群应避免户外活动 |
| 300 | 警报水平 | 心脏病和肺病患者症状显著加剧，运动耐受力降低，健康人群中普遍出现刺激症状 | 老年人和心脏病、肺病患者应停留在室内并减少体力活动 |
| 200 | 警戒水平 | 易感的人症状有轻度加剧，健康人群出现刺激症状 | 心脏病和呼吸系统病症患者应减少体力消耗和户外活动 |

害物质的场所、设备和装置，一般包括工业污染源、农业污染源、生活污染源和交通污染源等。工业污染源调查包括企业的概况、工艺过程、能源和原材料、水源、生产布局和生产管理；污染物种类、性质、数量、绝对排放量、排放方式和规律、排放途径；"三废"的治理情况，如工艺改革、综合利用、处理措施。农业污染源包括农药和化肥使用的品种、方法、剂量、时间、半减期等，还有农作物的品种。农业污染源调查包括水土流失、农作物秸秆、牲畜粪便、农用薄膜、农用机油等。生活污染源包括城镇居民生活中排出的废弃物，如城市的垃圾、粪便、生活污水、生活燃料燃烧排放的废气等。生活污染源调查包括城市居民的人口数、分布、密度及居住环境，用水类型和用水量。

污染物排放量可用实地调查监测或物料平衡推算两种方法：污染源实地调查监测包括掌握污染源的规模、位置、管理及污染物治理等情况，掌握其排放污染物的种类、理化及生物学特征，排放方式及排放规律，并计算其排放量和排放强度。物料平衡推算则是根据其生产过程中使用的燃料、物料及其单位时间内消耗的量，以及产物和副产物中的有关成分含量，推算出转化为污染物的量。这两种方法可同时采用，互为补充。在对污染源、污染物调查的基础上，对污染源和污染物的潜在污染能力做出评价。

**目的**　对污染源及其污染物评价的目的是筛选出主要污染源和主要污染物，以此作为该区域环境治理的重点对象，还可评价污染防治的措施和治理的效果。污染源评价首先应调查和实地监测污染源所排放污染物的浓度和绝对数量。在摸清各污染源排放各种污染物的数量后，通过数学计算做出科学的、合理的评价并确定该区域主要污染源和主要污染物。

**方法**　对污染源的评价可以是单项污染物的评价，如评价其排放的相对含量（排放浓度）、绝对含量（排放体积和质量）、超标率（超过排放标准率）、超标倍数、检出率、标准差值；也可以是综合的评价，如等标污染负荷和排毒系数法，共同特点是引入了评价标准，将污染源排放的污染物变成量纲统一的量，使各种污染物可以进行比较，这两种污染源评价方法计算简单，通用性较强。

**等标污染负荷**　其物理概念是：把 i 污染物的排放量稀释到其相应排放标准时所需的介质量。用以评价各污染源和各污染物的相对危害程度，其计算式为：

$$P_i = \frac{m_i}{C_i}$$

式中，$P_i$ 为 i 污染物的等标污染负荷；$m_i$ 为 i 污染物的排放量（kg/d）；$C_i$ 为 i 污染物浓度的排放标准（mg/L 或 mg/m³）。

某工厂几种污染物的等标污染负荷之和即为该厂的总等标污染负荷。同理，若评价区域内有若干个污染源（工厂等），则该区域总等标污染负荷为所有污染源的等标污染负荷之和。

还可以计算污染物或污染源的等标污染负荷比。污染物等标污染负荷比是某污染物的等标污染负荷占该厂或该区域所有污染物总等标污染负荷的百分比。等标污染负荷比值最高的污染物，即为最主要的污染物。

污染物占工厂的等标污染负荷比：

$$K = \frac{P_i}{\sum P_i} = \frac{P_i}{P_n}$$

污染源占区域的等标污染负荷比：

$$K_n = \frac{P_n}{\sum P_n}$$

同理，某工厂的总等标污染负荷占该区域所有工厂总等标污染负荷的百分比为该厂等标污染负荷比。等标污染负荷比最高的工厂，即为该区域最主要的污染源。所谓最主要的污染物和污染源，表明该污染物和该污染源对评价区域环境污染的相对危害程度最大，应列为环境治理的重点。按等标污染负荷比大小顺序排列各污染源和各污染物，即可以列出环境污染治理应予考虑的优先顺序。

**排毒系数法**　用排毒系数法评价污染源采用污染物毒作用阈剂量作为评价标准，在一定程度上反映了污染物作用于人体产生的影响，这是用排毒系数法反映污染源排放水平的可取之处。

**排毒系数**　基本计算式为：

$$F_i = \frac{m_i}{d_i}$$

式中，$F_i$ 为 i 污染物的排毒系数；$m_i$ 为 i 污染物的排放量（kg/d）；$d_i$ 为 i 污染物的评价标准，如排放标准或环境卫生标准。

许多污染物对人体健康的危害可呈现为慢性中毒，故计算排毒系数的评价标准可用污染物慢性毒作用的阈剂量（或阈浓度）。

废水：$d_i$ = i 污染物的慢性毒作用阈剂量（mg/kg）×成人平均

体重（55kg）。

废气：$d_i$ = i 污染物的慢性毒作用阈浓度（mg/m³）×成人每日呼吸空气量（10m³/d）。

排毒系数计算时所用的评价标准与等标污染负荷评价标准不同，根据计算式，排毒系数可解释为：假设每日排放的 i 污染物数量长期内全部被吸入或摄入时，可引起呈现慢性中毒效应的人数。污染源评价的目的仅在于比较各污染源和各种污染物的相对危害程度，故采用上述假设是允许的。$F_i$ 值的意义很明显，它表示污染物长期作用于人体能引起毒作用反应的人数。$F_i$ 值完全是一个反映污染物排放水平的系数，它不反映任何外界环境的影响，因此可以作为污染源评价的一个客观指标。各种性质的污染物通过这种标准化计算，相互之间就具有了可比性，并有了相同的量纲，为进一步运算打下了基础。

排毒系数分担率　用排毒系数同样可以计算区域内各污染源或各污染物的排毒系数及其占全区域总排毒系数的分担率（又叫贡献率），其计算原理与等标污染负荷比的计算相似。通过分担率大小的排序也可确定应列为环境污染治理重点对象的主要污染源和主要污染物，为环境管理决策提供重要依据。排毒系数分担率可作为承担环境污染导致健康损害事件责任大小的依据。分担率的最大值对应于最主要的污染源，应对整个环境污染导致健康损害事件负主要责任。

某污染物排毒系数分担率是指某致病污染物 i 的排毒系数与调查区域内所有污染源的此污染物 i 排毒系数总和之比。照此定义为：

排毒系数分担率 =
$$F_{ij} / \sum F_{ij} \times 100\%$$

式中，$F_{ij}$ 为第 j 个污染源的某污染物 i 的排毒系数；$\sum F_{ij}$ 为调查范围内所有污染源的污染物排放量。

某污染源排毒系数分担率为该污染源排毒系数占调查区域总排毒系数的百分率，即分担率最高的工厂为该区域内最主要的污染源。

污染源及其污染物评价主要是针对其潜在危害，在评价过程中难将其对环境的实际效应反映出来。污染物对环境的实际效应（是否会造成危害、危害程度）不仅取决于污染物本身的特性、排放强度等因素，而且与环境的本底值、自净能力、自然环境的物理（温度、湿度、日照等）、化学（pH 值、氧化还原条件等）、生物特征，以及与其他污染物的拮抗和协同效应等因素密切相关。只靠上述方法评价有局限性，其结果与实际污染状况有时并不符合，这就需要结合环境概况的调查、环境污染对人群健康影响的调查进行综合分析。

超标倍数、超标率　超标倍数表示污染物在环境中实际浓度超过评价标准的程度，有平均超标倍数和最高超标倍数。平均超标倍数 = 监测数据中超过标准倍数的总和/超过标准的个数。最高超标倍数是指监测数据中超过标准倍数最高的。超标率表示监测数据中超过标准个数的频率。超标率 = 超标数据个数/总监测数据个数×100%。

**评价标准选取原则**　进行污染源评价时，选取评价标准是一个关键性问题。选取应遵循下列原则。①根据评价目的选取评价标准：在调查确定某一区域渔业用水的主要污染物和污染源时，可取渔业用水水质标准作为评价标准。前面引入等标污染负荷概念，主要目的是把污染源排放的污染物进行标化计算，以便计算总污染负荷，进行分析比较确定主要污染源，所以选取污染物排放标准作评价标准。如果为分析区域污染状况是否已超出环境容量，也可选取环境质量标准作为评价标准。②力求科学反映污染物对环境的影响：影响是多方面的，如水中的污染物有的是毒性影响，有的则影响感官（气味、颜色等）；有的难降解或导致某些远期危害（致癌、致突变等）。以酚、氰为例：氰的毒性比酚大，但在生活饮用水水质标准中氰化物不得超过 0.01mg/L，而酚（挥发酚）类不得超过 0.002mg/L，酚比氰要求严格。这是由于用氯进行饮水消毒时，有微量酚存在就会产生有异味的"氯酚"，使人难于饮用。如果只选"饮用水水质标准"做评价标准，便不能充分反映氰比酚毒性大的客观事实。如在官厅水库及北京西郊工作的基础上，对东南郊污染源的调查评价做了改进，对工业废水中污染物进行评价时，选用了毒性、感官、卫生、生化、污灌等 5 个方面的评价标准。分别评价，得到5 组结果，再进行综合评价，这样可使评价结果较好地反映实际。③应考虑对尽可能多的污染物进行评价：在一个地区的污染调查中，有时会有几十种大气污染物，如果选排放标准作评价标准，则只能对十几种污染物进行评价，相当多的污染物因没有排放标准不能评价。为了解决这个问题，有的地区在进行污染源调查中，选用了1975 年苏联颁布的"工作

（TSP）或可吸入颗粒物（PM₁₀）。某一段时间内地形条件和排放状况是相对稳定的，此时影响大气质量的主要是气象因子如风速、雾、雨、相对湿度等。

中国上海自1999年6月5日起每日发布空气质量预报。该空气质量预报是根据综合当日的污染物实际浓度和次日的气象条件，经计算机综合分析后产生的。它将空气质量按空气质量指数分成优、良、轻度污染、中度污染和重度污染五个级别。

**重要意义** ①通过了解未来环境的空气质量，根据大气环境变化，避开不良环境条件的影响，利用有利的环境条件安排生产活动和健身活动。②便于政府部门根据空气质量预报进行科学决策，以便在污染比较严重的时候，适当采取限制或疏导的方式，控制污染物排放量，减轻空气质量污染程度。③便于科学模拟和评价城市建设项目对环境空气质量的影响，起科学示范指导作用。④有利于提高生态环境保护和环境污染治理效益。

**基本方法** 分为潜势预报、统计预报和数值预报三类。

潜势预报：从已发生的各次污染事件着手，归纳总结发生污染事件时所特有的气象条件、天气形势和气象指标。它与早期的天气形势预报相似，以天气因子的某一临界值作为预报依据。通过气象因子和污染物浓度、天气状况与污染事件发生频率间的相关关系以及地理地形的分析可建立大气污染潜势预报模式，如CAPPS（city air pollution prediction system）模式。

统计预报：通过分析发展规律进行预测。是在多年气象与污染物浓度资料累计的基础上，进

行了气象特征量的分类，分析天气变化规律，探讨污染物浓度季节分布特征、污染物浓度与风向、风速、温度、气压等气象参数及其变化之间的相互关系。找出若干个天气类型并分析各类型的典型参数，建立这些参数与相应污染物浓度实测数据之间的定量或半定量关系，建立逐步回归方程并做出预报。其统计方法主要有统计学回归模型、分类法和趋势外推法。

数值预报：用数值计算方法直接求解物质守恒方程或求解在各种近似条件下简化形式的物质守恒方程，以求得污染物的浓度分布。1979年中国大气物理研究所率先开展城市空气污染预报方法研究，建立城市空气污染数值预报模式系统，并用于天津和沈阳等城市的空气污染预报。

**空气质量状况表征颜色** 在空气预报中按空气质量级别给予不同颜色表征，以明确区分不同的空气质量。例如，中国空气质量预报中根据空气质量优、良、轻度污染、中度污染和重度污染五个级别分别给予天蓝、墨绿、浅黄、橙色和紫色五种颜色的表征。空气质量的颜色表征能便于公众对空气质量状况的判断，提醒空气污染对健康的危害，以便做出适当的防护。

（宋伟民）

*kōngqì zhìliàng zhǐshù*

**空气质量指数**（air quality index，AQI） 定量、客观反映和评价空气质量状况的指标。又称大气质量指数、空气污染指数（air pollution Index，API）。将常规监测的几种大气污染物简化成单一的数值形式，是表征大气污染程度的一种方法，即依据一定的标准，用一定的计算方法归纳大气

质量参数，以数字的形式描绘空气质量状况。AQI的形式很多，但特点和依据的原则相似，通常是根据近地面几种主要污染物浓度以及它们的持续时间确定的。

**计算** 此是一种比值算术均数型大气质量指数。南京城区环境质量评价（1973年）采用这种环境污染指数，计算式为：

$$Q_{大气} = \frac{1}{n} \sum_{i=1}^{n} \frac{C_i}{S_i}$$

式中，$C_i$为污染物实测浓度的平均值；$S_i$为评价标准。

该指数选用二氧化硫（$SO_2$）、二氧化氮（$NO_2$）和降尘3个参数（$n = 3$），计算$0.25km^2$内的分指数和大气综合质量指数。

$I_1$大气质量指数：兼顾最高分指数和平均分指数的环境污染指数。它是由原上海医科大学姚志麒教授推导的（1979年）。他认为，在计算大气综合质量时，仅考虑平均分指数是不够的，因为大气中某种高浓度的污染物可能会对环境和健康产生较大危害，因此要适当兼顾最高分指数的影响。其计算式为：

$$I_1 = \sqrt{\left( max \left| \frac{C_1}{S_1}, \frac{C_2}{S_2}, \cdots \frac{Cn}{Sn} \right| \right) \cdot \left( \frac{1}{n} \sum_{i=1}^{n} \frac{C_i}{S_i} \right)}$$

或

$$I_1 = \sqrt{x \cdot y}$$

式中，$I_1$为大气质量指数；$x$为最高分指数即各个$C_i/S_i$值中的最高值；$y$为平均分指数即各个$C_i/S_i$比值中的平均值。

这种大气质量指数的特点是简单，便于计算，适当兼顾最高分指数的影响，且保持一定的含义：各分指数都等于1时，$I_1$等于

1；各分指数都等于 2 时，$I_1$ 等于 2，余类推。根据大气质量指数 $I_1$ 的值，一般可将大气质量分为五级（表）。

此指数（$I_1$）曾被用于评价上海市历年大气质量变化的趋势，已广泛用于中国许多城市的环境质量评价。

分段线性函数型大气质量指数：这类指数的各分指数与其实测浓度呈分段线性函数关系，指数的表示也以各分指数分别表示或选择最高的表示，并赋予其健康效应含义和应采取的措施。最早报道、最有代表性的是 1976 年美国的污染物标准指数。美国自 1979 年起将其作为大气质量评价的统一方法。

分级 美国美国环境保护局（EPA）1979 年起将污染物标准指数作为评价大气质量的统一方法，用于每日向公众报告空气质量状况，1999 年 7 月 23 日将其改为 AQI，增加了细颗粒物（$PM_{2.5}$）和臭氧 8 小时均值最大值（$O_3$-8h）并对每种污染物所影响的易感人群作了分类说明。AQI 划分为 0～50（优）、51～100（适中）、101～150（对敏感人群有影响）、151～200（不健康）、201～300（很不健康）和 301～400（危险）、401～500（危险）七档，指数越大，级别越高，说明污染越严重，对人体健康的影响也越明显。中国使用的 AQI 也是按照 EPA 的原理建立

的，空气污染指数则按照《城市空气质量日报技术规定》计算发布，空气污染指数中的污染物包括二氧化硫（$SO_2$）、二氧化氮（$NO_2$）、一氧化碳（CO）、可吸入颗粒物（$PM_{10}$）和 $O_3$，其中 $PM_{10}$、$SO_2$、$NO_2$ 为必测参数。AQI 划分为 0～50、51～100、101～150、151～200、201～250、251～300 和大于 300 七级。

AQI 为 0～50，空气质量级别为 I 级，空气质量状况属于优。此时不存在空气污染问题，对公众的健康没有任何危害。API 为 51～100，空气质量级别为 II 级，空气质量状况属于良。此时空气质量被认为是可以接受的，除极少数对某种污染物特别敏感的人外，对公众健康没有危害。API 为 101～150，空气质量级别为 III（1）级，空气质量状况属于轻微污染。此时，对污染物比较敏感的人群，例如儿童和老年人、呼吸道疾病或心脏病患者及喜爱户外活动的人，健康状况会受到影响，但对健康人群基本没有影响。API 为 151～200，空气质量级别为 III（2）级，空气质量状况属于轻度污染。此时，几乎每个人的健康都会受到影响，对敏感人群的不利影响尤为明显。API 为 201～300，空气质量级别则为 IV（1）级和 IV（2）级，空气质量状况属于中度和中度重污染。此时，每个人的健康都会受到比

较严重的影响。API>300，空气质量级别为 V 级，空气质量状况属于重度污染。此时，所有人的健康都会受到严重影响。

评价方法 《环境空气质量指数（AQI）日报技术规定（试行）》（HJ 633-2012）对《环境空气质量日报技术规定》2000 版进行了修订，在 AQI 范围及相应的空气质量级别上较 2000 版有一定的变化，AQI 级别分为六级，分别为：优、良、轻微污染、轻度污染、中度污染和重度污染，并取消空气质量级别 IV（1）和 IV（2）。首要污染物的选取方法与 2000 版基本相同，但是评价因子由三项（$SO_2$、$NO_2$ 和 $PM_{10}$）变为七项：$SO_2$、$NO_2$、$PM_{10}$、CO、$O_3$-h、$O_3$-8h 和 $PM_{2.5}$。另外修订版还对健康的影响和建议采取的措施进行了补充完善。

（金银龙 徐东群）

shìnèi huánjìng zhìliàng píngjià

## 室内环境质量评价（indoor environmental quality assessment）

按一定评价标准和方法对某建筑物室内环境质量做说明、评定和预测。根据评价时段，评价分为回顾评价、现状评价和预测评价三种类型。回顾评价可分析指定建筑物室内环境的演变过程和变化规律，找出对室内环境影响的因素；现状评价可了解室内环境质量的现实状况，评定污染源的分布和污染范围；预测评价可了解室内环境状况的发展趋势，室内环境的容量，为制定建筑物可持续健康发展提供依据。

目的 ①较全面了解特定建筑物室内环境的质量状况及其变化趋势。②找出其主要的室内空气污染物的来源及其分布，以便进行重点治理。③预测和评价拟建的建筑物室内环境质量的水平。

表 按大气质量指数（$I_1$）划分的大气质量级别

| 大气质量指数（$I_1$） | 大气质量分级 | 大气质量评语 |
| --- | --- | --- |
| ≤0.49 | I | 清洁 |
| 0.50～0.99 | II | 尚清洁 |
| 1.00～1.49 | III | 轻污染 |
| 1.50～1.99 | IV | 中污染 |
| ≥2.00 | V | 重污染 |

④研究室内空气污染与健康的关系。⑤为保证良好的室内环境质量制定措施和方案。

**内容**　全面的室内环境质量评价，应包括对室内的污染源、环境质量和环境效应，并做出综合评价，提出综合防治方案，为建筑物室内环境的污染治理和管理提供参考。

**方法**　最常用的是数理统计法和环境质量指数法。①数理统计法：对环境监测数据进行统计分析，求出有代表性的统计值，然后对照卫生标准，做出环境质量评价。它是环境质量评价的基础方法，其统计值可作为其他评价方法基础数据资料，是不可取代的。数理统计方法得出的统计值可反映各污染物的平均水平及其离散程度、超标倍数和频率、浓度的时空变化等。②环境质量指数法：将大量监测数据经统计处理后求得其代表值，以室内空气质量标准等作为评价标准，把它们代入专门设计的计算式，换算成定量和客观地评价环境质量

的无量纲数值，此数量指标称环境污染指数。此法在室内环境质量研究领域不常用。

**基本要素**　①监测数据：采用任何一种室内环境质量评价方法都必须具备准确、足够而有代表性的监测数据，这是室内环境质量评价的基础资料。②评价参数：即监测指标。实际工作中可选最常见、有代表性、常规监测的污染物项目作为评价参数。针对特定建筑物建筑材料、装饰材料和相应空气污染物的排放情况，可增加某些污染物项目作为评价参数。③评价标准：根据不同评价目的，采用不同的室内环境质量评价标准或者室内空气质量标准等。④评价权重：对各评价参数或环境要素予不同权重以体现其在室内环境质量中的重要性。⑤室内环境质量的分等和分级：根据室内环境质量数值及其对应的效应作质量等级划分，以此赋予每个环境质量数值的含义。

**评价标准**　2011年3月26日中国国家环保部颁布了《室内环境质量评价标准》（表），为中国室内环境质量评价提供了非常重要的工具。

（杨　旭）

shìnèi xiǎoqìhòu zōnghé píngjià

**室内小气候综合评价**（comprehensive evaluation of indoor microclimate）　针对室内气温、气湿、气流和热辐射因素的综合评价。室内小气候的四种物理因素对机体的体温调节和舒适感起等效作用。例如，低气温引起的冷感可被热辐射产生的升温作用所抵消，高气温产生的闷热感觉可通过降低气温或气湿而减弱，热辐射温度过低可以通过增加气温而达到热舒适。四种因素对人体热平衡都会产生明显影响，其中气温最重要，但其他因素亦非无关紧要。故评价室内小气候应采用四种因素的综合指标。指标可分四类，第一类根据环境因素的测定而制订，如湿球温度表示气温和气湿的综合作用；黑球温度表示气温、热辐射和气流的综合作用。这类指标简单易行但是没有考虑到机体的反应，已较少单独使用。第二类根据主观感觉结合环境因素测定结果而制订，如有效温度、校正有效温度、风冷指数和不适指数等。第三类根据生理反应结合环境因素测定结果而指定，如湿球-黑球温度指数等。第四类根据机体与环境之间热交换情况而制订，如热强度指数、热平衡指数等。

**有效温度**　是在不同温度、湿度和风速综合作用下人体产生的冷热感觉指标。以风速为0m/s，相对湿度为100%，气温17.7℃时产生的温热感觉作为评价标准，将其他不同气温、气湿和风速组成的小气候与之比较而得出的有效温度。例如，气温22.4℃、

**表　室内环境质量评价标准**

| 化学污染物 | | 级别 | | | 备注 |
| --- | --- | --- | --- | --- | --- |
| 名称 | 单位 | 一级 | 二级 | 三级 | |
| 甲醛 | mg/m³ | 0.04 | 0.08 | 0.12 | 8小时平均 |
| 苯 | μg/m³ | 10 | 20 | 30 | 8小时平均 |
| 二甲苯 | mg/m³ | 0.30 | 0.60 | 0.90 | 8小时平均 |
| 总挥发性有机物 | mg/m³ | 200 | 300 | 600 | 8小时平均 |
| 苯并[a]芘 | mg/m³ | 不得检出 | 1 | 2 | 日平均 |
| 氨 | mg/m³ | 0.1 | 0.2 | 0.3 | |
| 二氧化碳 | ppm | 600 | 1000 | 1500 | |
| 一氧化碳 | mg/m³ | 3 | 5 | 10 | 8小时平均 |
| 臭氧 | mg/m³ | 0.10 | 0.12 | 0.16 | 8小时平均 |
| 二氧化硫 | mg/m³ | 0.15 | 0.15 | 0.25 | 日平均 |
| 二氧化氮 | mg/m³ | 0.10 | 0.10 | 0.15 | 日平均 |
| 可吸入颗粒物 | μg/m³ | 50 | 150 | 250 | 日平均 |

　一级指舒适、良好的室内环境；二级指能保护大众（包括老人和儿童）健康的室内环境；三级指能保护员工健康、基本能居住或办公的室内环境

相对湿度70%、风速0.5m/s时的热感觉与气温17.7℃、相对湿度100%、风速0m/s时的热感觉相同，这时的有效温度以17.7℃表示。有效温度是根据受试者进入各种不同气温、不同湿度、不同气体流速的室内环境后，立即产生的温热感觉而制订的，可通过查有效温度图获得（图）。例如，干球温度22℃、湿球温度15.5℃、风速0.5m/s，在有效温度图上将这两个温度点连成一条直线，此直线与风速0.5m/s的曲线相交于一点，根据此点在有效温度曲线上的位置，即可以求得有效温度为19℃。在室温范围内，有效温度与人体的温热感觉，以及皮肤温度、氧的消耗量、体重减轻率等生理指标相关性较好，在一定程度上可反映小气候的综合作用。但在高温条件下其相关性较差，表明有效温度适用于评价气温适中的气象条件。有效温度不能反映在室内逗留较长时间的温热感，未考虑热辐射对机体的影响，在有热辐射的情况下不适用。

校正有效温度 是在有效温度基础上，综合考虑热辐射对机体的影响，将干球温度（气温）改用黑球温度所得的有效温度。图中将黑球温度代替干球温度，通过查阅该图即可求出校正有效温度。

湿球-黑球温度 综合反映小气候四种物理因素对机体的作用。根据自然（静态）湿球温度（Tnwb）、黑球温度（Tg）和干球温度（Tdb）的综合作用（气流的影响已经包含在Tg和Tdb中）得出的湿球-黑球温度（WBGT）计算公式如下。①有阳光照射的室外：WBGT = 0.7Tnwb + 0.2Tg + 0.1Tdb。②无阳光照射的室外（夜间或室内）：WBGT = 0.7Tnwb + 0.3Tg。此温度简单、易测、易算，常用于预测有太阳辐射或高

温环境人体适应工作的能力、时间和限度。用WBGT评价体育运动竞赛时的环境温度，应限制在WBGT<26℃，以防发生运动性热损伤。对尚未热适应的运动员，户外活动以WBGT 29.4℃为上限；对已热适应的运动员，以WBGT 31.1℃为上限。

（杨　旭）

shìnèi kōngqì wūrǎnwù bàolù píngjià

**室内空气污染物暴露评价**（exposure assessment of indoor air pollutants） 对室内空气污染物暴露水平的评价。此评价很难定量，因为它很大程度取决于室内微小环境的特性，室内微小环境常很复杂，研究室外空气污染暴露水平的技术不适用于室内。室内空气污染暴露评价技术主要有个体暴露量测定、时间加权平均浓度测量和生物标志监测。

个体暴露量：又称个体接触量，个体采样器佩戴在受测者身上，连续数小时或者数天测量，所获得数据即为个体暴露水平。个体采样器分主动式和被动式两类，主动式是采用气泵抽气的原理进行个体采样的工具，需有电源供应，电源驱使气泵主动抽气获得空气污染物的样品。被动式是用吸附的原理进行个体采样的工具，不需电源，空气污染物样品通过采样器中介质的吸附作用而获得。现场检测多用被动式个体采样器，价廉、易操作和保存。个体接触量测定技术监测的是较长时间的平均浓度，研究短期峰浓度所致急性健康效应效果受限。

时间加权平均浓度：问卷调查收集受测人群在各种场所停留时间，通过现场监测掌握各种场所污染物平均浓度水平，采用时间加权平均浓度推算人群的暴露量。这种方法的优点是只需少量

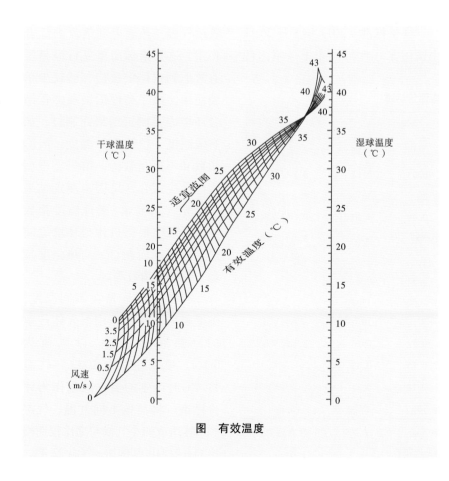

**图　有效温度**

测量工作和费用即可完成暴露量的评估。对群体效应而言，这种估计还算准确；但若生物效应研究需精确到个体，暴露量的估计不够准确，无法用于流行病学多元回归分析。时间加权浓度的计算公式为：Ctwa = (c1t1 + c2t2 + c3t3+……cntn)/T，式中 Ctwa 为时间加权浓度，ci 为某时点污染物浓度，ti 某时点消费的时间，T 为评估的时间范围，T =Σti。环境流行病学研究 T 取值为 24 小时，职业流行病学研究 T 取值则为 8 小时。

生物标志监测：采用对生物标志进行监测的研究技术，例如，测量呼出气、血液或尿液中的污染物及其代谢产物的量。对于某些污染物，例如评价增塑剂邻苯二甲酸酯的个体接触量，可通过对人体尿液中代谢产物邻苯二甲酸酯单酯的浓度测量提供十分准确的个体暴露水平。此外生物监测不但能够充当个体接触量测定或时间加权模型的替代方法，有时还能够将环境暴露和生物效应有机地联系在一起，合理地解释暴露-剂量关系。

（杨　旭）

shuǐhuánjìng zhìliàng píngjià

## 水环境质量评价（assessment of water quality）

用水质指数、水质标准和污染物排放标准评价水质量，管控污染物排放，保证水环境卫生。又称水质评价。水环境是一个统一的整体。河流和湖泊等地表水体与地下水是相互补充、相互影响的，海洋是内陆水的受体。水体由水、底质和水生物组成，相互联系，相互影响。水环境评价，要注意水体之间和水体内各组成部分之间的相互关系。造成水体污染的任何污染物进入水体后都有其本身的运动规律和存在形式。它们在不同地区和不同水域中都有很大差别，进行水质评价时，需了解和掌握主要水体污染物在运动过程中可能产生的变化趋势，要研究水环境变化的时间和空间规律。从时间因素上考虑，要掌握不同时期、不同季节污染物动态变化规律；从空间因素上考虑，要掌握水体的不同位置、不同深度处水的质量参数的变化规律。

**指数分类**　主要分为两类。

**比值简单叠加型的水质指数**　上海市在评价黄浦江有机污染程度时，采用"有机污染综合评价值（A）"（1981 年），计算式如下：

$$A = \frac{BOD_i}{BOD_0} + \frac{COD_i}{COD_0} + \frac{(NH_3\text{-}N)_i}{(NH_3\text{-}N)_0} + \frac{DO_s\text{-}DO_i}{DO_s\text{-}DO_{0i}}$$

式中，BOD 代表生化需氧量、COD 代表化学需氧量、NH₃-N 代表氨氮、DO 代表溶解氧；下角 i 表示实测值，下角 0 代表评价标准。DOₛ表示某温度时水中溶解氧饱和含量；四项参数均以 mg/L 为单位。

**算术均数型的水质指数**　包括水质综合污染指数和污染断面综合指数等。

**污染断面的综合污染指数：**综合污染指数评价指标一般选用 COD_{mn}、BOD₅、NH₄-N、NO₂-N、NO₃-N、挥发性酚、总氰化物、砷、汞、镉、铅、六价铬等 12 项水质指标。其计算式如下：

$$P = \frac{1}{m}\sum_{j=1}^{m} P_j$$

$$P_j = \sum_{i=1}^{n} P_{ij}$$

$$P_{ij} = \frac{C_{ij}}{C_{io}}$$

式中，$P$ 为综合污染指数；$P_j$ 为 j 断面水污染综合指数；$P_{ij}$ 为 j 断面 i 项污染指标的污染指数；$C_{ij}$ 为 j 断面 i 项污染指标的年平均浓度值；$C_{io}$ 为 j 断面 i 项污染指标的评价标准值；$n$ 为所选的污染指标项数；$m$ 为河流参与评价的断面数。

**水环境质量标准**　为控制和消除污染物对水体的污染，根据水环境长期和近期目标而提出的质量标准。除制订全国水环境质量标准外，各地区还可参照实际水体的特点、水污染现状、经济和治理水平，按水域主要用途，会同有关单位共同制订地区水环境质量标准。中国发布的《海水水质标准》按照海域的不同使用功能和保护目标，海水水质分为四类。各类功能区有与其相应的水质基准和各种用水水质标准，如：生活饮用水卫生标准、国家自然保护区水质标准、风景游览区水质标准、各种工业用水水质标准、农田灌溉水质标准等。

地表水环境质量是地表水环境系统中的一个最重要部分，主要依据国家颁布的《地表水环境质量标准》。根据地表水水域环境功能和保护目标，按功能高低依次划分为五类。Ⅰ类：主要适用于源头水、国家自然保护区；Ⅱ类：主要适用于集中式生活饮用水地表水源地一级保护区、珍稀水生生物栖息地、鱼虾类产卵场、仔稚幼鱼的索饵场等；Ⅲ类：主要适用于集中式生活饮用水地表水源地二级保护区、鱼虾类越冬场、洄游通道、水产养殖区等渔业水域及游泳区；Ⅳ类：主要适用于一般工业用水区及人体非直接接触的娱乐用水区；Ⅴ类：主要适用于农业用水区及一般景观要求水域。

**表 水环境基础标准**

| 标准编号 | 标准名称 | 发布日期 | 实施日期 |
|---|---|---|---|
| GB 3839-1983 | 制定地方水污染排放标准的技术原则和方法 | 1983-09-14 | 1984-04-01 |
| HJ 596.1~596.7-2010 | 水质 词汇 第一部分~第七部分 | 2010-11-05 | 2011-03-01 |
| HJ/T 82-2001 | 近岸海域环境功能区划技术规范 | 2001-12-25 | 2002-04-01 |
| GB/T 15562.1-1995 | 环境保护图形标志 排放口（源） | 1995-11-20 | 1996-07-01 |
| GB/T 16705-1996 | 环境污染类别代码 | 1996-12-20 | 1997-07-01 |
| GB/T 16706-1996 | 环境污染源类别代码 | 1996-12-20 | 1997-07-01 |

**水环境基础标准** 在环境标准体系中，基础标准处于指导地位，是制订其他各类标准的基础。是对水环境标准中具有指导意义的有关词汇、符号、术语、图式、原则、导则、量纲单位所做的统一技术规定。其目的是为了统一名词术语、标志，统一标准制定原则、评价方法与规范，保证水环境保护工作所用仪器设备的质量等。中国国家水环境基础标准已颁布多项，其中 3 项是环境标准共用的（表）。

**水污染物排放标准** 由《污水综合排放标准》（GB 8978-1996）、《城镇污水处理厂污染物排放标准》（GB 18918-2002）、《医疗机构水污染物排放标准》（GB 18466-2005）和系列标准如《造纸工业水污染物排放标准》《纺织染整工业水污染物排放标准》《钢铁工业水污染物排放标准》《磷肥工业水污染物排放标准》等 22 项标准组成。

（宋伟民）

shuǐzhì zhǐshù

# 水质指数（water quality index, WQI）

水环境质量评价的一种方法。水质评价方法主要有两大类：一类以生物种群与水质的关系进行评价的生物学评价方法；另一类是以水质的化学监测值为主的监测指标评价方法。后者应用较广泛，又可分为两种：一种是单一的参数评价法，只用一个参数作为评价指标，常用溶解氧（DO）或生化需氧量（BOD）；一种是多项参数评价法，将选用的评价参数综合成一个概括的指数值来评定水质，也叫指数评价法或数学模式评价法。一般都用后一种方法评定水质。应用的指数有两种主要类型：①参数分级评分叠加型指数，如罗斯水质指数，选用 BOD、氨氮、悬浮固体和 DO 等项作为评价参数。②参数的相对质量叠加型指数，如中国在1974 年提出的水质综合污染指数。

（宋伟民）

Bùlǎng shuǐzhì zhǐshù

# 布朗水质指数（Brown water quality index）

美国学者布朗（R. M. Brown）1970 年建立的评价水质指数。采用德尔菲法通过征询 142 位水质管理专家的意见，在 35 项水质参数中选定 11 项水质评价参数。并且征求每位专家对各参数的评分尺度，针对其相对重要性，定出它们的权重系数（表 1）。收集所有专家的评分曲线加以统计，整理成平均的评分曲线，如图 1~图 4 所示，实线代表全体专家的平均评分结果，虚线包括的范围为 80% 的专家的评分范围。所有的专家一致认为，水中存在的任何一种毒物（不属表 1 中的 9 项参数）其浓度超过饮水标准时，布朗水质指数就等于 0。水中各种农药浓度超过0.1mg/L 时，此水质指数也等于0。他们认为：对杀虫剂总含量超过 0.1mg/L，水就自动标记为 0，这是水质指数的最低值。对出现的每种有毒元素也制定一个上限，如有任何有毒元素超过此标准，水质指数也自动标记为 0。但是这种意见未得到征询意见者同意，因此他们只用 9 个参数计算。

其评价加权值的步骤如下：①从应答者的信件计算各参数"重要性评价"的平均数。评价的尺度"1"代表相对重要性最高；

**表 1 布朗水质指数各项参数的权重**

| 水质参数 | 初步权重 | 相对权重 | 最后权重 |
|---|---|---|---|
| 溶解氧 | 1.4 | 1.0 | 0.17 |
| 粪大肠菌群数 | 1.5 | 0.9 | 0.15 |
| pH | 2.1 | 0.7 | 0.12 |
| 5 日生化需氧量（$BOD_5$） | 2.3 | 0.6 | 0.10 |
| 硝酸盐 | 2.4 | 0.6 | 0.10 |
| 磷酸盐 | 2.4 | 0.6 | 0.10 |
| 温度 | 2.4 | 0.6 | 0.10 |
| 浑浊度 | 2.9 | 0.5 | 0.08 |
| 总固体 | 3.2 | 0.4 | 0.08 |
|  | $\Sigma = 5.9$ | | $\Sigma = 1.00$ |

"5"代表相对重要性最低。②计算加权值，先算"临时的权"，并确定最重要评价参数，即溶解氧"临时的权"为1.0。③用其他各项参数的"重要性评价"平均数去除溶解氧的"重要性评价"平均数（1.4），即得出各参数的临时权值。④用各项参数临时权的总和5.9，去除各参数的临时权值，即得出各项参数最后的权值，如表1，最后权的总和为1.0。最后算出的水质指数在0~100，0代表最差水质，100代表最佳水质。

实测值经查评分曲线得到质量评分，再乘以权重得到该参数的得分指数，将各分指数叠加后得到某环境要素的综合指数。这种指数避免了少数学者评定的主观性。

布朗水质参数计算式为：

$$WQI = \sum_{i=1}^{9} w_i q_i$$

式中，$WQI$为水质指数，其数值在0~100之间；$w_i$为i参数的权重（$\sum w_i = 1$）；$q_i$为根据i参数的实测值从该参数评分曲线查得的水质评分（$0 \le q_i \le 100$）。

布朗水质指数的应用实例见表2。

计算得：$WQI = \sum w_i q_i = 74.3$。

（宋伟民）

*Nèiméiluó shuǐzhì wūrǎn zhǐshù*

**内梅罗水质污染指数**（Nemerow water quality pollution index） 美国学者纳尔逊·伦纳德·内梅罗（Nelson Leonard Nemerow）1974年发表了一种兼顾最高分指数和平均分指数的水质指数。该指数包含了温度、色、浑浊度、pH、粪大肠菌群、溶解性总固体、悬浮性固体、总氮、碱度、硬度、氯化物、锰和铁、硫酸盐以及溶解氧共14项参数。按

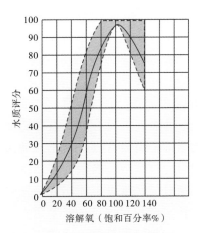

**图1 溶解氧评分曲线**
溶解氧>140%时，评分 q=60

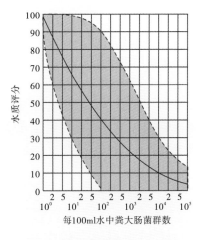

**图2 粪大肠菌群数评分曲线**
每100ml水中大肠菌数 >105时，评分 q=2

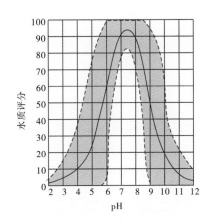

**图3 pH评分曲线**

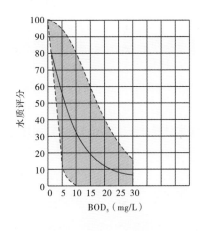

**图4 BOD₅评分曲线**
BOD₅>30mg/L时，评分 q=4

**表2 布朗水质指数的应用实例**

| 参数 | 测量值 | 个别质量评价 $q_i$ | 权值 $w_i$ | 总的质量评价（$w_i \times q_i$） |
|---|---|---|---|---|
| 溶解氧，饱和% | 80.0 | 86 | 0.17 | 14.6 |
| 粪便大肠杆菌密度（个/100ml） | 10.0 | 68 | 0.15 | 10.2 |
| pH | 7.5 | 92 | 0.12 | 11.0 |
| BOD（ml/L） | 2.0 | 75 | 0.10 | 7.5 |
| 硝酸盐 | 10.0 | 48 | 0.10 | 4.8 |
| 磷酸盐 | 1.0 | 40 | 0.10 | 4.0 |
| 温度（℃）（与平衡的差距） | 0 | 95 | 0.10 | 9.5 |
| 浊度单位 | 10.0 | 76 | 0.08 | 6.1 |
| 总固体（mg/L） | 100.0 | 82 | 0.08 | 6.6 |

照水体的 3 种用途分别计算 3 个水质污染指数：人直接接触用途（饮用、游泳、制造饮料等）；人间接接触用途（钓鱼、食品工业、农业应用等）；人不接触用途（工业冷却、观瞻、旅游、航行等）。内梅罗还为 3 种用途确定了水质各参数的评价标准。

计算公式：

$$PI_j = \sqrt{\frac{\left[\left(\dfrac{C_i}{L_{ij}}\right)\max\right]^2 + \left[\left(\dfrac{C_i}{L_{ij}}\right)av\right]^2}{2}}$$

式中，$PI_j$ 为按 j 种用途计算的水质污染指数；$C_i$ 为参数的实测浓度；$L_{ij}$ 为适合 j 种用途的 i 参数的评价标准；$(C_i/L_{ij})\max$ 为各参数 $C_i/L_{ij}$ 比值中的最高值；$(C_i/L_{ij})av$ 为各参数 $C_i/L_{ij}$ 比值的算术均数。

计算 3 种用途的 $PI_j$ 后，可根据水体 3 种用途所占的实际比重进行加权，求其加权平均数即为水质总污染指数 $PI$。经过分析，提出了水质指数计算公式：

$$PI = \sum_{j=1}^{3} w_j \cdot PI_j$$

式中，$w_j$ 为取决于水体 j 种用途比重的权重（$\sum w_j = 1.0$）。

（宋伟民）

*shuǐzhì zhǐshù I*

# 水质指数 I（water quality index I）

苏联学者提出的一种主要应用于评价天然含盐量或悬浮物的水质指数。其数学式如下：

$$I = \left[\sum_{i=1}^{n} r_i w_i\right] \sum_{i=1}^{n} \Phi(w_i, r_i)$$

式中，$0 < I \leqslant 5$，$1 \leqslant w_i \leqslant 5$；$I$ 为水质指数；$r_i$ 为第 i 种指标的加权值；$w_i$ 为第 i 种指标的分级评价值；$\Phi$，在某指标超标时，降低指数数值的"惩罚"函数。

水质指标由 50 名专家组成方法鉴定组。鉴定组从河水的 38 个水质指标中，选用生活饮用水中常用的 10 个最重要的指标做评价指标，并按照 5 个等级法评价，指标中"5"最大，"1"最小（表 1）。表中没有列入有毒物质的指标，因为有毒物质不应超过极限允许浓度，极限允许浓度值系绝对值，所以不能用分级法对这种水做相对评价。经鉴定人员的确定与统计计算，确定出各指标的加权值如表所示。为准确计算出水质指标超过标准的情况（与二级或三级以下的 $w_i$ 值相符合），应补充引入所谓的"惩罚"函数：

$$\Phi = \prod_{i=1}^{n} \Phi(w_i, r_i)$$

$\Phi$ 值应随加权值 $w_i$ 的减少而减少，$w_i$ 相同时，$\Phi$ 值应随加权值 $r_i$ 的增加而减少。其次，这个函数的值不应该大于 1，考虑到了以上条件，确定 $\Phi$ 值用下式计算：

$$\Phi = \frac{r_i}{r_k} \frac{\sqrt{w_i}}{2} + \left(1 - \frac{r_i}{r_h}\right) \quad w_i \leqslant 3$$
$$\Phi = 1 \quad w_i > 3$$

式中，$r_h$ 为大肠菌指数的加权值。

为便于应用该模式，计算了所有指标的 $w_i = 1$，2，3，评价等级时的 $\Phi(w_i, r_i)$ 值，列入表 1 中。这样，根据该模式的计算结果，可以将水质划分成 5 个等级来进行评价：即第 5 级，非常清洁的水；第 4 级，清洁的水；第 3 级，中等污染的水；第 2 级，污染的水；第 1 级，脏水（表 2）。

（宋伟民）

*Luósī shuǐzhì zhǐshù*

# 罗斯水质指数（Ross water quality index）

英国学者罗斯（S. L. Ross）1977 年提出的水环境质量评价指标。水质的评价是在对某一地区水环境要素分析的基础上，对其做出定量评述。作为一种合理的水环境质量评价方法要满足两点，一是水质类别的判定一定要符合国家规定的地表水分类标准；二是在准确判断水质类别的基础上，对水质类别相同的水体能够进行比较。理论上，水质指数可以用任何参数计算，但指标参数过多会指数的使用变得复杂。罗斯在总结以前的一些水质指数的基础上，对英国的克鲁德

**表 1　加权值和函数 Φ 的数值**

| 指标 | 加权值 | 评价等级 | | |
|---|---|---|---|---|
| | | 3 | 2 | 1 |
| 大肠菌指数 | 0.18 | 0.86 | 0.70 | 0.50 |
| 臭味 | 0.13 | 0.90 | 0.78 | 0.61 |
| BOD | 0.12 | 0.90 | 0.80 | 0.66 |
| pH | 0.10 | 0.91 | 0.84 | 0.73 |
| 溶解氧 | 0.09 | 0.92 | 0.85 | 0.75 |
| 色度 | 0.09 | 0.92 | 0.85 | 0.75 |
| 悬浮物 | 0.08 | 0.93 | 0.86 | 0.77 |
| 总矿化度 | 0.08 | 0.93 | 0.86 | 0.77 |
| 氯化物 | 0.07 | 0.95 | 0.88 | 0.80 |
| 硫酸盐 | 0.06 | 0.95 | 0.89 | 0.83 |

**表 2　水质评价等级**

| 指标 | 等级 | | | | |
|---|---|---|---|---|---|
| | 5 | 4 | 3 | 2 | 1 |
| 大肠菌指数 | $0\sim100$ | $0\sim100$ | $10^3\sim10^5$ | $10^5\sim10^7$ | $>10^7$ |
| 臭味（级计） | 0 | $1\sim2$ | 3 | 4 | 5 |
| BOD（mg/L） | $0\sim1$ | $1\sim2$ | $2\sim4$ | $4\sim10$ | $>10$ |
| pH | $6.5\sim8.0$ | $6.5\sim8.0$ | $5.0\sim9.5$ | $4.0\sim10.0$ | $>10$ |
| 溶解氧（mg/L） | $>8$ | $8\sim6$ | $6\sim4$ | $4\sim2$ | $<2$ |
| 悬浮物（mg/L） | $>10$ | $10\sim20$ | $20\sim50$ | $50\sim100$ | $>100$ |
| 总矿化度（mg/L） | $<500$ | $500\sim1000$ | $100\sim1500$ | $1500\sim2000$ | $>2000$ |
| 色度（度计） | $<20$ | $20\sim30$ | $30\sim40$ | $40\sim50$ | $>50$ |
| 氯化物（mg/L） | $<200$ | $200\sim350$ | $350\sim500$ | $500\sim700$ | $>700$ |
| 硫酸盐（mg/L） | $<250$ | $250\sim500$ | $500\sim700$ | $700\sim1000$ | $>1000$ |

河的干、支流进行了水质评价的研究，提出了一种较为简明的水质指数的计算方法，并对英国的克鲁德河进行了水质评价的研究。

**基本方法**　计算公式为：

$$WQI = \sum_{i=1} \text{分级值} / \sum \text{权级值}$$

克鲁德河净化委员会的实验室，按月对下面的 12 个水质参数进行分析：pH、悬浮固体、氨氮、生化需氧量（BOD）、碱度、硝态氮、总硬度、亚硝态氮、溶解氧（DO）、氯和磷酸盐等。在确定水质参数中，不选用受区域地球化学影响的参数，如碱度等，而是根据具体的流域情况，选用了悬浮固体、BOD、DO、氨氮和磷酸盐做参数计算。后来在计算中又发现，在河流污染程度的变化上，磷酸盐变化的影响很小，且其变化的趋势和其他参数一样，这样又取消了磷酸盐，共选用 4 个参数进行计算，并对这 4 个参数各给予了不同的权重系数，BOD 为 3，氨氮为 3，悬浮物为 2，DO 为 2。DO 可用浓度饱和百分数表示，各取权重系数为 1，权重系数的总和为 10。

在计算水质指数时，罗斯不直接用各种参数的测定值或者相对污染数值统计，而是先把它们分成等级，然后再按等级数进行计算，各参数的等级如表 1。

在计算水质指数时，以各参数监测值对应的分级值和权级值代入公式进行计算。罗斯水质指数值用整数表示，从 0～10 分成 11 个等级。数值越大表示水质越好。以水质指数（WQI）10、8、6、3、0 分别表示无污染、轻污染、污染、严重污染、水质腐败 5 种污染状况。罗斯水质指数的计算方法按照下面的例子进行（表 2）。

该 $WQI$ = 分级值合计/权重合计 = 58/10 = 5.8，按四舍五入原则，取罗斯水质指数为 6，表示水质为污染状况。

由上述结果可知，单因子评价方法操作比较简单，能直观看出评价区域内各因子的污染状况，便于找出造成污染的主要原因。但用最差的单项水质指标判断水体功能并不科学。罗斯指数评价更全面。它通过对各因子的综合评价确定水质的整体状况，比较全面清晰。

**中国改良罗斯水质指数法**
中国学者根据罗斯水质指数法，采用其中的两个参数，并结合农村水体的污染源情况，另补充了 3 个针对性的污染物作参数，并依各污染物的危害程度，调整了其权重，对湖北省某县进行机械随机抽样调查的 40 份生活饮用水的水质进行了综合评价。选用氨氮、DO（与罗斯法相同）、耗氧量、大肠菌群数和氟等 5 项有代

**表 1　罗斯水质指数各参数的评分尺度**

| 悬浮固体 | | BOD | | 氨氮 | | DO | | DO | |
|---|---|---|---|---|---|---|---|---|---|
| 浓度（mg/L） | 分级 | 浓度（mg/L） | 分级 | 浓度（mg/L） | 分级 | 饱和度（%） | 分级 | 浓度（mg/L） | 分级 |
| $0\sim10$ | 30 | $0\sim2$ | 30 | $0\sim0.2$ | 30 | $90\sim105$ | 10 | $>9$ | 10 |
| $10\sim20$ | 18 | $2\sim4$ | 27 | $0.2\sim0.5$ | 24 | $80\sim90$ | 8 | $8\sim9$ | 8 |
| $20\sim40$ | 14 | $4\sim6$ | 24 | $0.5\sim1.0$ | 18 | $105\sim120$ | 8 | $6\sim8$ | 6 |
| $40\sim80$ | 10 | $6\sim10$ | 18 | $1.0\sim2.0$ | 12 | $60\sim80$ | 6 | $4\sim6$ | 4 |
| $80\sim150$ | 6 | $10\sim15$ | 12 | $2.0\sim5.0$ | 6 | $>120$ | 6 | $1\sim4$ | 2 |
| $150\sim300$ | 2 | $15\sim25$ | 6 | $5.0\sim10.0$ | 3 | $40\sim60$ | 4 | $0\sim1$ | 0 |
| $>300$ | 0 | $25\sim50$ | 3 | $>10.0$ | 0 | $10\sim40$ | 2 | | |
| | | $>50$ | 0 | | | $0\sim10$ | 0 | | |

表性的常规项目作为参数，根据各参数的危害程度确定其权重，总权重为 10，然后以各参数权重的 10 倍为满分，其符合《生活饮用水卫生标准》者为满分，不符合者则递减。其计算公式如下：

$$WQI = \frac{1}{10}\sum q_i$$

式中，$WQI$ 代表单个水质指数，10 代表权重，$q_i$代表 i 项参数的水质评分，或一个地区多高个水源 i 项参数均值的评分，用此均值算出的指数以 $WQI$（均）表示（表 3）。

**表 2　罗斯水质指数的计算方法举例**

| 参数 | 含量 | 评价值 | 权重 |
|---|---|---|---|
| 悬浮固体（mg/L） | 27 | 14 | 2 |
| BOD（mg/L） | 6.8 | 18 | 3 |
| DO（mg/L） | 8.9 | 8 | 1 |
| DO（%饱和度） | 78 | 6 | 1 |
| 氨氮（mg/L） | 1.3 | 12 | 3 |

表 3 中氟化物，大肠菌群数、氨氮、DO（含量）、DO（饱和百分比）、耗氧量的权重分别为 1、3、3、1、1、1。据此，将水质分为：<3 代表最差水质；3～代表严重污染水质；6～代表污染水质；8～代表轻度污染水质；10～代表清洁水质。

按照以上评价方法对 40 分水样进行评价，结果表明 21 份塘水中属于严重污染的有 6 个，污染水的 13 个，轻度污染的 2 个，其均指数（$WQI$ 均）为 6.4。19 份土井水中严重污染水 6 个，污染水 11 个，轻度污染水 2 个，均指数为 6.6，两类水源的水质综合评价均属于污染水。这一对罗斯水质指数的改进模型侧重于大肠菌群数和氨氮两个指标，各权重为 3，占总权重的 60%，故而可以避免各参数以同等的比例参数计算，导致 $WQI$ 值偏大，掩盖了危害较大的参数，而且大肠菌群数这一指标综合考虑了生物学特点，尤其符合农村水源的污染特点。但由于农村经济的发展以及人们生活习惯的变化，水质污染因素可能出现相应的变化，引起模型中相应污染因素权重的变化，故选择参数要根据实际情况。新的水质监测方法的使用也会导致水质指数的变化，故只有在测定方法相同时，参数一致的水质指数本身才可以相互比较。

（宋伟民）

**水质综合污染指数**（comprehensive pollution index of water quality）　以代表水体的污染程度，以及进行不同河流或同一河流不同时期的水质比较的指数。其特点是以监测数据与评价标准之比作为分指数，然后通过数学综合运算得出一个综合指数。水质综合评价是以定量的方式直观地表征水环境质量的总体状况，是进行水环境容量计算及实施水污染控制的重要基础。中国 1974 年提出用数学模式综合评价水污染，概括起来可大致分为指数法和不确定性方法两大类。水质综合污染指数是指数评价方法中的一种。指数化综合评价是对整体水体质量的定量描述，方法计算简便，便于进行水系之间或同一水系时间上的基本污染状况和变化的比较。对分指数的处理不同，使指数法存在着不同的形式，如简单叠加型、算术平均型、加权平均型、内梅罗水质污染指数和罗斯水质指数等。

**基本方法**　是采用一种最简单的，可以进行统计的数值评价水质污染状况。水质综合污染指数（上海）是一种算术均数型的水质指数，选用高锰酸盐指数、

**表 3　中国罗斯水质指数各参数的评分尺度**

| 氟化物 | | 大肠菌群数 | | 氨氮 | | DO | | DO | | 耗氧量 | |
|---|---|---|---|---|---|---|---|---|---|---|---|
| 含量（mg/L） | 评分 | 个/L | 评分 | 含量（mg/L） | 评分 | 含量（mg/L） | 评分 | 饱和百分数（%） | 评分 | mg/L | 评分 |
| 0.5～1.0 | 10 | <3 | 30 | 0～0.05 | 30 | >9 | 10 | 91～105 | 10 | <4 | 10 |
| <0.5，<1.0 | 9 | <300 | 27 | >0.05 | 24 | 8～ | 8 | 81～90 | 9 | 4～ | 8 |
| <0.4，>1.5 | 7 | <900 | 25 | >0.1 | 18 | 6～ | 6 | 106～120 | 8 | 5～ | 6 |
| <0.3，>1.8 | 5 | <2300 | 21 | >0.2 | 12 | 4～ | 4 | 60～80 | 7 | 6～ | 4 |
| <0.15，>2.0 | 3 | ≥2300 | 17 | >1.0 | 6 | 1～ | 2 | >120 | 6 | 8～ | 2 |
| <0.05，>2.5 | 1 | >2300 | 0 | >2.0 | 3 | <1 | 0 | 41～60 | 4 | 9～ | 1 |
| <0.01，>3.0 | 0 | | | >5.0 | 0 | | | 11～40 | 2 | 10～ | 0 |
| | | | | | | | | 0～10 | 0 | | |

5 日生化需氧量（BOD₅）、化学需氧量（COD）、氨氮、石油类、挥发酚、总磷、总汞等指标为参数。由于选用的评价参数的项数直接影响结果数值的大小，为消除项数不同对指数值的影响，将分指数和除以参加评价的项数（n），即为水质污染指数，公式如下：

$$P = \frac{1}{n} \sum_{i=1}^{n} P_i$$

$$P_i = \frac{C_i}{S_i}$$

式中，$P$ 为水质综合污染指数；$P_i$ 为某污染物的分指数；$C_i$ 为污染物实测浓度的平均值；$S_i$ 为评价标准。

根据水质综合污染指数判别污染程度是相对的，即对应于水体功能要求评判其污染程度。如Ⅱ类水体的水质要求明显高于Ⅲ类、Ⅳ类、Ⅴ类水体，假如不同类别水体的水质相同，则要求越高的水体，其对应的污染程度越严重。根据水质综合污染指数判别水质污染程度必须基于下述条件：①污染程度对应于相应类别的水质要求。②污染程度的分级旨在定性反映水质的现状，水体污染说明该水域原定的功能不能安全、全面发挥效应，其功能得不到保证。不同功能水体即使达到相同的污染程度，其危害和影响也各不相同。地表水环境质量标准基本项目标准限值见表1。

根据综合指数的大小可将水体分为四类。①合格：$P \leqslant 0.8$，各项水质指标基本达到相应的功能标准，即个别指标超过，但在1倍以内，水体功能可充分发挥，没有明显制约因素。②基本合格：$0.8 < P \leqslant 1.0$，有少数指标超过相应类别的标准，但不直接影响到水体功能效应，水体功能没有受明显损害，但在一定程度上受到某些因素（水质指标）的制约。③污染：$1.0 < P \leqslant 2.0$，综合指数已明显超过1.0的标准限值，多项指标值已超过相应的标准值，其水体功能明显受到制约，充分发挥水体原有功能需采取一定的工程性或非工程性措施，水质对应于其功能已受到污染。④重污染：$P > 2.0$，各项水体指标的总体均值已超过标准1倍以上，部分指标可能超过标准数倍，水体功能已受到严重危害，如不采取必要的措施，直接利用可能是危险的。对这类水体必须采取必要的措施，或改变其功能，或付诸行动开展污染整治。

这种方法的优点是考虑了各污染因子超标程度对水质的影响，因此应用综合污染指数法进行水环境质量评价，以及进行污染程度的比较具有较强的实用性，可使不同污染物之间和不同地域间环境质量水平比较变为可能。但综合污染指数评价方法的基本点是环境浓度值与标准值的比较，也就是只要污染物超标倍数相同，不论是何种污染物，则认为环境污染效果一样，这显然使环境污染问题简单化了，没有考虑到不同污染因子对水质的影响程度不同的事实，存在一定的片面性和局限性。单一指数法确定主要环境污染物方面明确直观，综合污染指数评价法辅以单一指数法将会更准确地认识环境污染问题和表述环境质量问题。

另一方面，水质综合污染指数计算简便，并且评价结果便于比较，因此比较适合管理者对流域尺度的统一管理、规划和控制。国家的环境质量报告书中仍采用这种方法。但现有的综合污染指数采用的是分指数算术平均的方法，视各种污染物对水质的影响等同，缺乏科学性，并且其结果与水体的功能类别不统一，存在矛盾的现象（如水质类别差的反而污染指数小）。若综合污染指数与水质类别统一起来，并给予科学的权重，将大大提高指数法的适用性。

表1 地表水环境质量标准基本项目标准限值（单位：mg/L）

| 水质综合污染指数指标 | 水体分类 | | | | |
|---|---|---|---|---|---|
| | Ⅰ类 | Ⅱ类 | Ⅲ类 | Ⅳ类 | Ⅴ类 |
| 高锰酸盐指数≤ | 2 | 4 | 6 | 10 | 15 |
| BOD₅≤ | 3 | 3 | 4 | 6 | 10 |
| COD≤ | 15 | 15 | 20 | 30 | 40 |
| 氨氮≤ | 0.15 | 0.5 | 1.0 | 1.5 | 2.0 |
| 石油类≤ | 0.05 | 0.05 | 0.05 | 0.5 | 1.0 |
| 挥发性酚≤ | 0.002 | 0.002 | 0.005 | 0.01 | 0.1 |
| 总磷≤ | 0.02（湖、库，0.01） | 0.1（湖、库，0.025） | 0.2（湖、库，0.05） | 0.3（湖、库，0.1） | 0.4（湖、库，0.1） |
| 总汞≤ | 0.00005 | 0.00005 | 0.0001 | 0.001 | 0.001 |

**加权水质综合污染指数** 是一种比值均数型的污染指数。利用该加权的水质综合污染指数方法对 2008 年度南通市主要内河水污染进行了评价。评价选取高锰酸盐指数、BOD、氨氮、阴离子表面活性剂、石油类为评价因子，按照《地表水环境质量标准》（GB 3838-2002）中的 Ⅲ 类标准，分别采用算术平均模式、几何均值模式和加权计算模式计算水质综合污染指数值。

加权的水质综合污染指数模型为：

$$P = \frac{1}{n} \sum_{i=1}^{n} W i P i_i$$

式中，$P$ 为综合污染指数；$W_i$ 为 i 项污染物参数的权值；$P_i$ 为 i 项污染物参数的单项指数。

该加权模式能比较综合地反映水质污染的状况，例如，南通市主要内河的水质综合污染指数见表 2。

从表 2 可以看出：以加权模式的计算结果，如海河的 5 项污染指标均未超标，以算术平均模式计算的水质综合污染指数小于 1，以几何均值模式计算的水质综合污染指数值也小于 1；通启运河的石油类超标 1.1 倍，但其以算术平均模式计算的水质综合污染指数值仅为 1.08，几何均值模式计算的水质综合污染指数值仅为 0.95，不能很好反映污染的实际情况；九圩港河、拼茶运河和焦港河均有一项污染物超标，但以算术平均模式和几何均值模式计算的水质综合污染指数值均小于 1，这就是平均值掩盖高超标值的现象。而以加权模式计算的水质综合污染指数值：如海河为 0.56，通启运河为 2.76，九圩港河为 1.62，可以看出该指数能把污染情况较客观地反映出来。

（宋伟民）

yǒujī wūrǎn zōnghé píngjiàzhí

## 有机污染综合评价值（comprehensive evaluation of organic pollution）

综合氨氮与溶解氧饱和百分率之间的相互关系并能反映水体受有机污染程度的评价指标。又称有机污染 A 值。主要用于评价水体受有机污染的程度，特别是水体的黑臭现象。所谓"黑臭"即是在视觉上水体的颜色是黑色或泛黑色，在嗅觉上能刺激人的嗅觉器官，引起人们不愉快或厌恶的气味。国内外的学者认为有机污染、腐殖质吸附致黑物质以及底泥中放线菌的大量繁殖是水体产生黑臭现象的三大主要机制。该指数在 1980 年提出。当时上海黄浦江水系水质有机污染严重，为综合评价上海地区水系受到有机物质污染的情况，并给出水质质量评价意见，上海地区水系水质调查组提出了"有机污染综合评价值"这一概念。

此值是一种比值简单叠加型的水质指数，综合反映了水体中生化需氧量（BOD）、化学需氧量（COD）、氨氮（NH₃-N）、溶解氧（DO）四项指标的状况，是中国在评价受有机污染比较严重的黄浦江污染程度时采用的评价方法。计算式如下：

$$A = \frac{BOD_i}{BOD_0} + \frac{COD_i}{COD_0} + \frac{(NH_3\text{-}N)_i}{(NH_3\text{-}N)_0} + \frac{DO_s - DO_i}{DO_s - DO_0}$$

式中，下角 i 表示实测值，0 代表评价水体对应的标准值；$DO_s$ 表示某温度时水中溶解氧饱和含量；$DO_{饱} = 468 / (34.6 + T)$（$T$ 为水体实测水温，℃）。四项参数均

表 2　南通市主要内河水质综合污染指数

| 河名 | 单项指数 $P_i$ =实测值/标准值 | | | | | 水质综合污染指数 | | |
| | 高锰酸盐指数 | 生化需氧量 | 氨氮 | 阴离子表面活性剂 | 石油类 | 算术平均模式 | 几何平均模式 | 加权模式 |
| --- | --- | --- | --- | --- | --- | --- | --- | --- |
| 通杨运河 | 0.93 | 0.95 | 1.1 | 0.18 | 1.30 | 0.89 | 0.74 | 2.81 |
| 通吕运河 | 0.67 | 0.83 | 1.1 | 0.22 | 1.96 | 0.96 | 0.77 | 3.40 |
| 通启运河 | 0.93 | 0.90 | 1.0 | 0.45 | 2.10 | 1.08 | 0.95 | 2.76 |
| 九圩港河 | 0.70 | 0.88 | 1.1 | 0.26 | 0.76 | 0.74 | 0.67 | 1.62 |
| 如泰运河 | 1.03 | 1.23 | 1.3 | 0.53 | 0.50 | 0.92 | 0.85 | 3.77 |
| 拼茶运河 | 0.97 | 1.38 | 0.9 | 0.37 | 0.64 | 0.85 | 0.78 | 1.92 |
| 如海河 | 0.73 | 0.68 | 0.7 | 0.40 | 0.20 | 0.54 | 0.49 | 0.56 |
| 焦港河 | 0.83 | 0.80 | 1.0 | 0.24 | 0.30 | 0.59 | 0.52 | 1.23 |
| 新通扬河 | 0.95 | 0.95 | 1.2 | 0.10 | 1.20 | 0.88 | 0.66 | 2.80 |

以 mg/L 为单位，计算时，根据黄浦江的具体情况，各项标准值规定如下：$BOD_0$ 为 4.0mg/L，$COD_0$ 为 6.0mg/L，$NH_3\text{-}N$ 为 1.0mg/L，DO 为 4.0mg/L。

除可综合利用有机污染 A 值进行评价水质污染外，还可以用上式任一单项指标进行水质评价，称为"单项指标评价值"，以符号 T 表示，写成：

$$A = T_{BOD} + T_{COD} + T_{NH_3\text{-}N} - T_{DO}$$

有机污染指数模型在评价河道黑臭过程中综合考虑了多个水质参数，但没有考虑水体发黑的因素，故有一定局限性，主要应用于上海及附近地区一些水系的河道黑臭评价。DO 含量越高，水质越好，上式中 DO 前面为减号。A 值越大，说明有机污染程度越严重，反之则说明有机污染较轻（表）。此法能较好反映出水体的有机污染情况，计算也较简单，不足之处是把 4 项因子同等重要地看待，没有考虑权重问题。另外，一旦选定了某一水质类别，有机污染综合评价值计算公式计算的结果只能判别出水质优于或者劣于这一水质类别，如要判断水体有机污染的类别，需要把各级水质类别的上限值代入公式多次计算。

**表 水质有机污染 A 值分级**

| A 值范围 | 污染程度分级 | 水质评价 |
| --- | --- | --- |
| <0 | 0 | 良好 |
| 0~1 | 1 | 较好 |
| 1~2 | 2 | 一般 |
| 2~3 | 3 | 轻度污染 |
| 3~4 | 4 | 中度污染 |
| >4 | 5 | 严重污染 |

（宋伟民）

tǔrǎng huánjìng zhìliàng píngjià

## 土壤环境质量评价（soil environmental quality assessment）

对一定区域范围土壤环境优劣的定性和定量评定。最初的土壤质量评价主要是着眼于土壤肥力和生产性能，随着环境污染问题的出现，人们开始对人为污染问题进行定性和定量评价。1990 年完成的《中国土壤元素背景值》调查和 1995 年制订的《土壤环境质量标准》（GB 15618-1995）为土壤环境质量评价提供了标准和依据。土壤环境质量评价包括单要素环境质量评价和区域环境质量综合评价。

**目的和主要内容** 目的是了解和掌握区域土壤中污染物的含量、迁移转化规律、净化和累积消长趋势，对土壤污染程度及对人类健康适宜程度进行评定，为土地合理利用、环境管理、环境规划和土壤污染的综合防治提供科学依据。主要内容包括土壤环境质量调查、土壤环境背景值确定、土壤环境质量现状评价、土壤污染影响预测和评价。

**程序** ①现状调查：确定区域土壤污染物主要来源、主要污染物的种类和性质。然后进行监测，包括布点、采样、确定监测项目等。②土壤环境背景值确定：对土壤调查所得的各项污染物实测含量数据进行统计分析，对呈对数正态分布的元素，其背景值可按几何平均值乘除几何标准差确定；对呈正态分布和接近正态分布的元素，其背景值可按算术平均值加减 2 倍标准差确定。③评价因子选择：根据污染源调查情况和评价目的，选择适当数量的土壤污染指标作为评价因子。例如，有机毒物：数量较多、毒性较强的有机毒物是有机氯农药

（滴滴涕、六六六、艾氏剂、狄氏剂等）、有机磷农药（马拉硫磷、对硫磷、敌敌畏等）、酚、苯并[a]芘、油类等；重金属及其他无机毒物：镉、汞、铬、铅、砷、锰、铜、镍、锌、氰等；有害微生物：肠道致病菌、肠寄生虫卵、破伤风梭菌、结核杆菌等；放射性元素：如铯 – 317、锶 – 90。④评价标准的选择：《土壤环境质量标准》可作为土壤环境质量评价的评价标准，但该标准的污染物项目较少，不能满足需要。可选用区域土壤环境背景值、土壤本底值、区域土壤自然含量、土壤对照点含量等作为评价标准。

**现状评价** ①单因子评价：包括分指数法（逐一计算土壤中各主要污染物的污染分指数，以确定污染程度）、污染指数法（以土壤–作物系统污染物累积相关含量计算）和农田环境质量四级评价法。②多因子评价：包括土壤污染综合指数法（以土壤中各污染物指数叠加作为土壤污染综合指数）、内梅罗综合污染指数法和均方根综合污染指数法。

**土壤污染影响预测和评价** 通常要根据土壤环境容量和土壤污染物残留量（累积量），预测建设项目投产后对土壤环境的污染影响程度和环境质量变化趋势，为提出减少土壤污染的措施提供依据。

（金银龙 王俊起）

tǔrǎng wūrǎn zōnghé zhǐshù

## 土壤污染综合指数（comprehensive index for soil pollution）

用数学公式表征土壤环境的质量参数，并以简单的数值综合表示土壤污染的程度或土壤环境质量的一种相对的无量纲指数。所选择评价因子一般有重金属类毒物，包括汞、镉、铅、铜、铬、镍、

砷；有机毒物，有氰、酚、滴滴涕、六六六、苯并[a]芘、多氯联苯。也可根据评价目的选择评价因子。评价方法有的用生物法，即根据土壤中的生物反应评价土壤污染，如用植物叶片、长势和产品来判断土壤污染状况。有的用毒理法，根据土壤、作物及人体摄入量的关系来评价土壤污染。例如，水田土壤的 HCl 浸提液中镉浓度 3.08mg/kg 时，大米中镉 1.09mg/kg，人体镉摄入量 0.3mg/d 时为重污染区。在综合评价土壤环境质量时多采用土壤污染指数。空气质量指数和水质指数的思路都适合做土壤环境质量评价。

以单因子表示土壤污染程度或土壤环境质量的等级为单项污染指数（$P_i$），也称分指数。表达式是土壤污染的实测值（$C_i$）与评价标准（$S_i$）之比。$P_i = C_i \div S_i$。$P_i \leqslant 1$ 表示土壤未受污染，$P_i > 1$ 表示土壤受到污染。该指数直接反映了超标倍数和污染程度，是土壤环境管理的重要依据。综合污染指数（$P$）由单项污染指数综合而成。在简单处理时，一般采用单项污染指数相加，或相加后再平均的方法。

**分级污染指数** 根据土壤中污染物浓度及作物污染程度的关系分级计算污染指数。计算该指数先要确定污染等级，划分污染指数范围。

根据土壤污染程度不同将指数分成土壤显著受污染起始值（$X_a$），表示土壤中污染物浓度（$C_i$）超过评价标准数值；土壤轻度污染起始值（$X_c$），表示作物中污染物浓度超过其背景值；土壤重度污染起始值（$X_p$），表示作物中污染物浓度达到食品卫生标准。

按照 $X_a$、$X_c$、$X_p$ 来确定污染的等级和污染指数的范围。①非

污染：$C_i \leqslant X_a$，$P_i \leqslant 1$。②轻污染：$X_a < C_i < X_c$，$1 < P_i < 2$。③中度污染：$X_c < C_i < X_p$，$2 < P_i < 3$。④重度污染：$C_i \geqslant X_p$，$P_i > 3$。

分级污染指数可按照上述指数范围，用下列相应的公式计算。

$$P_i = \frac{C_i}{X_a}$$
$$C_i \leqslant X_a \qquad (1)$$

$$P_i = 1 + \frac{C_i - X_a}{X_c - X_a}$$
$$X_a < C_i < X_c \qquad (2)$$

$$P_i = 2 + \frac{C_i - X_c}{X_p - X_c}$$
$$X_c < C_i < X_p \qquad (3)$$

$$P_i = 3 + \frac{C_i - X_p}{X_p - X_p}$$
$$C_i > X_p \qquad (4)$$

**内梅罗污染指数** 该指数 1974 年由美国的纳尔逊·伦纳德·内梅罗（Nelson Leonard Nemerow）提出，并用于水质污染综合评价，不仅考虑到各种影响参数的平均污染状况，而且特别强调了污染最严重的因子，克服了平均值法各种污染物分担的缺陷（见内梅罗水质污染指数），是进行综合污染指数计算最常用的方法之一，是一种兼顾极值或突出最大值的计权型多因子环境质量指数。一批监测数据来自 m 个监测点（或 m 个样品），每个监测点有 k 种参数，当给定环境标准和监测点（或样品）的加权系数，则由内梅罗指数可计算出相应污染指数。计算公式为：

$$PI_j = \sqrt{\frac{\overline{\left(\dfrac{C_i}{S_i}\right)}^2 + \max\left(\dfrac{C_i}{S_i}\right)^2}{2}}$$
$$(5)$$

式中，$PI$ 为土壤污染综合指数；平均（$C_i/S_i$）为土壤中各污染分指数的平均值；最大（$C_i/S_i$）为土壤中各污染分指数中的最大值。

按内梅罗综合污染指数划定污染等级（表），评价中所采用的环境质量标准是根据土壤环境质量标准和评价区相应的土壤环境功能确定。用环境质量指数评价法可以判断环境质量与评价标准之间的关系。I>1 说明环境质量已不能满足评价标准的要求；I=1 说明环境质量处于临界状态；I<1 说明与评价标准对比，环境质量较好。

表 用内梅罗污染指数评价污染等级

| 等级 | 内梅罗污染指数 | 污染等级 |
|---|---|---|
| I | P≤0.7 | 清洁（安全） |
| II | 0.7<P≤1.0 | 尚清洁（警戒线） |
| III | 1.0<P≤2.0 | 轻度污染 |
| IV | 2.0<P≤3.0 | 中度污染 |
| V | P>3.0 | 重污染 |

（宋伟民）

huánjìng yìngjí

**环境应急**（environmental emergency） 针对可能或已发生的突发环境事件立即采取超出正常工作程序的行动。旨在避免事件发生或减轻事件后果的状态，即紧急状态。突发环境事件是因环境污染，包括放射性物质失控、城市主要水源地污染等事故，影响或可能影响区域生态功能、濒危物种生存环境、当地人民群众生产、生活的污染事故。突发环境事件大多会引起局部环境破坏，如化学品或其他有毒有害物质在生产、运输、使用、贮存过程的意外事故，自然灾害造成的毒物泄漏、燃烧或爆炸等，因此环境

事件指的"环境"可以是广义的。突发环境事件的发生，包括灾害或事故造成环境介质中物理、化学或生物因素的改变，威胁公众的健康甚至生命财产，需要采取非常的手段加以控制和消除，即为突发环境事件的应急。

**突发环境事件特点** ①突发性：环境事件的发生在时间、影响范围、发展态势上均以发生突然和演变迅速为特征。②危害性：无论对公众生命财产还是对局部经济均可造成不同程度的损失，甚至影响社会的稳定。③社会性：事件的发生可通过各种信息渠道迅速传播，引起公众的广泛关注，一些事件甚至会引起公众的恐慌而对社会秩序造成严重的干扰，如饮用水源污染事件可能引起瓶装水的抢购。可见环境应急涉及面很广，包括法律法规确定应急状态下公权力的行使、政府部门应对程序的启动、指挥处置机构的建立、紧急情况下对公民行为的限制、危害因素的评估与控制、信息发布导向及舆情的掌握、危害因素的监测、控制措施和救治安排等。在事件的处置中，部门机构之间的联合与协调是基本保障之一。应急状态下政府为应对突发环境事件制定的政策、采取的措施均须有章可循，有法可依。应急管理机构和人员的专业化有利于提高环境事件处置的效率，将可能造成的健康危害、生命财产损失、经济损失和社会影响最小化。专业化应急机构的设置、队伍的建设、人员培训、物质储备、预案的制定等已成为政府的工作内容之一。

**应急监测** 环境应急情况下，为发现和查明环境污染情况和污染范围而进行的环境监测。中国环境保护部际联席会议有关成员单位按照早发现、早报告、早处置的原则，开展对国内（外）环境信息、自然灾害预警信息、常规环境监测数据、辐射环境监测数据的综合分析、风险评估工作。国务院有关部门和地方各级人民政府及其相关部门，负责突发环境事件信息接收、报告、处理、统计分析，以及预警信息监控。环境污染事件和生物物种安全预警信息监控由环保部负责；海上石油勘探开发溢油事件预警信息监控由海洋局负责；海上船舶、港口污染事件信息监控由交通部负责；辐射环境污染事件预警信息监控由环保部（核安全局）负责。特别重大环境事件预警信息经核实后，需及时上报国务院。

应急监测可分为定点监测和动态监测。定点监测是针对事件主要危害因素的产生位置而设，主要观察监测危害因素的产生和扩散的程度，而动态监测则是一段时间内的连续监测。应急监测的目的是及时掌握事件污染的来源、主要污染物、污染范围、污染物的扩散，同时掌握事发地的水文、气象、地形等特点。通过应急监测，还可以动态评估污染的变化趋势和应急处置的效果。应急监测的指标、采样频率、检测方法及结果报告均应遵循规范统一的原则。应急监测是突发环境事件的重要技术支撑，监测结果的真实性直接关系到应急指挥部门对事态的评估和预测。因此，要求监测数据具代表性、准确性、完整性和可比性。环境事件处置中的应急监测，所采用的方法要求检测灵敏、自动化程度高、数据处理和传送网络化，并有严格规范的质量控制措施，以便保证在布点、采样、分析、数据处理和结果报告全过程的质量。

**应急预警** 各级政府行政部门根据环境监测机构、疾病预防控制机构、卫生监督机构提供的监测信息，按照环境事件的发生、发展规律和特点，及时分析事件的危害程度和可能的发展趋势，及时做出相应级别的预警。按照突发事件严重性、紧急程度和可能波及的范围，预警分为四级，预警级别由低到高，颜色依次为蓝色、黄色、橙色、红色。根据事态的发展情况和采取措施的效果，预警可以升级、降级或解除。收集到的有关信息证明突发环境事件即将发生或者发生的可能性增大时，按照相关应急预案执行。

环境事件预警主要包括：①排污者应向公共卫生应急部门报告排污情况。②媒体报道大型排污事件如爆炸或油箱泄漏等。③公众举报环境异常，如颜色、气味，眼刺激等现象。④卫生事件监测、主要症状和重点疾病的医院哨点监测报告出现异常事件。⑤现场抽检某种环境污染物含量增高。⑥日常环境监测数据表明某种环境污染物浓度增高。⑦临床医生或中毒中心反映出现不寻常的健康问题。⑧居民健康、疾病或死亡监测与历年平均水平出现较大差异等。

**事件分级** 根据中国《国家突发环境事件应急预案》，按突发环境事件的可控性、严重程度、紧急程度和影响范围，突发环境事件可分为四级。

特别重大突发环境事件（Ⅰ级）符合下列情形之一的，定义为此级事件：①发生30人以上死亡或中毒（重伤）100人以上。②因环境事件需疏散、转移群众5万人以上或重大直接经济损失。③区域生态功能严重丧失或濒危物种生存环境遭到严重污染。

④因环境污染使当地正常的经济、社会活动受到严重影响。⑤利用放射性物质进行人为破坏事件，或1、2类放射源失控造成大范围严重辐射污染后果。⑥因环境污染造成重要城市主要水源地取水中断的污染事故。⑦因危险化学品（含剧毒品）生产和贮运中发生泄漏，严重影响人民群众生产、生活的污染事故。

重大突发环境事件（Ⅱ级）符合下列情形之一的，定为此级事件：①发生10人以上、30人以下死亡或中毒（重伤）50人以上、100人以下。②区域生态功能部分丧失或濒危物种生存环境受到污染。③因环境污染使当地经济、社会活动受到较大影响，疏散转移群众1万人以上、5万人以下的。④1、2类放射源丢失、被盗或失控。⑤因环境污染造成重要河流、湖泊、水库及沿海水域大面积污染，或县级以上城镇水源地取水中断的污染事件。

较大突发环境事件（Ⅲ级）符合下列情形之一的，定义为此级事件：①发生3人以上、10人以下死亡或中毒（重伤）50人以下。②因环境污染造成跨地级行政区域纠纷，使当地经济、社会活动受到影响。③3类放射源丢失、被盗或失控。

一般突发环境事件（Ⅳ级）符合下列情形之一的，定义为此级事件：①发生3人以下死亡。②因环境污染造成跨县级行政区域纠纷，引起一般群体性影响的。③4、5类放射源丢失、被盗或失控。

**应急响应**　突发环境污染及相关公共卫生事件时，事发地的县级、市（地）级、省级人民政府及其有关部门按照分级响应的原则，做出相应级别应急响应。

响应原则　做好突发环境事件应急工作要贯彻统一领导、分级负责、反应及时、措施果断、依靠科学、加强合作的原则。

分级响应　突发环境事件应急响应坚持属地为主的原则，地方各级人民政府按照有关规定全面负责突发环境事件应急处置工作，环保部及国务院相关部门根据情况给予协调支援。Ⅰ级突发环境事件由国务院应急响应；Ⅱ级突发环境事件由省、自治区、直辖市人民政府应急响应；Ⅲ级突发环境事件由省级以下地方人民政府应急响应；Ⅳ级突发环境事件由县级地方政府负责组织有关部门开展突发环境事件的应急处置工作。超出本级应急处置能力时，应及时请求上一级应急救援指挥机构启动上一级应急预案。

报告时限和程序　责任单位和责任人以及负有监管责任的单位发现突发环境事件后，应在1小时内向所在地县级以上人民政府报告，同时向上一级相关专业主管部门报告，并立即组织进行现场调查。紧急情况下可越级上报。负责确认环境事件的单位，在确认为重大环境事件（Ⅱ级）后，1小时内报告省级相关专业主管部门；特别重大环境事件（Ⅰ级）立即报告国务院相关专业主管部门，并通报其他相关部门。地方各级人民政府应当在接到报告后1小时内向上一级人民政府报告。省级人民政府在接到报告后1小时内，向国务院及国务院有关部门报告。重大（Ⅱ级）、特别重大（Ⅰ级）突发环境事件，国务院有关部门应立即向国务院报告。

报告方式与内容　分为初报、续报和处理结果报告三类。初报从发现事件后起1小时内上报；续报在查清有关基本情况后随时上报；处理结果报告在事件处理完毕后立即上报。初报可用电话直接报告，主要内容包括：环境事件的类型、发生时间、地点、污染源、主要污染物质、人员受害情况、捕杀或砍伐国家重点保护的野生动植物的名称和数量、自然保护区受害面积及程度、事件潜在的危害程度、转化方式趋向等初步情况。续报可通过网络或书面报告，在初报的基础上报告有关确切数据，事件发生的原因、过程、进展情况及采取的应急措施等基本情况。处理结果报告采用书面报告，处理结果报告在初报和续报的基础上，报告处理事件的措施、过程和结果，事件潜在或间接的危害、社会影响、处理后的遗留问题，参加处理工作的有关部门和工作内容，出具有关危害与损失的证明文件等详细情况。

信息发布　中国环境保护部际联席会议负责突发环境事件信息对外统一发布工作。突发环境事件发生后要及时发布准确、权威的信息，正确引导社会舆论。

响应终止　环境及卫生专家应该对突发环境事件的应急响应终止进行分析论证，向应急管理部门提供响应终止建议。符合下列条件之一的，即满足应急终止条件：①事件现场得到控制，事件条件已经消除。②污染源的泄漏或释放已降至规定限值以内。③事件所造成的危害已经被彻底消除，无继发可能。④事件现场的各种专业应急处置行动已无继续的必要。⑤采取了必要的防护措施以保护公众免受再次危害，并使事件可能引起的中长期影响趋于合理且尽量低的水平。

**安全防护距离**　在事件影响

范围内，为保障事发地现场工作人员和群众安全划定的距离。安全防护距离的划定可依据事件发生的性质特点（如核电设施故障、大型化工设备故障）、当地气象条件（气温逆增、风向、风速）、地形地势（峡谷、建筑物）、居民分布及密度等来确定。2011 年 3 月 11 日日本东北部仙台市发生里氏 9.0 级强烈地震，地质灾害后的海啸导致福岛县第一和第二核电站的反应堆芯因冷却反应堆的功能丧失，造成放射性核素泄漏。日本政府在地震后不久即对两座核电站发布"核能紧急事态宣言"，疏散核电站周围半径 3km 范围内的居民。在发现核泄漏迹象后疏散居民的区域从半径 3km 扩大到半径 10km，后因核电站 1 号机组发生爆炸，疏散范围由半径 10km 扩大到半径 20km。后又由于该核电站的 2、3、4 号机组先后发生爆炸和燃烧，核污染的事态进一步恶化而宣布福岛核电站周围 20km 内为警戒区。20～30km 半径范围内为紧急疏散准备区，未疏散前在此区域内应在室内避险，即居民尽可能留在家中，并关闭门窗。

这种疏散（迁避）范围的划定就属于典型的环境事件安全防护距离。化工企业和化学产品的运输储存过程中的事故也需要及时划出安全防护距离，如硅氯仿、磷化锌、五硫化二磷这类遇水可释放可燃性有毒气体物质的泄漏，就需要依据事发点的地形地势、风向等尽快划定安全防护距离，尤其是下风侧的安全防护距离，必要时可参考已有的污染物毒性资料和毒理学专家的意见划定。

安全防护距离的划定有利于现场工作人员对事发地的控制，也可避免无关人员对事件处置的干扰。通常即使是工作人员，在没有防护装备的情况下也应该在安全防护距离以外。只有专业的配备了防护装备的人员才可进入安全防护距离以内实施处置。

**安全性评价** 对突发环境事件的危险性进行识别、定性和定量、分析和预测。目的是确认环境事件危害发生的可能性及严重程度，提出控制和消除危害因素需要采取的应急措施。内容包括：主要危害因素识别；可能存在的污染物种类及其可能对周围影响的范围；污染物总量分布及对环境介质的最大污染程度。危害因素暴露评价是重点内容之一，暴露途径一般包括吸入、食入、经皮吸收等。暴露评价需要确定暴露的主要途径和其他可能存在的途径，同时估计暴露量，通过应急监测获取环境介质中污染物的浓度（强度），根据人的日进食量或呼吸量估算日暴露量，再与国家环境质量标准、毒物的最高允许浓度或每日允许摄入量比较做出客观的暴露评价。综合分析后给出危险因素、危险的严重程度、主要污染物的暴露途径和水平、环境生态与健康效应特征及预后、潜在的危害及次生污染的可能性。安全性评价结果是环境事件应急处置具体措施的制定和执行的科学依据。

**应急预案** 针对突发环境事件，依据事件的性质、特点和可能造成的社会危害而制定的应急管理，包括组织指挥体系、职责划分、突发事件的分级、预防、预警及响应机制、处置程序、应急保障措施以及后期处置等。中国的突发环境事件应急预案依据《中华人民共和国环境保护法》《中华人民共和国海洋环境保护法》《中华人民共和国安全生产法》和《国家突发公共事件总体

应急预案》及相关的法律、行政法规而制定。目的就是要建立健全突发环境事件应急机制，提高政府应对涉及公共危机的突发环境事件的能力。《中华人民共和国突发事件应对法》第十七条规定："国家建立健全突发事件应急预案体系"。国务院制定国家突发事件总体应急预案，组织制定国家突发事件专项应急预案；国务院有关部门根据各自的职责和国务院相关应急预案，制定国家突发事件部门应急预案；地方各级人民政府和县级以上地方各级人民政府有关部门根据有关法律、法规、规章，上级人民政府及其有关部门的应急预案以及本地区的实际情况，制定相应的突发事件应急预案。

（宋　宏　周敦金）

wēixiǎn fèiwù

### 危险废物（hazardous waste）

生产或生活中产生的存在或可能存在有毒、有害、易燃、易爆、有感染性、有损伤性的废弃物质。根据中国《国家危险废物名录》，危险废物包括：①具有腐蚀性、毒性、易燃性、反应性或感染性等一种或者几种危险特性的。②不排除具有危险特性的废物，可能对环境或者人体健康造成有害影响，需要按照危险废物进行管理的废物以及医疗废物。凡列入《国家危险废物名录》或者根据国家规定的危险废物鉴别标准和鉴别方法认定的，具有危险特性的废物均可以被认定为危险废物。中国于 1990 年签署了《控制危险废料越境转移及其处置巴塞尔公约》（简称《巴塞尔公约》）。中国危险废物的定义和分类依据《巴塞尔公约》采用的包含定义法和目录式分类。美国在《资源保护与再利用法》中将废弃

物分为特征性废弃物和清单性废弃物。特征性废弃物在处理后可能具有危险性，清单性废弃物在处理后仍被认定为具有危险性。可见，属于"名录"中列出的废物或具有规定的危险特性，即属危险废物。按废物的特性分类也是危险废物常用的分类方法：如易燃性废物、腐蚀性废物和反应性废物。按废物的理化性质分类则可将危险废物分为无机危险废物、有机危险废物、油类危险废物等。

**来源**  危险废物来源广泛，工业生产、医疗机构、实验室、服务业中的运输装修行业均可是危险废物的来源。医药工业、生物制药、化工企业、农药生产、医疗单位是固体危险废物的主要来源。危险废物是由废弃物所具有的特性决定的，而其危险性则主要指废物的易燃性、腐蚀性、反应性、感染性、毒性、放射性等。这也就决定了危险废物没有具体固定的来源，只要在生活和生产过程中产生的，具有这些特性的废物就属于危险废物。这些危险废物的危险性也是多样的：化学性的如具强腐蚀的强酸强碱、易被人体蓄积的重金属铅、汞等；物理性的医用锐器、具放射性的废液；生物性的如含病毒或致病菌的医疗垃圾、疫苗生产中的含毒株废物等。

**污染途径**  危险废物如不按规定的方式收集、运输和处理，其中的有毒有害物质可以通过多种途径污染环境：通过挥发、扬尘进入大气中；直接排入或随降水径流带入地表水和地下水；露天堆放的危险废物可随降水渗入土壤并迁移至地下水。人或者生物可以通过被污染的大气、水体或土壤上种植的作物而暴露。危

险废物在收集、储存和运输过程中，尤其是发生事故时也可造成附近一定范围的大气污染、水体污染或土壤污染。

**危害**  危险废物与普通废物不同之处就在于其危险性，随意堆放或无控填埋可以对周边的大气、水体和土壤环境造成严重的污染。易燃性、腐蚀性、高毒性、感染性和损伤性均使危险废物随时危及其存在地点人群的健康、财产安全甚至社会的稳定。20世纪70年代发生在美国加利福尼亚州的腊夫运河事件，就是因为电化学公司早年购买了已经干涸废弃的腊夫运河，并将其作为垃圾场倾倒了大量含有机化学毒物的危险废物。运河被危险（有毒）废物填满后，由该电化学公司用土覆盖转赠给了当地的教育机构，此后在这块土地上开发了房地产，盖起了住宅和学校。1976年，一场罕见的大雨冲走了地表土，填埋的化学废物裸露出来，随后发生花草坏死、人体皮肤腐蚀烧伤，地面甚至渗出含有氯仿、三氯酚、二溴甲烷等多种有毒物质的黑色液体，随后的调查发现一些疾病如流产、畸形、肝病和肿瘤等在当地居民中高发。调查证实是地下填埋的危险废物对土壤、空气的污染所致。

**防制措施**  危险废物危害的预防和控制，关键是危险废物的产生、转移和处置3个环节，即对产生量的控制、安全转移和尽可能无害化处置的全过程管理。中国针对危险废物制定了《中华人民共和国固体废物污染环境防治法》、《国家危险废物名录》、《危险废物经营许可证管理办法》、《危险废物鉴别标准》（GB 5085-2007）、《医疗废弃物焚烧环境卫生标准》（GB/T 18773）、

《医疗废弃物焚烧设备技术要求》（CJ/T 3083-1999）、《危险废物（含医疗废物）焚烧处置设施二噁英排放监测技术规范》（HJ/T 365-2007）、《危险废物（含医疗废物）焚烧处置设施性能测试技术规范》（HJ 561-2010）、《医疗废物专用包装袋、容器和警示标志标准》（HJ 421-2008）等相关的法律规章和技术标准，是危险废物管理的基本依据和保障。

危险废物的处理遵循资源化、减量化、无害化的原则，处理需依据危险废物的特性而定，通过填埋、热解处理、高温焚烧等处理技术，针对性的改变危险废物的物理化学性状或灭活，达到减容和无害化的目的。

（宋　宏）

**wēixiǎnyuán**

**危险源**（hazard sources）  可能导致伤害、疾病、财产损失、工作环境破坏或其综合作用的根源或状态。分为环境与职业环境的危险源。危险源辨识是识别危险源的存在并确定其特性的过程。环境方面尚无环境污染事故危险源的统一定义，可将环境污染事件的危险源理解为在生产、储存、运输和使用过程中有可能因人为或意外导致易燃易爆、有毒有害物质泄漏，威胁周围环境安全的固定或流动的单元。通常这类单元存在的物质在特定的自然或社会环境条件下，如人为、意外或不可抗力作用而引起其物理、化学稳定性发生变化，可能导致环境受到严重污染并危害公众健康、严重影响当地经济和社会稳定。在环境风险评价中危险源的识别是重要内容，依据安全生产领域内《危险化学品重大危险源辨识》（GB 18218-2009），重大危险源的定义为长期地或临时地生产、加

工、使用或储存危险化学品，且危险化学品的数量等于或超过临界量（临界量指对于某种或某类危险物质规定的数量，若单元中的物质数量等于或超过该数量，则该单元定为重大危险源）的单元。国际上普遍采用的有欧盟1982年颁布的《工业活动中重大事故危险指南》（塞韦索指南），该指南列出了常见危险物质及其临界量，规定了工厂或企业内的某一设施或在一定范围内相关的一组设施中聚集了超过临界量的危险物质，则将这一设施或一组设施定义为危险源。

**分类**　方法未统一，按环境介质可分为大气污染型危险源和水体污染型危险源。也有按有毒有害物质、腐蚀性物质、爆炸性物质、放射性物质等来分类。重大危险源则可分为生产场所重大危险源和储存区重大危险源。生产场所重大危险源是根据危险物质不同的性质，按《危险货物品名表》（GB 12268-2012）中的爆炸性物质、易燃物质、活性化学物质和有毒物质的品名及其临界量来划分的。城市环境中的重大危险源主要是城市中可能发生火灾、爆炸、有毒有害物质泄漏、事故性排放的地点。重大危险源除了危险物质的特性外，危险源所在单位设备的维护、危险源事故的危害程度、管理制度、周边环境状况等均为构成危险源的相关要素。

**评价与分级**　重大危险源的安全性评价内容包括：对各类危险因素及其存在的原因、危险事件发生的概率、发生危险事件的危害程度和影响范围等进行的风险评价与分级。危险源分级的方法有根据可能造成死亡的人数来分级；也有建议根据有毒有害物质污染可能出现的浓度等于、高于或低于半数致死浓度（$LC_{50}$）及地面最高允许浓度来划分；也有估计毒物最大扩散距离作为死亡半径，然后以死亡半径的最大值作为分级依据；也可采用指数法计算模型来评估危险源的危险性。分级的方法是确定各敏感因子及其指标权重，计算出危险源的危险指数，再依据危险指数的大小划分危险源的危险等级。

**识别**　是环境风险评价的核心。危险源识别的充分、正确与否，是环境风险评价结论可靠与否的关键。通过对危险源的识别、影响因素的归纳、危险等级的划分，可预测突发环境污染事件发生时可能造成的对生命、财产和环境的危害和影响。有针对性地提出风险管理、风险防范和应急处置预案，最大限度将危险源的危险程度控制在公众和社会可接受的水平。

（宋　宏）

**wēihài shíbié**

## 危害识别（risk identification）

生产或生活中存在的可能对人体健康或环境造成危害的潜在因素的发现、辨别和确认。

**应用**　生活环境中的危害识别主要应用于环境因素的健康风险评价，包括环境事件的危害因素识别。通过对某一污染物有关理化特性、危险源、毒理学资料和流行病学调查结果的综合分析，判断该污染物在特定的环境条件下，公众暴露的环境介质和途径、暴露人群的特征、污染物的毒性特点及健康效应或潜在危害。也可以包括：自然环境的危害因素，如自然灾害及其可能产生的次生灾害；特殊环境的危害因素，如高原地区的低气压、缺氧、高寒、强紫外线；自然疫源地病原体的存在与传播因素等。

生产环境危害因素的分类：根据《生产过程危险和有害因素分类与代码》（GB/T 13861-2009）的规定，可分为人的因素、物的因素、环境因素、管理因素共四大类。《企业职工伤亡事故分类》（GB 6441-86）则将危险因素分为物体打击、车辆伤害、机械伤害、起重伤害、触电、淹溺、灼烫、火灾、高处坠落、坍塌、冒顶片帮、透水、放炮、火药爆炸、瓦斯爆炸、锅炉爆炸、容器爆炸、其他爆炸、中毒和窒息、其他伤害等。职业场所的事故有可能对周围环境造成严重影响，尤其是毒气和易燃易爆气体的泄漏。

**方法**　对生活环境，通常是对目标污染物资料收集及监测，包括群体暴露的途径、介质、暴露量和时间等。重点是毒理学和流行病学资料的收集和综合分析，对该污染物暴露健康危害的特征，如危害程度、毒性反应的类型、群体暴露的效应等做出鉴定。对生产环境，危害识别的方法有：①对照经验分析法，即对照有关标准、法规、检查表或依靠分析人员的经验和观察、分析和判断，直观的评价其危害因素。②类比法，通过参照相同或相似的职业环境作业条件的经验和职业卫生的统计资料，类推分析评价场所的危害因素。③现场观察法，由专业人员利用现场感知、观察或借助检测仪器对场所进行调查分析，辨识出存在的危害因素。④智力激励法，相关人员对工作全程的分析、讨论和识别，用群体的经验和智慧判断危害因素。⑤事故过程分析法，通过逻辑分析的方法分析曾发生的事故形成过程来识别危害因素。还可通过查阅危害事件记录、文献资料、咨询专家等获得相关的信息，并通过分析研究，辨识出存在的危害因素。危害因素危险性的等级可依据事件发生的可能性的大小、人实际暴露于事件环境中的频率和程度以及事件后果的严重程度等划分。

**目的** 为了评价发生危险的可能性及其后果的严重程度，以便正确判断危险因素对健康、财产和社会构成的风险，是危害因素防控的科学依据。

（宋　宏）

tūfā huánjìng wūrǎn shìjiàn

## 突发环境污染事件（abrupt environmental polluted accidents）

违规、意外或自然灾害导致瞬间或短期内排放出污染物质，致使环境受到严重污染和破坏，对社会经济与人民生命财产造成损失的事件。

**原因** 突发环境污染事件的原因众多，有因安全生产事故次生的，有因非法排放污染物引起的，有因运输事故导致有毒有害物质泄漏的，有因自然灾害次生（衍生）的，还有因人为活动的污染长期累积，在不利自然因素的情况下发生的环境污染等。意大利塞维索二噁英污染事件、苏联切尔诺贝利核电站爆炸事件、雅典因空气污染而进入紧急状态事件、云南富宁县境内载重卡车高速路翻车造成粗酚污染者桑河事件、日本仙台地区地震引发海啸后的福岛核电站核泄漏事件等均为典型的突发环境污染事件。

事故性排放是突发环境污染事件的常见原因之一。生产设备安全事故、污染物处理系统故障导致污水、废气未经处理或处理未达标，或危险化学品的储存运输过程中因安全事故大量泄漏，导致有毒有害物质非正常大量的向周围环境介质的排放。典型事件如 2005 年吉林省中石油吉林石化分公司双苯厂的装置发生爆炸事故后，苯类污染物污染第二松花江。2005 年粤北北江流域因上游冶炼企业超标排放导致严重的镉污染，北江下游韶关、清远、英德三个城市的生活饮用水安全受到威胁。事故性排放的特点包括：突发性，事故排放发生的时间、地点和排放方式和排放途径可以是多样的，因而具有不确定性和偶然性；危害性，短时内大量有毒有害物质向环境介质排放局部呈现高浓度，对居民健康和环境生态构成严重威胁；社会影响大，排放事故可能需要疏散、控制交通、影响供水等而扰乱了人们正常的生产、生活秩序甚至造成恐慌。事故性排放常发生的类型有非正常大量排放所致的大气或水体污染事故、核污染事故、有毒化学品的泄漏或火灾和爆炸事故。事故性排放污染的环境介质可以是单一的大气、水体或土壤，也可以是复合的。事故性排放的预防可以通过：①强化源头控制。找出可能发生事故性排放的关键点（因素），做好污染事故隐患的排查和识别，改进工艺，落实清洁生产制度。②严格管理制度。责任落实、完善环保设备的运行检修操作规程。③制定污染事故预防和处置预案。一旦发生事故及时、有序的按照预案，形成由指挥、信息、专家和各应急部门组成的应急系统实施事故处置。④职能部门强化执法。提高环境监察部门对事故排放的监控能力，完善事故应急处置中可能涉及的环保、安监、公安、卫生、消防等部门的联动机制，在事故初始阶段能及时有效地控制事故的发展态势和影响范围，将事故的危害降至最低。

**事件分级** 根据中国《国家环境突发事件应急预案》，将环境污染事件分为四个等级。突发环境污染事件分级响应是按突发环境事件的可控性、严重程度和影响范围，应急响应也分为特别重大（Ⅰ级响应）、重大（Ⅱ级响应）、较大（Ⅲ级响应）、一般（Ⅳ级响应）四级。《国家环境突发事件应急预案》对应急终止的条件做了规定（见环境应急）。

国际上对核事故分级也有相应的标准。国际核事故分级标准由国际原子能机构于 1990 年起草颁布。目的是使国际社会对核事故的影响程度有较为一致的判断标准，便于信息交流。核事故分为 7 级。第 7 级：大量核污染泄漏到工厂以外，造成巨大健康和环境影响，1986 年切尔诺贝利核事故属于此级。第 6 级：一部分核污染泄漏到工厂外，需立即采取措施来挽救各种损失，1957 年苏联克什特姆核事故属此级。第 5 级：有限的核污染泄漏到工厂外，需要采取一定措施来挽救损失，1979 年美国三里岛核事故属于此级。第 4 级：非常有限但明显高于正常标准的核物质被扩散到工厂外，或者反应堆严重受损或者工厂内部人员遭受严重辐射，地震引发的日本福岛核电站冷却故障发生的机组爆炸最初被定为第 4 级，后根据事态的发展被定为 7 级。第 3 级：发生小的内部事件，外部放射剂量在允许范围之内，或者严重的内部核污染影响至少 1 个工作人员，1989 年西班牙班德略斯核事件就属于此级。第 2 级：事件对外部没有影响，但是内部可能有核物质污染扩散，直接过量辐射了员工或者操作严重违反安全规则。第 1 级：事件对外部没有任何影响，仅为内部操作违反安全准则。

**衍生事件** 环境事件发生后，污染物与环境介质接触或因处置不当，导致污染物发生物理化学变化，产生出危害更大的次生污染物所派生的其他事件。是污染发生的过程中诱发了其他危险源发生事故，或发生污染性质的变化构成新的危害。例如，地震可引发火灾、水库垮坝、传染病流行、毒气或核泄漏等。

毒物泄漏二次污染是常见的衍生事件。毒物泄漏污染发生后，该毒物在自然或人为因素的作用下，改变了原有的化学性质，生成新的污染物或形成新的污染源，为毒物泄漏的二次污染。一些毒物泄漏后，与水接触可释出吸入性有毒气体如：甲基二氯硅烷（释放氯化氢）、五硫化磷（释放硫化氢）、磷化铝（释放磷化氢）、氰化钠（释放氰化氢）、氟硫酸（释放氟化氢）、四氯化钛（释放氯化氢）等。这些物质遇水或在湿度大的环境下可形成腐蚀性或剧毒的气态二次污染物，被吸入后在体内产生毒性作用，或对呼吸道黏膜产生腐蚀作用出现炎性水肿、充血甚至坏死，增加了事故的危害性。应注意这些新产生的腐蚀性物质也有可能损坏现场应急处置人员的防护装备而造成次生伤害。防制措施的关键是加强对毒物危险特性的认识，保持警惕。人员应迅速脱离污染区，划出警戒区，设立明显标志，并禁止无关人员进入。切断火源避免引起火灾和爆炸。救护人员和抢险人员进入处理现场前，应穿戴防护服和防毒面具。正确判明毒物泄漏的情况和毒物的危险特性，尤其注意可能产生的二次污染，采取正确的处置方法（水冲、焚烧、砂土掩埋、化学药剂中和等）控制污染扩散。

**现场保护** 意义在于事件发生后，后期处置将涉及事件的责任认定、保险理赔等事项。保护现场有利于有关部门的现场勘查工作，获取客观准确的材料和证据，为公正依法处理事件创造条件。为保证事发现场的应急处置得以顺利进行，排除无关人员的干扰和避免污染危害的扩大，控制现场人员的进出、保持应急车辆道路的通畅，现场的围护也是必不可少的措施。首先到达现场的人员要有现场保护的意识，在不妨碍救治伤员、控制污染扩散和紧急避险的情况下，注意保留现场与取证相关的原貌，尤其是在应急处置过程中会明显改变的现况和物件要及时现场留证。由于污染事件大多具突发性，污染造成的危害程度和范围有随时间的推移而扩大的可能。因此，污染事件发生后，应立即采取措施控制污染源，防止污染蔓延，划出现场隔离区，并根据现场情况通知有关部门联合采取救治、疏散和发布通告等措施。在此基础上，由行政执法部门开展现场的污染事故调查工作。现场调查和取证的主要内容包括：事件主体的证照；环保相关的审批文件；安全相关设备的检验报告；环境监测报告；环保设施运转记录；污染物排放的监测数据；排污记录和排污设施的运转记录；污染事故的预案等。取证方法包括：听取当事人或者相关人员的情况介绍；当事人或者相关人员的询问和陈述笔录；向当事人或相关人员索取事件有关的文件、证书、数据及技术资料；现场勘查事件对环境介质的污染途径和影响范围、对动植物和人身的伤害、对附近建筑、设备和物体的损害

程度等；监测、排放（泄漏）污染物的取样检验、拍照、摄像等；检查并记录环境保护设施的安装、运行工况和污染事故发生之前和发生时的运行记录等。

污染事件发生或将要发生时，需划定禁止无关人员进入的隔离区。隔离区根据污染类型、污染物的毒性、事件的等级、时间地点、气象条件、周边地形地貌、居民区分布及交通走向划定等均是考虑的因素。隔离区分为高危区、中危区、低危区和安全区。隔离区划定后应在不同的隔离级别区设立不同的警戒标志，布置警戒人员。

**风险防范** 首先通过对环境污染事件的风险评价加以预测，确定可能发生环境事件的类型和概率。预先掌握污染源的分类、分布、对危害因素的识别，影响范围的估计、区域的环境规划、环境监测状况、风险应急预案等措施的制定，以便控制风险的发生或将可能发生危害的风险降至最低。防范措施包括：①环境风险评价，通过对区内具有发生突发污染事件可能性点源的排查，对各种生产状况、不利气象条件及事故的情况下可能出现的污染类型、污染程度、污染途径和危害及其影响范围等的识别、鉴定、暴露与效应、风险特征描述，对发生突发环境污染事件的可能性做出客观清晰的评价。②建立预警系统如环境参数监测、供电供水控制、污染物泄漏及火灾报警等，并实施对突发环境污染事故发生源的管理和应急处理对策的制定，有效避免事件的发生或将已发生事件的危害程度减至最低。具体的预防环境事件风险的措施还包括对生产中环保设备的维护、危险原料和产品安全贮运的监控、

事故时发生次生环境风险的评估、周边环境敏感点的规划控制等。随着全球经济一体化和生产规模的扩大，国际环境污染风险防范合作也是必要的。

（宋 宏）

**Chóngqìng Kāixiàn Jǐngpēn Shìjiàn**

## 重庆开县井喷事件（the oil-well-blewing event in Kai County of Chongqing）

2003 年 12 月 23 日 21 时 55 分，中国重庆开县中石油川东北气田发生特大井喷事故，剧毒硫化氢气体扩散造成巨大人员伤亡和经济损失。根据《国家突发公共卫生事件应急条例》，此次井喷事件属于可引发重大突发公共卫生问题的特别重大突发公共事件。

**形成过程** 井喷井罗家 16 号井位于重庆市东北部开县高桥镇晓阳村，气藏天然气中高含硫，该井设计井斜深 4322m，垂深 3410m，水平段长 700m，2003 年 5 月 23 日开钻，设计日产 100 万立方米。在日常的钻探过程中，该气井运行正常。2003 年 12 月 23 日 21 时 55 分，在进行气井起钻时，突然发生井喷，来势猛烈，富含硫化氢的气体从钻具水眼喷涌达 30m 高程，预计无阻流量每天为 400 万～1000 万 $m^3$，18 小时后井喷自然停止。

**发生原因** 与当地的地理条件、发生时的气象条件有关。

**直接原因** ①对罗家 16 号井的特高出气量估计不足。②高含硫高产天然气水平井的钻井工艺不成熟。③起钻前，钻井液循环时间不够。④起钻过程中，钻井液灌注不符合规定。⑤未能及时发现溢流征兆。⑥有关人员违章卸掉钻柱上的回压阀，是导致井喷失控的直接原因。⑦没有及时采取放喷管线点火措施，大量含

高浓度硫化氢的天然气喷出扩散，周围群众疏散不及时，导致大量人员中毒伤亡。

**气象因素** 事件当日该地气温为 4.6～8.0℃，相对湿度为 94%～99%，风力为静风（平均风速为 0.13m/s，最大风速 0.7m/s），风向为西北偏西。事件是在气温低、空气湿度大、风力弱、能见度差、气层极为稳定、垂直混合高度极低、平时极为少见的不利于污染气体对流和扩散的气象条件下发生的。

**气体理化特性与地理因素** 该气井天然气中硫化氢含量达 151mg/m³ 以上，为高含硫气井。当地地形为深丘，村民多居住在低洼避风带，硫化氢气体比重大于空气，不利于气体对流和扩散的气象条件使硫化氢迅速向周边低洼地带扩散聚集形成高浓度。

硫化氢是无色有毒气体，有强烈臭鸡蛋气味，分子式 $H_2S$，分子量 34.08，相对密度 1.19，熔点 -82.9℃，沸点 -61.8℃，易溶于水、甲醇类、石油溶剂和原油。可燃上限为 45.5%，下限为 4.3%，燃点 292℃。空气中硫化氢含量达到 1.54mg/L 可引起中毒死亡。硫化氢经黏膜吸收快，皮肤吸收慢。人吸入 70～150mg/m³ 硫化氢 1～2 小时出现呼吸道及眼刺激症状，2～5 分钟后嗅觉疲劳闻不到臭味。而在吸入浓度 760～1000mg/m³ 数秒钟后出现急性中毒，呼吸加快后呼吸麻痹而死亡。硫化氢对黏膜的局部刺激作用系由接触湿润黏膜后分解形成的硫化钠及本身的酸性所致。全身作用是阻断细胞内呼吸导致全身性缺氧。

**危害** 主要对生态、环境、健康及经济造成危害。

**生态危害** 井喷事件发生后，

硫化氢对周围空气、水质、食品等环境介质均产生影响；除了人员伤亡外，井口附近的家畜、家禽以及野生动物、飞禽全部死亡。硫化氢本身即是一种大气污染物，空气中硫化氢含量增加，可对暴露人群及生物的健康造成一定的影响。虽然事件早期大量的硫化氢气体在局部聚集，造成了大量居民及其饲养动物中毒及死亡，但就环境影响而言，无论以原型排放还是燃烧，井喷喷发的硫化氢总量折算其原型或燃烧后硫化物排放量仅数吨，相对于数平方公里范围而言其量较微，加之硫元素在自然界中广泛存在，这一排放量不足于形成严重生态环境污染。

**环境危害** 井喷后周围空气硫化氢浓度迅速升高，但点火后 18 小时已在国家标准之下。井喷后灾区居民家缸内水硫化物超标，可能与硫化氢污染空气后长期停留于室内，并溶解于水中，形成氢硫酸根或硫化物及缸内水不流动，自净作用能力弱，其残留的硫化物较多有关。距事故井排水口 200m 处的井水、河水硫化物含量超标，可能与高浓度硫化氢溶于水中及压井排放污水中含有较高硫化物有关。溪河水、塘水也受到污染，但它有较强自净力，污染源消失后很快即可自净。山泉水源水质受影响较小。虽然事件位于县城上游，但环境污染并不十分严重，加上流水不断稀释和自净，流经安置点时已基本完成自净。高浓度硫化氢对静水有一定影响，流水因稀释和自净则不产生严重污染。

**健康危害** 高浓度硫化氢在大气中蔓延、下沉，进入附近的居民家中，导致短时间内大量人员、牲畜及野生动物伤亡。事故

物、农作物、水生生物和人体组织中与环境污染有关的各种化学元素的含量及其基本的化学成分。它反映环境质量的原始状态。不同地区自然物质构成与自然发展史不同，各种与生命有关的化学物质在自然环境中的背景含量也不同。不同地区有不同的环境背景值。化学元素含量超过环境背景值或能量分布异常，表明环境可能受到了污染。该值对于开展区域环境质量评价，进行环境污染趋势预测预报，制定环境标准，工农业生产和城市合理布局等都有重要意义。人类活动对环境的影响历史长、范围广，尤其是污染物的长距离迁移，很难找到绝对没有受到污染的环境，因此环境背景值实际上只是一个相对的概念。为确定背景值，应在远离污染源的地方采集样品，分析测定化学元素的含量。运用数理统计等方法，检验分析结果，取分析数据的平均值（或数值范围）作为背景值。

**环境标志**　张贴在产品上的一种图案标志。国外也称"生态标志""绿色标志""环境标签"等。国际标准化组织将其统称为"环境标志"，并成立了专门的工作机构。它不同于一般的商品商标，是一种与环境保护相联系的产品标志，用于表明产品从生产到使用以及回收的整个过程都符合特定的环境保护要求，对生态环境无害或危害极小，并利于废弃物的回收与资源化。其实质是对产品全生命周期的环境行为进行监控管理，是环境管理的重要工具之一。

环境标志是国家环境管理政策的体现。可引导促进普通消费者通过选购商品参与环境保护，提高和增强环境保护意识，也为

企业调整产品和产业结构、研发新产品、进行资源合理配置、推行清洁生产工艺和最佳污染处理技术及资源循环利用、废弃物资源化等方面提供技术信息和导向。环境标志产品主要涉及节能节水低耗型产品、可再生产品、可回用产品、可回收产品、清洁工艺产品、低污染低毒产品、可生物降解产品和低能耗污染防治设备。1994 年 5 月 17 日，中国环境标志产品认证委员会正式成立。除《环境标志产品认证管理办法（试行）》和《中国环境标志产品认证证书和环境标志使用管理规定（试行）》等一系列工作文件外，中国还制定了低氟氯化碳家用制冷器具、无氟氯化碳气溶胶制品（发用摩丝、定型发胶等）、无铅车用汽油、水性涂料、卫生纸（厕所用）、真丝绸类等多项环境标志产品技术要求，为环境标志产品的认证奠定了基础。截至 2010 年 8 月，中国共有 3500 多家企业的产品获得环境标志认证。

（吴　峰）

qīngjié shēngchǎn

**清洁生产**（cleaner production）　使用清洁能源和原料，采用先进技术和设备，减少环境污染物产生和排放的工业生产。2002 年 6 月 29 日，第九届全国人民代表大会常务委员会第二十八次会议通过并正式颁布的《中华人民共和国清洁生产促进法》对此定义是：不断采取改进设计、使用清洁的能源和原料、采用先进的工艺技术与设备、改善管理、综合利用等措施，从源头削减污染，提高资源利用效率，减少或者避免生产、服务和产品使用过程中污染物的产生和排放，以减轻或者消除对人类健康和环境的危害。

此定义概述了清洁生产的内涵、主要实施途径和最终目的。清洁生产是在回顾和总结工业化实践的基础上，提出的关于产品和生产过程中预防污染的一种全新战略。它综合考虑了生产和消费过程的环境风险（资源和环境容量）、成本和经济效益，是社会经济发展和环境保护对策演变到一定阶段的必然结果。与以往不同的是，清洁生产突破了过去以末端治理为主的环境保护对策的局限，将污染预防纳入到产品设计、生产过程和所提供的服务之中，是实现经济与环境协调发展的重要手段。

**概念形成过程**　20 世纪，随着科技与生产力水平的提高，人类干预自然的能力大大增强，社会财富迅速膨胀，环境污染日益严重。世界上许多国家因经济高速发展而造成了严重的环境污染和生态破坏，并且导致了一系列举世震惊的环境公害事件。到了 20 世纪 80 年代后期，环境问题已由局部性、区域性发展成为全球性的生态危机。

1992 年在巴西里约热内卢召开的联合国环境与发展大会制定的《21 世纪议程》，将清洁生产作为实现可持续发展的重要内容，号召各国工业界提高能效，开发更先进的清洁技术，更新、替代对环境有害的产品和原材料，实现环境和资源的保护与合理利用。1994 年，中国制定《中国 21 世纪议程》，把建立资源节约型工业生产体系和推行清洁生产列入了可持续发展战略与重大行动计划中。2000 年在加拿大蒙特利尔召开的国际清洁生产高层研讨会提出：清洁生产已经成为技术进步的推动者、改善管理的催化剂、革新者的典范、连接工业化和可

持续发展的桥梁。

经过 20 多年的发展，清洁生产逐渐趋于成熟，并为各国企业和政府普遍认可。加拿大、荷兰、法国、美国、丹麦、日本、德国、韩国、泰国等国家纷纷出台有关清洁生产的法规和行动计划，世界范围内出现了大批清洁生产国家技术支持中心、非官方倡议以及手册、书籍和期刊等，实施了一大批清洁生产示范项目。清洁生产已经建立了全球、区域、国家、地区多层次的组织与交流网络。联合国环境规划署（the united nations environment programme，UNEP）自 1990 年起每两年召开一次清洁生产国际高级研讨会，在 1998 年的第五次会议上推出了《国际清洁生产宣言》。截至 2002 年 3 月底，已有 300 多个国家、地区或地方政府、公司以及工商业组织在《国际清洁生产宣言》上签名。

到 20 世纪 90 年代末期，一部分企业接受了清洁生产的理念并在技术和信息支持下开展了一些活动，大量的实践表明清洁生产可以达到环境效益和经济效益的统一。UNEP 在 2000 年的第六届清洁生产国际高级研讨会上对清洁生产发展状况的概括是："对于清洁生产，我们已经在很大程度上达成全球范围内的共识，但距离最终目标仍有很长的路，因此，必须做出更多的承诺"。在2002 年第七次清洁生产国际高级研讨会上，UNEP 建议各国进一步加强政府的政策制定，使清洁生产成为主流，尤其是提高国家清洁生产中心在政策、技术、管理以及网络等方面的能力；并与环境毒理学与化学学会共同发起了"生命周期行动"，旨在全球推广生命周期的思想。会议还提出，

清洁生产和可持续消费密不可分，建议改变生产模式与改变消费模式并举，进一步把可持续生产和消费模式融入商业运作和日常生活，乃至国际多边环境协议的执行中。

在推行清洁生产的过程中，世界各国都面临着不同的困难和阻力，并普遍呼唤促进清洁生产的新模式，各国也从各自的实际出发，采取了相应的措施和行动。许多发展中国家正在开展推动清洁生产的基础工作；一些发达国家如德国于 1996 年颁布了《循环经济和废物管理法》；日本为适应其经济软着陆时期的发展需求，在 2000 年前后相继颁布了《促进建立循环社会基本法》《提高资源有效利用法（修订）》等一系列法律，来建立循环社会；美国和加拿大也建立了污染预防方面的法律制度，以大力推进污染预防工作。

**内容** 通常由以下几个方面来表述。①清洁及高效的能源和原材料利用。清洁利用矿物燃料，加速以节能为重点的技术进步和技术改造，提高能源和原材料的利用效率。②清洁的生产过程：用少废、无废的生产工艺技术和高效生产设备；尽量少用、不用有毒有害的原料；减少生产过程中的各种危险因素和有毒有害的中间产品；组织物料的再循环；优化生产组织和实施科学的生产管理；进行必要的污染治理，实现清洁、高效的利用和生产。③清洁的产品：产品应具有合理的使用功能和使用寿命；产品本身及在使用过程中，对人体健康和生态环境不产生或少产生不良影响和危害；产品失去使用功能后，应易于回收、再生和复用等。

清洁生产要求两个"全过程"

控制：一是产品的生命周期全过程控制，即从原材料加工、提炼到产品产出、产品使用直到报废处置的各个环节采取必要的措施，实现产品整个生命周期资源和能源消耗的最小化。二是生产的全过程控制，即从产品开发、规划、设计、建设、生产到运营管理的全过程，采取措施，提高效率，防止生态破坏和污染的发生。

清洁生产的最大特点是持续不断地改进。清洁生产是一个相对的、动态的概念。所谓清洁的工艺技术、生产过程和清洁产品是和现有的工艺和产品相比较而言的。推行清洁生产，本身是一个不断完善的过程，随着社会经济发展和科学技术的进步，需要适时地提出新的目标，争取达到更高的水平。

主要途径和方法可分述如下。①合理布局：调整和优化经济结构和产业产品结构，以解决影响环境的"结构型"污染和资源能源的浪费。在科学区划和地区合理布局方面，进行生产力的科学配置，组织合理的工业生态链，建立优化的产业结构体系，以实现资源、能源和物料的闭合循环，并在区域内削减和消除废物。②优化产品设计和原料选择：优先选择无毒、低毒、少污染的原辅材料替代原有毒性较大的原辅材料，以防止原料及产品对人类和环境的危害。③改革生产工艺：开发新的工艺技术，采用和更新生产设备，淘汰陈旧设备。采用能够使资源和能源利用率高、原材料转化率高、污染物产生量少的新工艺和设备，代替资源浪费大、污染严重的落后工艺设备。优化生产程序，减少生产过程中资源浪费和污染物的产生，尽最大努力实现少废或无废生产。

④节约能源和原材料：提高资源利用水平，做到物尽其用。通过资源、原材料的节约和合理利用，使原材料中的所有组分通过生产过程尽可能地转化为产品，消除废物的产生，实现清洁生产。⑤开展资源综合利用：尽可能多地采用物料循环利用系统，如水的循环利用及重复利用，以达到节约资源，减少排污的目的。使废弃物资源化、减量化和无害化，减少污染物排放。⑥依靠科技进步：提高企业技术创新能力，开发、示范和推广无废、少废的清洁生产技术装备。加快企业技术改造步伐，提高工艺技术装备和水平，通过重点技术进步项目（工程），实施清洁生产方案。⑦强化科学管理，改进操作：落实岗位和目标责任制，杜绝跑冒滴漏，防止生产事故，使人为的资源浪费和污染排放减至最小；加强设备管理，提高设备完好率和运行率；开展物料、能量流程审核；科学安排生产进度，改进操作程序；组织安全文明生产，把绿色文明渗透到企业文化之中等。推行清洁生产的过程也是加强生产管理的过程，它在很大程度上丰富和完善了工业生产管理的内涵。⑧开发、生产对环境无害、低害的清洁产品。从产品抓起，将环保因素预防性地注入到产品设计之中，并考虑其整个生命周期对环境的影响。

这些途径可单独实施，也可互相组合起来加以综合实施。应采用系统工程的思想和方法，以资源利用率高、污染物产生量小为目标，综合推进这些工作，并使推行清洁生产与企业开展的其他工作相互促进，相得益彰。

**审核** 开展企业清洁生产审核是推行清洁生产的重要内容之一，也是企业实施清洁生产的一种有效措施。清洁生产审核是指按照一定程序，对生产和服务过程进行调查和诊断，找出能耗高、物耗高、污染重的原因，提出减少有毒有害物料的使用、产生，降低能耗、物耗以及废物产生的方案，选定技术经济及环境可行的清洁生产方案的过程。其核心内容是生产过程评估、污染预防机会识别和清洁生产方案实施三个基本环节。整个清洁生产审核由具有可操作性的 7 个步骤或阶段组成：筹划和组织、预评估、评估、方案产生和筛选、可行性分析、方案实施、持续清洁生产。

（吴 峰）

qīngjié néngyuán

**清洁能源**（clean energy） 能源的生产、产品和消费过程中尽可能对生态环境低污染或无污染的能源。包括两个方面：一是可再生能源，即狭义的清洁能源，如水能（包括海洋能）、生物质能、太阳能、风能和地热能，消耗后可以得到回复补充，不产生或很少产生环境污染物，被认为是未来理想能源结构的基础。二是不可再生能源，在其生产和消费过程中只对环境造成很小的影响，包括低污染的化石能源（如天然气），利用洁净能源技术处理过的化石能源，尽可能降低了能源生产与使用对生态环境造成的危害，如洁净煤和洁净油以及核能。

**水能** 或称水力发电，是将水的势能和动能转换成电能的发电方式。以水力发电的工厂称为水力发电厂，简称水电厂，又称水电站。水力发电不仅污染少，而且发电成本低，积累收益优于火力发电。广义的水能资源包括河流水能、海洋能（如潮汐能、波浪能、海流能、海水温差能）等；狭义的水能资源指河流的水能资源。地球表面积的 71% 为海洋所覆盖，它不仅给予人类航运、水产之利，还是一个巨大的能量资源。水能是常规能源，也是一次能源。人们最易开发和利用的比较成熟的水能是河流能源。水电是世界上最大的可再生电力来源，占世界电力的 16%。全世界四大水力发电国家：美国、中国、巴西、加拿大。

**太阳能** 将太阳的光能转换成其他形式热能、电能、化学能，不产生其他有害的气体或固体废料，是一种环保、安全、无污染的新型能源。太阳能是地球上取之不尽、用之不竭的可再生能源。据估计，每年地球接受来自太阳辐射的能量约为 $5 \times 10^{21}$ kJ，只需利用其万分之一，即可满足全世界对能量的需求。太阳能利用的方式有三种：光-热转换、光-电转换和光-化学能转换。①太阳能热利用技术：太阳能热利用领域中技术发展最成熟、经济上也已具有竞争力的形式是太阳能热水装置。②太阳能电池：太阳能利用中光-电转换技术是最具活力的研究领域。太阳能电池就是一种太阳光-电转换装置。它是利用光伏效应（物体受光照射时，物体内产生电动势和电流的现象）原理制成。③太阳能光化学能转换技术：将太阳能转换为化学能主要有两种方式：光合作用和光分解水制氢气。光合作用是绿色植物将太阳能转变为植物化学能，形成的碳水化合物是维持人类和动植物生命活动所需的能量。光分解水制氢气是将太阳能转换成能够贮存的化学能。

**风能** 地球表面大量空气流动所产生的动能。地面各处受太阳辐照后气温变化不同和空气中水蒸气含量不同，因而引起各地气压的差异，在水平方向高压空气向低压地区流动，即形成风。风能资源决定于风能密度和可利用的风能年累积小时数。风能密度是单位迎风面积可获得的风的功率，与风速的三次方和空气密度成正比关系。风能资源受地形的影响较大，世界风能资源多集中在沿海和开阔大陆的收缩地带。在自然界中，风是一种可再生、无污染且储量巨大的能源。

**生物质能** 通过光合作用而形成的各种有机体，包括所有的动植物和微生物。所谓生物质能，就是太阳能以化学能形式贮存在生物质中的能量形式，即以生物质为载体的能量。它直接或间接地来源于绿色植物的光合作用，可转化为常规的固态、液态和气态燃料，是一种可再生能源，也是唯一一种可再生的碳源。生物质能的原始能量来源于太阳，是太阳能的一种表现形式。通常包括木材及森林工业废弃物、农业废弃物、水生植物、油料植物、城市和工业有机废弃物、动物粪便等。在世界能耗中，生物质能约占14%，在不发达地区占60%以上。

**地热能** 从地壳抽取的天然热能，来自地球内部的熔岩，并以热力形式存在，是引致火山爆发及地震的能量。地球内部的温度高达7000℃，而在80~100km的深度处，降至650~1200℃。透过地下水的流动和熔岩涌至离地面1~5km的地壳，热力得以被转送至较接近地面的地方。高温的熔岩将附近的地下水加热，最终会渗出地面。运用地热能最简单和最合乎成本效益的方法，是直接取用这些热源，并抽取其能量。地热能是可再生资源。地热发电

是地热利用的最重要方式。高温地热流体应首先应用于发电，其次是直接用于采暖、供热和供热水。地热在农业中的应用范围十分广阔，如利用温度适宜的地热水灌溉农田，可以使农作物早熟增产。

**氢能** 通过氢气和氧气反应所产生的能量。纯氢气在空气中燃烧与氧气发生反应形成水，并释放出热量，除产生少量的氮氧化物，该反应不会产生其他化学副产物。氢能是氢的化学能，氢在地球上主要以化合态的形式出现，是宇宙中分布最广泛的物质，它构成了宇宙质量的75%。氢气必须从水、化石燃料等含氢物质中制得，是二次能源。氢能是一种理想的、极有前途的清洁二次能源，其特点为：①热值高，其热值可达142.9MJ/kg，约为汽油的3倍，煤炭的6倍。②易燃烧，燃烧反应速率快，可获得高功率。③原料为水，是一种可循环使用的媒介物。④燃烧产物是水，是非常干净的燃料。⑤应用范围广，适应性强，氢气发动机既可用于飞机和宇宙飞船，又可用于汽车，还可制成氢氧燃料电池发电。

**天然气** 天然气属于低污染的化石能源，对环境造成很小的影响。天然气的主要成分为甲烷，燃烧后不产生二氧化硫和粉尘，可减少60%的二氧化碳排放量和50%的氮氧化合物排放量，有助于减少酸雨形成，延缓温室效应，改善环境质量，是一种清洁能源。作为一种新型高效能源，其储量巨大、分布广泛、热值高、污染少而被广泛用于工业和民用燃料。预计2020年后，天然气将作为首席能源，进入一个全新的发展时期。

**核能** 又称为原子能，是通过转化其质量从原子核释放的能

量，符合阿尔伯特·爱因斯坦的方程$E = mc^2$，其中$E$为能量，$m$为质量，$c$为光速常量。核能通过3种核反应之一释放：核裂变，打开原子核的结合力；核聚变，原子的粒子熔合在一起；核衰变，自然的慢得多的裂变形式。通常所说的核能发电是利用核反应堆中核裂变所释放出的热能进行发电的方式。它与火力发电几乎相似。核能虽然属于清洁能源，但消耗的铀燃料，不是可再生能源，投资较高，而且几乎所有的国家，包括技术和管理最先进的国家，都不能保证核电站的绝对安全，如苏联、美国、日本均出现过核泄漏事故。核电站是战争或恐怖主义袭击的主要目标，遭到袭击后可能会产生严重的后果，所以发达国家都在缓建核电站，德国准备逐渐关闭所有的核电站，以可再生能源代替，但可再生能源的成本比其他能源高。

（吴　峰）

huánjìng jiāncè

**环境监测**（environmental monitoring） 按法律、法规和技术要求用科学、先进的技术方法，对代表环境质量及其变化趋势的各种环境要素进行监视、测试和解释。

自20世纪40年代开始，全球陆续爆发了典型的环境公害事件，分析化学被用于环境污染物的鉴定与追踪，环境分析化学受到重视，环境监测作为污染物检测专门技术开始发展。监测对象从大气、水体到生物样品，监测项目从无机非金属污染物、金属污染物、有机污染物到持久性有机污染物，监测的环境介质从均相的大气与水发展到非均相的颗粒物与土壤或沉积物，监测方法从化学分析到仪器分析，逐渐形

成体系完整、项目丰富、方法规范、控制严格的环境监测体系。20世纪70年代以来，中国环境监测事业从无到有，不断向深度和广度发展，取得了巨大成就。从监测对象的变化来看，大致经历了四个发展阶段：以工业废水、废气与废渣为主要监测对象的"三废"监测阶段，以城市为中心的环境污染监测阶段，以区域、流域为中心的环境质量监测阶段和污染与生态监测并重的监测阶段。经过三十多年的发展，已建立较完整的环境监测体系，主要包括环境监测网络体系、环境监测管理体系、环境监测技术体系和环境监测质量保证体系等。

**目的**　环境监测旨在及时、准确、全面反映环境质量的现状、发展趋势和变化原因，为环境管理、污染物控制、环境规划、环境评价、环境研究提供科学依据；也是为了测定人类活动所产生的环境影响，加深对人类活动和环境变化之间因果关系的认识。

**作用**　①根据环境质量标准，监测结果可用于评价环境质量现状。②根据污染物造成的污染影响、污染物浓度的分布、发展趋势和速度、追踪污染物的污染路线，建立污染物空间分布模型，为实现监督管理、控制污染提供科学依据与技术支持。③根据长期积累的监测资料，可为研究环境容量，实施总量控制、目标管理、预测预报环境质量提供科学依据。④可为保护人类健康和合理使用自然资源，制定和修订环境标准、环境法律和法规等提供科学依据。⑤为环境科学研究提供科学数据。

**类型**　按照目的和性质，可分为三种主要类型。

**监视性监测**　又称常规监测或例行监测。是环境监测工作的主体，是对各环境要素的状况及变化趋势进行监测，评价控制措施的效果，判断环境标准的实施情况和改善环境质量取得的进展，积累监测数据，评价监测区域内环境污染和生态破坏的现状和发展趋势。主要包括：①环境质量监测。可分为环境空气监测，水环境质量监测，噪声、振动、辐射等物理要素环境质量监测，环境生物监测，土壤环境质量监测和生态环境质量监测等几大类型。②污染源监督监测。针对污染源及其所产生的污染物在时间和空间上的变化所进行的定期定点的常规性监测。主要对各类生产、生活设施排放的废水、废气和固体废弃物、机动车辆尾气、各种锅炉和窑炉排放的烟气和粉尘、噪声、振动、电磁波和放射性等污染进行监督监测。污染源监督监测的目的是为了掌握污染源向环境排放的污染物种类、浓度和排放总量，分析和判断污染源在时空上的分布、迁移、转化和自净规律，掌握污染物对环境的影响程度，为确定污染控制和防治对策提供技术支持。

**特定目的性监测**　又称服务性监测或特例监测，是按某种特殊目的的要求而进行的环境监测。主要包括：①污染事故应急监测。对各种污染事故进行现场追踪监测，查清事故的污染程度、范围和造成的危害等，为采取处理措施提供基础数据。常采用流动监测（车、船等）、简易监测、低空航测和遥感等手段。②纠纷仲裁监测。针对环境执法过程中所产生的矛盾纠纷和由于污染引起的矛盾纠纷而实施的监测。仲裁监测应由国家指定的、具有质量认证资质的部门进行，以提供具有法律效力的数据，供执法部门、司法部门仲裁。③考核验证监测。主要指为环境管理制度和措施实施考核验证的各种监测。包括人员考核、方法验证、排污许可证制度考核监测、建设项目"三同时"竣工验收监测、治理项目竣工验收监测等。④咨询服务监测。主要是指为社会和生产部门提供有关的监测数据而进行的服务性监测。

**研究性监测**　又称科研监测，是监测体系与项目较复杂、有一定系统性与前瞻性、需多学科方法综合应用的监测。主要包括环境综合调查监测、环境背景调查监测、污染规律研究监测以及为制定环境标准和方法而进行的科研监测等，如环境本底值的监测及研究、有毒有害物质的职业暴露及效应研究、新污染因子的监测方法研究、痕量甚至超痕量污染物的分析方法研究、标准物质研制等。

**发展趋势**　主要体现在四个方面：①以人工采样和实验室分析向自动化、智能化和网络化为主的监测方向发展，体现环境监测由劳动密集型向技术密集型方向发展。②由较窄领域监测向全方位领域监测的方向发展。③由单纯的地面环境监测向与遥感环境监测相结合的方向发展，监测的尺度由地方向全球发展。④从关注人类健康相关的环境监测向关注生态健康相关的环境监测发展。其中，室内监测、在线监测和全球环境监测简要介绍如下。

**室内监测**　运用现代科学技术方法对环境因子以及其他有害于人体健康的室内环境污染物的浓度进行定量分析，及时、准确、全面反映室内环境质量现状及发展趋势，并为室内环境管理、污染源控制、室内环境规划、室内环境评价、潜在健康风险评价等提供科学依据。随着室内装修、家居用品中化学品的使用越来越多，室内空气污染越来越受到关注，室内环境监测得到快速发展。在中国，室内环境监测主要是依据《室内空气质量标准》（GB/T 18883-2002）和《民用建筑工程环境污染物控制规范》（GB 50325-2010），从衡量房屋是否合乎人居环境健康要求的角度，分别进行室内空气质量检测和民用建筑工程和室内装修工程环保验收检测。

在线监测　为克服定时、定点的人工采样结果的局限性，及时获取污染物的变化信息，正确评价污染现状，研究污染物扩散、迁移和转化规律，用传感、电子、计算机与遥感等技术实现污染物的自动监测，并能进行大范围、大面积的污染状况监测、预测与预报的连续自动监测技术。包括在线环境监测设备、网络传输系统和数据信息系统三个主要部分。监测设备是保证整套在线环境监测系统功能实现的关键部分，建设时应考虑监测项目、监测仪器、采样点设置等因素。已经成为环境监测系统的重要组成，在全球环境监测系统中发挥越来越重要的作用。

全球环境监测系统（GEMS）　早在 1970 年，世界卫生组织（WHO）和世界气象组织（WMO）就开始制订全球大气监测计划，并在《全球环境监测系统城市与工业区大气监测工作计划的设计》文件中，对连续自动监测大气污染系统的设计、监测点的选择、质量保证和数据处理等提出了指导原则。1972 年，在斯德哥尔摩召开的联合国人类环境会议上，WHO/WMO 建议建立 GEMS。1974 年，WHO 在联合国环境规划署（UNEP）的协助下，开始制订全球水质监测计划。1975 年，GEMS 正式成立，总部设在肯尼亚首都内罗毕；1976 年完成了全球水质监测的联合规划的制定。这些工作为全球环境监测提供了重要基础。

GEMS 系统地收集、分析和评价各种环境状况变化因素的数据和环境在时间和空间上的变化情况，但不直接承担具体的监测工作，而是负责协调国际上有关的监测活动，特别是联合国系统组织的有关活动。GEMS 已成为 UNEP "地球观察" 计划的核心组成部分。

GEMS 包括的国际监测活动分为生态监测、污染物监测、气候与自然灾害监测三大类项目，还包括了环境监测方法的研究，如监测和评价的研究、海洋监测方法学等。其主要监测活动见表。

GEMS 定期出版物中最重要的报告是《环境数据报告》，由 10 个主要部分组成：环境污染、气候、自然资源、人口、酸沉降、人类健康、能源、交通、垃圾、自然灾害以及国际合作。GEMS 的任务是增强参加国家的监测与评价能力，提高环境数据和信息的有效性和可比性，对选定领域进行全球的和区域的评价，收集全球环境信息，加强联合国专门机构间的合作，促进不同学科数据集（包括社会经济学数据集）的收集，向地区和国家当局提供设备和方法，综合利用不同学科数据进行政策方案的分析，增加污染指示物的使用，发现具有国际影响的环境问题，提供早期警报。GEMS 的最终目的不仅仅是收集数据，而是在进行环境监测的同时，在收集数据的基础上对环境状况进行定期评价，从而提高环境管理、环境监测与环境评价水平。

（吴　峰）

**表　全球环境监测系统的主要监测活动**

| 监测类型 | 监测活动 | 重点内容 |
| --- | --- | --- |
| 生态监测 | 全球土壤和植被监测 | 土壤退化评价、热带森林植被、全球农田资源评价等 |
| | 水资源监测 | 国际水文监测（如水文监测服务、世界冰川调查、水体中同位素浓度调查等）、海洋生物资源监测等 |
| | 生物圈监测 | 野生生物标本采集和分析、野生生物监测、化学农药残留监测、人与生物圈计划的部分项目监测等 |
| 污染物监测 | 大气与水体监测 | 大气污染监测、空气质量监测、欧洲大气污染物迁移和归宿调查、全球水监测、内陆水体监测等 |
| | 健康监测 | 食品和动物饲料污染检验、生理组织和体液检验、人乳成分检验、人发中污染物检验、电离辐射的水平和影响调查、污染物对人体健康的影响调查等 |
| | 海洋监测 | 地区性海域污染监测、海洋石油污染监测、海洋水体污染状况和背景值的测定等 |
| 气候与自然灾害监测 | 气候监测 | 气候多变性观测、世界恶劣天气观测、气候变化模拟观测、冰川消长和平衡监测、热带气旋监测等 |
| | 自然灾害监测 | 洪水预报等 |

huánjìng wèishēng jiāncè

## 环境卫生监测（environmental hygiene monitoring）

用分析、测试手段测定影响人类健康的环境质量代表值，获取反映环境卫生质量或环境污染程度的各项数据的过程。

随着工业和科学的发展，环境卫生监测内容由早期的工业污染源监测逐步发展到对大环境的监测。监测对象也由影响环境质量的污染因子，逐步扩展到生物、生态变化。根据现代环境卫生监测理念，判断环境质量，仅对某一污染物进行某一地点、某一时段的分析测定有局限性，必须对各种有关污染因素、环境因素在一定范围、时间、空间内进行测定，分析其综合测定数据，才能对环境卫生质量做出准确评价。因此，环境卫生监测应包括对污染物分析测试的化学监测（包括物理化学方法）；对物理或能量因子（热、声、光、电磁辐射、振动及放射性等强度、能量）的物理监测；对生物（群落、种群的迁移变化、受害症状等测试）的环境生物监测。从信息技术角度看，环境卫生监测是环境信息的捕获→传递→解析→综合的过程。只有在对监测信息进行解析、综合的基础上，才能全面、客观、准确地揭示监测数据的内涵，以对环境质量及其变化做出正确的评价。

**监测历程**　环境污染虽然自古就有，但环境卫生监测作为一门学科是在20世纪50年代才开始发展起来。经过三个阶段。

*污染监测阶段*　又称被动监测阶段。此阶段，危害较大的环境污染事件主要源于化学毒物，仅对环境样品进行化学分析以确定其组成和含量。环境污染物通常处于痕量级（ppm、ppb）甚至更低，并且基体复杂，流动性变异性大，又涉及空间分布及变化，所以对分析的灵敏度、准确度、分辨率和分析速度等提出了很高要求。环境分析实际上是分析化学的发展。

*环境卫生监测阶段*　也称主动监测或目的监测阶段。20世纪70年代，随着科学的发展，人们逐渐认识到影响环境质量的因素不仅是化学因素，还有物理因素。化学毒物的含量仅是影响环境质量的因素之一，环境中各种污染物之间、污染物与其他物质、其他因素之间还存在着相加和拮抗作用，用生物（动物、植物）的生态、群落、受害症状等的变化作为判断环境卫生质量的标准更为确切可靠。环境卫生监测的手段除了化学的还包括物理和生物的手段。监测内容从点污染的监测发展到面污染以及区域性污染的监测。

*污染防治监测阶段*　也称自动监测阶段。监测手段和监测范围的扩大，虽然能够说明区域性的环境质量，但由于受采样手段、采样频率、采样数量、分析速度、数据处理速度等限制，仍不能及时地监视环境质量变化，预测变化趋势，更不能根据监测结果发布采取应急措施的指令。20世纪80年代初，发达国家相继建立了自动连续监测系统，并使用了遥感、遥测手段，监测仪器用电子计算机遥控，数据用有线或无线传输的方式送到监测中心控制室，经电子计算机处理，可自动打印成指定的表格，画成污染态势、浓度分布图。可以在极短时间内观察到大气污染、水体污染浓度变化，预测预报未来环境质量。当污染程度接近或超过环境标准时，可发布指令、通告，并采取保护措施。

**过程与方式**　环境卫生监测的过程一般为：现场调查→监测计划设计→优化布点→样品采集→运送保存→分析测试→数据处理→综合评价等。

监测方式包括：研究性监测、监视性监测、事故性监测。研究性监测是针对特定目的科学研究而进行的高层次监测，通过监测了解污染机制、弄清污染物的迁移变化规律、研究环境受到污染的程度。这类监测需要化学分析、物理测量、生物和生理生化检验技术，并涉及大气化学、大气物理、水化学、水文学、生物学、流行病学、毒理学、病理学等学科的知识，通过学科合作进行。如果监测数据表明存在环境污染问题时，则必须确定污染物对人、生物和其他物体的影响。其他监测方式内容见环境监测。

**监测技术**　包括采样技术、测试技术和数据处理技术。

*采样技术*　根据采样对象（大气、水、土壤等）的不同，采样方式均有具体要求，如大气采样应结合气象条件的变化特征，尽量在污染物出现高、中、低浓度的时间内采集。采样布点上按污染形式分点源、面源、线源污染监测。点源污染一般以污染源为中心，在其周围不同方位和不同距离的地点设置采样点；非点源污染可按城市功能分区、几何状或人口分布布点；线源污染根据道路交通设置。

*测试技术*　①化学、物理技术：对环境样品中污染物的成分分析及其状态与结构的分析，多采用化学分析方法和仪器分析方法。如化学分析方法中重量法常用作残渣、降尘、油类、硫酸盐

等的测定；容量法被广泛用于水中酸度、碱度、化学需氧量、溶解氧、硫化物、氰化物的测定。仪器分析是以物理和物理化学方法为基础的分析方法，它包括光谱分析法、色谱分析法、电化学分析法、放射分析法和流动注射分析法等，被广泛用于对环境污染物进行定性和定量的测定。新的监测技术发展很快，许多新技术在监测过程中已得到应用。如气相色谱-原子吸收光谱（GC-AAS）联用仪，使两项技术互促互补，扬长避短，在研究有机汞、有机铅、有机砷方面表现了优异性能。②生物技术：利用植物和动物在污染环境中所产生的各种反应信息判断环境卫生质量的方法，这是一种最直接也是一种综合的方法，如利用某些对特定污染物敏感的植物或动物（指示生物）在环境中受伤害的症状，就可以对空气或水的污染做出定性和定量的判断。生物监测包括测定生物体内污染物的含量，观察生物在环境中受伤害症状、生物的生理生化反应、生物群落结构和种类的变化，以此来判断环境质量。

数据处理技术　通过统计学软件对监测结果进行分析处理，计算出监测数据的准确度、回收率、真值、精密度等统计数值。

（周敦金　石　斌）

huánjìng yīxué jiāncè

## 环境医学监测（environmental medical monitoring）

用医学方法监测环境污染对人类健康的影响，观察人群健康水平和人体对环境污染物的生物学效应。环境医学监测从人体健康角度进行环境影响评价，是环境质量评价的一个重要方面。

**原理**　人们所受到的污染通

常具有浓度低和时间长的特点。这种污染对人体健康的影响，往往是从污染物及其代谢产物在人体内过量负荷和出现疾病前期（亚临床）的变化开始的。随着污染浓度（剂量）的增加和接触时间的延长，才逐渐影响到人体健康或引起疾病。人们为了预防疾病，已把注意力从发病期扩展到发病前期，把发病前期机体的变化作为评定环境质量的依据。例如，把血液中碳氧血红蛋白含量增高超过3%作为一氧化碳污染对人体健康早期影响的指征，把尿中低分子微球蛋白含量的增高看成可能是低水平镉污染对人体健康影响的早期指征。对一些亚临床表现和人体血、尿、头发和唾液等生物材料中的污染物及其代谢产物含量的检测，虽然都不能作为判断疾病的主要依据，但不少检查结果可以提示机体接触污染程度和可能存在的潜在危险。这类生物样品检测与一般环境监测结合，能判断环境质量的好坏。

慢性远期和潜在性的影响可危及下一代和人类未来。先天畸形中，有一部分显示染色体畸变。在疾病统计和环境流行病学调查中，先天畸形的统计和调查已引起重视，有些国家还在部分人群中进行染色体检查。为控制环境污染可能引起的疾病，不少国家建立了一系列的监测制度和监测系统。其中包括建立环境污染对健康有害影响的预警系统和快速实验生物学鉴定系统；对新化学物质进行登记，设立毒理学资料库，进行致畸、致突变、致癌以及生态学效应的筛选；对高危人群进行定期健康检查和生物材料监测；对人群疾病和死亡进行登记、统计和流行病学的调查和分析等。

**方法**　①临床医学检查：对人群进行定期体格检查，除检查污染物对人体器官和系统的影响外，并为鉴别污染物的种类提供线索。例如，人群血液中碳氧血红蛋白含量的增高，意味着可能存在一氧化碳污染；脱发症状检出率的增高，则意味着可能存在铊、砷等毒物污染。②流行病学调查：监测污染物对发病率影响的范围和程度。在污染与疾病相关性的调查中，通过回归分析、定群调查或病例对照研究等调查，进行病因多因素分析，可以确定一些疾病发病率的增高与污染的关系。③毒理学实验：用于确定剂量-反应关系和分析因果关系的方法。

临床医学检查往往难以反映出低浓度污染的损害和亚临床变化，流行病学调查难以确定出新污染物的剂量-反应关系和因果关系，毒理学实验是要以人体和人群流行病学调查资料为依据进行修正。因此，环境医学监测的内容应包括对人群健康水平监测和对环境质量的监测。人群健康监测可分为：①日常的疾病报告登记，如肿瘤登记、出生缺陷登记、死亡病例登记等。②环境污染对健康影响的调查，如研究区域环境污染或点源污染造成的人群健康损害。③不明原因疾病的侦察和病因研究，如某种新出现的公害病。常用的监测方法有：建立各种疾病报告登记制度，收集疾病和死亡资料；临床体格检查，环境流行病学调查和毒理学实验，以及环境有害因素的监测。环境医学监测的目标不仅是疾病，而且包括疾病前机体生理生化功能的变化，不仅包括近期影响而且包括远期、慢性的影响。在监测中特别重视高危人群的健康状况的研究。

**环境污染物与健康** 影响人体健康的环境因素大致可分为：①化学性因素，如有毒气体、重金属、农药等。②物理性因素，如噪声和振动、放射性物质和射频辐射等。③生物性因素，如细菌、病毒、寄生虫等。化学性因素影响最大。

环境污染物对人体健康的影响是极其巨大而复杂的。它们可从多种途径侵入人体。大气中的有毒气体和烟尘，主要通过呼吸道作用于人体；水体和土壤中的毒物，主要通过饮用水和食物经消化道被人体吸收；一些脂溶性的毒物，如苯、有机磷酸酯类和农药，以及能与皮肤的脂类结合的毒物，如汞、砷等，可经皮肤被人体吸收。毒物经人体吸收后，通过血液分布到全身。有些毒物可在某些器官组织中蓄积，如铅蓄积在骨，滴滴涕蓄积在脂肪组织。很多毒物经过生物转运和生物转化被活化或被解毒。不少器官如肾、胃、肠等，特别是肝对各种毒物有生物转化功能。毒物以其原形或代谢产物作用于靶器官，发挥其毒作用。最后，毒物代谢产物可经肾、消化道和呼吸道排出体外，少数可随汗液、乳汁、唾液等排出体外，有的在皮肤的代谢过程中进入毛发而离开机体。

环境污染物对健康影响的程度和人体生物学效应，从医学监测角度一般分为：死亡、发病、亚临床变化、污染物在体内过量负荷四个等级。但也有在后两者之间，增加一个"意义不明的生理学变化"而成为五个等级。发病和死亡是污染对健康最严重的影响，是人体生物学效应谱的末端。发病率和死亡率的增高，是判断公害事件的重要依据。

机体对环境污染物的反应取决于污染物本身的理化性状、进入人体的剂量、持续作用的时间、个体敏感性等因素。一般存在着剂量-效应关系，即毒物对机体敏感器官所产生的效应，随毒物的剂量增加而增强。毒物进入人体后，机体能通过代谢、排泄和蓄积在一些与毒作用无关的组织器官里以改变毒物的质和量。毒物剂量增加，超过人体正常负荷量，机体还可动用代偿适应机制，使机体保持相对稳定，暂时不出现临床症状和体征，即呈亚临床状态。剂量继续增加，使机体失代偿，便出现临床症状，甚至死亡。

环境污染物对人体健康的损害表现为特异性损害和非特异性损害两个方面。特异性损害就是环境污染物可引起人体急性或慢性中毒，以及产生致畸、致突变、致癌和致敏作用。非特异性损害主要表现在一些多发病的发病率增高，人体抵抗力和劳动能力的下降。环境污染物对人群的毒性反应呈"金字塔"式分布，与人群和个体对环境污染物的敏感性不同有关。环境医学监测的一项重要任务就是及早发现亚临床变化和保护高危人群。环境污染物不仅可引起水俣病、痛痛病等一些特异性疾病，还可引起一些非特异性疾病，此类疾病影响范围较大。

**新技术的应用** 环境毒理学将生物化学和分子生物学的最新技术应用到环境医学监测中。有关酶、核酸、蛋白质的理论和方法正渗透到环境毒理学的各个领域。PCR基因扩增、DNA序列分析以及单克隆抗体技术等分子生物学方法也成为环境医学监测的重要工具。主要技术有PCR-SSCP（聚合酶链反应-单链构象多态性）技术、荧光原位杂交技术、单细胞凝胶电泳技术、基因差异分析技术、转基因动物实验、基因芯片技术等。

（周宜开）

huánjìng shēngwù jiāncè

**环境生物监测**（environmental biological monitoring, environmental biomonitoring） 利用生物个体、种群或群落对环境污染或变化所产生的反应阐明环境污染状况，从生物学角度为环境质量的监测和评价提供依据。此是应用于环境监测领域的一门新兴技术。早在19世纪，芬兰学者尼兰德（Nylander）即肯定了地衣对城市环境的敏感性。20世纪初德国学者科尔克维茨（Koikwitz）和马松（Marsson）提出了"污水生物系统"，并由利布曼（Liebmann）和津田松苗等不断补充完善，生物监测有了初步发展。20世纪50年代后，一些国家相继应用本地区指示生物来监测水体污染和大气污染，利用生物指数来评价水质污染，生物监测有了进一步的发展。随后生物监测的应用越来越广泛，并逐渐成为环境监测的重要组成部分。欧美国家早在20世纪中期便开始把生物监测应用于毒性评价。中国生物监测起步较晚，20世纪80年代才逐步应用于环境监测，尚未形成系统化、标准化的生物监测技术体系。

作为环境监测的重要组成部分，与理化监测相比，生物监测具有不可替代的优越性。由环境质量变化所引起的生物学过程变化能够更直接地综合反映出环境质量对生态系统的影响，从某种意义上说，其比用理化方法监测得到的参数更有说服力。生物监测具有敏感性、长期性、连续性、非破坏性、综合性和成本低等优势，有望在生态系统环境监测、总量控制、环境风险评价、环境污染早期预警、突发事件监测和环境标准制定等领域取得突破。

**原理** 环境生物监测的理论基础是生态系统和生物学理论。生物与其生存环境之间存在着相互影响、相互制约、相互依存的密切关系，不断地进行着物质和能量的交换。当环境受到污染后，污染物进入生物体内并发生迁移、蓄积，导致生态系统中各级生物在环境中的分布、生长发育状况、生理生化等指标发生相应的变化，如水环境受到污染时，藻类的细胞密度和光合作用强度均会发生变化。生物监测正是利用生物对环境污染的这些反应来反映和度量环境污染的状况和程度。

**分类** 按照生物的生长环境，生物监测可分为被动生物监测（passive biomonitoring, PBM）和主动生物监测（active biomonitoring, ABM）。PBM 是利用生态系统中天然存在的生物个体和群落对污染环境的反应来评价环境状况；ABM 是在控制条件下将生物体移居至监测点进行生态毒理学参数测试。ABM 可以提供污染环境生物效应的综合观测，用于评估和预测污染胁迫下水生生态系统的时空变化趋势。按照生物的种类，生物监测可分为动物、植物和微生物监测。按照生物学层次，生物监测可分为生态监测（群落生态和个体生态）、生物测试（急性毒性、亚急性毒性和慢性毒性测定），以及分子、生理生化指标和污染物在体内的行为测试等方面。

**方法** ①生物群落监测法：主要用于水体污染监测，也可用于土壤和大气污染监测。包括生物指数法、污水生物系统法和聚氨酯泡沫塑料块（PFU）微型生物群落监测法等。②微生物监测法：主要通过检测环境中微生物生长状况来反映环境污染情况。可选用放线菌、假单胞菌总数、纤维素分解细菌和真菌、菌根真菌等微生物指标作为土壤生物指示指标。③生物残毒测定法：利用生物含污量进行环境监测和评价。④生物测试法：利用生物受到污染物的侵害所产生的生物学变化来测试污染状况。⑤生物传感技术：与传统的化学传感器和分离分析技术相比，生物传感器有着许多不可比拟的优势，如高灵敏度、低成本、能在复杂体系中进行快速在线连续监测等。⑥分子生态毒理学和分子生物学技术：如分子杂交、聚合酶链反应、基因芯片等，可研究污染物及其代谢产物与生物大分子的相互作用、找出作用靶点、揭示作用机制，对生物体的影响做出预报。此外，还有斑马鱼胚胎毒性试验、幼虫变态实验法、四膜体虫刺泡发射法、遥感卫星监测技术等其他生物监测方法。

**应用** 主要用于大气、水体、土壤污染的监测。

大气污染监测 ①利用指示植物（如高等植物、地衣和苔藓等）监测大气污染，主要是根据各种植物在大气污染的环境中叶片上出现的伤害症状，对大气污染做出定性和定量的判断。②测定植物体内污染物的含量，估测大气污染状况。③观察植物的生理生化反应，如酶系统的变化、发芽率的降低等，对大气污染的长期效应做出判断。④测定树木的生长量和年轮等，估测大气污染的现状和历史。⑤利用某些敏感植物（如地衣、苔藓等）制成大气污染植物监测器，进行定点观测。

水体污染监测 ①利用指示生物来监测，如根据蚯蚓、蚝等大型底栖无脊椎动物和摇蚊幼虫，以及某些浮游生物在水体中的出现和消失、数量的多少等来监测水体的污染状况。②利用水生生物群落结构的变化来监测，水质状况发生变化，水生生物群落结构也会发生相应的改变。在有机物污染严重、溶解氧很低的水体中，水生生物群落的优势种只能由抗低溶解氧的种类组成；未受污染的水体，水生生物群落的优秀种则必然是一些清水种类。在利用指示生物和群落结构监测水体污染时，还引用生物指数和生物种类的多样性指数等数学手段，简化监测的方法。③水污染的生物测试，即利用水生生物受到污染物的毒害所产生的生理功能的变化，测试水质污染的状况。这种方法不仅可以测定水体的单因素污染，对测定复合污染也能收到良好的效果。测试方法分为静水式生物测试和流水式生物测试。

土壤污染监测 土壤污染生物监测技术方法可分为动物、植物以及微生物监测法。①利用蚯蚓或线虫等作为监测对象。蚯蚓具有较强土壤敏感性，能够敏锐的察觉出土壤中的有害物质。例如，国外学者发现蚯蚓对土壤镉具有很强的富集能力，是有价值的土壤镉监测指示生物。②利用植物作为监测对象。一般情况下，土壤被污染后该区域内的植物生理代谢就会出现异常，并出现不同的外在表现，例如叶片出现伤斑、叶片枯萎甚至死亡等，土壤铜元素污染时，可导致小麦或水稻枯萎至死亡。③利用微生物作为监测对象。通过分析土壤中微生物群落的变化情况，以达到对土壤污染物监测的目的。例如，土壤农药污染可改变微生物群落结构、功能和多样性。

环境生物监测的局限性表现在：①环境生物监测方法有待完善。②环境生物监测不能反映空气中化学物的瞬间浓度和浓度的变化规律。③生物检测指标个体间差异大，影响因素多。

**发展趋势** 随着环境科学的发展，生物监测在实用性、代表性和综合性等方面已获得了很大发展，其内涵和外延都得到了大大拓展，越来越与环境问题的多样性和复杂性相适应。越来越多的生物监测数据参与到环境管理决策过程中，为环境监测的早期预警、突发事件、生态系统监测以及风险评价等提供了更广阔的依据，同时也不断对生物监测提出新的要求和挑战。中国生物监测起步晚，在理论和技术上都需要进一步发展和完善，如建立生物监测的标准化体系，加强生物监测的立法管理，建立自动在线生物监测系统，建立生物监测早期预警系统，建立生物监测数据库使监测数据网络化，生物监测与理化监测相结合，继续寻找更多更可靠的监测生物，向简单、快速和准确的方向发展，加强国内国际的合作是生物监测发展的趋势。

（周宜开）

zhǐshì shēngwù
**指示生物**（indicator organisms）

在一定地区范围内可通过其特性、数量、种类或群落等变化指示环境或某一环境因子特征的生物。又称生物指示物。对环境中的某些物质（包括进入环境中的污染物）能产生各种反应或信息而被用来监测和评价环境质量的现状和变化的生物，分为水污染

指示生物、大气污染指示生物。一般选择对环境，尤其是对大气和水体环境的变化反应敏感生物作为环境污染的指示生物。

1909 年德国学者科尔克维茨和马松对一些受有机物污染河流的生物分布情况的调查发现，河流的不同污染带，存在着表示这一污染带特征的生物，提出了"指示生物"的概念。例如，水中存在着襀翅目、蜉蝣目稚虫或毛翅目幼虫时，水质一般比较清洁；而颤蚓类大量存在或食蚜蝇幼虫出现时，水体一般是受到严重的有机物污染。许多浮游生物、水生微型动物、大型底栖无脊椎动物、摇蚊幼虫、溞和藻类对水体受到的有机物污染也具有指示作用。还可利用一些生物的行为、生理生化反应对水体污染进行评价。陆生动植物中也有许多指示生物。一些鸟类对大气污染，特别是一氧化碳污染反应敏感。如很早以前就有人用金丝雀监测煤矿坑道中的一氧化碳。许多植物对大气污染的反应也很敏感。例如，地衣、苔藓植物、紫花苜蓿等对二氧化硫敏感，唐菖蒲等对氟化氰敏感，烟草等对臭氧敏感。很多生长期较长、容易栽培和管理、并对大气污染反应敏感而症状明显的植物，都可以作为指示生物。

与传统的理化监测方法相比，指示生物监测的优越性表现在：①在环境中，生物接触到的污染物不止一种而是多种，有可能发生协同作用，使危害程度加剧，环境生物监测能较好地反映出环境污染对生物产生的综合效应。②一些低浓度甚至是痕量的污染物进入环境后，在能直接检测或人类直接感受到以前，生物即可迅速做出反应，显示出可见症状，

可以早期发现污染，及时预报。③对剂量小、长期作用产生的慢性毒性效应，用理化方法很难测定，生物监测却可以做到。④生物监测克服了理化监测的局限性和连续取样的繁琐性。

（周宜开）

nàiwūzhǒng
**耐污种**（pollution tolerant organisms） 能在污染环境中生存的物种。实际上是指经过自然进化具备了适应某些特殊环境的物种，特别指适应了某种污染环境的物种。在这些环境里它们不但可以生存，还可以成为优势种，如果没有这种特殊环境，它们数量会大大减少甚至不复存在。耐污种从广义上分类包括微生物、植物和动物，例如，在重度富营养化水体中的蓝绿藻，对污水有很高耐受性的芦苇、颤蚓、蜂蝇幼虫等。

利用耐污种这种生理特性，可将其作为指示生物的一部分，用来反映环境的污染状况，其实用性更多用在指示水环境质量方面。颤蚓是一种能生活在湖泊、河流底层的大型底栖无脊椎生物，其头部钻在污泥中摄食，尾部露在水中不停摇摆进行呼吸，对污水具有很强的耐受性。当某一河流因污水排放而污染时，在距污水排放口较近的下游河床底部，颤蚓大量增加，随着污水的稀释与净化，下游颤蚓数量也不断减少；在污水排放口上游河流，颤蚓数量很少甚至没有。所以，颤蚓可以作为水体是否洁净的指标。其他耐污蜉蝣幼虫也是如此分布。

利用肉眼可识别的耐污种监测水质，经济实用，操作简易，不需大型仪器和复杂的监测手段与方法，便于普及。人们结合耐污种、不耐污物种、敏感物种等综合考虑，运用数学统计方法根

据某类或几类生物数量多少及其比例，提出了一系列用于环境质量评价的生物指数，根据所得数值对水体做出严重污染、中度污染、较清洁、清洁水体的判断。

耐污种作为指示生物的实际意义也是有限的，它们存在与否虽然能够反映水体污染状况，但不能具体指示是何种或何类污染物污染水体，还须结合理化等其他指标追踪鉴定具体污染物及污染水平。

（谷康定）

zhǐshì wēishēngwù

## 指示微生物（indicator microorganisms）

环境生物监测过程中反映环境污染状况的微生物。可选用放线菌、假单胞菌总数、纤维素分解细菌和真菌、菌根真菌作为土壤生物指示指标，也有报道应用基因重组菌，如2004年意大利贝尔诺（Berno E）等利用重组大肠杆菌监测空气中苯及其衍生物。硝化菌法和发光菌法发展较快。发光细菌由于其独特的生理发光特征而被作为一种理想的指示微生物，具有快速、简便、敏感度高等特点。

（周宜开）

shēngwù yàngběnkù

## 生物样本库（biological sample library，biobank）

标准化收集、保存用于各种研究的正常或病理标本系统。包括人体器官组织、全血、血浆、血清、生物体液或经处理过的生物样本（DNA、RNA、蛋白等），以及与这些生物样本相关的临床、病理、治疗、随访、知情同意等资料及其质量控制、信息管理与应用系统。存档的生物样品可随时提供给研究人员评价污染物负荷的地区差异，衡量现行污染防治措施可否阻止人体内污染物负荷的增长。样品

库在环境生物监测中具有双重作用：一是样本库可作为一种环境的报警系统，随时分析收集的存档样品；二是为将来更精确、更特异的化学分析方法提供原始样品。这种回溯性能使研究人员更好地把握发病率与死亡率和疾病初起与发展之间的关系。

系统地采集和在样本库中储存样品对未来的分析有下列作用：①可在样本收集之后的一段时间内分析样品以进一步证实或消除误差。②存在慢性或潜在性健康危害时，可回溯性地评价接触情况。③可回溯性地测定长远趋势，说明和控制污染物水平的变化。④可对污染物水平的上升做出预报并估计原先未认识或新的污染物质。有待进一步研究的物质和指示性样品见表。

研究人员可利用环境生物样本库进行回溯性分析工作，用存档的生物样本（牙齿、头发等）采用最先进的分析技术测定它的本底浓度，用以同相隔数年之后取得的样本中的物质浓度进行比

较，有助于评价这些化学物质的危害程度。这些存档的生物样本，对于建立环境标准也是很有价值的；对评价潜在的健康危害和污染防治措施的效果，也是必不可少的。

（周宜开）

shēngwù cáiliào jiāncè

## 生物材料监测（biological specimen monitoring）

系统收集人体材料测定污染物或代谢产物浓度并做出评价的过程。一般在数周之内完成，也有的现在收集生物材料是为了若干年后参考而推迟到那时再测定。但除非有明确目的，生物材料不应长期保留。可用于评价人体总摄入、吸收和各器官系统暴露于化学物质的水平，在设计监测指标和使用生物材料时，应考虑研究目的和那种物质的吸收、分布、代谢、排出等特点。例如，血液材料可用于评价多种化学物质吸收后的体内水平。

对象 主要是检测人体生物材料中化学物及其代谢产物的含量或它们所致的无害生物效应水

表 需要将来研究的物质和指示性样品

| 物质 | 指示性样品 |
| --- | --- |
| 镍 | 血液、脑、头发、指甲、肾、肝、肺和邻近组织 |
| 石棉 | 表皮、肠-胃、肠道、肺及邻近组织、肺排泄物、淋巴结、胸膜和腹膜，痰 |
| 苯并呋喃，四氯二酚，偶氮苯 | 脂肪组织、胆汁、血、脑、胎儿组织、肝、奶汁、胎盘、表皮、脐带血 |
| 苯氧基（除莠剂） | 血液、肝、脐带血、尿 |
| 氯化溶剂和塑料单体 | 脂肪组织、胆汁、脑、肝、奶、末梢神经、胎盘、痰、脐带血、尿 |
| 多环芳烃 | 脂肪组织、胆汁、血、肝、肺及邻近组织、肺排泄物、胎盘、痰、脐带血、尿 |
| 氨基和硝酸衍生物 | 脂肪组织、胆汁、脐带血、尿 |
| 亚硝基衍生物 | 血、肠-消化道、指甲、肝、尿 |
| 有机磷 | 脑脊髓液、奶、脐带血 |
| 真菌毒素 | 脂肪组织、胆汁、血、肠-胃、肠道、指甲、奶、肝、脐带血、尿 |
| 抗生素 | 胆汁、血、骨骼、肝、肌肉、唾液、牙齿、脐带血、尿 |

平。前者是指摄入体内的化学物的量，后者是外源性化学物经机体生物转化而产生的效应。两者均不同于仅估测外界存在的有害物的环境监测，但都是以外界有害物质为基础，一旦所测结果超过限值，首先要考虑改善环境，减少接触和摄取。无害生物效应水平是相对的，它与定期进行医学和生理学检查的健康监护有着密切的联系。某些指标仅是程度的差异，也可适用于健康监护。因此，在概念上要明确对象，以便采取相应的对策，但在实际中不应做机械的分割。例如，血液胆碱酯酶活力测定是典型的生物效应指标，作为生物材料监测指标，其受抑制的程度应不超过30%。若超过此值，接触者就可能发生有害效应，应考虑对接触者采取必要的措施，但根本上还是需要改善环境。

**优点** 从提供内剂量和做危险度评价上看，生物材料监测较环境监测具有以下几方面的优点。①反映机体总的接触量和负荷。生物材料监测可反映不同途径（呼吸道、消化道和皮肤）和不同来源的总接触量和总负荷，而空气监测仅能反映呼吸道吸入的剂量。据统计，美国已指定的550个阈限值中，大约有23%是能经皮肤吸收的，故对那些能经皮肤吸收的毒物，生物材料监测就较环境监测更显优越和重要。在环境中，毒物浓度常常波动较大，接触方式往往是多种多样的。从时间来说，可连续可间断。接触时是否使用个人防护用品，如该毒物能经皮侵入，使用防护手套可防止侵入，但使用不当还可能增加吸收。同时在环境中，所接触的毒物又往往是混合物。在这种情况下，环境监测就不可能正确

反映接触程度。还有其他因素的影响，如评价镉的职业接触时，必须考虑吸烟的因素。②可直接检测引起健康损害作用的内剂量和内负荷。上述从接触水平的估测中，生物材料监测可提供内剂量和内负荷。内剂量和内负荷与有害的生物学效应间有量效关系，因此生物材料监测与保护人群健康关系更密切。③综合了个体间接触毒物的差异因素和毒物动力学过程的变异性。所有的生物材料监测指标均需经过机体代谢的过程，个体间的差异和毒物动力学的变异均已得到初步控制。④通过检测易感者的生物指标，尤其是遗传缺陷或遗传性疾病的指标，有助于发现和确定易感者。⑤通过生物材料监测可较早检出对健康可能的损害，为及时采取预防措施提供依据。

**局限性** ①有些化学物不能或难于进行生物材料监测。刺激性卤素、无机盐类、二氧化硫等酸酐、肼等化学活性大，在接触呼吸道黏膜或皮肤时就起反应而无法监测；有些吸入体内后不易溶解，如石英、炭黑、氧化铁、石棉、玻璃纤维等，沉积在肺组织中，难于制定生物接触限值；属正常代谢产物的一类物质，一般参比值波动范围大，作为生物材料监测指标的意义不大。②监测方法学有待完善，某些毒物或其代谢产物尚无检测方法。有的虽有可靠方法，但内剂量与效应间定量关系的资料缺乏，无评价标准，监测结果不易解释。③不能反映空气中化学物的瞬间浓度和浓度的变化规律。生物材料监测对象是人，存在监测对象能否很好合作的问题，所用的方法应不给监测对象带来不便和痛苦，更不能损害健康。④监测指标个

体间差异大，影响因素多。由于生物材料监测是综合了个体间接触毒物的差异因素和毒物动力学过程的变异性，必然也会受代谢的各种因素的影响。如当同时接触几种毒物，一种毒物的代谢过程可以影响另一种毒物的代谢，苯系化学物代谢之间的影响就是一例。有些指标的参比值随地区和测定方法而异，取样时间、运输和保存等条件均可影响结果，如何确保监测的质量和资料的可比性，都有待积累经验。

生物材料监测已日益受到重视，利用生物学信息进行环境质量评价，特别是在职业医学方面已有较为系统的认识，但摆在卫生工作者面前仍任重而道远。今后应大力发展的工作有：①已对很多单位测定方法进行了规范化，但远远不能满足需要，特别需要发展第三类测定靶剂量方面的工作。②对生物材料监测结果的评价受多种因素的影响，特别需要加强有关的医学基础的研究。③在中国，生物材料监测标准的制定尚属空白，情况复杂，难以统一，如男女性别、地区、种族等因素如何统一。

（周宜开）

shēngwù jiàngjiě

**生物降解**（biodegradation） 生物特别是微生物作用于较复杂的化合物使其结构破坏并分解成简单物质的过程。生物降解可在有氧或无氧的条件下进行。有氧条件下，最后产物常为二氧化碳、水、硝酸盐、硫酸盐、磷酸盐；无氧条件下，最后产物常为氨、硫化氢、有机酸等。有些化合物易生物降解，另一些物质如有机氯农药以及"硬"洗涤剂则极难降解。

**影响因素** 生物降解有机化

合物的难易程度首先决定于生物本身的特性，也与有机物结构特征有关。结构简单的有机物一般先降解，结构复杂的一般后降解。①脂肪族和环状化合物较芳香化合物容易被生物降解。②不饱和脂肪族化合物（如丙烯基和羰基化合物）一般是可降解的，但有的不饱和脂肪族化合物（如苯代亚乙基化合物）有相对不溶性，会影响它的生物降解程度。有机化合物主要分子链上除碳元素外还有其他元素（如醚类、饱和对氧氮苯和叔胺等），就会增强对生物降解作用的抵抗力。③有机化合物分子量的大小对生物降解能力有重要的影响。聚合物和复合物的分子能抵抗生物降解，主要因为微生物所必需的酶不能靠近并破坏化合物分子内部敏感的反应键。④有被取代基团的有机化合物，其异构体的多样性可能影响生物的降解能力，如伯醇、仲醇非常容易被生物降解，而叔醇则能抵抗生物降解。⑤增加或去除某一功能团会影响有机化合物的生物降解程度，如羟基或胺基团取代到苯环上，新形成的化合物比原来的化合物容易被生物降解，而卤代作用能抵抗生物降解。多种有机化合物在低浓度时完全能被生物降解；而在高浓度时，生物的活动会受到毒性的抑制，酚便是一例。

**降解机制** 在水中溶解的有机物能否扩散穿过细胞壁，由分子大小和溶解度决定，低于 12 个碳原子的分子一般可进入细胞。至于有机物分子的溶解度则由亲水基和疏水基决定，亲水基比疏水基占优势时，其溶解度就大。溶于水的有机醇代谢开始时，羟基被氧化，醇便氧化为酸。在生物代谢中，酸是活化的中间产物，

一部分酸被代谢为二氧化碳和水，所产生的能量使剩余酸转变为原生质的各种组分。不溶于水的有机质，其疏水基比亲水基占优势，代谢反应只限于生物能接触的水和烃的界面处。尾端的疏水基溶进细胞的脂肪部分并进行 β-氧化。有机物以这种形式从水和烃的界面处被逐步拉入细胞中并被代谢。微生物和不溶的有机物之间的有限接触面，妨碍了不溶解化合物的代谢速度。有机物分子中碳支链对代谢作用有一定影响。一般情况下，碳支链能够阻碍微生物代谢的速度，如正碳化合物比仲碳化合物容易被微生物代谢，叔碳化合物则不易被微生物代谢。这是因为微生物自身的酶需适应链的结构，在其分子支链处裂解，其中最简单的分子先被代谢。叔碳化合物有一对支链，这就要把分子作多次的裂解。代谢步骤越复杂，生化反应就越慢，代谢作用的速度由微生物对有机物的适应能力和细胞中酶的浓度决定。

**降解途径** 除上述脂肪族的β-氧化途径外，对环状化合物和多环芳烃的代谢途径一般有五种：①在单一氧化酶的催化下氧化有机质。②二羟基化，即有机物降解开始时接受两个氧原子形成两个羟基。③在酶的催化下水中的氧原子作为羟基进入基质。④在苯环裂解时必需双氧化酶催化，使苯核带上两个羟基取代物。⑤对带内酯的苯环裂解的代谢顺序是先形成内酯，然后水解内酯而达到苯环裂解。

酚是构成芳香物的基本单元，是一种常见的有机污染物。酚类化合物是通过苯型化合物直接羟基化，需要一个氧分子进行羟基化和环的裂解反应，所以用微生物处理酚的废弃物，可用强烈曝

气法。如果不曝气，在处理生活污水时酚将转化为难闻的氯酚。

多环芳烃污染对生物有致突变和致癌作用。微生物代谢多环芳烃的途径为顺式羟基化，即需双加氧酶的作用才能完成，而哺乳动物氧化这类化合物只要一个加氧酶就能完成。以后的反应有一种是加水作用产生反式二氢二醇。因此，微生物能氧化苯并[a]芘为顺式 9,10-二羟基-9,10-二氢苯并[a]芘，能氧化苯并[a]蒽为顺式 1,2-二羟基-1,2-二氢苯并[a]蒽，还能氧化联苯为顺式 2,3-二羟基-1-苯基环己-4,6-二烯。微生物对萘、菲和蒽的降解途径与上述类似。

**发展趋势** ①研究自然环境中有机污染物和无机污染物的生物降解途径，寻找自然界中具有生物净化能力的特殊群体，探讨生物降解和环境污染物的相互作用关系，以便制定消除污染的措施。②利用遗传学方法将多种有益的特性基因重组成具有多功能、高降解能力的菌株。③利用酶的固定化技术制备成专一的或多功能的生物催化剂，以降解多种污染物。例如，将胰蛋白酶和核糖核酸酶吸附在硅胶或玻璃纤维上，以去除尘埃，阻留和溶化水中带病毒的粒子。

（周宜开）

shēngwù fāguāng jìshù

**生物发光技术**（bioluminescence technology） 利用生物体内发生酶促化学反应而发光所建立的检测技术。生物发光不依赖于有机体对光的吸收，是一种特殊类型的化学发光，化学能转变为光能的效率几乎为 100%，也是氧化发光的一种。生物发光天然地存在于许多生物体内，如萤火虫、深海里的水母和一些细菌。生物发

光技术灵敏度可达到 $10^{-20}$ mol，相当于 6000 多个萤光素酶分子，因此检测的浓度范围非常宽，大多数可以跨越 6～8 个数量级。生物发光来源于天然生物体内的酶促化学发光反应，当将其引进生物样品内时，对正常的生物活动不会添加太多负面影响。

**理论基础** 萤火虫发光系统被揭示以来，已经被发现存在发光现象的生物包括细菌、真菌、昆虫、蠕虫、水母、乌贼、鱼类、虾类等 700 多个物种，涉及 17 个门，绝大部分生活在海洋。大部分为自身表达发光蛋白，某些鱼类则利用共生菌发光。随着越来越多的发光蛋白被提纯，其编码基因序列被测定、表达，人们开始研究不同发光物种发光蛋白之间，以及发光蛋白与同类非发光物种同源蛋白基因序列之间的同源性等，以探讨其系统发生及进化过程。

已知的发光蛋白及其结构、活性部位、催化机制：①细菌萤光素酶（BL），由两个对称的杂合二聚体构成，底物为还原性的黄素（$FMNH_2$）和醛。②萤火虫萤光素酶（FL），活性位点在两个结构域之间，底物为虫萤光素及 ATP，并需要 $Mg^{2+}$ 参与。③腰鞭毛虫萤光素酶，含有 3 个结构域，每个都具有发光活性，底物为腰鞭毛虫萤光素，同时需要 $O_2$ 参与。④水母素及奥贝林，含腔肠素过氧化物生色团，因此只需要 $Ca^{2+}$ 激活。⑤绿色萤光蛋白（GFP），来自水母，以共价结合自催化方式形成发色团，通过接受其他分子提供的能量产生荧光，其机制被称为生物发光共振能量转移。

较公认的生物发光机制：①酶-底物作用方式的变化，实验证明，发光蛋白活性位点单个或几个氨基酸的变化往往导致发射光谱的改变。②基于共振的电荷去定位化，光子分层传递。③生物发光共振能量转移。

生物发光的调控机制，包括神经系统传导、受体、神经递质、第二信使等。有学者发现在某些海洋发光鱼类的发光器官中存在一氧化氮合成酶样免疫活性物（NOS-IR），提示 NO 可能在生物发光调控机制中具有重要作用。

**类型** 主要有两种类型。①发生化学或生物学反应后产生的光能信号：主要是含有萤光素酶的细菌、真菌、昆虫等。萤光素酶是生物体内催化萤光素或脂肪醛氧化发光的一类酶的总称。依来源，可分为 FL 和 BL。FL 在 $Mg^{2+}$、ATP、$O_2$ 的参与下，催化 D-萤光素氧化脱羧，产生激发态氧化萤光素，并放出光子，产生 550～580nm 的荧光。BL 以脂肪醛为底物，在还原型黄素单核苷酸及氧的参与下，使脂肪醛在氧化为脂肪酸的同时放出光子，产生 490nm 的荧光。②被激发后产生的光能信号：主要是含有荧光蛋白的水母、珊瑚、水螅等无脊椎动物。荧光蛋白中 GFP 研究最清楚。GFP 含有的特殊生色基团是由蛋白质内部 65-67 位丝氨酸、脱氢络氨酸、甘氨酸自身环化和氧化形成的，用紫外或蓝光激发即能发出肉眼可见的绿色荧光，无需任何底物或辅助因子。

**研究领域及应用** 有关生物发光机制的基础研究进展迅速，兼之生物发光技术作为一种非放射性、非创伤损害性、高灵敏度、实时动态的检测技术，其优势十分显著，生物发光检测技术在生物医学、生命科学、食品及环境检测等方面的应用越来越广泛，

相关产品也逐步实现产业化、规模化。

**在生物医学的应用** 生物发光可对特定细胞或分子行为进行非侵入性连续动态观察，在生物医学领域被广泛用于致病机制、药物机制、新药筛选评价等研究。生物发光的灵敏度较高，本底干扰较少，特别是可以在动物活体上实现动态非创伤测量，用其进行活体组织内部特定物质的成像已经成为生物医学研究中非常有用的技术。另一应用是替代常规的染色法进行细胞毒性测定。其基本原理是测定溶解细胞释放的 ATP，其最低检测限可以达到 10 个细胞以下，明显超过染色法 1000 个细胞的水平。其次，还可通过测定 ATP 消耗分析激酶活性；或者通过测定特定萤光素原转化为萤光素的速度，测定特定酶的活性。

**在生命科学的应用** 主要用于分子生物学与细胞生物学研究。

**分子生物学研究** 发光信号的检测有高灵敏度、非破坏性和动态连续性，在生命科学研究中最广泛的应用是作为监测基因转录活动的报告基因。例如，对重要的药物作用靶点-G 蛋白偶联受体的研究，以及对于 RNA 干扰的研究。发光蛋白作为一种新型标志物，也被应用于免疫及基因标志分析中。例如，利用水母素或虫萤光素酶标记抗原、抗体或者核酸探针，进行特异性抗原、抗体或靶基因序列的检测及分析。自 20 世纪末开始，一种被称为生物发光实时基因分析技术的生物发光检测技术已经逐步成为一项广泛使用的实时基因分析技术，如快速多序列并行基因测序、实时定量聚合酶链反应等。

**细胞生物学研究** 水母素及

奥贝林等水母发光蛋白有高度 $Ca^{2+}$ 依赖性，已成为一个快速、连续、动态、无损测量细胞内外 $Ca^{2+}$ 浓度及其调控的有力工具。已有多种商品化的重组 $Ca^{2+}$ 激活发光蛋白及其表达载体面市。有人还建立了可在线粒体内表达水母素的重组细胞，存在某种特定刺激时，离子通道开放使胞内 $Ca^{2+}$ 增加，激活发光。利用生物发光共振能量转移原理检测体内及体外的抗原抗体反应、受体配体反应、蛋白相互作用已经成为又一项新型生物技术。其中比较有代表性的工作是测定细胞内雌激素受体在雌激素类物质作用下的二聚体化。

在食品及环境检测中的应用利用发光细菌发光强度与某些物质浓度呈较好的线性关系，可建立一系列生物传感器，稳定、快速检测环境中的特定物质及其含量变化。例如，建立特异启动子诱导的发光基因重组菌株，如果环境中存在特定污染物，则上述细菌就被诱导表达发光蛋白，并产生生物发光。

基于反恐战争中防止生化袭击的要求，西方国家建立了快速检测烈性病原体的生物发光技术。方法之一是使用炭疽杆菌的特异噬菌体产生的炭疽芽胞特异溶素及虫萤光素酶检测炭疽芽胞，被检测物中存在炭疽芽胞时，特异溶素将溶解该芽胞并释放其内部 ATP 导致发光；方法之二是利用具有特异表面抗体并表达水母素的重组小鼠 B 淋巴细胞，一旦该细胞与特定抗原结合，则离子通道开放，钙离子进入细胞内，激发水母素发光，该方法已经用于炭疽、天花、鼠疫、兔热病等病原体的检测。

美国航空航天局利用高度集成的半导体-生物芯片作为太空舱环境的连续动态检测设备。其中利用含特异启动子的重组发光菌构成各种化学污染物的检测单元，该化学物存在时诱导该细菌表达发光蛋白并发光。该检测系统的响应时间小于 30 分钟，检测限达到 1/10 亿级，且实现低能耗、低质量、低维护和无线遥控的目标，被称为生物发光生物检测集成电路。另外，有人利用海洋发光菌制备生物芯片测定水体生化耗氧量，其可检测范围达到 $0\sim50mg/L$。也可利用发光基因重组的病原菌评估食品灭菌效果，或将其作为实验菌株，用于测试新型药物的药效和潜在耐药能力。

虫萤光素酶发光系统作为发现最早，研究工作最完整的生物发光体系，其最具商业价值的应用无疑是细菌总数及可同化有机碳的快速测定。为进一步提高检测灵敏度，可用滤膜浓缩细菌；也可用免疫捕获法测定特定微生物，如青霉素耐药金黄色葡萄球菌等。该方法也派生出一些可进一步提高灵敏度和抗干扰性的变形技术，如：加入腺苷激酶和丙酮酸激酶后测定发光达到最高峰的时间；同时测定 AMP + ATP 总量；测定腺苷激酶等。美国航空航天局已经利用该技术研发出检测航天设备及其安装车间内地球微生物污染的方法。

（周宜开）

shēngwù chuángǎn jìshù
## 生物传感技术（biosensor technology）

生物识别和传感技术相结合，利用生物有机成分为敏感元件对分析物的特异性识别，通过相应的换能器将反应过程转变为电信号或光信号，实现快速、实时、在线分析检测的新兴技术。

生物传感技术的发展可以划分为三个阶段。第一阶段在 20 世纪 60～70 年代，为起步阶段。1962 年美国学者克拉克（Clark C）首次提出"在化学电极的敏感膜中加入酶以实现对目标物进行选择性分析"的设想；1967 年英国学者厄普代克（Updike SJ）等人实现了酶的固定化技术，成功研制出世界上第一个生物传感器。此阶段由固定了生物成分的非活性基质膜（透析膜或反应膜）和电化学电极所组成。第二阶段在 20 世纪 70 年代末期到 80 年代，大量的学科交叉出现各种不同原理和技术的生物传感器，尤其是 80 年代中期是生物传感器发展的第一个高潮时期，其代表之一是介体酶电极，它不仅开辟了酶电子学的新研究方向，还为酶传感器的商品化奠定了重要基础。此时期将生物成分直接吸附或共价结合到转换器的表面，而无需非活性的基质膜，测定时不必向样品中加入其他试剂。第三阶段发生在 20 世纪 90 年代以后，有两个特征：一是生物传感器的市场开发获得显著成绩；二是生物亲和传感器的技术突破，以表面等离子体和生物芯片为代表，成为生物传感器发展的第二个高潮。主要做法是把生物成分直接固定在电子元件上，它们可以直接感知和放大界面物质的变化，把生物识别和信号的转换处理结合在一起。

与传统的分析方法相比，生物传感器检测手段有如下优点：①多样性，根据生物反应的特异性和多样性，理论上可以制成测定所有生物物质的酶传感器。②无试剂分析，除缓冲液外，大多数酶传感器不需要添加其他分析试剂。③操作简便、快速、准确，可以实现连续在线监测。④响应快，样品用量少，敏感材料固定化，可以反复使用、连续使用。

**理论基础** 生物传感器由生物敏感膜和换能器两部分构成。被分析物扩散进入固定化生物敏感膜层，经分子识别，发生生物学反应，反应程度继而被相应的物理换能器或化学换能器转变为可处理并加以程序化定量的电信号、光信号，再经二次仪表放大并输出，检测出待测物质的量。生物敏感膜又称分子识别元件，是生物传感器的关键元件，直接决定传感器的功能与质量。依生物敏感膜所选材料的不同，其组成可以是酶、核酸、免疫物质、全细胞、组织、细胞器或它们的不同组合。生物敏感膜是采用固定化技术制作的人工膜而不是天然的生物膜。换能器的作用是将各种生物的、化学的和物理的信息转变成电信号或光信号。生物学反应过程产生的信息是多元化的，微电子学和传感技术的现代成果为检测这些信息提供了丰富的手段。设计成功与否主要取决于设计方案的科学性和经济性。主要传感原理如图所示。

**类型** 生物传感器的类型和命名方法较多且不尽统一，主要有两种方法。①分子识别元件类型：分为七大类，即酶传感器、免疫传感器、组织传感器、细胞传感器、核酸传感器、微生物传感器和分子印迹生物传感器。其中分子印迹分子识别元件属于具有分子识别功能的高分子聚合物。②器件类型：主要包括电化学生物传感器或生物电极、光生物传感器、热生物传感器、半导体生物传感器、电导/阻抗生物传感器、声波生物传感器、微悬臂梁

生物传感器。

依据生物传感器的特性还有一些其他的命名或分类，如尺寸在微米级甚至更小的生物传感器称为微型生物传感器、纳米生物传感器，这类传感器在活体测定方面有重要意义。凡是以分子间特异识别并结合为基础的生物传感器统称为亲和生物传感器，以免疫传感器、酶压电生物传感器和表面等离子体共振生物传感器为代表。能同时测定两种以上指标或综合指标的生物传感器称为多功能传感器，如味觉传感器、嗅觉传感器、鲜度传感器、血液成分传感器等。由两种以上不同的分子识别元件组成的生物传感器或采用两种或多种反应原理构成的生物传感器称为杂合生物传感器，如多酶传感器、酶-微生物杂合传感器、电化学-热生物传感器等。

关于个别生物传感器的命名，一般采用"功能+构成特征"的方法，如葡萄糖氧化酶电极、谷氨酸脱氢酶电极、生化需氧量（BOD）微生物电极、葡萄糖酶光纤传感器等。

**应用** 生物传感器是一门由生物、化学、物理、医学、电子技术等多种学科互相渗透成长起来的高新技术，在生物医学、环境监测、食品、医药及军事医学等领域有着广泛的应用前景。

*医学领域* 基础研究中生物传感器可实时监测生物大分子之间相互作用，帮助筛选各种有最佳应用潜力的单克隆抗体；临床上用免疫传感器等生物传感器来检测体液中的各种化学成分，为医生的诊断提供依据；生物医药中，利用生物工程技术生产药物时，将生物传感器用于生化反应的监测，可迅速地获取各种数据，

有效地加强生物工程产品的质量管理。

*环境监测* 利用环境中的微生物细胞如细菌、酵母、真菌为识别元件，这些微生物通常可从活性泥状沉积物、河水、瓦砾和土壤中分离出来。生物传感器在环境监测中应用最多的是水质分析。一个典型应用是测定 BOD，传统方法测 BOD 需 5 天，且操作复杂。BOD 的微生物传感器，只需 15 分钟即能测出结果。大气污染是一个全球性的严重问题，微生物传感器也可监测二氧化碳、二氧化氮、氨气、甲烷之类的气体。在农药和抗生素残留测定、研究土壤养分及污染对农作物的影响、植物不同生长时期对营养成分的需求等方面的应用也做了一些有益的探索。

*食品工业* 如对食品原料、半成品和产品质量检测，发酵生产中在线监测等。利用氨基酸氧

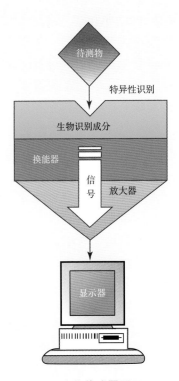

**图 生物传感器原理**

化酶传感器可测定各种氨基酸；酶电极型生物传感器可用于分析白酒、苹果汁、果酱和蜂蜜中的葡萄糖含量，衡量水果的成熟度；用亚硫酸盐氧化酶为敏感材料制成的电流型二氧化硫酶电极可用于测定食品中的亚硫酸含量；生物传感器还可以用于测量乙酸、乳酸、乳糖、尿酸、尿素、抗生素、谷氨酸等各种物质，以及各种致癌和致突变物质。

军事医学　生物毒素的及时快速检测是防御生物武器的有效措施。由于具有特异性好、灵敏度高和能快速地探测化学战剂及生物战剂的特性，生物传感器将是最重要的一类化学战剂和生物战剂监测器材。单克隆抗体的出现及其与微电子学的联用使发展众多的小型、超敏感生物传感器成为可能，生物传感器在军事上的应用前景将更为广阔。

（周宜开）

*dàqì wūrǎn jiāncè*

# 大气污染监测（atmospheric pollution monitoring）

测定大气污染物的种类及其浓度，观察其时空分布和变化规律的过程。大气污染监测的目的在于识别大气中的污染物质，掌握其分布与扩散的规律，监视大气污染源的排放和控制情况，是大气污染控制的基础。

大气污染源分为天然污染源和人为污染源。前者源于自然现象，如火山爆发时喷出大量的粉尘、二氧化硫气体等；后者源于人类的生产和生活活动造成的，是主要来源。大气中污染物数以千计，已发现有危害作用而被人们注意到的有 100 多种。中国《大气污染物综合排放标准》规定了 33 种污染物排放限值。根据大气污染物的形成过程，可将其分为一次污染物和二次污染物。大气污染物存在状态是由其自身的理化性质及形成过程决定的；气象条件也起一定的作用。大气中的污染物质有随时间、空间变化大的特点。这对获得正确反映大气污染实况的监测结果有重要意义。大气污染物的时空分布及其浓度与污染物排放源的分布、排放量及地形、地貌、气象等条件密切相关（见大气污染、大气污染物）。

**目的**　主要包括污染源、环境污染和特定目的监测。

**污染源监测**　如对烟囱，汽车排气口的检测。目的是了解这些污染源所排出的有害物质是否达到现行排放标准的规定；对现有的净化装置的性能进行评价；通过对长期监测数据的分析，可为进一步修订和充实排放标准及制定环境保护法规提供科学依据。

**环境污染监测**　监测对象不是污染源而是整个大气。目的是了解和掌握大气污染的情况，进行大气质量评价，并提出警戒限度；研究有害物质在大气中的变化规律，二次污染物的形成条件；通过长期监测，为修订或制定国家卫生标准及其他环境保护法规积累资料，为预测预报创造条件。

**特定目的监测**　选定一种或多种污染物进行特定目的监测。例如，研究燃煤火力发电厂排出的污染物对周围居民呼吸道的危害，首先应选定对上呼吸道有刺激作用的污染物、雾、飘尘等做监测指标，再选定一定数量的人群进行监测。测定每人每日对污染物接受量，以及污染物在一天或一段时间内的浓度变化是这种监测的特点。

**方案制定**　首先要根据监测目的进行调查研究，收集相关的资料，然后经过综合分析，确定监测项目，设计布点网络，选定采样频率、采样方法和监测技术，建立质量保证程序和措施，提出进度安排计划和对监测结果报告的要求等。

**调研及资料收集**　①污染源分布及排放情况：通过调查，将监测区域内的污染源类型、数量、位置、排放的主要污染物及排放量逐一查清，还应了解所用原料、燃料及消耗量。②气象资料：污染物在大气中的扩散、迁移和一系列的物理、化学变化在很大程度上取决于当时当地的气象条件。要收集监测区域的风向、风速、气温、气压、降水量、日照时间、相对湿度、温度垂直梯度和逆温层高度等资料。③地形资料：地形对当地的风向、风速和大气稳定情况等有影响，是设置监测网点应当考虑的重要因素。④土地利用和功能分区情况：监测区域内土地利用情况及功能区划分也是设置监测网点应考虑的重要因素之一。不同功能区的污染状况是不同的，如工业区、商业区、混合区、居民区等。还可以按照建筑物的密度、有无绿化地带等做进一步分类。⑤人口分布及人群健康情况：环境保护的目的是维护自然环境的生态平衡，保护人群的健康，因此，掌握监测区域的人口分布、居民和动植物受大气污染危害情况及流行性疾病等资料，对制订监测方案、分析判断监测结果是有益的。⑥对于监测区域以往的大气监测资料等也应尽量收集，供制订监测方案参考。

**监测项目**　大气中的污染物质多种多样，应根据监测空间范围内实际情况和优先监测原则确定监测项目，并同步观测有关气象参数。中国要求的大气常规监测项目见表1。

监测站（点）的布设　布设采样站（点）的原则和要求：①采样点应设在整个监测区域的高、中、低三种不同污染物浓度的地方。②在污染源比较集中，主导风向比较明显的情况下，应将污染源的下风向作为主要监测范围，布设较多的采样点；上风向布设少量点作为对照。③工业较密集的城区和工矿区，人口密度大及污染物超标地区，要适当增设采样点；城市郊区和农村，人口密度小及污染物浓度低的地区，可酌情少设采样点。④采样点的周围应开阔，采样口水平线与周围建筑物高度的夹角应不大于30°。测点周围无局地污染源，并应避开树木及吸附能力较强的建筑物。交通密集区的采样点应设在距人行道边缘至少1.5m远处。⑤各采样点的设置条件要尽可能一致或标准化，使获得的监测数据具有可比性。⑥采样高度根据监测目的而定。研究大气污染对人体的危害，采样口应在离地面1.5～2m处；研究大气污染对植物或器物的影响，采样口高度应与植物或器物高度相近。连续采样例行监测采样口高度应距地面3～15m；若置于屋顶采样，采样口应与基础面有1.5m以上的相对高度，以减小扬尘的影响。特殊地形地区可视实际情况选择采样高度。

采样站（点）数目的确定　在一个监测区域内，采样站（点）设置数目应根据监测范围大小、污染物的空间分布和地形地貌特征、人口分布情况及其密度、经济条件等因素综合考虑确定。中国对大气环境污染例行监测采样站设置数目主要依据城市人口多少（表2），并要求对有自动监测系统的城市以自动监测为主，人工连续采样点辅之；无自动监测系统的城市，以连续采样点为主，辅以单机自动监测，便于解决缺少瞬时值的问题。表中各档测点数中包括一个城市的主导风向上风向的区域背景测点。

采样站（点）布设方法　监测区域内的采样站（点）总数确定后，可采用经验法、统计法、模拟法等进行站（点）布设。①经验法：是常采用的方法，特别是对尚未建立监测网或监测数据积累少的地区，需要凭借经验确定采样站（点）的位置。其具体方法有：功能区布点法，按功能区划分布点法多用于区域性常规监测；网格布点法，将监测区域地面划分成若干均匀网状方格，采样点设在两条直线的交点处或方格中心。网格大小视污染源强度、人口分布及人力、物力条件等确定；同心圆布点法，主要用于多个污染源构成污染群，且大污染源较集中的地区；扇形布点法，扇形布点法适用于孤立的高架点源，且主导风向明显的地区。在实际工作中，为做到因地制宜，使采样网点布设完善合理，往往采用以一种布点方法为主，兼用其他方法的综合布点法。②统计法：适用于已积累了多年监测数据的地区。根据城市大气污染物分布的时间与空间上变化有一定相关性，通过对监测数据的统计处理对现有站（点）进行调整，删除监测信息重复的站（点）。③模拟法：根据监测区域污染源的分布、排放特征、气象资料，以及应用数学模型预测的污染物时空分布状况设计采样站（点）。

采样频率和采样时间　采样频率系指在一个时段内的采样次数；采样时间指每次采样从开始到结束所经历的时间。二者要根

## 表1　大气污染常规监测项目

| 类别 | 必测项目 | 按地方情况增加的必测项目 | 选测项目 |
|---|---|---|---|
| 大气污染物监测 | 总悬浮颗粒物（TSP）、二氧化硫（$SO_2$）、氮氧化物（$NO_x$）、硫酸盐化速率、灰尘自然沉降量 | 一氧化碳、总氧化剂、总烃、可吸入颗粒物（$PM_{10}$）、氟气、氟化氢、苯并[a]芘、铅、硫化氢、光化学氧化剂 | 二硫化碳、氯气、氯化氢、硫酸雾、氰化氢、氨气、汞、铍、铬酸雾、非甲烷烃、芳香烃、苯乙烯、酚、甲醛、甲基对硫磷、异氰酸甲酯等 |
| 大气降水监测 | pH值、电导率 | $K^+$、$Na^+$、$Ca^{2+}$、$Mg^{2+}$、$NH_4^+$、$SO_4^{2-}$、$NO_3^-$、$Cl^-$ | |

## 表2　中国大气环境污染例行监测采样点设置数目

| 市区人口（万人） | $SO_2$、$NO_x$、TSP | 灰尘自然降尘量 | 硫酸盐化速率 |
|---|---|---|---|
| <50 | 3 | ≥3 | ≥6 |
| 50～100 | 4 | 4～8 | 6～12 |
| 100～200 | 5 | 8～11 | 12～18 |
| 200～400 | 6 | 12～20 | 18～30 |
| >400 | 7 | 20～30 | 30～40 |

据监测目的、污染物分布特征、分析方法灵敏度等因素确定。

采样方法、监测方法和质量保证　采集大气样品的方法和仪器要根据大气中污染物的存在状态、浓度、物理化学性质及所用监测方法选择，在各种污染物的监测方法中都规定了相应采样方法。为获得准确和具有可比性的监测结果，应采用规范化的监测方法。监测大气污染物应用最多的方法还属分光光度法和气相色谱法，其次是荧光光度法、液相色谱法、原子吸收法等。随着分析技术的发展，对一些含量低、难分离、危害大的有机污染物，越来越多地采用仪器联用方法进行测定，如气相色谱-质谱、液相色谱-质谱、气相色谱-傅立叶变换红外光谱等联用技术。应该按照规范的要求选择适用的分析方法（一船是标准方法），使测定结果具有可比性。有的城市或地区已经建立起大气环境自动监测系统，对大气进行连接自动的监测，获得连续的瞬时大气污染信息，并能提供有关统计资料，为掌握大气污染特征及变化发展趋势，评价环境大气质量提供基础数据。

（周宜开）

qìxiàng cānshù

**气象参数**（meteorological parameters）　监控空气质量的物理学指标。包括气温、气湿、气流和气压等。测定的范围可以根据研究目的分为大气、生产环境、居住区和公共场所等。可以是封闭或半封闭的，也可以是完全开放的。

**气温**　温度是表示物体冷然程度的物理量，空气的温度称为气温，一般是指距离地面1.5m左右，处于通风、防辐射条件下用温度计测得的温度。温度的测量是利用某一随温度变化而可测量其属性的物体（感应器或传感器）与被测物体建立热平衡测定其温度。衡量温度高低的标准体系有：开氏温标、摄氏温标、华氏温标，其中开氏温标和摄氏温标属国际单位制，两者的换算关系为：

$$T(K) = t(℃) + 273.16$$

式中，$K$代表开氏温标，$t$代表摄氏温标。

**气温的变化**　①随测定点的纬度、大气、季节、时间以及地形等的不同而变化。中国每年一二月份气温最低，七八月份最高；每天日出前最低，下午1~3时最高。人体感觉最舒适的气温为21~25℃，这时人的体温相当稳定，人体产热和散热保持动态平衡。若环境温度过高或过低可使机体热平衡受到破坏而处于温度应激状态。当这种应激超过机体的代偿功能时，即引起机体一系列生理变化直至患病。如高温可引起因大量出汗而失水、中暑、热衰竭；寒冷可导致肢体疼痛、麻木、冻疮或组织坏死、抵抗力下降、诱发疾病等。②室内及车间气温受环境中热源和降温设备影响：在室内自然通风良好的情况下，室内温度可略高或略低于室外气温。③气体体积与温度有关：采样时应同时测量现场气温，便于结果计算时的体积换算。

**气温的测定**　包括测定仪器、方法及注意事项。

**测定仪器**　温度计或温度表，准确的应为后者。气象学上常把能进行连续记录显示值的仪器称为"计"，不能连续自行记录的仪器称为"表"，通常使用水银、酒精玻璃温度计，前者测量范围为-35~350℃，后者为-100~75℃。生产现场常同时测定气湿，可用干湿球温湿度计。干球温度计的度数即为气温度数。当测定场所有热辐射存在时，辐射会严重影响湿度的测定，产生误差，常用通风或手摇温湿度计。若要同时测定多个地方的温度，可选用电测试温度计如热电耦温度计、热敏电阻温度计等。

**测定方法**　测定室内气温时，应选择无辐射、不靠近通风装置和发热设备，不接触冷的物体如墙壁等的地方，1.5m高附近，垂直悬空温度计。测定室外气温时，可选样地势平坦、大气稳定度好、自然通风的地点，1.5m高处垂直固定温度计。读取温度值时，应在测定点周围环境物理条件相对稳定、无大的起伏，温度计静置5分钟后迅速读取小数值，再读取整数值，注意视线应与水银柱上端平行。

**注意事项**　①生产环境中有热辐射时，不能使用普通水银或酒精温度计，以免产生辐射误差。应选用通风或手摇温湿度计，若无此条件，也可在普通温度计和热源间放置隔热的石棉板、金属片，或用铝箔、锡纸将温度计下端球部轻轻围住，防止辐射影响。②使用前应检查温度计是否完好，水银或酒精柱有无间断。保存时尽可能垂直放置，切忌倒置和放振动处。③测定时，应注意测定点的温度，选择合适的温度计。避免水滴沾附在温度计的球部或手捂着球部，注意呼吸和体温对温度计的影响。④使用干湿球温湿度计时，在纱布未浸水前，应检查干球与湿球温度计的读数，其差值不应超过0.1℃。⑤温度与测温物质的感温属性之间并不严格遵循线性关系，温度计的示度划分理论上不能采用等分的线性划分。为清除这种差异，就要求校正温度计。其方法有标准温度计法和水沸点-冰融点法。

**气压** 大气压强的简称，指包围在地表的大气以其自身的重量，作用于地面物体所产生的压力。其数值等于单位面积上从所在地点向上直至大气上界整个空气层的重量。气压的表示单位为帕斯卡，简称帕（Pa），以及百帕（hPa）、千帕（kPa）、兆帕（MPa）。过去常用的有巴（bar）、毫米汞柱（mmHg）等。其换算关系为：1bar = 105Pa，1mmHg = 133.32Pa

通常把北纬45度的海平面上，气温为摄氏零度时的正常气压作为一个标准大气压力，其数值为101.325kPa。

**气压的变化** 与空气密度和运动速度有关，距地面越高的地方，气压越低；海拔越低，气压越高。气压还与气温和气湿等多种因素有关。同一地点气压一般变化不大，对健康没有明显影响。气压过高或过低，可对人体正常生理活动带来影响甚至危害。例如，飞行或登高时，随着海拔的上升，空气中氧分压降低。在3000m高时人逐渐开始发生缺氧现象，出现心跳加快、呼吸急促等现象。5000m以上，人就感到难以耐受，需要供氧设备。这种因海拔升高而导致的疾病称为高山病和航空病。从气压高的地方突然转移到正常气压处，也可发生疾病，通常是发生在潜涵作业，称潜涵病。气体的体积与气压有关，故采样时应测量现场气压，便于计算结果时将采样体积换算为标准状态下的体积。

**气压的测定** 包括槽式水银气压计与空盒气压计的使用和注意事项。

**槽式水银气压计** 其结构为一装有水银的直立玻璃管，其上端封闭呈真空状态，下端插入水银杯中。当大气压升高时，玻璃管上端的水银柱随之升高；反之下降。其组成包括感应、刻度、附属部分等。感应部分为水银、玻璃内管和水银槽等。刻度部分由标尺、游标尺和象牙针组成。从标尺上的刻度线读取的是气压的整数值，从游标尺上读取的是小数值。借助标尺和游标尺的配合使用，可分别读取大气压的整数值和小数值。附属部分主要是一支小型水银温度计，用来测定气压表的表面温度。

**测定方法**：首先测定温度，然后旋转水银面调整螺旋，使水银槽内的液面刚好接触象牙指针的针尖。移动游尺使其零点的刻度线与水银面相切。由游标尺上零点的刻线在标尺上所指的刻度，读出气压的整数值，再从游标尺上找一根刻度线与标尺某刻度线相吻合，游尺上的该刻度线的数值，即为气压值的小数部分。

水银气压计的读数只表示观察条件下所测得的水银柱高度。它随气压表的仪器误差、温度和测定位置的不同而变化。精确测量气压时，还必须使读数结果订正为标准条件下，即温度为0℃，纬度为45°海平面时的水银柱高度，称为水银气压计的读数订正。①器差订正：即校正仪器本身误差，如仪器的基点和标尺刻度不准确，管顶真空度不够等。②温度计订正：即把水银密度订正在0℃标准条件下。

**注意事项**：气压计应安置在温度均衡少变，无冷、热源，空气通畅但不迎风的地方，避免阳光直射，严格正直悬拉在墙壁上。测定完毕，应降低槽中水银，使象牙针尖脱离水银面。

**空盒气压计** 测定大气压力的轻便仪器。携带方便、操作简单，适合野外使用。但它测定的精度明显低于水银气压计。测量范围为800~1070hPa，适用于海拔高度2000m以内地带测定。以金属弹件膜盒为感应元件，由两片金属膜焊接成圆形空盒。盒内抽成真空，盒表面有刻度盘、杠杆及指针。当大气压力变化时，引起空盒变形，使盒壁下陷或隆起。此种变化借助弹簧和杠杆系统传递放大后，由指针指示此时的气压。

**测定方法**：先读取气温，精确到0.1℃。然后轻敲盒面，克服机械摩擦，待指针停止后读数。检查仪器检定证中的刻度订正曲线，订正气压计的刻度误差；查仪器检定证中的温度系数 $\alpha$ 值，由下式计算温度订正值：

$$\Delta p = \alpha \cdot t$$

式中，$\Delta p$ 为温度订正值，hPa；$t$ 为气温，℃；$\alpha$ 为温度系数，即当温度改变1℃时空盒气压表表示的改变值，可从检定证中查得。

**气湿** 空气湿度，表示空气中的含水量，当阳光照射到水面及植物表面对，水分因蒸发而进入空气中形成气湿。空气中水气的含量变化较大，随气温升高而增加。海洋湖泊附近和森林绿化地带，气湿较大；沙漠和高山地区较小。城市由于植被面积较小和城市热岛效应，使市区湿度比郊区低。

**卫生学表征湿度的物理参数** ①绝对湿度：一定气湿下，单位容积空气中所含水气的质量。通常用 g/m³ 表示。空气中水气含量愈高，其分压愈大，故绝对湿度也可以用 kPa 表示。②最大湿度：在一定气湿下，单位容积空气中可能含有最大水气的量。当超越这一含量，水分就要凝结。故又称为饱和湿度，其单位同绝对湿度。③饱和差：在一定气湿下，空气的最大湿度与绝对湿度之差。它表示在此气温下，单位容积空气中还能容纳水气的量。即空气中的水气距离饱和的程度。饱和差越大，说明空气中还可容纳的水气越多，人体蒸发散热越容易，排汗越容易。单位与绝对湿度相同。④生理饱和差：气温为37℃时，空气最大湿度与绝对湿度之差。气温与人体温度相同时，单位容积空气中还能容纳多少水气。此差值越大，人体散热越容易；差值越小，散热越难。⑤相对湿度：是绝对湿度与最大湿度的比值，用百分比表示。它表示空气中水气的相对饱和程度，可用来说明人体蒸发散热的难易。由于它是百分比值，无单位，可以不考虑温度因数，使用比饱和差更方便、灵活，是卫生学中表示湿度的最常用指标。

空气湿度主要影响人体蒸发散热。在低温环境下，气温对人体热平衡影响较小，气温升高，蒸发散热占人体总散热的比例增加，气湿的影响也随之增加。高温时，气湿增高可阻碍蒸发散热；而低气温时，气湿增高可增加机体散热，使机体感到寒冷，容易引起感冒和冻伤。而气湿太低可引起皮肤、口腔干燥，甚至引起上呼吸道黏膜出血。空气湿度过大易形成雾，特别是有毒气体形成毒性雾，使大气的能见度降低，既会影响交通安全，又会影响人的健康。气湿过大，还容易腐蚀建筑和金属用具，使粮食和衣物等发生霉变，滋生有害昆虫。一般认为，人体适宜的相对湿度为40%~70%。

气湿测定　有称重法、吸湿法、露点法和光学法等。最常用的还是热力学方法，即利用受蒸发物体表面冷却的程度随湿度而改变的原理来测定湿度。所用仪器主要有干湿球温湿度计、手摇温湿度计和通风温湿度计。

干湿球温湿度计　构造原理：干湿球温湿度计由两支结构和性能完全相同的温度计组成，一支球部包扎有湿润纱布，称湿球温度计，另一支称干球温度计。根据道尔顿蒸发定律，单位时间内湿球表面蒸发的水量与湿球表面附近的饱和差成正比。由于水分不断蒸发，湿球不断降温，使湿球附近饱和差不断减少，干湿球温差越大，最后湿球温度不再下降，维持稳定。空气越干燥，纱布表面水分蒸发越多，则湿球表面蒸发所消耗热量越多，湿球温度计所显示数值比干球所显示数值越低，根据干湿球两支温度计的读数差值，就可求出空气的相对湿度。

测定方法：①测定前，将干湿球温湿度计下部的玻管内加入蒸馏水，再放入包裹湿球的纱布条。②将干湿球温湿度计垂直固定在测定点1.5m高处，5~10分钟后，温度计读数相对固定，即可读数。③根据干湿球温湿度计的读数和现场测定的风速和气压，按下式计算空气的绝对湿度和相对湿度。

绝对湿度

$$A = F_1 - \alpha(t_1 - t_2)P$$

相对湿度

$$R = A/F \times 100\%$$

式中，$F_1$ 为湿球湿度计所显示温度时的饱和水蒸气压力（kPa）；$F$ 为干球温度计所示温度时饱和水蒸气压力（kPa）；$\alpha$ 为温湿度系数；$t_1$ 为干球温度计读数（℃）；$t_2$ 为湿球温度计读数（℃）；$P$ 为测定时的大气压力（kPa）。温湿度系数 $\alpha$ 与风速和温度计球部大小等因数有关。

通风温湿度计　构造原理：与干湿球温度计基本相同，不同的是其两支温度计的球部分别装在镀镍的双层金属风管里，使大部分的热辐射被反射；外管以象牙环扣接温度计，减少传导热的作用。风管与上部的小风机相连，小风机开动时，空气以一定流速（一般为4m/min）自风管下端进入，流经干湿球温度计的球部，以消除外界风速变化的影响，因此使用通风温湿度计是对普通干湿球温湿度计的最有效改进，特别适用于有辐射、风大或风速变化大的场所使用，且测湿准确度高，在气温为20~70℃时，相对湿度测定的相对标准偏差为1%左右。

测定方法：用水浸润有纱布的湿球；旋紧顶部小风机的发条；将仪器悬挂在测定点3~5分钟；读取干球与湿球温度计的读数；测试完毕，待风机停止后取下仪器平放。

手摇干湿球温湿度计　按通风温湿度计的原理简化而成，主要是利用手转动温度计，人为造成一定风速，加强传导和对流散热，以抵消风速和热辐射的影响。测定时，先用水将湿球温度计上的纱布润湿，然后以每分钟一定次数的速度转动温度计，形成约2.5m/min的风速。转动3~5分钟后，立即记录两支温度计的读数，先读湿球温度，后读干球温度，按公式计算相对湿度。

确定造成2.5m/min的风速时

的转动次数可根据温度计球部到手柄轴的距离（L），按照下式计算：

每分钟转动次数 = 2.5×60/（2πL）

本仪器构造简单，使用方便，便于携带，测定结果与实际气湿近似。

**气流** 空气的流动。当空气受热不均或气压不均时，空气就从低温向高温处或从高压向低压处流动。空气的这种流动就形成了风。风为向量，观察包括风向和风速。风向指水平气流的来向，通常以四个或八个方向，即东、南、西、北、东南、西南、东北和西北表示。风速为单位时间内空气所经过的距离，单位为 m/s。

**气流的作用** 可影响体温调节，夏天柔和的凉风使人感到清爽、提神；寒冷潮湿的季节，强风容易引起感冒和冻伤。气流有利于室内外空气交换，防暑降温，可促进局部大气污染物的迅速扩散、稀释和混匀。

**气流的测定** 测定气流就是测定风向和风速。应用较多的测定仪器有三杯风向风速表、轻便携带式翼状风速计和热球式电风速计。其中，翼状和杯状风速仪的机械摩擦阻力大、仪器惰性较大，风速<0.5m/s 时仪器不能转动，无法读数。热球式风速计可以测定微风，风速<0.5m/s 时，可选用热球式电风速计测定风速。

**三杯风向风速表** 构造原理：由风向仪和风速表两部分组成，可同时测定风向和风速。风向仪包括风向杯、方向盘和小套管制动部件。风向杯转动灵活，是风向指示的感应部分。环绕在垂直轴上的半圆球状的小杯是风速表的感应部分。他们借助风力转动，经过齿轮带动仪器表明的指针运转，由指针指示的刻度数和所用时间计算出风速（m/s）。

测定方法：测定风向时，将小套拿下，并将其向右转过一定角度，待方向盘按地磁子午线方向稳定后，风向指针在方向盘上所指的方位就是待测的风向。测量风速时，先按下启动杆，使风速指针回到零位。放开启动杆开始测量风速。此时计时指针、风速测定指针同时走动。到达计时最初位置时（通常为1分钟），指针都停止转动。风速测定指针所指示的数值称为指示风速；根据指示风速从风速校正曲线上找出现场实际风速。实际风速是测定时间范围内的平均风速。测定完毕后，将小套管向左转动一定角度，恢复原位，固定方向盘，放回盒内。

**翼状风速计** 感应器部分由轻质铝制翼片构成，构造原理和使用力法与杯状风速计相同，此风速计灵敏度高于杯状风速计，测定范围为 0.5～10m/s，由于翼片较薄，易变形，因此，风速较高时不能使用。

**热球式电风速计** 是一种能测低风速的仪器，利用一个被加热的物体的散热速率与周围空气的流速有关的原理测量风速。由热球状测杆探头和测量仪表两部分组成。测杆探头有一个直径约为 0.6mm 的玻璃球，球内绕有电阻温度系数较小的金属丝（如锰铜丝）线圈作为热线和热电耦，热电耦的参考端连接在磷铜质的支柱上，暴露于空气中，而工作端与热线相连，一定大小电流通过热线时，玻璃球温度升高，同时加热的玻璃球与周围空气进行热交换，热交换的快慢与环境周围空气的流速有关，风速越大，散热越快；反之，风速小时，散热慢。根据热电偶两端的温度差，即可求出风速的大小。

测定方法：使用前调节机械调零螺丝，使指针指零；断开校正开关，将侧杆插入插座，螺塞压紧使探头密封。"校正开关"置于满度位置，慢慢调节"满度调节"旋钮，使电表指针指到满度。将"校正开关"置于"零位"位置，调节"粗调"和"细调"，使指针在零点的位置。拉动螺塞，使测杆探头露出（长短可根据需要选择），并使探头上的红点正对着风向，根据电表读数，查校正曲线，即可得出风速。测定完毕，将"校正开关"置于断开位置。

注意事项：精密仪器，应避免碰撞和震动，不能在含尘较多或有腐蚀气体的场所使用。仪器内装有四节电池，一组三节串联，一组单节。调节"满度调节"旋钮时，若不能达到满刻度，说明单节电池已耗尽。在调节"粗调""细调"旋钮时，电表指针不能回零，说明三节电池已耗尽，应予更换。测定时间较长时，应每隔10分钟左右，校正满刻度和调零。在室外，如没有风速仪时，可根据地面物体的特征来判断。

（周宜开）

dàqì jiāncèchē

**大气监测车**（atmospheric monitoring vehicle） 装有采样系统、污染物自动监测仪器、气象参数观测仪器、数据处理装置及其他辅助设备，能自动连续监测大气质量的汽车。是一种流动监测站或移动监测站，也是地面空气污染自动监测系统的补充。它不受地点、时间、季节的限制，突发环境污染事件发生时，可迅速进入污染现场，监测人员在正压防护服和呼吸装置的保护下立即开展工作，应用监测仪器在第一时间查明污染物的种类、污染程度，结合车载气象系统确定污染范围以及污染扩散趋势和途径，准确地为决策部门提供技术依据。

**作用** ①发挥固定站作用：未建固定站机承担一定范围的大气污染监测，发出环境问题报告。②进行建站前的查勘：固定站的建立是个长期大计，建站前必须充分做好调查和查勘。监测车可在调查基础上，对拟设站现场进行临时监测，提供污染物类型及时空分布概念、地形、气象等相关信息帮助建站。③对发生的污染事故进行现场突击监测：污染事故的发生，常具偶然性，一旦事故发生，就需要尽快查清原因及危害程度。监测车可对现场突击监测提供必要依据，帮助污染事故的判断和处理。④临时代替固定站监测工作：固定站在监测中，可能发生意外故障，用监测车临时代替是很必要的。

**车体要求** 大气监测车的车体必须符合标准《环境监测车》（QC/T 41-1992）的要求，并按照规定程序批准的产品图样和技术文件制造。能够在环境温度为 $-40 \sim 45\,^{\circ}\mathrm{C}$，空气相对湿度 $<95\%$，海拔 3000m 以下，4 级及以上公路正常工作。整车应具有良好的行驶平稳性，在空载和静态状态下，最大侧倾稳定角 $<35\,^{\circ}\mathrm{C}$。车厢外表面应平整、过渡处要平滑，且具有良好的隔热性能。车体内部不应有突出的尖角、锐边、车厢内壁应采用柔性材料覆盖。驾驶室内应设有可调遮阳装置，前风窗玻璃应用夹层玻璃或部分区域的钢化玻璃。还应具备防尘、防雨装备。车身颜色应为白底镶绿色双条，车身前外部应设有醒目的"环境保护"的标徽，车两侧应写有"环境监测车"的深绿色美术体字样，其字的高与宽均为 200mm×200mm 左右。车体在运输中，可用自驶和拖拽的方式，但采用吊装方式运输时，必须采用专门的设备，以免损伤设备。如长期停放，应将冷却液和燃油放尽，电源断开，车门和窗户全部关闭，置于通风、防潮、防雨、防晒的场所，并按产品说明书的规定进行定期保养。

**设备** 监测车室内空间有限，迁移行驶振动大，同时执行的任务常常是应急，监测项目变化大，时间紧迫。这就要求监测车要具有较高的设备条件。一般监测车的设备与自动监测站相似，应具有自动连续采样，分析，自行校准、计算、显示（打印）等系统；且要求这些系统的设备具备小巧、紧凑、耐振、功效高，定位可拆卸的特点。

**采样系统** 包括由车顶伸出的采样管和下部装有轴流式风机，以将气样抽进采样管供给各监测仪器。可吸入颗粒物监测仪的气样由另一单独采样管供给。

**监测系统** 包括测量风向、风速、气压、温度、湿度等参数的小型气象仪、自动监测仪和空气质量专用色谱仪（可测定总烃、甲烷等）。其中自动化监测仪器主要包括：①连续或间歇性二氧化硫（$SO_2$）自动监测仪器，以紫外脉冲荧光监测仪应用最广泛，其具备灵敏度高、选择性好、适用于连续自动监测等特点，被世界卫生组织推荐在全球监测系统采用。②连续或间歇性氮氧化物（$NO_x$）测定仪，以化学发光法 $NO_x$ 自动监测仪应用最广泛，其具备灵敏度高，检出限可达 9~10 个数量级（V/V）；选择性好，通过对化学发光反应和发光波长的选择，可消除共存组分的干扰，不经分离有效地进行测定；线性范围宽，一般可达 5~6 个数量级。③连续或间歇性臭氧（$O_3$）自动监测仪器，以紫外光度法 $O_3$ 监测仪应用最广，其原理是 $O_3$ 对 254nm 附近的紫外光有特征吸收，根据吸光度确定空气中 $O_3$ 的浓度，具有操作简单、响应性快的特点。④连续测定空气中一氧化碳（CO）的自动监测仪，以非色散红外吸收法 CO 监测仪和非色散相关红外吸收法 CO 监测仪应用最广泛。非色散红外吸收法 CO 监测仪的测定原理：CO 对红外光具有选择性地吸收（吸收峰在 $4.5\,\mu\mathrm{m}$ 附近），在一定浓度范围内，其吸光度与 CO 浓度之间的关系符合朗伯比尔定律，故可根据吸光度测定 CO 的浓度。相关红外吸收法 CO 监测仪的原理同非色散红外吸收法监测仪，只是对仪器部件作了改进，采用了气体滤光器相关技术和固态检测器等，提高了测定准确度和稳定性。⑤总烃监测仪，依赖于气相色谱仪，在程序控制器的控制下，周期性地自动采样、测定、数据处理和显示、记录测定结果，并定期校准零点和量程。鼓泡器用于精密控制气体流量；灭火报警器是为实现无人操作设置的自动切断氢气源的保险装置。积分器用来将测得的瞬时值换算成小时平均值。⑥可吸入颗粒物（$PM_{10}$、飘尘）监测仪，用于自动测定空气可吸入颗粒物的仪器有 β 线法可吸入颗粒物监测仪、压电晶体法可吸入颗粒物监测仪和光散射法可吸入颗粒物监测仪等，其中应用较多的是 β 线法可吸入颗粒物监测仪，其原理基于物质对 β 线的吸收作用。当 β 线通过被测物质后，射线强度衰减程度与所透过物质的质量有关，而与物质的物理、化学性质无关。

**数据处理系统** 配备专用全球定位系统、环境地理信息、数据语音通信系统和显示、记录、打印设备，用于进行程序控制、收集数据、信号处理、数据处理和显示、记录、打印测定结果。

**辅助系统** 配备应急照明系统，提供夜间采样、分析、处理的支持；配备电动绞盘以便在恶劣的环境条件下，保证应急监测车的通过性能；配备多种供电方式、独立发电机、车载不间断电源和稳压系统，以满足野外现场监测之需；采用车内恒压系统，有效预防有毒气体对车内人员的危害，确保环境应急监测人员的安全；配备车载冰箱，对采集样品和化学试剂进行低温保存；配备卫星定位系统，以确定事发现场和污染物扩散的准确位置，划定隔离区、防护区和安全区；还需配置液晶电视和车内外的摄像头，以便工作人员随时观察仪器后部及车后的情况。此外还需要配备了冷暖空调、冰箱、微波炉、工作台以及台灯等设备，为工作人员提供可长期连续工作的生活环境。

**个人防护设备** 包括防护口罩、防护面具、呼吸器、防护服等。防护口罩可分为口鼻罩和滤毒盒、非织造材料口罩两种。防护面具由面罩、过滤罐、导气管、防护面具袋以及功能部件组成，按固定方式分为头盔式、头带式和网罩式三种。呼吸器（储气式、储氧式和生氧式）是隔绝式防护面具，使人员呼吸器官、眼和面部完全与外界受污染空气隔离。防护服通常与防护面具、防护手套、防护靴配套使用，分为透气式、半透气式、隔绝式和选择透气式四大类。应根据所处的环境、面临的危险程度选择配备相应的防护设备。

（周宜开）

shuǐzhì jiāncè

## 水质监测（water-quality monitoring）

通过对影响水体质量因素的代表值进行测定，监视和测定水体中污染物的种类、浓度及变化趋势，评价水质状况的过程。是环境监测的重要组成部分，是国家合理开发利用和保护水土资源提供系统资料的一项重要的基础工作，是水环境科学研究和水资源保护的基础。

**目的** ①对进入江、河、湖、库、海洋等地表水水体的污染物质及渗透到地下水中的污染物质进行经常性的监测，掌握水环境质量现状及其发展趋势。②对生产过程、生活设施及其他排放源排放的各类废水进行监视性监测，为实现监督管理、控制污染提供依据。③对水环境污染事故进行应急监测，为分析判断事故原因、危害及采取对策提供依据。④为国家政府部门制定水资源保护法规、标准和规划，全面开展水环境管理工作提供有关数据和资料。⑤为开展水环境质量评价、水资源论证评价及进行水环境科学研究提供基础数据和手段。⑥收集本底数据，积累长期监测资料，为研究水环境容量、实施总量控制、目标管理提供依据。

**分类** 主要包括监视性监测、应急监测和研究性监测。

**监视性监测** 也称例行监测或常规监测。一般指按照国家有关技术规定，对水环境中已知污染因素和污染物质定期进行监测，以确定水环境质量及污染源状况，评价控制措施的效果，衡量水环境标准实施情况和水环境保护工作的进展。监视性监测包括对污染源的监督监测（污染物浓度、排放总量、污染趋势等）和水环境质量监测。这类监测包含三项具体目标。①趋势监测：掌握一个水体水质的长期性变化趋势而开展的监测，重点是获取一个时期内水体的主要理化和生物参数的平均值，为水环境管理及污染防治提供基础资料。②超标监测：监视一个水体水质参数值是否超过标准，已发现问题，及时向有关工矿企业、事业单位发布警报，并采取相应措施。这对保障居民集中式供水水源、渔业、灌溉和工业用水安全，评价本地区污染控制措施的有效性是十分重要的。③背景监测：在水体相对清洁区，例如流经城市和工业区的河流上游设置监测点进行长期监测，取得数据作为趋势和超标监测值的对照。

**应急监测** ①突发水污染事件监测：尤其是有毒有害化学品的泄漏事故，可对水生生态环境造成极大的破坏，并直接威胁人民群众的生命安全。突发水污染事件的应急监测与水环境质量监测和污染源监督监测具有同样的重要性。发生突发水污染事件时，要及时、迅速查明污染物的种类、程度和范围及污染发展趋势，为决策部门控制污染提供可靠依据。②洪水期与退水期水质监测：掌握洪水期与退水期地表水现状和变化趋势，及时准确地为国家水行政和环境保护行政主管部门提供可靠信息，以便对可能发生的水污染事故制定相应的处理对策，为保障洪涝区域人民的健康与重建工作提供科学依据。③特定目的监测：完成一个时期内专门的任务而开展的活动，根据目的不同可分为仲裁性监测，验证性监测和咨询性监测。

**研究性监测** 又称科研监测，针对特定目的的科学研究而进行的高层次的监测。例如，水质本底的监测及研究；有毒有害物质对从业人员的影响研究；为监测工作本身服务的科研工作的监测，如统一方法、标准分析方法的研究、标准物质的研究等。

**特点** 针对监测对象、手段、时间和空间的多变性、污染组分的复杂性等，有下列特点。

综合性 ①水质监测手段：包括化学、物理、生物、物理化学、生物化学及生物物理等一切可表征环境质量的方法。②监测对象：包括天然水体（江、河、湖、海及地下水）、生活污水、医院污水和各种工业废水等水体，只有对这些水体进行综合分析，才能确切描述水质质量状况。③对监测数据进行统计处理、综合分析时，需涉及该地区的自然和社会各个方面情况，因此，必须综合考虑才能正确阐明数据的内涵。

连续性 只有坚持长期测定，才能从大量的数据中揭示其变化规律，预测其变化趋势，数据越多，预测的准确度就越高。监测网络、监测点位的选择一定要有科学性，而且一旦监测点位的代表性得到确认，必须进行长期坚持监测。

追踪性 水质监测包括监测目的的确定、监测计划的制定、采样、样品运送和保存、实验室测定数据整理过程，是一个复杂而又有联系的系统，任何一步的差错都将影响最终数据的质量。特别是区域性的大型监测，由于参加人员众多、实验室和仪器的不同，必然使得技术和管理水平不同。为使监测结果具有一定的准确性，并使数据具有可比性、代表性和完整性，需有一个量值追踪体系予以监督，需要建立水质监测的质量保证体系。

**原则** 主要包括四个原则。

实用经济原则 监测不是目的是手段；监测数据不是越多越好而是越有用越好；监测手段不是越现代化越好而是越准确、可靠、实用越好。确定监测技术路线和技术装备时，要进行费用-效益分析，经过技术经济论证，尽量做到符合国情、省情和市情。

优先污染物优先监测原则 有毒化学物质的监测和控制，无疑是水质监测的重点。世界上已知的化学品有 700 万种之多，进入水环境的化学物质已达 10 万种。人们不可能对每一种化学品都进行监测，要实行控制，只能有重点、针对性地对部分污染物进行监测和控制。需要对众多有毒污染物分级排队，从中筛选出潜在危害性大、在水环境中出现频率高的污染物作为监测和控制对象。经过优先选择的污染物称为水环境优先控制污染物，简称优先污染物。对优先污染物进行的监测称为"优先监测"。优先污染物是指难以降解、在环境中有一定残留水平、出现频率较高、具有持久性、生物累积性、毒性较大以及现代已有检测方法的化学物质。美国是最早开展优先监测的国家。中国环境优先监测研究也已完成，提出了中国环境优先污染物黑名单，包括 14 种化学类别共 68 种有毒化学物质，其中有机物 58 种。

全面规划、协同监测原则 水质问题的复杂性决定了水质监测的多样性。必须把地区、部门、行业监测机构组成监测网络，才能全面掌握水质质量和污染源状况，所以必须全面规划、协同监测。监测布局要健全和完善全国水质监测体系，各部门各负其责。环保部门以区域水质质量监测、污染源监督监测和水污染事故应急监测为主；水利部门以江河湖库天然水体、地下水水体及取水退水的水质水量监测为主；工业部门以污染源监视监测和治理设施运行效果监测为主；城建部门以城市自来水和污水处理厂处理设施运行效果监测为主；林业部门以湿地水生态水质质量监测为主；农业部门以农药、化肥等面源污染监测和农业生态监测为主；海洋部门以海洋水质质量监测和海洋生态监测为主。

**分析方法** 可分为两大类。

化学分析法 以化学反应为基础的分析方法，分为两种。①称量分析法：将待测物质以沉淀的形式析出，经过过滤、烘干，用天平称其质量，通过计算得出待测物质的含量。此法准确度比较高，但操作繁琐、费时，主要用于废水中悬浮固体、残渣、油类等的测定。②滴定分析法：又称容量分析，用一种已知准确浓度的溶液（标准溶液），滴加到含有被测物质的溶液中，根据反应完全时消耗标准溶液的体积和浓度，计算出被测物质的含量。方法简便，测定结果的准确度也较高，不需贵重的仪器设备，被广泛采用，是一种重要的分析方法。滴定分析分为酸碱滴定、络合滴定、沉淀滴定和氧化还原滴定四种方法，主要用于水中酸碱度、氨氮、化学需氧量、生化需氧量、溶解氧、$S^{2-}$、$Cr^{6+}$、氰化物、氯化物、硬度及酚的测定。

仪器分析法 利用被测物质的物理或物理化学性质进行分析的方法，需要较精密的仪器。发展迅速，各种新方法、新型仪器不断问世，监测技术更趋于快速、灵敏、准确。

光学分析法 依物质发射、吸收辐射能或物质与辐射能相互作用建立的分析方法，有：①分光光度法，用于测量许多污染物。②原子光谱法，能测定70多种元素。③分子光谱法，在水环境分析中主要用于强致癌物质如苯并[a]芘、硒、铵、油类的测定。

电化学分析方法 利用物质的电化学性质测定其含量的方法。在水环境监测中应用广泛，所属方法也很多，常用的有电导分析法、电位分析法、库仑分析法、溶出伏安法。

色谱分析法 物理分离分析方法。根据混合物在互不相溶的两相（固定相与流动相）中吸收能力、分配系数或其他亲和作用的差异作为分离的依据，待测混合物随流动相移动时，各组分在移动速度上产生差别而得到分离，从而进行定性、定量分析。常用的有：①气相色谱法，主要用于苯、二甲苯、多氯联苯、多环芳烃、酚类、有机氯农药、有机磷农药等有机污染物的分析。②液相色谱法：用于高沸点、不能气化的、热不稳定的物质的分析。③色层分析法，包括柱层析法、纸上层析法、薄层层析法和电泳层析法等。

质谱分析法 中子活化分析法、放射化学分析法等。还有水环境监测的各种专项分析仪器，如浊度计、溶解氧测定仪、化学需氧量测定仪、生化需氧量测定仪、总有机碳测定仪等。

（周宜开）

*shuǐtǐ wūrǎn diàochá yǔ jiāncè*

# 水体污染调查与监测（investigation and monitoring for water quality）

了解某一地区或流域水体污染情况与变化规律及其对居民健康可能产生的危害，并为采取治理对策提供科学依据。水体污染调查与监测的对象包括江河、湖泊、水库、河口、港湾、海域等地表水，也包括浅井、深井等地下水。

污染源抽查 了解该地区工业的总体布局及排放废水企业的生产情况和废水排放情况。调查内容包括：企业的种类、性质、规模及布局情况；企业各车间所用原料、半成品、成品、副产品的名称和产生废水的工业流程等；工业用水量、水质、各车间排放废水量、废水中含有害物质的种类及其浓度；废水排放方式及排放点的位置和流向；废水回收和综合利用情况，净化设施的类型、运转时间及效果；工厂废水对周围环境造成的污染危害，居民接触或使用后的反映以及对健康的影响等。

调查工业废水时，应按照工业废水排放标准的要求，在车间排水口或工厂的总排出口测定废水的流量和水质。废水处理设备效果评定时，应对进出水同时采样测定。未经处理的居民生活污水和城市地面径流污水也采样测定。对沿岸使用农药、化肥等的农田应调查其施用农药、化肥的种类、数量，并对土壤污染情况及是否用污染水进行农田灌溉等方面进行调查。最后将调查、监测所得结果、以每个污染物为单位逐个建立技术档案。

调查方式 ①基础调查：为了解水体的基本情况而进行的调查，调查范围一般较大。例如，中国曾对长江、黄河、珠江、松花江等水体以及渤海、黄海、东海、南海等沿海水域进行了连续5年的污染调查。②检测性调查：选择有代表性的断面进行较长时间的定时调查，以了解污染物的分布和变化规律。例如，1979年4月中国参加了联合国环境规划署和世界卫生组织举办的全球监测系统的水质监测，在长江（武汉段）、黄河（济南段）、珠江（高要段）和太湖（无锡）四个水系各设一个监测点，对水质进行定期监测。③专题调查：为深入研究某一课题而进行的专门性调查。④应急性调查：水体发生严重污染事故时，临时组织的调查。例如，2005年年底相继发生的松花江苯、硝基苯污染，广东北江镉污染；2009年年初黄河、湘江、重庆綦江发生的水体污染事故。

监测 水体污染的监测需要根据各水系自身的特点合理的设置采样面（点）、确定采样时间和频率以及选择相应的监测项目，监测对象除水体本身外可酌情增加水体底质和（或）水生生物。

江河水监测 主要包括下列几方面。

采样断面与采样点的选择对江河水体进行采样时，应先对沿河的大城市与大企业的分布情况有所了解。把沿岸的大城市或大工业区作为一个大污染源考虑。每个大污染源河段至少应设置三个采样断面：清洁或对照断面，设在污染源的上游，用以了解河水在未受污染时水质情况；污染断面，设在紧靠污染源的下游，用以了解水质污染的情况和程度；自净断面，设在污染源的下游，估计基本可达到自净的地方，以了解河水的自净能力。各断面布点数可根据河道宽度而定，如长江中、下游河道较宽可设五点即距两岸边50m、150m及江心处，黄河按断面四分法测中间3点；较小的河流可在河中心点采样。

水流量较大的河流还应在排污口下游近岸边设几个辅助采样点，以查明岸边污染状况。同时对重要的支流入口也应采样检测。此外，对城市自来水地表水源的取水点、大工业用水的取水点、供娱乐游览用的河水段、供大规模农业灌溉进水点等处也应设置采样点，以了解水质情况。采样深度一般在水面下 0.2~0.5m，如河水较深，可根据需要采取不同深度的水样。

采样时间与采样频率的确定 如人力、物力等条件许可，最好连续每日、每周或每季度采样，至少在平水期、枯水期及丰水期各采样一次，每次连续 2~3 天。受潮汐影响的河流应分别在涨潮、退潮时采样。采样时及采样前数日应避开雨天，以免影响水质。在研究地表径流对河流污染影响时，则可在大雨后进行采样。采样同时应记录当时的水文与气象条件。

水质监测项目 根据沿岸排污情况及调查目的，确定监测项目。对江河进行基础性调查时，应包括能反映水质天然性状的指标如水温、浑浊度、色度、pH、总硬度等，一般卫生学指标如溶解氧、耗氧量、生化需氧量、总大肠菌群等，以及有毒物质指标如酚、氰化物、砷、汞、铬等，并可根据各地污染情况适当增加项目。进行专题调查时，除基础性调查是的一般监测项目外，应选择特异的检测指标。若考虑水中污染物尤其是有机污染物对健康影响时，可采用各种短期监测致突变物质的试验，如埃姆斯试验、微核试验等研究水质的致突变性。虽然这种监测方法不可能鉴别有害物质的名称和种类，但在反应水污染和健康关系上，较

单纯监测化合物更有意义。

水体底质的监测 底质是指江河、湖泊、水库等水体底部的淤泥。除地球化学元素组成异常地区外，底质中有害物质（尤其是重金属等）的垂直分布一般能反映该水体受污染的历史情况。有些污染物在水中含量很低，不易检出，但在底质中的含量有时比水中高出很多倍，可从底泥中检出。底质中的有害物质在某些条件下还可重新进入水中造成二次污染，水体底质监测对于查清某些污染物对水体的污染具有十分重要的意义。

水生生物的监测 水体是水生生物生长、栖息和繁殖的场所。水体污染可影响到水体生态系统，使生物的种群、数量、群落组成和结构、生物习性、生长繁殖，甚至遗传特性等发生改变。生物监测有助于判断水污染状况和污染物毒性的大小。生物检测项目一般包括：观察水生生物种类、数量和分布等变化，可间接了解和评价水污染状况；测定水生生物体内有毒物质，了解水体的污染和污染物在水体中的迁移、消长规律及对人群健康的可能危害；监测水生生物外周血微核率等遗传学指标，观察水中有害物质的遗传毒性；检测水中大肠菌群和病原微生物，查明水体生物性污染的近况。应用生物标志，研究水体污染物的暴露与生物效应关系，能准确地了解和评价环境污染物对机体可能造成的损害。

湖泊、水库监测 调查方法和检测项目基本上与江河水系类似，但需要考虑湖泊、水库自身的特点，按照不同部位水域设置监测断面，如在进水区、出水区、深水区、浅水区、湖心区等处设置采样点，并以远离污染的清洁

区作为对照。湖（库）水流动缓慢，其沉淀作用较强，故水体底质和水生生物检测显得尤为重要。由于湖（库）水垂直混合差，有可能须分层采样，了解其空间分布及扩散范围。湖泊、水库水体富营养化问题严重，因此检测时应增加水中氮、磷及藻类毒素的测定。

海域监测 河口水质监测应根据河水入海的流量、流向、地形及污染程度来确定范围，除在岸边设点外，应以江河入海口的中心向外半径 20~50km 区域内布设若干弧形断面及一个纵断面进行采样分析。港湾水质的检测可根据港湾大小、地形、潮汐、航道及污染源分布情况，除港口沿岸设点外，再设若干横断面及纵断面采样点，其范围应包括污染区、自净区和对照区。监测项目的确定，除根据污染源性质外，可参考江河水系的调查。

地下水监测 受污染的地表水、生活垃圾堆放场的渗出液、灌溉农田污水等均可透过土壤表层深入地下水，最常见的污染物是铬、酚、氰化物等。一般污染地区，可利用该地区原有的深层、浅层水井采取水样进行检测。在污水灌溉、垃圾处理地区，应根据地下水的流向在地下水下游设置若干监测井，并在上游设置本底对照井。采样时间每年应按丰水期和枯水期分别采样。各地水期不同，应按照当地情况确定采样月份；有条件的地方，按地区特点分四季采样；已建立长期观测点的地方，观测点应按月采样。每一采样期至少采样一次，对有异常情况的井应适当增加采样次数。作为饮用水的地下水采样点，每期应采两次样，其间隔时间至少 10 天。

**水体污染对人群健康影响的调查**　在水体污染调查与监测的基础上进行，一般采用流行病学调查，通过收集水污染地区居民患病率、死亡率及某些健康损害的资料，与非污染区居民健康状况的资料进行对比分析，阐述水污染与居民健康之间的关系。如果在调查中发现居民中出现多发病、地区局限性疾病或其他健康损害，怀疑与水中某种特殊污染物有关时，可进一步选择高危人群进行专门医学健康检查，包括特异的临床体征检查、生化生理检验及生物材料监测等。有时还需要对可疑致病因素进行实验动物、建立动物模型、查明发病原因，再与现场调查互相验证。

（周宜开）

dàchángjūnqún jiǎncè

## 大肠菌群检测（detection of coliform group）

对用于指示环境水体或其他物品是否受到粪便污染的一群特征性肠道细菌进行的检测。大肠菌群也称总大肠菌群，从检测方法上定义为：一群能在35~37℃，24~48小时内发酵乳糖产酸产气，需氧或兼性厌氧的革兰阴性无芽胞杆菌。如利用滤膜法检测，则大肠菌群的定义应为：需氧或兼性厌氧的革兰阴性无芽胞杆菌，将带菌滤膜置于含有乳糖的品红亚硫酸钠培养基上，经37℃培养24小时后，呈现暗红色带金属光泽的菌落。大肠菌群不是分类学上的一个名称，而是人为议定的名词。符合定义的肠杆菌科细菌主要包括四个菌属：埃希菌属，在此菌属中与人类生活密切相关的仅有一个种，即大肠埃希菌也称大肠杆菌；另外三个属有枸橼酸杆菌属、肠杆菌属、克雷伯菌属。

**检测历史**　利用肠道细菌指示水体是否受到粪便污染的研究已有一个多世纪的历史。早期因霍乱弧菌、伤寒杆菌等引起的介水传染病暴发，使人们认识到患者粪便污染环境水体是疾病流行的重要途径，为防止水体污染和考察饮水处理效果，必须对水中微生物指标开展监测。由于上述致病菌对营养及培养条件的特殊要求，检测方法复杂，条件要求高，耗时费力，不能成为常规检测指标；此外，若从环境中未检测到致病菌，也不能排除环境未受到粪便污染或不存在致病菌的可能性。既然患者的致病菌和其他肠道非致病菌是一同排泄到环境中，人们自然会转而考察其他肠道细菌是否能指示粪便污染或反映存在肠道致病菌污染的可能。1882年人们对肺炎克雷伯杆菌（*Klebsiella pneumonia*）进行了详细研究，这是最早的大肠菌群成员。1885年德国医生特奥多尔·埃舍里希（Theodor Escherich）报道了大肠埃希菌（*E. coli*）和产气肠杆菌（*Enterobacter aerogenes*）。随后有学者报道了阴沟肠杆菌、枸橼酸杆菌，至此它们成为大肠菌群的主要成员并列入第5版《伯杰细菌手册》。

1892年沙尔丁格（Schardinger）首先提议用大肠埃希菌作为水质监测指示菌，最后经过不断增减完善，形成大肠菌群概念，大肠菌群基本上包括了正常人粪便内的全部需氧革兰阴性杆菌，比单纯的大肠埃希菌为多，检出比较容易，鉴定也比大肠埃希菌简单，为世界各国普遍采用。

**检测缺陷**　随着实践与理论的应用与发展，大肠菌群存在的问题也引起了人们的关注。例如：总大肠菌群中细菌并非全部来自粪便，特别是枸橼酸杆菌属、肠杆菌属和克雷伯杆菌属中的一些细菌可能由腐败的植物、水、土壤等其他环境带来，可在环境中存活增殖，导致某些监测结论的谬误。通过提高培养温度的方法可将自然环境中的大肠菌群与粪便中的大肠菌群区分。在37℃培养生长的大肠菌群称为"总大肠菌群"；在44~45℃仍能生长的大肠菌群，称为"粪大肠菌群"或耐热大肠菌群。粪大肠菌群为总大肠菌群的亚群，在卫生学上具有更大的意义，有学者报告，在人粪中粪大肠菌群数占总大肠菌群的96.4%。大肠菌群对消毒剂的抵抗力比肠道病毒和致病性原虫孢囊低，来自肠道的大肠菌群在环境中自然死亡比肠道病毒和原虫孢囊快。例如，1955年底~1956年初，印度新德里水源水遭戊型肝炎病毒污染，造成病毒性肝炎流行，黄疸型患者近30 000人，尽管当时市政供水系统大肠菌群指标符合水质卫生标准。1993年美国威斯康星州密尔沃基城因自来水厂处理不当而暴发40万人感染的隐孢子虫病，是美国有史以来最大的一次水传疾病。这些事件提示，单纯依赖大肠菌群指标评价水质微生物学安全性或许已显不足。

传统的大肠菌群定义基于乳糖发酵方法，随着新技术、新方法的开发，产色基质、荧光基质、基因探针、聚合酶链反应等应用于大肠菌群研究，新的定义标准不断提出。其中有关大肠菌群最重要的特性是具有编码β-半乳糖苷酶的基因。美国《水与废水检测标准方法》第18版中正式推荐"大肠菌群产色基质试验"为新的检测饮用水中大肠菌群的方法。其原理是两个活性底物邻硝基苯β-D-吡喃半乳糖苷（ONPG）及

4-甲基伞形酮基-β-D-葡萄糖醛酸（MUG），分别被大肠菌群的β-半乳糖苷酶和大肠杆菌的β-葡萄糖醛酸酶分解产生黄色的邻硝基苯和发荧光的化合物。此法仅需要24小时完成。

**检测意义**　经饮水消毒处理，大肠菌群应该立即杀灭，如果仍然存在这类微生物表示水处理效果不佳。在配水管道或贮水装置内检出大肠菌群反映来自土壤或植物等外来物质进入供水系统或有生物膜在系统内生长形成。

大肠杆菌或粪大肠菌群在水中检出表示水体最近受到粪便污染，应考虑采取应对措施，再次采样验证、查清可能原因，例如水处理效果不好或配水管网出现破裂等。

用大肠菌群做粪便污染指示菌虽然存在不少缺点，但其检测方法比较简易，在卫生检测中经过近一个世纪应用与考验，尚无其他更合适的指示菌替代大肠菌群，所以仍然认为它是一个较好的指示菌。

（谷康定）

*huàxué xūyǎngliàng*

# 化学需氧量（chemical oxygen demand, COD）

水中还原性物质在规定条件下用氧化剂氧化所消耗的氧化剂，换算成相当于氧的量。又称化学耗氧量。以氧的质量浓度 mg/L 表示。

**水中还原性物质**　主要是有机物，如碳水化合物、蛋白质、油脂、氨基酸、脂肪酸、酯类、腐殖质等，它们主要来源于动植物的分解以及生活污水和工业废水的排放。随水体被有机物污染程度加重，COD 值会增加。COD 是用于间接评价水体受有机物污染状况的综合指标之一。例如，一般水的 COD 值大致为：清洁水 2~3mg/L；污染水源水 10mg/L 左右；工业废水因其类型不同，COD 值有很大差别，低者数百毫克每升，高者可达数千毫克每升。中国《地表水环境质量标准》（GB 3838-2002）规定，Ⅰ类和Ⅱ类水质的以重铬酸盐为氧化剂测得的化学需氧量即 $COD_{Cr}$（mg/L）为 ≤ 15，Ⅲ 类为 ≤ 20，Ⅳ 类为≤30，Ⅴ类为≤40。COD 是环境水质的常规监测指标，也是评价生活饮用水源水质和环境卫生监测的重要指标。

水中还有还原性无机物，如 $Fe^{2+}$、$S_2^-$、$NO_2^-$ 等。它们在水中的含量一般较少，且容易被水中溶解氧等氧化性物质氧化而失去还原性。所以在用 COD 评价水体受有机污染状况时，可忽略不计。但当还原性无机物含量高时，则应扣除其影响。

**测量方法**　标准方法为重铬酸盐法和酸性高锰酸盐法，分别记作 $COD_{Cr}$ 和高锰酸盐指数（$I_{Mn}$）。此外，还有在 $COD_{Cr}$ 和 $I_{Mn}$ 基础上发展的氧化还原电位滴定法和库仑分析法。

**重铬酸盐法**　在一定条件下，经重铬酸钾氧化处理时，水样中的溶解性物质和悬浮物所消耗的重铬酸盐相对应的氧的质量浓度。原理为：在水样中加入已知量的重铬酸钾溶液，并在强酸介质下以银盐作催化剂，经沸腾回流后，以亚铁灵为指示剂，用硫酸亚铁滴定水样中未被还原的重铬酸钾，由消耗的硫酸亚铁的量换算成消耗氧的质量浓度。在酸性重铬酸钾条件下，芳烃及吡啶难被氧化，其氧化率较低。而在硫酸银催化作用下，直链脂肪族化合物可有效地被氧化。测定完毕按下列公式计算水样 COD 值。

$$COD(mg/L) = (V_0 - V_1) \times 25/V_2 \times 0.004167 \times 100/V$$

式中，$V_1$ 为水样消耗的 $(NH_4)_2Fe(SO_4)_2$ 的 ml 数；$V_0$ 为空白消耗 $(NH_4)_2Fe(SO_4)_2$ 的 ml 数；$V_2$ 为标定 0.025mol/L $(NH_4)_2Fe(SO_4)_2$ 时，25.0ml 0.004167mol/L $K_2Cr_2O_7$ 标准溶液所消耗的 $(NH_4)_2Fe(SO_4)_2$ 的 ml 数；$V$ 为原水样 ml 数。

**酸性高锰酸盐法**　高锰酸盐指数（$I_{Mn}$）是反映水体中有机及无机可氧化物质污染的常用指标。定义为：在一定条件下，用高锰酸钾氧化水样中的某些有机物及无机还原性物质，由消耗的高锰酸钾量计算相当的氧量。高锰酸盐指数不能作为理论需氧量或总有机物含量的指标，因为在规定的条件下，许多有机物只能部分地被氧化，易挥发的有机物也不包含在测定值之内。

样品中加入已知量的高锰酸钾和硫酸，在沸水浴中加热30分钟，高锰酸钾将样品中的某些有机物和无机还原性物质氧化，反应后加入过量的草酸钠还原剩余的高锰酸钾，再用高锰酸钾标准溶液回滴过量的草酸钠。通过计算得到样品中高锰酸盐指数。测定完毕按下式计算水样 COD 值。

$$COD(mg/L) = [(10+V_1)10/V_2 - 10] \times 0.005 \times 16 \times 1000/100$$

重铬酸钾法对水中大多数有机物的氧化程度达理论值的 95% ~ 100%，结果重现性好，适宜于测定成分复杂的工业废水和生活污水。其缺点是操作复杂、费用高、并存在 $Hg^{2+}$ 和 $Ag^+$ 的污染。酸性高锰酸钾法具有简便快速、费用低和二次污染危害少的优点，但对有机物氧化效率低，

水样中 $Cl^-$ >300mg/L 时有干扰。因此只适用于较清洁的水样，如饮用水、水源水等和测定生化需氧量时估计稀释倍数。

在水质监测中，可根据水中有机污染物的实际情况，选择酸性重铬酸盐法、硫酸银催化重铬酸盐法测定 COD 值或酸性高锰酸盐法测定 $I_{Mn}$ 值。无论采用何种方法，都必须严格规定条件，并在报告中加以注明，结果才能准确反映水样中所含有机物的相对情况，并具有可比性。

在重铬酸盐法和酸性高锰酸盐法测量 COD 标准方法的基础上，做了一些改进，以简化容量分析操作和提高分析速度。①快速消解法：经典的标准方法是回流反应 2 小时，提高有机物消解反应速度。主要有两种方法：一是提高消解反应体系中氧化剂浓度，二是增加硫酸酸度、提高反应温度、增加助催化剂等条件来提高反应速度。②分光光度法：重铬酸钾氧化有机物的反应中，六价铬生成三价铬。以经典标准方法为基础，通过六价铬或三价铬的吸光度值与水样 COD 值之间建立相关的关系，来测定水样 COD 值。美国、欧盟均已经允许将快速消解法和分光光度法用于 COD 的测定，中国国家环保总局也发布统一方法《快速密闭催化消解法（含分光度法）》，用于 COD 的快速测定。

**氧化还原电位滴定法** 水样在检测池内，与经自动计量的高锰酸钾溶液、硫酸溶液及硫酸银溶液混合，将水浴温度自动调节到沸点，反应 30 分钟，立即准确注入 10ml 草酸标准溶液，终止氧化反应。过量的草酸标准溶液以高锰酸钾溶液回滴，用电位差计测定铂指示电极和饱和甘汞电极之间的电位差，以确定滴定反应终点。用反应终点指示器将高锰酸钾标准溶液的消耗的容量转为电信号，由运算电路转变为 COD 值，并自动记录。

**库仑分析法** 即恒电流库仑分析法。首先让水样与 0.05mol/L 的高锰酸钾混合后，在沸水浴中反应 30 分钟，在反应终了时加入 $Fe^{3+}$，将恒电流电解产生的 $Fe^{2+}$ 作为库仑滴定剂，与溶液中剩余的高锰酸钾反应。当电位仪检测到反应终点时，电解停止。由电流与时间可知电解所消耗的电量。根据法拉第定律，求出剩余的高锰酸钾的量，计算出高锰酸钾的实际用量，并换算为 COD 值而显示读数。高浓度的水样需稀释后进行分析。氧化还原电位滴定法和库仑分析法配以自动化的采样、监测系统，制成 COD 测定仪。此类仪器方法具快速、准确、方便、经济的特点，广泛应用于对水环境和污染源 COD 的自动监测。

（周宜开）

shēnghuà xūyǎngliàng

## 生化需氧量（biological oxygen demand，BOD）

水中有机物在需氧微生物作用下生物氧化分解所消耗氧的量。以氧的质量浓度 mg/L 表示。

水中有机污染物由天然有机物和人工合成有机物两大类组成，其中以碳水化合物、蛋白质、氨基酸以及脂肪等形式存在的天然有机物质，均可被水中微生物在自然环境下生物降解，实现自然的物质循环。人工合成的有机物质中以低分子简单有机物为主，经过一定时间的作用，也可被生物降解，而取代芳烃、多环芳烃等复杂有机物难以被生物降解。

**测定意义** 有机物在需氧微生物作用下的生物氧化过程的显著特点是吸收 $O_2$，呼出 $CO_2$。吸收的 $O_2$ 越多，表明水样中被氧化分解的有机物的量就越多，可根据生物氧化反应吸收的 $O_2$ 量来间接衡量水体中有机物的含量。BOD 反映的是水中微生物可以分解的有机污染物的含量，即水体可自然净化的有机污染物状况，在水环境质量评价和水污染防治工程方面具有重要意义。作为水质有机污染物的综合指标，BOD 是水质常规监测中最重要的指标之一。

中国环境保护和卫生管理部门对主要水体、各类用水的 BOD 值都有严格的规定，如中国《地表水环境质量标准》（GB 3838-2002）中规定，Ⅰ类和Ⅱ类水质的 BOD 值（mg/L）为≤3，Ⅲ类为≤4，Ⅳ类为≤6，Ⅴ类为≤10。其中Ⅰ类和Ⅱ类水的 BOD 值表明水质良好，符合作集中式饮用水源地、鱼类养殖等用水要求。工业废水的排放标准为<60。

**测定方法** 1884 年，英国科学家杜普雷（Dupre）发现被污染的河流中溶解氧（DO）的减少，是生物代谢活动的结果，将此现象称为生物化学氧化过程。生物氧化过程分为两个阶段：第一阶段为有机物中的碳和氢在微生物的作用下氧化成二氧化碳和水，此阶段称为碳化阶段，在 20℃ 时完成碳化阶段大约需要 20 天；第二阶段为含氮有机物和氨在硝化细菌作用下被氧化成亚硝酸盐和硝酸盐，称为硝化阶段，在 20℃ 时完成硝化阶段大约需要 100 天。英国皇家污水处理委员会根据当地夏季平均温度不超过 18.3℃ 和英国境内的河川入海时间不超过 5 天的具体情况，规定在 18.3℃、5 天培养条件下的水中 DO 消耗量为 BOD，并于 1913 年正式将 BOD 确定为水质有机污染指标。1936 年美国公共卫生协会将 20℃、5 天生化需氧量-稀释法规定为水和废水的标准检验方法，形成了标准稀释法，并为 ISO/TC147 推荐。中国将此方法颁布为水质分析方法标准《水质 五日生化需氧量（BOD₅）的测定 稀释与接种法》（HJ 505-2009）。

有机物在水中发生的生物氧化反应极其复杂，其中最主要的是淀粉、葡萄糖类和氨基酸的分解氧化。简单反应式为：

$$C_6H_{12}O_6+6O_2 \rightarrow$$
$$6CO_2 \uparrow +6H_2O（完全氧化）$$
$$色氨酸+6O_2 \rightarrow 吲哚+$$
$$丙酮酸盐+NH_3 \uparrow （不完全氧化）$$
$$6C_6H_{12}O_6+6O_2+NH_3 \rightarrow 4C_5H_7O_2N$$
$$（细菌细胞）+16CO_2+28H_2O$$

**标准稀释法** 原理是测定水样或接种稀释水样培养前的 DO 值和在 20℃培养 5 天后的 DO 值，根据培养前后 DO 之差和稀释倍数算出水样 BOD 值。

**稀释** 水样经 20℃培养后，DO 下降 40%～70% 时，测得的 BOD 值才与水中的有机物含量呈线性比例关系，所以水样在测试时要有合适的稀释倍数。水样的稀释倍数，一般是根据 COD 值来估计，即稀释倍数 = COD/n。其中，对于工业废水取 n=1，生活污水取 n=2～3。例如，COD 为 1000mg/L 的工业废水，按 1000 倍稀释。还可根据水样的性质和工作经验估计，较清洁的河水稀释到 25%～100%，生活污水稀释到 1%～5%，经过氧化处理的污水可稀释到 5%～25%，严重污染的水要稀释到 0.1%～1.0%。无论采用何种方法估计稀释倍数，每一水样都需同时做 2～3 个稀释倍数的测定，以确保至少有

一个稀释倍数的 DO 下降率在 40%～70%。如没有一个稀释倍数符合上述要求，说明稀释倍数估计不准，应重新测试。

**接种稀释水** 稀释水的作用是为微生物分解水样中的有机物提供必要条件和适宜的环境，应满足下述要求：①DO 含量应充分，20℃ 时 DO＞8mg/L。②含微生物生长所需要的营养物质，如 $Na^+$、$K^+$、$Ca^{2+}$、$Mg^{2+}$、$Fe^{3+}$、N、P 等离子，并且由这些离子造成的渗透压要和微生物的渗透压相似。③具有 pH 7 左右的缓冲作用，因微生物一般在 pH 6.2～8.5 内活动能力最强；稀释水本身的有机物含量低，BOD 空白值应＜0.2mg/L。如水样中含有对微生物具有毒害作用的物质，如 $Cu^{2+}$、$Hg^{2+}$、$CN^-$、甲醛等，则应在稀释水中接种经驯化培养的特种微生物。制备稀释水时，将蒸馏水置于大的瓶中，加入磷酸盐缓冲溶液、氯化镁、氯化钙和氯化铁溶液，用机械曝气或自然曝气 1～2 天，加入 0.1%～1% 体积的河水或湖水接种微生物，必要时接种经驯化培养的特种微生物。密塞静置一天以上，使 DO 稳定。

**稀释操作** 在 1000ml 的量筒中进行，先用虹吸的方法加一半稀释水于量筒中，将按照稀释倍数计算出来的所需水样体积加入其中，然后用稀释水稀释至 1000ml 刻度。用特制的搅拌棒混匀后，用虹吸法将量筒中的稀释水样分装于两个 DO 瓶中，密塞。一瓶放置 15 分钟后测定 DO，另一瓶培养 5 日后测定 DO。

**生化培养** DO 瓶有专门的水封塞，应加水封好，再送入 20℃ 的生化培养箱中，培养 5 天。培养期间应每天检查，严格控制温度 20℃±1℃ 范围内，并及时补加

DO 瓶的密封水。

**测定溶解氧** BOD 测定标准方法规定用碘量法测定水中 DO。原理是硫酸锰与氢氧化钠作用生成氢氧化锰，氢氧化锰与水中 DO 结合生成含氧氢氧化锰（或称亚锰酸），亚锰酸与过量的氢氧化锰反应生成偏锰酸锰。偏锰酸锰在酸性条件下与碘化钾反应析出碘，用硫代硫酸钠标准溶液滴定析出的碘而定量。

**结果计算** 首先计算出每个稀释倍数的 DO 下降率，用 DO 下降率在 40%～70% 的稀释倍数计算 BOD，按下式计算 BOD（mg/L）值，若同时有几个稀释倍数满足上述要求，则用这几个稀释倍数的 BOD 值的均值报告结果。

$$BOD_5 = [(D_1-D_2)-(B_1-B_2)] \times f/P$$

式中，$D_1$ 为稀释后立即测得的水样 DO 值；$D_2$ 为稀释后培养 5 天时的水样 DO 值；$B_1$ 为稀释水培养前的 DO；$B_2$ 为稀释水培养 5 天后的 DO；P 为原水样在 1000ml 稀释液中所占的比例；f 为稀释水在 1000ml 稀释液中所占的比例。

**仪器分析法** 标准稀释法测定水中 BOD，具有稳定性和重现性好、准确度高的优点，是测定 BOD 的标准方法，已广泛应用于地表水、生活污水和工业废水的有机污染监测。但必须严格按照要求操作，为消除各种干扰因素，对分析人员的工作经验有一定要求，分析测定的时间较长。因此，发展出了各种仪器分析方法。BOD 分析仪操作简单、节约试剂、准确度好，并可同时测定数个样品，已广泛应用于环境水质监测。

**检压法（呼吸计法）** 将水样置于装有一个 $CO_2$ 吸收剂小池

的密闭培养瓶，水样中的有机物被微生物氧化分解时，消耗的 DO 则由密闭空间上部的氧气补充，产生的 $CO_2$ 被吸收剂吸收，导致密闭系统内的压力降低，用压力计测出的压力降低值求出水样的 BOD 值。实际测定中，先用葡萄糖谷氨酸标准溶液校正压力计，即可从压力计直接读出水样的 BOD 值。检压法仪器构造简单，性能相对稳定，测定成本低，适合基层监测单位使用。

**库仑分析法** 在密闭培养瓶中，水样中的有机物被微生物氧化分解时所消耗的氧，由中性硫酸铜溶液电解产生的氧气来供给和补充，通过密闭气路的压差自动控制电解供氧，保持培养瓶上部恒压和氧气含量的相对稳定。根据法拉第定律，由恒电流电解所消耗的电量计算出水样 BOD 值，检测准确度好于检压法。

**微生物传感器法** 测定水中 BOD 的微生物传感器是由氧电极和微生物菌膜构成，原理是当含有饱和 DO 的样品进入流通池中与微生物传感器接触，样品中溶解性可生化降解的有机物受到微生物菌膜中菌种的作用，消耗一定量的氧，使扩散到氧电极表面上氧的质量减少。样品中可生化降解的有机物向菌膜扩散速度（质量）达到恒定时，此时扩散到氧电极表面上氧的质量也达到恒定，产生一个恒定电流。恒定电流的差值与氧的减少量存在定量关系，据此可换算出样品中 BOD。通常用 $BOD_5$ 标准样品比对，校准仪器的线性误差。此法具有测定周期短，重现性好，测定精度高的优点。响应时间通常在 10 分钟内，测定周期为 20～30 分钟。可实时对水质进行在线监测，中国的此项技术已达到国际先进水平。

2002 年，中国环境保护总局颁布水质 BOD 的测定微生物传感器快速测定法（HJ-T 86-2002）。

（周宜开）

āndàn、yàxiāosuānyándàn hé xiāosuānyándàn

## 氨氮、亚硝酸盐氮和硝酸盐氮（ammonia nitrogen, nitrite nitrogen and nitrate nitrogen）

水中游离的三种含氮无机污染物。简称水中三氮。天然水体中的含氮有机物，主要为生物代谢的产物如蛋白质类。受生活污水、人畜粪便以及某些工业废水污染的水体中，氨、尿素和其他含氮有机物的含量很高。这些物质在水中受微生物和氧化作用而发生如下分解：

蛋白质→多肽→氨基酸→
氨→亚硝酸盐→硝酸盐
尿素→氨→亚硝酸盐→硝酸盐

**测定意义** 随着分解过程的进行，有机氮化合物不断减少，无机氮化合物逐渐增加。无氧条件下分解过程的最终产物是氨，在有氧条件下，氨进一步被微生物转化为亚硝酸盐和硝酸盐。这种含氮化合物由复杂的有机氮化合物逐步转变为亚硝酸盐和硝酸盐的过程，称为无机化作用。随着无机化作用的进行，水中有机氮物不断减少，微生物的营养也在减少，水中的微生物也逐渐消亡。测定水体中各类含氮无机物的含量，有利于掌握水体受有机污染的状况，了解水体自净作用并对水质进行卫生学评价。水体中含有较高浓度的氨氮说明水体最近受到了污染；主要含亚硝酸盐氮表明不久前受到污染；主要含有硝酸盐氮说明水体受到污染已经有较长时间，自净过程已经基本完成；水体中氨氮、亚硝酸

盐氮和硝酸盐氮浓度均较高则说明水体受到连续污染。

水中氨氮含量过高时，对鱼类等水生生物有毒害作用。中国《渔业水质标准》《地表水环境质量标准》规定Ⅰ～Ⅲ类水中游离氨的浓度不得>0.02mg/L，Ⅳ～Ⅴ类水不得>0.2mg/L。世界卫生组织和一些发达国家规定饮用水中氨氮含量不得>0.5mg/L。

亚硝酸盐进入人体后，可将低铁血红蛋白氧化成高铁血红蛋白，使之失去输送氧的能力。在酸性介质中亚硝酸盐可与二级胺类形成致癌物亚硝胺。一般饮水中亚硝酸盐氮含量很低，不会对人体健康产生影响。中国的《地表水环境质量标准》（GHZB 1-1999）规定，Ⅰ类水中亚硝酸盐氮含量≤0.06mg/L，Ⅱ类水≤0.1mg/L；Ⅲ类水≤0.15mg/L；Ⅳ～Ⅴ类水≤1.0mg/L。

地表水中硝酸盐氮含量一般较低，但某些地下水中含量很高，普通饮水中均可检出少量的硝酸盐氮。饮水中硝酸盐氮含量过高时，对人健康的影响与亚硝酸盐氮一样。因为进入体内的硝酸盐氮也可被还原为亚硝酸盐氮。亚硝酸盐氮与人体血液作用，形成高铁血红蛋白，使血液失去携氧功能，另外可与二级胺类形成致癌物亚硝胺。

**测定方法** 有容量分析方法、分光光度法、电化学方法、离子色谱法和在线自动检测法等。

**分光光度法** 多为经典方法。

测定水中氨氮的经典方法：①纳氏试剂光度法，也是中国《地表水环境质量标准》规定的分析方法之一。该法操作简便、灵敏度较高，适应范围广。但该法需使用有毒试剂四碘汞钾和强碱，对操作人员和环境影响大。②酚盐光度法，利用氨与次氯酸盐和

苯酚在适宜条件下反应生成蓝色化合物而比色定量，方法灵敏度较高、稳定性好。③水杨酸光度法，采用水杨酸代替苯酚作显色剂，因在苯环上引入了羧基，增加了显色产物在水中的溶解度，所以该法比酚盐光度法灵敏度高，并避免了苯酚对环境的污染。国际标准化组织和中国已分别将水杨酸光度法列为推荐方法和标准方法。④氨电极法操作简便，只需调整水样 pH 值即可测量，但对分析人员排除各种干扰因素的能力和经验有一定要求。

测定水中亚硝酸盐氮的光度法：重氮化偶合光度法，也是中国水质检验标准方法，简便快速，灵敏度高，但色度和浊度对测定有干扰。

测定水中硝酸盐氮的方法：①紫外分光光度法操作简便，但干扰因素较多，适合清洁水样中硝酸盐氮的测定。②离子选择性电极法操作简便快速，线性范围宽，但亚硝酸盐氮对测定有干扰。③光度法中应用较广的有麝香草酚光度法，灵敏度高，操作简便，线性范围较宽，但亚硝酸盐氮会产生正干扰。④镉柱还原法，使用镉柱将硝酸盐氮还原成亚硝酸盐氮后进行光度测定，灵敏度较高，可低至 $0.01mg/L$。

**离子色谱法** 可测定多种阴、阳离子，具有灵敏度和准确度高、快速省时、不易受干扰、试剂消耗小、无二次污染等优点，不仅可测定水中氨氮、亚硝酸盐氮、硝酸盐氮，还可同时测定氯离子、氟离子和硫酸根等多种阴离子。中国环境保护部已将离子色谱法规定为无机阴离子的标准方法（HJ/T 84-2001）。

水样稳定性对于氨氮、亚硝酸盐氮和硝酸盐氮的分析测定至关重要，一般要求采样后立即测定。如不能立即测定，需要做相应的水样处理和保存。水中氨氮的稳定性差，需在每升水样加入 0.8ml 浓硫酸（调 $pH \leqslant 2$），于 4℃冰箱保存，并防止空气中氨的污染。对于含有余氯水样，采样后，应立即加入硫代硫酸钠脱氯，否则余氯可与氨反应生成一氯氨、二氯氨或三氯氨，使测定结果偏低。用于亚硝酸盐氮测定的水样，可于每升水样中加入 40mg 氯化汞抑菌，以避免细菌将亚硝酸盐还原成氨。并置 4℃冰箱避光保存，可稳定 1~2 天。用于硝酸盐氮测定的水样，需于每升水样中加入 0.8ml 浓硫酸并于 0~4℃保存，以抑止微生物活动对氮平衡的影响，并于 24 小时内完成测定。

**在线自动监测法** 使用氨氮自动分析仪。水质三氮监测中，氨氮的监测工作量较大。自来水厂的水源、污水处理过程、工业废水、河水和天然水资源等的在线监测，均需要氨氮自动分析仪。它分为滴定型、光度型和电极型等多种类型。

滴定型氨氮自动分析仪：基本原理是样品在一定的条件下，经加热蒸馏，释放出的氨冷却后被吸收于硼酸溶液中，再用 HCl 标准溶液滴定，滴定至设定的电极电位即终点时停止滴定，根据所消耗的 HCl 标准溶液的体积，计算出水中氨氮的含量。水样在进入仪器前需进行预处理，可采用过滤或沉降的方法，以除去水样中较大的悬浮物。适宜于测定氨氮浓度较高的水样，由于使用酸碱等试剂，易对仪器造成腐蚀，较难维护。

光度型氨氮自动分析仪：基本原理是将废水导入样品池，与定量的氢氧化钠溶液混合，样品中所有的铵盐转换成为气态氨，气态氨扩散到一个装有定量指示剂（水杨酸–次氯酸）的测量池中，氨气再被溶解，生成 $NH_4^+$，$NH_4^+$ 在强碱性介质中，与水杨酸盐和次氯酸离子反应，在硝普钠催化下，生成水溶性的蓝色化合物，仪器内置双光束、双滤光片光度计，测量溶液颜色的改变，得到氨氮的浓度。钙、镁等阳离子干扰测定，可加入酒石酸钾掩蔽消除。通过参比光束的测量，消除了样品的浊度、电源的波动等因素对测量结果的干扰，提高了测量精度。可使用标准溶液定期自动校正仪器，标准溶液和指示剂消耗量少。但含有悬浮物的样品在进入仪器前，需经过滤处理。此自动分析仪运行成本低，无二次污染。

电极型氨氮自动检测仪：有基于氨气敏电极和基于铵离子选择性电极两种形式。①基于氨气敏电极的氨氮自动检测仪的工作原理是水样经过滤系统进入仪器，仪器通过蠕动泵将水样和乙二胺四乙酸（EDTA）、氢氧化钠（NaOH）试剂定量加入到测量室中，EDTA 用于防止重金属在强碱性溶液中水解生成沉淀阻塞透气膜，加入 NaOH 可调节水样 pH 值 12 左右。此时水样中的铵离子转化为气态氨，气态氨通过渗透膜进入到电极内，使电极内部平衡反应发生变化（$NH_4^+ \rightarrow NH_3 + H^+$），由 pH 玻璃电极测得其变化，并产生与样品中铵离子浓度有关的输出电压，得到相应的氨氮浓度。此仪器结构简单，氨气敏电极法抗干扰能力强，但气体渗透膜易出现气孔堵塞现象。②基于铵离子选择性电极法，易受高浓度钾、钠等一价阳离子的干扰。

(周宜开)

hǎiyáng yáogǎn jiāncè

## 海洋遥感监测（ocean remote sensing）

将传感器装在人造卫星、宇宙飞船、飞机、火箭和气球，对海洋及海岸带进行远距离非接触观测，取得海洋景观和海洋要素的图像或数据资料。其内容涉及物理学、海洋学和信息科学等多种学科，并与空间技术、光电子技术、微波技术、计算机技术、通信技术密切相关，是20世纪后期海洋科学取得重大进展的关键学科之一。

**原理** 海洋不断地向周围辐射电磁波能量，海面还会反射（或散射）太阳和人造辐射源（如雷达）照射其上的电磁波能量，利用专门设计的传感器，把能量接收、记录、传输、加工和处理，得到海洋图像或数据资料。

**性能** ①有同步、大范围、实时获取资料的能力，观测频率高，这样可把大尺度海洋现象记录下来，并能进行动态观测和海况预报。②测量精度和资料的空间分辨能力应达到定量分析的要求。③具备全天时（昼夜）、全天候工作能力和穿云透雾的能力。④有一定的透视海水能力，以便取得海水较深部的信息。

**遥感方式** 分为主动式和被动式遥感。前者的传感器向海面发射电磁波，接收由海面散射返回的电磁波，从中提取海洋信息或成像。包括侧视雷达、微波散射计、雷达高度计、激光雷达和激光荧光计等。后者的传感器不发射电磁波，只接收海面热辐射能量或散射太阳光和天空光能量，从中提取海洋信息或成像。主要有各种照相机、可见光和红外扫描仪、微波辐射计。按工作平台分为航天、航空和地面三种遥感方式。

**发展状况** 海洋遥感监测始于第二次世界大战期间。发展最早的是在河口海岸制图和近海水深测量中利用航空遥感技术。1950年美国使用飞机与多艘海洋调查船协同进行了一次系统的大规模湾流考察，这是第一次在物理海洋学研究中利用航空遥感技术。此后，航空遥感技术更多地应用于海洋环境监测、近海海洋调查、海岸带制图与资源勘测方面。从航天高度上探测海洋始于1960年，美国成功地发射了世界第一颗气象卫星"泰罗斯-1"号。在获取气象资料的同时，还获得了无云海区的海面温度场资料，开始把卫星资料应用于海洋学研究。中国从1977年开始海洋遥感技术研究，并先后在海岸带与滩涂资源调查、海洋环境监测、海冰观测、海洋气象预报、海洋渔场分析、大尺度海洋现象研究和基础理论工作中进行了遥感技术试验，其中台风跟踪、海冰遥感和海洋环境污染航空遥感监测已进入实用阶段。遥感技术已应用于海洋学各分支学科。海洋遥感技术的应用，使内波、中尺度涡、大洋潮汐、极地海冰观测、海-气相互作用等的研究也取得了新的进展。

**应用** 海洋遥感主要应用于调查和监测大洋环流、近岸海流、海冰、海洋表层流场、港湾水质、近岸工程、围垦、悬浮沙、浅滩地形、沿海表面叶绿素浓度等海洋水文、气象、生物、物理及海水动力、海洋污染、近岸工程等方面，已成为海洋及海岸带主要的监测手段和信息源。

**赤潮分析** 从渤海湾到南海，每年都有多次赤潮发生。1989年9月下旬，美国陆地卫星专题绘图仪（TM）图像反映的渤海湾赤潮非常清晰。赤潮区的光谱特性是藻类生物体、泥沙和海水的复合光谱。含悬浮泥沙的海水，在光谱的黄红波段范围，具有很高的反射率，但到红外波段后急剧下降。含赤潮生物海水，TM3波段数值比含泥沙海水稍低。在TM4波段下降平缓，到TM5波段才急剧下降，这是因赤潮物所含叶绿素A在红光区的吸收作用和到0.69μm后的陡坡效应所形成的。卫星遥感可以监测某些赤潮发生的时间、地点和范围，并根据水文气象资料进行赤潮的实时速报。

**海冰监测** 海冰是海洋冬季比较严重的海洋灾害之一，海冰遥感能确定不同类型的冰及其分布，提供准确的海冰预报。海冰可分为新冰、一年冰、多年冰、冰山和块冰，不同类型的冰龄及其成因不同。合成孔径雷达（SAR）监测海冰是一种极为有效的方法，它具备区分冰和水的能力，可获得海冰覆盖的准确面积；不同类型海冰的雷达散射和截面有明显差别，形成的影像不同，所以也可以区分不同类型的海冰以及冰间水道；用SAR时序图像还可获得冰川运动的有关信息，掌握海冰的形成、生长、移动、消亡等过程。

**海洋渔业监测** 20世纪80年代渔业部门利用气象卫星红外图像对邻近海域渔场与遥感信息的相关性进行研究，发现黄海蓝点马鲛渔场、黄海和东海的底拖网渔场及对马海渔场在卫星红外图像上均有明显特征；国家海洋局第二海洋所沙兴伟等人利用先进高分辨率辐射仪（AVHRR）数据反演海面温度，计算冷暖锋面，结合岸站观测资料得到东海表层流系。利用该研究成果发布近海和远洋渔业海况速报，指导渔业生产，提高渔获量，节约了能源，取得了很好的经济效益。

海洋动力遥感观测 风力、波浪、潮流等是塑造海洋环境的动力，利用遥感技术、全球定位系统等现代海洋观测技术可大范围快速、准确、直接地获得海洋动力信息。①海面风场观测：遥感所获得的海面风数据一般是距海面20m处的观测资料。这些资料的取得有助于台风大风预报和波浪预报。②海浪观测：可通过SAR反演波浪方向谱（主要表现为主波对微尺度波动的调制）或通过动力模式（海面风、海浪模式）解决表面波场问题。③海流观测：海洋中的海流主要受风力、引潮力和密度分布不均匀所驱动。遥感观测水团的"窗口"包括红外、可见光和微波，而且必须综合分析，经过数据处理得出各水团的配置，确定水团的边界（锋）以及分辨与中尺度涡相联系的冷核和暖核。

海洋水色遥感监测 海洋水色是海洋光化学、海洋生物作用、海气界面生物地球化学通量及对全球气候变化影响研究的重要内容。海洋水色遥感图像上，每一像元灰度值与海洋的离水辐射率相对应，能够反映与离水辐射率相关联的因素如叶绿素浓度、悬浮泥沙含量、可溶有机物含量、真光层厚度、油膜覆盖等信息，其中海面悬沙遥感是利用水色进行的对海面水体悬沙的探测。近岸河口海域悬沙量较高，水体后向散射信息较强，海面悬沙信息在遥感影像中能得到较好反映；海面叶绿素遥感的机制是基于不同的浮游植物浓度有不同的辐射光谱特性，在可见光（包括可见光、荧光）范围内，海面叶绿素

在不同浓度下有其不同的特征光谱曲线，可以利用不同叶绿素浓度的水体的光谱特性定量遥感海面叶绿素含量。探测海洋水色的传感器为海岸带水色扫描仪（CZCS）最早搭载在雨云七号（Nimbus-7）上，目的是为了获取叶绿素浓度，此后海洋宽视场水色扫描仪（SeaWiFS）和日本的海洋水色和温度扫描仪（OCTS）也都是用以提取水质信息的。中分辨率成像光谱仪（MODIS）、中等分辨率成像频谱仪（MERIS）也发挥了重要的作用。

海洋污染监测 ①利用红外扫描仪监视石油污染。利用红外扫描仪（使用波段为7.5~14μm）在白昼和夜间拍摄地面和海面的热图像，可有效地监视海面的石油污染。可测出辐射温度的差值，从热图像上显示出海面的油污染及其分布情况。在热图像上计算出的厚油膜辐射温度与水的辐射温度差，要高于薄层油膜与水的辐射温度差，以此可区分海面油膜的厚度。②水体中不同物质在海洋水色的各波段影像中得到了不同程度的显示。通过目视、光电方法解译判读或以各种不同模式应用计算机进行处理，可获得海面悬浮泥沙、浮游生物、可溶性有机物、海面油膜和其他污染物等海洋水色不同的信息。使用可见光遥感器（CZCS、荧光水色成像仪、多波段可见光扫描仪）、红外遥感器（红外辐射计、红外扫描仪、热像仪）、微波遥感器（微波辐射计、雷达）及激光扫描仪等，可得到上述各种所需信息。

（周宜开）

tǔrǎng wèishēng jiāncè

# 土壤卫生监测（soil health monitoring）

查明土壤卫生的状况，阐明它对环境污染和对居民健康

可能产生的影响，为保证生态环境和保障人体健康提出卫生要求和防护措施的依据。对个别复杂问题要做专题调查。

污染源调查 调查污染源的性质、数量、生产过程、净化设施、污染物的排放规律以及影响因素等。随时掌握各污染源的污染方式、污染范围、生产规模、净化设施变化情况，以及新出现的土壤污染来源。

土壤污染现状调查与监测 包括三方面。

土壤天然本底调查与监测 当地天然土壤本底资料是评价土壤污染状况的基础：主要内容是各种化学元素的本底值和放射性物质本底值的监测。本底调查的采样点选择必须是当地未受污染的天然土壤，并应包括当地各种不同类型的土壤。

化学性污染的调查监测 对污染土壤的有毒有害化学物质的调查，不仅要调查监测土壤中化学物质的含量，还要监测当地各种农作物中污染物的含量，化学污染物在农作物中的残留是土壤污染调查的重要内容。另外，还必须监测化学污染物渗入土壤的深度、迁移到地下水中的浓度和扩散到大气中的浓度等，以估计其对周围环境的污染程度。

生物性污染的调查监测 常用的指标有：①大肠杆菌值，发现大肠杆菌的最少土壤克数称大肠杆菌值。它是代表人畜粪便污染的主要指标，也是代表肠道传染病危险性的主要指标。②产气荚膜杆菌值，也是代表粪便污染的指标。产气荚膜杆菌可以芽胞的形态在土壤中存在，存活时间比大肠杆菌长，研究它和大肠杆菌在土壤中数量的消长关系可判定土壤受粪便污染的时间长短。

例如，土壤中产气荚膜杆菌多（或产气荚膜杆菌值小）而大肠杆菌相对较少，表明土壤的污染是陈旧性的。反之则表明是新鲜污染，危害性较大。③蛔虫卵数，对判定土壤污染有重要意义，因为它可直接说明在流行病学上是否对人体健康有威胁。根据蛔虫卵在土壤中的不同发育阶段以及活卵和死卵所占的百分比，可判断土壤的自净程度。例如，大部分蛔虫卵是死卵，表明土壤已达到自净，危险性较小。

**土壤污染对居民健康影响调查**　土壤污染的危害主要是通过农作物等间接地对居民健康产生危害。土壤污染的判定比较复杂，既要考虑土壤中的观测值，又要考虑其本底值，还要考虑农作物中污染物的含量及其食用后对健康的影响等。土壤污染造成的危害还具有不易及时发现、一旦污染又难以清除的特点。

常用的医学监测方法有临床医学检查、流行病学调查和毒理学实验。临床医学检查是在人群中进行定期体格检查，除了检查污染物对人体器官和系统的影响外，并为鉴别污染物的种类提供线索。

研究居民病、伤、死亡情况是反映人群健康水平的一个重要方面。根据疾病的发生率和分布情况的数据，有助于制定控制疾病蔓延的方案，在某种情况下还有助于查明致病的原因。由于土壤污染对居民健康的影响是间接和长期的慢性危害，对个体的健康状况往往表现不明显，需累计能满足统计学要求的足够样本材料。除常用某一时段的发病率、患病率、感染率、病死率和畸胎发生率等相对数量变化外，还需采用一些特殊的统计分析指标，

如计算标准指标比、比例死亡比、相对危险性和特异危险性等概念评价危害的程度。一般而言，通过人群患病率和病死率调查、居民询问调查、居民健康检查以及有害物质在居民体内蓄积水平的调查来分析土壤污染与居民健康之间的关系。

（周宜开）

tǔrǎng wūrǎn diàochá yǔ jiāncè

**土壤污染调查与监测**（soil pollution investigation and monitoring）　居民区土壤污染源、污染程度健康影响的调查测定。为评价土壤污染状况及其对居民健康的影响，制订土壤卫生标准和采取防护措施提供参数与资料。

**调查**　包括污染源、自然条件、作物生长情况。具体涉及：①自然条件，包括地质、地形、植被（天然植被的形成以及对土壤形成的影响）、水文、气候（包括调查区的气温、降水量、蒸发量）等。②农业生产情况，包括土地利用、作物生长与产量情况以及水利、肥料、农药使用情况。③土壤性状，包括土壤类型及其性状特征等。④污染历史及现状，通过调查，选择监测区域，确定代表性地段、代表性面积，然后布置一定的采样地点进行采样。

**监测**　包括土壤监测的特点、采样点的布置、采样时间、深度及采样量等。

**监测特点**　土壤中污染组分的测定属痕量分析和超痕量分析，加之土壤环境的特殊性，应注意监测结果的准确性。土壤监测与大气污染监测、水质监测不同，大气和水皆为流体，污染物进入后易混合，在一定范围内污染物分布比较均匀，比较容易采集有代表性的样品。土壤是固、液、气三相组成的分散体系，污染物

进入土壤后流动、迁移、混合较难，所以样品往往具有局限性。例如，污染水流经农田时，其各点分布可能差别很大，其监测中采样误差对结果的影响往往大于分析误差。一般认为监测值可以相差 10%~20%。

**采样点布局**　应根据污染特点决定。点源污染时，应以污染源为中心向周围不同方向布设采样点。非点源污染时，将整个调查区划分为若干个等面积的方格，每个方格内采一个土样。不同类型土壤都要进行布点。在一定区域面积内要有一个观察点。在非污染区的同类土壤中，也要选择少数观察点作为分析对照之用。必须明确，每个采样地点实际上是一个采样测定单位，应具体代表它所在整个田块土壤。由于土壤本身在空间分布上具有一定的不均匀性，故应多点采样，均匀混合，以使样品具有代表性。在同一个采样单位里，若面积不大，在 1000~1500m² ，可在不同方位选择 5~10 个有代表性的采样点。采样点的分布应尽量代表土壤的全面情况。

常见的布点方法有：①对角线布点法。适用于受污水灌溉的田块。布点时由田块进水口向对角引一直线，将对角线三等分，每等分的中央点作为采样点，每一田块采样点不一定是 3 个。采样点应根据调查目的、田块面积和地形等条件做变动。②梅花形布点法。该法适宜于面积较小、地势平坦、土壤较均匀的田块，中心点设在两线相交处。采样点 5~10 个。③棋盘式布点法。适用于中等面积、地势平坦、地形开阔，但土壤较不均匀的田块，一般采样点在 10 个以上。此法也适用于受固体废物污染的土壤。由

于固体废物分布不均匀，采样点应取 10 个以上。④蛇形布点法。适用于面积、地势不太平坦，土壤不够均匀的田块，采样点布设较多。若土壤中某些有害物质含量达到一定数量，则对作物生长产生影响。此时在采样前应全面观察田间作物生长发育情况，按其形态特征，结合土壤、灌溉、施肥、施用农药等情况划分不同类型的地段，分别进行采样或者取混合后的样品进行测定。

土壤监测目的在于预防和控制作物的污染，所以应与作物监测同时进行，同步布点、采样、检验，以利于对比和分析。例如，氟污染应以茶叶为指示植物，镉污染则以稻米为指示植物等，以观察该污染物在农作物中的富集情况，估计污染的危害程度。

采样　包括采样时间、深度及采样量。

采样时间　为了解土壤污染状况，可随时采集样品进行测定。如需同时了解土壤上生长的植物受污染的状况，则需依季节变化或作物收获期采集。若需研究某种农药在土壤中的残留量，应在施农药前和植物收获季节分别采集土样。

采样深度　了解土壤污染的一般状况，只需采取深度约 15cm 左右的耕层土壤及耕层以下 15~30cm 的土层土壤；了解土壤污染具体状况，应按土壤剖面层分层取样。由下而上逐层采集，在各层内分别用小土铲切取一片片土壤，然后集中混合均匀。用于重金属项目分析的样品，需将与金属采样器接触部分弃去。

采样量　测定所需的土样是多点混合而成的，取样量较大，但实际供分析的土样不需太多，一般为 1000g。对多点采集的土壤，可反复按四分法缩分，最后留下 500~1000g 样品装好，贴上标签备用。

采样时注意事项　①采样点不能设在田边、沟边、路边或肥堆边。②将现场采样点的具体情况（如土壤剖面形态特征等）应详细记录。③现场写好标签两张（地点、深度、日期、姓名），放入袋和扎在口袋上。

生化监测　土壤生化指标与土壤环境污染关系极为密切，测定土壤生化指标能较准确反映土壤受污染的现状和被修复后的土壤生态环境。

土壤呼吸作用　土壤中微生物的活性可以代表土壤代谢的旺盛程度，一般以微生物的呼吸作用（二氧化碳释放量为强度指标）衡量土壤中微生物的总活性。土壤呼吸作用产生的二氧化碳可用滴定法、检压法和气体分析法等测定。土壤受到污染后，微生物的呼吸强度与清洁区土壤微生物呼吸强度相比，会发生比较大的变化。

土壤氨化作用　土壤含氮有机物质必须经过微生物的分解，才能为植物呼吸利用。含氮有机物被微生物分解产生氨的生化过程叫氨化作用，亦是生物界氮素循环的重要环节。土壤受到污染后，土壤中含氮有机物质分解过程下降，氮素循环受到影响。

土壤硝化作用　土壤中的氨在硝化菌作用下，被氧化成硝酸的过程为硝化作用。

土壤反硝化作用　反硝化是还原硝酸和亚硝酸后释放出氧化氮、一氧化氮、氮气的还原过程。这也是氮素循环的重要环节，并且涉及环境污染问题。因此，测定土壤反硝化活性强度有其实际意义。

酶活性测定　土壤酶是决定土壤代谢的重要因素，它主要来自于微生物和动植物残体。酶活性直接影响着土壤内的物质转化。土壤环境受到污染，必然影响土壤酶的活性，因此测定土壤酶活性变化，也是土壤环境质量评价的重要指标之一。

重金属对土壤酶活性的影响　镧（La）对土壤转化酶活性有不同程度的刺激作用，对过氧化氢酶活性有轻微的抑制作用，对脱氢酶活性有强烈的抑制作用。随着浓度的升高，La 对土壤过氧化氢酶和脱氢酶活性的抑制作用不断增强。土壤脱氢酶活性是评价稀土污染土壤生态环境的敏感指标。稻田土壤受到铜（Cu）、锌（Zn）、铅（Pb）、镉（Cd）污染后，土壤酶活性明显降低。相关分析结果表明，土壤脲酶活性与土壤有效 Cd、Cu、Zn 含量成负相关，可以作为环境质量评价和监测的手段。

酶活性恢复　土壤成分中酶是最活跃的有机成分之一，驱动着土壤的代谢过程，对土壤圈中的养分循环和污染物质的净化有重要作用。土壤酶活性值的大小综合反映了土壤理化性质和重金属含量的高低，特别是脲酶的活性对于反映土壤重金属污染具有重要的监测价值。脲酶对土壤重金属 Cd 污染比较敏感，其变化和恢复状况能较为全面地反映出土壤生态环境和受污染后的恢复情况。用 40mg/kg 和 50mg/kg 风干土 Cd 溶液分别浇灌月季和金盏菊后，定期测定在植物修复条件下土壤脲酶和过氧化氢酶活性恢复情况。研究结果也证明了上述月季净化土壤重金属 Cd 污染的能力优于金盏菊的结论，可用脲酶活性恢复状况来判断土壤受重金属

Cd污染后植物的修复情况。土壤受重金属Cd污染后，对过氧化氢酶活性有一定的影响。经过植物24天的修复，基本能恢复到正常情况，说明对过氧化氢酶活性的影响不大。因此，不宜使用过氧化氢酶活性恢复状况来判断土壤受重金属Cd污染后植物的修复状况。

**生物指标** 土壤污染对微生物、植物、动物均有不同程度的影响。

**对微生物的影响** 土壤受污染以后，土壤微生物群类和数量下降。重金属污染的土壤中，微生物的种群结构和区系组成都与清洁土壤不同，具抗性的微生物繁衍，很多微生物能够从生理上或遗传性状上适应重金属浓度的增高。不同重金属的毒性强弱相对较稳定，一般有如下毒性顺序：Cd>Cu>Zn>Pb。这一顺序基本不受土壤性质的影响。

**对植物的影响** 一般情况下，土壤中的微量元素锰（Mn）、Cu、铁（Fe）、镁（Mg）、锌（Zn）等含量极少，但又是植物的必需元素。当这些元素在土壤中大量蓄积时，会造成土壤污染，危害植物的生长发育。例如，土壤中含铜量达到$20×10^{-6}$mg/kg时，小麦死亡；达到$250×10^{-6}$mg/kg时，水稻也要死亡。

**对动物的影响** 飞鸟体内农药的蓄积主要是摄食含有农药污染的种子和谷物或经过食物链与生物浓缩的鱼类和无脊椎小动物。欧美各国曾对野生鸟类和哺乳动物体内农药残留情况进行了大规模的调查，从捕捉的1928个野生动物（包括91种鸟类）中发现68%的体内有滴滴涕、狄氏剂。农药对鸟类的危害主要是引起蛋壳变薄，导致繁殖率下降，结果使群体数量发生显著变化。农药对野生动物的影响主要是捕食了受农药污染的植物、鱼类和鸟类，通过食物链产生，对野生动物的污染不像对水产、飞禽那么严重，但也有例外。1959~1960年冬季，英国在用有机氯农药拌种处理的地带进行调查，发现大量狐狸死亡，分析结果表明体内含有高浓度的有机氯农药。

（周宜开）

gōnggòng chǎngsuǒ wèishēng jiāncè

**公共场所卫生监测**（hygiene monitoring in public places） 依照国家有关卫生法规对生产经营性公共场所进行环境和公共卫生用品卫生指标检查，掌握卫生动态，保证卫生安全，为公共场所卫生监督和管理提供科学依据。包括发证监测、复证监测和经常性监测。发证和复证监测是指对公共场所经营单位的卫生状况进行监测，评价其卫生状况，确定是否发放卫生许可证。经常性卫生监测是指对公共场所经营单位在取得卫生许可证之日起，至下次复核卫生许可证之间所进行的卫生监测，促使其巩固提高。

**监测项目** 发证监测和复证监测的监测项目按公共场所卫生标准规定的项目全项监测。经常性卫生监测只监测主要卫生指标。主要卫生指标在不同的公共场所有不同的内容（表）。

**监测方法** 针对不同项目，监测方法和频率不同。

**空气质量监测** 应选择在公共场所人群经常活动且停留时间较长的地点，但不能影响人群的正常活动。监测点应考虑现场的平面布局和立体布局。高层建筑的立体布点应有上、中、下三个监测平面，并分别在三个平面上布点。监测点应避开人流、通风道和通风口，并距墙壁不小于0.5m，其高度应为0.8~1.2m。确定监测点时可用交叉布点、斜线布点或梅花布点的方法。采样时应准确记录采样现场的气温、气湿、风速、气压等。公共用品的采样点应选在人群使用该物品时接触频率较高的部位。

应按照公共场所性质、规模、大小、人群经常停留场所分别设置数量不等的监测点。旅店业，客房<100间的，按5%~10%确定；影剧院、音乐厅、录像厅，座位数<300个的设1~2个点，300~500个的设2~3个点，500~1000个的设3~4个点，>1000个的设5个点；舞厅、游艺厅、茶座、酒吧、咖啡厅，面积<50m²的设1个点，50~100m²的设2个点，面100~200m²的设3个点，>200m²的设3~5个点；公共浴室，床位数<100个的设1个点，>100个的设2个点；理发店、美容店，座位或美容床位<10个的设1个点，10~30个的设2个点，>30个的设3个点；游泳馆、体育馆，观众座位<1000个的设3个点，1000~5000个的设5个点，>5000个的设8个点；游泳池水采样，儿童池设1个点，成人池面积<1000m²的设2个点，面积1000~2500m²的设3个点，>2500m²的设5个点；展览馆、图书馆、美术馆、博物馆、商场、医院候诊室、公共交通等候室，面积200~1000m²的设2个点，面积1000~5000m²的设4个点，>5000m²的设6个点。监测卫生用品的数量以不少于各类物品投入使用总数的5%计算，投入使用总数不超过10件的单位，各类物品的采样数量应在一件以上。

监测频率和样品要求：①发证监测和复证监测时，空气监测

表 不同公共场所经常性卫生监测主要卫生指标/要求

| 种类 | 具体分类 | 主要卫生指标/要求 |
| --- | --- | --- |
| 住宿与交际场所 | 宾馆（有空调设施的） | 顾客用具消毒，卧具更换，自备水源与二次供水水质，一氧化碳，二氧化碳，新风量 |
| | 旅店、招待所 | 脸盆、脚盆配备，顾客用具消毒，卧具更换，自备水水源与二次供水水质，床位面积，二氧化碳 |
| | 地下室旅店 | 脸盆、脚盆配备，顾客用具消毒，卧具更换，机械通风量，湿度，床位面积，不得生火取暖、做饭，噪声，二氧化碳 |
| 文化娱乐场所 | 影剧院、录像厅、音乐厅 | 场内禁止吸烟，场次间隔时间，立体影院的眼镜消毒，二氧化碳（或总风量、新风量） |
| | 舞厅、音乐茶座、游艺厅 | 噪声，场内禁止吸烟，人均占有面积，二氧化碳（或新风量） |
| | 酒吧、咖啡厅 | 新风量，一氧化碳，二氧化碳 |
| 洗浴与美容场所 | 公共浴室 | 顾客用具更换、消毒，禁止性病、传染病、皮肤病的顾客淋浴，池水浊度，二氧化碳 |
| | 理发店、美容店 | 理发刀具、毛巾、胡刷消毒，理发刀具、毛巾、胡刷的大肠菌群和金黄色葡萄球菌，头癣患者专用的理发刀具，氨（经常烫发的场所），一氧化碳（使用煤炉的理发店），工作人员操作时穿工作服，清面时戴口罩 |
| 体育与游乐场所 | 游泳池 | 池水细菌总数，总大肠菌群，浑浊度，水池净化消毒设备，强制通过式浸脚池，禁止出租游泳衣裤 |
| | 体育馆 | 二氧化碳（或总风量、新风量），馆内禁止吸烟，饮用水水质 |
| 文化交流场所 | 图书馆、博物馆、美术馆 | 照度，噪声，二氧化碳（或总风量、新风量），馆内禁止吸烟，阅览室内不得印刷和复印 |
| 购物场所 | 商场、书店 | 照度，二氧化碳（或总风量、新风量），场（店）内禁止吸烟 |
| 就诊与交通场所 | 公共交通等候室 | 室内地面保洁，室内禁止吸烟，公用茶具消毒，二氧化碳 |
| | 医院候诊室 | 细菌总数，室内禁止吸烟，二氧化碳 |
| | 铁路客车、船运客轮、客机 | 饮水水质，卧具、头片更换，茶具消毒，二氧化碳，不吸烟客室（舱）内禁止吸烟 |

应该监测1天，每日上午、中午和晚上各采样一次，或在营业前、营业中和营业结束前各采样一次，每次采样应采平行样。②经常性卫生监测时，空气监测只进行一次性监测或者在营业高峰时间内监测一次。③开展公共场所卫生评价时，要连续监测3天，每次监测必须采集平行样。

公共卫生用品监测 采样部位的要求是：①茶（餐）具采样应在茶（餐）具与口唇接触处即（1.5cm）高度的内外缘采样1周。②毛巾、枕巾（套）采样，应在毛巾、枕巾（套）对折后两面的中央5cm×5cm面积上用力均匀涂抹5次。③床单、被罩采样时，应分别在床单、被罩两端的中间处5cm×5cm以及床单、被罩的中央部位5cm×5cm面积用力均匀涂抹5次。④浴巾、浴衣、浴裤应随机选择其部位5cm×5cm面

积上用力均匀涂抹5次。⑤脸（脚）盆采样应在盆内壁1/2~1/3高度处涂抹一圈采样。浴盆应在盆内四壁及盆底呈梅花状布点采样。⑥拖鞋采样应每只鞋面与脚趾接触处5cm×5cm面积上有顺序均匀涂抹3次采样。一双拖鞋为1份样品。⑦马桶坐垫采样应在座垫圈前1/3部位采样。⑧理发刀、剪和修脚工具的采样应在使用的刀、剪刀的两侧各涂抹一次采样。两个刀或（两个剪）为1份样品。⑨理发推子采样应在推子前部上下均匀各涂抹3次。1个推子为1份样品。⑩胡刷采样时应将胡刷浸泡在50ml无菌生理盐水充分漂洗（或用棉拭子在胡刷内外面均匀地各涂抹两次）。使用1次性胡刷不采样。

送检及检验 采样前或采样后应立即贴标签，每件样品必须标记清楚（如名称、来源、数量、采样地点、采样人及采样年月日）。样品（特别是微生物样品）应尽快送实验室。为防止在运输过程中样品的损失或污染，存放样品的器具必须密封性好，小心运送。送检时，必须认真填写申请单，以供检验人员参考。检验方法依照《公共场所卫生标准检验方法》。

监测数据整理 测定的数据与监测仪器灵敏度和分辨度有关。测定结果低于检出限数据，应记录为低于该检出限，并同时记录方法检出限。在仪器分辨度以下数据的判断和计算只能保留一位，且不宜作过细的判断。在测试分析中一旦发现明显的过失误差，应随时删除由此产生的数据，以便测定结果更符合客观实际。但在未确定其是否为技术性失误所致之前，不可随意取舍。将获得的监测数据归类，分组整理后提

出平均值、检出最高值和最低值范围，并与卫生标准比较。对于两组资料的比较，必须注意其间的可比性。最后根据监测结果和检查结果进行综合分析，对被检查单位做出卫生质量评价，并提出改进建议。

（郭新彪　魏红英）

huánjìng wèishēng gōngchéngxué

## 环境卫生工程学（environmental hygiene engineering）

应用工程技术和有关学科的原理与方法，研究保护和合理利用自然资源，消除人类在生活和生产过程中产生的不利健康的因素，以改善环境质量、预防疾病、促进健康为目的的综合性学科。是预防医学的一个重要组成部分，卫生工程学的一个分支，与环境科学和环境卫生学有着密切的关系。主要任务是研究并提供防止环境因素对人群健康危害的工程措施。

**简史** 人类很早就认识到环境对人类生存、健康和社会经济发展的重要性。例如，在5000多年前，中国西安半坡在烧制陶器时，为消除烟尘污染，利用热烟上升的原理，安装了烟囱排烟。18世纪中叶，清朝康熙皇帝下旨将烟煤污染严重的琉璃工厂迁往北京城外。西方工业革命以后，不少学者提出了消除烟尘污染的见解。19世纪初英国开始用石灰乳处理工业废气中的硫化氢。19世纪后期美国发明了离心除尘器，20世纪初开始采用布袋除尘器和旋风除尘器。随后，燃烧装置改造、工业废气净化和空气调节等工程技术也逐步得到推广和应用。

中国古代很早就认识到饮用水卫生对人体健康的重要性，在约2300年前，已知地下水优于地表水，创造了凿井取水技术，并促进了村落和集市的形成。为了保护水源，还建立了持刀守卫水井的制度，这是人类开发和保护水源的早期记载。在水质净化方面，公元前1世纪埃及就开始用砂滤法净化水质，中国明朝已用明矾澄清水质。19世纪中期，为防止介水传染病的流行，英国伦敦开始使用漂白粉消毒饮用水；1886年荷兰等国用臭氧消毒饮用水。在污水处理方面，19世纪后半叶，英国开始建立公共污水处理厂，20世纪初建立了第一座有生物滤池装置的城市污水处理厂；1914年出现了活性污泥处理污水的新技术。此后，各种饮用水处理新技术和新方法以及水污染控制技术得到了极大的发展。

人类对固体废弃物的处理和利用也有着悠久的历史。中国自古至今就一直利用粪便和垃圾堆肥，古希腊也有垃圾填埋覆土的处置方法。19世纪初，德国开始利用矿渣制造水泥，1874年，英国建立了垃圾焚烧炉。进入20世纪，随着城市化进程速度加快，工业生产的迅速发展，城市垃圾和固体废弃物数量急剧增加，带动了对其管理、处置和利用技术的深入研究，并逐步得到完善与发展。

**研究对象** 主要包括下列几方面。

**饮用水的净化和消毒** 水是维持人体正常生理活动的必需物质，饮用水水质直接影响人群健康。为了保证饮用水的安全，必须采取一系列工程措施，包括水源选择与保护、水质净化与消毒处理、出厂水的输送与二次污染的防治等。

**室内外空气污染的防治** 空气是人类赖以生存的物质基础。由于地球居住人口的增加和工农业生产的发展，大气污染源及大气污染物的种类增多，大气环境质量正在逐步下降，空气中的各种污染物正在危害人群健康，迫切需要合理规划工业布局和城市功能分区，并采取各种有针对性的高效的防治措施，包括改善能源结构、生产工艺和气体净化等措施。

**土壤污染防治** 土壤污染物被农作物吸收，并通过食物链进入人体。土壤污染有隐蔽性、累积性、地域性、不可逆性和治理周期长等特点，对污染土壤的修复存在较大困难，故应首先强调源头控制，防止土壤污染，具体包括粪便、城市垃圾、工业废渣的无害化处理与处置，污水灌溉的卫生防护等措施。污染土壤的修复可分为物理、化学和生物方法。物理方法主要有物理分离法、溶液淋洗法、固化稳定法；化学方法主要有溶剂萃取法、氧化还原法；生物方法主要有微生物和植物修复法。

**环境影响医学评价** 人类社会经济活动所造成的环境因素变化，势必影响人类的生活和工作环境，直接或间接地涉及人类健康。以保护人群健康为直接目的，根据环境质量信息和环境流行病学调查资料，预测区域环境质量变化对人群健康的影响并提供对策是很有必要的。环境影响医学评价内容主要有：拟建项目选址是否属于自然疫源地、生物地球化学性疾病流行区、气温逆增天气多发区和其他环境性疾病高发区以及建设项目对人群健康影响的预评价。建设项目对人群健康的影响是多方面的，不同企业也有所不同。例如，兴建水利设施，因浇灌面积扩大，软体动物、蚊、鼠类等病媒动物的生态环境发生变化，因而有可能导致血吸虫、疟疾等的蔓延和饮用水水质恶化。

**有待解决的重要课题** 主要包括下列几方面。

**重金属污染防治技术** 汞、镉、铬、铅及类金属砷等生物毒性显著的重金属元素及其化合物所造成的环境污染，已严重危害人群健康，成为重大环境问题。为此，中国特别制定了《重金属污染综合防治"十二五"规划》，其基本的思路是"源头预防、过程阻断、清洁生产、末端治理"，以重点防控区、重点防控行业、重点污染源防治为主要内容，严惩重金属环境违法违规行为。到2015年，重点区域铅、汞、铬、镉和砷等污染物的排放，比2007年削减15%。但重金属污染范围广、持续时间长、污染具隐蔽性、不能被微生物降解，并可通过食物链在生物体内富集或转化为毒性更强的重金属化合物，故对已被重金属污染的环境，特别是对污染土壤的治理相当困难，尚难提供兼有治理效果好、成本低、治理周期短、可推广应用的较佳方法。

**水体富营养化防治技术** 过量氮、磷等营养物质排入水体，引起藻类及其他浮游生物迅速繁殖，导致水体呈现出不同颜色，透明度下降，溶解氧减少，大量生物和有机物残体沉积于底层，并被微生物分解产生甲烷、硫化氢等有害气体。氨氮还可转化为亚硝酸盐和硝酸盐，水质明显恶化。作为饮用水水源，富营养化的水不仅不能被人畜直接饮用，经净化、消毒处理后的自来水也可发出臭味，难以饮用。水体富营养化防治是一项复杂的系统工程，需要全面规划，合理调整产业结构，严格控制污染物的排放，研究并采用高效实用的水体修复技术，并加强行政监督和管理。

**污染土壤修复技术** 影响范围广、危害大、难以清除的土壤污染物主要有农药、难降解有机污染物和重金属。急需修复的包括被污染的耕地和农药、化工等企业拆迁留下的被污染的土壤。前者研究较多的是生物修复技术，但要推广应用尚有一些问题需要解决。后者多用物理方法，如换土或用土工膜铺垫再用客土覆盖等方法，但被换掉的污染土壤需转运、无害化处理与处置，其工作量大、成本高。

**持久性有机污染物的防治技术** 持久性有机污染物的迁移距离长、难降解、可在环境中持久地存在。其低水溶性和高脂溶性，较易被富集到生物体内，且毒性极强，多数具有致癌、致畸、致突变作用，对人体健康危害极大，现已引起各国政府及公众的广泛关注。在联合国环境规划署主持下，国际社会2001年5月23日在瑞典共同缔结了《关于持久性有机污染物的斯德哥尔摩公约》，首次将二噁英、多氯联苯及滴滴涕等有机氯农药列入持久性有机污染物名单。研究工作主要集中在分析方法、环境化学行为、生态毒理效应、毒性和健康效应等方面，有关防治工作包括停止属于持久性有机污染物农药的生产和使用，对库存产品进行安全处置或无害化管理，但如何将持久性有机污染物转化为无害的简单化合物，其相关研究工作至今尚不多见。

（王 琳 罗启芳）

wūrǎnwù zǒngliàng kòngzhì

**污染物总量控制**（total amount control of pollutant） 以环境质量目标为基本依据，对区域内各污染源的污染物排放总量实施控制的管理制度。在实施总量控制时，污染物排放总量应小于或等于允许排放总量。区域允许排污量应以该区域环境允许的纳污量为依据。环境允许纳污量由环境允许负荷量和环境自净能力确定。环境允许负荷量是在保证人群健康和生态系统不受危害的前提下，环境单元容许承纳的污染物质的最大数量或负荷量。环境允许负荷量一般由环境标准值与环境背景值的差值来决定。环境允许负荷量愈大，可接纳的污染物愈多。环境自净能力是在自然因素的作用下，通过环境自身的作用，使污染物在环境中的数量、浓度或毒性、活性降低的过程，通常包括物理、物理化学、化学和生物自净作用。

污染物总量控制优于污染物浓度控制，对排污量的控制宽严适度，避免浓度控制所引起的不合理稀释排放废水、浪费水资源，有利于区域污染控制费用最小化，能有效地消除或减少污染危害。例如，排入某一区域的污染物如果只规定各个污染源允许的排放浓度，则有可能出现各个排放点排放的污染物符合标准，但污染物总量却可能超过环境允许的纳污总量，造成污染危害。实行污染物总量控制，并在此总量下限制来自各种排放源的污染物负荷量，可使区域环境质量维持良好状态。"十二五"期间，中国已将化学需氧量、氨氮、二氧化硫、氮氧化物纳入总量控制指标体系，各省（区、市）还可根据当地环境质量状况和污染特征，增设地方性污染物控制因子，各具体项目可增设特征污染物。

**污染物允许排放总量** 大气污染物允许排放总量的确定必须结合当地的地形和气象条件，选择适当的计算方法；水污染物允许排放总量应分别分析基于环境容量约束和基于技术经济条件约束的允许排放总量，并根据水污染物排放和水环境质量现状，制定总量控制方案。

大气污染物排放总量限值计算 根据《制定地方大气污染物排放标准的技术方法》（GB/T 3840-91），燃料燃烧过程中产生的气态大气污染物如二氧化硫和氮氧化物，在总量控制区内其大气污染物排放总量限值可由下式计算：

$$Q_{ak} = \sum_{i=1}^{n} Q_{aki}$$
$$Q_{aki} = A_{ki} \times (S_i/\sqrt{S})$$
$$S = \sum_{i=1}^{n} S_i$$
$$A_{ki} = AC_{ki}$$

式中，$Q_{ak}$ 为总量控制区某种污染物年允许排放总量限值，$10^4$t；$Q_{aki}$ 为第 i 功能区某种污染物年允许排放总量限值，$10^4$t；$n$ 为功能区总数；$i$ 为总量控制区内各功能分区的编号；$a$ 为总量下标；$k$ 为某种污染物下标；$S$ 为总量控制区总面积，km²；$S_i$ 为第 i 功能区面积，km²；$A_{ki}$ 为第 i 功能区某种污染物排放总量控制系数，$10^4$t/(a·km)；$C_{ki}$ 为 GB 3095 等国家和地方有关大气环境质量标准所规定的与第 i 功能区类别相应的年日平均浓度限值，mg/m³；$A$ 为地理区域性总量控制系数，$10^4$km²/a，可参照 GB/T 3840-91 所列表 1 数据选取。

总量控制区内低架源（几何高度低于 30m 的排气筒或无组织排放源）、各功能区低架源排放总量限值以及总量控制区内点源（几何高度大于或等于 30m 的排气筒）污染物排放率限值均可按 GB/T 3840-91 规定的方法计算。

河流、湖泊允许排放量计算 《制订地方水污染物排放标准的技术原则与方法》（GB 3839-83）给出了易降解有机污染物、难降解有机污染物、可溶性盐类、悬浮固体的允许负荷量计算式。河流允许排放量计算，是按划定的水源保护区所规定的水质标准作为下断面的控制浓度，并把设计水量代入水质数学模型。简单的计算式为：

易降解物：

$$W = 86.4[C_s(Q_p + q) - C_o Q_p e^{-K_1\frac{X}{u}}]$$

难降解物：

$$W = 86.4[C_s(Q_p+q) - C_o Q_p]$$

式中，$W$ 为河流允许排放量，kg/d；$C_s$ 为水源保护区所规定的水质标准，mg/L；$Q_p$ 为 90% 保证率月平均最枯流量，m³/s；$q$ 为旁侧污水来量，m³/s；$C_o$ 为上断面污染物浓度，mg/L；$K_1$ 为自净（污染物降解）系数，L/d；$u$ 为断面平均流速，m/s；$X$ 为上、下断面间的距离，m，km。自净系数 $K_1$ 可按实际资料反推法和图解法求出。

湖泊允许排放量可按 GB 3839 规定的有机污染物和难分解物质的计算式分别计算。

**污染物排放总量分配** 总量控制区内污染物的排放总量应小于或等于允许排放总量限值。为便于控制和管理，应将污染物总量控制指标分解下达至各地区、行业和排污企业。

分配原则和方法 常用的有：①等比例分配，在各污染源排放现状的基础上，按相同百分比或相同排放浓度确定其总量控制的指标值。也可以按环境功能分区

划分控制单元，并对各控制单元进行区域最优化，然后对各控制单元内所属污染源按相同比例确定其总量控制指标。考虑各行业排污情况的差异，可按不同权重分配各行业允许排污量，同行业再按等比例分配。也可以分区加权分配，即将所有参加总量分配的污染源划分为若干控制区，根据区域环境目标要求，确定各区域的权重，然后将总量按权重分配至各区，各区再按等比例将总量控制指标分配至污染源。该方法简易可行，但欠公平。②费用最小原则，以治理费用作为目标函数，以环境目标值作为约束条件，使系统的污染治理投资费用总和最小，求得各污染源的允许排放负荷。该方法追求系统的整体经济效益、社会效益和环境效益，但忽略了各排污单位之间的公平性，易造成允许排放量分配不公。③按贡献率削减排放量，按各个污染源对总量控制区域内环境影响程度即污染物贡献率的大小来削减污染负荷。该方法对各个污染源比较公平，但不涉及不同行业治理费用的差异，其污染治理费用负担并不公平。

大气污染物总量分配 中国环境保护总局在 2006 年《二氧化硫总量分配指导意见》中指出："总量分配应根据国家有关环保法律法规和标准的规定，按照公开、公平、公正的原则，确保总量分配的科学性和可操作性"。其中火力发电机组二氧化硫总量指标，按照所在的区域和时段，采用统一规定的绩效方法进行分配。计算式为：

$$M_i = CAP_i \times 5500 \times GPS_i \times 10^{-3}$$

式中，$M_i$ 为第 i 个机组的二氧化硫总量指标，吨/年；$CAP_i$

为第 i 个机组的装机容量，兆瓦（MW）；GPSi 为第 i 个机组的排放绩效值，克/度电；5500 为平均发电小时数。

该指导意见还给出了非电力二氧化硫的总量控制指标的计算方法。

**水污染物总量分配** 2006 年《主要水污染物总量分配指导意见》指出，区域（流域）总量指标分配应综合考虑不同地区的环境质量状况、环境容量、排放基数、经济发展水平和削减能力以及有关污染防治专项规划的要求，对重点保护水系、污染严重水体、一般水域等实行区别对待，确保流域水环境质量的总体改善。其化学需氧量总量指标在水质控制目标容量测算和出境断面污染物总量削减的基础上进行分配，计算方法如下：

$$P_c = \sum P_{si} K_i$$

式中，$P_c$ 为省（市、县）控断面化学需氧量出境量；$P_{si}$ 为流域内第 i 个控制区域的实际排放量；$K_i$ 为流域内第 i 个控制区域的污染物综合传递系数。

污染物综合传递系数 $K_i$ 按下式计算：

$$K_i = K_{1i} + K_{2i} + K_{3i} + K_{4i}$$

式中，$K_{1i}$ 为入河系数［按企业排放口和城市污水处理设施排放口到入河排污口的距离（L）远近确定：L≤1km，$K_{1i}$ 取 1.0；1<L≤10km，$K_{1i}$ 取 0.9；10<L≤20km，$K_{1i}$ 取 0.8；20<L≤40km，$K_{1i}$ 取 0.7；L>40km，$K_{1i}$ 取 0.6］。$K_{2i}$ 为渠道修正系数（通过未衬砌明渠入河，$K_{2i}$ 取 0.6~0.9；通过衬砌暗管入河，$K_{2i}$ 取 0.9~1.0）。$K_{3i}$ 为温度修正系数（若气温≤10℃，$K_{3i}$ 取 0.95~1.0；10℃<气

温≤30℃，$K_{3i}$ 取 0.8~0.95；气温>30℃，$K_{3i}$ 取 0.7~0.8）。$K_{4i}$ 为河道内对控制断面影响系数（一般按 0.2~0.6 计算，各地也可以按照水环境容量测算确定的系数取值）。

区域（流域）化学需氧量初始分配总量可按下式计算：

$$P_i = P_c(1 - X)P_{di} / \sum_{i=1}^{n} P_{di} K_i$$

$$X = (1 - C_m / C_s) \times 100\%$$

式中，$P_i$ 为区域（流域）化学需氧量初始分配总量；$P_{di}$ 为流域内第 i 个控制区域排污单位排放定额总量；$X$ 为省（市、县）控断面出境化学需氧量削减水平；$C_m$ 为出境断面目标年化学需氧量目标浓度；$C_s$ 为出境断面基准年化学需氧量实测平均浓度；其余符号同前。

该指导意见还给出了"排污单位总量指标分配"计算方法，并指出：氨氮（总氮）、总磷等污染物以及特征水污染物的总量分配可参照本指导意见执行。

污染物总量控制还涉及排放总量监测与核定、污染物减排总量核算与统计等内容，参照相关技术规范和技术文件。

（王 琳 罗启芳）

wūrǎnwù nóngdù kòngzhì

**污染物浓度控制**（concentration control of pollutant） 以控制污染源排放口排出污染物的浓度为核心的环境管理方法体系。其浓度控制管理对象为每个污染源。排放标准不仅可控制污染源排放口的浓度或排放量，也是对污染源控制技术的具体要求。污染物浓度控制的核心内容是制订国家污染物排放标准以及污染物排放行业标准和地方标准。根据不同行业的特点，中国已制定了一系列

废气、废水排放标准，规定了废气和废水中各种污染物排放的浓度限值。

国外也有类似政策，如美国的《新污染源性能标准》与环境质量也不是完全对应的关系。从排放源角度看，影响环境质量的因素除排放浓度外，还有持续排放时间。由于浓度控制缺乏对排放时间的规定，因此不能控制每个污染源的长期排放量（如年排放量）。或者说，污染物浓度控制仅是对污染源的部分控制。

《大气污染物综合排放标准》（GB 16297-1996）规定了现有污染源和新污染源共 33 种大气污染物的排放限值，其指标体系包括最高允许排放浓度、最高允许排放速率和无组织排放监控浓度限值。按照综合性排放标准与行业性排放标准不交叉执行的原则，许多行业排放标准亦正在实施。例如，《锅炉大气污染物排放标准》《工业炉窑大气污染物排放标准》《火电厂大气污染物排放标准》《炼焦炉大气污染物排放标准》《水泥厂大气污染物排放标准》《恶臭污染物排放标准》《汽车大气污染物排放标准》《摩托车排气污染物排放标准》。

《污水综合排放标准》（GB 8978-1996）分年限规定了 69 种水污染物最高允许排放浓度及部分行业最高允许排水量或最低允许水重复利用率。水污染物按其性质及控制方式分为两类：第一类，能在环境或动植物体内积蓄，对人体健康产生长远影响者，包括总汞、烷基汞、总镉、总铬、六价铬、总砷、总铅、总镍、苯并［a］芘、总铍、总银、总 α 放射性、总 β 放射性 13 种污染物，这类有害污染物质的污水，不分行业和污水排放方式，也不分受

纳水体的功能类别，一律在车间或车间处理设施排放口采样；第二类，其长远影响小于第一类污染物，在排污单位排放口采样。

污染物排放标准和环境质量标准之间是有差距的，环境质量标准比污染源排放标准严格得多。即使所有的企业都达到了排放标准，但环境质量也可能超过标准。因此，必须控制污染物排放总量，即根据环境质量的要求，确定所能接纳的污染物总量，将总量分解到各个污染源，保证环境质量达标。但是，单方面控制污染物总量也不行，高浓度的污染物在短时间内排放，会对环境产生巨大的冲击。应提倡污染物总量和浓度双控制，既要控制污染源的排放总量，又要控制其排放浓度。

（王　琳　罗启芳）

dàqì wūrǎn kòngzhì

## 大气污染控制 (air pollution control)

用工程技术措施防治和减轻人类活动所致大气环境污染，改善和保护大气环境质量。包括减少污染物的产生和净化已产生的大气污染物，其依据是大气环境质量标准和大气污染物排放标准。大气污染物分为颗粒污染物和气态污染物，其控制技术通常也分为颗粒污染物控制和气态污染物控制。主要是用各种除尘器去除烟尘和工业粉尘，用气体吸收塔处理有害气体，回收废气中的物质或使有害气体无害化。

**颗粒污染物控制**　颗粒污染物是悬浮于大气中的固体和液体颗粒状物质的总称。按其粒径大小，$<10\mu m$ 的称可吸入颗粒物，$<100\mu m$ 的称总悬浮颗粒物。工业废气中颗粒物的粒径，大的可达 $1000\mu m$，小的在 $0.001\mu m$ 以下（见大气颗粒物）。

颗粒污染物控制包括尘粒控制技术和微粒控制技术。

**尘粒控制技术**　主要是通过改进燃烧技术和采用除尘设备，以净化含尘气体，控制尘粒扩散，以达到防治颗粒物对大气污染的目的。

**燃烧技术**　燃料燃烧时排出的烟气中含有两类颗粒物：一类是燃料受热析出的一些微小碳粒，其粒度为 $0.05 \sim 1\mu m$，这些碳粒在炉膛中若不能完全燃烧就会形成黑烟冒出，除尘设备很难除去黑烟中的碳粒；另一类则是飞灰，由灰粒和部分未燃尽的焦灰细粒组成。燃料充分燃烧时，可消除黑烟，也可降低飞灰的排放。因此，在燃烧过程中，供给空气要适量，以使燃料完全燃烧为适宜。空气和燃料的混合要充分，燃料的投量需恰当，这样便可减少燃烧过程中烟尘的发生量。供给的空气量应大于通过氧化反应式计算出的理论空气量，少了不能完全燃烧，多了则会降低燃烧室温度，增加烟气量。空气和燃料充分混合也是实现完全燃烧的重要条件。通常在燃烧时喷入热空气或蒸汽进行搅动，或采用流化床工艺，使微小煤粒因气流而剧烈运动，这样不仅有利于完全燃烧，而且可加速热交换。由于完全燃烧过程需要足够的炉膛热强度，因此，必须控制燃料投量，多投或少投都会造成不完全燃烧。尤其小锅炉，投煤后，煤层受高温烘烤，产生大量碳氢化合物，需要足够的空气才能完全燃烧；投铺新煤层时，空气阻力增加，使空气供应不足，为此，一般采用二次送风，即从炉膛两侧的上部喷入总风量30%左右的风补充所需空气，可明显消除投煤阶段产生的烟尘。

**除尘技术**　此是控制尘粒污染的有效措施。①机械式除尘：用机械力（重力、惯性力、离心力等）将尘粒从气流中分离。适用于含尘浓度高和颗粒较大的气体，其特点是结构简单，基本建设投资和运转费用较低，气流阻力小，压力损失一般为 $98 \sim 686Pa$，但是除尘效率不高，一般只有 $40\% \sim 70\%$。采用机械力除尘的设备有重力除尘器、惯性力除尘器和离心力除尘器等，其中，离心力除尘器压力损失可达 $1470Pa$，除尘效率可达 $90\%$。②洗涤除尘：用水洗涤含尘气体，使尘粒与液滴或液膜碰撞而被俘获，并从气流中分离，随水排出。其优点是除尘效率比机械除尘高，可达到 $80\% \sim 95\%$，高效洗涤除尘器可达到 $99\%$；缺点是除尘器的气流阻力和用水量大，运转费用较高，洗涤水必须经过处理后，才能重复使用或排放。按除尘过程的不同可分为旋风洗涤除尘器、喷射式除尘器、文丘里除尘器（也称文丘里洗涤器）等数种。③过滤除尘：常用的是袋式除尘器。滤袋材料采用天然纤维、合成纤维或玻璃纤维，要求过滤材料具有良好的机械强度和耐热性、耐腐蚀性。袋式除尘器的特点是除尘效率高，可达到 $99\%$，操作简便，但占地面积大，维修费用高，适用于处理含尘浓度较低的气体，可去除粒径大于 $0.1\mu m$ 的干尘粒。④静电除尘：在集尘电极和放电电极之间施加3万~6万伏的高压直流电，放电电极附近即产生电晕放电，并使气流中的尘粒带电荷，带电尘粒被吸引而聚集到集尘电极上，集尘电极上的尘粒用震荡装置消除。静电除尘器有板式和管式、水平流式、干式和湿式之分。其特点是气流阻力小，能处理高温气体，除尘效率可达

90%~99.9%, 不受尘粒所含水分的影响, 适于处理含尘浓度低、尘粒粒径为 0.05~50μm 的气体。这种设备投资和维修费用较高, 占地面积较大。尘粒的电学性质可影响除尘效率。⑤其他: 还有利用声波和磁力作用的声波除尘器与高梯度磁力除尘器。为提高除尘效果, 可以将不同特点的除尘器组合使用, 例如, 可将适于净化高浓度、大粒含尘气体的除尘器和适于净化低浓度、小粒径含尘气体的除尘器串联组合, 以达到净化粒径范围较宽的含尘气体的目的。

**微粒控制技术** 含尘气体中, 粒度<3μm 的颗粒物, 通常称为微粒, 它能进入肺部并在肺泡内沉积, 对人体的危害较大。因此, 微粒控制越来越引起人们的重视。

微粒主要是在燃料燃烧、砂石破碎、钢铁冶炼和水泥制造等过程中产生的。微粒在污染源所排出的颗粒物中所占的比重因污染源的类别而异, 如钢铁冶炼工业烟气中微粒含量占总含量的 20%~60%; 铁合金工业烟气中的颗粒物几乎都是微粒。用于去除微粒的除尘器有: 静电除尘器、过滤除尘器和洗涤除尘器, 去除粒径≥2μm 微粒的效率可达 99% 以上, 去除≤1μm 微粒的效率较低。各种旋风除尘器捕集微粒的效率很低, 如多管式旋风除尘器去除粒径 1μm 微粒的效率只有 40% 左右, 一般不用于微粒控制。

为提高微粒的去除效率, 一是改进常规除尘装置, 如改进静电除尘器的放电和集尘电极结构, 采用双区电除尘装置等; 二是研制新型除尘器, 研制的近百种高效除尘器中, 已有十几种用于微粒控制。这些新型除尘器一般是采取技术措施使微粒在除尘器中凝聚成大粒径的颗粒, 提高捕集效率。采取的技术措施主要有: ①在洗涤除尘器中, 把高压水蒸气或热水喷入除尘器中, 使微粒凝聚。②在常规除尘器中附加静电场, 在静电作用下使微粒凝聚。③在高效旋风除尘器前, 使用静电凝聚器或声波凝聚器, 先使微粒凝聚。④利用高梯度磁分离, 控制烟气中的磁性微粒。

**气态污染物控制** 工业生产中排出的有害气体种类很多, 主要有二氧化硫、三氧化硫、硫化氢、硫醇、一氧化氮、二氧化氮、氨、一氧化碳、臭氧、氟化氢、氯、氯化氢、有机卤化物、碳氢化合物、苯、甲醛、挥发酚等。有害气体的治理应根据其化学和物理性质, 分别采取不同的方法, 包括回收利用或进行无害化处理。常用的方法有下列几种。

**冷凝法** 利用物质在不同温度下具有不同饱和蒸汽压的特性, 通过降低工业生产排出的废气温度, 使有害气体或蒸汽态的物质冷凝成液体, 并从废气中分离而被去除。此法对气态污染物的去除程度同冷却温度有关, 冷却温度越低, 有害气体的去除率越高, 分为一次冷凝法和多次冷凝法。多次冷凝法通过两次以上的冷凝过程, 可提高有害气体的冷凝效率。冷凝法设备简单, 操作方便, 可回收较纯的产品, 且不引起二次污染, 但用于去除低浓度有害气体则不经济, 一般用于吸附或化学转化等处理技术的前处理。

**燃烧法** 通过氧化燃烧或高温分解, 将工业废气中的某些有害气体转化为无害物质。燃烧法适用于处理废气中浓度较高、发热量较大的可燃性有害气体, 主要是将含碳氢的烃类气态物质, 通过热氧化过程, 有效地转化为二氧化碳和水。废气流中的其他成分如含卤素或含硫的有机化合物, 也可以通过热氧化作用发生化学转化, 使之从排气流中除去。燃烧温度一般为 600~800℃。废气中的氧气含量、可凝结的物质 (或气溶胶物质)、无机物质和颗粒物可影响燃烧法的适用性。燃烧法净化气态污染物简便易行, 可回收热能, 但不能回收有害气体, 易造成二次污染。

**催化转化法** 在催化剂的作用下, 使废气中的有害气体发生化学反应, 转化成无害的或易于回收利用的物质。常用的方法为催化氧化法和催化还原法。催化氧化法是在催化剂的作用下使有害气体和空气中的氧气发生化学反应, 如汽车废气中的一氧化碳和碳氢化合物在催化剂的作用下被氧化成二氧化碳和水。催化还原法是在催化剂的作用下使有害气体和还原性气体发生化学反应, 如用氨将氮氧化物还原成为氮气和水。催化还原法效率高, 反应温度低, 操作简便, 设备紧凑, 应用广泛。

**吸收法** 用溶液或溶剂吸收工业废气中的有害气体, 使其与废气分离而被去除, 是减少或消除有害气体向大气环境排放的重要途径。采用不同的溶液或溶剂, 可吸收不同的有害气体, 应用范围较广, 并可回收有用的产品, 但净化效率不高。吸收法主要用于二氧化硫、硫化氢、氟化物和氮氧化物等气态污染物的处理。与普通化工生产中的吸收过程相比, 需要处理的气体量大, 污染物浓度低, 因此, 要求有较高的吸收效率和吸收速率。简单的物理吸收通常不能满足要求, 一般采用化学吸收过程, 如用碱性溶液吸收燃烧尾气中低浓度二氧化

大气污染防治的重点。美国、日本等国家已经制定了严格的 $NO_x$ 排放标准，其防治技术也得以研究、应用和发展，其中包括燃烧过程脱硝技术（烟气再循环燃烧法、空气分级燃烧法、燃料分级燃烧、低过量空气系数燃烧法）和燃烧后脱硝技术，即烟气脱硝技术。

烟气脱硝技术有 20 多种，从物质的物理状态来分，可分为湿法和干法两大类；从化工过程来分，则大致分为吸收法、固体吸附法和催化还原法三类，其原理与效果比较列于下表。

**选择性催化还原法（selective catalytic reduction，SCR）** 以无水氨、氨水或者尿素为还原剂，以金属氧化物或金属离子交换沸石为催化剂，在温度为 200～450℃ 时将 $NO_x$ 还原为 $N_2$，去除烟气中的 $NO_x$。反应过程中，还原剂选择性的只与 $NO_x$ 发生反应，基本上不与烟气中残余的 $O_2$ 反应，故此还原反应具有"选择性"。利用尿素作为还原剂，是 20 世纪 50 年代由美国首先提出来的，美国安格公司于 1957 年申请了该技术的发明专利。1972 年在日本开始正式研究和发展这项技术，并于 1978 年实现了工业化应用。此法效率较高，是工业上应用最为广泛的一种烟气脱硝技术。催化剂失活和烟气中残留的氨是与 SCR 工艺操作相关的两个关键因素。催化剂中毒是长期操作过程中主要的失活因素，降低烟气的含尘量可有效降低催化剂失活的可能性，延长催化剂寿命。由于 $SO_3$ 的存在，所有未反应的 $NH_3$ 都将转化为硫酸盐。

**非选择性催化还原法（non-selective catalytic reduction，NSCR）** 利用还原剂 $H_2$、CO、甲烷（天然气）等有机物，在 NSCR 催化剂的存在下，将 $NO_x$ 还原成 $N_2$，同时与尾气中的 $O_2$ 反应生成 $CO_2$ 和 $H_2O$。

**选择性非催化还原法（selective non-catalytic reduction，SNCR）** 不用催化剂的条件下，将 $NH_3$、尿素等还原剂喷入锅炉内与 $NO_x$ 进行选择性反应，必须在高温区加入还原剂。还原剂喷入炉膛温度为 850～1100℃ 的区域，迅速热分解成 $NH_3$，与烟气中的 $NO_x$ 反应生成 $N_2$ 和 $H_2O$，基本上不与烟气中的 $O_2$ 作用。尽管选择性非催化还原在理论上可达到选择性催化还原效率的 90%，但是由于温度、反应时间和混合程度等因素的限制，往往使实际的脱硝率大大降低，SNCR 烟气脱硝技术的脱硝效率一般为 30%~60%。此外，其受锅炉结构尺寸影响也很大，多用作低 $NO_x$ 燃烧技术的补充处理手段。SNCR 技术的发展趋势是用尿素代替氨作为还原剂。在应用中可能出现的主要问题包括：①氨的利用率不高容易形成过量的氨泄漏，造成环境的二次污染或腐蚀下游的设备。②形成温室气体 $N_2O$。③在用尿素做还原剂时，若运行控制不当，可能会造成较多的 CO

**表 三类烟气脱硝技术方法、原理与效果比较**

| 分类 | 处理方法 | 原理 | 处理效果 |
|---|---|---|---|
| 催化还原法 | 非选择性催化还原法 | 利用还原剂氢或甲烷（天然气），在催化剂的存在下，将 $NO_x$ 还原成 $N_2$，在反应中不仅与 $NO_x$ 反应，还要与尾气中的 $O_2$ 反应，没有选择性 | $NO_x$ 去除率达 90% 以上，但处理成本较高 |
| | 选择性催化还原法 | 在催化剂（如铜、铂、钒、钼、钴、锰等氧化物）存在下，用氨、硫化氢、一氧化碳等为还原剂，将 $NO_x$ 选择性地还原成 $N_2$，而不与氧反应 | 该法工艺简单，处理效果好，转化率达 90% 以上，但仅能化有害为无害，未达到变废为宝、综合利用的目的 |
| 吸收法 | 碱液吸收法 | 用碱性溶液来中和吸收 $NO_x$，如 NaOH、KOH、$NH_4OH$、Ca(OH)$_2$ 等都可用做吸收剂 | 此法在消除烟气中 $NO_x$ 的同时又可除去 $SO_2$，又可得到硝酸盐产品，能达到综合利用、变废为宝的目的，但投资大，成本高 |
| | 硫酸吸收法 | 此法原理系铅室法制备硫酸的化学过程为基础，基本上与铅室法制备硫酸的反应相似 | 该法生成的亚硝酸基硫酸，可供浓缩稀硝酸；同时消除 $NO_x$ 与 $SO_2$ |
| 固体吸附法 | 分子筛吸附 | 分子筛具有筛分大小不同分子能力，如用氢型丝光沸石、13X 型等分子筛，在有氧存在时，不仅能吸附 $NO_x$ 还能将 NO 氧化成 $NO_2$。用它处理硝酸尾气，可回收硝酸或 $NO_2$ | 用分子筛处理硝酸尾气，氮氧化物的消除率达 95% 以上，可达到既消除污染又综合利用的目的，但设备庞大、流程长、投资高 |
| | 泥煤-碱法 | 泥煤对氮氧化物的吸附率很高。泥煤加熟石灰制成的吸附剂，既具有强吸附性能，同时利用酸碱中和来吸收氮氧化物 | 该法对氮氧化物的脱除率可达 97%~99%，排出口的 $NO_x$ 含量<0.01%~0.02% |

排放等。

**混合 SNCR-SCR 烟气脱硝技术** 是结合 SCR 技术高效与 SNCR 技术投资省的特点而发展起来的一种值得关注的新型工艺。该技术有脱硝效率高、催化剂用量小、反应塔体积小、系统阻力小、降低腐蚀危害、降低运行费用、减少 $N_2O$ 的生成等优点，且 $NH_3$ 的泄漏率极低。该工艺有两个反应区，在第一个反应区中，还原剂与 $NO_x$ 在没有催化剂参与的情况下发生还原反应，实现初步脱硝，然后未完全反应的还原剂进入混合工艺的第二个反应区，在有催化剂的情况下进行反应，进一步脱硝。该技术最主要的改进就是省去了 SCR 设置在烟道里复杂的氨喷射系统。

**等离子体法** 原理是利用高能辐射激发烟气的各种气体分子，使其产生自由基和活化分子，后者与 $SO_2$ 和 $NO_x$ 反应达到脱硫脱硝的目的，世界上已较大规模开展研究的方法有电子束辐照法和脉冲电晕法（见烟气脱硫）。

**微生物法脱氮** 此法建立在利用微生物对废水反硝化脱氮的基础上。在有外加碳源情况下，适宜的脱氮菌利用 $NO_x$ 为氮源，将其还原为无害的氮气，而脱氮菌得到生长繁殖。其中，$NO_x$ 中的 NO 直接被吸附在微生物表面被还原成氮气，而 $NO_2$ 则是先溶解在水中形成硝酸盐和亚硝酸盐，然后被微生物还原成氮气。利用微生物对废气进行脱销是国际上开始的应用基础性研究，该方法可有效去除废气中的氮氧化物，工艺简单，能耗低，无二次污染，但还没有得到工业化应用，主要问题是微生物的生长速度较慢，处理大量的烟气需对菌种做筛选和驯化；微生物需适宜的生长环境难保证；微生物生长对塔内建筑物的堵塞等。

（吴峰）

zàoshēng wūrǎn kòngzhì

**噪声污染控制**（control of noise pollution） 采用各种措施控制噪声源的声输出和噪声的传播，获得人们生活所需的良好声学环境。噪声污染是一种物理性污染，特点是局部性和无后效作用，并有波动性和难避性。在环境中只是造成空气物理性质的暂时变化，声源输出停止之后，污染立即消失，不留下任何残余物质。噪声污染的控制主要是控制声源和声的传播过程，以及对接收者进行保护。

**技术发展** 随社会经济的发展，环境问题已被国际社会公认为是影响 21 世纪可持续发展的关键性问题，而噪声污染更是成为 21 世纪首要攻克的环境问题之一。从 20 世纪 70 年代至今，噪声控制技术日益成熟。世界上常用的噪声控制技术有消声、吸声、隔声、隔振阻尼等，主要在声源、传播途径及接受者方面对噪声进行控制和处理。

有源降噪技术自美国的奥尔森 1947 年首次提出后，引起世界各国的广泛关注。1953 年，奥尔森等又提出了"电子吸声器"，并付诸实践。20 世纪 60、70 年代，英、法、苏联等国把单个有源消声扩展为多通道系统和组合次级声源，并成功地将其应用于管道消声。1980 年，法国将有微处理的有源消声器装置应用于 2.2kW 的实验室柴油机，在 20～250Hz 范围内可降噪声 20dB。

国外防治噪声污染对策主要包含两个方面的内容：一是从噪声传播分布的区域性控制角度出发，强化土地使用、城镇建设规划中的环境管理，贯彻合理布局，特别是工业区和居民区分离的原则，即在噪声污染的传播影响上间接采取防治措施；二是从噪声总量的控制出发，在各类噪声电源机电设备的制造、销售和使用等环节上，对污染源本身直接采取限制措施。

中国的噪声控制技术研究取得长足进步，测试分析技术有很大提高。大中城市环境监测站已普遍采用精密声级计、噪声统计分析仪或自动监测仪，定期、不定期对大范围、多测点的工业噪声源进行快速、连续的现场监测，为环境噪声管理提供科学依据。噪声控制的发展还体现在政策管理方面。中国 20 世纪 70 年代就将保护环境确立为一项基本国策，制定了各种环境规划。1996 年颁布了《环境噪声污染防治法》及各种噪声与振动限值标准及测量方法，使噪声控制有法可依，有标准可循。随着国民经济的发展和科学技术水平的不断提高，噪声控制技术将会有更大的发展。

**原理** 控制噪声污染必须把声源、声传播途径和接受者三部分作为一个系统来考虑，从三个环节着手，分别采取措施。

**声源控制** 降低噪声的最根本和最有效的办法，在声源处消除噪声，即使只是局部的，也会使传播途径或接收处的降噪工作大为简化。工业生产的机器和交通运输的车辆是环境噪声的主要来源，因此消除噪声污染的根本途径是减少机器设备和车辆本身的振动和噪声，从根本上解决噪声的污染或大大简化传播途径上的控制措施。

**传播途径** 降噪最简单的办法就是使声源远离人群集中的地方，依靠噪声在距离上的衰减达到减噪的目的。还可在声源与人之间设置隔声屏，如利用天然屏障树林、土坡、建筑物等阻挡噪声的传播。常用的降噪技术有吸声、隔声、消声、阻尼减震等。

接受者防护　若在声源和传播途径上无法采取措施，或采取了声学技术措施仍达不到预期效果，应从接收者角度采取措施，对接受者进行防护。如让工人戴个人防噪用品，常用的有耳塞、防声棉、耳罩等；精密仪器设备可将其安置在隔声间内或隔振台上。此类措施主要是利用隔声原理来阻挡噪声，使感受声级降低到允许水平。

措施　噪声污染控制的基本方法有管理和技术两个方面。用行政管理和技术管理控制噪声称为管理控制，用技术手段治理噪声称为工程控制。

城市环境噪声管理措施　包括下列几方面：

交通噪声污染防治　首先，应控制声源，使用低噪声发动机，严禁噪声超标的车辆在市区行驶；其次，拓宽道路，禁止无证或非机动车辆的随意停放和行驶；另外，对车辆集中的繁忙路线实行单行、限速、禁鸣等措施，降低交通噪声。地面交通线路的选择宜合理避让噪声敏感建筑物。机动车辆在市区行驶，机动船舶在市区的内河航道航行，铁路机车经过市区、疗养区时，必须按规定使用声响装置。建筑物集中区域的高速公路和城市高架、轻轨道路，应合理设置地物地貌、绿化带等声屏障或采取其他有效控制环境噪声污染的措施。

工业噪声和建筑噪声污染防治　工业噪声和建筑噪声属于固定源噪声，在城市范围内向周围生活环境排放的噪声，应符合国家规定的环境噪声排放标准。凡有噪声源的单位或个人，应采取有效的噪声控制措施，达到所在地区的环境噪声标准。无法消除噪声源的单位，要有计划地改产或搬迁。建筑施工设备应符合国家规定的噪声标准，产生环境噪声污染的工业企业，应当采取有效措施，减轻噪声对周围生活环境的影响。对建设施工单位作业产生的噪声污染，应切实采取防治措施。除紧急抢险、抢修外，任何单位或个人不应在夜间 10 时至次日早晨 6 时内进行打桩等危害居民健康的高噪声施工作业。

社会生活噪声污染防治　在市区噪声敏感建筑物集中区域内，因商业经营活动使用固定设备造成环境噪声污染的商业企业，应按规定向所在地的县级以上人民政府环境保护主管部门申报拥有的造成环境噪声污染的设备的状况和防治环境噪声的污染设施的情况。新建营业性文化娱乐场所的边界噪声必须符合国家规定的环境噪声排放标准。禁止任何单位、个人在城市市区噪声敏感建筑物集中区域内使用高音广播喇叭。超标准排放环境噪声的，应采取有效治理措施，并按照国家有关规定缴纳超标准排污费，征收的超标准排污费必须用于环境噪声污染防治。受到环境噪声污染危害的单位和个人有权要求加害人排除危害；造成损失的，可依法向加害人要求赔偿损失。

城市规划噪声管理　通过控制城市人口密度、合理布置工业区与居住区、合理布局居住区道路网络、机动车规模与行驶方式、城市绿化等手段管理城市噪声。

工业噪声技术管理　包括减少工作时间和劳动过程、加强对设备的维修和管理、更新机械设备和生产工艺、合理布置或调整设备的安装布局。噪声对人的危害和接触噪声的持续时间有关，因此改变坐班制、组织工种轮换等，对在高噪声下长时间工作的工人有利。机械设备在磨损严重、带故障运转、年久失修等情况下使用，会扩大噪声源。在可能条件下，进行设备更换，选用低噪声设备、改革生产工艺中的不合理。新建或改建厂房时，在不影响生产工艺的情况下，应根据设备的噪声状况，考虑噪声控制工程的需要，做到合理布局。

噪声工程控制技术　①吸声技术：使用多孔吸声材料减轻噪声污染。常用的多孔吸声材料主要有无机纤维材料、泡沫塑料、有机纤维材料和建筑吸声材料及其制品等。②隔声技术：用构件将噪声源和接收者分开，从而降低噪声污染程度。采用适当的隔声设施，能降低噪声级 20～50dB。这些设施包括隔声间、隔声罩、隔声幕和隔声屏障等。③消声技术：消声器是一种让气流通过而使噪声衰减的装置，安装在气流通过的管道中或进、排气管口，是降低空气动力性噪声的主要设施。④个体防护技术：个体防护包括对听觉的防护以及对胸部的防护。最常用的听觉和头部防护方法是使用耳塞、耳罩、帽盔和防声棉。噪声超过 140dB 时，对胸部、腹部各器官也有极严重的危害，此时可以穿着防护衣进行防护。

工作程序　在实际工作中，噪声控制主要分两种情况：一种是现有企业达不到《工业企业噪声卫生标准》的规定，需要采取补救措施来控制噪声；另一种是新建、扩建、改建而尚未建成的企业，需要事先考虑噪声污染的控制。对新建及改扩建工程，一律实行"三同时"制度，即噪声控制措施必须与主体工程同时设计、同时施工、同时投产。噪声控制一般按下列程序进行。

调查噪声现场　到噪声污染现场调查噪声源及其产生的原因，同时考察噪声传播的途径，以便于在研究、确定噪声控制措施时结合现场具体情况进行考虑或加以利用。对噪声污染的对象例如操作者、居民等进行实地调查，并进行噪声测量。

确定减噪量　将调查噪声现场的数据资料与噪声标准（国家标准、部门标准及地方或企业标准）进行比较，确定所需降低噪声的数值（包括噪声级和各频带声压级所需降低的分贝数），一般说来数值越大噪声问题越严重。

选定噪声控制方案　噪声减噪量确定后，需选定控制噪声的实施方案，确定具体方案时既要考虑声学效果，又要经济合理、切实可行。采用降噪措施必须充分考虑供水、供电问题，特别是要考虑通风、散热、采光、防尘、防腐蚀以及污染环境等因素。措施确定后要对声学效果进行估算，做必要的实验从而避免盲目性。

降噪效果的鉴定和评价　噪声控制措施实施后，应及时进行降噪效果鉴定。如未达到预期效果，应查找原因分析结果，补加新的控制措施。最后对整个噪声控制工作进行评价，其内容包括降噪效果、投入资金及对正常工作的影响等。

（吴峰）

yǐnyòngshuǐ chǔlǐ jìshù

**饮用水处理技术**（technology of drinking water treatment）　减少或去除原水中污染物使之达到饮用标准的制水生产工艺和方法。不同水源、不同地区和（或）不同经济发展水平等多种因素，可影响所采用的饮用水处理技术和工艺流程。例如，以地表水为水源和以地下水为水源，所采用的饮用水处理技术相差甚大，前者通常需要所谓的饮用水常规处理技术，即混凝、沉淀、过滤和消毒；后者通常只需消毒甚至消毒也可省略。城市集中式供水和农村分散式供水，二者水处理方式也大不相同；特殊地质环境的水源，要根据水质特点，增加一些特殊处理过程和技术，例如，软化、加氟、除臭除味、防腐、控藻和曝气等。随着环境污染的不断加重，以及人们对生活质量、水质要求的提高，各种新型水处理技术和工艺相继推出，并随着科技、社会的发展不断改进与完善。

**发展史**　水处理的历史可以追溯到几千年前，人类文明发展总是与水相伴，当人类祖先选择定居地时，总是依水（河流、湖泊、泉水）而居。人们需要饮水、烹饪、洗澡、清洁、灌溉，以及从事其他与水相关的生产、生活活动。但是水源并非总是清洁、安全，有时感官性状比较差，有异味、嗅味、颜色和浑浊，还可能存在引起疾病的微生物、寄生虫等。4000年前，就有记载消除饮水嗅、味的方法。古梵文和希腊文献推荐用木炭、曝晒、煮沸和渗滤方法处理饮水。早在公元1500年前，据说埃及人就用到化学方法，例如，明矾沉淀悬浮颗粒物。18世纪期间，过滤被确立为去除水中颗粒物的有效方法。19世纪初，慢砂滤在欧洲普遍应用。19世纪中、后叶，科学家对饮水污染物特别是肉眼看不到的污染物的来源、后果有了更深刻的了解。英国流行病学家约翰·斯诺（John Snow）证明1854年霍乱在伦敦的暴发与一个公共井水受到污水污染有关。法国微生物学家路易·巴斯德（Louis Pasteur）的疾病"细菌学理论"解释了微生物如何通过水介导传播疾病。20世纪初，饮水消毒剂的出现才认为是真正有效减少水介导疾病暴发的有效武器。1908年，美国新泽西州，泽西市首先使用氯作为饮水消毒剂，同一时期在欧洲也有使用臭氧作为饮水消毒剂的情况。至此，一套较完整的常规饮水处理技术基本确立。

在19世纪晚期和20世纪初期，水质标准焦点主要集中在引起疾病的致病微生物方面，以后虽有修改，在感官性状、致病微生物和已明确的化学物项目上有所增加，但以混凝、沉淀、过滤和消毒为代表的饮用水处理技术，基本能够满足当时人们对水质的要求。20世纪60年代后期，随着工农业的发展，以及越来越多的合成化学物的出现，对环境和人群健康的影响日益受到人们关注。通过工厂排放、城市和农田地表径流、土壤贮存和处理废水造成的渗漏，很多新的化学物进入到水体，传统的饮水处理技术和工艺受到了挑战。新的或原有受到忽略的饮水处理技术应运而生。

**方式**　饮用水处理技术发展至今，其基本原理仍然以物理、化学、工程学和生物学理论与方法为基础，综合利用，发挥其最大效用。大致可以分成两大类：常规饮用水处理技术和深度饮用水处理技术。

常规饮用水处理技术　大城市或人口密集的城市通常采用集中式给水，对以地表水为水源的供水系统，其遭受污染的可能性远远大于地下水，所以一个多世纪以来，各国供水企业一般均用混凝、沉淀、过滤和消毒这套饮用水常规处理技术或工艺，达到消除沉淀物、污染物和灭活潜在致病微生物的目的。

**基本流程** ①水源中除了一些较大的颗粒随着时间的延长，逐渐会沉淀外，还有一些沉淀缓慢或难以沉淀的颗粒长期悬浮于水中，为了加快或使它们更易沉淀，通常加入一种或数种可溶性的化学物，例如明矾、铁盐或合成有机聚合物，促进沉淀过程。这种或这类化学物称为混凝剂，这个过程称为混凝。②混凝剂在水中形成具有黏性的小絮状颗粒称为絮凝物，絮凝物吸附水中其他颗粒，形成较大的颗粒。在重力作用下，较大的絮凝物可快速沉淀，作为污泥被清除，也可通过过滤有效清除。这个过程可去除因雨水冲刷土壤和植物而进入水体的部分天然有机物，这些有机物可致水体变色、恶臭和异味。但并非所有天然有机物都可通过混凝作用消除，残留的有机物可与后续消毒剂反应，生成消毒副产物。③过滤是让水通过沙或细砂砾形成的床体，砂滤通常可去除细小的悬浮固体、前段处理过程形成的沉积物和较大的微生物等，水缓慢通过沙砾床体效果更佳。过滤能增强水的透明度、提高后续消毒处理的效率。过滤技术随着现代塑料制品材料的发展也在不断变化，产生了一系列的水处理材料和方法，如微滤、超滤和纳滤。虽然混凝、沉淀、过滤可以除去源水中大部分有机物和较大的微生物，但仍有一些致病微生物不能去除。④消毒处理就是杀死水中可能存在的致病微生物和预防给水管网中可能再生的致病微生物。水处理最通用、有效、廉价、简易的消毒方式是加氯消毒，氯化消毒方式已在世界各国获得广泛应用，基本保证了饮用水的微生物学安全性。

**新问题** 常规的饮用水处理技术面临许多新的问题。例如，国内外众多湖泊、水库等静止或缓慢流动的水体开始出现富营养化，且日益严重，藻类加重了常规水处理的负担，藻类代谢产物不能被传统的水处理方法完全去除；与有机化工密切相关的酞酸酯类，性质稳定，为难降解化合物，广泛存在于自然水体和自来水出厂水中；由隐孢子虫、肠道的病毒导致的几次大的介水传染病的暴发，提示对加氯消毒有一定抵抗力的病毒、隐孢子虫卵囊有可能逃过常规水处理的阻遏；特别令人感到两难的是氯化消毒遭受挑战，它在发挥消毒杀菌等正面作用的同时，氯化消毒剂与水中有机物反应，可产生微量的致突变、致癌副产物。因此，改革饮用水消毒方式，尝试推广氯胺、二氧化氯、臭氧、紫外线等替代消毒剂，对饮用水进行深度处理等需求日益迫切。

**深度饮用水处理技术** 主要有用活性炭吸附法、离子交换技术、膜技术等。

**活性炭吸附法** 在去除水中微量有机物方面非常有效，能做到除色、除臭、除味。常用的活性炭有两种形式，粉末活性炭和颗粒活性炭。活性炭对分子量500～3000的有机物能有效吸附。粉末活性炭可以在水处理快速混合阶段加入，然后被絮凝剂形成的絮凝物捕获，随污泥一道清除，用于间或发生的化学污染或藻类暴发；颗粒活性炭通常铺在过滤装置（床）中，作为砂滤后的进一步优化处理，用于防范持续发生的污染问题。

**离子交换法** 某些特殊水源无机物污染较重，通过絮凝沉淀、过滤不能有效去除，需用此法。可以用于处理硬水，也可以用于去除砷、铬、氯离子、硝酸盐、镭和铀。

**膜滤法** 新兴高效分离技术，用天然或人工合成的高分子薄膜作介质，在外加压力作用下，对双组分或多组分溶液进行过滤分离的处理方法。各种膜技术（微滤、超滤、纳滤、反渗透）在制取纯净水与饮用净水中已经成熟，在污水回用、工业给水中也有应用实例。因受滤过速度限制，产量较低，在大规模市政供水中尚无法应用。与常规水处理技术相比，膜处理技术能去除水中尺度更小的物质。通过膜处理还可以去除贾第鞭毛虫孢囊和病毒，减少常规消毒的副产物生成，而且可以不投药剂，避免了化学药剂的副作用。虽然城市水厂普遍采用膜处理的条件尚不成熟，但膜处理技术的发展前景十分光明，随着膜制造技术的发展和成本的不断降低，今后膜技术在饮用水深度处理方面将得到更加广泛的应用。

**发展趋势** 世界卫生组织根据水处理工艺的复杂程度，给饮用水处理过程作了一个定性的排序，级别越高，增加的工艺与技术越多，当然费用也越高（表）。

未来饮用水处理技术发展趋势应从两个方面考虑，一是节约水资源，二是尽最大可能提供优质饮用水。发达国家有关分质供水是节约水资源的有效方式，它是将可饮用水系统与非饮用水系统分开，可饮用水系统作为城市的主体供水系统，低品质水、回用水或海水另设管网供应，用作园林绿化、清洗车辆、冲洗厕所、喷洒道路以及冷却等目的，此为非饮用水系统，是主体供水系统的补充。优质饮水的定义是：为了得到比现有的自来水更优质的饮用水，将自来水等作为原水按特定要求进行深度处理而供应的卫生饮水。中国部分城市在一些社区、单位或局部区域实行的管道分质直饮水即属于此范畴。

**表 饮用水处理技术复杂度（与成本）排序**

| 等级 | 饮用水处理工艺 |
| --- | --- |
| 1 | 简单的氯化消毒，一般的过滤（快砂滤，慢砂滤） |
| 2 | 预氯化消毒加过滤、曝气 |
| 3 | 化学混凝，控制消毒副产物的优化处理 |
| 4 | 颗粒活性炭处理，离子交换 |
| 5 | 臭氧处理 |
| 6 | 高级氧化处理，膜处理 |

(谷康定)

kùdǐ wèishēng qīnglǐ

# 库底卫生清理（health clearance for reservoir bottom）

水库库底及水库周围地区建筑物和环境污染物及其他杂物清理、移除和消毒的计划、实施和监督。水库内的水体质量是一项极为主要的工程经济技术指标，它影响着水库岸畔及下游河段水质及人群健康。水库库底的卫生清除、消毒是水库淹没处理措施中的重要环节。制订库底卫生清理计划和估算清库投资，必须按照水库特点和功能、卫生防疫、渔业生产和航运安全的要求，建立专项的清库卫生消毒机构，结合水利工程进度，制定实施方案，经有关专家审定，再进行库底卫生清除与消毒操作，并接受清库质量的监督管理。

**要求** 水电部颁发的《水库库底清理办法》[（80）水电水规字第56号]中明确规定："为保证水利水电工程运行安全，防止水质污染，保护库周及下游人群健康，并为利用水库发展水产养殖、航运、水上运动及旅游等事业创造条件，对修建的水库，在蓄水之前必须进行库底（卫生）清理，库底清理工作应在蓄水前3个月完成，经有关主管部门共同验收合格后才能下闸蓄水。"

《水电工程建设征地移民安置规划设计规范》（DL/T 5064-2007）也规定："具有供水任务的水库，除依据本标准要求进行规划设计外，还应根据其供水要求、污染源的分布、数量、种类、污染程度、水库功能以及清理范围内环境医学状况，在当地卫生和环保部门指导下进行专门防污染处理。"水库淹没区内传染源、污染源的卫生清除与消毒工作的达标对保证水库蓄水后的水质在环境医学、卫生用水安全起决定性作用。如果没有按照严格的规范清除与消毒，则有可能对人民生命健康造成严重危害或财产损失。水库底卫生清理与消毒的深度，取决于水库水的用途。库底土质、植被种类及工业、生活污染状况等都影响水库水质。

**清除内容** 一般是按照《水利水电工程环境影响医学评价技术规范》（GB/T 16124-1995）做出的环境医学评价报告中，有库区疾病谱、疫情的时空分布信息，可确定卫生清除与消毒项目、重点。主要是介水传染病、自然疫源性疾病（包括寄生虫病）、虫媒传染病和生物地球化学性疾病等及其传播途径。其次根据水利水电工程的设计，蓄水高程，水库运行方式，如流域的气象、水文、地质，工农业生产情况，划出水库最高、最低水位线，确定蓄水淹没范围（包括淹没区和浸没区）和消落地带。

**垃圾、粪便、工业废渣，废弃矿道（井）清理** 主要提倡综合利用，化害为利。生活垃圾可结合农业生产积肥、堆肥或通过土地翻耕、掩埋使其达到自净，也可将污染物摊在土地上晾晒，借助太阳光中的紫外线杀菌，其厚度不要超过15cm。这种方法经济简便，但至少需要半年时间，又要防止雨水冲走。作为生活饮用水源的水库的卫生清理与消毒工作，必须在蓄水前半年完成，不得随意缩短消毒后的时间。对于施工人员搬走后遗留下的生活垃圾、粪便、工程性污染物应清理出库区，否则因距蓄水时间太近，极易造成蓄水污染，并应进行药物消毒。根据水库库底卫生清除与消毒的经验，对清运走粪便的厕所、垃圾的场地，每平方米用20%漂白粉溶液喷撒2L或生石灰0.6kg，可使细菌总数、寄生虫卵检出率大大降低。污水沟、坑洼积水等消毒后再用净土填平、夯实。

**淹没区建筑物卫生清除** 不仅是为水质安全，而且还有巨大的经济效益，诸如养殖捕捞、航运安全等。为此在淹没区、浸润区的民用建筑物或设施都应推倒铲平，残垣断壁不能高出地面0.3m，残存的水井、渗坑、地窖、地下室及工业用的油井等均应用净土或石料填平，决不能用垃圾、瓦砾来填垫，以免发生漫溢而污染水质。产生传染性污染物的公共设施如医院、门诊部、畜禽栏圈、屠宰场、麻风患者的住所等除了清扫污染物外，还应将被污染的场地、墙面等喷撒漂白粉进行消毒。

**坟墓消毒** 淹没区内的一切

坟墓应迁出淹没线以外，这些污染物可被潜流冲涮溢出，污染水质。尸体在土壤中的无机化进程与当地气候、土质等因素有关。一般认为，埋于地下的尸体经过15年后，基本可以达到无机化，凡不满15年的坟墓都应迁出库外，特别是在水库正常高水位和最低水位以下2m之间的地带、坍塌区、拟建集中式取水构筑物地区的坟墓，必须迁出库外。库区埋葬超过15年的或掩埋深度大于1.5m的坟墓，拆除墓碑后夯实。尸体迁出后，将被污染的土壤挖出晾晒，再消毒墓穴填埋夯实。如棺材完整的可抬走，无主的尸骨可就地焚烧或运出库外集中掩埋，开棺时应待有害气体逸散（15~30分钟）后，用工具拾检尸骨。操作时，应戴口罩、手套，穿防护服，完毕后必须用消毒液洗手。

烈性传染病畜禽尸体掩埋场卫生清除　所谓畜禽烈性传染病是指炭疽、马鼻疽、口蹄疫、布鲁菌病、李斯特菌病、疯牛病、羊副结核、狂犬病、赤羽病、禽流感等，这都是人畜共患病，危害甚烈。凡患上述疾病的畜禽及其肉制品，严禁经营、销售，必须就地隔离或销毁，常用的方法是焚烧。为防止疫情扩散，所有接触场地和排泄物要用4%甲醛溶液消毒，彻底杀灭各种杆菌、球菌、需氧或厌氧细菌及芽胞等病原体。凡有埋葬上述畜禽尸体的场地，需将地面25cm以上的表土清除出库外，搅拌漂白粉，湿式操作应防止扬尘产生，并穿戴防护服装，有皮肤破损的人员禁止参加这种工作。事毕之后用1%~2%来苏儿溶液洗手。

植被清除　水库库底的枯枝落叶、草皮如果清除不彻底的话，

蓄水后不仅能形成大量漂浮物，还能在水中分解，增加化学需氧量、生化需氧量及含氮的溶解性盐类的浓度造成水体富营养化的条件，有利藻类的生长繁殖，恶化水质的感官性状，特别是在加氯消毒后更为显著，以致生成致突变性物质；还消耗溶解氧降低水库的自净力，影响水产养殖业的发展。为了航行，捕捞业和游泳的安全，还必须清除林木（包括乔木、灌木、竹林等），最好连根拔除，残留的树桩不能超过30cm。例如，凡有特殊生态价值的苗木应移出库外栽培。在供水构筑物的附近、船闸、捕捞港口以及易冲刷的地段，树桩应清除到与地面平齐，残留坑洼应填平。对于经济价值不大的树木和杂草及易形成漂浮物的杂物，可就地焚烧，其灰烬用净土掩埋夯实，确保清库质量。

饮用水源水库、调水渠道、岸畔卫生清除　专用或将用作供水水源的水库或渠道、岸畔的卫生清除程度要求更高，这是保证供水符合卫生标准的基础工作。对自然疫源地、工矿废渣，尾矿坝、坟墓、林木等必须彻底清除出库外并进行严格的消毒。土壤也能影响水质，也是水生动植物的生长因子，若有淤泥或泥炭层能影响水的感官性状、使用范围，造成经济损失。这也是水库环境影响医学评价的重点之一。泥炭或淤泥必须清除出库区。如果工程量大就用净土填埋，掩盖夯实。如果库岸有坍塌或风浪冲刷的土坡都能影响水的浊度应进行护坡加固。中国实施调水工程，为了保证水质免遭污染，应尽量采用涵管或高架管道输送，避免通过人畜共患病流行区，地方病或癌症高发区、墓地、放牧场地等，

如果避让不开时，要严格执行卫生清除、消毒和除害（灭鼠、灭螺等）标准，必要时可设立水质监测站（点）。

库底的有毒化学制品消除　有毒化学品、放射性物质存放仓库或货场，油库或加油站；农药、化肥的生产资料公司、货栈等也是清库的重点对象，是常见的水质污染源。

**消毒与除害方法**　清库的目的是保证水库水质除能达到生活饮用水的卫生标准外又能满足流行病学上安全要求。应以严肃的科学态度认真进行消毒与除害，决不能马虎从事，否则后患无穷和造成巨大经济损失和不良的社会影响。

卫生清除是解决量大面广、污染强度较低的传染源、工业污染源的慢性危害问题；而消毒和除害既是它的补充措施也是根治自然疫源地的有效办法。二者是相辅相成实现清库的总目标。对疫源地实施消毒的时间不同，分为随时消毒和终末消毒。前者是阻止病原体的扩散，后者是为彻底消除疫源地的存在。对疫源地消毒的具体方法，要求是随着流行疾病的特点而定：对传染性强的疾病，其病原体又能在外环境存活时间长的，不仅要做好随时消毒更要重视终末消毒。对那些没有传染性疾病的患者及其排泄物一般不需要采取特别的消毒措施；重点应放在消除传染病媒介。

消毒方法　①具体对象：淹没区、浸润区的粪窖（坑）、畜禽圈栏、垃圾堆、坟墓、屠宰场、兽医站、医院、麻风患者的庭院等污染源、污染物。②消毒剂及浓度：库区需要消毒的范围广，药品用量大，在保证消毒效果的条件下，还应考虑运输问题和节

省投资。主要的消毒药品有：石炭酸，3%～5%；漂白粉，8%（要测定有效氯的含量）；石灰乳，30%；生石灰，1kg/m²。③消毒剂用量：除生石灰外，其余3种消毒剂的用量，对不同消毒对象均可按2L/m²计量。④观察指标及方法：蛔虫卵死亡率，离心沉淀法；大肠菌群，乳糖发酵法。⑤步骤：先对不同的消毒对象采样，进行消毒的预试验，了解污染背景值；消毒后的3、6、12和24小时，再分别进行采样检测，观察不同药物浓度和接触时间等条件下的消毒效果，克服现场土壤性质的影响，选择药物用量或品种来推广进行。对垃圾、粪便进行堆肥或晾晒实验，后者摊晒厚度不超过10cm，每隔5日翻晒一次，并采样检测。

清库除害方法 鼠对人类最严重的危害是传播疾病。全世界鼠类传播的疾病主要有38种，其中病毒性疾病10种、立克次体病6种、螺旋体病2种、细菌病11种、寄生虫病9种。蓄水时水赶鼠逃，为觅食常向库岸居民区集中造成鼠害或疾病暴发。灭鼠方法主要有：①治理环境，控制鼠类食物来源，消除鼠类隐蔽场所。②药物杀灭，应采用安全、高效的慢性灭鼠药；通常可用小麦、稻谷、碎玉米等原粮作诱饵，毒饵必须染成一般食品不用的深蓝、深红或黑色作为警告色，以免被人误食。③诱捕，使用鼠夹、捕鼠笼、粘鼠板等捕捉老鼠。

验收标准 ①医院污水经无害化处理后，连续进行3次采样，各取500ml，不得检出肠道致病菌、结核杆菌，总大肠菌群不得大于500个/L。②污泥中检出的蛔虫卵死亡率>95%。③粪便无害化标准：蛔虫卵死亡率>95%，不

得检出血吸虫卵、钩虫卵，粪大肠菌值10⁻²～10⁻¹，粪堆周围无蛆、蛹或羽化成蝇。④灭鼠标准依《灭鼠、蚊、蝇、蟑螂标准》[全爱卫发（1997）第5号]规定：15m²标准房间内布放20cm×20cm滑石粉两块,过夜后阳性粉块不超过3%；不同类型的外环境累计2000延长米，鼠迹不超过5处；或野外放置100个鼠夹，经过一夜，夹鼠率小于2%，室内不超过5%～8%。

(鲁生业)

wūshuǐ chǔlǐ
## 污水处理 (sewage treatment)

去除污水中不利及有害成分使其符合环境卫生标准与公共卫生标准的过程。在污水处理领域，有些文献常将污水与废水两个词替换使用，实际它们有一定差别。早期人们将来自厕所、浴室、厨房等与生活性质相关的排放水称为污水。随着工业发展，不同性质工厂、企业排放出大量含不同种类污染物废弃水，为了与前者区别，人们将生产性废弃水称为废水。但是，由于工业高度发展，城市化进程加快和人口的不断集中，城市污水、工业废水、径流污水最终合流排入下水道管网系统，这类水又习惯统称城市污水或城市废水。上述三种水，因城市工业化程度不同、地理气候差异，其混合比例也呈巨大变化，并决定了城市污水处理的方法、技术和处理程度。将生活污水处理系统与雨雪径流污水系统分开，可减少污水处理量和节约成本。

分类 根据收集污水的远近与范围，可以将污水处理系统分为分散式处理系统和集中式处理系统。前者包括化粪池、生物滤池或厌氧发酵处理池等；后者是利用管网和泵站将污水转送到城

市污水处理厂。处理后的污水排放或再次回用，均须符合国家与地方颁发的有关水质排放标准和法规。工业来源的废水需要特殊处理（见工业废水处理）。

方法 污水处理一般分为三个阶段，即一级处理、二级处理和三级处理。也有更细分的流程，主要在一级处理前增添更多前处理程序，以满足后续不同处理的进水水质要求。①一级处理主要是将污水临时贮留在静止池内，让较重的固体颗粒沉降，油脂和较轻的固体物悬浮，去除它们，使液态污水能满足二级处理的需要。②二级处理是用构筑物内水中自然形成的微生物群落，降解转化污水中溶解性和悬浮性有机污染物。二级处理后有一个重要的水与微生物污泥的分离过程，分离后的水才可排放至环境或进入三级处理。③三级处理也称为高级或深度处理，用各种理化、生物技术去除二级处理后水中残留的难降解物、微量有机物、氮、磷等无机物和其他成分（见废水深度处理）。

根据各国经济社会发展状况不同，污水处理程度存在较大差异。发达国家多数都能达到二级处理程度，部分实现三级处理，而在发展中国家，有的不经处理就排放至环境，有的仅能做到一级处理，二级处理的比例很低。在水资源匮乏的国家和地区，在足够资金与技术支撑下，采用三级处理实现水资源的循环再利用更具现实意义。

(谷康定)

yīliáo jīgòu wūshuǐ chǔlǐ
## 医疗机构污水处理 (treatment of wastewater discharged by medical facilities)

用消毒及其他特殊污水处理工艺去除医疗机构污

水中致病微生物及其他有害成分，使其符合排放与公共卫生标准的过程。

**污水来源**　医疗机构指从事疾病诊断治疗活动的医院、卫生院、疗养院、门诊部、诊所、卫生急救站等。医疗机构污水与城市生活污水最大不同之处是前者含有致病微生物的概率较高，而且还含有大量与医学诊断、检验、治疗和消毒等相关的化学物质、放射性物质。医疗机构每日消耗的水量依据医疗机构规模、性质、气候等条件而不同，一般为400~1200升/（床·日），根据输入与输出平衡，医疗机构污水量也是大致相等。

**水质特点**　①含病原体：医疗机构污水含大量病原微生物，传染病房的污水中可含肠道病菌$10^3$~$10^6$/L，病毒$10^5$/L及蠕虫卵10~15/L，甚至100/L。结核病医院污水中所含结核杆菌可达$10^6$~$10^9$/L。这些病原体不但直接传播肠道传染病、结核病等，而且可污染土壤，特别是污染水体通过食物链富集产生更大的危害。②含汞、银、铂等重金属污染物。③含放射性核素，如碘-131、磷-32、钠-24等。④含有毒有害其他有机物，它们污染环境，破坏生态平衡，严重危害健康。

**方案**　医疗机构污水处理有四种方案：①直接排放至环境，在当今显然不会被采纳。②由市政污水处理厂处理，经济发展较好地区多数医疗机构采用的方法，它的缺点是有时因为暴雨径流作用，造成污水处理厂生物降解过程受阻。③医疗机构自行处理后，再排放到环境，可有效消除医疗机构污水对环境的危害，但需要对污水处理过程进行严格的监测和控制，公共卫生管理部门也要严格对其监控。④医疗机构先自行处理，然后再由市政污水处理厂处理，双重处理确保了最大的安全性，但也增加了处理费用和复杂性。

**方法**　如同城市污水处理工程原理一样，医疗机构污水处理也采用一级处理、二级处理甚至三级处理等工艺。不管采用什么处理措施，医疗机构污水在最终排放前，必须消毒处理，确保微生物学安全性。在城市污水处理系统比较完善情况下，多数医疗机构对污水仅采取一级处理即去除污水中的漂浮物和悬浮物或一级强化处理，然后消毒，即可排放到城市下水道由市政污水处理厂进行二级处理。如果缺乏市政污水处理厂，医疗机构可根据污水性质、地方或国家污水排放标准与法规，决定是否自己建立二级处理装置与建筑。二级处理主要是指生物处理，它是在一级处理的基础上，进一步去除水中溶解性和呈胶体状有机污染物。

医疗机构综合污水处理最后阶段是消毒工艺。目的是杀灭污水中的致病微生物，达到排放标准要求。消毒剂应根据技术经济分析选用，通常使用的有二氧化氯、次氯酸钠、液氯、臭氧和紫外线等。含氯消毒剂消毒后要保持一定的余氯。

由于医疗机构污水性质复杂，在新建医疗机构时，要求医疗机构病区和非病区的污水分开，传染病区和非传染病区污水应分流。传染病医疗机构和综合医疗机构的传染病房应设专用化粪池，收集经消毒处理后的粪便等排泄物。相应科室的重金属废液、放射性废水都应单独收集，有针对性处理后，才可并入医疗机构污水处理站。医疗机构污水排出口，不得设在当地公用水水源及露天游泳场的上游。

污水处理后，水应符合医疗机构水污染物排放标准和符合地表水水质卫生标准的要求，含放射性物质的污水并应符合放射防护的规定。污水处理过程中产生的污泥必须进行消毒与无害化处理，可以采取加热消毒、化学消毒、高温堆肥、辐照消毒、污泥焚烧等方法杀灭其中致病微生物。

（谷康定）

gōngyè fèishuǐ chǔlǐ

# 工业废水处理（industrial wastewater treatment）　分离、改变、去除和破坏工业废水中残留用料、中间产物、有毒有害物质的过程。

**废水来源**　工业废水是指工业生产过程中产生的废水、污水和废液，其中含有随水流失的工业生产用料、中间产物和产品以及生产过程中产生的污染物。工业废水与城市污水最大不同是，前者种类繁多、废水成分复杂、性质各异，有的含高浓度、难降解和（或）高毒性污染物。为了有针对性地了解工业废水性质及采取相应对策，工业废水可采取不同的分类方法。①按工业废水中所含主要污染物的化学性质分类，有无机废水和有机废水，如电镀废水、矿物开采加工废水为无机废水；食品、石油加工、有机化工生成的废水为有机废水。②按工业企业的产品和加工对象分类，如冶金废水、纺织印染废水、农药废水、造纸废水等。③按废水中所含污染物主要成分分类，如酸性废水、碱性废水、含酚废水、含氰废水、含汞废水、含铬废水、含镉废水、含硫废水、放射性废水等。实际上，一种工业可以排出几种不同性质废水，而一种废水又会有不同的污染物和不同的污染效应。例如，炼焦厂既排出无机氨、氰化物废水，又排出众多有机物苯、萘、蒽、酚等。

**方法** 不同类型的废水需要制定不同的处理对策，采用不同的技术、工艺和装置综合考虑。

固体物 采取沉淀法回收泥浆或污泥。细小颗粒物或其密度与水相近的固体可采用过滤或超滤去除，也可用絮凝法，例如添加明矾或高分子絮凝剂。

油脂类 利用油水分离装置去除表面浮油。油水分离装置附有加热器件，以保证油脂处于流质状态，油脂形成固态或结痂则采用鼓风机、喷棒等机械装置帮助清除。大型石油精炼厂、石化企业、天然气加工厂、化学化工厂废水中含有大量原油和悬浮固体，使用美国石油协会的油水分离器能够高效分离油、水和悬浮固体。其原理是根据重力沉降分离法，使油上升到分离器上层，悬浮固体沉降到底层，中间为分离出的净水。

生物可降解有机物 用传统的活性污泥或生物滤池（即滴滤池）方法去除。活性污泥法是用含有大量需氧性微生物的活性污泥，在强力通气的条件下氧化有机污染物，使其分解成小分子物质，最终形成二氧化碳和水。生物滤池、塔式生物滤池属于固定膜系统的废水处理法。普通生物滤池是最早出现的一种生物处理方法，结构简单，管理方便。其主要组成部分为：滤料层，一般采用碎石、卵石和炉碴做滤料，铺成厚度 1.5~2m；配水与布水装置，使污水均匀洒向滤料；排水装置，在滤层底部排出经过处理的水，也是通风道。普通生物滤

池的问题是卫生条件差，容易滋生蚊蝇，处理效率较低。塔式生物滤池特点是占地少，基建费用省，净化效果好。

高浓度生化需氧量废水 先采用厌氧发酵法处理，然后再采用活性污泥等生物氧化法处理。

化学合成的难降解有机物可采用活性炭吸附、蒸馏、吸附反应、玻璃固化、焚烧、化学固化或填埋等方式处理。

工业酸碱废水 用中和方法，中和反应产生的沉淀物需要按固体废弃物处理，产生的气体有时也需要收集处理。

有毒物质 种类较多，包括很多有机物、重金属（汞、镉、锌、银、铊等）、非金属（砷、硒），它们不适合生物处理。重金属可通过化学反应或改变 pH 使其沉淀。其他毒物可浓缩，回收利用或填埋。溶解性有机毒物可通过特殊氧化处理使其灰化。核废料和放射性污染物按核废料处理规范进行特殊处理。

**发展趋势** 随着工业的发展，污染物种类和数量会不断增多，工业废水处理将面临新的更加艰巨的挑战，人们将不断开发研究新技术、工艺和方法应对挑战。各国政府、环境保护部门依本国工业发展状况，会确定不同污染物种类并制定不同的工业污染物排放标准，相应企业须根据相关法规采取各种污水治理方案与措施。工业废水最佳治理方式应从生产源头开始，尽可能少用或不用有毒有害原材料，尽可能少用或不用在生产中间环节能产生有毒有害物质的原材料。必须使用的，要改革与优化生产工艺，减少有毒有害物质的产生、逸漏和排放，所产生的废水需分开回收，单独处理。

（谷康定）

fèishuǐ shēndù chǔlǐ

**废水深度处理**（tertiary treatment of wastewater） 用理化和生物方法去除二级处理水残留的难降解物、微量有机物、氮磷等无机物和其他成分使水质进一步优化的过程。又称废水三级处理或高级废水处理。

**目的** 废水深度处理是废水或污水处理一个部分，是废水处理的最后抛光或完善阶段，根据废水处理后的用途和受纳此水外环境的功能与容量，有些废水在排放到环境之前必须经过此阶段的处理。废水进行深度处理之前通常要经过数个阶段的各种处理过程，即预处理、一级处理、二级处理，然后才进行深度处理。深度处理种类较多，根据需要可采取一种、数种方式加以应用，目的是进一步改善污水处理的水质，达到更高的排放标准和要求，或者使处理水能循环再利用甚至饮用。

**方法** 深度处理采用的技术包括化学沉淀、挥发、蒸馏、电渗、超滤、反渗、冻干、冻融、漂浮、微生物脱氮除磷、土地处理和湿地处理。废水深度处理根据接受和使用对象不同，其处理方式和要求也不一样。

防止环境水体富营养化，用除氮除磷即可。许多畜牧农产品、食品等加工企业废水富含有机物，经过生物氧化二级处理后，即使溶解性有机物全部分解为无机物，其中氮、磷元素还是无法去除。废水中高浓度氮磷营养元素，过度排放到环境水体可导致水体富营养化，使杂草、藻类和蓝细菌过度生长，引起水华，恶化水质，甚至有可能成为死湖。除氮除磷是重要环节。①除氮：可通过硝化作用，将氨氮生物氧化成硝酸

盐，接着通过反硝化作用，将硝酸盐还原成氮气，释放到大气，实现水中除氮的目的。两个过程在不同微生物作用下完成，硝化作用是需氧过程，反硝化作用是厌氧过程。它们可以在砂滤池、泄湖和芦苇床中进行，但是如果设计周全，在活性污泥系统中很容易实现。很多污水处理厂采用轴流泵将硝化后的污水输送到反硝化的厌氧区进行脱氮。②除磷：磷是很多淡水藻类生长的限制性营养元素。可通过生物学方法去除，例如，增强生物除磷过程。这个过程中，一类称作多聚磷酸盐积磷菌的微生物被选择性富集，细菌体内含有大量磷元素，占菌体质量的 20%。这些富含磷的细菌与水分离后，这些生物固体具有很高的肥料价值。除磷也可通过化学沉淀法实现，通常用铁盐，如氯化铁；铝，如明矾或石灰，形成氢氧化物絮凝沉淀。化学除磷比生物学除磷设备占地面积小，但化学试剂稍贵。另外还可通过使用颗粒铁矾土除磷。

保护水源水或浴场不受污染，应除氮除磷、除毒物，灭活病原体；用于冲刷厕所、喷洒道路、绿化等，则水质要求更高，需要组合更多三级处理工艺。废水的三级处理厂与相应的输配水管道结合起来就形成了城市中水管道系统。

（谷康定）

huóxìngwūnífǎ

## 活性污泥法（activated sludge process）

用含大量需氧性微生物的活性污泥，在强力通气条件下使水中有机污染物分解，使污水净化的生物处理方法。又称曝气法。活性污泥法在污水处理技术中占据首要地位，不仅用于处理生活污水，而且在纺织印染、炼油、木材防腐、焦化、石油化工、农药、绝缘材料、合成纤维、合成橡胶、电影胶片、洗印、造纸、炸药等许多工业废水处理中，都取得了较好的净化效果。

### 活性污泥的性质和生物相

活性污泥是一种绒絮状小泥粒，由需氧菌为主体的微型生物群、有机性和无机性胶体和悬浮物组成，外观呈黄褐色，因水质不同，也可呈深灰、灰褐、灰白等色。正常情况下几乎无臭味，绒絮状颗粒大小 0.02～0.2mm，表面积为 20～100cm$^2$/ml，比重为 1.002～1.006，静置时能立即凝聚成较大的绒粒而沉降，对 pH 有较强的缓冲能力。特点：①具有很强的吸附与分解有机质的能力。②吸附某些金属离子，使之与有机物形成络合物而得以去除。③菌体包埋在絮状体中，可以防止原虫对细菌的吞食。④发育良好的活性污泥絮状体有良好的沉降性能，有利于泥水分离而排出净水。活性污泥生物相十分复杂，除大量细菌以外，尚有霉菌、酵母菌、单孢藻类及原虫，还可见蠕虫如轮虫、线虫等。一些丝状菌，如球衣菌、贝氏硫菌、发硫菌等，往往附着菌胶团上或与之交织一起，成为活性污泥的骨架。

### 基本工艺流程及生物学过程

活性污泥法自 1913 年创建至今，已发展成多种类型，以其曝气方式的不同，有普通曝气法、完全混合曝气法、逐步曝气法、旋流式曝气法、纯氧曝气法等。中国采用较多的一种形式为完全混合曝气法，常称加速曝气法。此法的基本工艺流程如图。

废水进入曝气池与活性污泥接触后，其中有机质可以在 30 分钟内被吸附到活性污泥上。大分子的有机物先被细菌分泌至体外的胞外酶作用，成为较小分子化合物，然后摄入菌体内。低分子有机物则可直接吸收。在微生物胞内酶作用下，有机质之一部分被同化形成微生物有机体，另一部分转化成二氧化碳、水、氨气、硫酸根离子、磷酸根离子等简单无机物及能量释出。

曝气池中混合液进入沉淀池，活性污泥在此凝集而沉降。其上清液，就是已经净化了的水，被排出系统。将沉淀的活性污泥中一部分作为接种污泥，再回流到曝气池中与未生化处理的污水混合，重复上述过程。污泥回流一方面是使曝气池中保持大量菌体以维持较高的反应速度；另一方面是通过加入静止期或内源呼吸期菌体以限制絮状体生成速度，利于絮状体凝聚和沉淀。沉淀池

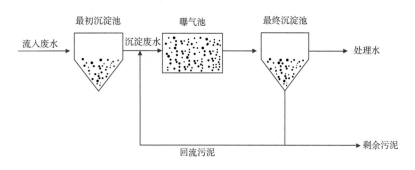

图　活性污泥法基本工艺流程

剩余污泥，另行排出，并应施以净化处理，以免造成新的污染。

**剩余污泥的处理** 活性污泥在分解污染物的同时，合成菌体细胞，生物量增加。在运转过程中必须定期排出剩余污泥。这类污泥堆积场地上，如不妥善处理，由于其量大，味臭，成分复杂亦会形成污染。剩余污泥一般先经浓缩脱水，然后再作处置使之无害化。现行的活性污泥法发展趋势是污泥减量化与厌氧法组合处理工艺。

（谷康定）

huóxìngwūní péngzhàng

## 活性污泥膨胀 （activated sludge bulking）
活性污泥沉降性能变差，沉淀池内泥水不能有效分离的现象。分丝状菌膨胀和非丝状菌膨胀两种，前者系丝状菌异常增长而引起，后者系因黏性物质大量积累而引起。用活性污泥法处理废水时，有时会出现污泥结构松散，沉降性能恶化，随水漂浮，溢出池外的失常现象，这就是"污泥膨胀"。它不仅未能治污，反而造成二次污染。

污泥膨胀原因尚不明确。多数归因于曝气池中生态平衡突然破坏，污泥、营养、供氧三要素发生紊乱；或因有机物过多、氮磷等营养缺乏造成碳氮比例失调；或因溶解氧不平衡；或水温、pH等条件不适，丝状菌大量繁殖。丝状菌膨胀与非丝状菌膨胀，前者常见。曾经报道过25种丝状细菌与真菌，如球衣菌、贝氏硫菌、丝硫菌、放线菌、镰孢霉、地霉、根霉、毛霉等，又以球衣菌为多见。正常活性污泥的絮状体中，仅少量丝状菌作为骨架，而膨胀时的絮状体在镜检下可见许多菌丝伸展至絮状体外，使之比重减轻，体积加大，难沉降。抑制丝状菌生长常用：①投加化学药剂，如漂白粉、次氯酸钠、过氧化氢等。②调节水的酸碱度，如球衣菌的适宜pH为5.2~9，可在几天内将池水pH调整至>9或<5。③调整其他工艺条件，如改变供氧量、排泥量、进水流量等。

（谷康定）

zhōngshuǐ huíyòng

## 中水回用 （use of reclaimed water）
生活污水回收处理达到用水水质标准后重新利用的过程。中水又称为再生水。通常人们习惯把自来水称为"上水"，把污水称为"下水"，而把水质介于上水和下水之间的水称为"中水"。依据《建筑中水设计规范》（GB 50336-2002），中水水源按水质从优到低包括了冷凝冷却水、沐浴排水、盥洗排水、空调循环冷却系统排水、游泳池排水、洗衣排水、厨房排水和厕所排水。

**发展史** 由于水危机的困扰，世界上很多国家和地区都在试图将废水进行再利用。19世纪40年代，随着城市的不断发展与扩大，人们的生活废水日益增多，但早期的生活废水通常只是经过简单的沉淀处理，无法去除水中的臭味。直到19世纪末期，废水生物处理方法才开始得到应用，这为生活废水的再利用提供了基础。到20世纪20年代，控制生活用水造成的污染已经成为一个重要的问题，人们开始尝试利用处理后的排水。1929年，美国洛杉矶的有关部门就将处理后的废水用于公园景观以及高尔夫球场的灌溉。1932年，美国加州的第一个中水回用设备在旧金山的金门公园投入使用。20世纪30年代，中水处理设施先后在美国和其他工业发达的国家建成。20世纪60年代，日本开始大力开发中水利用，20世纪80年代，开始大力提倡使用中水，并在上水道和下水道之间，专门设置了中水道。"中水"这个词就是沿用日本的提法。中国从1980年开始了对中水利用的研究，并于1983年制定了《建筑设计中水利用规范》。从1986年开始，中国对城市污水回用技术进行了持续的重点科技攻关，围绕污水再生工艺、不同回用对象的回用技术、回用的技术经济政策、相关技术规范与水质标准制订、技术集成等进行了系统研究，开展了城市污水回用于冲洗厕所便器、浇灌花草树木、清洁道路、清洗车辆或者基建施工、设备冷却用水、工业用水和市政景观等不同用途的示范工程与生产性试验，获得了丰富的数据，有的成果被评为国际先进或国际领先水平。深圳、北京等已开展了中水工程的运行并取得了显著的效果。

**基本技术** 中水回用的处理技术因污水的污染程度及中水用途而不同。为了将污水处理至符合水质标准的中水，需要通过预处理、初级处理和次级处理。预处理主要在于除去废水中的固体杂质，初级处理是整个过程的关键，主要是除去溶解性的有机物，次级处理是施行消毒措施使出水达到标准。

*生物处理技术* 根据不同水质利用微生物的好氧、厌氧处理分解有害的有机物。一般是活性污泥法、生物转盘和接触氧化法等的单独使用，或是几种不同生物处理法的组合使用。

*物理化学处理技术* 以混凝沉淀技术及活性炭吸附相结合为主的方式，去除效率高、管理简单但运行费用较高。

*膜分离技术* 用超滤、微滤或反渗透膜进行处理，适用于水

质变化大的情况。在外加高压的作用下，废水中的低分子量物质与离子可以透过滤膜，高分子物质及微生物等则被阻留，达到污水净化的目的。

**生物膜技术** 这种中水回用的新技术是用膜生物反应器，利用孔隙率≤0.4μm的膜过滤使固液分离，使污水的生化与物化处理在同一反应池内进行，也减少剩余污泥的产量。该技术占地面积小，自动化程度高，具有运行成本低，操作简单，出水水质稳定且质量高等优点。出水可用作消防、工业补水、建筑施工杂用水、城市绿化等用途。

**消毒技术** 一般中水回用工艺中消毒方法主要有次氯酸钠法、二氧化氯法、臭氧法和紫外线法。以小区生活污水作为中水水源时，可用生物处理与消毒处理组合工艺。以城市污水处理厂二级处理出水为中水水源时，可用物理化学处理与消毒处理组合工艺。

**标准** 中国尚没有专门的中水水质标准。在实际应用中，根据不同对象有不同水质要求，参考相应的设计标准与规范执行。与中水相关的国内标准有《城市污水再生利用 城市杂用水水质》（GB/T 18920-2002）、《城市污水再生利用 景观环境用水水质》（GB/T 18921-2002）、《建筑中水设计规范》（GB 50336-2002）、《污水再生利用工程设计规范》（GB 50335-2002）、《农田灌溉水质标准》（GB 5084-2005）。

**应用** 生活污水经处理后达到规定的水质标准，可在一定范围内重复使用，主要用于一些水质要求不高的场合，如绿化、冲洗厕所、冲洗汽车、喷洒道路等。中水回用一举两得，尤其是对于淡水资源匮乏，城市供水不足的地区，在减少废水排放对环境的不利影响的同时，还达到了节约水资源的目的。中水回用系统按其规模和范围大小，一般分为排水设施完善地区的单位建筑中水回用系统、排水设施不完善地区的单位建筑中水回用系统、小区域建筑群中水回用系统和区域性建筑群中水回用系统。中水回用的方式主要是采取部分集流和部分回用的方式，即优先集流不含厕所污水或不含厕所和厨房污水的集流方式，经过处理后加以回用。这种方式需要两套室内外排水管道（杂排水管道、粪便污水管道）和两套配水管道（给水管道、中水管道），基建投资大，但中水水源水质较好，水处理费用低，管理简单。与早期中国再生水回用项目基本局限于小区回用、城市绿化等小规模、单一用途的回用方式相比，再生水厂的建设运行实现了应用范围宽、服务范围广的大规模实施的中水回用工程。自2002年以来，天津市中心城区再生水已广泛使用在城市杂用水（含冲厕、绿化、建筑施工等）、景观环境用水以及工业用水（主要是电厂循环冷却水）等方面。中水回用在国外得到了广泛的应用。在水资源极度匮乏的以色列，全国污水处理总量的46%直接回用于灌溉，其余33.3%和约20%分别回灌地下和排入河道，最终又被间接回用于各方面（包括灌溉）。美国城镇污水处理设施已经非常完善，城镇中水回用已经处于大规模生产应用阶段，尤其是在气候干旱的中西部地区。

**存在问题** 随着水资源短缺问题的日益加剧，中水回用将得到更加广泛的应用，但中水回用过程中仍然存在一些问题。例如，中水中氮、磷元素污染物进入河道后，表现出明显的水体富营养化趋势；氮和磷污染物通过渗透进入地下水成了地下水污染的因素；灌溉中利用的中水对人类健康和环境的影响还不够明确。因此，在技术方面，在膜技术将发挥越来越大的作用的同时，还需要补充废水深度处理过程以去除水中的营养物质、低浓度有机污染物和病原生物，改善水质；新的深度处理技术如臭氧、光催化氧化等会得到积极应用；技术革新在提高中水处理效率的同时还要满足市场对技术成本的要求。在制度方面，需要建立相关的标准与监管体系，保障中水回用的工程建设与市场运行。

（吴 峰）

gùtǐ fèiwù chǔlǐ

**固体废物处理**（treatment of solid waste） 生产、生活活动中产生的丧失原有利用价值或虽未丧失利用价值但被抛弃或放弃的固态、半固态和置于容器中的气态物品、物质及法律、行政法规规定纳入固体废物管理的物品、物质的处理过程。

**来源与分类** 固体废物主要来源于人类的生产和消费活动。人们在开发资源和制造产品的过程中，必然产生废物，任何产品经过使用和消费后，也会变成废物。固体废物的分类方法很多，按化学性质，可分为有机废物和无机废物；按危害状况，可分为有害废物和一般废物；按形状，可分为固体状废物（颗粒状废物、粉状废物、块状废物）和泥状废物（污泥）；按来源，可分为矿业固体废物、工业固体废物、城市生活垃圾、农业废弃物和放射性固体废物。矿业固体废物主要来自矿物的开采和选洗过程。工业固体废物来自冶金、煤炭、电力、化工、交通、食品、轻工、石油等工业生产和加工过程。城市生活垃圾来自于居民的生活活动、城市商业活动、市政建设和维护。农业废弃物主要来自农业生产和禽畜饲养。放射性固体废物主要来自核工业生产、放射医疗和科学研究。

**危害** 未经处理的固体废物，简单露天堆放，占用土地，破坏景观，而且废物中的有害成分通过刮风进入大气，经过雨淋进入土壤、河流或地下水源，对环境造成多方面的危害。①污染水体：固体废物随意堆放，将通过雨水浸淋或地表径流进入河流、湖泊，长期淤积，可使水面面积缩小，其中的有害成分、渗出液和滤沥会污染土壤、河川、湖泊和地下水。如果将固体废物直接倾倒入水体中，造成的危害更大。②污染大气：固体废物堆中的尾矿、粉煤灰、干污泥、尘粒等干物质或轻物质随风飘扬，遇到大风甚至会刮到很远的地方，造成大气污染。另外，在采用焚烧法处理固体废物时，将产生大量有害气体和粉尘。一些长期堆放的有机固体废物，在适宜的温度和湿度下，会被微生物分解，释放出有害气体或臭气。③污染土壤：固体废物及其渗出液和滤沥所含的有害物质会改变土质和土壤结构，并影响土壤中微生物的活动，严重时可杀死土壤中的微生物，破坏土壤生态平衡。④侵占土地：不断增加的固体废弃物，需要占地堆放。中国20世纪80年代，固体废弃物的产量增加迅速，许多城市利用大片城郊农田堆放废物，或直接把固体废物倾倒入河流、湖泊，致使江湖面积比50年代减少2000多万亩。

**防治** 为了保护环境，保障人体健康，维护生态安全，促进经济社会可持续发展，必须加强固体废物污染防治。

**防治原则** 《中华人民共和国固体废物污染环境防治法》规定："国家对固体废物污染环境的防治，实行减少固体废物的产生量和危害性、充分合理利用固体废物和无害化处置固体废物的原则，促进清洁生产和循环经济发展。"通常称之为减量化、资源化和无害化原则。减量化指最大限度地利用资源或能源，尽可能减少固体废物的产生量和排放量。资源化指对已经成为固体废物的各种物质进行回收、加工，使其转化成为二次原料或能源再利用的过程。无害化指对不能再利用或依靠当前技术水平无法再利用的固体废物进行妥善的贮存或处置的过程，使其不对环境以及人身、财产的安全造成危害。

**监督管理** ①全过程管理：对固体废物从产生、收集、贮存、运输、利用直到最终处置的全部过程实行一体化的管理。②分类管理：固体废物来源广泛，几乎涉及所有的行政机关。管理必须分清情况，采取分别、分类管理的方法，针对不同的固体废物制定不同的对策或措施。

**一般规定** 产生固体废物的单位和个人，应采取措施，防止或者减少固体废物对环境的污染。收集、贮存、运输、利用、处置固体废物的单位和个人，必须采取防扬散、防流失、防渗漏或者其他防止污染环境的措施，不得擅自倾倒、堆放、丢弃、遗撒固体废物。产品和包装物的设计、制造，应当遵守国家有关清洁生产的规定。生产、销售、进口被列入强制回收目录的产品和包装物的企业，必须按照国家有关规定对该产品和包装物进行回收。鼓励科研、生产单位研究、生产易回收利用、易处置或者在环境中可降解的薄膜覆盖物和商品包装物。使用农用薄膜的单位和个人，应采取回收利用等措施，防止或者减少农用薄膜对环境的污染。从事畜禽规模养殖应按照国家有关规定收集、贮存、利用或者处置养殖过程中产生的畜禽粪便，防止污染环境。禁止在人口集中地区、机场周围、交通干线附近以及当地人民政府划定的区域露天焚烧秸秆。对收集、贮存、运输、处置固体废物的设施、设备和场所，应加强管理和维护，保证其正常运行和使用。在国务院和国务院有关主管部门及省、自治区、直辖市人民政府划定的自然保护区、风景名胜区、饮用水水源保护区、基本农田保护区和其他需特别保护的区域内，禁止建设工业固体废物集中贮存、处置的设施、场所和生活垃圾填埋场。

**工业固体废物监督管理** 工业固体废物污染环境的监督管理，主要由环境保护部门负责实施。其中包括界定工业固体废物对环境的污染，推行清洁生产，淘汰落后生产工艺设备。县级以上人民政府有关部门应制定工业固体废物污染环境防治工作规划，推广使用能够减少工业固体废物产生量的先进生产工艺和设备，建立、健全企业污染环境防治责任制度，采取防治工业固体废物污染环境的措施，建立专用贮存设施、场所。许多固体废物同时也是一种资源，以固体废物为原料的企事业单位要通过购买、运输等方式从他处获得可资利用的固体废物。固体废物的转移分为境内转移、过境转移和越境转移三类。中国转移固体废物，应向固体废物移出地的省级人民政府环境保护行政主管部门报告，并经固体废物接受地的省级人民政府环境保护行政主管部门许可。为防止境外固体废物非法进入中国，《中华人民共和国固体废物污染环境防治法》规定：禁止中国境外的固体废物进境倾倒、堆放、处置；禁止经中华人民共和国过境转移危险废物。

城市生活垃圾监督管理　任何单位和个人应当在指定的地点倾倒、堆放城市生活垃圾，不得随意扔撒或者堆放。应及时清运城市生活垃圾，并积极开展合理利用和无害化处置，逐步做到分类收集、贮存、运输和处置。施工过程产生的建筑垃圾，责任单位应当及时清运、处置，并采取措施，防止污染环境。

危险废物监督管理　实行国家危险废物名录制，即由国家行政机关制定并公布的载有各种危险废物类别、废物来源以及常见危害组分或废物名称做出规定的文书。危险废物的容器和包装物以及收集、贮存、运输、处置危险废物的设施、场所，必须设置危险废物识别标志。从事收集、贮存、处置危险废物经营活动的单位，必须向县级以上人民政府环境保护行政主管部门申请领取经营许可证，禁止无经营许可证或者不按照经营许可证规定从事危险废物收集、贮存、处置的经营活动。处置危险废物时，应按照国家规定的方法进行。对于以填埋方式处置危险废物不符合国务院环境保护行政主管部门规定的，还应当缴纳危险废物排污费，城市人民政府还应当组织建设对危险废物进行集中处置的设施。产生、收集、贮存、运输、利用、

处置危险废物的单位，应当制定在发生意外事故时采取的应急措施和防范措施，并向所在地县级以上地方人民政府环境保护行政主管部门报告；环境保护行政主管部门应当定期进行检查。

回收利用　固体废物可作为二次资源再利用。主要途径有三种。①废物回收利用：包括分类收集、分选和回收。②废物转换利用：通过一定的技术和工艺措施，利用废物中的某些组分制取新形态的物质，如城市垃圾中含有大量的有机物，可利用微生物的降解作用制取沼气和优质肥料，也可经过高温分解制取人造燃料油。③废物转化能源：通过化学或生物转换，释放废物中蕴藏的能量，并加以回收利用，如垃圾焚烧发电或填埋气体发电等；此外，固体废物还常常用于生产建筑材料。

固体废物建筑材料　煤矸石、粉煤灰、煤渣、高炉渣、钢渣等多种固体废物都具有建筑材料所需要的成分和性质，可以制成建筑材料。建筑材料需要量大，可以利用大量的固体废物，且建筑材料使用期限长，不会很快重新变成废物。因此，利用固体废物建筑材料，是节约资源、消除废物、保护环境的有效途径。

金属、非金属矿开采、选矿、金属冶炼、电力、化工生产等过程产生的固体废物，其中含有大量可制作建筑材料的硅酸盐、铝酸盐、硫酸盐、碳酸盐等物质。煤矸石通常可以占采煤量的5%~20%，其主要成分是硅、铝和铁的氧化物，含有可燃成分，可代替黏土，烧制砖瓦，其中的可燃成分在焙烧过程中还可发挥能源作用，减少燃料消耗。煤矸石还可以替代黏土烧制硅酸盐熟

料，或生产无熟料水泥。各种矿产选矿的尾矿，如铁、铝、铜、铅、锌、锑、锰、钾、钠、矾、镁及各种稀土、非金属矿尾矿等，可制造水泥原料、各种新型墙体材料、道路材料和地基垫层填料。炼铁高炉矿渣、钢渣、铜渣、铅锌渣等各种金属冶炼渣和粉煤灰可制成免蒸免烧砖，其性能稳定，抗冻性能良好，后期强度仍不断增加，可用作工业与民用建筑中的承重墙体材料。化工生产中产生的碱渣、制酸渣、磷石膏、氟石膏等固体废物可替代天然石膏生产石膏板、石膏砌块等。粉煤灰是以煤为燃料的发电厂的工业废料，中国电力工业粉煤灰的年排放量已逾亿吨。粉煤灰广泛应用于软路基处理、添筑路堤、桥梁或路面水泥混凝土掺合料、路面基层结合料、压浆处理路基、路面等公路工程。此外，粉煤灰还可用于制造水泥，经适当处理后，可制造价值更高的若干墙体材料，如高性能混凝土砌块、纤维增强粉煤灰水泥墙板、加气混凝土砌块与条板等。

城市生活垃圾用于建筑材料的技术和工艺正在开发。例如，将城市生活垃圾进行一系列的除臭、粉碎、杀菌、搅拌后，与生物制剂及辅料混合，通过多功能制砖机可制成各种地板砖、路基砖、图形墙体板等建筑材料。城市生活垃圾中的废纸经粉碎加入高分子树脂和玻璃纤维可压制成不同规格的板材。该板材具有抗压、耐高温、防火、防水、防蛀等功能。回收的塑料垃圾经液化，作为沥青的替代品，用于铺设公路，具有耐寒、耐振、造价低廉的优点。城市垃圾经焚烧处理后产生的灰渣也可用作建筑材料。

再生能源　①焚烧热利用：

将固体废物焚烧释放的热量用于发电和供热，例如，从固体废物焚化炉中回收废热可供区域采暖，生产的蒸汽用于发电。②固体废物热解与能量回收：在无氧条件下高温分解（干馏）垃圾中的有机物变成气体、液体和炭，所产生的热能除维持干馏本身需要外，剩余的部分亦可资利用。③沼气利用：有机固体废物卫生填埋可自然发酵产生沼气；另外，农业废物也可沼气化。产生的沼气可燃烧供热或发电，还可用作民用燃料和机动车燃料。

处理与处置　固体废物可采用粉碎、压缩、干燥、蒸发、焚烧等物理方法和氧化、消化分解、吸收等生物化学作用进行处理。处置方法包括：①一般堆存，主要用于不溶解、不飞扬、不腐烂变质、不散发臭气或毒气，稳定且不造成二次污染的块状和颗粒状废物，如钢渣、高炉渣、废石等。②围隔堆存，主要用于含水率高的粉尘、污泥等，如粉煤灰、尾矿粉等，堆存的废物表面应有防止扬尘的设施。③填埋，大型块状以外任何形状的废物均可填埋，如城市垃圾、污泥、粉尘、废屑、废渣等。④焚化，经焚化后能使体积缩小或重量减轻的有机废物、污泥、垃圾等。⑤生物降解，用于可被微生物降解的有机废物，如垃圾、粪便、农业废物、污泥等。

（王　琳　罗启芳）

gōngyè gùtǐ fèiwù chǔlǐ

# 工业固体废物处理（treatment of industrial solid waste）

工业、交通等生产活动中产生的固体废物的处理过程。工业固体废物可分为一般工业固体废物和工业有害固体废物。

**一般工业固体废物**　未被列入中国《国家危险废物名录》，或者根据规定的危险废物鉴别标准和鉴别方法认定不具有有害特性的工业固体废物。其中第Ⅰ类一般工业固体废物是按照规定方法进行浸出试验，浸出液中任何一种污染物的浓度均未超过《污水综合排放标准》（GB 8978-1996）最高允许排放浓度，且 pH 值在 6～9 的一般工业固体废物。第Ⅱ类一般工业固体废物指的是浸出液中有一种或一种以上的污染物浓度超过 GB 8978 最高允许排放浓度，或者是 pH 值在 6～9 之外的一般工业固体废物。

回收利用　一般工业固体废物的种类繁多，产生量大。其堆放占用大量土地，破坏农田，淤塞河道，污染水质。实践证明，单独依靠末端治理方式难以彻底解决城市工业固体废物污染环境的问题，必须把减量化、资源化作为方向和目标，采用固体废物回收利用技术，变废为宝。例如，煤矸石可用来制砖，生产轻骨料和水泥，制取聚合氯化铝，高碳煤矸石还可作为燃料用来发电和造气。粉煤灰可代替黏土生产水泥，用作墙体材料和筑路材料。由于固体废物的分类回收体系和机制尚未完善和建立，很多可以利用的固体废物并未充分回收利用，造成资源浪费。为此，有必要制定相关法律和政策，按照"资源、产品、再生资源"的模式，针对不同的固体废物，大力开发资源回收利用技术，发展循环经济。

贮存、处置场　一般工业固体废物可置于符合标准规定的非永久性集中堆放场所，最终置于符合标准规定的永久性集中堆放场所处置。贮存、处置场所按一般工业固体废物分类划分为两个类型，简称Ⅰ类场和Ⅱ类场。

场址选择　①所选场址应符合当地城乡建设总体规划要求，位于工业区和居民集中区的下风侧。地基应满足承载力要求，避开断层、断层破碎带、溶洞区，以及天然滑坡或泥石流影响区。禁止选在江河、湖泊、水库最高水位线以下的滩地和洪泛区、自然保护区、风景名胜区以及其他需要特别保护的区域。②Ⅰ类场应优先选用废弃的采矿坑、塌陷区。Ⅱ类场应避开地下水主要补给区和饮用水源含水层，并在防渗性能好的地基上。

设计要求　①应采取防止粉尘污染措施。②应设计渗滤液集水排水设施，周边应设置导流渠，并构筑堤、坝、挡土墙。③含硫量大于 1.5% 的煤矸石，必须采取措施防止自燃。④Ⅱ类场应构筑防渗层，必要时应设计渗滤液处理设施，并设置地下水质监控井。如含水层埋藏较深，经论证认定地下水不会被污染，可不设地下水质监控井。

管理要求　①禁止危险废物和生活垃圾混入。②渗滤液水质达到 GB 8978-1996 标准后方可排放，大气污染物排放应满足《大气污染物综合排放标准》（GB 16297-1996）无组织排放要求。③Ⅰ类场禁止Ⅱ类一般工业固体废物混入。④Ⅱ类场应定期检查维护防渗工程，定期监测地下水水质，并按《地下水质量标准》（GB/T 14848-93）规定评定。

关闭与封场　当贮存、处置场服务期满或因故不再承担新的贮存、处置任务时，应分别予以关闭或封场。①关闭或封场时，表面坡度及台阶应按《一般工业固体废物贮存、处置场污染控制标准》（GB 18599-2001）要求设计建造。②关闭或封场后，仍需继续维护管理，直到稳定为止，并应防止堆体失稳而造成滑坡等事故。③Ⅰ类场关闭时表面应覆盖一层天然土壤，以便恢复植被。④Ⅱ类场封场时表面应覆土二层，第一层为阻隔层，防止雨水渗入。第二层为覆盖层，覆天然土壤，以利植物生长。

污染物控制　①渗滤液及其处理后的排水应选择一般固体废物的特征组分作为控制项目。②贮存、处置场投入使用前，地下水以 GB/T 14848-93 规定的项目为控制项目，使用过程中和关闭或封场后的控制项目，可选所贮存、处置的固体废物的特征组分。③大气以颗粒物为控制项目，其中属于自燃性煤矸石的贮存、处置场，以颗粒物和二氧化硫为控制项目。④所有控制项目均应按相关标准采样、监测，并达到相关水质标准和污染物排放标准的要求。

**工业有害固体废物**　列入《国家危险废物名录》或者根据国家规定的危险废物鉴别标准和鉴别方法认定具有有害特性的工业固体废物。

有害特性鉴别　工业固体废物是否有害可由下述不良后果判定：①引起或严重导致死亡率增加。②引起各种疾病的增加。③降低对疾病的抵抗力。④处理、贮存、运送、处置或其他管理不当时，对人体健康或环境造成现实或潜在的危害。

为了定量地鉴别废物的有害特性，中国已经制订了危险废物鉴别标准和鉴别方法，废物的有害特性包括腐蚀性、急性毒性、浸出毒性、反应性、传染性、易燃性、放射性，以及水生物毒性、植物毒性、生物蓄积性、遗传变异性、刺激性等。①腐蚀性：含水废物，或本身不含水但加入定量水后其浸出液的 pH≥12.5，或者≤2.0 的废物，或最低温度为 55℃对钢制品的腐蚀深度大于 0.64cm/a 的废物。②急性毒性：能引起小鼠（大鼠）在 48 小时内死亡半数以上者，并参考制定有害物质卫生标准的实验方法，进行半数致死剂量（$LD_{50}$）试验，评定毒性大小。③浸出毒性：按规定的浸出方法进行浸取，当浸出液中有一种或者一种以上有害成分的浓度超过浸出毒性鉴别标准值的物质。④反应性：有下列特性之一者即为有反应，例如，不稳定，在无爆震时就很容易发生剧烈变化；和水剧烈反应；能和水形成爆炸性混合物；和水混合产生毒性气体、蒸汽或烟雾；在有引发源或加热时能爆震或爆炸；在常温、常压下易发生爆炸和爆炸性反应；根据其他法规所定义的爆炸品。⑤易燃性：含闪点低于 60℃的液体，经摩擦或吸湿和自发的变化具有着火倾向的固体，着火时燃烧剧烈而持续，以及在管理期间会引起危险。⑥放射性：含有天然放射性元素的废物，比活度 >3.7×10^5 Bq/kg 者，含有人工放射性元素的废物或者比活度（Bq/kg）大于露天水源限制浓度的 10~100 倍（半衰期大于 60 天）者。

贮存　危险废物再利用或无害化处理和最终处置前必须按标准规定贮存。①所有危险废物产生者和经营者应建造专用危险废物贮存设施，也可利用原有构筑物改建成贮存设施。在常温、常压下易爆、易燃及排出有毒气体的危险废物必须进行预处理，使之稳定后贮存，否则按易爆、易燃危险品贮存；在常温、常压下不水解、不挥发的固体废物可在贮存设施内分别堆放；禁止将不相容的危险废物在同一容器内混装。②危险废物贮存容器应符合相应标准，满足强度要求。③危险废物设施选址与设计应符合选址与设计原则。④危险废物堆放的基础必须防渗，堆放高度应据地面承载能力确定，衬里上设计、建造浸出液收集清除系统，堆内设计雨水收集池，并应防风、防雨、防晒，不相容的废物不能堆放在一起。⑤贮存设施的运行、管理、安全防护与监测应严格执行相关规定。⑥贮存设施的关闭需办理有关手续，消除污染，经监测部门监测认定已不存在污染，方可摘下警示标志，撤离留守人员。有关危险废物的包装、贮存设施选址、设计、运行、安全防护、监测和关闭的具体要求见《危险废物贮存污染控制标准》。

无害化措施　工业固体废物的防治应遵循"减量化、资源化、无害化"原则。主要无害化措施有焚烧和安全填埋处置。

焚烧　焚化燃烧危险废物使之分解并无害化的过程。①焚烧厂不允许建在地表水环境质量Ⅰ类、Ⅱ类功能区和环境空气质量Ⅰ类功能区、人口密集的居住区、商业区和文化区，并不得建立在居民区主导风向的上风向地区。②除易爆和有放射性以外的危险废物均可进行焚烧。③焚烧炉排气筒高度不得低于最低允许高度，并应按《固定污染源排气中颗粒物测定与气态污染物采样方法》（GB/T 16157-1996）的要求设计，其技术性能指标和污染物排放限值应符合标准的要求。有关危险废物焚烧设施场所的选址原则、焚烧基本技术性能指标、焚烧排放大气污染物的最高允许排放限值、焚烧残余物的处置原则和相应的环境监测，见《危险废物焚烧污染控制标准》（GB 18484-2001）。

**安全填埋处置** 危险废物最终安全处置的过程。填埋场是处置废物的一种陆地处置设施，由若干个处置单元和构筑物组成，处置场有界限规定，主要包括废物预处理设施、废物填埋设施和渗滤液收集处理设施。①填埋场场址不应选在城市工农业发展规划区、农业保护区、自然保护区、风景名胜区、文物（考古）保护区、生活饮用水源保护区、供水远景规划区、矿产资源储备区和其他需要特别保护的区域内。距飞机场、军事基地的距离应在3000m以上，填埋场场界位于居民区800m以外，并保证在当地气象条件下对附近居民区大气环境不产生影响。场址必须位于百年一遇的洪水标高线以上，距地表水域的距离不应小于150m。其地质条件应充分满足填埋场基础层的要求，并在地下水饮用水水源地主要补给区范围之外，避开一切可能危及填埋场安全的区域。②入场的填埋物分为可直接入场填埋、经预处理后方能入场填埋和禁止填埋三类。③填埋场建设规模应根据服务范围内的危险废物种类、可填埋量、分布情况、发展规划以及变化趋势等因素确定。建议内容应包括接收与贮存系统、分析与鉴别系统、预处理系统、防渗系统、渗滤液控制系统、填埋气体控制系统、监测系统、应急系统及其他公用工程等。④填埋场的总图设计和各系统的设计以及施工均应满足《危险废物安全填埋处置工程建设技术要求》。⑤填埋场及其全部辅助系统与设备、设施试运行合格后，应按《建设项目（工程）竣工验收方法》、《建设工程质量管理条例》组织工程验收。⑥填埋场经验收合格并具备运营条件方可按接收制度接收、贮存、填埋危险废物。⑦当填埋场处置的废物数量达到设计容量时，应实行填埋封场，其最终覆盖应为多层结构。有关安全填埋场在建造和运行过程中涉及的环境保护要求，包括填埋物入场条件、填埋场选址、设计、施工、运行、封场及监测等方面的具体规定依据《危险废物填埋污染控制标准》（GB 18598-2001）进行。工业有害固体废物还可采用酸碱中和、氧化还原、化学沉淀等化学方法以及生物降解和固化等方法进行处理与处置，应用时应根据废物类型、有害特性，经综合分析确定。

（王 琳 罗启芳）

nóngyè fèiqìwù chǔlǐ

# 农业废弃物处理（treatment of agricultural waste）

农业生产、农产品加工和农村居民生活排出的有机类废弃物的处理过程。

**来源** ①农林生产过程中产生的植物残余类废弃物，如秸秆、残株、杂草、落叶、果实外壳、藤蔓、树枝和其他废物。②牧、渔业生产过程中产生的动物类残余废弃物，如牲畜和家禽粪便以及栏圈铺垫物等。③农业加工过程中产生的加工类残余废弃物。④人粪、尿以及农村生活垃圾。其中秸秆和畜禽废弃物的产生量最大。

**危害** 随着农业经济的发展，农作物产量不断提高，农业废弃物总量也呈上升趋势，特别是农民生活水平的改善，对可用作燃料和肥料的农业废弃物的利用率越来越低，进入环境的废弃物大大增加，严重危害人群身体健康。

**对水环境的危害** 农业废弃物直接或者间接进入水体，可导致水体富营养化，硝酸盐含量严重超标，水质恶化。灌溉用水受到农业废弃物的严重污染，可使水中的氨氮和蛋白氮含量过高，造成水稻徒长、倒伏、晚熟或不熟。农业废弃物中往往还含有一些化学农药、杀虫剂等，使其对水体的危害不亚于工业废水。在畜牧业生产中，清洗、消毒所产生的污水中含有大量的有机质和消毒剂，且可能含有病原微生物和寄生虫卵，造成水体的生物性污染。同时，畜禽粪尿淋溶性极强，可以通过地表径流及土壤渗透污染地下水。

**对大气的危害** 畜禽粪便直接挥发的气态物质以及农业废弃物在分解转化过程中产生的二次污染物，包括有害气体（如硫化氢、氨气、粪臭等）和动植物残体等在厌氧环境条件下分解产生的还原性有害成分，都有可能影响人畜生理功能。牧场恶臭除直接或间接危害人体健康外，还会引起家畜生产力降低，使牧场周围生态环境恶化。

**对土壤的危害** 废弃物及分解产物进入土壤，会引起土壤组成和性状发生改变，并破坏其原有基本功能。土壤污染可通过食物链和水危害人畜。

**对生物的危害** 废弃物还会引起传染病和寄生虫病的蔓延，传播人畜共患病，直接危害人的健康。特别是在气温较高的季节，由于缺少足够的防护措施，大量废弃物露天存放滋生大量蚊蝇，使环境中病原菌数量大增，从而造成人、畜传染病和寄生虫病的蔓延，给人类和其他生物的生存带来威胁。

**处理和利用** 秸秆含有丰富

的钾、硅、氮等元素，可用于制造肥料、饲料和制取沼气，并可改良土壤，增加产量。秸秆还田后土壤中氮、磷、钾养分都有所增加，对改善农田生态环境、抑制杂草生长也有很大作用。秸秆的饲料化利用，主要包括微生物处理利用和饲料化加工。微生物处理是通过微生物分解利用农作物残体中的碳水化合物、蛋白质、脂肪、木质素、醇类、醛、酮和有机酸等，提高秸秆的可饲性和营养价值。饲料化加工主要是利用薯类藤蔓、玉米秸、豆类秸秆、甜菜叶等加工制成氨化、青贮饲料。青贮饲料能有效保持作物茎秆的青绿状态，提高适口性。茎秆青贮后可增加多种维生素、氨基酸、胡萝卜素等营养成分，将其作为饲料喂奶牛，产奶量可增加 10%～20%。秸秆作为饲料的主要问题是纤维素含量高，粗蛋白质和矿物质含量低，缺乏动物生长所必需的维生素 A、D、E 等，能量值很低。

畜禽粪便是主要的农业废弃物，通过合理开发和利用，可变为宝贵的资源。畜禽粪便中含有大量的有机质和植物生长必需的营养物质，如氮、磷、钾，同时也含有丰富的微量元素，如铁、镁、硼、铜、锌等，如果将畜禽粪便经过无害化处理，杀灭其中的病原微生物，将有毒的物质转化、固定，就会成为理想的有机肥料。

畜禽粪便和作物秸秆综合利用可制作燃料。将畜禽粪便和秸秆等一起进行厌氧发酵产生沼气，是畜禽粪便利用的最好方法。这种方法既可以提供清洁能源，解决中国农村燃料短缺和大量燃烧秸秆的矛盾，又可解决大型畜牧养殖场的畜禽粪便污染问题。畜禽粪便发酵生产沼气可直接为农户提供能源，沼液可以直接肥田，沼渣还可以用来养鱼，形成养殖与种植和渔业紧密结合的生态循环模式，具有显著的经济、社会和环境效益。

农产品加工产生的废弃物，也可以综合利用，如肉食加工工业的废弃物可用以生产皮革制品、肥皂、动物胶、生物药剂、羽绒、骨粉等。农田和果园有些残留物是生产皱褶纸板、软质纤维板和纸张的原材料，可用以制造纤维板、造纸以及进一步利用木质素、纤维素等制造化工产品。

为了适应农业高新技术和现代农业经营方式的需要，20 世纪 60 年代以来，各国相继建立了一些典型的生态农场，并且取得了很好的综合效益。生态农场是根据生态学的理论，充分利用自然条件，在某一特定区域内建立起来的农业生产体系。在这个系统内，因地制宜、合理安排农业生产布局和产品结构，投入最少的资源和能源，取得尽可能多的产品。保持生态的相对平衡，实现农业生产全面协调发展。国外较好的典型是菲律宾马尼拉附近的马亚农场，这是一个既有农业、林业，又有猪、牛、鸭、鱼等养殖业和各种食品加工业的农-工综合农场。整个农场占地 $3.6 \times 10^5$ 平方米，除了农业和林业以外，饲养了猪 25 000 头，牛 70 头，鸭 10 000 只。农场有面粉加工厂、肉类加工厂和罐头厂各一座。农作物的秸秆、林业的树叶、面粉加工厂的麸皮、肉类加工厂的下脚料等可以作为牛和猪的饲料，畜粪送往沼气池，产生的沼气可以用于发电和作为燃料。沼气池中的残渣经处理后可以分别作饲料和肥料。这既控制了有机废物对环境的污染，又给农场带来了很大的经济效益。

（王琳 罗启芳）

chéngshì shēnghuó lājī chǔlǐ
## 城市生活垃圾处理（treatment of municipal solid waste）
城市日常生活或为生活提供服务活动产生的固体废物以及法律、行政法规规定视为生活垃圾的固体废物的处理过程。

**分类** ①可回收垃圾：指适宜回收和资源利用的垃圾，包括纸类、塑料、玻璃、金属、织物和瓶罐等，用蓝色垃圾容器收集。②有害垃圾：指含有害物质、需要特殊安全处理的垃圾，包括对人体健康或自然环境造成直接或潜在危害的电池、灯管和日用化学品等，用红色垃圾容器收集。③其他垃圾：指上述两类不能包括的垃圾，用灰色垃圾容器收集。

《生活垃圾分类标志》（GB/T 19095-2008）给出了大类、小类共 14 个分类标志，可根据实际情况选配使用。大类：①可回收物。②有害垃圾。③大件垃圾，指体积大、整体性强、需要拆分再处理的废弃物品，包括家具和家电等。④可燃垃圾，指适宜焚烧处理的垃圾，包括落叶、木竹以及不宜回收的纸类、塑料和织物等。⑤可堆肥垃圾，指适宜发酵处理制成肥料的垃圾，包括厨余和落叶等有机物。⑥其他垃圾，指分类以外的垃圾。小类：①纸类，指废纸，包括书报纸、包装纸和纸版纸等。②塑料，指废塑料，包括容器塑料和包装塑料等。③金属，指废金属，包括各种类别的金属物品。④玻璃，指废玻璃，包括无色玻璃和有色玻璃。⑤织物，指废纺织物。⑥瓶罐，指各种类别的废瓶罐。⑦电池，指废电池，包括柱形电池、扣形电池、板形电池和异形电池等。⑧餐厨垃圾，指易腐性食物垃圾。

**危害** ①常温下生活垃圾中的有机物可在微生物作用下分解，并产生氨、硫化氢等具有恶臭和毒性的气体。②垃圾堆是蚊、蝇、鼠、虫滋生的场所，垃圾渗滤液与潮湿地是成蚊产卵、幼虫滋生与成蚊栖息地。蚊、蝇、鼠、蟑螂等均可传播疾病，危害人体健康。③垃圾中的有害物污染环境，并以空气、土壤、水体、食物为媒介侵入人体，可致疾病流行。

**清扫、收集、运输** 生活垃圾应分类投放、收集和运输。单位和个人应当按照规定的地点、时间和分类要求，将生活垃圾投放到指定的垃圾容器或收集场所。从事城市生活垃圾经营性清扫、收集、运输的企业，应严格执行《城市生活垃圾管理办法》，按要求办理服务许可证，并具有一定的机械清扫能力；垃圾收集应采用全密闭运输工具，并具有分类收集功能；运输过程不得丢弃和遗撒。

**处理** 生活垃圾应按减量化、资源化和无害化原则进行处理，可供选用的主要有回收再生、填埋、焚烧、堆肥等方法。

**回收再生** 可回收垃圾经再生处理成为可利用资源的过程。其优点是既可节省原料，降低成本，又可减少污染。例如，每回收 1t 废纸可造纸 850kg，比等量生产减少污染 74%；每回收 1t 塑料饮料瓶可获得 700kg 二级塑料原料；每回收 1t 废钢可炼好钢 900kg，比用矿石冶炼节约成本 47%，减少空气污染 75%，还可减少废水和工业固体废物。具体再生方法因可回收材质不同而异，如废纸用作造纸原料，经脱墨处理后制成纸浆，再按造纸工艺加工成纸；废钢铁经冶炼后可制成钢材。

**填埋** 生活垃圾直接进入填埋场填埋处置的过程。虽然生活垃圾填埋场选址难，占地多，但因简单易行，故被国内外普遍采用。根据填埋场的工程措施及对环境的影响程度，以往将其分为三个等级。①简易填埋场：指基本上没有或仅有部分工程措施，对环境污染严重的填埋场。②受控填埋场：指有部分工程措施但不能满足环保标准要求的填埋场。③卫生填埋场：指满足《生活垃圾填埋场污染控制标准》（GB 16889-2008）要求的填埋场。为了保护环境，前两种填埋场应不再新建。

卫生填埋场的选址应符合区域环境规划、环境卫生设施建设规划和当地的城市规划，其标高应位于重现期不小于 50 年一遇的洪水位之上；主要设施应包括防渗衬层系统、渗沥液导排系统、渗沥液处理设施、雨污分流系统、地下水导排系统、地下水监测设施、填埋气体导排系统、覆盖和封场系统；进入填埋场填埋处置的生活垃圾只包括混合生活垃圾、生活垃圾焚烧炉渣、生活垃圾堆肥处理产生的固体残余物、性质与生活垃圾相近的一般工业固体废物、根据标准规定允许进入生活垃圾填埋场处置的医疗废物和其他固体废物。卫生填埋场的建设必须执行环境影响评价制度、《生活垃圾卫生填埋技术规范》和《生活垃圾填埋场污染控制标准》，保证工程质量，做到技术可靠、经济合理、安全卫生、防止污染。

填埋采用单元分层作业，其工序为卸车、分层摊铺、压实，达到规定高度后应进行覆盖、再压实；每层垃圾摊铺厚度应根据填埋作业设备的压实性能、压实次数及垃圾的可压缩性确定，厚度不宜超过 60cm，且宜从作业单元的边坡底部到顶部摊铺；垃圾压实密度应大于 600kg/m$^3$。每一单元作业完成后，应进行覆盖，其厚度据覆盖材料而定，土覆盖层以 20~25cm 为宜。当填埋作业达到设计标高后，应及时进行封场和生态环境恢复。

被填埋的有机垃圾因厌氧消化作用产生的沼气，应尽可能收集利用，如不具备利用条件，应主动导出并采取火炬法集中燃烧处理，严防引起火灾和爆炸。填埋场渗沥液的产生量与填埋场类型、填埋库区划分和雨污水分流系统情况、填埋物性质及气象条件等因素有关。渗沥液应经处理达标后才能排放，需控制的污染指标包括色度、化学需氧量、生化需氧量、悬浮物、总氮、氨氮、总磷、粪大肠菌群数、总汞、总镉、总铬、六价铬、总砷和总铅。

**焚烧** 焚化燃烧生活垃圾使之分解并无害的过程。因其设施占地较省，稳定化迅速，减量效果明显，臭味控制相对容易，余热可以利用，故在土地资源紧张、生活垃圾热值满足要求的地区，可采用焚烧处理技术。

生活垃圾焚烧厂选址应符合标准要求，工作日应为 365 天，服务期限不应低于 20 年。炉内燃烧应充分，二次燃烧室内的烟气在不低于 850℃的条件下滞留时间不少于 2 秒，焚烧炉渣热灼减率应控制在 5% 以内。烟气净化系统须设置袋式除尘器；氯化氢、氟化氢、硫氧化物、氮氧化物等酸性污染物，应优选处理工艺对其去除，并采取有效措施控制烟气中二噁英的排放。生活垃圾焚烧厂设计和建设应满足《生活垃圾焚烧处理工程技术规范》（CJJ 90-2009）、《生活垃圾焚烧处理工程项目建设标准》和《生活垃圾焚烧污染控制标准》（GB 18485-2014）的要求。

堆肥　利用微生物对有机垃圾进行分解腐熟而形成肥料的过程，可分为好氧堆肥和厌氧堆肥。前者是在充分供氧的条件下，主要利用好氧微生物对废物进行堆肥的方法；后者是在无氧或缺氧条件下，主要利用厌氧微生物对废物进行堆肥的方法。

好氧堆肥工艺通常包括一级发酵和二级发酵。一级发酵为堆肥发酵的第一阶段，系以废物中易分解的有机组分被微生物迅速分解为特征的发酵过程，需要控制的主要技术参数包括：堆肥物料含水率为 40% ~ 60%；有机物含量为 20% ~ 60%；碳氮比为 20∶1 ~ 30∶1。发酵过程应保证物料均匀，氧气浓度不低于 10%；温度保持在 55℃ 以上，最高不得超过 75℃。二级发酵为堆肥的熟化阶段，微生物继续以较低的速度分解较难降解的有机物和发酵的中间产物，此时物料的含水率宜控制在 35% ~ 45%，并适时控制堆高、通风及翻堆作业，以满足物料进一步发酵的条件。

厌氧堆肥工艺通常包括厌氧发酵和二次消化。发酵阶段的物料要求：粒径均匀，且小于 30mm；碳氮比为 15∶1 ~ 30∶1；有机物含量大于 40%。发酵装置应密闭，并有搅拌设备；发酵温度以 50 ~ 55℃ 为宜，pH 值宜控制在 6.8 ~ 7.4，并保持相对稳定。二次消化可参考好氧堆肥二级发酵工艺进行。厌氧堆肥产生的沼气应回收利用或无害化处理。

有关堆肥处理厂的设计、建设、运行、维护管理应符合《城市生活垃圾好氧静态堆肥处理技术规程》（CJJ/T 52-93）和《城市生活垃圾堆肥处理厂运行、维护及其安全技术规程》（CJJ/T 86-2000）的规定。

（王　琳　罗启芳）

yīliáo fèiwù chǔlǐ

## 医疗废物处理（treatment of medical waste）

医疗卫生机构在医疗、预防、保健、教学、科研及其他相关活动中产生的具有直接或间接感染性、毒性及其他危害性废物的处理过程。俗称医疗垃圾处理。医疗卫生机构收治的传染病患者或者疑似传染病患者产生的生活垃圾，按照医疗废物进行管理和处置。《国家危险废物名录》规定，医疗废物属于危险废物。

**分类**　根据《医疗废物分类目录》，分为五类。①感染性废物：指携带病原微生物，有引发感染性疾病传播危险的医疗废物，包括被患者血液、体液、排泄物污染的物品，传染病患者产生的生活垃圾，病原体的培养基、标本和菌种、毒种保存液，废弃的血液、血清和医学标本，使用后的一次性使用医疗用品等。②病理性废物：指在诊疗过程中产生的人体废弃物和医学试验动物尸体，包括手术及其他诊疗过程中产生的废弃人体组织、器官，医学实验动物的组织、尸体，病理切片后废弃的人体组织、病理蜡块等。③损伤性废物：指能够刺伤或者割伤人体的废弃的医用锐器，包括医用针头、缝合针、解剖刀、手术刀、备皮刀、手术锯、载玻片、玻璃试管、玻璃安瓿等。④药物性废物：指过期、淘汰、变质或者被污染的废弃的药品，包括废弃的一般药品、细胞毒性药物、遗传毒性药物、致癌性药物、可疑致癌性药物、免疫抑制剂、疫苗、血液制品等。⑤化学性废物：指具有毒性、腐蚀性、易燃易爆性的废弃的化学品，包括医学影像室、实验室废弃的化学试剂，废弃的化学消毒剂以及汞血压计、汞温度计等。

**危害**　①医疗废物含有大量病原微生物，具有极强的传染性，可通过呼吸、消化系统和肌肤上的伤口等途径进入人体，传播疾病。②化学性废物具有毒性、腐蚀性、易燃易爆性，可对生命和财产构成威胁。③医疗废物污染环境，将以空气、土壤、水体、食物为媒介侵入人体，可致疾病并有可能造成传染病暴发流行，严重危害人群健康。

**监督管理**　医疗卫生机构对医疗废物实施分类管理，及时分类收集并分别置于符合规定的包装物或容器内，经密封、系缚中文标签后，由专人采用专用工具按照规定的时间和路线，从医疗废物产生地点运送至内部指定的暂存设施内。运送过程中不得使废物流失、泄漏和扩散，运送工具应及时消毒和清洗。

医疗废物暂存设施应远离医疗、食品加工和人员活动区，与生活垃圾贮存场所保持一定距离，有严密的封闭措施和防鼠、防蚊蝇、防蟑螂的安全措施，能防止泄漏和雨水冲刷，易清洗和消毒，可避阳光直射，并设有明显的警示标识，便于内外运输。

《医疗废物管理条例》规定：国家推行医疗废物集中无害化处置，县级以上地方人民政府负责组织建设医疗废物集中处置设施。医疗卫生机构应当根据就近集中处置的原则，及时将医疗废物交由医疗废物集中处置单位处置，并按规定严格办理交接手续。

医疗废物集中处置单位应有

经营许可证,其贮存、处置设施,应远离居民居住区、水源保护区和交通干道,与工厂、企业等工作场所有适当的安全防护距离。运送医疗废物的专用车辆应达到防泄漏、防遗撒及其他环境保护和卫生要求,并应在处置场所内及时进行消毒和清洗。

**处理与处置** 处理是通过改变医疗废物的生物特性和组成,达到消除其潜在的传染危害性的过程,包括各类方法、技术和工艺;处置是按照规定的技术措施和要求,对经处理后的医疗废物进行安全无害和减量处理。医疗废物集中处理、处置方法选择的基本准则是无害化和减量化,具体要求为:①可进行灭菌处理,彻底消除其传染性和生物危害性。②可销毁损伤性废物,尽量减轻其割刺的危险性,防止一次性使用后的器具废弃后重新流入社会。③尽量减少其厌恶性。④大幅减少其体积。⑤防止二次污染,特别是应防止二噁英等污染物的排放。可供选用的主要有焚烧、高温蒸汽处理、化学消毒、微波处理等方法。

**焚烧** 焚化燃烧医疗废物使之分解并无害化的过程。医疗废物集中焚烧处置工程建设,应采用成熟可靠的技术、工艺和设备,做到运行稳定、维修方便、经济合理、管理科学、保护环境、安全卫生。焚烧炉是医疗废物焚烧处置系统的关键设备,有关炉体结构、燃烧方式、控制参数等方面的研究已积累了较多的经验。热解焚烧法应是优先选择的方案之一。医疗废物可在缺氧状态下热解转变为气体和焦渣,气体中含有氢气、甲烷、一氧化碳、二氧化碳以及其他烃类和挥发性有机物。其中的可燃气体再作为热

解焚烧的燃料,通过控制供氧量,可达到焦渣燃尽的目的。该方法优于传统的焚烧法,能彻底处理各类细菌、病毒、真菌及其他传染性废物,并能销毁各类损伤性废物;其减容效率可达90%,残渣热灼减率低于5%;所需空气系数较小,烟气和二噁英的生成量明显降低。

**高温蒸汽处理** 利用高温蒸汽对医疗废物中所含的病原微生物进行灭活的湿热处理过程。其处理规模应在10t/d以下。该方法适用于感染性和损伤性废物的处理,不适用于病理、药物和化学性废物的处理,也不适用于汞和挥发性有机物含量较高的医疗废物的处理。经高温蒸汽处理后的医疗废物需采用卫生填埋或焚烧进行最终处置。具体的处理工艺、配套工程、环境保护、安全防护以及运行管理等均应符合《医疗废物高温蒸汽集中处理工程技术规范》要求。

**化学消毒** 利用化学消毒剂杀灭病原微生物的消毒方法。适用于处理感染性、损伤性和病理性废物(人体器官和传染性的动物尸体等除外),分干法和湿法两种。常用消毒剂为石灰粉、次氯酸钠、次氯酸钙和二氧化氯。医疗废物化学消毒集中处理工程的规划、设计、施工、验收和运行管理,应严格执行《医疗废物化学消毒集中处理工程技术规范(试行)》。

**微波消毒** 利用微波杀灭病原微生物,达到无害化处理目的。适用于处理感染性、损伤性、病理性废物(人体器官和传染性的动物尸体等除外)。微波消毒处理系统包括进料、破碎、微波消毒、卸料、自动化控制、废气和废水等处理单元,其厂址选择、配套

工程、环境保护、安全卫生及管理均应符合《医疗废物微波消毒集中处理工程技术规范(试行)》要求。

**等离子体焚烧** 等离子体是具有高热焓、高温、反应速度快、能量集中的新热源。当医疗废物投入等离子体特种焚烧炉后,瞬间即可达到1200~3000℃,有机废物在等离子体作用下迅速脱水、热解、裂解、燃烧,达到无害化和减量化的目的。该方法的主要优点是电热转换效率极高,可防止二噁英的形成,但投资较高,其工程技术尚有待完善和规范。

**最终处置** 医疗废物集中处置单位将经无害化处理、处置后的医疗废物及其残余物进行安全填埋。其中焚烧产生的炉渣可送生活垃圾填埋场处理;除尘设备产生的飞灰必须密闭收集贮存,并按《危险废物填埋污染控制标准》固化填埋处置;其他烟气净化装置产生的固体废物经鉴别判断,属于危险废物的按危险废物处置,否则按炉渣填埋。经高温蒸汽灭菌处理和破碎毁形后,并且杀菌效果满足规范要求的医疗废物,可作为一般生活垃圾进行卫生填埋或焚烧;废弃的过滤器滤芯及活性炭应作为危险废物处置。化学与微波消毒处理的最终产物是较为干燥的无害医疗废物,可送生活垃圾处理厂处理,具体方式可据当地生活垃圾的处置方式而定;废气净化装置更换的滤料、与医疗废物直接接触的需更换的备品备件和防护用品等应按未处理的医疗废物进行处理。

(王 琳 罗启芳)

fènbiàn wúhàihuà chǔlǐ

**粪便无害化处理**(non-hazardous treatment of night soil) 有效降低粪便中生物性致病因子数

量、使得病原体失去传染性的处理过程。粪便中的病原体，可以通过多种途径进入人体而致病，常见的疾病有痢疾、伤寒、副伤寒、霍乱、病毒性肝炎及寄生虫病等。粪便还可以污染空气、水体和土壤。为了防止污染，应当以城市总体规划和环境卫生设施规划为依据，设计、建造城市粪便处理厂（场）。粪便处理类型应根据其最后出路而定，排入水体的应建造粪便净化处理厂（场）；用于农业的宜建造粪便无害化卫生处理厂（场）。最后出路的选择应根据当地农业利用习俗、季节性影响、污水排放标准、水体状况等综合评估确定。

**处理厂（场）选址** 应按下列因素确定：在城市水体下游；不受洪水威胁；有良好的排水条件；有方便的交通运输和供水供电条件；有良好的工程地质条件；少占或不占良田，拆迁少；在城市主导风向下风侧；有扩建余地。

**净化处理工艺** 净化处理宜分别采用下列流程之一。①预处理→厌氧消化处理→上清液后处理。②新鲜粪便含水率高于99%时，可采用：预处理（含重力浓缩）→污泥厌氧消化处理→上清液后处理。③有条件时也可采用：预处理→初级需氧生物处理→上清液后处理。

预处理宜采用接受沉砂地、格栅、贮存调节池、初次重力浓缩池的单元组合；处理工艺流程还应设置脱臭、消毒和污泥处理设施。

**无害化卫生处理工艺** 粪便最后出路用于农业，其无害化卫生处理方法宜采用高温堆肥法或沼气发酵法，也可采用密封贮存法或三格化粪池进行处理。

**高温堆肥法** 适用于新鲜粪便、净化处理排出的污泥、沼气发酵池产生的沼渣以及三格化粪池渣清挖的浮渣、沉渣等的无害化卫生处理，还可与生活垃圾混合堆肥。其工艺流程的选择及主要处理设施的组成应根据原料性状、设计生产能力、堆肥制品使用要求及当地条件，通过技术经济比较确定。高温堆肥前，应进行浓缩和脱水处理，其堆肥工艺流程宜采用：水分调整设施→一级发酵设施→二级发酵设施。高温堆肥厂（场）应有脱臭和灭蝇措施。

**沼气发酵法** 可采用高温、中温或常温发酵。高温发酵温度应为53℃±2℃，中温发酵宜为37℃±2℃，常温发酵宜＞10℃；沼气发酵的进料含水率不应大于98%，其中高温发酵宜在93%左右；发酵池有效容积可据发酵时间确定，高温发酵为10～20天，中温发酵为20～30天，常温发酵超过30天；产生的沼气、沼液应综合利用，沼渣应进一步无害化卫生处理后方可用作农肥。

**密封贮存法** 贮存池宜为圆形，用不透水材料建造，进出料口应高于地面并有水封措施，还应视需要配置输送泵。密封贮存期应大于30天，底泥的清挖周期为1～4个月。

**三格化粪池** 总有效容积可根据粪便处理量和停留时间确定，停留时间宜为30～40天。第一、二、三格的容积比可以采用3∶1∶（6~9），其中第一格的粪便停留时间不应小于10天。浮渣、沉渣的清挖周期为1～4个月，浮渣、沉渣应进一步进行无害化卫生处理。

**卫生标准** 高温堆肥的最高堆温为50～55℃或55℃以上，持续5～7天。蛔虫卵死亡率为95%～100%，粪大肠菌值为$10^{-2}$～$10^{-1}$，有效控制蝇滋生，堆周围无活蛆、蛹或新羽化的成蝇；沼气发酵要求寄生虫卵沉降率达95%以上，在使用粪液中不得检出活的血吸虫卵和钩虫卵。常温沼气发酵粪大肠菌值为$10^{-4}$，高温为$10^{-2}$～$10^{-1}$。有效控制蚊蝇滋生，粪液中无孑孓，池的周围无活蛆、蛹或新羽化的成蝇。沼气池粪渣需经无害化处理后方可用作农肥。

（王　琳　罗启芳）

wúhàihuà wèishēng hùcè

**无害化卫生户厕**（non-hazardous household latrine） 供家庭成员使用且具有粪便无害化处理设施的卫生厕所。有墙、有顶，贮粪池不渗、不漏、密闭有盖，厕内清洁，无蝇蛆，基本无臭。

**基本要求** 农户卫生间可安排在室内或庭院内，无庭院的应靠近居室，并建在常年主导风向的下风侧。户厕内的地坪应高于庭院地坪100mm，以防止雨水淹没。化粪池应建在房屋或围墙外，便于出粪和清渣，禁止在水源周边建造厕所。在上、下水设施完备的地区，宜建节水型水冲式厕所；在上、下水设施不完备的地区，可因地制宜地建造非水冲式厕所。水冲式与非水冲式厕所均应满足《农村户厕卫生规范》（GB 19379-2012）规定的建筑卫生要求。

**类型** 无害化卫生户厕类型的选择，应根据当地经济状况、农民用肥习惯和上、下水设施条件。可供选用的主要有：三格化粪池、双瓮漏斗式、三联式沼气池、粪尿分集式生态、双坑交替式和节水型高压水冲式厕所。血吸虫病流行地区户厕可因地、因户制宜从三格化粪池、三联式沼气池、粪尿分集式生态厕所模式中选择。

**三格化粪池厕所** 由厕屋、蹲（坐）便器、进粪管、过粪管、三格化粪池组成。三格化粪池的有效容积可据使用人数、每人每日粪尿排泄量和冲水量以及粪便贮留时间确定，其深度不应低于1200mm。化粪池建好后应先加水试渗漏。禁止采用一、二池的粪液施肥，禁止向二、三池倒入新鲜粪液。

**双瓮漏斗式厕所** 由厕屋、漏斗型便器、前后两个瓮形粪池、过粪管、麻刷锥和后瓮盖组成。前瓮的有效容积可根据使用人数、每人每日粪便排泄量、冲洗漏斗用水量及瓮体最小尺寸要求确定，粪便必须在前瓮贮存30天以上；后瓮的有效容积应根据瓮体中间横截面、瓮体上口、瓮体底部圆的半径及相应高度尺寸要求确定。后瓮的上口应高出地坪100mm以上，并密封加盖。双瓮漏斗式厕所建好后应先加水试渗漏，禁止取用前瓮的粪液施肥，禁止向后瓮倒入新鲜粪液。

**三联式沼气池厕所** 由厕屋、蹲（坐）便器、畜圈、进粪管、进料口、发酵间、水压间等部分组成，包括曲流布料、预制钢筋混凝土板装配、圆筒形、椭球形、分离贮气浮罩等户用沼气池。池形、池容的选择应综合考虑家庭人口、使用要求、发酵原料、产气率、地形、地质、地下水位、建池材料、施工技术等条件。发酵原料为人、畜、禽粪便，采用连续发酵工艺能维持比较稳定的发酵条件，使沼气微生物区系稳定，保持逐步完善的原料消化速度，提高原料利用率和沼气池负荷能力，达到较高的产气率，工艺自身耗能少，简便易行。各型

沼气池的建筑设计宜按《户用沼气池标准图集》规定。新建沼气池需经7天以上养护，经试水、试压，证明不漏方可投料启动；沼气发酵液含水量一般为90%~95%，料液碳氮比一般为25：1，发酵最适pH值为6.8~7.5；在使用和维修沼气池时，必须严格防火、防爆和防止窒息事故的发生；严禁向沼气池内投入剧毒农药和各种杀虫剂、杀菌剂，以免破坏正常发酵和产气；沼气应收集利用。

**粪尿分集式生态厕所** 由粪尿分集式便器、贮粪结构、贮尿结构和厕屋组成。户厕可建于室内或室外，贮尿、贮粪池可建于地下、半地下或地上。该厕无害化的途径是脱水，故要求粪、尿完全分开，避免用水。便后在粪坑内加入草木灰、炉灰、庭院土等干灰，用量为粪便量的2~3倍。新厕应用前应在坑内垫入约100mm干灰，单坑在使用过程中，每6个月将堆积的粪便向外翻倒一次，并将原地外侧贮存6个月以上的粪便掏出。

**双坑交替式厕所** 由两个便器、相同的两个贮粪结构与厕屋组成。两个不相通、但结构完全相同的厕坑建于地面，其中一个为使用坑，另一个为封存坑，两坑周期性轮换交替使用。厕坑高度为600~800mm，坑后有出粪口，厕坑容积不小于0.6m³。便后用干细土覆盖，封存时间达半年以上，可直接用做肥料。

**节水型高压水冲式厕所** 由厕屋、抽水装置（蓄水缸、抽水机、过滤器）、厕井以及与其配套的三格化粪池组成。其中的三格化粪池用来对粪便进行无害化处理，具体要求与三格化粪池厕所相同。

**卫生标准** 户厕的卫生指标包括成蝇、蝇蛆、臭味强度、氨、采光系数、出口粪液粪大肠菌值和蛔虫卵沉降率，指标值分为三类，详见《农村户厕卫生规范》（GB 19379-2012）。血吸虫病流行地区还应执行《血吸虫病流行地区农村改厕技术规范（试行）》的规定。

（王　琳　罗启芳）

huánjìng shēngwù jìshù

**环境生物技术**（environmental biotechnology） 控制、消除与预防环境污染、改善环境质量的生物技术。

**起源** 环境生物技术是生物技术与环境科学相结合的产物，其诞生可追溯到5000年前。早在4000多年前古埃及就有酿酒的记载，2000年前有关酿酒、奶酪、食醋等食品发酵技术在中国、欧洲都有历史记载。17世纪后叶，欧洲微生物科学的诞生标志着人类对生物技术从感性到理性认识的飞跃，带来了生物技术的蓬勃发展。1914年欧洲诞生了用活性污泥处理废水的工厂。进入20世纪，生物技术标志性事件不断出现。例如，青霉素及其他抗生素生产技术，细胞培养技术，微生物和病毒疫苗的制备，微生物对甾体化合物的转化。20世纪后半叶，通过微生物制备氨基酸和维生素，单克隆抗体技术创立、基因工程等分子生物学技术兴起，再次把生物技术推向了高潮。进入21世纪，分子生物学技术在各个生命学科与相关应用领域的拓展仍然方兴未艾，众多生物技术产品相继问世令人目不暇接。克隆羊、转基因动物和植物、生物制药等就是生物技术的热点。

环境问题特别是环境污染问题，虽然也是很早就伴随着人类

的生活与生产而出现，但是具有现代环境学意义的污染问题是工业化大生产后产生的，特别是20世纪中后期，重大的空气污染与水污染事件、公害病接二连三发生，且均与工业企业的废气、废水、固体废弃物排放至环境有关。利用滴滤池、活性污泥处理城市污水的成功，使人们看到了利用生物技术治理环境污染的潜力和希望。

**分类** 环境生物技术大致包括以下几方面：废水、废气、固体废物的处理，污染的控制，环境监测与修复，与其他非生物技术的整合。微生物作为与生命起源近乎同步的生命体，在地球的物质循环与能量流动方面扮演了重要作用。作为分解者，微生物几乎可以对所有天然有机污染物加以转化分解。对于人工合成的新化合物，有些微生物经过驯化也可以转化降解。对无机物重金属污染，微生物不能利用，但有些微生物或动植物可以蓄积重金属，通过生物蓄积作用也可消除水和环境的重金属污染。这是人们较早阶段利用以微生物为主的生物技术治理环境的成功经历。

**应用** 随着人们的环境意识日益提高，生物技术从广度和深度都获得了大发展。

**微生物治污和环境监测** 运用微生物治理各种各样的污染物，例如，利用微生物高效菌处理大面积阿拉斯加石油泄漏，用脱硫菌对含硫高的燃煤、燃油脱硫，极大减轻空气二氧化硫污染和酸雨形成；人们还从微生物、动植物体内提取更加高效和特异性的酶降解转化特殊污染物，为了防止酶的流失，人们又发明了固定化酶技术，使其持久耐用；为了加深对地球生物圈中生物多样性、

微生物生态群落的了解以及致病微生物的监测，聚合酶链反应（PCR）技术获得广泛应用，大大超越了传统的生物监测技术的局限性，使许多不可培养细菌也显露出来；利用插入绿色荧光蛋白基因的微生物作为生物标志可以实现对污染物的原位监测；将生物感应元件与各种物理、化学信号转换装置结合组成生物传感器，可以灵敏、特异、快速开展对环境污染物的监测，甚至可以实现实时在线监测。

**生物修复** 是用生物处理方法从环境去除污染物。工业发展遗留的很多污染物与废弃物使周围环境受到严重污染，为了使这些环境资源能够获得再生与利用，必须对污染环境进行清理净化。生物修复作用原理与城市污水处理类似，但是其不是在污水处理厂进行，而是直接对原址土壤、水体进行治理，通过天然或可控的生物种群降解环境污染物。生物修复通常是靠土著微生物发挥作用，也可以通过提供营养元素，或增加微生物种群提高修复能力，这又称为生物放大作用。例如，中国江南各地有很多地方利用湿地，种植水生植物，人工干预的生物放大作用，使很多污染严重的水系生态获得部分或全部修复，水质提高，生物多样性得以恢复。

**清洁生产技术** 生物技术可帮助当今的产品实现清洁生产，它是环境可持续发展的绿色加工，尤其是对已形成污染的产品而言，应该优先选择清洁生产技术。例如，利用酶或细菌生物作用替代化学处理过程，因为生物处理过程的温度较低，有可能减少原材料使用，降低能耗，同时酶和细菌本身可生物降解，不会形成难降解污染物。比较成功的实例有，

燃煤使用前经微生物脱硫处理，利用真菌和微生物酶在纸浆和造纸生产中预处理木材，以减少能源消耗和漂白剂的使用，利用微生物代谢产物聚羟基丁酸（PHB）生产可降解塑料，以代替大量石化原料制造的不可降解塑料对环境的污染。最近又重新受到重视的汽车乙醇燃料也是清洁能源的一个选择，由于化石燃料的不可持续性及对空气污染的副作用，利用生物技术开发可再生生物能源成为对能源需求不断增长的补充，例如，玉米可每年种植收获，利用微生物发酵玉米制造乙醇，为汽车提供全动力或混合动力乙醇能源；种植快速生长的植物和植物油品种也成为开发再生能源的另一选择。

**目标** 未来环境生物技术还将在以下方面继续发展：继续扩展转基因生物体的研发，特别是与环境保护相关的农作物新品种，使主要农林产品具有高产、抗病、抗虫功能，减少对化学肥料、杀虫剂、除草剂等的依赖，同时对这类转基因产品开展环境与健康安全风险性评价，减少公众对转基因产品及食品的恐慌；扩大环境生物修复范围，清除污染物，恢复自然环境原生态；利用生物材料、生物传感器监测环境污染物，评价环境污染状况与质量；大力开发推广生物能源和清洁生产工艺，实现环境可持续发展。

（谷康定）

shēngwùmó jìshù

**生物膜技术**（biofilm technology, biofilm process） 用固着在惰性材料表面的膜状生物群落处理污水或废气的方法。

**性质** 生物膜技术不同于活性污泥悬浮生长技术，废水与固定在物体表面上的生物膜接触，

利用生物氧化作用和各相间的物质交换，降解废水中有机污染物。用生物膜法处理废水有需氧处理，也有厌氧处理，其构筑物有生物滤池（即滴滤池）、生物转盘、生物接触氧化池、循环床生物膜反应器和流化床生物膜反应器等。与生物膜有关的生物群和活性污泥法中的生物群相差不大，细菌、真菌大量出现，有日照的地方会出现藻类。线虫类、轮虫类、寡毛虫类、昆虫类等后生动物出现较多。构成生物膜的生物种类的数量比活性污泥法多。理想的生物膜过程，其基质利用效率比悬浮生物量利用效率高。生物膜法产生的污泥比活性污泥法少。

**历史沿革** 传统的生物膜技术是生物滤池，其核心是由较大的碎石（2.5~10cm）作为填料，组成床体，床体高度为1m，碎石的比表面积约为40m²/m³，比其他生物膜处理法的比表面积小。生物滤池以非浸没方式或为三相方式处理废水，废水滴过碎石，空气同时穿过床体，为生物的氧化提供氧气。进水面积5日生化需氧量（BOD₅）有机负荷为2~7kg/（1000m²·d），容积负荷为0.1~0.3kg/（m³·d）。床体较浅，生物滤池占地面积较大，还需要沉淀池去除通过床体的悬浮固体，或从生物膜上脱落的固体物。

20世纪70年代，人们开始尝试用强度高、重量轻的塑料作为填料。塑料填料的比表面积为100~200m²/m³，其床体高度可达12m，极大减少了占地面积。进水负荷与碎石填料相似，但因为其具有较高的比表面积，BOD₅的容积负荷却大大增加，可达到0.4~1.4kg/（m³·d）。

20世纪80年代，推出了小颗粒生物活性滤料，这种黏土焙烧后的砾石，大小约为4mm，具有很高的比表面积，为1000m²/m³。小颗粒生物活性滤料完全浸没在废水里，其尺寸与不规则表面积使小颗粒生物活性滤料成为非常有效的颗粒滤料，其出水悬浮固体很低，不需要再设沉淀池。较高的比表面积也增加了容积负荷，BOD₅可达10kg/（m³·d）。高容积负荷需要安装压缩空气装置提供足够的溶解氧，由于填料粒径较小，需要定期进行空气淋滤与反冲防止堵塞。

20世纪90年代，生物膜循环床反应器开始用于废水的需氧处理。其生物膜载体小于5mm，其密度与水接近（1kg/L）。将它们置于气升式反应器中，一面通气造成一种上流速度，另一面不通气形成一种下流速度。生物膜载体密度与水接近，能与水一起运动，借此形成生物膜载体循环床。载体随通气循环，为生物膜提供了良好的传质与供氧条件。较小的颗粒尺寸保持了较高的比表面积和容积负荷，不亚于小颗粒生物活性滤料。生物膜循环床反应器不需要反冲，但出水下游需要沉淀池。具有陶瓷蜂窝支撑的内升气流反应器，利用轻质陶瓷良好的传氧能力、生物量保留能力和混合条件，创造一种需氧处理过程。蜂窝陶瓷块下方通气类似一种气升泵作用。气泡通过蜂窝可提高传氧效率。其BOD₅容量负荷高，能达到15kg/（m³·d）。

同样在20世纪80年代，也研发了厌氧生物膜处理装置，可处理高浓度有机废水，例如食品、饮料等工业废水，其BOD₅容量负荷高达16kg/（m³·d），不足之处是床体容易堵塞。应用最广泛的装置是上流式厌氧污泥床反应器。

上流式厌氧污泥床是自生式生物膜处理，其颗粒主要由无机沉淀物和惰性生物量构成，无需单独购置生物膜载体。这种致密颗粒的形成需要较长时间，有时容易流失。

流化床生物膜反应器利用小于1mm的砂粒作载体，有极高的比表面积2000~10 000 m²/m³。较高上升水流速度，使床体膨胀流动，并保持流化状态。好氧流化床因氧的传导问题，限制了反应器的容积负荷，但停留时间仍然很短以分钟计。厌氧流化床生物膜反应器，因无供氧限制问题，其BOD₅容积负荷可以非常高，达100kg/（m³·d）。

流化床和循环床生物膜反应器中，有使用大孔载体以保护微生物免受化学和物理因素的压抑。比较经典的流化床载体是用颗粒活性炭形成生物膜反应器，活性炭表面众多裂缝形成的大孔使在其中生长缓慢的微生物避免了水力的剪切和冲刷。例如，乙酸发酵的产甲醇微生物生长尤为缓慢。活性炭孔内较大的表面积可吸附具有抑制作用的有机物，如难降解的取代酚、甲苯等，保护微生物免遭化学毒性作用。

新兴的生物膜技术是氢基质膜生物反应器（membrane bioreactor，MBR）。将H₂通过表层无气泡的中空纤维膜传送到在上面自然形成积累的生物膜，该反应器可还原饮用水和地下水中的硝酸盐和过氯酸盐，应用最广泛的是废水深度处理除氮。利用H₂作为电子供体实现脱氮，MBR完全不需要添加有机电子供体，克服了传统方法导致的过量生成的生物量、供体剂量添加过度或不足、安全考虑和对特殊方法的依赖。操作简单，可用在废水深度处理脱氮或预脱氮处理。技术目标是将电子供体 $H_2$ 传送到可还原硝酸盐或其他氧化态污染物的自养细菌。$H_2$ 是燃料脱氮和其他还原反应的理想电子供体，优于有机电子供体：①是成本较低的电子来源。②可支持自养菌生长，不需要提供有机碳源。③产生很少的过量生物量。④在水中不会有很高的残留，也不会增加出水 BOD。⑤对人无毒。⑥可大量购买或原位生产。⑦细菌可利用氢还原所有氧化态污染物。

尽管氢气有如此多的优点，但在过去其并未用作电子供体，因为没有有效安全的配送系统可用。$H_2$ 的水溶性很低（在 1 个大气压时，仅 1.2mg/L），这意味着它不能随水流供给。可燃性和低水溶性不适宜采用喷雾方式。MBR 克服了 $H_2$ 传送的局限性，$H_2$ 通过"无气泡"或无连续孔隙的特殊中空纤维膜供给。$H_2$ 通过膜壁扩散到达膜外，$H_2$ 分子被自然形成的生物膜中的氢-氧化自养菌氧化。膜细菌利用大部分电子还原氧化污染物为无害产物，例如 $NO_3^-$ 还原为 $N_2$，高氯酸盐（$ClO_4^-$）还原为 $Cl^-$。直接提供给生物膜的 $H_2$ 导致快速和几乎 100% 的被利用，提高了处理效率和安全性。另外，$H_2$ 给生物膜的供气率随生物膜的氧化态污染负荷而自动调节，这样氢基质膜生物反应器的 $H_2$ 传送高效、安全和简易。

**目标** 新的生物膜技术，要求材料要尽量与微生物匹配兼容，各种新技术的优点虽不尽相同，但通常都要求能够增加比表面积，改进通气条件，能进行难降解物的代谢反应。生物膜处理技术仍在发展，每种处理方法各有其优缺点，要因地制宜，综合考虑各

种因素，选择处理方式，以求达到最佳处理效果，实现预期目标。

（谷康定）

tǎshì shēngwù lǜchí

## 塔式生物滤池（bio-tower, tower biofilter）

形似高塔用于处理污水（废水）的生物滤过系统或构筑物。又称滴滤塔。已有近半个世纪的发展史，相对于有 100 多年历史的传统生物滤池而言，塔式生物滤池在结构、材料和工艺上都有创新。其特点是占地少，基建费用省，净化效果好。

**结构** 构筑物的直径为 $1\sim3.5$m，径高比为 $1:6\sim1:8$，一般高度 $18\sim24$m，形似高塔。通常分为数层，每层高度不宜大于 2m，分层处设隔栅以承受滤料，层与层的间距为 $0.2\sim0.4$m。塔顶宜高出滤料层 0.5m 左右。塔式生物滤池底部应设置集水池，集水池最高水位与最下层滤料底面之间的高度不应小于 0.5m。集水池水面以上应沿四周设置自然通风孔，其总面积不应小于池表面积的 $7.5\%\sim10\%$。大中型塔式生物滤池的布水装置宜采用旋转布水

器，小型滤池宜采用固定多孔管或喷嘴布水。滤料采用煤渣、高炉渣等。采用一些轻质材料，例如，聚乙烯波纹板、玻璃钢蜂窝和聚苯乙烯蜂窝等，具有表面系数大，质轻、耐压等优点。多数塔式生物滤池采用自然通风，较之鼓风更容易在冬天维持塔内水温。当污水含有易挥发的有毒物质时，应采用人工通风，尾气应经处理并达到相关标准后才能排放。塔式生物滤池构造见图。

**功能** 塔式生物滤池是以需氧性微生物为主的固着生长处理系统。其降解有机污染物的基本生化原理同天然水体中微生物净化污水过程相似。水中微生物在通过塔内填料时，可附着在填料表面形成生物膜。生物膜层较薄时，由需氧性微生物组成，当污水从塔顶喷洒布水，由上往下通过填料生物膜时，污水中的可溶性有机物和空气中的氧气通过固液、气液传质过程扩散到生物膜，颗粒胶质有机物则被生物膜阻挡和吸附。适应了此环境的各种需氧性异养微生物利用水中的有机

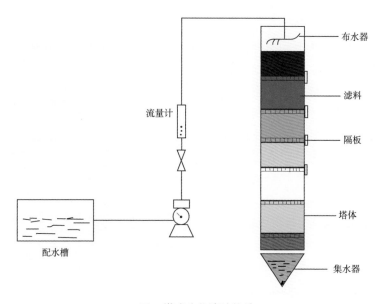

图 塔式生物滤池构造

物，将其氧化分解为二氧化碳、水和其他无机物，微生物同时生长增殖。生物膜增厚，其中生物多样性也增加。生物膜表面为需氧微生物，需氧微生物对氧的消耗，造成膜中间至底部相对缺氧，为一些兼性厌氧、厌氧微生物在此活动创造了条件，生物膜形成过程中也很快会出现原生动物及后生动物，所以生物膜的食物链比活性污泥中的长。生物膜不断增厚，然后部分会老化脱落，脱落处重新生长增厚，再脱落，如此循环。需氧和相对缺氧环境下的微生物群落、其他原生生物等，通过各种代谢转化作用、捕食作用，各司其职、协调配合，将污水中各种可利用的污染物分解去除掉，流出的水即获得净化。

**用途** 塔式生物滤池适用于大城市处理高负荷的污水。水力负荷一般为 $15\sim200m^3/(m^2\cdot d)$，生化需氧量（BOD）容积负荷可达 $1.0\sim3.0kg/(m^3\cdot d)$。塔式生物滤池的水力负荷与有机负荷比普通生物滤池分别高 $5\sim10$ 倍和 $2\sim6$ 倍。与普通生物滤池相比，塔式生物滤池效率较高的主要原因是：生物膜与污水接触时间较长，在不同的塔高存在不同的生物相，污水从上到下滴漏，可受到不同的微生物及其他生物的作用。塔式生物滤池的空气动力学可形成自然通风，有利于氧气供应。不足之处，污水停留时间仍然较短，对大分子有机物的氧化分解较困难。塔式生物滤池构筑物的污水需用泵提升，使运转费用增加。构筑物投资也较大。

（谷康定）

shēngwù liúhuàchuáng

## 生物流化床（fluidized-bed biological treatment）

以污水（废水）为动力，冲击有生物膜包裹的载体颗粒升腾为悬浮状态，向不同方向循环流动降解去除有机污染物的污水处理系统。生物流化床也是一种生物膜技术，不同之处在于，介质填料不是静态的生物膜床体，而是悬浮动态的生物膜颗粒床体。微生物附着固定在呈小颗粒状的介质上，与污水混合、悬浮翻动。众多呈单个颗粒状的生物膜面积比静止介质上形成的生物膜表面积增加许多倍，成为一个高生物量的污水处理系统，能够耐受很高的有机负荷，很少有生物膜的流失。这种强化处理过程在多种城市和工业废水处理中获得成功应用，包括二级处理、三级处理中的有机碳氧化分解、氨氮硝化，硝酸盐反硝化除氮；处理方式有需氧流化床、厌氧流化床。

**结构** 生物流化床处理废水的构造如图。待处理的废水在动力泵推动下通过介质床体，其水流速度足以导致载体颗粒呈流动悬浮态。一旦流动，每个颗粒就为微生物生物膜的形成和生长提供了一个很大比表面积（一般为 $3000m^2/m^3$），当生物膜覆盖了载体后即形成所谓的生物颗粒。生物颗粒的总密度会下降，导致生物颗粒从反应器中淘洗掉，这可

以通过有意消耗掉过度生长的生物颗粒，把膨胀的床体高度保持在一定的水位来防止。通常是采用一个机械装置从损耗掉的生物颗粒上分离生物膜，然后使清洗后的载体再返回到反应器，而剥离的生物膜则作为废弃的污泥。多数情况下，反应器出水再循环用于保证反应器中悬浮流化的均匀和适当的基质负荷率。

与传统的生物滤池或固定床污水处理装置比较，生物流化床具有较高的生物量，可明显减少水力停留时间。有学者报道，用生物流化床脱氮，挥发性固体浓度在 $30\,000\sim40\,000mg/L$，进水中 99% 的硝酸盐在空床水力停留时间低至 6 分钟时即可去除。流化过程也可克服传统方法运行过程中的床体阻塞和水压的下降。生物流化床的另一优点是处理某些废水污染物时，有可能不需要二次澄清装置。

**分类** 根据反应器的需氧情况，可将生物流化床分为两类。①厌氧生物流化床：不需要提供空气，废水从下往上流动，载体在反应器内均匀分布，循环流动，生物膜菌相有不产甲烷菌、甲烷菌等，出水和甲烷等气体从反应器上部分离排出，一部分水回流

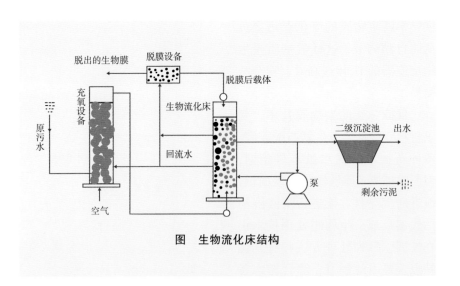

图 生物流化床结构

与进水混合。对于高浓度有机废水，厌氧流化床反应器出水含有许多分解不完全的有机物，不能达到国家规定的排放标准，还须结合需氧生物处理等进一步对出水净化。②需氧生物流化床：根据供氧、脱膜和床体结构等方面不同，又分为两种类型：两相生物流化床和三相生物流化床。

**利弊**　优点：容积负荷高，抗冲击负荷能力强；微生物活性强；传质效果好；设备小，占地面积少，易于管理和操作。缺点：设备的磨损较固定床严重，载体颗粒在湍动过程中会被磨损变小。此外，设计时还存在着生产放大方面的问题，如防堵塞、曝气方法、进水配水系统的选用和生物颗粒流失等。

**用途**　生物流化床技术不仅用在污水处理中，在乙醇和其他生物生化产品生产中也获得应用。一个固体表面与含有微生物的营养基质接触后，因为液体中微生物的吸附性，固体最终会被生物膜所覆盖。这种现象是一些工业性利用生物膜过程的基础，如废水处理的生物滤池，快速醋酸发酵过程，细菌堆积沥滤等。在传统的生物构筑物或反应器中，微生物生长支撑介质在重力作用下固定在一定位置或直接利用反应器壁，其介质滤料一般采用碎石、卵石、炉渣等。而生物流化床中的介质则是在送入营养基质液流的推力下，保持悬浮状态，其介质或称载体为小粒径固体颗粒，如活性炭、砂、焦炭、玻璃珠等。利用生物流化床处理硝酸盐废水可追溯到20世纪70年代早期，其后，生物流化床技术分别成功用于厌氧、缺氧和需氧条件处理各种废水，包括石油烃类、五氯酚、制药有机化合物和高氯酸盐等。经

过近40年的研究发展，生物流化床无论从内涵与外延上都获得了扩充。各种新型生物流化床不断问世，例如，磁场生物流化床、厌氧-需氧复合式生物流化床、固定-流化复合式生物流化床、厌氧甲烷发酵流化床-膜反应器等。生物流化床处理废水也从小规模实验进入到大规模的实用阶段。

（谷康定）

xūyǎng shēngwù liúhuàchuáng

# 需氧生物流化床（aerobic fluidized bed）

在生物反应器内通入空气，生物膜颗粒在进行有氧降解转化污水中有机污染物时呈流化状态的处理系统。

**结构**　需氧生物流化床法的主体结构是一个塔式或柱式的反应器。反应器内装填着一定高度的小粒径固体颗粒（如砂、无烟煤、活性炭等），微生物以此为载体形成生物膜。反应器底部通入污水与空气，形成一个气、液、固三相反应系统。污水流速高于一定值时，固体颗粒可在反应器内自由运动，这时整个反应器呈现流化状态，形成了"流化床"。

**特点**　需氧生物流化床中固体颗粒粒径范围在 $0.5 \sim 1.0$mm，比表面积至少为 $1000 \sim 2000$m$^2$/m$^3$（砂粒），远比生物转盘（50m$^2$/m$^3$）和生物滤池（25m$^2$/m$^3$）大。①有高浓度的生物量：混合液挥发性悬浮固体通常>10g/L，高的甚至可达 $40 \sim 50$g/L。而活性污泥浓度一般只有 $2 \sim 4$g/L。有较高的净化效率。②流化床中气、液、固各相之间有效接触面积大，相对运动速度快，传质速度高。③生物浓度和传质效率高，污水在床中停留的时间短，耐受冲击负荷的能力显著提高，5日生化需氧量（BOD$_5$）负荷可达 16.6kg/（m$^3$·d），为一般生物膜法负荷量的5倍。④设

备小型化、化工化，占地面积大大缩小，但是管理较其他生物膜技术复杂。

**分类**　需氧生物流化床的气源可以是空气或纯氧，应尽可能使水中溶解氧达到饱和。主要有两相需氧生物流化床和三相需氧生物流化床两种基本类型。

两相需氧生物流化床是充氧装置和流化装置（即生化反应器）分开。污水在充氧装置内与空气充分混合，然后经管道至流化装置底部泵入，推动床体生物膜颗粒运动、呈流化状态，生物膜迅速吸收分解水中污染物，生物膜也随之增厚老化。为了脱去老化的生物膜，反应器外需另附一个脱膜装置，定期脱膜，脱膜后的载体仍返回到生化反应器中。处理后的污水从反应器流出，进入沉淀池，与部分脱落的生物膜分离而获得净化。两相需氧生物流化床有充氧、反应器、脱膜、沉淀四种装置。

三相需氧生物流化床比二相生物流化床简单，它省去了充氧装置和脱膜装置，污水与空气直接通过管道泵入反应器，事先水气无须混合。在反应器内，生物颗粒在污水与空气推动下，气、液、固三相充分接触进行生化反应，载体表面的生物膜依靠气体的搅动作用，使颗粒之间剧烈摩擦而脱落，然后再生。处理后的水也需在沉淀池澄清净化。三相生物流化床的一个重要技术关键，是防止气泡在床内合并成大气泡而影响充氧效率，采用减压释放或射流曝气方式进行充氧可避免此现象。

**用途**　需氧生物流化床适用于各种可生化降解的有机废水处理，主要用于去除中、低浓度的有机碳化合物，以及好氧硝化去

除氨氮，对各类生活污水及工业废水均有良好的处理效果。

(谷康定)

## shēngwù xiūfù

## 生物修复 (bioremediation)

利用微生物代谢清除环境介质中污染物的技术。在未受污染的自然环境里存在大量微生物和其他活生物体，这些细菌、真菌、原虫、植物与植物根际微生物等在吸收、转化、分解有机物方面发挥着重要作用。若环境遭受污染，环境中有些生物体会死亡，有吞噬污染物能力的生物体则存活。生物修复就是通过为这些"食污"生物体提供营养元素、氧气及其他生长的条件，实现环境清理修复的目的。广义上的生物修复包括微生物修复、植物修复、动物修复和细胞游离酶生物修复四大主要类型。

生物修复的主要角色是微生物，生物修复形式有生物通气法、生物翻耕法、堆制处理和泥浆反应器等。本质上主要有两种，一种是促进能够分解转化污染物的土著微生物的生长与活力，另一种是添加能够降解污染物的特殊微生物于污染环境。例如，美国1989年在阿拉斯加附近海域对油轮石油泄漏后油污的清除，即通过添加各种营养元素加强能够分解原油的土著微生物的活力，加快了海滩、海水环境净化复原的过程。生物修复对很多可降解有机物污染能够发挥明显作用，但对有些污染物可能作用不大或无能为力，例如，对微生物有毒性的高浓度重金属污染物镉、铅等。

生物修复是一种通过提高自然环境生物降解过程实现清除环境污染的技术。依据不同的环境和不同的污染物特点，生物修复可能比其他污染处理方式如焚烧、填埋，更安全和经济。另外一个优点是可原位处理污染，无须挖掘转移大量土壤、沉积物，或泵送大量的地下污水至地面处理。若遇特殊难题，采用异位修复也是必须的。生物修复的目标是将土壤、地下水或地表水环境中的污染物水平，至少降低到环境安全标准值以下。能否取得成功，由多种相关因素共同决定，包括能除污的特异微生物群落或其他生物体、适宜的场地、温度、pH、氧化还原电位、营养元素与土壤含水量等。期望达到去污效果，必须制定针对性生物修复方案。

(谷康定)

## shēngwù kělìyòngxìng

## 生物可利用性 (bioavailability)

生物体环境暴露与吸收环境污染物的程度。

**概念来源** 此概念源于药理学，指给予一定剂量药物后生物体吸收该药的程度，若是口服药则是反映胃肠道对该药的吸收率和程度。

在环境科学领域，狭义的生物可利用性指微生物细胞对污染物的吸附吸收速率。其与污染物的水溶性密切相关。若污染物以可利用的水溶态存在，微生物又具备适当的代谢酶，则污染物的降解就能快速进行。污染物的水溶性有限又被土壤或沉积物吸附时，其降解会因较低生物可利用性而受到限制。大多数微生物的活跃代谢需要高水活度，低水溶性的有机物使微生物与其接触受到限制，以固态或液态存在的污染物可与水形成一个两相系统，也影响微生物对污染物的吸附吸收率。例如，土壤或沉积物对污染物的吸附强度有大有小，强势（共价键）吸附会降低生物可利用性；弱势（氢键、范德华引力等）吸附的污染物为可逆的，可再次回到液体中，为微生物所利用。广义的生物可利用性涵盖各种生物受体，涉及环境毒理学、环境卫生工程学等。通过了解一种污染物的生物可利用性，可知其潜在毒性的大小，生物修复的成功与否以及制定什么相应方案，环境中存在的污染物究竟多少需要清除，相关管理部门应该做出何种决策。

**影响因素** 污染物的毒性除与自身结构和化学性质有关外，很多污染物在环境中经过物理、化学或生物的作用改变了结构形态，其生物可利用性也发生变化，如果生物可利用性降低，其毒性可降低，甚至转化为无毒物质；如果其生物可利用性增加，其毒性可能增强。例如，有机磷农药中的对硫磷和马拉硫磷，可因水解作用使其酰胺键和酯键断裂而失去毒性；芳香环发生二聚反应，生成多环芳烃物，毒性增强。

环境污染物的生物可利用性还与其所处的环境介质有关。环境中的金属可分为两类，可被生物利用的（溶解、非吸附态）及不能被生物利用的（沉淀、络合、吸附态）。前者能被生物吸附富集并对生物系统产生毒性作用。研究金属在土壤和沉积物中的转归非常重要，金属迁移到地下水、进入食物链，与生物区系的效应密切相关。若金属被土壤颗粒牢牢吸附，仅仅强调土壤中的金属总含量不能反映对生物系统的毒性，可被生物利用的数量才是有意义的。影响土壤中金属的生物可利用性的因素包括：金属的化学性质、阳离子交换能力、氧化还原电位、pH等。

生物可利用性常导致人们在是否需要对环境采取治理措施上出现分歧。美国哈德逊河床底泥中的多氯联苯因过去工业污染而遗留,有人主张对其进行清理,理由是它将对人群健康、鱼类和其他生物构成潜在风险;另一些人却反对,认为底泥中的多氯联苯生物可利用性很低,不构成危害,应该保持现状。人们对污染物及其他环境化学物的生物可利用性了解不多,过去在对污染物暴露进行健康风险评价时,往往忽略了其生物可利用性。今后应加强此方面的研究。

(谷康定)

## 光合细菌法 (photosynthetic bacteria method)

guānghéxìjūnfǎ

利用光合细菌处理废水的过程或工艺。光合细菌 (photosynthetic bacteria, PSB),是一类含有光合色素、可进行光合作用的细菌。但这些细菌与蓝绿藻、藻类和高等植物不同,都不含叶绿素,只含有菌绿素及类胡萝卜素。PSB 光合作用的特点表现在:①不能光解水以水中的氢还原 $CO_2$,而是从有机物或水以外的无机化合物中取得氢。②光合作用不产生氧。③光合作用一般在厌氧条件下进行。

PSB 包括紫色细菌和绿色细菌两类,有人将它们分为 7 大类群。形态有球形、杆形、弧形及螺旋形。大多具有端生鞭毛。因有色素,菌体呈红、紫、褐、绿等不同颜色。PSB 广泛存在于土壤、污水、湖泊及海水。其生理代谢特点和种群的多样性,PSB 能耐受很高负荷的有机废水,细菌菌体富含营养物质,在污水处理与生物制品方面具有巨大的应用价值。

用 PSB 处理高浓度有机废水方面紫色非硫细菌是典型的代表。它属红螺菌科,形态呈螺旋状、短杆状或微球状。是一些兼性厌氧的光能异养细菌,在黑暗条件下亦能生长。在有光照的厌氧环境中,菌体内所含光合色素能利用光能,经光合磷酸化作用取得能量,分解有机质合成其菌体细胞。处于黑暗无光照通气条件下时,细菌色素不起作用,以有机物作为呼吸基质,进行需氧异养生长。

光合细菌工艺流程:第一步是高浓度大分子有机物在异养菌的作用下降解成为小分子有机物,即可溶化处理过程;第二步由光合细菌将小分子有机物进一步降解,有机物浓度大幅降低;第三步用藻类或好氧处理法使废水达到排放标准。

PSB 易经诱导产生广泛的适应酶,在处理某些有毒物或人工合成化合物方面有很大的潜力。PSB 对一些无毒的有机物,如单糖、醇、挥发性有机酸、氨基酸等化合物的利用率更高,而且能够耐受生化需氧量高达数千至 10 000mg/L 的有机废水,一般活性污泥法及生物膜技术等好氧处理法难承受,光合细菌则可耐受。可用于处理农牧加工、食品工业、发酵工业、石油加工、化学肥料等化工有机废水。PSB 富含的蛋白质 (65%)、维生素 $B_{12}$ (23mg/g 细胞) 和核黄素,还有大量胡萝卜素等,可作为饲料和饵料,菌液可用作肥料。

(谷康定)

## 生物氧化塘 (oxidation pond)

shēngwù yǎnghuàtáng

大面积敞开式污水处理池塘。又称稳定塘。也有定义为利用藻类和细菌两类生物间功能上的协同作用处理污水的一种生态系统。用氧化塘处理污水的基本条件是必须有一块较大的,能够很好接受阳光的场地。因其投资少,设备简单,在一些人数不多的地区容易采用。

生物氧化塘是一种简易的污水二级处理设施,其基本原理主要是利用藻菌共生系统分解水中污染物质,使污水得到净化。池塘内,藻类和需氧或兼性厌氧菌位于水体上、中层,厌氧菌位于底层。污水进入池塘后,水中需氧异养细菌利用溶解氧分解有机污染物,使有机物矿化为二氧化碳、水、氨氮、磷酸离子等,它们为水中自养藻类提供了无机营养物质,使其生长;反过来,生长的藻类通过光合作用将二氧化碳等无机物同化为满足自身生长的有机物,并释放氧气于水中,弥补了异养细菌分解有机污染物消耗的溶解氧。双方各取所需,互利共生。能沉淀的有机物和死亡的藻类和细菌,沉降到塘底,该处为缺氧区,厌氧菌在此将上述有机污染物分解成小分子有机酸、醇、甲烷、二氧化碳、氨氮等,小分子有机物又可扩散到上层被异养微生物分解矿化。这是一种近乎完美的分解有机污染物的生命循环过程。氧化塘最大缺陷是受季节影响,它需要阳光、需要合适的温度,冬季不利于藻类生长,所以氧化塘仅适合于在气候比较温暖的地区推行。对于污水量较大的地区,因其进入氧化塘必须保持足够的停留时间,所需占地面积较大,这对土地资源日益紧张的地区也是难以接受的。

氧化塘可分为四类:需氧塘、兼性塘、厌氧塘和曝气塘。需氧塘日光照射可达池底,藻类生长旺盛,塘内完全处于有氧状态。兼性塘上部主要由藻类供氧,底部厌氧,其净化效率高,易于管理。厌氧塘几乎无藻类,主要靠大气供氧,仅表面一层为需氧分解,塘内主要为厌氧菌发挥作用,可处理较高负荷的有机污染物，但 5 日生化需氧量（BOD$_5$）的去除率仅 50%～70%，后续往往需要与兼性塘和需氧塘联用。曝气塘主要靠机械充氧，全部水层都保持通气状态，可耐受较高浓度有机废水，停留时间短，占地少，但费用较高。新型氧化塘技术是将以上各具特点的生态单元，按一定比例组合，使其达到既可处理污水，又可使污水和氧化塘内的生物资源化等多重目标。

（谷康定）

pùqìtáng

## 曝气塘（aerated pond, aerated lagoon）

以机械曝气供氧，促进污（废）水有机污染物等生物氧化分解的生物氧化塘。又称通气塘。天然需氧塘是通过大气自然扩散溶于水及水塘内生物光合作用释氧，为氧化塘提供所需的溶解氧，水塘不能太深。曝气塘类似一种大型室外混合氧化反应器，以机械曝气装置供氧，使需氧微生物悬浮于水中，与废水充分混合，达到高效降解有机污染物和去除营养物的目的，5 日生化需氧量去除率能达到 50%～90%。这种供氧与混合作用使曝气塘比天然需氧塘可建筑得更深，对高负荷有机物有更好的耐受性，占地面积更小。人为供氧使利用藻或水生植物光合作用产氧的重要性下降，更适合偏北方的气候。废水进入曝气塘前需要预处理，去除垃圾与粗大的颗粒物以免堵塞或影响曝气装置。由于曝气的混合作用，塘内水质相对浑浊，处理后的出水需要在下一沉淀塘内将固体与液体分离。

曝气塘的深度为 2～5m，水力停留时间为 3～20 天，为防止渗漏，塘底要铺设防漏衬垫。塘周边应建防护边道防止雨水径流冲刷。曝气方式主要分两种，表层曝气和深层曝气。表层曝气又分浮动曝气装置和固定曝气装置；深层曝气有电动驱动或压缩空气喷射扩散装置。用表层曝气还是深层曝气装置，根据池塘的深度而定，池塘深度不足 2m 用表层曝气装置较好，大于此深度用深层曝气方式。

曝气塘需要专家设计、监督建造，需为机械曝气装置提供动力，要保持连续不间断运转，并有专人操作维护管理，因此其运转费用较高。有些地方用风车替代电力为曝气塘供氧，前提是风动能够持久，否则影响污水处理效果，演变成厌氧塘。曝气塘每隔 2～5 年要清淤一次，更不要将曝气塘变成垃圾倾倒场，防止人为对曝气装置造成损害的行为。

（谷康定）

shuǐshēng zhíwùtáng

## 水生植物塘（aquatic plant pond）

以水生大型植物为基础的污水处理系统。是生物氧化塘的另一种形式，或另一种组合方式，它是在池塘中种植水生植物，利用原有的藻菌共生系统，再加上植物系统使有机物分解，氮磷吸收，污水获得进一步净化处理的过程。

**原理** 水生植物实际上也是自然水体中的天然组成部分，在无人为干扰情况下，不同水体根据不同地理构造、气候变化与自然演进规律，生长着不同的水生植物种群，与水中微生物群落、浮游生物、水生动物等构成物种多样性的生态平衡。根据在水中不同的部位，水生植物大致分漂浮植物、浮叶植物、沉水植物和挺水植物。与陆生植物一样，水生植物也是通过光合作用，吸收无机物碳、氮、磷等元素合成有机物生长，释放氧气。植物的根系周围还可吸附、固定不同的微生物群落，形成所谓根际微生物，协同完成有机物的分解矿化和无机物的吸收有机合成过程。加上藻菌共生系统处理污水的参与，构成了水生植物塘生物处理污水的基本原理。

**功能** 水生植物塘通常与其他类型氧化塘串联，或与生物滤池串联构成高效去除 5 日生化需氧量，而且对氮、磷等营养物质以及许多难降解的有机物如木质素、有机氯化合物等也能有效地去除的系统。水生植物除了能去除氮、磷外，对重金属锌、铬、铅、镉、钴、镍、铜等有很强的吸收富集能力。水生植物通过根际分泌的有机黏性物质也可吸附一些有机颗粒、微生物，构成根际微生物群落的小生境，促进微生物对有机污染物的降解。水生植物还可分泌一些抑藻物质，使藻类数量下降，通过与藻类竞争营养、光照和生存空间，压制藻类的过度繁殖，缓解水华发生的概率。

**特点** 漂浮植物如浮萍、凤眼莲在处理富营养化水体或污水经二级处理后出水中的氮磷污染方面获得广泛应用，其特点是生长繁殖快，能够快速分解和吸收水中的氮、磷等营养物质，而且植株漂浮水面，易移出水体，既可作为牛、猪、鸭的营养饲料，又可沤制绿肥，能带来可观的经济效益。缺点：①其生长旺盛，容易覆盖整个水面，导致空气-水溶解氧交换受阻，造成缺氧环境，阳光遮蔽，水体生物多样性遭到破坏。②易受气候影响，秋冬季植物开始凋萎，生命活动基本休眠，污水处理功能也大大下降或丧失。可通过设置温室，即加盖双层透明塑料薄膜，吸收阳光，保持终年运行。

水生植物塘投资少，运转费用低，污水处理效果好，在地广、人口密度不高、气候适合的地方是一种较好的污水处理方式。水生植物主要功能是吸收、去除氮磷营养物质，可吸附多种重金属，辅助水中微生物分解有机物。水生植物塘需要精心管理，特别是对快速生长的漂浮植物，要定期移出水体，才能到达到去除污染的效果，否则会因植物腐烂，导致水体的进一步恶化。

（谷康定）

shīdì

**湿地**（wetland，wet land） 长期或一年中多数时间由浅水覆盖并富有独特土壤与生物标志的陆地与水体交界区域。地理学定义：潮湿或浅积水地带发育成水生生物群和水成土壤的地理综合体。不同学科研究重点不同，对湿地的定义有一定差异。

**种类** 湿地、森林和海洋被称为地球的三大生态系统。因为不同地区的土壤、地形地貌、气候、水文、水中化学成分、植被以及人为活动等其他因素的差异，湿地的类型也多种多样。南极地带除外，从冻土带到热带都分布有湿地。湿地通常包括陆地上天然的和人工的、永久的和临时的各类沼泽地、湿原、泥炭地或水域地带，带有或静止或流动，或为淡水、半咸水或咸水水体，包括低潮时水深不超过6m的水域。世界湿地可分为二十几个类型。

**特点** 湿地有三要素：水、湿地土壤和水生植被，不同于高山、无水覆盖的土地、沙漠或海洋，湿地是一片长期或季节性由浅表水覆盖的土地，即使一年中

有某段时间无水覆盖，但这片土地也是饱含水分的土壤。水对湿地土壤的发育有深刻的影响。湿地土壤通常被称为湿土或水成土。水即生命，因此在湿地这种特殊的生态环境里，存在着形形色色与这种环境相适应的耐水植物、水生生物和动物。

**功能** 湿地受纳不同来源的地表水、降水，或有地下水补充等，同时湿地又输送余水补给与之相连的小溪、小河，补充地下水。这种网状式的流域分布，赋予湿地各种独特的功能。①贮水供水：雨季来临时，湿地可阻缓水流、水势，蓄存洪水；干旱季节时，湿地可为小溪提供水源。②净化环境、清除污染：水流缓慢进入湿地时，水中颗粒物和其他污染物逐渐沉淀到底部，水生植物和微生物可以利用水中营养物或代谢降解水中污染物。沼泽湿地中有相当一部分的水生植物包括挺水性、浮水性和沉水性的植物，有很强的清除毒物的能力，例如，水葫芦、香蒲和芦苇等被广泛地用于污水处理，用来吸收污水中浓度很高的重金属汞、镉、铜、锌等。③调节气候：大部分湿地发育在负地貌类型中，长期积水，生长了茂密的植物，其下根茎交织，残体堆积。潜育沼泽一般也有几十厘米的草根层。草根层疏松多孔，具有很强的持水能力，它能保持大于本身绝对干重3～15倍的水量。不仅能储蓄大量水分，还能通过植物蒸腾和水分蒸发，把水分源源不断地送回大气中，从而增加了空气湿度，调节降水，在水的自然循环中起着良好的作用。据实验研究，一公顷的沼泽在生长季节可蒸发掉7415吨水分，可见其调节气候的巨大功能。④伴生生物多样性：

湿地种类的多样性，必然导致相伴生的湿地生物的多样性，仅中国有记载的湿地植物就有2760余种，从生长环境分类，有水生、沼生、湿生三类；按植物种类分，有草本、木本。例如，细草和粗草，矮小灌木和高大乔木等。中国特有的水松、水杉、垂头菊均在其列。湿地动物种类繁多，不包括昆虫、无脊椎动物和微生物，中国已记录的约有1500种，其中鱼类约1000种左右，淡水鱼约有500种。其经济价值不言而喻。湿地复杂多样的植物群落，为野生动物尤其是一些珍稀或濒危野生动物提供了良好的栖息地，是鸟类、两栖类动物繁殖、栖息、迁徙、越冬的场所。在中国湿地内常年栖息和出没的鸟类有天鹅、白鹳、鹈鹕、大雁、白鹭、苍鹰、浮鸥、银鸥、燕鸥、苇莺、掠鸟等约200种。

**破坏** 不幸的是和其他生态系统一样，湿地也未能免于人类发展的破坏。湿地围垦、水资源和生物资源的过度利用、湿地环境污染、大江大河流域水利工程建设、泥沙淤积、海岸侵蚀与破坏、城市建设与旅游业的盲目发展等不合理利用，导致湿地生态系统退化，造成湿地面积缩小、水质下降、水资源减少甚至枯竭、生物多样性降低、湿地功能降低甚至丧失。迫切需要对湿地进行保护、恢复和重建。

**恢复** 湿地保护主要依靠立法，并建立自然保护区。中国自1992年加入《湿地公约》后，在全球环境基金、世界银行、世界自然基金会和联合国环境规划署等国际组织的支持下，开展了一系列提高履约能力的全国性工作。编制了《中国湿地保护行动计划》、成立湿地国际－中国项目办

公室、组织申报国际重要湿地等。至 2006 年中国已建各级各类自然保护区 2349 处，面积 150 万平方千米，约占国土面积 15%，173 个重要湿地。典型的湿地恢复实施措施可分为土壤基质的恢复、植被恢复、栖息地保护与生境改善、湿地生态水管理、湖泊富营养化治理、有害生物防控、火生态控制，共七个方面。湿地自然恢复的过程就是消除导致湿地退化或丧失的威胁因素，从而通过自然过程恢复湿地的功能和价值。人工促进自然恢复涉及自然干预，即人类直接控制湿地恢复的过程，以恢复、新建或改进湿地生态系统。当一个湿地严重退化或只有通过湿地建造和最大程度的改进才能完成预定的目标时，人工促进恢复方法是一个最佳的恢复模式。但人工促进恢复方法的设计、监督、建设等的花费都比较高。

（谷康定）

réngōng shīdì

## 人工湿地（artificial wetland, constructed wetland, wet park）

根据天然湿地模拟的用于处理污（废）水的人工生态系统。天然湿地虽然可用于污水处理，但在地点选择、污水负荷、植物种植等方面难以满足特定需要，天然湿地基本上是一个不可控制的环境。而人工建造的湿地，规模构造、植物种类、水系来源等都在人为控制安排下，可以根据污（废）水性质、负荷量，精心设计调整各种参数，大大增强其处理污水的能力。自西德 1974 年首先建造人工湿地系统以来，该工艺已在欧洲得到推广应用，在美国和加拿大等国也得以迅速发展，中国 1988 年在北京昌平建立了第一个人工湿地后，各地相继建立各种类型人工湿地。

**功能** 天然湿地作为一种生物过滤器，可以去除水中颗粒物、重金属、氮磷等污染物，而人工湿地则是模拟天然湿地而设计形成。水生植物香蒲、风信子（水葫芦）、芦苇是人工湿地常用的植物。湿地中的水生植物根茎叶表面为各种微生物附着提供了界面，微生物在分解有机物和有机污染物方面发挥重要作用。约 90% 水中污染物的分解与去除与这些水生附着生物有关，只有 7%～10% 污染物去除由水生植物承担。5 日生化需氧量（$BOD_5$）的去除主要是微生物的作用，反应所需氧主要来源于水面的复氧作用和植物根系的传氧作用。氮的去除机制主要包括水生植物的吸收、微生物的硝化、反硝化脱氮和氨的挥发。硝化、反硝化脱氮是湿地除氮的主要机制。磷的去除机制主要是形成不溶性的钙、铁、铝等化合物的沉淀。植物死亡后可为异养微生物增殖提供碳源。不同植物对重金属吸收程度不一样，所以要根据废水的性质在人工湿地中选择种植不同水生植物。

**种类** 人工湿地分两种类型：潜流湿地和表面流湿地。潜流湿地又可分为水平流湿地和垂直流湿地（图）。污水通过由砾石、熔岩或细砂构成的基层床体，湿地水生植物根茎深深植根于基层。污水可与湿地平行在其下水平流动，或者垂直从植物层向下通过基层流出。潜流湿地不易滋生蚊虫，这是其他湿地难解决的问题。潜流湿地用于处理污水的另一优势是占地面积较少，因此，它一般也不能像表面流湿地那样成为野生动物的栖息地。表面流湿地中的污水沿沼泽土壤表面流动，各种类型土壤包括海湾淤泥等作支撑床体。表面流湿地除了具有处理污水的能力外，还可为野生动物提供栖息地。

**用途** 建立人工湿地不仅用于处理城市污水、工业废水和雨水径流，还用于矿业开采、冶炼后土地的修复、其他原因造成湿地缩减后的重建，恢复天然和迁徙野生动物栖息地。人工湿地将

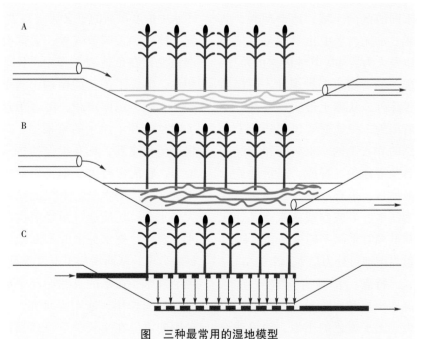

**图 三种最常用的湿地模型**
A. 地表流动芦苇床；B. 地下流动芦苇床；C. 垂直流动芦苇床

## 十六　画

## 十九　画

# 条 目 外 文 标 题 索 引

## C

## D

# 内 容 索 引

## 说 明

一、本索引是本卷条目和条目内容的主题分析索引。索引款目按汉语拼音字母顺序并辅以汉字笔画、起笔笔形顺序排列。同音时，按汉字笔画由少到多的顺序排列，笔画数相同的按起笔笔形横（一）、竖（丨）、撇（丿）、点（丶）、折（乛，包括丁乙ㄥ等）的顺序排列。第一字相同时，按第二字，余类推。索引标目中夹有拉丁字母、希腊字母、阿拉伯数字和罗马数字的，依次排在相应的汉字索引款目之后。标点符号不作为排序单元。

二、设有条目的款目用黑体字，未设条目的款目用宋体字。

三、不同概念（含人物）具有同一标目名称时，分别设置索引款目；未设条目的同名索引标目后括注简单说明或所属类别，以利检索。

四、索引标目之后的阿拉伯数字是标目内容所在的页码，数字之后的小写拉丁字母表示索引内容所在的版面区域。本书正文的版面区域划分如右图。

| a | c | e |
|---|---|---|
| b | d | f |

## A

阿戈斯蒂诺·巴西（Agostino Bassi）　66c

阿里·哈根斯米特（Arie Haagen-Smit）　124e，480b

阿瑟·乔治·坦斯利（Arthur George Tansley）　54a

埃尔托型霍乱弧菌　390f

《埃斯比约宣言》　79e

艾氏剂　74b，78a，84d

爱德华·威尔森　61d

爱德华·威尔逊（Edward O. Wilson）　60d

**爱国卫生运动**（patriotic health movement）　**86d**

安倍空气离子评议系数　115d

安德森（Andersen）几何图形心理量表　214a

安格公司　535c

氨　284b，322d

氨氮　322e，517d，518c

**氨氮、亚硝酸盐氮和硝酸盐氮**（ammonia nitrogen，nitrite nitrogen and nitrate nitrogen）　**517c**

氨法（烟气脱硫）　534c

氨化细菌　172e

氨化作用　522d

氨基酸氧化酶传感器　501f

氨水　322d

**氨污染**（ammonia pollution）　**322c**

胺菊酯　277f

胺类化合物　317a

螯淋作用　178b

奥贝林　499b

奥波维尔（Aubreville）　18c

奥尔加·欧文斯·哈金斯（Olga Owens Huckins）　7f

奥尔森　536d

奥斯汀·布拉德福德·希尔（Austin Bradford Hill）　103f

## B

"八五"环境保护规划　100c

巴顿电力工程　533d

巴特西电厂　533e

钯　84f

白垩型氟斑牙　366e

白酒工业　274c

白亮污染　281d

白箱　428d

柏拉图（Plato，约前427～前347年）　50a

办公场所　218d

办公场所的卫生监督　219e

**办公场所卫生**（hygiene in office）　**218c**

包装饮用水的卫生要求　161c

胞饮　58e

饱和差（气湿）　506a

饱和湿度　506a

保罗·卡利南（Paul Cullinan）　479c

暴露　33d

暴露测量　34b

## C

## Q

# 本卷主要编辑、出版人员

执行总编　谢　阳

编　　审　郭亦超　陈永生

责任编辑　王　霞

索引编辑　张　安

名词术语编辑　王　莹

汉语拼音编辑　王　颖

外文编辑　顾良军

参见编辑　傅保娣

绘　　图　北京心合文化有限公司

责任校对　李爱平

责任印制　陈　楠

装帧设计　雅昌设计中心·北京